Nickel/Schummer/Seiferle

Lehrbuch der Anatomie der Haustiere · Band IV

3. Auflage

Lehrbuch
der Anatomie der Haustiere

Von

DR. R. NICKEL †
o. Professor
ehem. Direktor des Anatomischen
Instituts der Tierärztlichen
Hochschule Hannover

DR. A. SCHUMMER †
o. Professor
ehem. Direktor des Veterinär-
Anatomischen Instituts der
Justus-Liebig-Universität Gießen

DR. E. SEIFERLE †
o. Professor
ehem. Direktor des Veterinär-
Anatomischen Instituts
der Universität Zürich

Band IV

Dritte Auflage

Verlag Paul Parey · Berlin und Hamburg

Nervensystem · Sinnesorgane
Endokrine Drüsen

Von

DR. DR. h. c. E. SEIFERLE †

Dritte, völlig neubearbeitete Auflage

Von

DR. G. BÖHME
Univ.-Professor
am Institut für Veterinär-Anatomie
der Freien Universität Berlin

265 Abbildungen mit 547 Einzeldarstellungen, davon 114 mehrfarbig

1992

Verlag Paul Parey · Berlin und Hamburg

1. Auflage 1975
ISBN 3-489-65716-0

2. Auflage 1984
ISBN 3-489-66616-X

Die Deutsche Bibliothek – CIP-Einheitsaufnahme

Lehrbuch der Anatomie der Haustiere / von R. Nickel ; A.
Schummer ; E. Seiferle. – Berlin ; Hamburg : Parey.
  Engl. Ausg. u.d.T.: The anatomy of the domestic animals
NE: Nickel, Richard; Schummer, August; Seiferle, Eugen

Bd. 4. Nervensystem, Sinnesorgane, endokrine Drüsen / von E.
  Seiferle. – 3., völlig neubearb. Aufl. / von G. Böhme. – 1991
  ISBN 3-489-58216-0
NE: Böhme, Gerhard [Bearb.]

Einbandentwurf: Atelier Karl-Christian Lege, Berlin

© Verlag Paul Parey, Berlin und Hamburg, 1992. Anschriften: Seelbuschring 9–17, D-1000 Berlin 42; Spitaler-
straße 12, D-2000 Hamburg 1. Satz: Dörlemann-Satz GmbH & Co. KG, D-2844 Lemförde; Druck: Saladruck
Steinkopf & Sohn GmbH & Co. KG, D-1000 Berlin 36; Lithographien: Carl Schütte & C. Behling, D-1000 Berlin 42.
Bindung: Lüderitz & Bauer Buchgewerbe GmbH, D-1000 Berlin 61.

ISBN 3-489-58216-0 · Printed in Germany

EUGEN SEIFERLE
zum Gedenken

ERICH KÜNZEL
in Dankbarkeit
gewidmet

Dr. med. vet. EUGEN SEIFERLE (1901–1983), 1933–1968 o. Professor für Veterinär-Anatomie in Zürich, einer der Väter dieses Lehrbuches und Schöpfer des Bandes über die Steuerungssysteme, der der vorliegenden Bearbeitung zugrundeliegt

Dr. med. vet. ERICH KÜNZEL, 1962–1990 o. Professor für Veterinär-Anatomie, -Histologie und -Embryologie an der Freien Universität Berlin

Das Gesamtwerk gliedert sich wie folgt:

Band I
Bewegungsapparat

Band II
Eingeweide

Band III
Kreislaufsystem
Haut und Hautorgane

Band IV
Nervensystem, Sinnesorgane, Endokrine Drüsen

Band V
Anatomie der Vögel

✳

In englischer Sprache liegen vor:

Band I
The Locomotor System of the Domestic Mammals

Band II
The Viscera of the Domestic Mammals

Band III
The Circulatory System, the Skin, and the Cutaneous
Organs of the Domestic Mammals

Band V
Anatomy of the Domestic Birds

Vorwort zur 3. Auflage

Seit dem ersten Erscheinen dieses Lehrbuchbandes sind 15 Jahre vergangen, eine Zeit, nach der eine gründliche Überarbeitung angezeigt ist, zumal die vor 6 Jahren herausgekommene 2. Auflage sich auf wenige Korrekturen und Ergänzungen beschränken mußte. Das von Prof. Seiferle vorgegebene Konzept ist nicht geändert worden, obgleich beim Durchblättern des Buches ein anderer Eindruck entstehen könnte. Dieser gründet sich allerdings auf Äußerlichkeiten: Die Besprechung des Gehirns, die bisher in zwei Durchgängen erfolgte, wurde zusammengefaßt, so daß alle Hirnabschnitte zunächst in ihrem groben und unmittelbar anschließend in ihrem feineren Bau dargestellt werden. Schließlich wurden die endokrinen Drüsen an das Ende des Buches gesetzt. Ein Blick in Zeitschriften und elektronische Datenbänke zeigt, daß auf keinem Gebiet der Morphologie so viel publiziert wird wie über das Nervensystem, und die Katze ist nach wie vor das bevorzugte Studienobjekt der Neurologen. Der Bearbeiter sah sich daher einer Fülle von Publikationen über die relevanten Themen auch bei unseren Haustieren gegenüber und befand sich damit in dem Dilemma, den Lehrbuchcharakter zu bewahren, ohne die Handbuchfakten zu ignorieren. Da es ein Handbuch der Anatomie der Haustiere nicht gibt, wird die Beantwortung von Detailfragen von den Lehrbüchern erwartet. Die auch vom Umfang des Buches her auferlegte Beschränkung ließ allerdings nur wenige ergänzende Informationen zum Lehrbuchtext zu. Für weiterführende Studien ist deshalb das Literaturverzeichnis bedeutend erweitert worden.

Der gesamte Text wurde überarbeitet, zahlreiche Abbildungen sind korrigiert, ergänzt oder ersetzt, einige neue Fotos und Schemazeichnungen eingefügt worden.

In der Benennung der Strukturen wurde weitgehend den Nomina anatomica veterinaria (NAV) gefolgt. Daneben sind geläufige und sinnvolle Begriffe, insbesondere Synonyma, beibehalten worden. Die Benennung der Gliedmaßennerven, vor allem in deren Endverzweigungen, wurde mit den entsprechenden Bezeichnungen der Gefäße (Band III) in Einklang gebracht. Bei dieser mühsamen Detailarbeit hat mich Herr Dr. Wolfgang Münster, Akademischer Direktor am Anatomischen Institut der Tierärztlichen Hochschule Hannover, unterstützt. Er hat außerdem das Kapitel „Gefäßversorgung von Gehirn und Rückenmark" einer kritischen Durchsicht unterzogen. Für die geduldige und sachkundige Korrekturarbeit der betreffenden Abbildungslegenden wie des zugehörigen Textes bedanke ich mich ganz besonders. Mein Dank gilt allen Kollegen, die mir in Gesprächen und mit Hinweisen geholfen haben. In die Danksagung möchte ich alle diejenigen einschließen, die am Neuschreiben des gesamten Textes und an den vielfältigen Korrekturarbeiten beteiligt waren.

Die Hauptlast der Korrekturdurchsicht haben Frau Karin Hindorf, die den neugeschriebenen Text mit dem Manuskript verglichen hat, und Frau Dr. Marion Bretschneider-Gutierrez, die auch auf sprachliche und sachliche Verständlichkeit geachtet hat, getragen.

Abbildungskorrekturen und die Übertragung neuer Vorlagen in druckfähige Zeichnungen wurden mit sicherer Hand im Grafik-Atelier Ingrid Oehrlein ausgeführt.

Der Verlag Paul Parey hat sich dieser Auflage, die herstellungstechnisch nahezu einer Neuerscheinung gleichkommt, engagiert und großzügig angenommen. Herrn Dr. Rudolf Georgi danke ich für die Bereitstellung einer Textverarbeitungsanlage, die die Anfertigung des Manuskriptes ganz entscheidend erleichtert hat. Er hat mit viel Verständnis die lange Bearbeitungszeit begleitet und ist meinen Vorstellungen über die den Umfang des Buches vermehrende Textgestaltung, wie die Auflösung fast aller Abkürzungen, und die vergrößerte Wiedergabe einiger Abbildungen gefolgt. Dank gebührt auch Frau HELGA LIESE, die mit Umsicht das Manuskript in eine druckreife Form gebracht hat.

Das Buch möge den Studierenden der Veterinärmedizin als Lehrbuch nützen. Vielleicht kann es auch allgemein eine Quelle für Informationen über die Morphologie der Steuerungssysteme der Haussäugetiere sein. Wenn darüber hinaus das Buch etwas von der faszinierenden Struktur und Vielfalt der besprochenen Organe vermitteln und zu ergänzenden Studien anregen könnte, dann hätte der vorliegende Band das erreicht, was der Bearbeiter insgeheim erhofft hat.

Berlin, im Frühjahr 1990   GERHARD BÖHME

Vorwort zur ersten Auflage

Das Erscheinen des IV. Bandes unseres Lehrbuches ließ aus verschiedenen Gründen, die hier nicht näher dargelegt werden sollen, länger auf sich warten, als ursprünglich geplant war. Gegenüber dem I. und II. Band fällt dieser IV. Band vielleicht etwas aus dem herkömmlichen Rahmen.

So werden die tierartlichen Besonderheiten der einzelnen Organe und Organsysteme nicht, wie in den bereits erschienenen Bänden, in besonderen Kapiteln abgehandelt, sondern jeweils bei der allgemeinen Beschreibung mitbesprochen. Abgesehen davon, daß namentlich das Zentralnervensystem und die Sinnesorgane unserer Haussäugetiere noch nicht so systematisch untersucht sind, daß sich eine gesonderte Schilderung artspezifischer Einzelheiten aufdrängen würde, lassen sich auf diese Weise ermüdende Wiederholungen vermeiden. Zudem spielen Erkrankungen des Nervensystems, der endokrinen Drüsen und der Sinnesorgane für den Tierarzt bekanntlich nicht die gleiche Rolle wie für den Humanmediziner.

Trotzdem muß aber auch der Tierarzt diese Steuerungssysteme der Lebensvorgänge und des Verhaltens seiner Patienten wenigstens in großen Zügen kennen. Und da die Tendenz heute dahingeht, den anatomischen Unterricht zu beschneiden, wird der Studierende neben den Vorlesungen und Übungen in Zukunft immer mehr auf sein Lehrbuch angewiesen sein. Darum wurden Text und Bebilderung – vielleicht noch ausgesprochener als in den beiden ersten Bänden – auf den Studenten und dessen Bedürfnisse ausgerichtet und neben der rein morphologischen Beschreibung besonderes Gewicht auf die Schilderung der funktionellen Zusammenhänge gelegt, und stets wurde auch versucht, die Beziehungen zwischen morphologischem Substrat und lebendigem Gesamtorganismus und damit zum Erleben und Verhalten unserer Tiere herzustellen.

Vielleicht gibt dieser Versuch einer biomorphologisch ausgerichteten Darstellung des Stoffes da und dort Anlaß zu Kritik; sind doch viele Fragen noch nicht restlos abgeklärt, und manche werden wohl nie eindeutig zu beantworten sein. Aber der Student will ja schließlich nicht nur wissen, wie die Dinge heißen, wie sie aussehen und gebaut sind und wo sie liegen, sondern er möchte sich auch eine Vorstellung davon machen können, wie sie etwa funktionieren und welche Aufgabe sie zu erfüllen haben.

Wie in jedem anatomischen Lehrbuch kommt der Bebilderung auch in diesem Band größte Bedeutung zu. Hier vielleicht ganz besonders, weil vorab im zentralen Nervensystem vieles nur mit Hilfe geeigneter, schematischer Darstellungen verständlich gemacht werden kann. Wir haben uns darum bemüht, den Text durch möglichst instruktive, zu einem Großteil mehrfarbige Abbildungen entsprechend zu ergänzen und zu beleben. Die meist vom Autor entworfenen Zeichnungen wurden – mit wenigen Ausnahmen – in vollendeter Weise von Frau SONJA PLETSCHER, der Graphikerin der veterinär-medizinischen Fakultät der Universität Zürich, ausgeführt. Ihr sei an dieser Stelle für ihre jahrelange getreue und stets einsatzbereite Mitarbeit besonders herzlich gedankt. Dank schulde ich aber auch Fräulein GERTRUD PELLONI, der Zeichnerin des veterinär-chirurgischen Institutes, für ihre gelegentliche Mithilfe sowie Herrn ALBERT MAHLER für seine graphische Beratung und die Beschriftung zahlreicher Abbildungen.

Herzlich danken möchte ich auch meinem Freund und engen Mitarbeiter, Prof. Dr. HANS HÖFLIGER, für seine unentwegte Hilfe, die er mir in all den Jahren unserer Zusammenarbeit durch Entlastung im Unterricht immer wieder angedeihen ließ. Und schließlich gilt mein aufrichtiger Dank auch Herrn WALTER STEINMANN, dem Präparator des veterinär-medizinischen Institutes, der mir durch die kunstvolle Anfertigung all der den Zeichnungen zugrundeliegenden Präparate stets hilfreich zur Seite stand.

Ganz besonderen Dank schulde ich endlich dem Verlag Paul Parey für die sorgfältige Gestaltung und Ausstattung auch dieses Bandes, insbesondere aber Herrn Dr. h. c. FRIEDRICH GEORGI für seine Geduld und sein Verständnis, das er mir, meinen Wünschen und meinen nicht immer einfachen Arbeitsbedingungen stets entgegenbrachte.

Möge auch dieser Band unseres Lehrbuches seine Aufgabe erfüllen.

Zürich, Herbst 1974   EUGEN SEIFERLE

Inhaltsverzeichnis

Nachweis entlehnter Abbildungen

(Die bibliographischen Angaben sind in den genannten Abschnitten des Literaturverzeichnisses am Ende des Buches zu finden.)

Abb. 3: PORTMANN, (A. (1969) (Nervensystem, Allgemeines)
Abb. 9: KRSTIC, R. V. (1988) (Nervensystem, Allgemeines)
Abb. 14: LINSERT, H. (1935) (Meningen)
Abb. 20, 21: BRAUN, A. (1950) (Rückenmark)
Abb. 91: GUREWITSCH, M., und G. BYCHOWSKY (1928) (Endhirn)
Abb. 102: ZIMMERMANN, G. (1936) (Vaskularisation)
Abb. 119, 120, 121, 130: HABERMEHL, K. H. (1973) (Vaskularisation)
Abb. 125: RUEDI, M. (1922) (Vaskularisation)
Abb. 127: DRÄGER, K. (1937) (Vaskularisation)
Abb. 128: DENNSTEDT, A. (1904) (Vaskularisation)
Abb. 133, 134: GRAU, H. (1943) (Rückenmarksnerven und Ganglien)
Abb. 148: LANGER, R., und R. NICKEL (1953) (Rückenmarksnerven und Ganglien)
Abb. 151: GRAU, H. (1937) (Rückenmarksnerven und Ganglien)
Abb. 189, 190: GRAU, H. (1939) (Gehirnnerven und Ganglien)
Abb. 199: HABEL, R. E. (1956) (Vegetatives Nervensystem)
Abb. 206: MURRAY, R. G. (1973) (Geschmacksorgan)
Abb. 207, 208: WIELAND, G. (1938) (Geruchsorgan)
Abb. 215, 217, 218, 225: ZIETZSCHMANN, O. (1906, Handbuch) (Auge)
Abb. 220, 221: RASELLI, A. (1923) (Auge)
Abb. 223: ZIETZSCHMANN, O. (1943) (Sinnesorgane, Allgemeines, somatoviscerale Sensibilität)
Abb. 240: SCHMIDT, J. (1902) (Gehör- und Gleichgewichtsorgan)
Abb. 242: nach ACKERKNECHT in ZIETZSCHMANN, O. (1943) (Sinnesorgane, Allgemeines, somatoviscerale Sensibilität)
Abb. 251: DENKER, A. (1899) (Gehör- und Gleichgewichtsorgan)
Abb. 262: SCHWARZE, E. (1941) (Nebenniere)

Verzeichnis der abgekürzten Termini technici

A.	Arteria		N.	Nervus
Aa.	Arteriae		Nn.	Nervi
Ln.	Lymphonodus		NAV	Nomina anatomica veterinaria
Lnn.	Lymphonodi		V.	Vena
M.	Musculus		Vv.	Venae
Mm.	Musculi			

Abbildungshinweise im Text

Die Abbildungshinweise sind eingeklammert. Die Nummern der Abbildungen stehen vor dem Schrägstrich, die Hinweise auf Einzelheiten in den Abbildungen hinter dem Schrägstrich.

STEUERUNGSSYSTEME

Bei den *Haussäugetieren* laufen wie bei allen höheren Tieren die Lebensvorgänge in Organsystemen ab. Diese Systeme gliedern, soweit nicht eine topographische Darstellung beabsichtigt ist, den Stoff der Anatomie und damit den Tierkörper in entsprechende Abschnitte. Die in Band I bis III des vorliegenden Lehrbuchs der systematischen Anatomie der Haustiere enthaltenen Kapitel Bewegungsapparat, Verdauungsapparat, Atmungsapparat, Harnapparat, Geschlechtsapparat, Kreislaufsystem sowie Haut und Hautorgane repräsentieren Funktionsgruppen, deren gerichtete Tätigkeit die Lebensäußerungen eines Individuums ausmachen. Die Organsysteme sind zwar für bestimmte Aufgaben spezialisiert, arbeiten jedoch nicht unabhängig voneinander. Die vielfältigen Funktionen des Organismus bestehen vielmehr in einem Zusammenspiel der Organsysteme, was durch eine empfindliche und wirkungsvolle Steuerung erreicht wird. Die genannten Systeme des Tierkörpers werden deshalb durch **Steuerungssysteme** ergänzt, die Gegenstand des vorliegenden Lehrbuchbandes sind.

Die Steuerung betrifft nicht nur die Koordination der Organfunktionen, sondern auch die Anpassung an momentane Situationen innerhalb des Körpers sowie an wechselnde Umwelteinflüsse. Die Steuerungssysteme des Organismus regulieren die Lebensvorgänge durch Aufnahme, Verarbeitung und Beantwortung endogener und exogener Reize. Dazu ist in erster Linie das **Nervensystem** befähigt, das bei den Vielzellern auf eine Grundeigenschaft lebender Materie, auch des Einzellers, nämlich die Reizbarkeit (Irritabilität) spezialisiert ist. Die Receptionsorgane sind meist auf bestimmte Reizqualitäten ausgerichtet und als komplizierte Organe ausgebildet. Dieser Teil des Nervensystems wird deshalb als eigenes Organsystem, das der **Sinnesorgane**, dargestellt.

Eine Steuerung der Lebensvorgänge kann aber auch unabhängig von Nervenleitungen auf humoralem Wege durch die **endokrinen Drüsen** erfolgen. Mit der Beschreibung organhafter Bildungen sind die endokrinen Drüsen allerdings nur sehr unvollständig abzuhandeln. Endokrin sezernierende Zellen sind im Organismus fast allgegenwärtig. Die Darstellung ihrer cytologischen und biochemischen Besonderheiten würde den Rahmen dieses Buches sprengen. Die Besprechung der endokrinen Drüsen in diesem Band soll aber in der gebotenen Beschränkung beibehalten werden. Dafür spricht auch, daß die Verküpfung von vegetativem Nervensystem und endokrinen Drüsen sich als so eng erwiesen hat, daß eine Trennung der beiden Systeme heute nicht mehr möglich ist.

Die Steuerungssysteme des Körpers umfassen also
1. das Nervensystem,
2. die Sinnesorgane und
3. die endokrinen Drüsen.

Sie werden in dieser Reihenfolge dargestellt. Endokrine Anteile als wesentliche Bestandteile eines Organs, wie z. B. die LANGERHANSschen Inseln des Pankreas oder die endokrinen Zellen der Keimdrüsen, werden in den entsprechenden Eingeweidekapiteln (Band II) abgehandelt.

Nervensystem

Allgemeines

Einleitung

Ein charakteristisches Merkmal des lebenden Organismus ist seine Reizbarkeit (Irritabilität), d. h. die Fähigkeit, einen Reiz aufzunehmen, zu leiten und zu beantworten. Diese Funktion ist bei Einzellern in einer Zelle vereint. Bei niederen Vielzellern steht die Receptorzelle direkt mit dem Erfolgsorgan (Zielorgan) in Verbindung, bei höher organisierten Individuen sind weitere Zellen dazwischengeschaltet; die Funktion der Reizleitung und -beantwortung übernimmt das Nervensystem.

Die Beschreibung der Tätigkeit der Receptoren, der Umsetzung von Reizen in eine Erregung und deren Weiterleitung durch Nerven kann auf die Darstellung chemischer und physikalischer Prozesse reduziert werden. Es erscheint jedoch zweifelhaft, ob damit alle Vorgänge der nervösen Erregung, ihrer Auslösung und Auswirkungen erklärt werden können. Zwar läßt sich ein von einer Pyramidenzelle der Area motoria der Großhirnrinde ausgehender Impuls bis zu einem Motoneuron im Rückenmark und nach Umschaltung bis zu einer Skeletmuskelzelle verfolgen, chemisch analysieren und physikalisch messen, die Ingangsetzung durch einen Willen, die bewußte Aktion, entzieht sich jedoch einer mechanistischen Erklärung.

Nun laufen alle Lebensvorgänge, auch motorische Aktionen, zumal bei Tieren, zum großen Teil reflektorisch, unbewußt ab. Im Prinzip sind jedoch die morphologischen Voraussetzungen für willkürliche wie für unwillkürliche Aktionen immer die gleichen: afferente Nerven leiten Erregungen zum Zentralnervensystem, efferente Bahnen führen in die peripheren Erfolgsorgane (Skeletmuskulatur, Eingeweidesysteme usw.).

Im Mittelpunkt steht also das Zentralnervensystem, das bei primitiven Chordatieren, den Acrania, nur aus dem Rückenmark, bei Wirbeltieren aus Gehirn und Rückenmark besteht. Das Gehirn, das zudem in der Wirbeltierreihe eine Massenentfaltung erfährt, vermag gegenüber dem Rückenmark Reize differenzierter zu verarbeiten und insbesondere Koordinations- und Integrationsvorgänge auszuführen. Das ist die Grundlage für ein art- und individualtypisches Verhalten. Aber das Gehirn ist auch das Zentrum für Assoziation, subjektives Empfinden, Engrammbildung, bewußtes Erleben und zielgerichtetes Handeln, also Lebenserscheinungen und Lebensäußerungen, die als psychische Leistungen bezeichnet werden.

Obwohl der größte Teil der nervösen Leistung selbst beim Menschen ohne Beteiligung des Bewußtseins, reflektorisch, erbracht wird, muß auch für Tiere ein gerichtetes, bewußtes Empfinden und Handeln angenommen werden. Tiere haben vermutlich ein einfaches Wissen um ihren Körper und auch um ihre Empfindungen. Es bleibt jedoch ein primäres Wissen, das nicht einer sekundären Verarbeitung unterliegt, d. h. Tiere wissen nicht, daß sie etwas wissen, daß sie ein „Bewußtsein" haben (HEDIGER). Das unterscheidet sie vom Menschen.

Es ist nicht zu umgehen, das Nervensystem als ein Gefüge zusammenwirkender Strukturen darzustellen und damit auch bestimmte Aktionen und Reaktionen zu erklären, d. h. für eine bestimmte Funktion können die morphologischen Äquivalente genannt werden. Im Umgang mit Tieren, und das gilt insbesondere für den Tierarzt, muß aber davon ausgegangen werden, daß Tiere, wenn auch auf einfache Weise, bewußt empfinden und erleben, was sich einer strukturellen Zuordnung weitestgehend entzieht. Wie weit Bewußtsein und Erlebnisfähigkeit entwickelt sind, kann allerdings nur mühsam aus einer Vielzahl von Beobachtungen geschlossen werden und wird wohl immer Gegenstand der Diskussion bleiben. Allein der morphologische Vergleich zwischen Mensch und Tier für eine bestimmte psychische Leistung wird, bei Übereinstimmung wie bei Abweichung, keine endgültige Aussage über die Psyche von Tieren zulassen. Die Kenntnisse der morphologischen Gegebenheiten des Nervensystems und der Sinnesorgane bei Tieren sind allerdings Voraussetzungen, um überhaupt eine Annäherung an das Problem zu erreichen.

Einteilung des Nervensystems

Die übliche Einteilung des Nervensystems in einen zentralen Anteil, das Zentralnervensystem, Gehirn und Rückenmark, und einen peripheren Anteil, periphere Nerven und Ganglien, ist didaktisch begründet und vom praktisch-klinischen Standpunkt aus vorteilhaft. Sie hat jedoch weder morphologisch noch funktionell eine Basis, da die peripheren Nerven Axone von Nervenzellen darstellen, die zum großen Teil im Gehirn und Rückenmark liegen. Es wäre deshalb gerechtfertigt, die das Gehirn und Rückenmark verlassenden Nerven im Zusammenhang mit dem Zentralnervensystem darzustellen.

Einer anderen Einteilung liegt die Betrachtung des Nervensystems nach seinem Wirkungsbereich zugrunde.

Das **oikotrope Nervensystem** ist auf die Umwelt des Organismus gerichtet. Ihm fließen über Sinnesorgane Erregungen von außen zu, und seine an die Skeletmuskulatur abgegebenen Impulse führen zu einer art- und situationsgemäßen Beantwortung der verschiedenen Umweltreize. Das oikotrope Nervensystem regelt gezielte, bewußte Aktionen und Reaktionen. In ihm kommt das Wesen eines Individuums zum Ausdruck. Es wird auch als **animalisches** oder **somatisches Nervensystem** oder wegen der direkten Verbindung der peripheren Nerven mit dem Gehirn und Rückenmark als **cerebrospinales Nervensystem** bezeichnet (s. auch S. 228).

Das **idiotrope Nervensystem** regelt die Funktion der Eingeweidesysteme und des Kreislaufapparates im Sinne eines harmonischen Zusammenspiels. Es betrifft die lebenserhaltenden Prozesse, die unbewußt und mit einer gewissen Autonomie ablaufen. Es wird deshalb auch als „Lebensnervensystem" bezeichnet bzw. als **vegetatives** (vegetieren ohne Beteiligung des Bewußtseins) oder **autonomes Nervensystem** dem animalischen Nervensystem gegenübergestellt. Auch das vegetative Nervensystem ist an das Zentralnervensystem angeschlossen und wird von diesem beeinflußt (s. auch S. 228, 350ff.).

Bauplan des Nervensystems

Der Bauplan des Nervensystems, insbesondere die Struktur des Gehirns, ist so kompliziert, daß es zunächst nicht möglich ist, die morphologischen und funktionellen Zusammenhänge zu erkennen. Zudem muß jede Darstellung des Nervensystems abschnittsweise vorgenommen werden, was die Zergliederung eines Ganzen bedeutet. Die morphologischen und funktionellen Verknüpfungen können jedoch aus der Kenntnis der Entwicklung des Nervensystems, aus phylogenetischen Betrachtungen und schließlich auch aus der Leitungslehre erfaßt werden.

Ontogenese des Nervensystems

Allgemeine Entwicklung des Nervensystems

Das Nervengewebe entwickelt sich insgesamt aus dem äußeren Keimblatt. Mesodermaler Herkunft sind die Meningen, die bindegewebigen Hüllen der peripheren Nerven und Ganglien sowie die sekundär ins Nervengewebe einwachsenden Gefäße. Zwischen diesen beiden Bauelementen unterschiedlicher Herkunft besteht trotz enger funktioneller Wechselbeziehungen eine scharfe Trennung, deren Aufhebung bei pathologischen Prozessen beobachtet wird bzw. eine Funktionsstörung zur Folge hat.

Die **primäre Anlage** des Nervensystems entsteht rostral der Primitivrinne in Form einer umschriebenen Verdickung im Ektoderm, der *Neuralplatte*. Die Ränder dieser sich nach rostral ausdehnenden Platte wölben sich auf und begrenzen eine mediane *Neuralrinne*, die durch das Zusammenwachsen der aufgeworfenen Ränder zu einem Rohr geschlossen wird. Das so entstandene bilateral symmetrische *Neuralrohr* löst sich vom Ektoderm und wird von den sich gleichzeitig bildenden Ursegmenten des Stammzonenmesoblasten flankiert. Im Verschlußgebiet der Neuralwülste schnüren sich Zellen aus dem Ektoderm ab und formieren sich zur *Neuralleiste*. Daraus entstehen im Bereich des Nervensystems die Spinal- und vegetativen Ganglien einschließlich deren Gliahüllen und die Glia der peripheren Nerven (SCHWANNsche Zellen).

Das **Neuralrohr** besitzt zunächst ein weites Lumen. Die Wände bestehen aus einem hohen einschichtigen Epithel, das durch rege Teilungsvorgänge vielreihig wird, wobei alle Zellen Kontakt sowohl zum Lumen als auch zur äußeren Oberfläche haben. Während die Seitenwände des Rohres rasch an Dicke zunehmen, bleiben die dorsale Deckplatte und die ventrale Bodenplatte vorerst dünn (1).

Die Zellteilungen laufen am Lumen des Neuralrohres ab. Deshalb entsteht eine innere, zellreiche Schicht, *Zona ventricularis*, Keimschicht oder Matrix. Von da aus wandern neugebildete Zellen nach peripher und bilden eine mittlere, an Umfang rasch zunehmende Schicht, *Zona nuclearis* oder Mantelschicht. Nach außen schließt sich eine dünne zellarme Schicht an, *Zona marginalis* oder Randschleier.

Die drei Wandschichten differenzieren sich zu charakteristischen Abschnitten, die beispielhaft für das Rückenmark sind (Medullarrohr), letztlich aber dem allgemeinen Bauplan des Nervensystems zugrundeliegen.

Mit dem Ende der Teilungsvorgänge in der *Zona ventricularis* werden die ventrikelbegrenzenden Zellen zum Ependym. Eine auch postnatal noch regional anzutreffende subependymale Matrix erinnert an die ursprünglichen Zustände.

In der *Mantelschicht* differenzieren sich *Glioblasten* als Vorläufer von Astrocyten und Oligodendrocyten, deren Teilungsfähigkeit zeitlebens erhalten bleibt. Außerdem entwickeln sich in der Mantelschicht *junge Nervenzellen*. Ihre aussprossenden Axone ziehen größtenteils in den *Randschleier*. So entstehen aus Mantelschicht und Randschleier die graue und weiße Substanz. Axone der Mantelschicht verlassen jedoch auch das Zentralnervensystem, wachsen in die Peripherie aus und bilden die Leitelemente peripherer Nerven.

Das Neuralrohr erweitert sich an seinem vorderen Ende bläschenartig, womit ein erstes Zeichen der Gehirnanlage gegeben und die Bildung der Anlage des cerebrospinalen Nervensystems abgeschlossen ist.

Aus der **Neuralleiste** entstehen im Kopfbereich zu beiden Seiten des Rautenhirns die Ganglienanlagen des N. trigeminus (V), N. facialis und vestibulocochlearis (VII und VIII), des N. glossopharyngeus (IX) und N. vagus (X), im Bereich des Rückenmarkes die Spinalganglienanlagen. Ihre Differenzierungen erfolgen in prinzipiell gleicher Weise wie im Neuralrohr. Die zunächst bipolaren Nervenzellen schicken einen Fortsatz in das Gehirn bzw. Rückenmark, während der andere Fortsatz nach peripher auswächst. Im Bereich des Rückenmarkes vereinigt sich dieser Fortsatz mit den Axonen von Wurzelzellen zum *Truncus n. spinalis*. Auf diese Weise bilden sich die Dorsal- und Ventralwurzel sowie der Stamm der Spinalnerven.

Das *vegetative Nervensystem* (sympathisches und parasympathisches sowie intramurales System) entsteht mit hoher Wahrscheinlichkeit auch bei den Säugetieren aus dem Zusammenspiel von Neuralrohr und Neuralleiste. Aus der Neuralleiste wandern Zellen aus, die an der dorsolateralen Oberfläche der Aorta das metamer gegliederte thoracolumbale Gangliensystem des *Sympathicus (Paravertebralganglien)* bilden. Daraus entwickeln sich durch Migration entlang der segmentalen Aortenäste die *Prävertebralganglien*.

Die *parasymphathischen Ganglien* der Gehirnnerven N. oculomotorius (III), N. facialis (VII), N. glossopharyngeus (IX) und N. vagus (X) sowie die des Kreuzbereiches entstehen ebenfalls aus der Neuralleiste. Sekundär wachsen Axone aus dem Gehirn bzw. Rückenmark in die Ganglien ein und schließen die vegetative Peripherie an das Zentralnervensystem an. Die Besiedelung der Eingeweide mit vegetativen Ganglien (intramurales System) erfolgt ebenfalls von der Neuralleiste aus. Dieser Darstellung liegt die Annahme des Ursprungs aller peripheren vegetativen Neurone aus der Neuralleiste zugrunde.

Entwicklung des Zentralnervensystems

Bei der weiteren Entwicklung des Neuralrohres zum Zentralnervensystem zeichnet sich in den Wänden des Rohres eine Gliederung ab, die zusammen mit der ursprünglichen Schichtung der Wand für die Topik von Kerngebieten und Faserzügen von grundlegender Bedeutung ist und die Gesetzmäßikeiten im Bauplan des Zentralnervensystems deutlich macht.

Innerhalb des Neuralrohres (1a) sind eine unpaare dorsale **Deckplatte**, die der Naht des Neuralrohrverschlusses entspricht und zunächst sehr dünn bleibt, ferner paarige **Seitenplatten** und eine unpaare ventrale, relativ dünne **Bodenplatte**, die die Seitenplatten verbindet, zu unterscheiden. An der Innenwand des Rohres tritt eine longitudinale Furche, *Sulcus limitans*, auf, die die Seitenwand in zwei etwa gleich große Abschnitte unterteilt, in eine dorsale **Flügelplatte** und eine ventrale **Grundplatte**. Aus der Grundplatte wachsen die Axone efferenter Neurone zu umweltbezogenen (*oikotrop*) sowie auf den eigenen Körper gerichteten (*idiotrop*) Erfolgsorganen aus. An die Flügelplatte finden Axone afferenter Neurone Anschluß, die Erregungen aus Receptoren der beiden Organgruppen nach zentral leiten. In der Flügel- wie in der Grundplatte lassen sich demnach eine idiotrope und eine oikotrope Zone unterscheiden. Der oikotrope Anteil ist nach außen, der idiotrope nach innen orientiert. Das bezieht sich nach dem über die Differenzierung von Wandschichten im Neuralrohr Gesagtem auf die Mantelschicht.

Der Gliederung in eine Flügelplatte und in eine Grundplatte kommt morphologisch und funktionell große Bedeutung zu: die *receptorischen Zentren* des Neuralrohres liegen dorsal vom Sulcus limitans in der Flügelplatte, die *effektorischen Zentren* ventral davon in der Grundplatte.

Das so beschriebene Bild repräsentiert ein allgemeines morphologisches **Anlagemuster** des Zentralnervensystems bei Vertebraten. Es läßt sich im *Rückenmark* relativ leicht wieder-

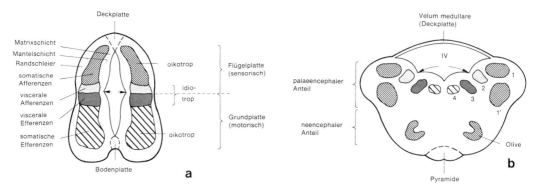

Abb. 1. Schematische Darstellung des Anlageplanes des Neuralrohres (**a**) und seiner Abwandlung im Rhombencephalon (**b**).
1 somatosensorische Endkerne (z. B. Nucleus gracilis und Nucleus cuneatus, Nucleus vestibularis), 1' Nucleus
tractus spinalis n. trigemini; 2 viscerosensorische Endkerne (z. B. Nucleus tractus solitarii); 3 visceromotorische
Ursprungskerne (z. B. Nucleus parasympathicus n. vagi); 4 somatomotorische Ursprungskerne (z. B. Nucleus
motorius n. hypoglossi)
IV Ventriculus quartus
Die Pfeile sind auf den Sulcus limitans gerichtet.

erkennen: periphere Reize werden über afferente Fasern in das Dorsalhorn der grauen
Substanz geleitet. Motorische Impulse gehen aus dem Ventralhorn über efferente Fasern in
die Körperperipherie. Zwischen beide Hörner schieben sich als Substantia intermedia die
entsprechenden Zentren des idiotropen Nervensystems.

In der auf das Rückenmark nach cranial ohne scharfe Grenze anschließenden *Medulla
oblongata* ist der Bauplan noch zu erkennen (1b). Die Seitenplatten sind nach außen gebogen,
wodurch die Dachplatte zu einer dünnen Lamelle (Velum medullare caudale bzw. Lamina
tectoria ventriculi quarti) ausgezogen wird. Der Sulcus limitans verläuft seitlich in der
Rautengrube (Ventriculus quartus) und gibt die Grenzlinie zwischen den jetzt nebeneinander
liegenden Kerngebieten, zu denen die ursprüngliche Mantelschicht umgestaltet ist, an.
Lateral befinden sich die oikotropen, medial die idiotropen Zentren.

So übersichtlich das Bild in der Medulla oblongata noch ist, so deutlich werden schon die
Veränderungen, die gegenüber dem Grundbauplan im Neuralrohr bzw. Rückenmark einge-
treten sind. So entsteht die in Abb. 1b eingezeichnete Olive aus Zellen, die aus der oikotropen
Zone der Flügelplatte auswandern und die weitere Kerne auch in der Brücke bilden.

Die Auswanderung von Zellen führt zusammen mit einer Zergliederung der Mantelschicht in Einzelkerne, der Ausbildung von grauer Substanz an der Oberfläche und vor allem
der Umgestaltung der bläschenförmigen Gehirnanlage sowie Auf- und Einfaltungsvorgän-
gen zu einer Verwischung des Grundbauplanes. Phylogenetische Ergänzungen erschweren
das Erkennen der aus den beschriebenen Bauprinzipien an sich verständlichen Zusammenhänge zusätzlich.

Im folgenden soll die Entwicklung vom Neuralrohr in die einzelnen Abschnitte des
Zentralnervensystems, auch im Hinblick auf den Anlage-Grundriß, kurz dargestellt werden
(vgl. 2).

Das Vorderende des Neuralrohres ist blasig erweitert, was insgesamt die Gehirnanlage
darstellt. Innerhalb dieser Blase entsteht als Zeichen einer nach ventral gerichteten Abkrümmung eine Falte, *Plica ventralis encephali*. Bis zu dieser Falte liegt das Neuralrohr der *Chorda
dorsalis* auf. Damit ist eine doppelte Abgrenzung der so entstandenen zwei Gehirnbläschen
gegeben: das *prächordale Archencephalon* ist durch eine ventrale Flexur vom *epichordalen*

Deuterencephalon zu unterscheiden. In einem nächsten Schritt krümmt sich das vordere Bläschen weiter ab und wird als primäres Vorderhirn, Prosencephalon, bezeichnet. Der vordere Abschnitt des Deuterencephalons erweitert sich und wird durch eine dorsale Einschnürung zur *Mittelhirnanlage* umgestaltet und so vom Rautenhirn abgegrenzt.

Am primären Vorderhirn, *Prosencephalon*, bilden sich seitliche Ausbuchtungen, die *Augenblasen*, deren Hohlraum (Sehventrikel) mit dem Binnenraum des Prosencephalon kommuniziert. Rostral von den Augenblasen kommt es zu einem bilateral symmetrischen Vorwachsen der Dorsalwände. Dadurch entsteht die Anlage des *Telencephalon*, zunächst in Form von zwei Hemisphärenbläschen, die durch einen Sulcus hemisphaericus vom übrigen Teil des Prosencephalon, dem *Diencephalon*, getrennt sind.

Den Scheitel der *Flexura cephalica* (Abknickung des Prosencephalon) bildet das *Mesencephalon*, dessen Dach kompakt bleibt. Dagegen ist die Dorsalwand des anschließenden *Rhombencephalon* nur eine dünne Lamelle, die einen rautenförmigen Hohlraum durchschimmern läßt, der dem gesamten Hirnabschnitt den Namen gegeben hat. Eine dorsal konkave Flexur, *Flexura pontina* (2/14), bezeichnet etwa eine Unterteilung des Rhombencephalon in einen rostralen Abschnitt, das *Metencephalon* mit der Kleinhirnanlage in der dorsolateralen Wand, und das caudale *Myelencephalon*, das durch eine weitere ventrale Krümmung, *Flexura cervicalis*, vom *Medullarrohr* abzugrenzen ist.

Mit der beschriebenen Umgestaltung des Neuralrohres sind die charakteristischen 6 Abschnitte des Zentralnervensystems, Tel-, Di-, Mes-, Met- und Myelencephalon sowie Medulla spinalis, in ihrer Topik und im Grundmuster der weiteren Differenzierung festgelegt.

Die auffällige Weite der Hirnanlage im Vergleich zum engen Medullarrohr ist mit dem Begriff „Hirnbläschen" charakterisiert worden. Phylogenetisch wie ontogenetisch lassen sich Begründungen dafür finden (Krümmungen, Falten, Einschnürungen, Ausstülpungen), die Differenzierung in die beschriebenen Hirnabschnitte (Archencephalon – Deuterencephalon, Prosencephalon – Mesencephalon – Rhombencephalon, Telencephalon – Diencephalon – Mesencephalon – Rhombencephalon) in Form verschiedener Bläschenstadien darzustellen. Da einerseits die gesamte Hirnanlage blasenförmig ist und andererseits die Hirnabschnitte sich auch durch die Form ihrer Hohlräume gut abgrenzen lassen, kann die Benennung von einzelnen Hirnbläschen ein Hilfsmittel für die Darstellung sein, ohne daß damit eine funktionelle Eigenständigkeit dieser Bildungen ausgedrückt würde.

Die anfänglich dünnen Wände des Medullarrohres und die bläschenförmigen Gehirnanlagen verdicken sich in einer für die einzelnen Abschnitte typischen Weise. Der *Sulcus limitans* (2/1) läßt sich bis an die Grenze zwischen Mes- und Diencephalon verfolgen. Damit wird im Medullarrohr und im Deuterencephalon je ein ventral und ein dorsal vom Sulcus limitans gelegener Abschnitt begrenzt. Diese Abschnitte lassen in modifizierter Form die motorische Grundplatte und die sensible Flügelplatte des Neuralrohres erkennen (vgl. 1). Das Prosencephalon entsteht aus Anteilen der Flügelplatte, die sich um das bogenförmige Ende des Sulcus limitans und der Bodenplatte nach rostral und dorsal ausdehnt.

Die Lehrbuchdarstellungen sind in diesem Punkt allerdings unterschiedlich, da auch andere Deutungen bestehen. So wird der Sulcus hypothalamicus als Fortsetzung des Sulcus limitans angesehen. Entsprechend würde das Diencephalon noch in gleicher Weise zu gliedern sein wie die caudal davon gelegenen Hirnabschnitte. Der Hypothalamus z. B. wäre danach ein Abkömmling der Grundplatte. Dagegen spricht, daß nicht ein Axon eines Hypothalamusneurons das Zentralnervensystem verläßt. Im übrigen ist die Übertragung des longitudinalen Zonensystems auf das Diencephalon außerordentlich schwierig. So sehr dieses System ein Hilfsmittel für die Darstellung der deuterencephalen Hirnabschnitte ist, so verwirrend ist seine Rekonstruktion im Diencephalon. Die Charakterisierung des Telencephalon als Flügelplattenabkömmling ist unbestritten.

Über die weitere Entwicklung der einzelnen Abschnitte des Zentralnervensystems seien noch folgende Hinweise angefügt.

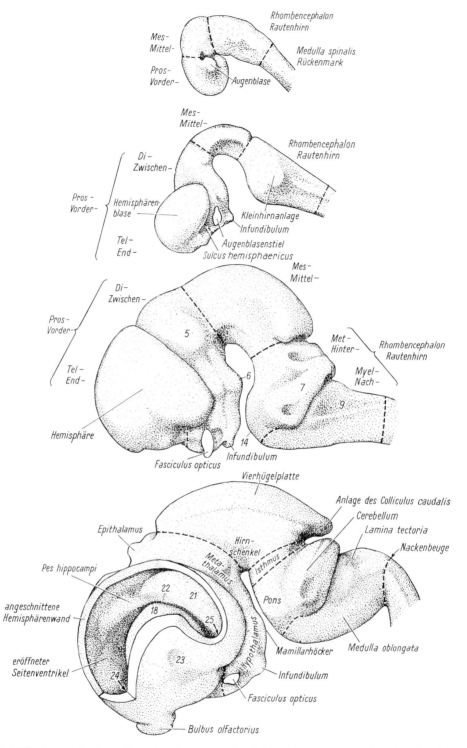

Abb. 2. Halbschematische Darstellung der Ontogenese des Gehirns beim Säuger (nach Originalmodellen zur Gehirnentwicklung der Katze von MARTIN).

Links: Seitenansicht; rechts: Medianschnitt; die Modelle stammen von Katzenembryonen im Alter von ca. 18, 22, 25 und 33 Tagen.

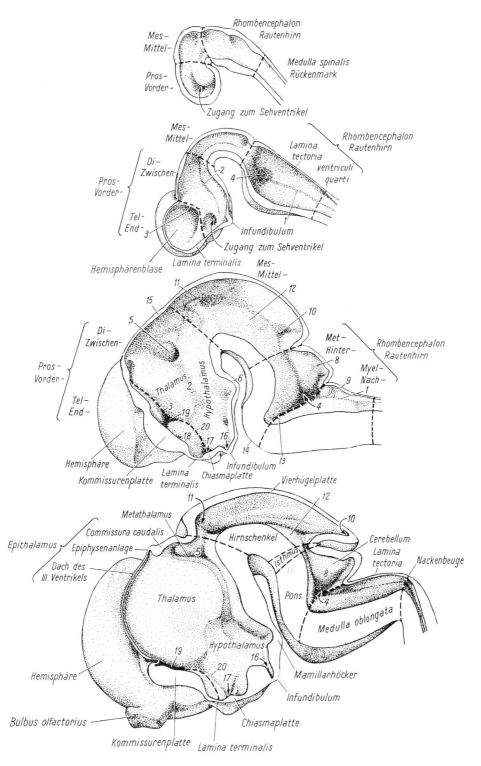

1 Sulcus limitans; 2 Sulcus hypothalamicus; 3 Torus hemisphaericus; 4 Recessus lateralis rhombencephali; 5 dorsocaudale Ausladung des Zwischenhirns; 6 Mamillarhöcker; 7 äußerer Kleinhirnwulst; 8 innere Kleinhirnplatte; 9 Lamina tectoria ventriculi quarti; 10 hinterer Mittelhirnblindsack; 11 vorderer Mittelhirnblindsack; 12 Haubenwulst; 13 Sulcus transversus rhombencephali; 14 Brückenbeuge; 15 Commissura caudalis; 16 Recessus infundibuli; 17 Recessus opticus; 18 Ganglienhügel (Corpus striatum); 19 Foramen interventriculare; 20 Augenstielrinne; 21 Hippocampus; 22 Sulcus terminalis in der Pars centralis des Seitenventrikels; 23 Anlage der Fissura lateralis cerebri; 24 Cornu rostrale des Seitenventrikels; 25 Cornu temporale des Seitenventrikels

Das bis in die Schwanzregion reichende Medullarrohr entwickelt sich durch beträchtliche Wandverdickung und Einengung des Hohlraumes zu einem Kanal (Zentralkanal) zum strangförmigen **Rückenmark, Medulla spinalis.** Es wird von spangenförmigen Neuralbogen der Wirbel seitlich und dorsal umwachsen und in den Wirbelkanal einbezogen. Die im Bereich der Neuralleiste entstehende metamere Gliederung (Spinal- und Vertebralganglien) wird durch segmental abgehende Dorsal- und Ventralwurzeln der Rückenmarksnerven ergänzt (vgl. Bd. I: 2). Die Umgestaltung des longitudinalen Zonensystems in die graue Substanz wurde oben bereits beschrieben.

Der Hohlraum des an das Medullarrohr anschließenden Gehirnabschnitts, des **Rhombencephalon (Rautenhirn),** wird sowohl durch den *Isthmus rhombencephali* (2) mittelhirnwärts, als auch zum Zentralkanal zu stark eingeengt, unterhalb der Kleinhirnanlage jedoch zum *Recessus lateralis* (2/4) ausgeweitet. Die Rautenform des Binnenraumes, des späteren Ventriculus IV., hat die Bezeichnung für den gesamten Hirnabschnitt bestimmt. Das **Myelencephalon (Nachhirn)** wird zur *Medulla oblongata* umgestaltet. Im Bereich des **Metencephalon (Hinterhirn)** entwickelt sich ventral die Brücke, *Pons,* und dorsal das Kleinhirn, *Cerebellum.* Der IV. Ventrikel wird im Gebiet des Myelencephalon von der dünn bleibenden Dachplatte, *Lamina tectoria* (2/9), bedeckt. Die longitudinale Zonengliederung ist im Rhombencephalon gut zu identifizieren und wurde bereits erläutert.

In der **Mittelhirnanlage (Mesencephalon)** verdickt sich der ventrale Abschnitt zum Hirnschenkel, *Crus cerebri,* und zur Mittelhirnhaube, *Tegmentum mesencephali,* die sich als Haubenwulst in den Binnenraum vorwölbt (2/12). Dorsal entwickelt sich aus Flügel- und Dachplatte die Vierhügelplatte, *Lamina tecti (Tectum) sive quadrigemina.* Der Binnenraum wird zum zunächst noch weitlumigen *Aquaeductus mesencephali* mit einem vorderen und einem hinteren Mittelhirnblindsack (2/10, 11).

Obwohl eine Ausdehnung des longitudinalen Zonensystems in das **Zwischenhirn, Diencephalon,** im allgemeinen verneint wird, läßt sich der Sulcus limitans in das Zwischenhirn verlängern, wo er als *Sulcus hypothalamicus* (2/2) zur Gliederung beiträgt. Ventral des Sulcus liegt der *Hypothalamus,* mit dem über die Chiasmaplatte die *Nervi optici* in Verbindung stehen. Caudal davon sind das *Infundibulum* der Neurohypophyse und das *Corpus mamillare* (2/6) angeschlossen.

Der dorsal des Sulcus hypothalamicus gelegene Zwischenhirnabschnitt erfährt eine mächtige Massenentfaltung. Dorsolateral legt sich der Sehhügel, *Thalamus,* an, mit dem occipital das Kniehöckergebiet, *Metathalamus,* in direkter Verbindung steht. Der Binnenraum, *Ventriculus III.,* wird zunächst zu einem in der Medianen gelegenen spaltförmigen Hohlraum eingeengt und durch die Verschmelzung der medialen Thalamusflächen (*Adhaesio interthalamica*) schließlich zu einem Ringkanal umgestaltet.

Der III. Ventrikel wird dorsal durch eine dünne Platte, die *Lamina tectoria ventriculi III.,* bedeckt. Aus ihrem rostralen Bereich entsteht die epitheliale *Tela choroidea,* aus dem caudalen Abschnitt die *Epiphysis cerebri (Glandula pinealis).* Basal wird der III. Ventrikel nach vorn von der *Lamina terminalis* abgeschlossen. Durch einen weiteren dorsal gelegenen Sulcus wird ein dorsomedianer Abschnitt des Zwischenhirns, der *Epithalamus,* begrenzt. Dieser steht über die *Habenulae* mit der Epiphysis cerebri und der hinteren Kommissur, *Commissura caudalis* (2/15), über die *Striae medullares* mit weiteren Hirnabschnitten in Verbindung.

Die *Lamina terminalis* stellt ursprünglich den rostralen Abschluß des primären Vorderhirns dar. Nachdem sich dann aber das **Endhirn, Telencephalon,** vom Zwischenhirn isoliert hat, wird die Lamina terminalis zur Vorderwand des *Telencephalon impar,* das mit den sich beidseitig ausstülpenden *Hemisphärenbläschen* zunächst in weit-offener Verbindung steht. Infolge des stürmischen Wachstums der beiden Hemisphärenblasen kommt es rasch zur relativen Einengung des unpaaren Endabschnittes zum *Telencephalon medium* und zur Bildung des *Foramen interventriculare* (MONROI) (2/19).

Die anfänglich durch den *Torus hemisphaericus* (2/3) und die *Augenstielrinne* (2/20) deutlich markierte Grenze zwischen Zwischenhirn und Endhirn wird später verwischt, so daß der kleine Binnenraumabschnitt des Telencephalon medium zum vordersten Teil des III. Ventrikels wird und dieser nur noch über die Foramina interventricularia mit den zunächst weitlumigen Hohlräumen beider Hemisphärenblasen, der I. und II. Hirnkammer, bzw. den beiden Seitenventrikeln, *Ventriculi laterales*, kommuniziert. Zwischen Lamina terminalis und Deckplatte des III. Ventrikels verdickt sich die Hirnblasenwand zur Kommissurenplatte (2), aus der im Verlauf der weiteren Entwicklung die vordere Kommissur, *Commissura rostralis*, der Hirnbalken, *Corpus callosum*, und die *Commissura hippocampi* zur Anlage kommen.

Während die Wandungen der Hemisphärenblasen vorerst im allgemeinen dünn bleiben, beginnen sie sich ventrolateral bald zu verdicken, und es entsteht hier beiderseits ein ins Lumen des Seitenventrikels sich vorwölbender Hügel, der Ganglien- oder Streifenhügel, *Corpus striatum* (2/18), der mit dem Zwischenhirn durch den äußerlich vom *Sulcus hemisphaericus*, im Seitenventrikel aber vom *Sulcus terminalis* (2/22) begrenzten Hemisphärenstiel in flächenhafter Verbindung steht und mit diesem, dem Mittelhirn, der Brücke und dem verlängerten Mark zusammen den **Hirnstamm, Truncus encephali**, bildet.

Die dem Sehhügel aufliegende Wand der Hemisphärenblase wird durch eine von ventromedial bogenförmig einschneidende Furche, die hintere Bogen- oder Hippocampusfurche, *Sulcus hippocampi*, ventrikelwärts vorgewölbt, wodurch sich hinter dem Streifenhügel von medial her ein zweiter, bogenförmig abgekrümmter Wulst, der *Hippocampus* mit dem *Pes hippocampi* (2/21), in den Seitenventrikel einschiebt und sich in diesem der geräumige Zentralteil sowie das Vorder- und Hinterhorn abzuzeichnen beginnen (2/24, 25).

Rostroventral stülpt sich aus der Vorderwand der Hemisphärenblase der Riechlappen, *Lobus olfactorius*, aus, der sich bei den *Haussäugern* als mehr oder weniger mächtiger Riechkolben, *Bulbus olfactorius* (2), bald deutlich abhebt und dessen Hohlraum, *Ventriculus bulbi olfactorii*, über einen engen Kanal mit dem Vorderhorn des Seitenventrikels in Verbindung steht.

Die beiden **Hemisphärenblasen** des gegenüber den hinteren Abschnitten der Gehirnanlage zunächst kleinen Endhirns beginnen nun in rostraler, dorsaler und occipitaler Richtung mächtig auszuwachsen und als Hirnmantel, *Pallium*, immer größere Teile des Hirnstammes von dorsal und lateral zu überdecken, weshalb das Telencephalon dann schließlich zu Recht als **Großhirn, Cerebrum,** bezeichnet wird. An der anfänglich glatten Hirnmanteloberfläche beginnt sich lateral vom Streifenkörper in Form einer seichten Delle die *Fissura lateralis cerebri* (SYLVII) (2/23) und das Gebiet der Insel, *Insula* (REILI), anzulegen. *Insel* und *Streifenkörper* bilden gewissermaßen den ruhenden Pol, um den sich in einem Halbkreisbogen die weitere Massenentfaltung des Hirnmantels abspielt. Dadurch versinkt die Insel mehr oder weniger in der Tiefe der Fissura lateralis cerebri und wird schließlich vom *Operculum* des Schläfenlappens zu einem Großteil verdeckt.

Auf Grund der embryonalen Anlage läßt sich das **entwickelte Gehirn der Säugetiere** also in folgende **Hauptabschnitte** einteilen:

Gehirn, *Encephalon*

- **Vorderhirn** *Prosencephalon*
  - **Endhirn** *Telencephalon*
    - Hirnmantel *Pallium*
    - Riechhirn *Rhinencephalon*
  - **Großhirn** *Cerebrum*
    - Streifenhügel *Corpus striatum*
  - **Zwischenhirn** *Diencephalon*
    - *Thalamencephalon*
    - *Hypothalamus*
- **Mittelhirn** *Mesencephalon*
  - Vierhügelplatte *Lamina quadrigemina*
  - Hirnschenkel *Crura cerebri* mit Mittelhirnhaube, *Tegmentum mesencephali*
- **Rautenhirn** *Rhombencephalon*
  - **Rautenenge** *Isthmus rhombencephali*
  - **Hinterhirn** *Metencephalon*
    - Kleinhirn *Cerebellum*
    - Brücke *Pons* (VAROLI) mit Brückenhaube, *Tegmentum pontis*
  - **Nachhirn** *Myelencephalon*
    - Verlängertes Mark *Medulla oblongata*

Die unterstrichenen Abschnitte bilden den Hirnstamm, Truncus encephali.

Phylogenese und vergleichende Morphologie des Gehirns

Die Phylogenese des Zentralnervensystems, insbesondere des Gehirns, stimmt mit der oben geschilderten Ontogenese, wenigstens in großen Zügen, weitgehend überein. Ohne auf Einzelheiten näher einzugehen, sei hier das Prinzip dieses Evolutionsvorganges kurz skizziert.

Bei den **Akraniern** (Amphioxus) besteht das Zentralnervensystem im wesentlichen nur aus dem Neuralrohr, an dessen cranialem Ende das Gehirn in Form einer einfachen Erweiterung erst angedeutet ist.

Die Voraussetzung zu einer weiteren Entwicklung der Gehirnanlage entstand erst mit der Ausbildung leistungsfähiger Kopfsinnesorgane (Riech-, Seh-, Gleichgewichts- und Hörorgane). Innerhalb der Wirbeltierreihe zeichnet sich die Gehirnentwicklung dann aber durch einen fortgesetzten Ausbau und eine unverkennbare Vervollkommnung aus, womit eine immer weiterschreitende Differenzierung des Verhaltens parallel geht.

Schon bei den **Rundmäulern** (Cyclostomen) ist der Bauplan des Wirbeltiergehirns in seinen Grundzügen festgelegt. In linearer Gliederung reihen sich in caudorostraler Richtung Nachhirn, Hinterhirn, Mittelhirn, Zwischenhirn und Endhirn aneinander, wobei das Nachhirn aber noch relativ groß ist und das Endhirn nur aus dem Lobus olfactorius und dem Ganglienhügel besteht.

Obwohl der Anlageplan stets der gleiche bleibt, erfahren die einzelnen Gehirnabschnitte schon bei den **Fischen** je nach deren Lebensweise mancherlei Modifikationen. So zeichnet

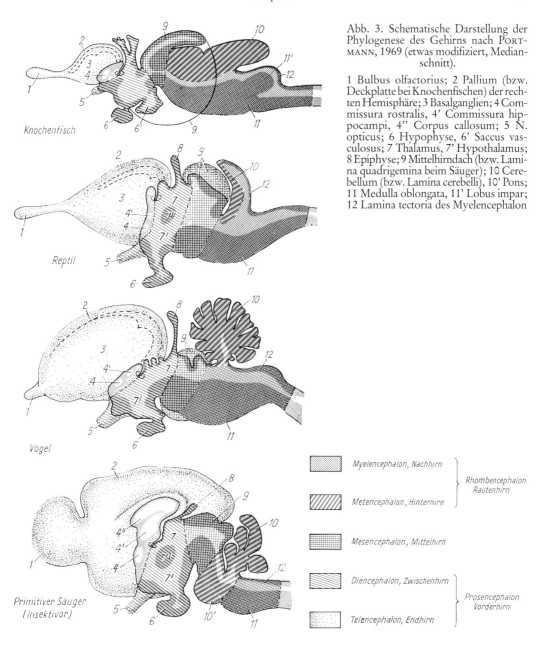

Abb. 3. Schematische Darstellung der Phylogenese des Gehirns nach PORT-MANN, 1969 (etwas modifiziert, Median-schnitt).

1 Bulbus olfactorius; 2 Pallium (bzw. Deckplatte bei Knochenfischen) der rechten Hemisphäre; 3 Basalganglien; 4 Commissura rostralis, 4' Commissura hippocampi, 4" Corpus callosum; 5 N. opticus; 6 Hypophyse, 6' Saccus vasculosus; 7 Thalamus, 7' Hypothalamus; 8 Epiphyse; 9 Mittelhirndach (bzw. Lamina quadrigemina beim Säuger); 10 Cerebellum (bzw. Lamina cerebelli), 10' Pons; 11 Medulla oblongata, 11' Lobus impar; 12 Lamina tectoria des Myelencephalon

sich z. B. das Gehirn der Knochenfische (*Teleostier*) durch einen besonderen Formenreichtum aus. Immer noch steht das primäre Hinterhirn mit seinem meist mächtigen Kleinhirn stark im Vordergrund, und auch das Mittelhirn dominiert noch eindeutig gegenüber den beiden Vorderhirnabschnitten. Während das durch einen Saccus vasculosus und einen langen Epiphysenschlauch ausgezeichnete Zwischenhirn zwischen Mittel- und Endhirn abgesunken ist und in der Dorsalsansicht kaum in Erscheinung tritt, zeigt das immer noch kleine Endhirn neben dem Riechlappen und dem Ganglienhügel erstmals eine Andeutung eines Hirnmantels (3; 4).

Gegenüber dem oft stark spezialisierten Gehirn der *Fische* ist das **Amphibiengehirn** wieder auffallend vereinfacht und dem der Cyclostomen ähnlich gebaut. Die größte Massenentfaltung erreicht als ursprünglicher „Sehlappen" das Mittelhirn (4/4). Das als unscheinbarer Querwulst hinten ans Mittelhirn anschließende Kleinhirn besteht nur aus dem unpaaren Corpus (4/5) und den beiden seitlich anschließenden Partes auriculares (4/5').

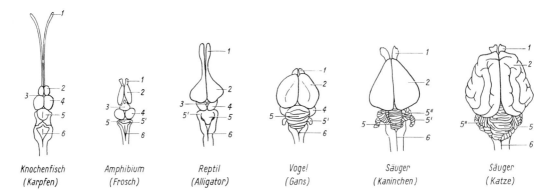

Knochenfisch (Karpfen) **Amphibium** (Frosch) **Reptil** (Alligator) **Vogel** (Gans) **Säuger** (Kaninchen) **Säuger** (Katze)

Abb. 4. Dorsalansicht des Gehirns eines Knochenfisches (Karpfen), eines Amphibiums (Frosch, vergrößert), eines Reptils (Alligator), eines Vogels (Gans) und zweier Säuger (Kaninchen, Katze) zur Darstellung der Phylogenese.
1 Bulbus olfactorius; 2 Pallium des Endhirns (*Telencephalon*); 3 Zwischenhirn (*Diencephalon*); 4 Mittelhirn (*Mesencephalon*); 5 Corpus cerebelli bzw. beim Säuger = Wurm, Vermis cerebelli, 5' Pars auricularis bzw. bei Vogel und Säuger = Flocculus, 5" Kleinhirnhemisphäre, 5 – 5" Kleinhirn, Cerebellum, Hinterhirn (*Metencephalon*); 6 verlängertes Mark, Medulla oblongata, Nachhirn (*Myelencephalon*)

Bei den **Reptilien** tritt das Telencephalon erstmals deutlich in den Vordergrund (3/2; 4/2). Es überdeckt das Zwischenhirn dorsal und lateral nahezu vollständig, die Basalganglien haben sich vergrößert, und im noch dünnen Hirnmantel hat sich zum ersten Mal eine Hirnrinde angelegt. Das Mittelhirn (3/9; 4/4) ist aber von dorsal noch sichtbar, und das zwar ebenfalls vergrößerte *Corpus cerebelli* (3/10; 4/5) besitzt noch eine glatte Oberfläche. Die beiden Hemisphären des Endhirns stehen durch eine *Commissura rostralis* (3/4) und *hippocampi* (3/4') unter sich in Verbindung. Dicht vor der Epiphyse (3/8), oder gemeinsam mit ihr angelegt, findet sich bei vielen Reptilien ein rudimentäres Sehorgan, das sogenannte Scheitel- oder Parietalauge.

Bei den **Vögeln** ist bereits der größte Teil des Hirnstammes von den beiden mächtig entwickelten Hemisphären überlagert. Ihr Pallium (3/2; 4/2) ist zwar klein und immer noch relativ dünnwandig; dafür haben sich aber die Basalganglien (3/3) enorm entwickelt und in einer innerhalb der Wirbeltierreihe einmaligen Weise hoch differenziert. Das Zwischenhirn ist zwischen die beiden Hemisphären und die stark vergrößerten *Lobi optici* des Mittelhirns eingekeilt. Auch das Kleinhirn (3/10; 4/5) hat an Größe beträchtlich zugenommen und zeigt bereits eine deutliche Querfurchung. Es besteht aber immer noch aus dem unpaaren *Corpus cerebelli* und den an Stelle der Partes auriculares getretenen *Flocculi* (4/5'), und am Hirnstamm fehlt noch die Anlage einer Brücke.

Das Gehirn der **Säugetiere** zeichnet sich durch eine weitere, mit der Entwicklung fortschreitende Massenentfaltung des Endhirns, insbesondere des Hirnmantels (3/2; 4/2), aus. Dieser reicht occipital bis zum Kleinhirn und bedeckt Zwischen- und Mittelhirn von dorsal her vollkommen. Während das Endhirn durch die ganze Vertebratenreihe bis zu den Reptilien nur oder vor allem als Riechhirn zu funktionieren hat, werden ihm bei den Säugern in zunehmendem Maße weitere Aufgaben übertragen.

Im Zuge dieser Höherdifferenzierung wurde das ursprüngliche Riechhirn als *Palaeopallium* immer mehr nach der ventralen und als *Archipallium* nach der medialen Hemisphärenfläche verdrängt, während sich in das dazwischenliegende, dorsolaterale Gebiet der Neuhirnmantel, das *Neopallium*, einschob (vgl. 5). Dieser jüngste Teil des Gehirns, in dem alle Umweltreize registriert und verarbeitet werden und von dem aus das differenziertere Umweltverhalten gesteuert wird, gewinnt in der aufsteigenden Säugerreihe immer mehr an Bedeutung und erfährt dementsprechend auch einen immer weiteren Ausbau und eine immer mächtigere

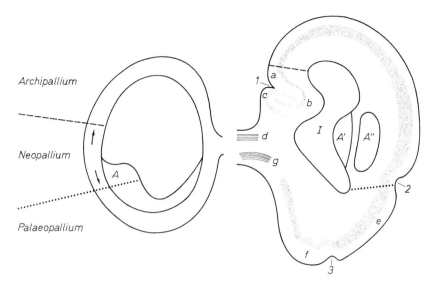

Abb. 5. Schematische Darstellung des Anlageplanes des Säugerendhirns an einem Querschnitt durch die Hemisphären.

Links: frühe Entwicklungsstufe (Endhirnbläschen).
A Striatum. Der Neocortex dehnt sich in Pfeilrichtung aus.
Rechts: spätere Entwicklungsphase.
Die Grenzen zwischen Neopallium und Archipallium bzw. Neopallium und Palaeopallium sind durch die gleichen Symbole wie im linken Bild markiert.
A' Nucleus caudatus, A'' Putamen; zwischen A' und A'' liegt die innere Kapsel
a Gyrus parahippocampalis; b Hippocampus; c Gyrus dentatus; d Commissura hippocampi; e Lobus piriformis; f Tuberculum olfactorium (Trigonum olfactorium); g Commissura rostralis
1 Sulcus hippocampi; 2 Sulcus rhinalis lateralis; 3 Sulcus endorhinalis
I Seitenventrikel

Entfaltung. Gegenüber dem Althirnmantel ist das Neopallium durch den *Sulcus rhinalis lateralis* abgegrenzt.

Bei den niederen und bei kleinen Säugern (z. B. Nagern) besitzen die Hemisphären eine glatte Oberfläche, während das Neopallium der höheren und großer Säuger (z. B. Fleischfresser, Huftiere, Primaten) durch ein mehr oder minder kompliziertes Furchen- und Windungsbild gekennzeichnet ist. Die Gehirne mit glatter Hemisphärenoberfläche werden als *lissencephal*, die gefurchten als *gyrencephal* bezeichnet (vgl. 3 und 4). Der Hirnmantel dehnt sich aber nicht nur nach occipital bis zur Vorderfläche des Kleinhirns aus, sondern schlägt sich seitlich von den Basalganglien und der Insel bogenförmig nach vorn-unten um, was bei den *Primaten* und beim *Menschen* besonders ausgeprägt der Fall ist. Dadurch erfährt auch der Seitenventrikel eine bogenförmige Abkrümmung, und ans Hinterhorn schließt sich das bei unseren *Haussäugern* bis in den Lobus piriformis reichende Unterhorn an. Neben der *Commissura rostralis* und der *Commissura hippocampi* tritt als neue Querverbindung beider Hemisphären der bei den höheren Säugern besonders mächtige Hirnbalken, *Corpus callosum* (3/4''), auf.

Das Zwischenhirn tritt bei den Säugern gegenüber dem Endhirn massenmäßig stark zurück, und auch die Epiphyse ist reduziert. Der Hirnstamm erfährt im Bereich des *Mittelhirns* eine mehr oder weniger ausgeprägte Knickung. Im Mittelhirndach tritt die *Vierhügelplatte* (3/9) in Erscheinung, und ventral von der Mittelhirnhaube legen sich die Großhirnschenkel, *Crura cerebri*, an.

Auch das Kleinhirn hat sich stark vergrößert, zeigt eine meist komplizierte Furchung und überdeckt die Rautengrube von dorsal nahezu vollständig. Das unpaare Corpus cerebelli wurde zum Wurm, *Vermis* (4/5), an den sich beidseitig als Neuerwerbungen die *Kleinhirnhemisphären* (4/5″) und die *Paraflocculi* anschließen. Die weitere Ausbildung der Kleinhirnhemisphären geht mit der Entwicklung des Neopallium parallel. Als verbindendes Element zum Neopallium tritt bei den Säugern ferner erstmals die Brücke, *Pons* (VAROLI) (3/10′), in Erscheinung, welche die rostralen Teile des Myelencephalon ventral spangenartig umgreift und sie zur Brückenhaube werden läßt.

Phylogenetisch wie ontogenetisch zeichnet sich die Entwicklung des Zentralnervensystems also dadurch aus, daß das Gehirn, und innerhalb des Gehirns sein jüngster Anteil, das Endhirn bzw. dessen *Neopallium*, an Masse zunimmt und ständig weiter ausgebaut wird, womit es als übergeordnetes Integrations- und Steuerungsorgan auch an funktioneller Bedeutung immer mehr gewinnt. So herrscht auch innerhalb der dem Rückenmark übergeordneten Zentren des Gehirns eine Art Rangordnung, indem sich sowohl unter den die Lebensvorgänge der Innenwelt des Organismus regelnden, wie unter den das Verhalten zur Umwelt bestimmenden Zentren „niedere" und „höhere" Strukturen unterscheiden lassen, wobei die „niederen", stammesgeschichtlich älteren und mehr caudal gelegenen Zentren von den „höheren", phylogenetisch jüngeren und weiter rostral lokalisierten Bezirken kontrolliert und mehr oder weniger beherrscht werden. Die lebenswichtigen Zentren zur Regelung der Atmung, der Herzaktion, des Stoffwechsels usw., liegen beispielsweise im Myelencephalon, stehen aber unter der Kontrolle des Zwischenhirns. Die mit der Verarbeitung der aus der Umwelt einströmenden Erregungen betrauten Zentren des verlängerten Markes werden von entsprechenden Strukturen des Kleinhirns und Mittelhirns, diese aber von solchen des Zwischenhirns und diese schließlich von solchen des Endhirns kontrolliert, ausgewertet und mitbeantwortet.

Dieser in der Phylogenese unverkennbare Prozeß eines Ausbaues des Endhirns und einer Beherrschung der stammesgeschichtlich älteren, tiefer gelegenen Zentren des Hirnstammes durch jüngere übergeordnete Kontrollstationen des Telencephalon, insbesondere des Neopallium, hat beim *Menschen* die höchste Stufe erreicht und damit einen vorläufigen Abschluß gefunden. Dieses Entwicklungsprinzip wird als *Telencephalisation* bezeichnet.

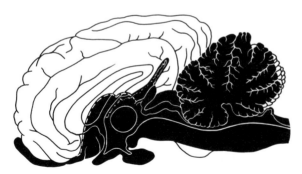

Abb. 6. Verteilung von Urhirn, Palaeencephalon (*schwarz*), und Neuhirn, Neencephalon (*weiß*), am Beispiel des Pferdegehirns (Medianschnitt).

Am Säugergehirn lassen sich demnach ein alter, allen Wirbeltieren gemeinsamer und in seinem Aufbau im wesentlichen gleichartiger Anteil, das Urhirn, *Palaeencephalon*, und stammesgeschichtlich jüngere, nur den höheren Vertebraten eigene, in ihrem Aufbau vor allem tierartlich, aber auch individuell, oft stark variierende Anteile unterscheiden, die dann unter dem Begriff des Neuhirns, *Neencephalon*, zusammengefaßt werden (6).

Das *Palaeencephalon* besteht bei den höheren Säugern aus dem Hirnstamm (ohne Neuhirnanteile), dem Riechlappen des Endhirns sowie dem Wurm und den Flocculi des Kleinhirns. Es stellt das lebensnotwendige Minimum einer Gehirnanlage dar, die bei *Fischen* und

Amphibien aber auch das Gesamthirn repräsentiert und zur Regelung ihres einfachen Lebens durchaus genügt, ja ihnen sogar eine gewisse Lernfähigkeit ermöglicht.

Das *Neencephalon* der *Säuger* setzt sich aus dem Neopallium, den Kleinhirnhemisphären und den Paraflocculi sowie den neencephalen Anteilen des Hirnstammes (Großhirnschenkel des Mittelhirns, Brücke des Hinterhirns sowie Pyramiden und Oliven des Nachhirns, vgl. auch Abb. 1) zusammen.

Während das Urhirn eine in sich geschlossene Funktionseinheit darstellt, ist das Neuhirn auf die Mitarbeit des Urhirns angewiesen. Neencephalon und Palaeencephalon bilden also zusammen mit dem Rückenmark funktionell ein Ganzes im Sinne einer Arbeitsgemeinschaft, in der jeder Teil seine ganz bestimmten Aufgaben zu erfüllen hat. Wie entsprechende Experimente gezeigt haben, beeinträchtigt die Ausschaltung des Neuhirns die Lebenserhaltung an sich selbst bei höheren Tieren nicht, sondern macht lediglich den arttypischen Umweltkontakt unmöglich, während schwerere Schädigungen im Bereiche des Urhirns meist mit lebensbedrohlichen Ausfallserscheinungen verbunden sind (vgl. auch S. 184).

Bauelemente des Nervensystems

Das Nervensystem baut sich aus zwei histogenetisch verschiedenen Komponenten auf:
1. aus der ektodermalen nervösen Substanz, dem Nervengewebe, und
2. aus dem umhüllenden Bindegewebe und den sekundär einwachsenden Blutgefäßen, beides mesodermalen Ursprungs.

Das **Nervengewebe** besteht wiederum aus zwei funktionell verschiedenen Zellelementen:
1. den mit Abgrenzungs- und Stoffwechselfunktionen betrauten Neurogliazellen, und
2. den erregungsbildenden und -leitenden Nerven-(Ganglien-)zellen mit ihren Fortsätzen.

Die **Neuroglia** (Glia) übernimmt im Zentralnervensystem die Rolle des interstitiellen Bindegewebes und der Deckepithelien anderer Organe. Die Bezeichnung Neuroglia (= Nervenkitt) geht auf VIRCHOW zurück, der 1865 das interstitielle Gewebe, die „Bindesubstanz des Nervengewebes", näher charakterisierte.

Die Neuroglia umfaßt 3 Zelltypen. **Ependymzellen** kleiden als einschichtiges, unterschiedlich hohes Epithel alle Binnenräume des Gehirns und Rückenmarkes aus (7/4). Die Zellen besitzen einen regional unterschiedlichen apicalen Cilien- bzw. Microvillibesatz und einen basalen Fortsatz, der embryonal bis zur äußeren Oberfläche reicht und später in einer subependymalen Schicht verankert ist. An den Plexus choroidei der Hirnventrikel sind die Ependymzellen zu sezernierenden Zellen modifiziert, die den *Liquor cerebrospinalis* produzieren.

Im Nervengewebe selbst repräsentieren **Astrocyten** und **Oligodendrocyten** die Neuroglia. Die Zellen sind regional unterschiedlich ausgebildet (Glioarchitektur), sie sind morphologisch und funktionell charakterisiert (*Astrocyten* fortsatzreich, mit Gliafilamenten, überwiegend Stoffwechselfunktion; *Oligodendrocyten* fortsatzarm, mit Microtubuli, überwiegend Axone umhüllend) und besitzen entsprechend eine bevorzugte Lage: Astrocyten haben Gefäßkontakte (7/5; 90) und bilden Grenzmembranen (7/6, 7); Oligodendrocyten bilden Markscheiden und sind vor allem in der *Substantia alba* anzutreffen (7/8). Innerhalb des Nervengewebes füllen die Gliazellen alle Räume zwischen den Nervenzellen, so daß der extracelluläre Raum auf einen 20 nm breiten Spalt eingeengt wird. Der Fortsatzreichtum der Gliazellen ist lichtmikroskopisch auch nicht annähernd zu erfassen. Die Gliazellen übertreffen die Nervenzellen an Zahl um etwa das Zehnfache. Entsprechend ihrer Rolle im Stoffwechsel des Nervengewebes kommt den Astrocyten eine besondere Bedeutung als Vermittler zwischen den hochspezialisierten Nervenzellen und den Gefäßen und Bindegewebshüllen zu. Gegenüber der Pia mater besteht eine regional erheblich modifizierte Gliagrenzmembran, die von Astrocyten bzw. deren Fortsätzen gebildet wird (7/7). Diese *Membrana limitans gliae superficialis* (vgl. 54) ist über eine Basalmembran mit der Pia mater eng verbunden. Die Gliamembran begleitet die Bindegewebsscheiden um die größeren Hirngefäße (VIRCHOW-ROBINsche Räume) als *Membrana limitans gliae perivascularis* (90). Auf Kapillarniveau fehlt in weiten Teilen des Zentralnervensystems eine bindegewebige Hülle, und die Astrocytenfüße stehen über eine Basalmembran in direktem Kontakt mit dem Gefäßendothel (7/6). Ergänzt durch besondere Zellkontakte im Endothel repräsentieren diese ungewöhnlichen Gefäß-Parenchym-Verhältnisse das morphologische Substrat der Blut-Hirn-Schranke, der auf dem umgekehrten Weg von den Ventrikeln über das Nervengewebe zu den Gefäßen eine Blut-Liquor-Schranke gegenübersteht. Der zentralen Rolle der Neuroglia im physiologischen Geschehen entspricht eine solche bei pathologischen Prozessen, wo die Gliafortsätze als erste Noxen ausgesetzt sind und reagieren. Die Vorstellung vom „Bindegewebe" des Zentralnervensystems (VIRCHOW) findet im Sinne spezifischer Aufgaben und Reaktionen heute insgesamt eine Stütze. So äußert sich z. B. ein Oedem des Gehirns in einer Schwellung der Astrocyten.

Neben den Astrocyten und Oligodendrocyten gibt es einen weiteren Zelltyp nichtneuronaler Qualität im Nervengewebe. Die als **Microglia** (Mesoglia, HORTEGA-Zellen) bezeichneten Zellen sind in Herkunft und Funktion umstritten. Es ist auch nach neuesten

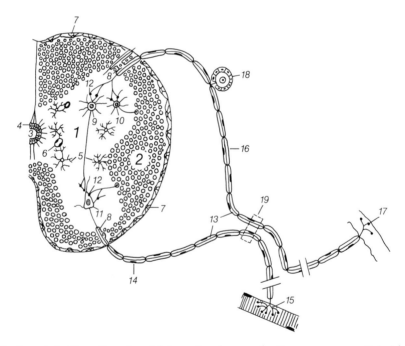

Abb. 7. Halbschematische Darstellung der wichtigsten Bauelemente des Nervensystems am Beispiel des Rückenmarkes.

1 graue Substanz; 2 weiße Substanz (mit quergeschnittenen Nervenfasern); 3 Zentralkanal (Ventrikel); 4 Ependymzellen mit Fortsätzen; 5 Astrocyten; 6 Kapillare mit Membrana limitans gliae perivascularis; 7 Membrana limitans gliae superficialis (gebildet von Astrocyten); 8 markscheidenbildende Oligodendrocyten; 9 multipolare Nervenzelle als Schaltzelle; 10 multipolare Nervenzelle als Strangzelle; 11 multipolare Nervenzelle als motorische Wurzelzelle; 12 interneuronale Synapsen; 13 SCHWANNsche Zellen mit Markscheide, zwischen 2 Zellen liegt ein RANVIERscher Schnürring; 14 Nervenfasern eines efferenten Neurons; 15 motorische Endplatte an einer Skeletmuskelzelle; 16 Nervenfaser eines afferenten Neurons; 17 freie Nervenendigungen in der Epidermis; 18 pseudounipolare Nervenzelle im Spinalganglion (mit Gliahülle), Perikaryon eines afferenten Neurons; 19 Spinalnerv (ohne vegetative Anteile)

Die dargestellte Neuronenkette (Spinalganglionzelle – Schaltneuron - motorische Wurzelzelle) bildet die Grundlage eines zusammengesetzten Reflexbogens (Haut – Rückenmark – Skeletmuskulatur).

Befunden nicht entschieden, ob es sich allein um besondere Formen von mononucleären Phagocyten handelt oder ob die Microglia in 2 verschiedenen Formen unterschiedlicher Herkunft (Glioblasten und Mesenchym) auftritt. Tatsache ist, daß amoeboide Microgliazellen eindeutig von Blutmonocyten abzuleiten sind und bei reaktiven Prozessen phagocytierende Eigenschaften entfalten. Die Fähigkeit, Zelltrümmer zu beseitigen (*Neuronophagie*) können neben den Microgliazellen auch Astrocyten und Oligodendrocyten entwickeln.

Im Gegensatz zu den Nervenzellen sind Gliazellen teilungsfähig. Sie ersetzen Gewebsdefekte durch Glianarben, können aber auch durch dysregulierte Vermehrungen Geschwülste (*Gliome*) bilden.

In modifizierter Form umscheidet die Neuroglia als SCHWANNsche *Zellen* die Axone peripherer Nerven (7/13; 9/7) und als *Mantelzellen* die Nervenzellen cerebrospinaler und vegetativer Ganglien (7/18). Bei Nervendefekten bildet die periphere Glia Leitbänder, an denen eine Regeneration unterbrochener Axone erfolgt (s. S. 27).

Die **Nervenzellen** sind entsprechend ihrer einmaligen Leistung hochspezialisierte Zellen, welche die Teilungs- und damit die Regenerationsfähigkeit verloren haben. Sie zeichnen sich durch eine außerordentliche Variabilität in Form und Größe aus und besitzen eine wechselnde Anzahl von Fortsätzen verschiedener Länge und unterschiedlicher Verzweigung. Die Nervenzelle bildet mit ihren Fortsätzen eine trophisch-dynamische Funktionseinheit, das **Neuron**.

Vom morphologischen Bild her wird der kernhaltige Teil der Nervenzelle (8), das Perikaryon (Durchmesser 5 – 150 μm), den Fortsätzen, die weit in die Peripherie ziehen können, gegenübergestellt. Die Größe des Zelleibes, der Abgang der Fortsätze, deren Zahl, Verlaufs-

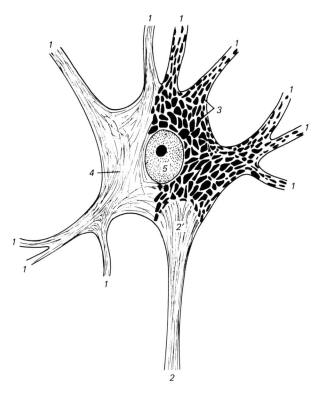

Abb. 8. Halbschematische Darstellung einer multipolaren Nervenzelle aus dem Ventralhorn des Rückenmarkes. **Rechts** ist das NISSL-Bild, **links** das Imprägnationsbild dargestellt.
1 Dendriten; 2 Axon (Neurit), 2' sein Ursprungskegel im Perikaryon (Axonhügel); 3 NISSL-Schollen; 4 Neurofibrillen; 5 Zellkern mit Nucleolus

richtung, Ausbreitungsweise und bauliche Beschaffenheit sind für jede Nervenzelle typisch. Größe und Form der gesamten Zelle (z. B. *Pyramidenzellen*, *Körnerzellen*) prägen das typische Bild der einzelnen Zelle bzw. von Zellansammlungen und werden in der Bezeichnung von Arealen oder Schichten berücksichtigt. Nach der Anzahl der abgehenden Fortsätze werden im entwickelten Nervensystem *pseudounipolare, bipolare und multipolare Nervenzellen* unterschieden, wobei die multipolaren Zellen bei weitem überwiegen (vgl. 85).

Die Fortsätze sind morphologisch wie funktionell nicht gleichwertig. Eine multipolare Nervenzelle besitzt viele *Dendriten* und ein *Axon (Neurit)*. Die *Dendriten* verästeln sich in unmittelbarer Nähe des Zelleibes (8/1), dem sie in der Struktur entsprechen. Sie stellen zusammen mit dem *Perikaryon (Soma)* die receptorische Oberfläche dar, die Erregungen über Synapsen empfängt und, nach Verrechnung excitatorischer und inhibitorischer Impulse, am Anfang eines Axons ein Aktionspotential auslöst. Dieses wird als Erregung über das Axon von der Zelle weg geleitet. Das *Axon* (8/2), das sich durch das Fehlen des rauhen endoplasmatischen Reticulum (Nissl-Substanz) vom Zelleib und den Dendriten unterscheidet, erreicht ganz verschiedene Längen. Bei der Nervenzelle vom Golgi-*Typ* ist das Axon sehr kurz. Es teilt sich in unmittelbarer Nähe des Perikaryon in ein verzweigtes Endbäumchen (*Telodendron*). Die Nervenzelle vom Deiters*schen Typ* besitzt ein langes Axon. Es gibt innerhalb des Zentralnervensystems Kollateralen ab und kann in peripheren Nerven meterweit in die Erfolgsorgane ziehen.

Die durch die Nissl-Färbung darstellbare grobschollige oder feinkörnige Substanz im Cytoplasma der Nervenzellen (Nissl-Substanz, Tigroidschollen) (8/3) hat sich elektronenoptisch als granuläres endoplasmatisches Reticulum erwiesen. Es fehlt im gesamten Axon und in dessen Ursprung im Perikaryon (8/2'), während die Dendriten, auch in anderer Hinsicht, die gleiche Struktur wie das Perikaryon haben. Die Nissl-Substanz zeigt als Aequivalentstruktur für den Funktionszustand der Nervenzelle vor allem bei pathologischen Prozessen charakteristische Veränderungen (Degeneration, Tigrolyse). Die durch Silberimprägnation darstellbaren Neurofibrillen (8/4), die die gesamte Zelle durchziehen, stellen sich elektronenoptisch als Filamente (Intermediärfilamente, vermutlich mit Stützfunktion) und Microtubuli (Stofftransport) dar.

Die Perikaryen der Nervenzellen liegen in der grauen Substanz des Zentralnervensystems (7/1), *Substantia grisea*, oder in den peripheren cerebrospinalen, vegetativen oder intramuralen *Ganglien* (7/18). Sie sind gelegentlich in periphere Nerven eingestreut. Innerhalb der grauen Substanz können die Zellen diffus verteilt oder zu mehr oder weniger scharf begrenzbaren Gruppen, *Kernen (Nuclei)*, zuammengefaßt oder in sogenannten Rindenbezirken in unterschiedlicher Weise geschichtet sein.

Nach dem Verlauf und der Endigung der Axone werden Wurzel- und Binnenzellen unterschieden. Bei *Wurzelzellen* (7/11) ist das Axon Bestandteil der Wurzel eines peripheren Nerven. Es verläßt das Zentralnervensystem als efferente Faser (7/14). Die Axone der *Binnenzellen* stellen Verbindungen innerhalb des Gehirns und Rückenmarkes her (7/9).

Die Unterscheidung zwischen grauer und weißer Substanz berücksichtigt lediglich, daß es innerhalb des Zentralnervensystems Bezirke gibt, in denen mit einer Markscheide umhüllte Axone zu mehr oder weniger umfangreichen Bündeln zusammengefaßt sind (7/1, 2). Es darf dabei nicht übersehen werden, daß sich der eigentliche Fortsatzreichtum der Nervenzellen erst in der Ultrastruktur der grauen Substanz ausdrückt. Die Perikaryen sind eingebettet in einen von Nerven- und Gliazellfortsätzen gebildeten Faserfilz, das *Neuropil*. Der interstitielle Raum zwischen den Fortsätzen beträgt etwa 20 nm.

Im Zentralnervensystem werden die Axone in Bündeln oder einzeln von *Oligodendrocyten* umhüllt (7/8). Dabei wickeln sich die Gliafortsätze auch spiralig in mehreren Touren um Axone. Die aufeinanderfolgenden Plasmalemmata bilden einen charakteristischen Wechsel von Protein- und Lipidschichten, die der Ultrastruktur das Gepräge geben und makroskopisch als *Mark- oder Myelinscheide* imponieren. Eine Konzentration solcher myelinisierten Axone ergibt die durch Lipide bedingte *weiße Substanz*, Substantia alba (7/2).

Im peripheren Nervensystem verlaufen die Axone innerhalb von *Nervenfasern* (9/2). Eine Nervenfaser ist als ein *Axon mit seinen Hüllen* definiert. Dazu gehören: 1. Die SCHWANN*sche Zelle* und evtl. eine *Markscheide* (7/13; 9/7), und 2. die *Endoneuralscheide* (9/11). Marklose, graue Nervenfasern sind dadurch charakterisiert, daß die Axone unter Wahrung der Plasmalemmgrenzen in das Cytoplasma der SCHWANNschen Zellen eingebettet sind, ohne daß Myelinlamellen ausgebildet werden (9a). *Marklos* sind die postganglionären Fasern des vegetativen Nervensystems und die Fila olfactoria des Riechnerven. Die Axone können sich aber in unterschiedlichem Grade in das Cytoplasma der SCHWANNschen Zellen einrollen, wodurch die Myelinbildung der markhaltigen Nerven zustandekommt (9b). *Markhaltig* sind vor allem die Gehirn- und Rückenmarksnerven (7; 9). Sie erscheinen makroskopisch weiß.

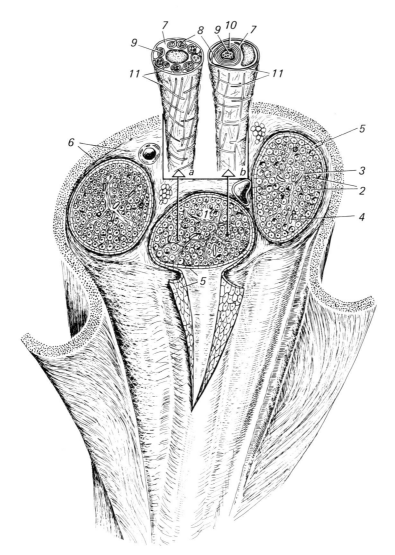

Abb. 9. Halbschematische Darstellung eines gemischten peripheren Nerven (nach KRSTIC, umgezeichnet).

1 Nervenfaserbündel; 2 Nervenfaser quer (Axon mit Hüllen); 3 Endoneurium; 4 Kapillare; 5 Perineurium mit Perineuralepithel; 6 Epineurium

In der **Ausschnittsvergrößerung** sind eine marklose (**a**) und eine markhaltige (**b**) Nervenfaser dargestellt.

7 SCHWANNsche Zelle; 8 Mesaxon; 9 Axon; 10 Markscheide; 11 Endoneuralscheide

Bei den peripheren Nervenfasern ist der Markmantel in ziemlich regelmäßigen Abständen von 1 – 3 mm durch die RANVIER*schen Schnürringe* in Segmente (*Internodien*) zerlegt (7/14, 16). Sie entsprechen je einem SCHWANNschen Zellbezirk und sind deshalb durch den Zellkern einer SCHWANNschen Zelle markiert. Die Schnürringe gibt es auch im Zentralnervensystem.

Die SCHWANNschen Zellen sind von einer Basalmembran umgeben, die zusammen mit längsverlaufenden Kollagenfibrillen die Endoneuralscheide bildet (9/11).

Einzelne Nervenfasern sind durch zartes, gefäßhaltiges Bindegewebe, das *Endoneurium* (9/3), zu Faserbündeln zusammengefaßt, die ihrerseits von einer derben kollagenfaserigen Hülle, dem *Perineurium*, umgeben werden (9/5). Das Perineurium enthält außerdem dünne Epithellamellen (Fortsetzung des Neurothels der Leptomeninx), die eine Diffusionsbarriere darstellen. Je nach Dicke des Nerven umschließt eine weitere Bindegewebsscheide, das *Epineurium*, eine unterschiedliche Zahl von solchen Nervenfaserbündeln (9/6), die in ein lockeres, meist fett- und gefäßhaltiges Bindegewebe eingebettet sind. Nach außen schließt sich ein ebenfalls lockeres Bindegewebe an, das den Nerven verschieblich in die Umgebung einbaut. In den Nervenfaserbündeln cerebrospinaler Nerven lassen sich in der Regel markreiche, markarme und marklose Nervenfasern nebeneinander feststellen (9a, b).

Funktionell dienen die Hüllen der Axone im wesentlichen der Isolierung und beeinflussen damit die Erregungsleitung. Die isolierende Dicke der Markscheide einerseits und ihre Unterbrechung in den RANVIERschen Schnürringen andererseits sind die Voraussetzungen für die energiesparende und schnelle Weiterleitung einer Erregung (saltatorische Erregungsleitung). Die Dicke der Nervenfaser schwankt beim Säuger zwischen 2 und 20 µm. Entsprechend beträgt die *Leitungsgeschwindigkeit* 0,3 – 120 m/s, wobei der Grundsatz gilt: je dicker die Markscheide, desto größer die Leitungsgeschwindigkeit. Am langsamsten leiten marklose Fasern.

An den RANVIERschen Schnürringen ist das Axon außerdem für nutritive Substanzen aus dem Interstitium, aber auch für Pharmaka (Lokalanästhesie) zugängig.

Paraneurone

Die Nervenzelle läßt sich zwar hinlänglich definieren und gegenüber anderen Geweben abgrenzen, nur ihr eigene Merkmale besitzt sie jedoch nicht. Ihre Fähigkeit, ein Sekret (Hormon) zu bilden, verbindet sie mit den inkretorischen Drüsen. Andererseits können auch Nicht-Neurone Reize aufnehmen und mit einer Sekretausschüttung (Transmitter, Hormon) beantworten. Die Grenzen zwischen Neuronen und anderen Zellen lassen sich deshalb nicht so scharf ziehen, wie ursprünglich einmal angenommen. Nicht-neuronale Zellen, die Neuronen sehr ähnlich sind oder diesen gleichen, werden heute als **Paraneurone** zusammengefaßt. Ihre charakteristischen Merkmale hat FUJITA definiert: *Paraneurone* sind solche Zellen, die aufgrund ihrer Struktur, Funktion und ihres Metabolismus eine enge Verwandtschaft zu Neuronen besitzen.

1. Paraneurone enthalten Neurosekret-ähnliche und/oder den synaptischen Vesikeln ähnliche Granula.

2. Paraneurone können Substanzen produzieren, die identisch oder verwandt sind mit den Neurosekreten oder Neurotransmittern.

3. Paraneurone nehmen adäquate Reize auf und beantworten sie mit der Freisetzung eines Sekretes. Paraneurone sind also receptosekretorisch in ihrer Funktion. Je nachdem, welche Funktion vorherrscht, können Paraneurone als sensorische oder Receptorzellen bzw. als endokrine Zellen hervortreten.

Zur Gruppe der Paraneurone gehören:

1. die endokrinen (basalgranulierten) Zellen des Gastrointestinaltraktes, der Gallen- und Pankreasgänge, des Urogenitaltraktes und des Bronchialepithels;
2. die Zellen der Paraganglien (chromaffine Zellen, small intensively fluorescent cells);
3. die parafollikulären Zellen der Thyreoidea, Parathyreoidea-Zellen, Inselzellen des Pankreas und Zellen der Adenohypophyse;
4. Geschmackszellen, Haarzellen des Innenohres, Riechzellen, Photoreceptoren;
5. Liquor-Kontakt-Neurone, Pinealocyten;
6. MERKEL-Zellen, Melanocyten und
7. Mastzellen.

Unter dem Begriff „Paraneuron" sind also auch diejenigen Elemente des Nervengewebes erfaßt, die nicht eindeutig als Neuron oder Gliazelle definiert werden können. So sind z. B. zweifellos die Liquorkontaktneurone eher mit Chemoreceptoren zu vergleichen als mit einer Nervenzelle. Die Photoreceptoren der Retina werden zwar gemeinhin als 1. Neuron der Sehbahn bezeichnet. Die Strukturanalyse ergibt hingegen eher eine differenzierte Ependymzelle (auch hinsichtlich ihrer Entwicklung), die ganz die Kriterien eines Paraneurons aufweist.

Die Paraneurone werden, soweit es in den Rahmen dieses Buches gehört, in den entsprechenden Kapiteln (Sinnesorgane, Endokrine Drüsen) abgehandelt.

Kontakte der Nervenzellen untereinander und mit Receptoren und Effektoren

Mit der Bezeichnung der Nervenzelle als trophisch-dynamische Bau- und Funktionseinheit des Nervensystems wird gleichzeitig ausgedrückt, daß die nervöse Erregung über einen diskontinuierlichen Verband von Neuronen fließt. Wenn auch das ganze Spektrum der nervösen Leistung überhaupt nur vor dem Hintergrund eines regelbaren Systems mit den Möglichkeiten einer Bahnung, Hemmung, Zu- und Umschaltung verständlich wird, haben doch erst elektronenoptische Einblicke in das Gefüge des Nervengewebes die bereits am Ausgang des 19. Jahrhunderts von WALDEYER und RAMON Y CAJAL begründete *Neuronenlehre* bestätigt und Vorstellungen zu einem kontinuierlichen Zellverband, Neurencytium, widerlegt.

Tatsächlich stehen die Nervenzellen nur in Kontakt miteinander. Das *Neuron* ist genetisch, morphologisch und funktionell eine selbständige Einheit.

Die Kontaktstellen werden als **Synapsen** bezeichnet. An ihnen wird von einer Nervenzelle eine Erregung aufgenommen bzw. weitergegeben. Die weitere beteiligte Struktur ist ein *Receptor* (z. B. Epithelzellen an Endigungen sensorischer Fasern) (10b), ein *Effektor* (z. B. Muskelzellen an Endigungen motorischer Fasern) (10c) oder ein zweites *Neuron* (interneuronale Kontakte) (10a). Die Übertragung erfolgt auf elektrischem Wege an Orten herabgesetzten Membranwiderstandes (direkte Impulsübertragung) oder auf chemischem Wege durch Freisetzung von Überträgersubstanzen (Depolarisation der postsynaptischen Membran durch Acetylcholin, Catecholamine, GABA, Serotonin).

Mit diesen Angaben sind die Synapsen allgemein charakterisiert, und es wird deutlich, daß der Begriff aus physiologischer Sicht geprägt ist. Morphologisch lassen sich die Kontaktstellen nicht einheitlich definieren. Vielmehr stellen sich die Synapsen von lichtmikroskopisch sichtbaren Knöpfchen über ultrastrukturell kompliziert gebaute Endformationen bis zu

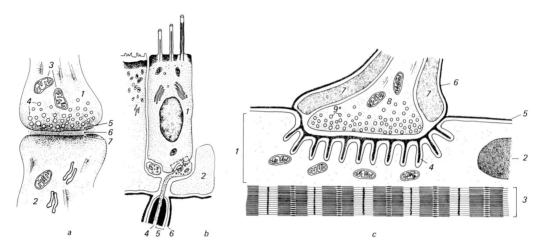

Abb. 10. Halbschematische Darstellungen der Kontakte der Neuronen untereinander (a), mit Receptoren (b) und Effektoren (c).

a Interneuronaler Kontakt. Beispiel: axo-dendritische Synapse.
1 Axon; 2 Dendrit; 3 Mitochondrien; 4 synaptische Vesikel; 5 präsynaptische Membran ; 6 synaptischer Spalt; 7 postsynaptische Membran
b Kontakt Neuron – Receptor. Beispiel: Receptorsynapse aus dem Gleichgewichtsorgan (Haarzelle aus der Macula statica).
1 Haarzelle; 2 Stützzelle; 3 Kontakt Axonende – Haarzelle, Synapse; 4 Axon; 5 SCHWANNsche Zelle mit Markscheide; 6 Basalmembran
c Kontakt Neuron – Effektor. Beispiel: Myoneurale Synapse (motorische Endplatte an einer Skeletmuskelzelle).
1 Oberflächlicher Abschnitt einer Skeletmuskelzelle; 2 Zellkern; 3 Myofibrille; 4 subneuraler Faltenapparat (mit Basalmembran); 5 Basalmembran der Muskelzelle; 6 Basalmembran der SCHWANNschen Zelle; 7 SCHWANNsche Zelle; 8 Axonende; 9 synaptische Vesikel

einem morphologisch nahezu undifferenzierten Kontakt zweier Zellen (z. B. vegetative Nervenendigungen an der glatten Muskulatur) dar. Darüber hinaus lassen die morphologisch darstellbaren Kontaktstellen zwischen Neuronen und zwischen Neuron und Receptor bzw. Effektor im allgemeinen primär noch keine Rückschlüsse auf die Art und Wirkung der Erregungsübertragung zu (Natur des Transmitters, erregend, hemmend). Eine Ausnahme machen die sog. elektrischen Synapsen, die als gap junctions in den Geweben weitverbreitet und morphologisch *und* physiologisch gut definiert sind.

Synapsen sind ebenso Gegenstand der physikalischen (Membranpolarisationen) wie der chemischen (Transmittersubstanzen) Physiologie und werden in entsprechenden Lehrbüchern abgehandelt. Die vielfältigen Kontakte der Neurone mit einem Receptor, einem Effektor oder mit anderen Neuronen werden in den Büchern der Histologie bzw. Neurohistologie dargestellt. Im folgenden kann nur ein Überblick gegeben werden.

Jede Nervenzelle besitzt einen als **Receptor** fungierenden Bereich und ist deshalb grundsätzlich auch zur Reizaufnahme in einem Sinnesorgan geeignet (dendritische Zone, s. S. 387 und Abb. 201). Tatsächlich bedienen sich aber offensichtlich alle Sinnesorgane der Vermittlung mehr oder weniger spezialisierter Zellen bzw. Organe zur Aufnahme eines Reizes, der von diesen auf den receptorischen Bereich einer Nervenzelle übertragen wird (10b).

Die Sinneszellen der Riechschleimhaut (Riechzellen, s. S. 401 f.) und die Photoreceptoren der Retina (s. S. 421) wurden bisher als Nervenzellen angesehen, die durch einen adäquaten Reiz direkt erregt werden (primäre Sinneszellen). Beide Zelltypen werden heute, wie auch die Receptorzellen des Innenohres, der Geschmacksknospen und der Epidermis (MERKEL-Zellen), den *Paraneuronen* (s. S. 22) zugeordnet.

Nicht alle Kontaktstellen zwischen Receptorzelle und Neuron sind morphologisch differenziert, noch ist immer der Neurotransmitter bekannt. Im physiologischen Sinne handelt es sich jedoch um Synapsen.

Die peripheren Endigungen afferenter Neurone sind sehr vielfältig gestaltet bzw. treten mit morphologisch unterschiedlichen Receptorzellen bzw. -organen in Verbindung (s. S. 387; Abb. 201). Die *Receptoren der Oberflächensensibilität* (äußere Haut, Schleimhäute, seröse Häute) vermitteln Tast-, Temperatur- und Schmerzempfindungen. Es sind Axonendigungen, die ihre Hüllen verlieren und als nackte Fortsätze frei im Epithel enden oder spezielle Epithelkontakte ausbilden, oder unmyelinisierte, nur noch von SCHWANNschen Zellen umhüllte Axone werden von speziellen und teilweise sehr kompliziert gebauten Endkörperchen umgeben (z. B. Lamellenkörperchen) (s. S. 392).

Die *Receptoren der Tiefensensibilität* (Periost, Muskeln, Sehnen, Bänder, Fascien, Gelenkkapseln, Eingeweide) vermitteln Lage-, Stellungs-, Bewegungs- und Schmerzempfindungen. Morphologisch handelt es sich um freie Nervenendigungen und spezielle Endkörperchen sowie die Muskel- und Sehnenspindeln, die als Proprioceptoren bezeichnet werden (s. S. 398).

Die *Receptoren des Geschmackssinnes* sind Epithelzellen der Geschmacksknospen (s. S. 399), die *des Gleichgewichts- und Hörsinnes* Epithelzellen in den Cristae bzw. Maculae staticae und im CORTIschen Organ (s. S. 463 f., 467). Die Receptorzellen transformieren die adäquaten Reize in eine Erregung der receptorischen Endigungen eines afferenten Neurons.

Die besondere Leistung des übergeordneten Zentralnervensystems wird daran deutlich, daß die sensorischen Neurone als einzige Information über die empfangenen Sinneseindrücke Aktionspotentiale weiterleiten.

So wie das receptorische Feld einer Nervenzelle in der Peripherie gelegen sein kann, so enden auch Axone an peripheren Erfolgsorganen (**Effektoren**) (10c). Daran sind das cerebrospinale wie das vegetative Nervensystem in gleicher Weise beteiligt. Axone von Gehirn- und Spinalnerven bilden an Skeletmuskelzellen traubenförmige Verzweigungen. Die meist etwas verdickten Nervenendigungen senken sich in rinnenartige Vertiefungen der Muskelzelloberfläche ein. Diese Formation wird als *motorische Endplatte* bezeichnet und stellt eine Synapse (myoneurale Synapse) dar. Axolemm und Plasmalemm der Muskelzelle sind durch einen synaptischen Spalt getrennt, der eine Basallamina enthält. Im Axonende befinden sich Mitochondrien und den Transmitter Acetylcholin enthaltende Vesikel.

Beim Eintritt in einen Skeletmuskel teilen sich die Rami musculares efferenter Nerven in zahlreiche Ästchen auf, die sich weiter verzweigen und an den Muskelzellen enden. Sie verlieren an der motorischen Endplatte die Markscheide und sind schließlich nur noch von SCHWANNschen Zellen bedeckt. In der Regel innerviert eine motorische Wurzelzelle eine Vielzahl von Muskelzellen (60 – 100), in der Augenmuskulatur sind es hingegen nur 2 – 3 Zellen pro Axon. Andererseits werden lange Muskelfasern von mehreren Axonen innerviert, die auch aus verschiedenen Rückenmarkssegmenten stammen können.

Die Verbindungen efferenter vegetativer Neurone mit den Erfolgsorganen bieten morphologisch ein sehr unterschiedliches Bild. Zwar kommt es auch zu Differenzierungen, die der oben beschriebenen Synapsenart entspricht, in der Regel sind aber die Kontaktstellen zu glatten Muskelzellen, Drüsenepithelien u. a. morphologisch nicht besonders gekennzeichnet. Es kommt lediglich zu Auftreibungen (*Varicositäten*) der Axone, die Vesikel enthalten und den präsynaptischen Abschnitt darstellen.

Die dritte Art des Kontaktes eines Neurons ist die mit anderen Neuronen (**interneuronal**) und am weitesten verbreitet (10a).

Das *Axonende* ist häufig in Form eines Knöpfchens verdickt. Dieser präsynaptische Abschnitt ist frei von Filamenten, enthält aber eine Vielzahl von Mitochondrien (10a/3) und einen Transmitterstoff einschließende Vesikel (10a/4). Das Plasmalemm ist im präsynapti-

schen Bereich leicht, im postsynaptischen stärker verdichtet (10a/5, 7). Zwischen beiden
Membranen liegt der etwa 20 nm breite *synaptische Spalt* (10a, b).

Es muß noch einmal betont werden, daß diese Beschreibung einer Synapse zwar beispielhaft für einen großen Teil der interneuronalen Kontaktstellen ist, aber damit keinesfalls die
Vielfalt besonderer Strukturen (Form der Vesikel, Membranauflagerungen, Glomerulumbil-
dung u. a.), die zudem mit besonderen physiologischen bzw. biochemischen Vorgängen
verknüpft sind, erfaßt werden.

Die unübersehbare Zahl der interneuronalen Kontakte (Synapsen) ist eine wesentliche
Grundlage für die Leistungsfähigkeit des Zentralnervensystems. Die Hintereinanderschal-
tung von Neuronen gibt letztlich auch die Möglichkeit, bestimmte Bahnen zu verfolgen und
die Verknüpfung von Hirnabschnitten zu erkennen. Die Darstellung der **Leitungsbahnen**
ergänzt in diesem Buch jedes deskriptive Kapitel der einzelnen Abschnitte des Gehirns und
Rückenmarkes. Damit wird unmittelbar die Brücke zu einer funktionellen Betrachtung des
Zentralnervensystems geschlagen.

Innerhalb der Leitungsbahnen gibt es Beispiele für Neuronenketten, die ohne größere
Abstraktionen Leitungsbogen von der Peripherie ins Zentrum und zurück zur Peripherie
erkennen lassen. Der einfachste Leitungsbogen setzt sich aus einem afferenten Schenkel,
einer zentralen Umschaltstelle (z.B. Synapse im Rückenmark) und einem efferenten Schenkel zusammen. Es sind 2 Neurone verknüpft, die einen einfachen, direkten, *monosynaptischen
Reflexbogen* darstellen (z. B. Patellarsehnenreflex). Die Einfügung eines Schaltneurons zwischen sensorischem und motorischem Neuron ist die einfachste Form eines zusammengesetzten, indirekten, *polysynaptischen Reflexbogens*. Es ist unschwer vorstellbar, wie eine
zunehmende Zahl von Schaltneuronen einerseits die Reaktion auf einen Reiz vielfältiger
(z. B. abgestimmte Muskelbewegungen) macht und für eine Ausbreitung der entsprechenden
Erregung im Zentralnervensystem sorgt, wie aber andererseits der Weg vom Receptor zum
Effektor nicht mehr ohne weiteres zu verfolgen ist.

Die allgemeinen und speziellen Fragen der Leitungsbogen (Reflexbogen) und ihre Verknüpfung mit Koordinations- und Integrationszentren des Gehirns werden in den Lehrbüchern der Physiologie abgehandelt.

Degeneration und Regeneration im Nervengewebe

Da das Neuron auch eine trophische Einheit bildet, wirken sich pathologische Vorgänge,
z. B. degenerative Prozesse, immer in der gesamten Nervenzelle, im Zelleib wie in den
Fortsätzen, aus. Jede Durchtrennung einer Nervenfaser hat deshalb nicht nur den Untergang
ihres vom trophischen Zentrum abgetrennten Teils, sondern auch charakteristische Veränderungen im dazugehörigen Zelleib zur Folge (**retrograde Degeneration**). Dabei hängt der
Grad der Schädigung des Perikaryons davon ab, wie weit vom Axonursprung entfernt die
Durchtrennung der Nervenfaser erfolgte.

Die Perikaryen zeigen zunächst das Bild der sog. primären Reizung: es kommt zu
Veränderungen an der NISSL-Substanz, die staubförmig zerfällt (Tigrolyse). Liegt die Läsion
nahe am Axonursprung, schreitet die Degeneration der Nervenzelle fort, und es kommt zu
einem irreversiblen Verlust des betreffenden Neurons (retrograde Degeneration). Bei peripheren Durchtrennungen werden nach 3 – 4 Monaten die normalen Strukturverhältnisse im
Perikaryon wiederhergestellt.

Immer geht jedoch der vom Zelleib abgetrennte Teil des Neurons zugrunde (**sekundäre
oder WALLERsche Degeneration**). Es kommt zu einem bröckeligen Zerfall des Axons und
der Markscheide (**anterograde Degeneration**), was mit besonderen Techniken (Chrom-

Osmiumsäure nach MARCHI, Fettfärbungen) deutlich gemacht werden kann und wichtige Hinweise für die Beurteilung pathologischer Prozesse gibt.

Solch degenerativen Vorgänge, im Verlauf von Erkrankungen des Zentralnervensystems auftretend oder im Experiment erzwungen, sind geeignet, Leitungsbahnen und Ursprungs-gebiete aufzuzeigen, zumal auch anschließende, nicht primär lädierte Neurone im Sinne einer Inaktivitätsatrophie mitbetroffen sein können.

Experimentell werden Läsionen durch Ausschaltung kleinster Gehirnbezirke (z. B. duch Aspiration, elek-trischen Strom) oder durch Durchschneidung von Faserbündeln gesetzt. Eine selektive Läsion wird duch neurotoxische Substanzen erreicht. So werden catecholaminhaltige Neurone durch 6-Hydroxydopamin (6-OH-DA) zerstört (chemische Sympathectomie).

Der Weg von einem Zelleib zu seinem peripheren Axon und umgekehrt (orthodrom und antidrom) kann durch Stimulierung und Ableitung von Aktionspotentialen verfolgt werden. Morphologisch faßbar wird dieser Weg, wenn der axonale Transport von markierten Aminosäuren und Proteinen sichtbar gemacht wird. Die *Markierung* mit Meerrettich-Peroxidase (horse-radish peroxidase, *HRP*) ist heute eine geübte Technik. Die injizierte Substanz wird vom Perikaryon, von an diesem synaptisch endenden Axonen und von geschädigten peripheren Axonen aufgenommen, anterograd oder retrograd transportiert und kann auf diesem Wege mit histochemischer Methodik dargestellt werden. Mit dieser Technik lassen sich z. B. die Ursprungskerne peripherer Nerven identifizieren.

Eine Möglichkeit, bestimmte Bahnen im Zentralnervensystem zu verfolgen, bietet auch der Umstand, daß die Myelinisierung von Axonen (*Markreifung*) im jugendlichen Organismus nach bestimmten Gesetzmäßig-keiten erfolgt, d. h. daß zunächst markhaltige und marklose Bezirke nebeneinander bestehen.

Die **Regenerationsfähigkeit** des Nervengewebes ist bei Säugetieren, im Gegensatz zu niederen Tieren, relativ gering. Da Nervenzellen ihre Teilungsfähigkeit verloren haben, können zerstörte Neurone nicht mehr ersetzt werden, was gleichzeitig einen Funktionsver-lust bedeutet.

Im Zentralnervensystem werden die entstehenden Lücken durch Gliazellen ausgefüllt (Glianarben). Wenn zu beobachten ist, daß trotz neuronaler Defekte eine gewisse Funktions-tüchtigkeit wiederhergestellt werden kann, so beruht das auf der Regulationsfähigkeit des Zentralnervensystems. Ausgefallene, alte Bahnen werden auf neuen Wegen und unter Benut-zung neuer Umschaltstellen umgangen.

Wie Untersuchungen der Hirnventrikelwände gezeigt haben, ist die embryonale periventrikuläre Matrixzone in bestimmten Hirnregionen und tierartlich unterschiedlich bei der Geburt nicht aufgebraucht, so daß postnatal eine Besiedlung der grauen Substanz mit Nervenzellen erfolgt (bei der *Katze* bis zum 3. Lebens-monat, bei der *Ratte* bis zum Ende des 1. Lebensjahres). Dabei handelt es sich um einen normalen Vorgang, der nichts mit der Kompensation von Defekten zu tun hat.

Eine *Regenerationsfähigkeit* besitzen jedoch Axone, d. h. periphere Nervenfasern. Bei der WALLERschen Degeneration (s. o.) kommt es zwar zum Zerfall des Axons, der Markscheide und der SCHWANNschen Zellen. Die Endoneuralscheide bleibt jedoch als leere Hülle erhal-ten. In sie hinein proliferieren zunächst die SCHWANNschen Zellen, die ihrerseits als *Leitstruktur* (BÜNGNERsche Bänder) für den vom Perikaryon auswachsenden *Axonstumpf* dienen. Es ist verständlich, daß der Anschluß an das periphere Gliaband (distaler Nerven-stumpf) mitunter nicht gefunden wird, wodurch es am zentralen Fortsatz zu einer Wucherung der Glia und einer Knäuelung des Axons kommt (Amputationsneurinom). Deshalb kann es sehr sinnvoll sein, durch eine Nervennaht die „Leitfähigkeit" der SCHWANNschen Zellen zu unterstützen. Andererseits kann bei einer gewollten Durchtrennung eines peripheren Ner-ven (Neurektomie) eine zu geringe Distanz zwischen proximalem und distalem Stumpf überbrückt und die Empfindungsfähigkeit des entsprechenden Innervationsgebietes wieder-hergestellt werden.

Zentralnervensystem, Systema nervosum centrale

Das Zentralnervensystem besteht aus dem **Rückenmark, Medulla spinalis,** und dem **Gehirn, Encephalon,** wobei das Rückenmark als stammesgeschichtlich älterer Teil gegenüber dem Gehirn bei unseren *Tieren* morphologisch und funktionell noch viel augenfälliger in Erscheinung tritt als beim *Menschen.* Im Gebiet des Foramen magnum gehen Rückenmark und Gehirn allmählich ineinander über. Als willkürlich angenommene Grenze werden entweder die vordersten Wurzeläste des 1. Halsnerven oder das hintere Ende der Pyramidenkreuzung angegeben.

Aufschlußreich ist die Relation zwischen Hirngewicht und Rückenmarksgewicht. So beträgt nach SCHARRER (1936) das Rückenmarksgewicht beim *Menschen* nur etwa 2 % des Gehirngewichtes, während es beim *Gorilla* 6 %, bei der *Dogge* 23 %, bei der *Katze* 30 %, beim *Pferd* 40 %, beim *Rind* 47 % und beim *Huhn* 51 % des Hirngewichtes ausmacht. Daraus ist zu schließen, daß dem Rückenmark als noch weitgehend selbständig regulierendem Zentralorgan bei den Tieren eine erheblich größere Bedeutung zukommt als beim Menschen, wo das Gehirn nach dem Gesetz der Telencephalisation (s. S. 16) eindeutig die führende Rolle übernommen hat.

Rückenmark, Medulla spinalis

Makroskopische Anatomie des Rückenmarkes

Äußere Gestalt und Lage

Das **Rückenmark, Medulla spinalis,** liegt, umschlossen von seinen häutigen Hüllen, *Meninges* (s. S. 198), als annähernd zylindrischer, stellenweise dorsoventral etwas abgeplatteter Strang von weißlicher Farbe im Wirbelkanal (vgl. 18). Wie seine embryonale Anlage, das Neuralrohr, besitzt auch das entwickelte Rückenmark noch den Charakter eines Hohlorgans, wennschon der ursprünglich weitlumige Binnenraum infolge mächtiger Wandverdickung zu einem feinen, bei den *Pflanzenfressern* vorwiegend querovalen, bei den *Fleischfressern* rundlichen Kanal, dem Zentralkanal, *Canalis centralis* (20/4), eingeengt wurde.

Bei unseren *Haussäugetieren* dehnt sich das Rückenmark vom 1. Halswirbel bis in den Bereich des Kreuzbeins aus, während es beim *Menschen* schon auf der Höhe des 1. oder 2. Lendenwirbels sein hinteres Ende findet. Die absoluten Längenmaße und Gewichte des Rückenmarkes variieren im Hinblick auf die zum Teil erheblichen Rassen- und Größenunterschiede bei den *Haussäugetieren* beträchtlich. Die folgenden Zahlen seien deshalb nur zu Vergleichszwecken zusammengestellt und mögen nicht etwa als arttypische Durchschnittswerte interpretiert werden.

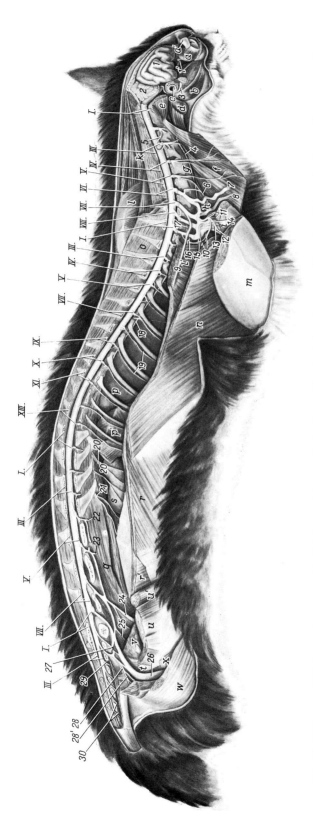

Abb. 11. Gehirn- und Rückenmarkstopographie (Rückenmark innerhalb des Duraschlauches) einer Katze mit Plexus brachialis et lumbosacralis, Seitenansicht.

I. – XIII. entsprechende Hals-, Brust-, Lenden- und Kreuzwirbel bzw. -nerven. Von den Rückenmarksnerven sind nur die Dorsalwurzeln mit dem Spinalganglion und die Ventraläste auspräpariert. Von den Dorsalästen ist meist nur noch der Stumpf vorhanden.

1 Großhirnhemisphäre, 1' N. opticus; 2 Kleinhirn; 3 N. facialis; 4 Truncus vagosympathicus; 5 isolierte Schlinge des *Plexus cervicalis dorsalis*; 6 N. phrenicus; die Ventraläste der Nn. cervicales VI. – VIII. und des N. thoracicus I vereinigen sich zum *Plexus brachialis*; 7 N. suprascapularis; 8 Nn. subscapulares (7 und 8 nach vorn umgeschlagen); 9 N. thoracicus longus; 10 Nn. thoracodorsalis und thoracicus lateralis; 11 Nn. pectorales craniales; 12 Nn. pectorales caudales; 13 Stämme der Nn. radialis, musculocutaneus, medianus und ulnaris; 14 N. axillaris; 15 Ganglion cervicale caudale; 16 Ganglion thoracicum I; 17 N. vertebralis; 18 Truncus sympathicus; 19 Nn. intercostales; 20 N. iliohypogastricus cranialis, 20' N. iliohypogastricus caudalis; 21 N. ilioinguinalis; 22 Stumpf des N. genitofemoralis; 23 Stumpf des N. cutaneus femoris lateralis; 24 N. femoralis; 25 N. obturatorius; 20 – 25 Äste des *Plexus lumbalis*; 26 N. ischiadicus; 27 Stumpf des N. glutaeus cranialis; 28 N. cutaneus femoris caudalis, 28' N. glutaeus caudalis; 29 Stumpf des N. pudendus; 26 – 29 Äste des *Plexus sacralis*; 30 Nn. caudales

a Bulbus oculi, a' Glandula lacrimalis; b M. masseter; c Meatus acusticus externus; d Glandula mandibularis; e M. obliquus capitis cranialis; f M. brachiocephalicus (nach vorn-unten umgeschlagen); g M. longus colli; h Mm. scaleni; i Caput humeri; k Nackenmuskulatur; l linker M. serratus ventralis, l' Rest des rechten M. serratus ventralis; m Schulter- und Oberarmmuskulatur; n M. latissimus dorsi; o Mm. interspinales; p Lunge, p' Zwerchfell; q innere Lendenmuskulatur; r M. obliquus externus abdominis, r' M. obliquus internus abdominis; s Niere; t Trochanter major; u M. tensor fasciae latae, u' M. sartorius; v M. glutaeus medius; w M. biceps femoris; x M. abductor cruris cranialis

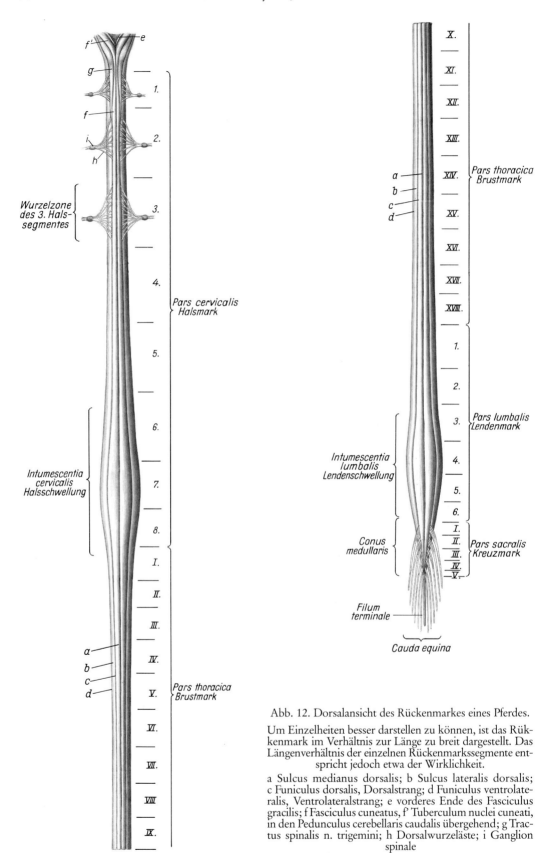

Abb. 12. Dorsalansicht des Rückenmarkes eines Pferdes.

Um Einzelheiten besser darstellen zu können, ist das Rük-
kenmark im Verhältnis zur Länge zu breit dargestellt. Das
Längenverhältnis der einzelnen Rückenmarkssegmente entspricht jedoch etwa der Wirklichkeit.

a Sulcus medianus dorsalis; b Sulcus lateralis dorsalis;
c Funiculus dorsalis, Dorsalstrang; d Funiculus ventrolateralis, Ventrolateralstrang; e vorderes Ende des Fasciculus
gracilis; f Fasciculus cuneatus, f' Tuberculum nuclei cuneati,
ın den Pedunculus cerebellaris caudalis übergehend; g Tractus spinalis n. trigemini; h Dorsalwurzeläste; i Ganglion
spinale

	Rückenmarkslänge	Rückenmarksgewicht
Katze	40 cm	8–9 g
Deutscher Schäferhund	78 cm	33 g
Dachshund	48 cm	14 g
Schwein	119–139 cm	70 g
Rind	160–180 cm	220–260 g
Pferd	180–200 cm	250–300 g
Mensch	42–45 cm	30–38 g

So ist also beispielsweise das Rückenmark des *Pferdes* mehr als viermal länger und etwa achtmal schwerer als das Rückenmark des *Menschen*.

Das Rückenmark füllt den Wirbelkanal nicht vollständig aus, paßt sich aber den Krümmungen der Wirbelsäule geschmeidig an (vgl. 11; 19). Umhüllt von der weichen Rückenmarkshaut, *Leptomeninx spinalis*, die aus der *Pia mater spinalis* (18/5) und der *Arachnoidea spinalis* (16/2; 17/b; 18/4) besteht, und völlig umschlossen von der schlauchförmigen, harten Rückenmarkshaut, *Dura mater spinalis* oder *Pachymeninx* (16/1; 17/a; 18/3), wird das Rückenmark vom *Cavum leptomeningicum* (18/6, 7), das mit Cerebrospinalflüssigkeit, *Liquor cerebrospinalis*, gefüllt ist, umgeben. Der in sich geschlossene Duraschlauch und die extraduralen Anteile der Spinalnervenwurzeln sind in ein lockeres, fettreiches, von Venengeflechten durchsetztes Bindegewebe (18/2) eingebettet, welches das zwischen Dura mater und dem Periost des Wirbelkanals, der *Endorhachis* (18/1), gelegene *Spatium epidurale* (18/2) ausfüllt (nähere Einzelheiten s. S. 198). Durch den das Rückenmark umspülenden Liquor cerebrospinalis und das epidurale Fettpolster wird das empfindliche Rückenmark gegen Druckeinwirkungen, wie sie bei Bewegungen der Wirbelsäule entstehen, weitgehend geschützt.

Nach seiner Lage im Wirbelkanal, vor allem aber nach den segmental durch die Zwischenwirbel- bzw. die Wirbelseitenlöcher abgehenden Rückenmarksnerven, *Nervi spinales*, wird das Rückenmark in das Halsmark, *Pars cervicalis*, das Brustmark, *Pars thoracica*, das Lendenmark, *Pars lumbalis*, das Kreuzmark, *Pars sacralis*, und das Schwanzmark, *Pars caudalis*, eingeteilt (19).

Am Übergang vom Halsmark ins Brustmark und im hinteren Bereich des Lendenmarkes, das heißt im Ursprungsgebiet der Äste des *Plexus brachialis* und des *Plexus lumbosacralis*, schwillt das Rückenmark spindelförmig zur Hals- bzw. zur Lendenschwellung, *Intumescentia cervicalis* bzw. *lumbalis* (12), an. Bei der *Katze* kann in der Höhe des 12. Brustwirbels noch eine *Intumescentia thoracalis* festgestellt werden. Die Lendenschwellung verjüngt sich schwanzwärts kegelförmig zum *Conus medullaris*, der seinerseits in den dünnen Endfaden, *Filum terminale* (13/a), übergeht (vgl. 12).

Der zunächst noch aus Nervengewebe bestehende Endfaden liegt innerhalb des liquorhaltigen Cavum leptomeningicum. Sein caudales Ende (13/a') ist bindegewebig und in den zarten Endfaden des Duraschlauches eingelötet, der sich als *Filum terminale durae matris* (13/a'') bis in den Bereich der ersten Schwanzwirbel verfolgen läßt, wo er bei den *Fleischfressern* am Boden des 3. oder 4., bei *Schwein* und *Rind* des 5. – 7. Schwanzwirbels mit dem Periost des Wirbelkanals (Endorhachis) verwächst. Kreuz- und Schwanzmark sind auf den Conus medullaris und den Anfangsteil des Filum terminale beschränkt.

Während das Rückenmark in der embryonalen Anlage zunächst die ganze Länge des Wirbelkanals einnimmt, bleibt sein Wachstum im Verlauf der weiteren Entwicklung gegenüber demjenigen der Wirbelsäule zurück. Die ursprünglich transversal zwischen den Wirbeln austretenden Rückenmarksnerven werden von den rascher wachsenden Wirbelsäulenab-

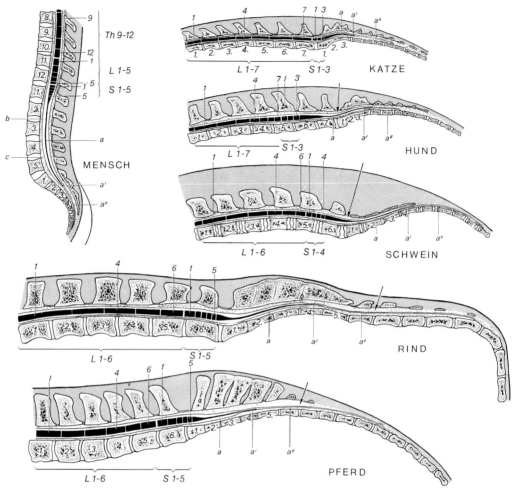

Abb. 13. Halbschematische Darstellung der Segmenttopographie am Rückenmarksende bei Mensch, Katze, Hund, Schwein, Rind und Pferd.

1. – 12. entsprechende Thoracal-, Lumbal- und Sacralwirbel; 1 – 12 entsprechende Thoracal-, Lumbal- und Sacralsegmente des Rückenmarkes

a Filum terminale, a' sein bindegewebiges Ende, a" Filum terminale durae matris; b Dura mater spinalis; c Spatium epidurale; → Stelle für Epiduralanaesthesie

schnitten mitgenommen, wodurch ihre intra- und extraduralen Wurzeln nach caudal abbiegen und innerhalb des Wirbelkanals auf einer kürzeren oder längeren Strecke wie die Langhaare an der Schweifrübe des Pferdes beidseitig vom Conus medullaris und dem Filum terminale nach hinten ziehen. Das Ganze wird deshalb *Cauda equina* (vgl. 12; 14) genannt, während man die scheinbare Kopfwärtsverlagerung des Rückenmarkes als *Ascensus medullae spinalis* (vgl. 13; 15; 19) bezeichnet.

Der streng bilateralsymmetrische Bau des Rückenmarkes kommt äußerlich durch zwei in der Medianebene verlaufende Längsrillen zum Ausdruck: 1. die tief, bis beinahe zum Zentralkanal einschneidende ventrale Medianspalte, *Fissura mediana ventralis* (20/1), und 2. die seichte dorsale Medianfurche, *Sulcus medianus dorsalis* (12/a; 15/a; 16/3; 20/2). Von letzterer senkt sich ein Gliaseptum, das *Septum medianum dorsale* (20/5), zwischen die beiden Dorsalstränge ein, das bis zur grauen Substanz in die Tiefe reicht.

In der ganzen Länge des Rückenmarkes läßt sich beidseitig vom Sulcus medianus dorsalis ferner eine Längsfurche, der *Sulcus lateralis dorsalis* (12/b; 15/b; 16/4; 20/3), erkennen, dem

Abb. 14. Halbschematische Darstellung der Cauda equina eines Hundes (nach LINSERT, 1935).

Das Spatium epidurale ist der Übersicht wegen zu geräumig wiedergegeben. Dorsalansicht.

a Intumescentia lumbalis; b Conus medullaris; c Schwanznerven; d Filum terminale durae matris; e Schnittkante der Dura mater; f V. spinalis dorsalis (in der Leptomeninx); g intraduraler, g' extraduraler Teil einer dorsalen Nervenwurzel; h Ganglion spinale; i Spatium epidurale

L III, L VII 3. und 7. Lendenwirbel; S I – III 1. – 3. Kreuzwirbel; Ca I, Ca IV 1. und 4. Schwanzwirbel; L3, L7 3. und 7. Lendennerv; S1, S3 1. und 3. Kreuznerv; Ca1, Ca4, Ca6 1., 4. und 6. Schwanznerv

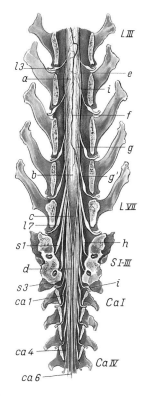

entlang die Dorsalwurzeln der Spinalnerven ins Rückenmark gelangen. Die Austrittsstellen der Ventralwurzeln treten dagegen nur als ein schmales, zu beiden Seiten der Fissura mediana ventralis längsverlaufendes Porenfeld in Erscheinung, das auch als *Sulcus lateralis ventralis* bezeichnet wird. Von einer eigentlichen Furche kann zu Recht aber wohl kaum gesprochen werden (vgl. 17). Dagegen zeichnet sich im vorderen Brust- und im Halsmark zwischen Sulcus medianus dorsalis und Sulcus lateralis dorsalis mehr oder weniger deutlich ein *Sulcus intermedius dorsalis* ab.

Durch die drei in der ganzen Länge nachweisbaren Furchen wird jede Rückenmarkshälfte in zwei Hauptstränge eingeteilt: 1. den zwischen Sulcus medianus dorsalis und Sulcus lateralis dorsalis liegenden Dorsalstrang, *Funiculus dorsalis* (12/c; 16/5), und 2. den vom Sulcus lateralis dorsalis und der Fissura mediana ventralis begrenzten Ventrolateralstrang, *Funiculus ventrolateralis* (12/d; 17/9). Seine Unterteilung in einen Seitenstrang, *Funiculus lateralis*, und einen Ventralstrang, *Funiculus ventralis*, ist infolge der unscharfen Abgrenzungsmöglichkeit (meist undeutlicher Sulcus lateralis ventralis) eine künstliche und soll hier deshalb unterbleiben.

Rückenmarksnerven und ihre Wurzeln

Aus dem Rückenmark entspringen in mehr oder weniger regelmäßigen Abständen die paarigen Rückenmarksnerven, *Nervi spinales*, die den Wirbelkanal durch die Zwischenwirbellöcher (die ursprünglichen Segmentgrenzen) verlassen und nach den entsprechenden Wirbelsäulenabschnitten als Halsnerven, *Nn. cervicales*, Brustnerven, *Nn. thoracici*, Lendennerven, *Nn. lumbales*, Kreuznerven, *Nn. sacrales*, und Schwanznerven, *Nn. caudales sive coccygei*, bezeichnet werden (vgl. 15).

Mit Ausnahme der Hals- und Schwanznerven stimmt ihre Zahl mit der arttypischen Anzahl der Wirbel der betreffenden Wirbelsäulenabschnitte überein. Da der 1. Halsnerv durch das Foramen vertebrale laterale des Atlas austritt und der letzte Halsnerv den Wirbelkanal zwischen 7. Hals- und 1. Brustwirbel verläßt, besitzen alle *Haussäugetiere* 8 *Nn. cervicales* (15). Abgesehen vom 1. Halsnerven treten also alle Spinalnerven durch die Incisura intervertebralis caudalis desjenigen Wirbels aus, nach dem sie benannt und durch entsprechende Symbole bezeichnet werden (cervical C, thoracal Th, lumbal L, sacral S, caudal Ca). So verläßt z. B. der 1. Brustnerv den Wirbelkanal durch das Foramen intervertebrale zwischen 1. und 2. Brustwirbel und wird durch das Symbol Th 1 gekennzeichnet.

Von unseren *Haussäugetieren* besitzen also:

Tierart	Nn. cervicales	Nn. thoracici	Nn. lumbales	Nn. sacrales	Nn. caudales
Fleischfresser	8 C_1–C_8	13 Th_1–Th_{13}	7 L_1–L_7	3 S_1–S_3	5–6 Ca_1–$Ca_{5/6}$
Schwein	8 C_1–C_8	13–16 Th_1–$Th_{13/16}$	6 L_1–L_6	4 S_1–S_4	3–4 Ca_1–$Ca_{3/4}$
Rind	8 C_1–C_8	13 Th_1–Th_{13}	6 L_1–L_6	5 S_1–S_5	5–6 Ca_1–$Ca_{5/6}$
Schaf	8 C_1–C_8	13 Th_1–Th_{13}	6 L_1–L_6	4 S_1–L_4	5–6 Ca_1–$Ca_{5/6}$
Ziege	8 C_1–C_8	13 Th_1–Th_{13}	6 L_1–L_6	5 S_1–S_5	4–5 Ca_1–$Ca_{4/5}$
Pferd	8 C_1–C_8	18 Th_1–Th_{18}	6 L_1–L_6	5 S_1–S_3	5–6 Ca_1–$Ca_{5/6}$

Die Zahl der Rückenmarksnerven variiert entsprechend der individuell schwankenden Anzahl der Wirbel.

Im Gegensatz zu den Gehirnnerven treten die *Spinalnerven* nicht als einheitliche Nervenstränge mit dem Rückenmark in Verbindung, sondern sie entspringen stets mit zwei morphologisch selbständigen und funktionell verschiedenwertigen Wurzeln: einer afferente Fasern führenden Dorsalwurzel, *Radix dorsalis* (16/7; 18/10, 10'), und einer aus efferenten Neuronen bestehenden Ventralwurzel, *Radix ventralis* (16/8; 17/8; 18/11, 11'), (s. auch S. 51 ff.). Jede Wurzel besteht aus einer wechselnden Anzahl zarter Wurzelfäden, *Fila radicularia* (beim *Hund* z. B. 3 – 13, beim *Pferd* 8 – 16), die in den sog. Wurzelzonen (12) entspringen. Sie sind mehr oder weniger dicht aufgereiht (am dichtesten im Bereich der Hals- und Lendenschwellung sowie des Conus medullaris) und verlassen das Rückenmark entweder, wie die stärkeren und spärlicheren Fäden der Dorsalwurzeln, im Sulcus lateralis dorsalis in einer fortlaufenden Reihe (15), oder fächerförmig in 2 – 3 Längsreihen, wie die meist zarteren und zahlreicheren Fila der Ventralwurzeln (17). Als intraduraler Anteil der Nervenwurzel (18/10, 11) ziehen sie konvergierend zur Durapforte (16/11), wo sie die Arachnoidea und den Duraschlauch durchbohren und unter Mitnahme einer Durascheide (18/13) als extraduraler Teil der Wurzel (18/10', 11') zum entsprechenden Zwischenwirbel- bzw. Wirbelseitenloch (beim *Rind* im Bereich der Brust- und vorderen Lendenwirbel, beim *Schwein* im Gebiet des 1. – 10. Brustwirbels) verlaufen. Da die Austrittsstelle aus dem Wirbelkanal, die Durapforte und die Wurzelzone topographisch meist nicht auf gleicher Höhe liegen, zeigen zum Teil schon die intraduralen, insbesondere aber extraduralen Anteile der Nervenwurzeln gewöhnlich keinen rein transversalen Verlauf (vgl. 15).

Infolge des „**Ascensus medullae spinalis**" verlaufen die Wurzeln der hinteren Lenden- sowie der Kreuz- und Schwanznerven bei allen *Haussäugetieren* caudolateral oder vollkommen nach caudal, wodurch, wie bereits erwähnt, das Bild der Cauda equina entsteht (14). Bei der **Katze** wird dieser caudolaterale Wurzelverlauf bis zu C 7 mehr oder minder ausgeprägt beibehalten, während er beim **Hund** von L 2 – Th 13 durch eine transversale Verlaufsrichtung unterbrochen ist, um sich dann von Th 12 – C 6 wieder einzustellen. Beim **Schwein** sind die Wurzeln aller Lenden-, Kreuz-und Schwanznerven in nach hinten zunehmendem Maß schwanzwärts orientiert, und auch alle Hals- sowie die ersten 6 Brustnerven zeigen im Ursprungsgebiet

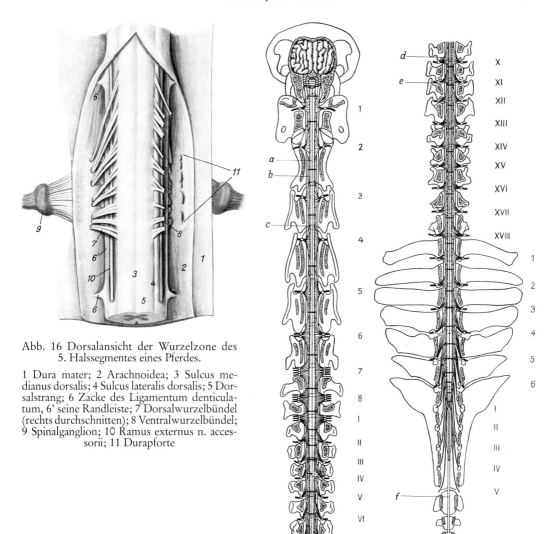

Abb. 16 Dorsalansicht der Wurzelzone des
5. Halssegmentes eines Pferdes.

1 Dura mater; 2 Arachnoidea; 3 Sulcus medianus dorsalis; 4 Sulcus lateralis dorsalis; 5 Dorsalstrang; 6 Zacke des Ligamentum denticulatum, 6' seine Randleiste; 7 Dorsalwurzelbündel
(rechts durchschnitten); 8 Ventralwurzelbündel;
9 Spinalganglion; 10 Ramus externus n. accessorii; 11 Durapforte

Abb. 15. Halbschematische Darstellung der Rückenmarkstopographie des Pferdes, Dorsalansicht.

Die arabischen und römischen Ziffern bezeichnen die entsprechenden Spinalnerven an ihrer Austrittsstelle aus dem
Wirbelkanal. Das betreffende Rückenmarkssegment ist durch das Austrittsgebiet der zugehörigen Dorsalwurzeläste
lokalisiert.
a Sulcus medianus dorsalis; b Sulcus lateralis dorsalis; c Dura mater; d Äste der Radix dorsalis; e Spinalganglion;
f Filum terminale durae matris

mehr oder weniger deutlich diese Verlaufsrichtung, während die Wurzeln von Th 7 und Th 8 sowie von
Th 13 – Th 16 transversal, diejenigen von Th 9 – Th 12 aber nach cranial gerichtet sind. Auch beim **Rind**
besitzen alle Wurzeln der Lenden-, Kreuz- und Schwanznerven die caudolaterale oder rein caudale Orientierung. Ebenso zeigen die Wurzelbündel von C 1 und C 2 sowie von C 8 und von Th 1 – Th 7 einen mehr oder
weniger deutlich caudolateralen Verlauf, während die übrigen Nervenwurzeln nach lateral ziehen. Beim
Pferd dagegen beginnt der caudolaterale bzw. caudale Nervenwurzelverlauf erst bei L 3 und zeigt sich ferner
bei den Wurzeln von Th 2 – Th 9, während die Wurzelbündel der übrigen Nerven transversal, diejenigen von
C 2 und C 3 aber leicht nach craniolateral orientiert sind (15).

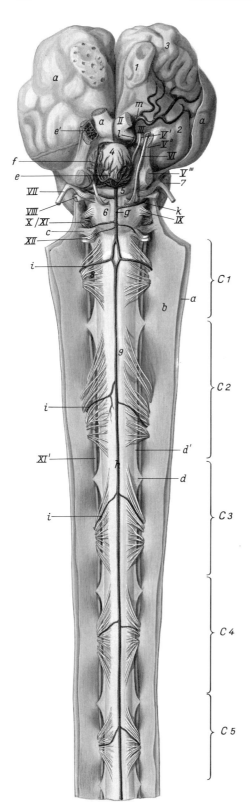

Außerhalb des Duraschlauches vereinigen sich die Faserbündel der Ventral- und der Dorsalwurzel gewöhnlich unmittelbar vor oder bei ihrem Austritt aus dem Wirbelkanal zum gemischtfaserigen Stamm des Spinalnerven, *Truncus nervi spinalis* (18/14).

Direkt vor der Vereinigung findet sich in der Dorsalwurzel das plump-spindelförmige, graurötlich gefärbte Spinalganglion, *Ganglion spinale* (12/i; 14/h; 16/9; 18/12). Die Spinalganglien liegen im allgemeinen im Zwischenwirbel- oder Wirbelseitenloch oder unmittelbar außerhalb davon. Nur die sehr kleinen Ganglien der Kreuz- und Schwanznerven sind noch innerhalb des Wirbelkanals in die Nervenstränge der Cauda equina eingelagert (vgl. 14) oder können makroskopisch auch fehlen, wenn die Ganglienzellen, wie gelegentlich auch beim 1. Halsnerven, nur in Form größerer oder kleinerer Zellnester als *Ganglia aberrantia* zwischen die Wurzelfäden eingestreut sind. Die Dimensionen der Nervenstämme und der Spinalganglien variieren je nach Tierart und dem Innervationsgebiet beträchtlich. Am mächtigsten sind sie im Bereich der Halsschwellung, wo sie plattenartige Konglomerate bilden (15/e; 144/2).

Im Halsmark kommt, bis zur Wurzelzone des 6. und 7. Halsnerven, neben der dorsalen

Abb. 17. Ventralansicht des Gehirns und vorderen Halsmarkes eines Rindes mit den Meningen.

Links im Bild sind Gehirn und Gehirnnerven noch von der Dura mater umhüllt, **rechts** ist diese abgetragen. Im Bereich des Rückenmarkes und der Medulla oblongata sind die Dura mater und Arachnoidea ventral durchschnitten und zur Seite geklappt.

a Dura mater; b Arachnoidea; c Ligamentum suspensorium arachnoideale; d Ligamentum denticulatum, d' seine Randleiste; e Zweige des Rete mirabile epidurale rostrale, e' Anschnitte der Reteäste der A. maxillaris, die durch das Foramen orbitorotundum in die Schädelhöhle ziehen; f Sinus cavernosus; g A. basilaris; h A. spinalis ventralis; i A. radicularis ventralis; k A. cerebelli caudalis; l A. carotis interna; m A. cerebri media

1 Bulbus olfactorius; 2 Lobus piriformis; 3 Lobus frontalis; 4 Hypophyse; 5 Pons; 6 Medulla oblongata; 7 Cerebellum; 8 Ventralwurzelbündel des 1. Spinalnerven; 9 Ventrolateralstrang

C1 – C5 1. – 5. Cervicalsegment mit entsprechenden ventralen Wurzelzonen

II N. opticus; III N. oculomotorius; V' N. ophthalmicus, V'' N. maxillaris, V''' N. mandibularis des N. trigeminus (V); VI N. abducens; VII N. facialis; VIII N. vestibulocochlearis; IX N. glossopharyngeus; X – XI N. vagus und N. accessorius, XI' Ramus externus n. accessorii; XII N. hypoglossus und der ventralen Spinalwurzel noch eine *laterale Wurzel* vor, in der die Radix spinalis des XI. Gehirnnerven, des *N. accessorius*, ihren Ursprung nimmt (16/10; 17/XI'). Die zarten Wurzelfäden entspringen dorsal vom *Ligamentum denticulatum* seitlich aus dem Ventrolateralstrang und vereinigen sich zu einem kopfwärts immer stärker werdenden Nervenstrang, der schließlich durch das Foramen magnum in die Schädelhöhle tritt, wo er sich mit der Radix cranialis des N. accessorius verbindet (s. S. 343).

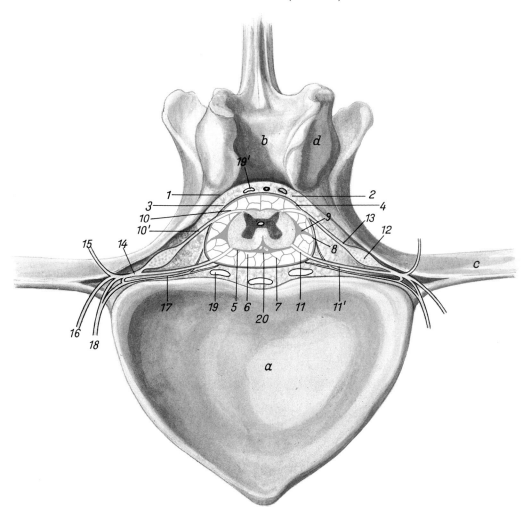

Abb. 18. Halbschematischer Querschnitt durch das Rückenmark mit Hüllen im Bereich des Foramen intervertebrale eines Lendenwirbels vom Pferd.

Rot: Pachymeninx; **blau**: Leptomeninx

a Extremitas caudalis sive Fossa vertebrae; b Arcus vertebrae; c Processus transversus; d Processus articularis caudalis

1 Periost bzw. Endorhachis; 2 Spatium epidurale mit fettreichem lockerem Bindegewebe und epiduralen sinuösen Venen; 3 Dura mater spinalis, *Pachymeninx*; 4 Arachnoidea spinalis; 5 Pia mater spinalis; 6, 7 Cavum leptomeningicum mit zarten Bindegewebsbälkchen und Gefäßen; 8 Ligamentum denticulatum; 9 bandartige Verdichtung in der Pia mater; 4 – 9 *Leptomeninx*; 10 intraduraler, 10' extraduraler Teil der Radix dorsalis; 11 intraduraler, 11' extraduraler Teil der Radix ventralis; 12 Ganglion spinale; 13 Durascheide der extraduralen Spinalnervenwurzel; 14 Truncus n. spinalis; 15 Ramus dorsalis; 16 Ramus ventralis; 17 Ramus meningeus; 18 Ramus communicans albus; 19 ventrale, 19' dorsale Äste der Wirbelblutleiter; 20 A. und V. spinalis ventralis

Segmentale Gliederung und Segmenttopographie

Die metamere Anlage des Wirbeltierkörpers läßt sich beim Adulten an der Gliederung des Stammskelets und der segmentalen Anordnung der Rückenmarksnerven erkennen. Ursprünglich folgen die Nerven den aus den Ursegmenten (Somiten, Myotome; siehe Lehrbücher der Embryologie) auswachsenden Strukturen. Die Beziehungen sind zwar später zum größten Teil nicht mehr zu erkennen, funktionell jedoch nachzuweisen (s. S. 232f.). Die Wirbelbildung hat jedoch sekundär eine segmentale Gliederung der Rückenmarksnerven zur Folge.

Die **Rückenmarkssegmente** werden also durch die Wurzelzonen der Spinalnerven markiert und nach den Ordnungszahlen der in ihrem Bereich entspringenden Rückenmarksnerven bezeichnet (vgl. 12; 15). Sie stehen aber unter sich in kontinuierlichem Zusammenhang und stellen darum auch funktionell keine selbständigen Einheiten dar. Ihre Begrenzung ist demnach eine künstliche und wurde willkürlich in die Mitte zwischen zwei sich folgende Wurzelzonen verlegt (12). Trotzdem kommt der *Segmenttopographie*, d. h. der Lagebeziehung der Rückenmarkssegmente zu den einzelnen Wirbeln, vom pathologisch-anatomischen wie vom klinischen Standpunkt aus auch in der Veterinärmedizin eine gewisse praktische Bedeutung zu.

Im Gegensatz zum *Menschen*, wo der „Ascensus medullae spinalis" gleichmäßig erfolgt, lassen sich für die Lagebeziehung der einzelnen Rückenmarkssegmente zu den Wirbelkörpern oder Dornfortsätzen für die *Haussäugetiere* keine allgemein gültigen Regeln aufstellen. Eine eindeutige Diskrepanz zwischen Rückenmarkssegment und Wirbel ist nur am Rückenmarksende nachzuweisen (vgl. 13).

Ganz allgemein ist zunächst festzustellen, daß bei den *Fleischfressern* und den *Huftieren* das **Halsmark** grobgenommen im Bereich der Halswirbelsäule und das **Brustmark** innerhalb der Brustwirbelsäule liegt und daß die Länge der einzelnen Rückenmarkssegmente entsprechend der Länge der betreffenden Wirbelsäulenabschnitte absolut und relativ stark variiert. Die Grenze zwischen Hals- und Brustmark liegt bei den *Fleischfressern* etwa auf halber Höhe des 7. Halswirbels, beim *Schwein* in dessen hinterem Drittel, während sie sich beim *Rind* an die Vorderkante und beim *Pferd* bis in das hintere Drittel des 1. Brustwirbels nach caudal verschiebt (vgl. 19). Das hintere Ende des letzten Brustmarksegmentes reicht bei der *Katze* und beim *Rind* bis zum Vorderrand des 1. Lendenwirbels, dehnt sich bei *Hund* und *Schwein* bis in das vordere Drittel des 1. Lendenwirbels aus, während es beim *Pferd* nur noch etwa bis in das vordere Viertel des 1. Lendenwirbels reicht. Die genaue Topographie der einzelnen Hals-und Brustmarksegmente ist aus Abbildung 19 a – d ersichtlich.

Die mit dem „Ascensus medullae spinalis" zusammenhängende Cranialverschiebung der Rückenmarkssegmente kommt erst im Lenden-und Kreuzmark deutlich zum Ausdruck. So liegt das hintere Ende des **Lendenmarkes** bei der *Katze* nahe der Hinterkante des 7. Lendenwirbels, beim *Pferd* an der Grenze zwischen 6. und 5. Lendenwirbel, beim *Rind* vor der Hinterkante und beim *Hund* und beim *Schwein* etwa in der Mitte des 5. Lendenwirbels, während das Lendenmark des *Menschen* schon am Hinterrand des 12. Brustwirbels sein Ende findet (vgl. 13; 19).

Das **Kreuzmark** ist bei allen Tieren sehr gedrungen und nach cranial verlagert (vgl. 13). Bei der *Katze* liegt es noch am weitesten caudal, nämlich zwischen dem hinteren Viertel des 7. Lendenwirbels und dem vorderen Drittel des Kreuzbeins, also direkt unter dem Spatium interarcuale lumbosacrale, und das Filum terminale reicht bis ins Gebiet des 1. Schwanzwirbels. Beim *Pferd* dehnt sich die Pars sacralis des Rückenmarkes über das ganze Gebiet des 6. Lendenwirbels und die vordere Hälfte des 1. Kreuzwirbels aus, während das Filum terminale bis etwa zur Hinterkante des 4. Kreuzwirbels reicht. Die 3 letzten Kreuzmarksegmente

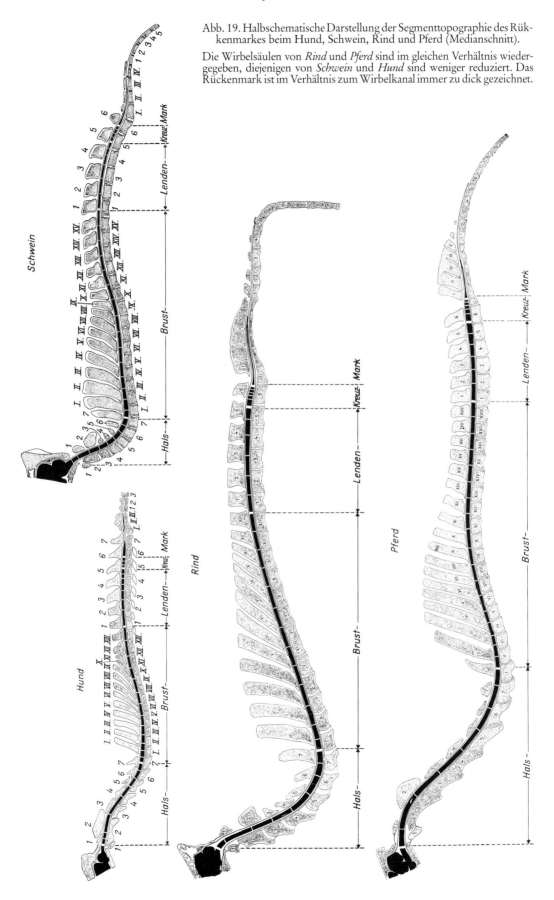

Abb. 19. Halbschematische Darstellung der Segmenttopographie des Rückenmarkes beim Hund, Schwein, Rind und Pferd (Medianschnitt).

Die Wirbelsäulen von *Rind* und *Pferd* sind im gleichen Verhältnis wiedergegeben, diejenigen von *Schwein* und *Hund* sind weniger reduziert. Das Rückenmark ist im Verhältnis zum Wirbelkanal immer zu dick gezeichnet.

liegen also noch im Bereiche des Spatium interarcuale lumbosacrale. Beim *Rind* kommt das Kreuzmark ganz ins Gebiet des 6. Lendenwirbels zu liegen. Sein 1. Segment reicht bis zum Hinterrand des 5. Lendenwirbels. Unter dem Spatium interarcuale lumbosacrale findet sich nur noch Schwanzmark und das Filum terminale, das sich bis in das caudale Drittel des 4. Kreuzwirbels verfolgen läßt. Noch etwas weiter cranial liegt das Kreuzmark des *Schweines*, nämlich zwischen der Mitte des 5. und dem vorderen Drittel des 6. Lendenwirbels, während das Filum terminale bis ans Hinterende des Kreuzbeins reicht. Die stärkste Cranialverschiebung erfuhr das Kreuzmark unter unseren Haussäugetieren beim *Hund*. Hier liegen die 3 Sacralsegmente zwischen dem cranialen Drittel des 5. und dem vorderen Viertel des 6. Lendenwirbels, das Filum terminale aber durchzieht noch das ganze Kreuzbein. Beim *Menschen* endlich ist das Kreuzmark bis ins Gebiet des 1. Lendenwirbels verschoben worden (vgl. 13).

Die Lagebeziehung des Rückenmarksendes zum Spatium interarcuale lumbosacrale sowie zu den Spatia interarcualia zwischen letztem Kreuz- und 1. Schwanz-, bzw. zwischen 1. und 2. Schwanzwirbel, ist im Hinblick auf die Lumbalpunktion bzw. die Lumbal- und Sacralanästhesie auch für Tierärzte wichtig. Genauere Einzelheiten können aus der Abbildung 13 entnommen werden.

Innerer Aufbau des Rückenmarkes

Innenaufbau im allgemeinen

Über den inneren Aufbau orientiert man sich am besten anhand von Rückenmarksquerschnitten (vgl. 20). Schon mit bloßem Auge erkennt man auf der frischen Schnittfläche eine zentral gelegene graubräunliche Masse von mehr oder weniger typisch H-förmiger Gestalt, die graue Substanz, *Substantia grisea*, die den in der Medianebene gelegenen Zentralkanal, *Canalis centralis* (20/4; 22/e), umschließt. Die Substantia grisea wird von einem gelblichweißen Markmantel, der weißen Substanz, *Substantia alba*, vollständig umgeben. Vergleicht man Querschnitte verschiedener Rückenmarksabschnitte miteinander, dann zeigt sich, daß nicht nur die Gesamtquerschnittsform, sondern auch die Ausmaße sowie das Verhältnis von grauer zu weißer Substanz weitgehend segmenttypischen Charakter haben (vgl. 20).

So weist das Halsmark beim *Pferd* einen ovalen Querschnitt auf, der in der Halsschwellung deutlich dorsoventral abgeplattet ist und sich in C 1 der Querschnittsform des verlängerten Markes anzugleichen beginnt. Die Schnittfläche des Brustmarkes dagegen erscheint rundlich, sie wird im Lendenmark wieder queroval mit starker Dorsoventralabplattung in L 3 und nimmt bei rasch abnehmendem Durchmesser im Kreuz- und Schwanzmark wieder rundliche Gestalt an (20).

Abb. 20. Querschnittbilder einiger Rückenmarkssegmente des Pferdes (nach Braun, 1950). ▶

Die Proportionen sowie die Topographie der einzelnen Bezirke und Ganglienzellgruppen der grauen Substanz entsprechen der Wirklichkeit. **Links**: Markscheidenbild; **rechts**: Nissl-Bild.

1 Fissura mediana ventralis; 2 Sulcus medianus dorsalis; 3 Sulcus lateralis dorsalis; 4 Canalis centralis; 5 Septum medianum dorsale; 6 Septum intermedium; 7 Fasciculus gracilis; 8 Fasciculus cuneatus; 9 Tractus dorsolateralis (Zona terminalis, Lissauersche Randzone); 10 Commissura alba; 11 Commissura grisea dorsalis; 12 Commissura grisea ventralis der Substantia intermedia centralis; 13 Substantia gelatinosa (Rolandi); 14 Marginalzone oder Zona spongiosa, 14' Stratum spongiosum ventrale; 15 Formatio reticularis, 15' Ventralwurzelfasern; 16 Reissnerscher Faden; 17 mediale, 18 laterale motorische Kerngruppen; 19 Nucleus thoracicus (Stilling-Clarkesche Säule), 19' seine Neurone; 20 Seitenhorn; 21 Nucleus intermediolateralis; 22 Nucleus intermediomedialis; 23 Nucleus proprius ventralis (mit Renshaw-Zellen); 24 Ventriculus terminalis, 24' sein dorsaler, 24'' sein dorsolateraler Durchbruch ins Cavum leptomeningicum; 25 Substantia intermedia centralis; 26 graue, 26' weiße Substanz des Schwanzmarkes

Nach GOLLER (1957) besitzt das 1. Halssegment (C 1) beim *Schaf* einen Querdurchmesser von 14 mm, der dann in C 3 auf 9 mm abfällt, um an der breitesten Stelle der Halsschwellung (C 7 und C 8) auf 12,5 mm anzusteigen und sich im Brustmark allmählich wieder auf 8 mm (Th 6 – L 1) zu verkleinern. In der Lendenschwellung steigt der Durchmesser erneut bis auf 12 mm (L 6) an, um dann im Kreuz-und Schwanzmark rasch abzunehmen (S 1: 11 mm, S 4: 5 mm, Ca 1: 3,5 mm und Ca 3: 1,8 mm). Diese für die einzelnen Rückenmarkssegmente typischen Querschnittsformen und -dimensionen lassen sich mehr oder minder ausgeprägt bei allen *Haussäugetieren* feststellen, obwohl bei den *Fleischfressern* der rundliche Querschnitt vorherrscht.

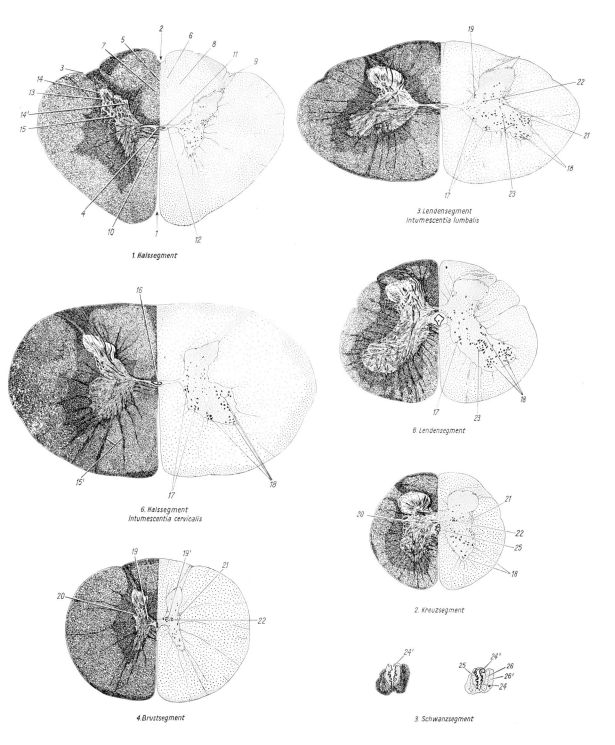

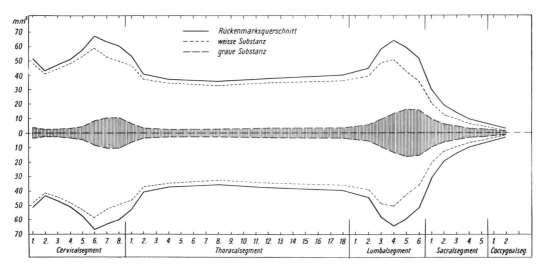

Abb. 21. Graphische Darstellung der Flächeninhaltsverhältnisse der einzelnen Rückenmarkssegmente des Pferdes
(nach BRAUN, 1950).

Aufschlußreich ist auch das Verhältnis von grauer und weißer Substanz in den verschiedenen
Rückenmarksabschnitten, wie es durch Errechnung des Flächeninhaltes der Substantia
grisea und alba auf Querschnitten durch die einzelnen Rückenmarkssegmente ermittelt
werden kann und in Abb. 21 für das *Pferd* wiedergegeben ist. Ohne auf Einzelheiten
einzugehen, erkennt man, daß die graue Substanz vor allem in der Hals- und Lendenschwellung mächtig entwickelt ist, und daß sie gegenüber der weißen Substanz im Kreuz- und
Schwanzmark immer mehr in den Vordergrund tritt, während letztere in C 6 und L 4 ihre
stärkste Entfaltung zeigt und kopfwärts an Mächtigkeit zunimmt, was mit der Summierung
der auf- und absteigenden Leitungsbahnen im Brust- und Halsmark zusammenhängt.

Verhältniszahlen von weißer zu grauer Substanz liegen aus volumetrischen Untersuchungen vom *Pferd* und
von der *Katze* vor. Die Quotienten sind für das *Pferd* 8,2 für C; 8,6 für Th; 5,5 für L; 2,0 für S; für die *Katze*
3,2 für C; 5,4 für Th; 2,4 für L und 0,9 für S. Die höheren Werte beim *Pferd* sollen ein allgemeines Prinzip
wiedergeben, daß nämlich größere Tiere relativ weniger graue Substanz besitzen. Der besonders hohe Wert
für das Cervicalmark des *Pferdes* wird als Ausdruck der Spezialisierung der Halsmuskulatur bei dieser Tierart
gedeutet.

Die **mikroskopische Betrachtung eines Rückenmarksquerschnittes** läßt oberflächlich
zunächst die schon makroskopisch feststellbaren Furchen wiedererkennen. Die von unten
tief einschneidende *Fissura mediana ventralis* (20/1; 22/E) und das vom *Sulcus medianus
dorsalis* (20/2; 22/A) bis zur grauen Kommissur reichende *Septum medianum dorsale* (20/5;
22/D) zerlegen das Rückenmark in zwei symmetrische Hälften, die durch die weiße und die
graue Kommissur, *Commissura alba et grisea*, und die hier kreuzenden Fasern morphologisch
und funktionell unter sich verbunden sind (20/10; 22/3; 20/11, 12; 22/d). In jeder Rückenmarkshälfte findet sich dorsolateral der *Sulcus lateralis dorsalis* (20/3), über den die gerafften
Wurzelfäden der Radix dorsalis der Spinalnerven eintreten, während die Fila radicularia der
Ventralwurzel das Rückenmark als Einzelfaserbündel verlassen und ein deutlicher *Sulcus
lateralis ventralis* deshalb nicht zur Ausbildung kommt. Im Hals-, oft aber auch im vorderen
Brustmark, läßt sich zwischen medianer Längsfurche und Sulcus lateralis dorsalis noch ein
Sulcus intermedius dorsalis unterscheiden, von dem sich mehr oder weniger deutlich ein
Septum intermedium (20/6) in den Dorsalstrang einsenkt.

  Die **graue Substanz, Substantia grisea,** zeigt im Querschnitt die bereits erwähnte Form
eines H oder eines aufgespannten Schmetterlings und besteht jederseits aus dem meist

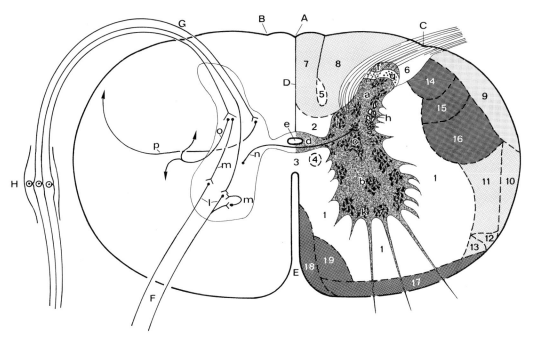

Abb. 22. Schematische Darstellung eines Rückenmarksquerschnittes.

In der linken Bildhälfte sind einige zu- und abführende Fasern sowie nach dem Verlauf ihrer Axone unterschiedene Neurone eingezeichnet. Bei den in der rechten Bildhälfte markierten Abschnitten der grauen und weißen Substanz sind topographische und tierartliche Unterschiede nicht berücksichtigt.

Rechte Bildhälfte

Graue Substanz (Substantia grisea):

a Dorsalhorn (Cornu dorsale); b Ventralhorn (Cornu ventrale); c Substantia intermedia lateralis; d Substantia intermedia centralis (Commissura grisea); e Zentralkanal (Canalis centralis); f Zona marginalis sive spongiosa; g Substantia gelatinosa (ROLANDI); h Formatio reticularis; i Nucleus thoracicus (STILLING-CLARKESche Säule); k Nucleus motorius

Weiße Substanz (Substantia alba):

weiß: Eigenapparat und nicht näher bekannte Bahnen; hell punktiert: ascendierende Leitungsbahnen; dunkel punktiert: descendierende Leitungsbahnen.

Eigenapparat: 1 Grundbündel des Lateral- und Ventralstranges (Fasciculi proprii); 2 Grundbündel des Dorsalstranges; 3 Commissura alba; 4 Fasciculus longitudinalis medialis; 5 SCHULTZEsches Komma (absteigende Äste der Dorsalstrangfasern); 6 Tractus dorsolateralis (Zona terminalis, LISSAUERsche Randzone)

Ascendierende Bahnen: 7 Fasciculus gracilis (GOLLsches Bündel); 8 Fasciculus cuneatus (BURDACHsches Bündel); 7 und 8 Tractus spinobulbaris; 9 Tractus spinocerebellaris dorsalis; 10 Tractus spinocerebellaris ventralis; 11 Tractus spinothalamicus; 12 Tractus spinoolivaris; 13 Tractus spinotectalis

Descendierende Bahnen: 14 Tractus corticospinalis (pyramidalis) lateralis; 15 Tractus reticulospinalis lateralis; 16 Tractus rubrospinalis; 17 Tractus vestibulospinalis; 18 Tractus tectospinalis; 19 Tractus reticulospinalis ventralis

Linke Bildhälfte

l Wurzelzellen (somatomotorisch); m Schaltzellen; n Kommissurenzellen; o Assoziationszelle; p Strangzelle; m – p Binnenzellen

A Sulcus medianus dorsalis; B Sulcus intermedius dorsalis; C Sulcus lateralis dorsalis; D Septum medianum dorsale; E Fissura mediana ventralis; F Radix ventralis; G Radix dorsalis; H Ganglion spinale

schlankeren Dorsalhorn, *Cornu dorsale* (22/a), dem gewöhnlich größeren und plumperen Ventralhorn, *Cornu ventrale* (22/b), und dem die beiden Hörner verbindenden seitlichen Zwischenteil, der *Substantia intermedia lateralis* (22/c), an die im Brust- und vorderen Lendenmark das kleine Seitenhorn, *Cornu laterale* (20/20), angeschlossen ist. Die Substantiae intermediae laterales beider Rückenmarkshälften stehen durch die dünne graue Kommissur, *Commissura grisea*, die der *Substantia intermedia centralis* (20/11, 12; 22/d) entspricht, unter sich in Verbindung. Sie umschließt größtenteils den englumigen Zentralkanal,

Canalis centralis, und wird deshalb in eine *Commissura grisea dorsalis* und *ventralis* unterteilt. Dreidimensional läßt sich die graue Substanz auch als vierfach kannelierte, das ganze Rückenmark durchziehende Säule betrachten, was die Bezeichnungen *Columna dorsalis*, *ventralis* und *lateralis* rechtfertigt, die häufig den aus dem zweidimensionalen Schnitt abgeleiteten Begriffen Dorsal-, Ventral- und Lateralhorn vorgezogen werden.

Die divergierend gegen den Sulcus lateralis dorsalis verlaufenden Dorsalhörner sind an ihrer Basis mehr oder weniger deutlich halsartig eingeschnürt (*Isthmus cornus dorsalis*), verdicken sich oberflächenwärts spindel- oder kolbenförmig zum Kopf des Dorsalhorns, *Caput cornus dorsalis*, und endigen schließlich unter der dorsalen Seitenfurche mit der Spitze des Dorsalhorns, *Apex cornus dorsalis*. Diese wird von der schmalen, spongiösen Rand- oder Marginalzone, *Zona marginalis sive spongiosa* (20/14; 22/f), gebildet und von der meistens heller gefärbten *Substantia gelatinosa* (ROLANDI) (20/13; 22/g) unterlagert, die in ihrer Mächtigkeit stark variiert und wesentlich zur Bildung des Dorsalhornkopfes beiträgt. Die Substantia gelatinosa ist vor allem im Hals- und hinteren Lenden- und Kreuzmark mächtig entwickelt und bedingt die hier besonders ausgeprägte Auftreibung der Dorsalhörner. Zwischen die Spitze der Dorsalhörner und die Rückenmarksoberfläche schiebt sich immer eine schmale Markbrücke, die LISSAUERsche Randzone, *Zona terminalis (Tractus dorsolateralis)* (20/9; 22/6), ein. In den ersten beiden Halssegmenten (Obex bis C 3) ist innerhalb der weißen Substanz ventrolateral am Dorsalhorn eine Zellsäule ausgebildet, die als *Nucleus cervicalis lateralis* bezeichnet wird, bei allen *Haussäugetieren* vorkommt, bei der *Katze* besonders markant ist (24) und dem *Menschen* zu fehlen scheint. In der Nische zwischen Seiten- und Dorsalhorn findet sich ein zartes, netzförmiges Balkenwerk grauer Substanz, das vor allem im Halsmark deutlich ist und als *Formatio reticularis* (20/15; 22/h) bezeichnet wird. Sonst erscheint die Grenze zwischen grauer und weißer Substanz, abgesehen von feinen, radiär in den Markmantel einstrahlenden grauen Leistchen, glatt. Im Winkel zwischen grauer Kommissur und Basis des Dorsalhorns liegt im Brust- und vorderen Lendenmark, oft aber auch schon in C 8, eine Gruppe charakteristischer Nervenzellen, die medial an der Dorsalhornbasis als mehr oder weniger deutliche Vorwölbung in Erscheinung treten und als *Nucleus thoracicus* (20/19; 22/i) (STILLING-CLARKEsche Säule) benannt werden.

Die je nach der Lage des Rückenmarksquerschnittes verschieden mächtigen Ventralhörner (22/b) divergieren ebenfalls mehr oder weniger stark und entlassen an ihrem unteren Rand die Faserbündel der Ventralwurzeln der Spinalnerven.

Der axial in der *Substantia intermedia centralis* (20/25) der grauen Kommissur gelegene, mit Ependym ausgekleidete und von Liquor cerebrospinalis gefüllte *Canalis centralis* wird von einem Mantel aus Gliafasern (Astrocyten, Ependymzellfortsätze) umgeben, der im Kreuz- und Schwanzmark an Mächtigkeit zunimmt. Im Lumen des Zentralkanals findet sich bei vielen Wirbeltieren ein stark lichtbrechendes, fadenförmiges Gebilde, der REISSNERsche Faden (20/16), der vom Subcommissuralorgan gebildet wird und bis in den Ventriculus terminalis (s. u.) reicht. Beim *Pferd* konnte er bis zum Filum terminale nachgewiesen werden. Die Funktion des REISSNERschen Fadens ist noch nicht geklärt (s. auch S. 196).

Der Zentralkanal steht kopfwärts mit der IV. Gehirnkammer in Verbindung und durchzieht das ganze Rückenmark bis ins Filum terminale. Sein im allgemeinen enges Lumen zeigt tierartlich und in den einzelnen Rückenmarksabschnitten wechselnde Querschnittsformen und Innenausmaße. Im Kreuzmark pflegt der Zentralkanal deutlich hochovale Querschnittsform anzunehmen und sich im Schwanzmark unter Faltung seiner Wandung zum relativ geräumigen *Ventriculus terminalis* (20/24) auszuweiten, der sich ventral und dorsal immer mehr oberflächlich ausdehnt und beim *Pferd* in Ca 3 nach dorsal (20/24', 24''), beim *Schaf* im vorderen Teil des Filum terminale nach ventral zum Durchbruch und damit zur Kommunikation mit dem Cavum leptomeningicum kommt. Ob diese Verbindung zwischen Ventriculus terminalis und Cavum leptomeningicum allen Säugetieren eigen ist, oder ob es sich dabei vielleicht nur um ein postmortales Kunstprodukt handelt, ist noch nicht eindeutig geklärt. Der Zentralkanal kann gelegentlich stellenweise (z. B. beim *Menschen*) oder sogar total (z. B. bei manchen *Walen*) veröden, ohne daß deswegen Funktionsstörungen aufzutreten scheinen.

Die **weiße Substanz, Substantia alba**, besteht zur Hauptsache aus markhaltigen Nervenfasern, die ihr auf frischen Schnittflächen den speckig-weißen Glanz verleihen. Sie umhüllt die graue Substanz als zusammenhängender Markmantel vollständig. Dieser läßt sich in zwei, schon makroskopisch deutlich abgrenzbare Stränge, den Dorsalstrang, *Funiculus dorsalis*, und den Ventrolateralstrang, *Funiculus ventrolateralis*, einteilen (s. S. 33).

Der *Dorsalstrang* (22/7, 8; 24/e) liegt zwischen dem Sulcus medianus dorsalis bzw. dem Septum medianum dorsale, der grauen Kommissur und dem Dorsalhorn bzw. der sich an dessen Spitze oberflächenwärts anschließenden Zona terminalis und ist beim *Menschen* bedeutend stärker entwickelt als bei den *Haussäugetieren*. Dorsomedial von der Zona terminalis und vom Dorsalhorn findet sich die scharf begrenzte Eintrittszone der *Dorsalwurzelfäden* (22/G) der Spinalnerven. Im vorderen Brust- und Halsmark wird der Dorsalstrang durch das vom Sulcus intermedius dorsalis in die Tiefe ziehende *Septum intermedium* (20/6) in den zarteren medial gelegenen *Fasciculus gracilis* (20/7; 22/7) oder das GOLLsche Bündel und den keilförmigen, lateral anschließenden *Fasciculus cuneatus* (20/8; 22/8) oder das BURDACHsche Bündel unterteilt. Diese Aufteilung des Dorsalstranges wird bei den *Haussäugetieren* erst im Halsmark deutlich sichtbar, wobei der Fasciculus gracilis bei den *Huftieren* in C 1 und C 2 durch den mächtigen *Fasciculus cuneatus* in die Tiefe des Sulcus medianus dorsalis verdrängt und zum Teil überlagert wird.

Der *Ventrolateralstrang* (24/f) bildet den Markmantel zwischen Fissura mediana ventralis und dem Sulcus lateralis dorsalis und umschließt also das ganze Ventralhorn sowie die lateralen Randbezirke der Substantia intermedia und des Dorsalhorns und erscheint bei den *Tieren* mächtiger als beim *Menschen*. Auf die Unterteilung des Funiculus ventrolateralis in einen Funiculus ventralis und lateralis soll aus den bereits erwähnten Gründen (s. S. 33) verzichtet werden.

Innenaufbau einzelner Rückenmarksabschnitte

Das Flächenverhältnis der weißen zur grauen Substanz, wie auch die Form des Gesamtquerschnittes, insbesondere aber die Querschnittsform der grauen Substanz und ihrer einzelnen Komponenten, läßt für jeden Rückenmarksabschnitt, bei genauerer Betrachtung sogar für jedes Segment, charakteristische Merkmale erkennen. Ihre nähere Schilderung kann hier schon im Hinblick auf die tierartlichen Unterschiede nicht in Frage kommen. Auf einige besonders typische Merkmale sei jedoch kurz hingewiesen.

Im **Halsmark** (20) tritt die weiße Substanz gegenüber der grauen namentlich kopfwärts immer mehr in den Vordergrund, und die beiden Rückenmarkshälften sind durch eine lange und dünne Commissura grisea verbunden. In den vorderen Halssegmenten sind die Dorsalhörner kräftiger entwickelt als die Ventralhörner und zeichnen sich durch eine deutliche Formatio reticularis und eine relativ mächtige Substantia gelatinosa (ROLANDI) aus. Von C 5 – C 8 beginnt dann aber das Ventralhorn das Querschnittsbild immer mehr zu beherrschen.

Abgesehen von Th 1 und Th 2 tritt die graue Substanz gegenüber der weißen im ganzen **Brustmark** (20) stark in den Hintergrund. Dorsal- und Ventralhörner, vor allem die letzteren, sind zierlich und schlank, und die beiden Rückenmarkshälften sind durch eine kurze, aber relativ dicke graue Kommissur verbunden. Die H-Form der Substantia grisea ist hier am ausgeprägtesten. Der Kopf des Dorsalhorns ist verdickt, und der Nucleus thoracicus sowie das Seitenhorn sind deutlich sichtbar.

Im **Lendenmark** (20) beginnt sich die graue Substanz in craniocaudaler Richtung immer mächtiger zu entfalten. Das Dorsalhorn ist durch die starke Vergrößerung der Substantia gelatinosa kolbenförmig aufgetrieben und der Oberfläche näher gerückt, und das Ventralhorn hat sich in ventrolateraler Richtung stark verlängert und verdickt.

Parallel zur Abrundung und Zuspitzung des Conus medullaris wird der Markmantel im **Kreuzmark** (20) dünner, und die graue Substanz tritt schwanzwärts immer mehr in den Vordergrund. Ihre beiden Hälften rücken näher zusammen, die plumpen Dorsalhörner sind durch eine kurze, aber dicke Commissura grisea dorsalis verbunden, während der geräumigere Zentralkanal nach ventral verschoben und die Ventralhörner verkleinert erscheinen.

Im **Schwanzmark** (20) geht das charakteristische Querschnittsbild des Rückenmarkes allmählich verloren, der Markmantel wird immer dünner, die Fissura mediana ventralis verstreicht zu einer seichten Rinne, und die graue Substanz wird durch den vertikal stehenden Ventriculus terminalis schließlich in zwei unter sich nicht mehr verbundene Hälften aufgeteilt, die im Filum terminale dann schließlich ebenfalls verschwinden und durch Gliazellen, Nervenfasern und Bindegewebe ersetzt werden.

Feinerer Bau der grauen Substanz

Die **graue Substanz** besteht aus Gliazellen, vorwiegend Astrocyten, und einer von Segment zu Segment wechselnden Zahl multipolarer Nervenzellen verschiedenster Form und Größe, deren Dendriten und Axone sich mit den aus der weißen Substanz eintretenden Nervenfasern anderer Neurone durchflechten. Die Substantia grisea verkörpert in ihrer Gesamtheit den Schaltapparat des Rückenmarkes. Seine Nervenzellen werden am besten nach dem Verhalten bzw. nach dem Verlauf ihrer Axone eingeteilt. Auf diese Weise lassen sich unterscheiden:

1. **Wurzelzellen** (25/3, 4, 5; 26/2, 8), deren Axone das Rückenmark über die Ventralwurzel verlassen und damit zu Bestandteilen peripherer Nerven werden. Zu den Wurzelzellen gehören die großen motorischen Ventralhornzellen sowie die sympathischen und parasympathischen Wurzelzellen der Substantia intermedia.

2. **Binnenzellen**, deren Axone innerhalb der grauen Substanz des Zentralnervensystems an anderen Nervenzellen endigen. Sie finden sich vor allem im Dorsalhorn und in der Substantia intermedia, kommen aber auch im Ventralhorn vor. Nach dem Verlauf des Axons werden folgende 4 Binnenzelltypen unterschieden:

a. *Schaltzellen* (26/3), deren kurze Axone innerhalb der grauen Substanz eines Segmentes bleiben. Sie kommen in der gesamten grauen Substanz als Schaltneurone (Interneurone) vor, von denen die RENSHAW-Zelle im Ventralhorn eine besondere funktionelle Bedeutung hat (s. Lehrbücher der Physiologie).

b. *Kommissurenzellen* (26/4), deren Axone innerhalb eines Segmentes in der Commissura grisea ventralis nach der Gegenseite kreuzen. Sie sind vorwiegend medial ins Ventralhorn und in die graue Kommissur eingestreut.

c. *Assoziationszellen* (26/5, 6), deren Axone in den Markmantel austreten, sich in unmittelbarer Nähe der grauen Substanz T-förmig in einen auf- und absteigenden Ast aufteilen und mehrere Segmente homo- oder contralateral verbinden, wobei sie vor allem an den Wurzelzellen endigen. Ihre Zellkörper finden sich überall in der grauen Substanz, hauptsächlich aber im Dorsalhorn und in der Substantia intermedia.

d. *Strangzellen* (27/3, 4, 5), deren Axone in den Markmantel austreten und in topisch bestimmten Strängen (daher der Name) oder Leitungsbahnen unter Umständen über weite Strecken Verbindungen mit dem Gehirn herstellen. Ihre großen und dendritenreichen Zellkörper liegen überall im Rückenmarksgrau verstreut, finden sich aber vor allem in den Dorsalhörnern.

Die sich in Form und Größe unterscheidenden Nervenzellen der grauen Substanz des Rückenmarkes sind zwar nicht regellos verteilt, bilden aber auch nicht so auffällige Gruppierungen, daß sie als **Kerne (Nuclei)** sofort ins Auge fallen. Eine Ausnahme machen die Substantia gelatinosa, ein zellarmer Bereich im Dorsalhornes, ferner der Nucleus thoracicus an der Dorsalhornbasis des Thoracalmarkes und die durch sehr große Nervenzellen charakterisierten Nuclei motorii im Ventralhorn. Im allgemeinen lassen sich Kerne nur unbefriedigend abgrenzen.

Die Bezeichnungen der Kerne des Rückenmarkes sind nach topographischen oder funktionellen Gesichtspunkten gewählt und sagen mitunter wenig aus. Deshalb verwundert es nicht, wenn die *Rückenmarkskerne* in den Lehrbüchern sehr unterschiedlich, sowohl was ihre Zahl als auch die Benennung betrifft, abgehandelt werden. Die offizielle veterinäranatomische Nomenklatur kennt außer den spinalen Kernen des N. trigeminus und N. accessorius und dem außerhalb der grauen Substanz gelegenen Nucleus cervicalis lateralis nur einen einzigen Kern, den Nucleus thoracicus.

An einem Querschnitt durch ein Thoracalsegment lassen sich folgende Bereiche abgrenzen (Abb. 22):

Im **Dorsalhorn**

1. die *Zona marginalis sive spongiosa* (22/f),

die sich als schmaler Streifen kappenartig auf das Dorsalhorn auflegt und unterschiedlich große Perikaryen enthält. Die Zona marginalis erhält vor allem viscerale, daneben aber auch cutane Afferenzen. Als ein Ursprungsgebiet des Tractus spinothalamicus ist sie auch ein Teil der Schmerzbahn.

2. die *Substantia gelatinosa* (ROLANDI) (22/g),

mit dicht gepackten kleinen Zellen, die als heller Streifen die kappenartige Spitze des Dorsalhorns nach innen ergänzt. Sie enthält Interneurone, an denen vor allem somatische Afferenzen, insbesondere die Mehrzahl der C-Fasern enden. Schaltzellen verbinden diese Afferenzen mit den Ursprungsgebieten des Tractus spinothalamicus im Dorsalhorn. Die Beziehungen zur Schmerzbahn werden durch den Gehalt der Substantia gelatinosa an Substanz P eindrucksvoll demonstriert. Substanz P ist ein Neuropeptid, das in schmerzleitenden Neuronen als Transmitter vorkommt. Die Substantia gelatinosa ist eine Relaisstation zwischen afferenten Fasern und Dorsalhornneuronen.

3. der *Nucleus proprius dorsalis*,

mit Zellen mittlerer Größe, die über Schaltneurone vor allem mit der Substantia gelatinosa in Verbindung stehen. Die Strangzellen senden ihre Axone auf die Gegenseite und bilden den Tractus spinothalamicus. Das Kerngebiet ist in den Intumescentien des Rückenmarkes besonders umfangreich.

In der **Substantia intermedia**

1. der *Nucleus thoracicus* (22/i),

eine Ansammlung von Neuronen, die sich beim *Hund* in den Brust- und ersten Lendensegmenten, beim *Schaf* von Th 1 – L 4, beim *Rind* nur von Th 12 – L 4, beim *Pferd* von Th 2 – L 3 und beim *Menschen* von C 8 – L 3 als STILLING-CLARKEsche Säule ausdehnt und eine Schaltstelle für die Proprioceptoren darstellt. Hier enden die Afferenzen aus den Muskel- und Sehnenspindeln. Die Tractus spinocerebellares nehmen im Nucleus thoracicus ihren Anfang.

2. der *Nucleus intermediolateralis* (20/21),

mit großen sympathischen Wurzelzellen, die bei den *Fleischfressern* von Th 1/Th 2 – L 4, beim *Schaf* von Th 2 – L 4 (evtl. auch in S 2), beim *Rind* von Th 2 – L 4, beim *Pferd* von Th 2 – L 2 und beim *Menschen* von C 8 – L 3 konzentriert auftreten und ein *Cornu laterale* bilden.

Der Nucleus intermediolateralis enthält im thoracolumbalen Bereich sympathische, im Sacralmark parasympathische Wurzelzellen.

3. der *Nucleus intermediomedialis* (20/22),

der die Substantia intermedia im Thoracolumbalbereich nach medial ergänzt und ebenfalls sympathische Wurzelzellen enthält. Er ist in diesen Segmenten besonders umfangreich und bildet dort eine breite Commissura grisea, vor allem dorsal des Zentralkanals. Der Nucleus intermediomedialis kommt aber im gesamten Rückenmark vor. Im Sacralmark beherbergt er parasympathische Wurzelzellen, deren Axone wie die sympathischen Efferenzen das Rückenmark über die Ventralwurzel verlassen.

Im **Ventralhorn**

1. die *Nuclei motorii* (22/k),

mit Nervenzellen, die wegen ihrer Größe und erkennbaren Struktur (Perikaryon, Dendriten, Axon) gewissermaßen als Modell einer Nervenzelle angesehen und entsprechend demonstriert werden. Die motorischen Wurzelzellen nehmen den größten Teil des Ventralhorns ein. Sie lassen sich in den Intumescentien in eine laterale und eine mediale Zellgruppe untergliedern. Innerhalb dieser Kerne ist nicht nur für den *Menschen*, sondern inzwischen auch für *Säugetiere*, insbesondere für die *Katze*, eine somatotopische Gliederung festgestellt

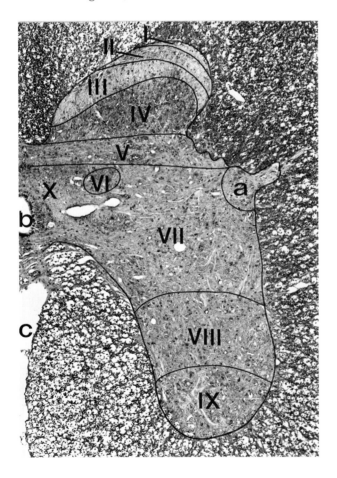

worden, d. h. die Ursprungskerne für die motorischen Nerven eines bestimmten Muskels oder einer Muskelgruppe sind weitgehend bekannt.

2. der *Nucleus proprius ventralis* (20/23),

eine Gruppe von Zellen, die sich aus der Substantia intermedia in das Ventralhorn hineinschieben und Interneurone sowie die RENSHAW-Zellen enthalten.

Abb. 23. Laminae (I – IX) der Substantia grisea des Rückenmarkes der Katze, in die rechte Hälfte eines Querschnittes des 3. Thoracalsegments in ungefährer Lage nach den Angaben von REXED (1952, 1953) eingezeichnet. Weitere Erläuterungen im Text.

X Substantia intermedia centralis
a Nucleus intermediolateralis (Substantia intermedia lateralis); b Canalis centralis; c Fissura mediana ventralis

Die gegebene Übersicht über die Organisation des Rückenmarkes ist ausreichend für eine grobe Orientierung und die Einordnung einiger wichtiger Funktionen in das Querschnittsbild eines Rückenmarkssegmentes. Sie genügt nicht der Lokalisation einzelner Neurone oder Neuronengruppen, wie sie heute mit den Markierungstechniken sehr präzise vorgenommen werden können.

Es sind heute praktisch alle Ursprungskerne von motorischen Nerven bekannt. Anfang und Endigungen von Rückenmarksbahnen sind ebenso weitgehend aufgeklärt wie interne Verschaltungen, insbesondere die komplizierten Wege der somatoviszeralen Afferenzen und Reflexbahnen. Dieses detailgenaue Raster geht in der oben gegebenen Beschreibung der Substantia grisea weitgehend verloren.

Dafür ist ein anderes Ordnungsprinzip geeignet, das zwar bereits seit Anfang der fünfziger Jahre besteht und für die Lokalisation von Befunden im Rückenmark unentbehrlich ist, von den Lehrbüchern jedoch erst allmählich aufgenommen wird.

In 100 µm dicken Schnitten vom Rückenmark der *Katze* hat Rexed die Perikaryen nach Form, Größe, Dichte und Verteilung geordnet und dabei erkannt, daß sich 9 jeweils gleich organisierte Bereiche ergeben, die er wegen deren Schichtung **Laminae** genannt hat. Die Laminae sind zwar im gesamten Rückenmark anzutreffen, sie variieren jedoch in ihrer Ausdehnung beträchtlich, sind im Dorsalhorn am besten entwickelt und ventral vor allem im Bereich der Intumescentien etwas verborgen. In der Abb. 23 sind die Laminae am Beispiel des 3. Thoracalsegments einer *Katze* dargestellt. Neben den 9 Laminae (I – IX), wovon die „Lamina" IX eher den bekannten motorischen Kernen entspricht, wird die Substantia grisea centralis als Lamina X bezeichnet.

Außer den Kernen bzw. Laminae der grauen Substanz des Rückenmarkes gibt es eine Ansammlung von Nervenzellen in der Substantia alba der ersten beiden Halssegmente (Obex bis C 3 beim *Hund*), die ventrolateral dicht am Dorsalhorn gelegen ist. Diese Zellsäule, die von der Formatio reticularis als eigenständige Bildung abgegrenzt werden kann, wird als **Nucleus cervicalis lateralis** (24) bezeichnet. Sie kommt bei zahlreichen, jedoch nicht bei allen Säugetieren vor und soll dem *Menschen* fehlen. Von den *Haussäugetieren* gibt es Befunde von der

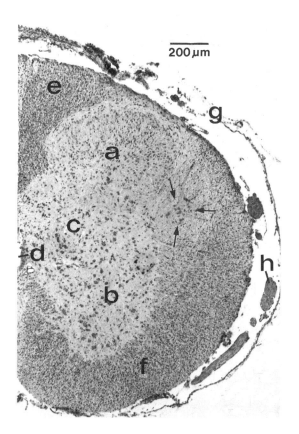

Abb. 24. Rückenmarksquerschnitt (rechte Hälfte) des 2. Halssegmentes (C 2) einer 2 Tage alten Katze (Trichromfärbung).

Die **Pfeile** markieren den *Nucleus cervicalis lateralis.*
a Cornu dorsale; b Cornu ventrale; c Substantia intermedia; d Canalis centralis; e Funiculus dorsalis; f Funiculus ventrolateralis; g Leptomeninx; h Dorsalwurzelfasern

Katze, vom *Hund* und vom *Schaf*. Bei Labornagern (*Maus*, *Ratte*, *Meerschweinchen* und *Kaninchen*) gibt es den Kern offensichtlich nicht.

Der Kern erhält Afferenzen aus dem Nucleus dorsalis proprius (Lamina IV – VII) des gesamten Rückenmarkes über den ipsilateral verlaufenden *Tractus spinocervicalis*. In dem Kern scheint eine somatotopische Organisation in der Weise zu bestehen, daß die Hintergliedmaße dorsolateral, die Vordergliedmaße ventromedial und das Gesicht (über den *Nucleus tractus spinalis n. trigemini*) medial repräsentiert ist. Die primären Afferenzen stammen von niedrigschwelligen, geschwindigkeitssensitiven Receptoren an Haaren bzw. in der Haut. Leichte Bewegungen der Haare oder eine mechanische Verschiebung der Haut sind die auslösenden Reize.

Vom Nucleus cervicalis lateralis ausgehende Fasern kreuzen an der Medulla-Rückenmarksgrenze über die ventrale Commissura alba zur Gegenseite und schließen sich dem *Lemniscus medialis* an. Der Kern projiziert direkt zum *Nucleus ventralis caudalis* des *Thalamus* (laterale Kerngruppe). Der *Tractus spinocervicothalamicus* mit dem Nucleus cervicalis lateralis als Relaisstation ergänzt das System der somatoviszeralen Sensibilität.

Topographische Beziehungen (Verlauf des Tractus spinocervicalis im Funiculus dorsalis, Anschluß an den Lemniscus medialis, Projektion in den Nucleus ventralis caudalis des Thalamus) sowie die somatotopische Organisation und die Vermittlung von Berührungsreizen ordnen diese Bahn der *epikritischen Sensibilität* zu. Die Vermittlung von Haarbewegungen und deren Lokalisation machen den Tractus spinocervicothalamicus zu einem bei Säugetieren wichtigen System. Dem widerspricht auch nicht, daß bei einigen Species der Nucleus cervicalis lateralis nicht nachgewiesen worden ist, denn das besagt noch nicht, daß es bei diesen das funktionelle spinocervicothalamische System nicht gibt.

Feinerer Bau der weißen Substanz

Die Axone der **weißen Substanz** werden von markbildenden Oligodendrocyten umhüllt und von Astrocyten begleitet. Die Nervenfasern besitzen einen sehr unterschiedlichen Durchmesser und verlaufen, abgesehen von den ein- und austretenden Faserzügen sowie den die Mittelebene kreuzenden Fasern der Commissura alba, in der Längsrichtung des Rückenmarkes und sind in den Rückenmarksquerschnitten deshalb größtenteils quergetroffen. Die weiße Substanz erfährt durch die Bindegewebsscheiden der zahlreichen, von der Peripherie her radiär einstrahlenden Blutgefäße eine mehr oder weniger deutliche Felderung, die jedoch mit der Anordnung der Fasersysteme nichts zu tun hat.

Abgesehen vom **Dorsalstrang**, wo der Sulcus intermedius dorsalis und das von ihm in die Tiefe ziehende Septum intermedium im vorderen Brust-, vor allem aber im Halsmark, eine Abgrenzung des medial gelegenen Fasciculus gracilis (22/7) vom lateral anschließenden Fasciculus cuneatus (22/8) ermöglicht, erscheint der Markmantel im ganzen Gebiet des **Ventrolateralstrangs** rein morphologisch völlig einheitlich.

Die Untersuchungen über die unterschiedliche Markreifung bestimmter Faserzüge, die experimentelle Degenerationsmethode und die pathologisch-anatomische Auswertung spezifischer Systemerkrankungen, insbesondere des *Menschen*, haben aber gezeigt, daß sich auch der *Funiculus ventrolateralis* aus einer Anzahl Faserbündel, Fasciculi oder Tractus, zusammensetzt, die topographisch in bestimmten Bezirken lokalisiert sind und sich bezüglich Ursprung und Ziel der Erregungsleitung als funktionelle Einheiten erweisen. Diese Fasciculi enthalten all jene auf- und absteigenden Faserzüge, die als kurze Bahnen Rückenmarkssegmente unter sich verbinden, und als lange Bahnen die Verbindung der einzelnen Rückenmarkssegmente mit den verschiedenen Teilen des Gehirns herstellen. Gemäß dem allgemeinen Konstruktionsprinzip des geschlossenen Leitungsbogens sind die langen Bahnen als Bestandteile des Leitungsapparates doppelläufig, d. h. es lassen sich immer auf- und absteigende Bahnen unterscheiden, wobei die aus den hintersten Rückenmarkssegmenten stammenden aufsteigenden Bahnen durch die sich aus den kopfwärts folgenden Segmenten dazugesellenden Fasern im Ventrolateralstrang oberflächenwärts, im Dorsalstrang jedoch gegen das Septum medianum dorsale verdrängt werden. Hieraus ergibt sich auch für die weiße Substanz eine gewisse somatotopische Gliederung.

Auf dem Rückenmarksquerschnitt nehmen die Faserzüge der einzelnen Fasciculi oder Tractus bestimmte Felder ein, die in Wirklichkeit aber wohl nie so scharf begrenzt sind, wie sie auf den schematischen Abbildungen, die vor allem ihre typische Lage und ungefähre Ausdehnung wiedergeben wollen, üblicherweise dargestellt werden, da auch Fasern verschiedener Systeme miteinander gemischt verlaufen können.

Während Verlauf, Lage und Funktion der Leitungsbahnen im Rückenmark des *Menschen* sehr gut bekannt sind, ist es bei den *Haussäugetieren* nicht möglich, eine detaillierte morphologische und funktionelle Gliederung der weißen Substanz des Rückenmarkes vorzunehmen. Das liegt nicht nur daran, daß nicht von allen *Haussäugetieren* entsprechende Angaben vorliegen, sondern es scheinen auch bei diesen häufiger diffuse, nicht streng geordnete Bahnen vorzuliegen. Die mehr oder weniger gesicherten Fasciculi und Tractus sind in einem allgemein gehaltenen Schema (Abb. 22) wiedergegeben. Die Benennung der Bahnen erfolgt im allgemeinen nach der Verlaufsrichtung bzw. nach den von ihnen hergestellten Verbindungen. Auf eine nähere Schilderung soll im Zusammenhang mit der Leitungslehre des Rückenmarkes eingegangen werden.

Leitungslehre des Rückenmarkes

Afferente Wurzelsysteme

Die *afferenten Nervenfasern* leiten Erregungen aus der äußeren Haut sowie aus tieferen Körperregionen (Muskeln, Sehnen, Bändern, Gelenken und Knochen) und den Eingeweiden und gelangen über die Dorsalwurzel ins Rückenmark. Dabei handelt es sich um die zentral ziehenden Axone der pseudounipolaren Spinalganglienzellen, die auch als sensible Wurzelzellen bezeichnet werden können. Die Zellkörper der afferenten Neurone liegen bei den *Säugetieren* immer außerhalb des Zentralnervensystems in den *Spinalganglien* (25/1, 2) (s. auch S. 229).

Die Fasern der Dorsalwurzel gelangen über die Wurzeleintrittszone (22/C) dorsomedial vom Dorsalhorn ins Rückenmark. Die eintretenden Axone teilen sich innerhalb des Rückenmarkes T-förmig in einen längeren, aufsteigenden und einen kürzeren, absteigenden Ast (26/1; 27/1), deren Kollateralen in die graue Substanz ziehen, oder die Axone gelangen direkt dorthin (25). Die Aufteilung der eintretenden Fasern erfolgt entweder in der *Zona terminalis* (25/1') oder im *Funiculus dorsalis* nahe dem Dorsalhorn (25/1"). Die *Zona terminalis* (LISSAUERsche Randzone), die richtiger als *Tractus dorsolateralis* bezeichnet wird, enthält bei der *Katze* zu 75 % Axone von Neuronen der Substantia gelatinosa, die 5 – 6 Segmente überbrücken.

Die afferenten Fasern der Dorsalwurzeln endigen entweder direkt an den motorischen, sympathischen oder parasympathischen Wurzelzellen der gleichen Seite, oder sie können zur Gegenseite ziehen, oder aber sie setzen sich zunächst mit Schalt-, Kommissuren- oder Strangzellen des Dorsalhorns oder der CLARKEschen Säule in Verbindung (vgl. 23). Die medial an den Dorsalstrang abgehenden Fasern dagegen bauen mit ihren aufsteigenden Ästen die Faserbündel des *Fasciculus gracilis* und *cuneatus* (*Tractus spinobulbaris*) (27/2) auf und ziehen ohne Umschaltung des peripheren Neurons im Rückenmark als ascendierende Dorsalstrangbahnen direkt bis zu den Dorsalstrangkernen der Medulla oblongata (s. S. 80, 94 f.). Die kurzen, absteigenden Äste (27/2') bilden das sog. SCHULTZEsche Komma (22/5).

Efferente Wurzelsysteme

Die efferenten Nervenfasern verlassen das Rückenmark über die Ventralwurzel und bilden in ihrer Gesamtheit die Leitungen, über die Erregungsimpulse an die Erfolgsorgane (Skelet- und Organmuskulatur, Eingeweide, Gefäße und Drüsen) abgegeben werden. Dabei handelt es sich um die Axone der großen, dendritenreichen *motorischen Wurzelzellen* (25/3; 26/2;

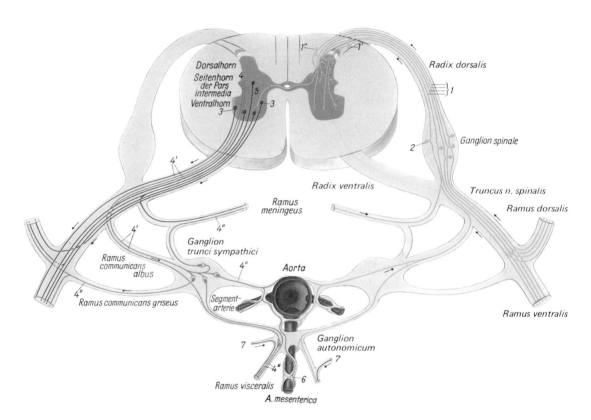

Abb. 25. Schematische Darstellung der afferenten und efferenten somatischen und visceralen Wurzelsysteme des Rückenmarkes.

Der besseren Übersicht halber sind *rechts* die afferenten und *links* die efferenten Bahnen bzw. Wurzelsysteme wiedergegeben. In Wirklichkeit sind die beiden Systeme miteinander zu kombinieren.

Grün: somato- und viscerosensible Bahnen; **rot**: somatomotorische Bahnen; **blau**: sympathische Bahnen; **violett**: parasympathische Bahnen. Somit führen: die *Radix dorsalis* afferente, die *Radix ventralis* efferente, der *Truncus n. spinalis* gemischte, der *Ramus dorsalis* und *ventralis* maximal gemischte, der *Ramus meningeus* somatosensible und sympathisch-parasympathische Fasern, der *Ramus communicans albus* sympathische, viscerosensible und visceromotorisch-sekretorische und der *Ramus communicans griseus* nur efferente sympathische Fasern.

1 afferente Fasern des somatosensiblen Wurzelsystems, 1' T-förmige Gabelung der afferenten Faser im Tractus dorsolateralis (Zona terminalis), Endigung im Rückenmark über Kollaterale, 1" T-förmige Gabelung der afferenten Faser im Funiculus dorsalis, Endigung im Rückenmark über Kollaterale; 2 viscerosensible Spinalganglienzelle; 3 somatomotorische, efferente Wurzelzellen; 4 sympathische, efferente Wurzelzelle des Nucleus intermediolateralis, 4' Fasern präganglionärer, 4" Fasern postganglionärer Neurone sympathischer Bahnen; 5 parasympathische, efferente Wurzelzelle des Nucleus intermediomedialis; 6 Plexus periarteriales; 7 präganglionäre Fasern des cranial-parasympathischen Systems (Vagusfasern)

27/6; 28/5) des Ventralhorns oder um solche *sympathischer* (25/4; 26/8) oder *parasympathischer* (25/5) *Wurzelzellen* der Substantia intermedia.

Während nun die motorischen Nervenfasern kontinuierlich bis zu den motorischen Endplatten der Skeletmuskelfasern verlaufen und somit die letzte, gemeinsame Endstrecke eines im Zentralnervensystem unter Umständen recht kompliziert zusammengesetzten Leitungsbogens darstellen, verkörpern die Axone der im Rückenmark lokalisierten vegetativen Zentren die präganglionären Fasern des sympathischen und parasympathischen Systems.

Da jede Ventralwurzel eines Spinalnerven immer Fasern zur Innervation verschiedener, oft sogar antagonistischer Muskeln enthält, führt die Reizung einzelner motorischer Wurzeln nie zu einer koordinierten Bewegung, während andererseits eine periphere Schädigung des motorischen Neurons eine schlaffe Lähmung, eine Unterbrechung des zentralen (supranukleären) Anteils des Leitungsbogens aber eine spastische Lähmung zur Folge hat.

Die vegetativen Ursprungskerne sind im Rückenmark in der *Substantia intermedia* gelegen. Der Sympathicus entspringt im wesentlichen im *Nucleus intermediolateralis*, der im Brust- und Lendenmark deutlich ausgebildet ist und sich tierartlich verschieden etwa von Th 2 bis L 4 als Seitenhorn (*Cornu laterale*) vorwölbt. Der *Nucleus intermediomedialis* tritt vor allem im Sacralmark hervor und gibt dort parasympathischen Fasern Ursprung (s. S. 380).

Eigenapparat und Leitungsapparat

In funktioneller Hinsicht fallen dem Rückenmark als Teil des Zentralnervensystems vor allem zweierlei Aufgaben zu:

1. Als *Reflexorgan* hat das Rückenmark die ihm durch die afferenten Bahnen dauernd zuströmenden Erregungen aufzunehmen, sie soweit möglich ohne Beteiligung der höheren Zentren des Gehirns zu verarbeiten und die entsprechenden Erregungsimpulse durch die efferenten Bahnen an die Erfolgsorgane abzugeben. Die an dieser Erregungsleitung beteiligten nervösen Elemente werden unter dem Begriff des *Eigenapparates* zusammengefaßt.

2. Als *Leitungsorgan* hat das Rückenmark die ihm aus der Umwelt und dem Körperinneren zufließenden Erregungen an die übergeordneten Zentren des Gehirns weiterzuleiten und die Impulse dieser höheren Zentren den efferenten Wurzelzellen wieder zuzuführen. All diese zwischen Rückenmark und Gehirn verkehrenden auf- und absteigenden Bahnen bilden den *Leitungsapparat*.

Während der Eigenapparat des Rückenmarkes den phylogenetisch ältesten Teil des Nervensystems darstellt und das Rückenmark als selbständiges Regulationsorgan das nervöse Geschehen nach innen und außen bei niederen Wirbeltieren weitgehend beherrscht, erfährt der Leitungsapparat bei zunehmender Differenzierung des Gehirns einen fortschreitenden Ausbau. In dem Maße, wie die Tätigkeit des Rückenmarkes als selbständiges Reflexorgan durch die höheren Zentren des Gehirns eingeschränkt wird, nehmen deshalb die Bahnen des Leitungsapparates gegenüber denjenigen des Eigenapparates an Mächtigkeit zu, was beispielsweise beim *Menschen* gegenüber unseren *Haussäugetieren* deutlich zum Ausdruck kommt.

Eigen- und Leitungsapparat bilden jedoch keine selbständigen Funktionseinheiten, sondern arbeiten aufs engste zusammen; denn alle Erregungen, die im Rückenmark eintreffen, setzen den Eigenapparat *und* den Leitungsapparat gleichzeitig in Tätigkeit.

1. Der **Eigenapparat** (vgl. 26) besteht aus den afferenten und efferenten Wurzelsystemen und den dazwischen eingefügten Schaltneuronen, den Schalt-, Kommissuren- und Assoziationszellen, und liefert das morphologische Substrat für den Ablauf verschiedenster **Reflexe**.

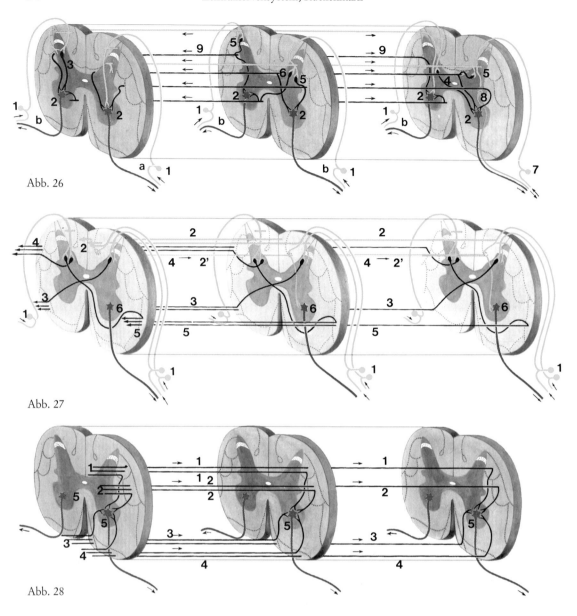

Abb. 26

Abb. 27

Abb. 28

Abb. 26. Schematische Darstellung der Bahnen des Eigenapparates des Rückenmarkes.

1 somatosensible Zellen des afferenten Wurzelsystems; 2 somatomotorische Zellen des efferenten Wurzelsystems; 3 Schaltzelle; 4 Kommissurenzelle; 5 homolaterale Assoziationszellen; 6 kontralaterale Assoziationszelle; 7 viscerosensible Zelle des afferenten Wurzelsystems; 8 sympathische, efferente Wurzelzelle; 9 Längsbündel des Dorsalhorns a direkter oder monosynaptischer Reflexbogen; b indirekter oder polysynaptischer Reflexbogen

Abb. 27. Schematische Darstellung einiger ascendierender Leitungsbahnen des Rückenmarkes.

1 somatosensible Zellen des afferenten Wurzelsystems; 2 Tractus spinobulbaris, Dorsalstrangbahn, 2' ihr absteigender Ast; 3 Tractus spinothalamicus; 4 Tractus spinocerebellaris dorsalis; 5 Tractus spinocerebellaris ventralis; 6 somatomotorische, efferente Wurzelzelle

Abb. 28. Schematische Darstellung einiger absteigender Bahnen des Leitungsapparates des Rückenmarkes.

1 Tractus pyramidalis sive corticospinalis lateralis, Pyramidenbahn; 2 Tractus rubrospinalis; 3 Tractus tectospinalis; 4 Tractus vestibulospinalis; 5 somatomotorische, efferente Wurzelzelle

Im **einfachen Reflexbogen** tritt die Erregung vom afferenten Neuron direkt auf die efferenten Wurzelzellen des gleichen Segmentes über (26/a) und wird von diesen als Aktions-impuls an das Erfolgsorgan weitergegeben. Auf diesem kürzesten Weg spielt sich der Ablauf der Eigenreflexe ab, d. h. gereiztes Organ und Erfolgsorgan sind identisch (Reizung der Muskel- oder Sehnenspindeln eines bestimmten Muskels führt zur Kontraktion des betref-fenden Muskels, z. B. Patellarsehnenreflex). Als myostatische Reflexe dienen die Eigenre-flexe wesentlich der Koordination des Bewegungsablaufes.

Schalten sich zwischen das afferente Neuron und die efferenten Wurzelzellen ein oder mehrere Schaltneurone (Schalt-, Kommissuren-oder Assoziationszellen) ein, dann spricht man von einem **zusammengesetzten Reflexbogen** (26/b). Durch die Assoziationszellen (26/5, 6), deren Axone sich kurz nach ihrem Austritt in die weiße Substanz in einen auf- und einen absteigenden Ast aufteilen, wird die zuströmende Erregung von einem Segment auf eine größere Anzahl weiterer Segmente ausgebreitet und damit auch von einer Vielzahl unterschiedlicher Wurzelzellen beantwortet. Da das gereizte Empfangsorgan (z. B. äußere Haut) und die Erfolgsorgane (z. B. Skeletmuskulatur) in diesem Fall nicht dieselben sind, spricht man von *Fremdreflexen* (z. B. Hautreflexe).

Während nun die proprioceptiven *Eigenreflexe* nur Einzelmuskeln zur Kontraktion brin-gen und damit völlig unbewußt ablaufende, myostatische Funktionen erfüllen, setzen die exteroceptiven Fremdreflexe ganze Muskelgruppen in Aktion und dienen somit im Sinne geordneter Reflexe der Auslösung koordinierter, „unwillkürlicher" Gemeinschaftsbewegun-gen (Lokomotion, Flucht- und Abwehr-, aber auch Zuwendungs- und Bereitstellungsreak-tionen).

Die in den Markmantel austretenden Axone der Assoziations- und Kommissurenzellen verlaufen zur Hauptsache im Ventrolateralstrang sowie am Grund des Dorsalstrangs, wobei sie sich der Oberfläche der grauen Substanz unmittelbar anlagern und so einerseits das Grundbündel des Ventrolateralstranges, *Fasciculus proprius ventrolateralis* (22/1), und ande-rerseits das Grundbündel des Dorsalstranges, *Fasciculus proprius dorsalis* (22/2), bilden.

Zu den Elementen des Eigenapparates sind ferner zu rechnen: 1. die *Zona terminalis* (*Tractus dorsolateralis*) (22/6), in der die den Eigenapparat versorgenden Fasern der Dorsal-wurzeln und Axone aus der Substantia gelatinosa verlaufen, 2. das *Längsbündel des Dorsal-horns* (26/9), 3. das SCHULTZEsche Komma (22/5) (absteigende Äste der Dorsalstrangfasern) und 4. das mediale Längsbündel, *Fasciculus longitudinalis medialis* (22/4), im Ventrolateral-strang.

Das stammesgeschichtlich alte mediale Längsbündel, *Fasciculus longitudinalis medialis*, läßt sich vom Kreuzmark bis ins rostrale Ende des Mittelhirns verfolgen und verbindet den Eigenapparat des Rückenmarkes mit demjenigen des Hirnstammes. Im Rückenmark liegt es ventral vom Zentralkanal neben der Mittelebene in der Commissura alba, während es sich im Hirnstamm dem Boden der Rautengrube und dem zentralen Höhlengrau des Mittelhirns ventral anlagert. Der Fasciculus longitudinalis medialis stellt ein Sammelbündel verschiede-ner, teils gekreuzter, teils ungekreuzter Fasersysteme dar, durch deren Zusammenschluß eine einheitliche Leistung erzielt wird. Er setzt sich zusammen aus: 1. einer *Pars commissurospi-nalis* (aus den Nuclei commissurae caudalis), 2. einer *Pars interstitiospinalis* (aus dem Nucleus interstitialis des Mittelhirns), 3. einer *Pars vestibulospinalis* (aus den Vestibulariskernen) und 4. einer *Pars reticulospinalis* (aus dem Nucleus reticularis der Haube).

Die aus den Vestibulariskernen, vor allem dem DEITERSschen Kern, hervorgehenden Fasern teilen sich in auf- und absteigende Äste, von denen die ersteren direkt oder indirekt mit den Ursprungskernen der Augenmuskelnerven, die letzteren mit den spinalen Ur-sprungskernen des N. accessorius und der Kopfbeweger in Verbindung treten. Das mediale Längsbündel dient also der Koordination efferenter Wurzelsysteme und sorgt, da es die

Augenmuskelkerne mit den Kernen der Stammes- und Gliedmaßenmuskulatur verbindet, für ein abgestimmtes Zusammenspiel von Körperhaltung, Kopf- und Augenbewegungen.

Der Eigenapparat des Rückenmarkes dient demnach, wie derjenige des Gehirns, in erster Linie der Steuerung „unwillkürlicher", automatisierter und im allgemeinen unbewußt ablaufender Reflexvorgänge und zeichnet sich deshalb in seiner Funktionsweise durch eine gewisse Selbständigkeit aus. Er wird darum auch als Elementarapparat bezeichnet.

Wie aus dem Verhalten von Tieren zu schließen ist, sind die durch Umweltreize ausgelösten Fremdreflexe (Haut- oder Schleimhautreflexe) auch beim Tier sehr oft mit emotionalen Empfindungen (Lust- oder Unlustgefühlen, Schmerz) verbunden. Das deutet einerseits darauf hin, daß sich durchaus nicht alle Reflexvorgänge unterhalb der Bewußtseinsschwelle abspielen, und läßt andererseits Wechselbeziehungen erkennen, die zwischen den höheren Zentren des Gehirns und dem Eigenapparat des Rückenmarkes bestehen. Denn mit der Höherdifferenzierung des Gehirns gelangt der Eigenapparat des Rückenmarkes in der aufsteigenden Tierreihe immer mehr unter die Kontrolle des übergeordneten Zentralorgans und verliert damit allmählich auch immer mehr von seiner ursprünglichen Selbständigkeit. So deuten z. B. die Steigerung der Reflexerregbarkeit und die spastische Lähmung nach Unterbrechung des Leitungsapparates auf einen hemmenden Einfluß des Gehirns bzw. der übergeordneten Leitungsbahnen auf den spinalen Reflexmechanismus hin.

Reflexe sind darum keineswegs völlig selbständige und unbeeinflußbare Reaktionen des Eigen- oder Elementarapparates, sondern sie sind in ihrem Ablauf weitgehend von fördernden, hemmenden oder dämpfenden Impulsen höherer Zentren abhängig, die, wie noch gezeigt werden soll, über den Leitungsapparat in mancherlei Weise mit dem Eigenapparat in Verbindung stehen.

2. Der **Leitungsapparat** umfaßt: 1. alle aufsteigenden oder *ascendierenden Bahnen*, welche die dem Rückenmark aus der Peripherie andauernd zuströmenden Erregungen den höheren Zentren des Gehirns zuführen, wo sie unter Umständen zur bewußten Wahrnehmung kommen, und 2. sämtliche absteigenden oder *descendierenden Bahnen*, welche die Erregungsimpulse entsprechender Gehirnzentren den efferenten Wurzelzellen wieder zuleiten.

Konstruktiv zeigt auch der Leitungsapparat das Prinzip eines allerdings immer aus mehreren hintereinander geschalteten Neuronen aufgebauten Leitungsbogens. Die Umschaltung vom afferenten auf den efferenten Schenkel kann in subcorticalen oder corticalen Gehirnzentren erfolgen, wobei die zuströmende Erregung nicht nur weitergeleitet, sondern gewissermaßen überprüft und in Form koordinierter Impulse ans Rückenmark abgegeben wird. Der Erregungsablauf innerhalb des Leitungsapparates spielt sich – besonders beim Tier – größtenteils ohne Beteiligung des Bewußtseins ab.

Die sich außen an die phylogenetisch älteren Grundbündel des Eigenapparates anschließenden Fasersysteme des Leitungsapparates nehmen bei den *Haussäugetieren* bereits einen wesentlichen Teil des Markmantels ein, scheinen aber jenen Entwicklungs- und Differenzierungsgrad, wie wir ihn vom *Menschen* her kennen, nicht erreicht zu haben, und auch ihre Lokalisation ist zum Teil noch umstritten.

Die **ascendierenden Leitungsbahnen** sind auf den Ventrolateralstrang und den Dorsalstrang verteilt (vgl. 22; 27).

Im **Ventrolateralstrang** werden unterschieden:

1. der Tractus spinothalamicus,   4. der Tractus spinocerebellaris dorsalis,
2. der Tractus spinoreticularis,   5. der Tractus spinotectalis,
3. der Tractus spinocerebellaris ventralis, 6. der Tractus spinoolivaris.

Der **Tractus spinothalamicus** (22/11; 27/3) ist eine stammesgeschichtlich alte Bahn und dient der Leitung der primitiven oder *protopathischen Sensibilität*. Er vermittelt grobe Druck-

und Berührungsempfindungen, insbesondere aber Schmerz- und Temperaturempfindungen. Beim *Menschen* nimmt der Tractus spinothalamicus ein großes Feld ventrolateral vom Grundbündel des Eigenapparates ein und zeigt nicht nur eine segmentale, sondern auch eine gewisse funktionelle Gliederung, indem die Bahnen für Druck- und Berührungsempfindungen ventromedial (Tractus spinothalamicus anterior), diejenigen für Schmerz- und Temperaturempfindungen dorsolateral (Tractus spinothalamicus lateralis) lokalisiert sind.

Eine somatotopische Organisation des Tractus spinothalamicus besteht weder beim *Menschen* noch bei den *Haussäugetieren*. Bei letzteren ist die Bahn noch weniger scharf abgrenzbar.

Bei der *Katze* verläuft sie meist bilateral und ist diffuser als beim *Menschen*. Sie ist mehr dorsal gelegen, da der Tractus corticospinalis nur gering ausgebildet ist.

Beim *Schwein* nimmt der Tractus spinothalamicus nur einen sehr kleinen Teil des Funiculus ventrolateralis ein. Er schließt sich nach ventral an die Tractus spinocerebellares an und projiziert in die Formatio reticularis sowie die intralaminären Kerne des Thalamus. Der *Tractus spinoreticularis* ist beim *Schwein* wesentlich umfangreicher als der *Tractus spinothalamicus*.

Die Fasern des Tractus spinothalamicus kreuzen auf die Gegenseite oder bleiben ipsilateral. Sie haben bei der *Katze* ihren Ursprung vor allem in den Laminae I (Zona marginalis), V, VII und VIII. Dort besteht eine Konvergenz von visceralen und cutanen Afferenzen, die nicht nur eine Ursache für den sogenannten übertragenen Schmerz ist (s. S. 397), sondern auch bedeutet, daß es keine Bahn gibt, die ausschließlich viscerale Sensorik leitet. Empfindungen, die zusammen mit somatischen Nerven geleitet werden, sind nur ungenau zu lokalisieren.

Der Tractus spinothalamicus hat Verbindungen zur Formatio reticularis und zum Corpus geniculatum mediale. Er endet in einem intralaminären Kern des Thalamus (Nucleus centralis medialis).

Bei der *Katze* ist ein eigenes Bündel aus der Lamina I gefunden worden, das im Funiculus dorsalis verläuft.

Der **Tractus spinotectalis** (22/13) wird ebenfalls zu den stammesgeschichtlich alten Bahnen gerechnet. Er entspringt vorwiegend in der Lamina I der Intumescentia cervicalis und lumbalis, in den anderen Bereichen in den Laminae V – VIII und zieht contralateral in das Tectum mesencephali. Der Ursprung in der Lamina I läßt eine Übermittlung nociceptiver und thermoreceptiver Zuflüsse in das Mittelhirn vermuten.

Ein mehr oder weniger großer Teil der dem Tractus spinothalamicus zugerechneten Fasern endet bereits in der Formatio reticularis und hat von da aus Verbindungen zum Thalamus. Diese Fasern können als *Tractus spinoreticularis* zusammengefaßt werden. Besonders beim *Schwein* soll diese Bahn sehr umfangreich sein und gegenüber dem Tractus spinothalamicus bei weitem überwiegen. Auch beim *Schaf* besteht dieses Fasersystem mit vielfältigen Verbindungen zur Formatio reticularis bis zum Zwischenhirn.

Die **Tractus spinocerebellares dorsalis** und **ventralis** (Kleinhirnseitenstrangbahnen) gehören ebenfalls zu den phylogenetisch alten Teilen des Leitungsapparates (sie sind schon bei den Fischen nachweisbar) und stellen die wichtigsten Verbindungen zwischen Rückenmark und Kleinhirn her. Sie liegen lateral an der Oberfläche des Funiculus ventrolateralis und leiten aus Muskeln, Sehnen und Gelenken Erregungen der unbewußten, nicht realisierten Tiefensensibilität zum Kleinhirn (Proprioception), wo sie dann im Sinne der Muskelkoordination und Gleichgewichtsregulation ausgewertet werden.

Der *Tractus spinocerebellaris dorsalis* (FLECHSIGsches Bündel) (22/9; 27/4) zieht ipsilateral über den Pedunculus cerebellaris caudalis in die Kleinhirnrinde (Vermis und Zona intermedia des Lobus anterior). Die Axone entstammen dem *Nucleus thoracicus* (STILLING-CLARKEsche

Säule), in dem die Umschaltung der proprioceptiven Afferenzen (Muskelspindeln, Sehnenspindeln, Gelenkreceptoren) aus dem hinteren Körper und den Hintergliedmaßen erfolgt. Entsprechend der Ausdehnung des Nucleus thoracicus gibt es den Tractus spinocerebellaris dorsalis nur im Brust- und Halsmark.

Der *Tractus spinocerebellaris ventralis* (GOWERsches Bündel) (22/10; 27/5) kreuzt größtenteils in der Commissura alba auf die Gegenseite und zieht bis zum Vorderrand des Pons, wo er umbiegt und über den Pedunculus cerebellaris rostralis ins Kleinhirn zieht und in den gleichen Gebieten endet wie die dorsale Bahn. Der Tractus spinocerebellaris ventralis hat seinen Ursprung in verschiedenen Laminae der grauen Substanz des Rückenmarkes, leitet aber ebenfalls Erregungen aus dem hinteren Teil des Körpers und den Hintergliedmaßen.

Die proprioceptiven Afferenzen aus dem vorderen Teil des Körpers, aus den Vordergliedmaßen und dem Hals werden über einen rostralen spinocerebellären Trakt und über den Tractus cuneocerebellaris dem Kleinhirn zugeführt.

Die proprioceptiven Fasern in den Dorsalwurzeln von C 1 – C 8 enden in einem Kern (*Nucleus cervicalis centralis*), der sich in der Substantia intermedia (Lamina VII, medial oder zentral) von C 1 – C 4 ausdehnt. Dieser Kern ist als Gegenstück zum Nucleus thoracicus für die vordere Körperhälfte anzusehen. Andere Afferenzen werden erst im Nucleus cuneatus umgeschaltet, bevor sie dem Kleinhirn zugeleitet werden.

Im übrigen haben die modernen Markierungsmethoden eine Vielfalt von Ursprungsneuronen für die spinocerebellären Bahnen ergeben, die sich, in den einzelnen Segmenten unterschiedlich, außer in der Lamina II, bevorzugt in den Laminae IV – IX, in allen Bereichen der Substantia grisea des Rückenmarkes befinden. Damit ist auch gesagt, daß die üblicherweise genannten Tractus spinocerebellares in Ursprung und Verlauf (kreuzen, ipsilateral) nur einen Teil der differenzierten Organisation in der Verbindung des Rückenmarkes mit dem Kleinhirn wiedergeben.

Der **Tractus spinoolivaris** (22/12) ist ein Teil der spinocerebellären Verbindung. Er zieht ipsilateral zum Nucleus olivaris, wo eine Umschaltung auf den Tractus olivocerebellaris stattfindet.

Im **Dorsalstrang** sind alle direkt gehirnwärts ziehenden Fasern des afferenten Wurzelsystems (s. S. 51) vereinigt, die sich kurz nach ihrem Eintritt in den Markmantel in einen langen, aufsteigenden (27/2) und einen kurzen, absteigenden Ast (27/2') aufteilen. Die absteigenden Äste werden in den hinteren Rückenmarksabschnitten gegen das Septum medianum dorsale gedrängt oder bilden im Halsmark das SCHULTZEsche Komma (22/5) und stehen durch ihre Kollateralen mit dem Eigenapparat in Verbindung. Die ascendierenden Äste dagegen schichten sich in segmentaler Gliederung zum medial gelegenen **Fasciculus gracilis** (GOLLsches Bündel) (22/7) bzw. zum lateral anschließenden **Fasciculus cuneatus** (BURDACHsches Bündel) (22/8) und ziehen ohne Umschaltung im Rückenmark bis zu den *Dorsalstrangkernen der Medulla oblongata*. Da das verlängerte Mark auch als *Bulbus encephali* bezeichnet wird, pflegt man die Dorsalstrangbahnen auch unter dem Begriff des *Tractus spinobulbaris* zusammenzufassen.

Während der *Fasciculus gracilis* Erregungen aus der hinteren Körperhälfte gehirnwärts leitet und deshalb die ganze Länge des Rückenmarkes durchzieht, wobei die Fasern der hintersten Segmente am weitesten medial liegen und diejenigen der nach cranial folgenden Segmente sich lateral schichtweise anlagern, übernimmt der *Fasciculus cuneatus* die Erregungsleitung aus der Vordergliedmaße und tritt deshalb erst im vorderen Brust- und Halsmark in Erscheinung.

Der *Tractus spinobulbaris* besteht aus den zentralen Axonen des 1. Neurons (mit Perikaryen in den Spinalganglien) der somatotopisch organisierten *epikritischen Sensibilität*. Er gehört zu den stammesgeschichtlich jüngeren ascendierenden Fasersystemen und ist deshalb beim *Menschen* besonders mächtig entwickelt. Er dient der Fähigkeit, Berührungs- und Druckempfindungen zu lokalisieren, Konsistenzbeschaffenheit und Form betasteter Objekte zu erkennen sowie Stellung und Lage der beweglichen Körperteile zu realisieren und mit

Hilfe des sogenannten Kraftsinns (d. h. des Spannungsgrades der Muskeln) gefühlsmäßig das Gewicht von Gegenständen zu ermessen.

Im Gegensatz zum Tractus spinothalamicus (mit Tractus spinoreticularis) ist der Tractus spinobulbaris bzw. der weiterführende Lemniscus medialis somatotopisch organisiert. Das betrifft bereits die Bahn selbst, aber insbesondere die Umschaltung in spezifischen Thalamuskernen (Nucleus ventralis caudalis der Nuclei laterales) und die Projektion auf ganz bestimmte Rindenfelder (s. S. 131 ff.). Das sind die Voraussetzungen für eine genaue Ortung bzw. Diskrimination taktiler Reize, was beim *Menschen* in der sogenannten simultanen Raumschwelle gipfelt: an der Zungenspitze können zwei punktförmige Reize im Abstand von 1,5 mm, an der Zeigefingerspitze von 2,5 mm noch als getrennt wahrgenommen werden (Zweipunkt-Diskrimination).

Die Voraussetzungen für die Leitung und Projektion solch feiner taktiler Reize sind auch bei den *Haussäugetieren* gegeben. Über die tatsächliche Wahrnehmung wissen wir nichts.

Ergänzt wird das System des Dorsalstranges durch den **Tractus spinocervicalis**, der als ein postsynaptischer Funiculus dorsalis bezeichnet werden kann. Nach einer weiteren Umschaltung im *Nucleus cervicalis lateralis* schließt sich die Bahn in der Medulla oblongata dem contralateralen Lemniscus medialis an. Sie scheint insbesondere taktile Reize von den Haaren zu übermitteln (s. S. 49 f.).

Die **descendierenden Leitungsbahnen** (vgl. 22; 28) sind beim *Menschen* und bei den höheren *Säugetieren* ausschließlich im *Ventrolateralstrang* gelegen. Sie haben ihren Ursprung in der Großhirnrinde oder in subcorticalen Kernen des Hirnstammes.

Es lassen sich unterscheiden:

1. der Tractus corticospinalis lateralis,
2. der Tractus corticospinalis ventralis,
3. der Tractus rubrospinalis,
4. der Tractus reticulospinalis,
5. der Tractus tectospinalis,
6. der Tractus vestibulospinalis.

Die Tractus repräsentieren die Bahnen einer mehr oder weniger willkürlichen Motorik, stellen aber zum größten Teil den efferenten Schenkel eines Leitungsbogens innerhalb automatisch ablaufender, unwillkürlicher motorischer Aktionen dar.

Die direkte Verbindung des Cortex cerebri mit den Nuclei motorii des Rückenmarkes wird durch den **Tractus corticospinalis** hergestellt. Diese Bahn hat an der Basis der Medulla oblongata die Form einer Pyramide und wird deshalb auch als *Tractus pyramidalis* bezeichnet. Die anderen Bahnen beginnen erst im Hirnstamm, sind polysynaptisch, entsprechend vielfach verschaltet und für eine gezielte Bewegungsauslösung nicht geeignet.

Obwohl überhaupt kein Abschnitt des Zentralnervensystems morphologisch und funktionell isoliert zu betrachten ist, werden häufig dem Tractus corticospinalis die anderen Bahnen (3. – 6.) als extrapyramidale motorische Bahnen gegenübergestellt. Bei den *Haussäugetieren* erübrigt sich eine solche Unterscheidung umsomehr, als die Pyramidenbahn im Vergleich zu den anderen Tractus nur gering ausgebildet ist und auch funktionell eine untergeordnete Rolle spielt.

Der *Tractus corticospinalis lateralis* (22/14; 28/1) stellt stammesgeschichtlich eine Neuerwerbung der Säugetiere dar und entwickelt sich etwa parallel zur fortschreitenden Differenzierung des Endhirns. Die Pyramidenbahn nimmt zum Teil von den BETZschen Riesenpyramidenzellen der motorischen Großhirnrinde ihren Ursprung und zieht beim *Menschen* ohne Unterbrechung bis ins unterste Sacralmark. Sie verbindet die motorischen Rindenbezirke des Großhirns mit den efferenten Wurzelzellen der Rückenmarksnerven und ermöglicht so eine direkte Impulsübertragung zur Auslösung gezielter oder willkürlicher Bewegungen. Entsprechend der noch geringen Entfaltung der Großhirnrinde ist die Pyramidenbahn bei den *niederen Säugetieren* (Monotremen, Marsupialier) nur schwach entwickelt und an den Dorsalstrang gebunden, während sie bei den *Affen* und beim *Menschen* zu einem mächtigen

Faserbündel anschwillt. Dieses Faserbündel tritt hinter der Brücke an die Oberfläche und zieht als sich deutlich abzeichnender, paariger, pyramidenförmiger Strang ventral am verlängerten Mark bis zu dessen hinterem Ende.

Im caudalen Abschnitt der Medulla oblongata steigen die Pyramidenfasern gegen den Zentralkanal auf und kreuzen unter ihm größtenteils nach der Gegenseite. Diese sich kreuzenden Fasersysteme werden als *Decussatio pyramidum*, Pyramidenkreuzung, bezeichnet. Ihre Fortsetzung bildet die Pyramidenseitenstrangbahn, *Tractus corticospinalis lateralis*, die zwischen dem Dorsalhorn und dem Grundbündel des Ventrolateralstrangs einerseits und dem Tractus spinocerebralis dorsalis andererseits gelegen ist. Die nicht kreuzenden Faserzüge bilden beim *Menschen* die die Fissura mediana ventralis flankierende Pyramidenvorderstrangbahn, *Tractus corticospinalis ventralis*.

Die Pyramidenbahn ist beim *Menschen* die wichtigste Leitungsbahn für alle willkürlichen Erregungsimpulse. Eine Unterbrechung der Pyramidenbahn hat deshalb eine schlaffe Halbseitenlähmung (Hemiplegie) zur Folge. Spastische Begleiterscheinungen dürften durch gleichzeitige Schädigung der extrapyramidalen Bahnen verursacht werden.

Bei den *Haussäugetieren* beginnt die Pyramidenbahn ebenfalls in der motorischen Großhirnrinde. Bei der *Katze* ist der Ursprung im Gyrus sigmoideus, Gyrus coronalis und Gyrus ectosylvius rostralis erkannt worden. Der größte Teil der Fasern kreuzt in der Medulla oblongata auf die Gegenseite und zieht als *Tractus corticospinalis lateralis* im Seitenstrang des Rückenmarkes bei den *Fleischfressern* bis ins Sacralmark, bei den *Wiederkäuern* und beim *Pferd* nur bis ins Cervicalmark. Beim *Schwein* endet die Pyramidenbahn nach vollständiger Kreuzung bei C 1 am Hypoglossuskern, ist also ein *Tractus corticobulbaris*. Außerdem bestehen Verbindungen zum motorischen Kern des N. facialis und zur Formatio reticularis.

Was den *Tractus corticospinalis lateralis* der *Katze* betrifft, so sollen die gleichen Verhältnisse wie beim *Menschen* vorliegen, daß nämlich 55 % aller Fasern im Halsmark, 20 % im Brustmark und 25 % im Lenden- und Kreuzmark enden.

Ein kleiner Teil der Fasern zieht ipsilateral weiter und kreuzt erst vor Eintritt in die Substantia grisea über die Commissura alba ventralis auf die Gegenseite. Dieser ventromedial gelegene *Tractus corticospinalis ventralis* ist auf die vorderen Halssegmente beschränkt.

Der *Tractus corticospinalis* jeder Seite besitzt bei der *Katze* ca. 415.000 Axone. Davon sind 88 % myelinisiert, 12 % nicht myelinisiert. Für den überraschenden Befund markloser Axone werden heute drei Deutungen gegeben. Die Fasern können corticospinaler Natur sein wie der Hauptteil des Tractus; sie können zu einem anderen corticofugalen System gehören; oder es könnte sich auch um ascendierende Fasern handeln. Bei den vielfach bestehenden Rückkopplungen scheint vor allem die letzte Deutung wahrscheinlich.

Ebenfalls bei der *Katze* sind mit retrograder Markierung die Verbindungen von zwei Rückenmarkssegmenten, C 7 und L 7, mit dem Cortex cerebri geprüft worden. Beide Segmente erhalten sowohl gekreuzte als auch ungekreuzte Fasern aus einer gemeinsamen corticalen Zone. Daneben bestehen zwei weitere Rindengebiete, die jeweils nur C 7 oder L 7 über gekreuzte und ungekreuzte Fasern erreichen. Die Steuerung zweier weit auseinanderliegender Rückenmarkssegmente durch ein gemeinsames Rindengebiet steht einer somatotopischen Organisation der motorischen Bahn entgegen.

Die Endigung der motorischen Fasern erfolgt vermutlich in der Regel an Schaltneuronen, die vor allem im *Dorsalhorn* und in der *Substantia intermedia (Lamina IV – VII)* gelegen sind. Direkte Kontakte zu Motoneuronen können jedoch nicht ausgeschlossen werden.

Aus den morphologischen Gegebenheiten kann bereits abgeleitet werden, daß bei den *Haussäugetieren* die Pyramidenbahn nicht die dominierende Rolle spielt wie beim *Menschen*. Die experimentelle Entfernung der motorischen Rinde hat keine Hemiplegie zur Folge, die Tiere zeigen nur geringe Ausfallserscheinungen. Noch weniger wird die Motorik von einer Durchschneidung der Pyramiden beeinträchtigt. In beiden Fällen wird die Dominanz der extrapyramidalen Motorik deutlich, die aber offensichtlich unter dem Einfluß der motorischen Rinde steht und deshalb von Rindenläsionen noch eher berührt wird.

Vordergrund, die von subcorticalen Zentren ihren Ausgang nehmen und als extrapyramidales motorisches System zusammengefaßt werden.

Gewissermaßen im Mittelpunkt dieses Systems steht bei den *Haussäugetieren* der *Nucleus ruber* (s. S. 114) im Tegmentum des Mittelhirns, von dem der auch an Umfang bedeutende **Tractus rubrospinalis** (22/16; 28/2) (MONAKOWsches Bündel) seinen Ausgang nimmt.

Der Tractus kreuzt unmittelbar nach seinem Ursprung auf die Gegenseite (FORELsche Kreuzung) und verläuft im Rückenmark ventral vom Tractus corticospinalis lateralis. Er erreicht bei der *Katze* das Sacralmark. Daneben gibt es bei der *Katze* eine ipsilaterale Bahn zur Substantia intermedia im Cervicalmark. Die Fasern des contralateralen Tractus rubrospinalis enden in den Laminae V – VII (dorsaler und lateraler Teil der Zona intermedia) im allgemeinen an Schaltneuronen. Daneben sind aber direkte Endigungen an Motoneuronen nachgewiesen worden, was diesen Tractus in seinem Entwicklungsgrad (verglichen mit *Primaten* und *Mensch*) über den Tractus corticospinalis stellt und seine Bedeutung unterstreicht. Der Tractus rubrospinalis besitzt außerdem eine somatotopische Organisation.

Der **Tractus reticulospinalis** (22/15, 19) ist eine phylogenetisch alte Leitungsbahn, die in der Formatio reticularis im Bereich der Brücke und der Medulla oblongata entspringt. Die zahlreichen pontinen Fasern verlaufen als *Tractus reticulospinalis ventralis* (22/19) ipsilateral im Funiculus ventralis und enden bilateral in den Laminae VII und VIII. Die medullären Fasern ziehen als *Tractus reticulospinalis lateralis* (22/15) bilateral im Funiculus lateralis vor allem in die Lamina VII und sind wie auch der pontine Teil im gesamten Rückenmark zu finden.

Der **Tractus tectospinalis** (22/18; 28/3) nimmt seinen Ursprung im Mittelhirndach, kreuzt in der dorsalen Haubenkreuzung nach der Gegenseite und liegt bei den *Haussäugetieren* direkt neben der Fissura mediana ventralis. Er zieht nur bis ins Cervicalmark und endet in den Laminae VI, VII und VIII von C 1 – C 4 an Schaltneuronen. Er dient zur Leitung optischer und akustischer Flucht- und Abwehrreflexe und zur optischen Kontrolle der Bewegungs- und Gleichgewichtsregulation (Lage des phylogenetisch alten Sehzentrums im Mittelhirndach!).

Der **Tractus vestibulospinalis** (22/17; 28/4) schließlich gehört zu den stammesgeschichtlich ältesten Fasersystemen. Er entspringt aus dem Nucleus vestibularis lateralis (DEITERS). Er verläuft ungekreuzt im Funiculus ventrolateralis an der ventralen Oberfläche des Rückenmarkes, wendet sich dann nach dorsomedial, so daß er im Lumbalmark an der Fissura mediana gelegen ist. Er endet an den Zwischenneuronen in der Lamina VIII, beeinflußt also nur mittelbar α- und γ-Motoneurone der Streckermuskulatur. Über den Tractus vestibulospinalis wird insbesondere die Erhaltung des Gleichgewichtes (Stellreflexe) im Stand und in der Bewegung reguliert.

Im Rückenmark verlaufen auch **absteigende Bahnen des vegetativen Nervensystems**.

Fasern aus dem Zwischenhirn (Hypothalamus) verlaufen gekreuzt oder ungekreuzt im *Fasciculus longitudinalis dorsalis* zunächst vor allem zu den visceralen Kernen der Formatio reticularis. Einige Fasern konnten vom Hypothalamus bis zum 2. Cervicalsegment verfolgt werden.

Über Relaisstationen wird schließlich auch im Funiculus lateralis (ventral) die *Substantia intermedia* des Rückenmarkes erreicht. Auch der Tractus reticulospinalis enthält viscerale Komponenten. Sie dienen insgesamt der Steuerung des Stoffwechsels, der Atmung, des Wasser- und Wärmehaushaltes, der Harnblasen- und Genitalfunktionen und der Regulation der Vasomotoren, Piloarrektoren und der Schweißsekretion.

Gehirn, Encephalon
Lage, äußere Gestalt und Gewicht

Der folgenden Beschreibung wird eine Gliederung des Gehirns zugrundegelegt, die sich aus der Entwicklung, Ontogenese wie Phylogenese (s. S. 4 ff.), ableiten läßt:

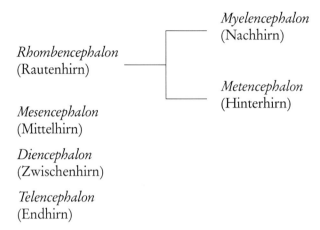

Rhombencephalon
(Rautenhirn)

Myelencephalon
(Nachhirn)

Metencephalon
(Hinterhirn)

Mesencephalon
(Mittelhirn)

Diencephalon
(Zwischenhirn)

Telencephalon
(Endhirn)

Eine weitere, sehr grobe Einteilung berücksichtigt die Entwicklung nicht und nennt am fertigen Gehirn der *Säugetiere* drei Abschnitte: ein Großhirn *(Cerebrum)*, ein Kleinhirn *(Cerebellum)* und einen Hirnstamm *(Truncus encephali)*.

Der Begriff **Hirnstamm** umfaßt alle Hirnabschnitte außer dem Großhirnmantel (Pallium) und dem nebengeschalteten Kleinhirn (Cerebellum). Eine in der Physiologie übliche Gliederung stellt Großhirn (Pallium *und* Endhirnganglien) und **Stammhirn** (alles übrige) gegenüber.

Lage des Gehirns

Das Gehirn liegt, umschlossen von den Hirnhäuten, *Meninges* (s. S. 198), und der soliden Knochenkapsel des Hirnschädels, in der Schädelhöhle, *Cavum cranii*, die es weitgehend ausfüllt, so daß Schädelhöhlenausgüsse die arttypische Form des Gehirns in groben Zügen wiedergeben. Bei den *Haussäugetieren* wird das Cavum cranii durch das ins Lumen vorspringende knöcherne Hirnzelt, *Tentorium cerebelli osseum (Fleischfresser* und *Pferd)* bzw. durch die *Eminentia cruciformis (Schwein* und *Wiederkäuer)* und das an diesen Knochenleisten entspringende häutige Hirnzelt, *Tentorium cerebelli membranaceum*, in eine vordere, große und eine hintere, kleine Schädelhöhle eingeteilt. In der großen Schädelhöhle liegt das Großhirn mit den vorderen Anteilen des Hirnstammes, in der kleinen das Rautenhirn (vgl. Bd. I: S. 142).

Während beim *Menschen* der Hirnstamm infolge der mächtigen Entfaltung des Großhirns und der aufrechten Körperhaltung zwischen Di- und Mesencephalon eine nahezu rechtwinklige Knickung aus der Horizontalen in die Vertikale aufweist und das ganze Rautenhirn von den beiden Großhirnhemisphären überlagert wird, bleibt der *Truncus encephali* bei den *Haussäugetieren* gestreckt, und die einzelnen Abschnitte des Gehirns liegen noch weitgehend in ursprünglicher Art und Weise hintereinander angeordnet der Schädelbasis auf. Eine mehr oder weniger ausgeprägte dorsalkonvexe Abkrümmung des Hirnstammes findet sich erst am Übergang vom verlängerten Mark ins Rückenmark beim Austritt aus der Schädelhöhle im Bereich des Spatium atlantooccipitale (vgl. 29).

Die Lagebeziehung des Gehirns zum Schädeldach zeigt im Hinblick auf die große Verschiedenheit in der Konstruktion des Neurocranium tierartlich ganz erhebliche Unterschiede. Auf jeden Fall liegen die anatomischen Voraussetzungen für hirnchirurgische oder -experimentelle Eingriffe, vielleicht abgesehen von der *Katze* und den kurzköpfigen *Hunderassen*, bei keinem unserer *Haussäugetiere* so günstig wie beim *Menschen*.

So ist das **Kleinhirn** bei allen *Haussäugetieren* in die Gegend der Hinterhauptsschuppe verlagert und deshalb wegen der verschieden stark vorspringenden Crista nuchae (*Fleischfresser, Schwein, Pferd*) bzw. der Protuberantia occipitalis externa (*Fleischfresser, Wiederkäuer, Pferd*) und der mächtigen Nacken- und Genicksmuskulatur von der Oberfläche her schlecht zugänglich. Die **Großhirnhemisphären** sind bei den langschädligen *Hunderassen* und beim *Pferd* im frontalen Bereich von der Stirnhöhle, im parietalen und occipitalen Gebiet von der Crista sagittalis externa und dem kräftigen M. temporalis überlagert, während sich beim *Schwein* und beim *Rind* die kompliziert gekammerten Hohlräume des Sinus frontalis

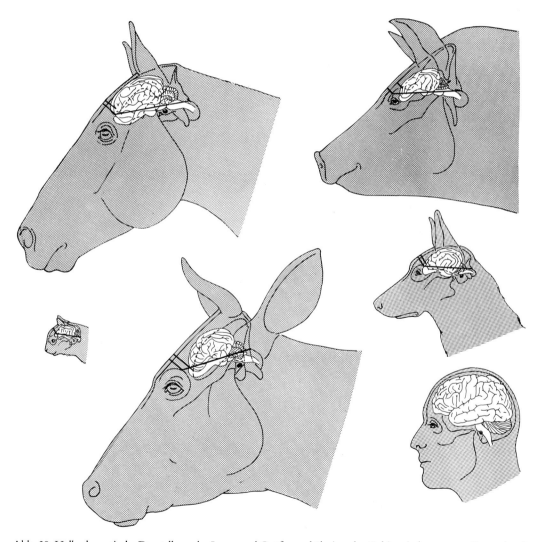

Abb. 29. Halbschematische Darstellung der Lage- und Größenverhältnisse des Gehirns in bezug zum Gesamtkopf bei Katze, Hund, Schwein, Rind, Pferd und Mensch.

Die kräftigen, geraden Striche geben die Lage der Sägeschnitte zur Abtragung des Schädeldaches für die Gehirnexenteration an.

zwischen Gehirn und Oberfläche einschieben. Nur bei der *Katze*, den kurzköpfigen *Hunden* und den hornlosen *kleinen Wiederkäuern* liegt das Großhirn, besonders im frontalen und parietalen Bereich, der Kopfoberfläche unmittelbar benachbart (vgl. 29; 30).

Während das Gehirn beim *Menschen* zum imponierendsten Kopforgan geworden ist, tritt es bei den *Haussäugetieren*, vor allem bei den *Huftieren*, im Verhältnis zur Gesamtmasse des Kopfes eher in den Hintergrund (vgl. 29). Erfahrungsgemäß neigt man deshalb immer wieder dazu, sich den Frontalpol des Gehirns zu weit rostral gelegen vorzustellen, was zu unangenehmen Überraschungen führen kann, wenn ein Tier durch Gehirnschuß betäubt werden soll. Beim *Rind* und *Pferd* liegt das Gehirn zwischen einer Querebene auf Höhe der Linea nuchalis superior bzw. der Hinterkante des Zwischenhornwulstes (hinteres Grenzgebiet) und einer solchen, die wir uns an den hinteren Rand des Augenbogens bzw. des Processus zygomaticus des Frontale gelegt denken (vorderes Grenzgebiet). Bei den *Fleischfressern*, dem *Schwein* und den *kleinen Wiederkäuern* dagegen schieben sich Frontalpol und Bulbus olfactorius noch zwischen die beiden Orbitae ein, so daß das vordere Grenzgebiet des Gehirns durch eine Transversalebene bestimmt wird, die den nasalen Rand des Processus zygomaticus tangiert (*Fleischfresser*) oder die Mitte des dorsalen Orbitarandes trifft (*Schwein*, *kleiner Wiederkäuer*) (vgl. 29, 30).

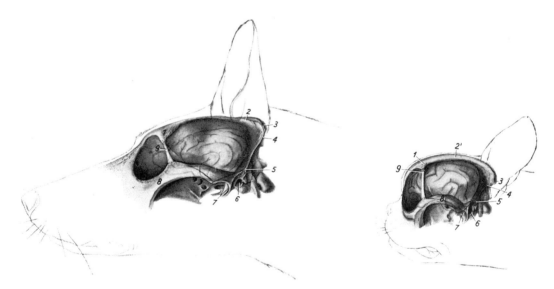

Abb. 30. Vergleichende Darstellung der Lageverhältnisse des Gehirns bei einem Deutschen Schäferhund (langköpfige Rasse) und einer Französischen Bulldogge (kurzköpfige Rasse).

1 Processus zygomaticus des Frontale; 2 Crista sagittalis externa, 2' Planum parietale; 3 Protuberantia occipitalis externa; 4 Crista nuchae; 5 palpierbarer Höcker caudodorsal vom Meatus acusticus externus (6); 7 Fossa mandibularis des Kiefergelenkes; 8 Jochbogen; 9 Ligamentum orbitale

Exenteration des Gehirns

An diese grobe Lagebestimmung wird man sich auch bei der Exenteration des Gehirns zunächst zu halten haben. Soll die arttypische Form nach der Entnahme möglichst naturgetreu erhalten bleiben, dann empfiehlt es sich, das Gehirn durch Injektion einer 5 - 6 %igen Formalinlösung in die A. carotis communis in situ zu fixieren. In diesem Fall wird die Schädelkapsel nach Abtragung aller Weichteile und Absetzung des Unterkiefers mit Meißel und Knochenzange unter Schonung der Dura mater Stück für Stück entfernt, wobei man am besten von der Schädelbasis her beginnt, um auch die Stümpfe der Gehirnnerven und die Hypophyse in natürlichem Zusammenhang zu erhalten.

Bei der Exenteration des unfixierten, frischen Gehirns spielen die Lageverhältnisse und die tierartlichen Besonderheiten des Schädelbaues eine größere Rolle. Nach Abzug der äußeren Haut und Entfernung aller Weichteile vom Schädeldach wird mit Vorteil auch der Unterkiefer abgesetzt. Bei gehörnten *Schafen* und *Ziegen* müssen die Hörner an ihrer Basis abgesägt werden, und beim *Schwein* empfiehlt es sich, den Jochbogen zu entfernen. Ferner erweist sich das Enukleieren der Bulbi oculi als vorteilhaft. Nun wird das Schädeldach im vorderen Grenzgebiet des Gehirns zunächst durch einen (*Katze*) bzw. zwei transversal geführte Sägeschnitte quer durchtrennt (vgl. 29).

Da bei der *Katze* die Stirnhöhle klein und das Schädeldach sehr dünn ist, genügt ein am hinteren Rand des Processus zygomaticus des Frontale angelegter Transversalschnitt, um die Schädelhöhle zu öffnen. Bei allen anderen *Haussäugetieren* müssen wir im vorderen Grenzgebiet des Gehirns mit dem Sinus frontalis und damit mit zwei Knochenplatten, der Tabula externa und interna des Frontale, rechnen, die beide durchsägt werden müssen, wenn die Schädelhöhle eröffnet werden soll.

Beim *Hund* und beim *Pferd* wird der erste Transversalschnitt auf der Höhe des caudalen, beim *Rind* auf der Höhe des nasalen Augenbogenrandes, bei den *kleinen Wiederkäuern* vor der Hornzapfenbasis in der Mitte des dorsalen und beim *Schwein* auf der Höhe des nasalen Orbitarandes ausgeführt. Der zweite, parallel zum ersten liegende Sägeschnitt ist beim *Hund* ca. 1 cm, beim *Pferd* etwa 2 cm weiter caudal, beim *Rind* und den *kleinen Wiederkäuern* auf der Höhe des caudalen Augenbogenrandes und beim *Schwein* in der Mitte des dorsalen Orbitarandes anzulegen. Mit diesen beiden Sägeschnitten soll zunächst nur die Lamina externa des Frontale durchtrennt und damit der Sinus frontalis eröffnet werden. Die so isolierte Knochenbrücke wird sodann mit dem Meißel von der Lamina interna gelöst und entfernt. Nun kann auch die Innenplatte des Stirnbeins vorsichtig angesägt und mit dem Meißel von der Crista galli getrennt werden, womit die Schädelhöhle im vorderen Grenzgebiet des Gehirns eröffnet ist.

Die Transversalschnitte sind sodann durch zwei seitliche Längsschnitte zu ergänzen, wobei das Sägeblatt bei den *Fleischfressern*, beim *Schwein*, *Rind* und *Pferd* am oberen Rand, bei den *kleinen Wiederkäuern* im oberen Drittel der Condyli occipitales in einem Winkel von etwa 45 Grad zur Horizontalen angelegt und die Seitenwand der Schädelkapsel in Richtung des vorderen Querschnittes durchsägt wird (vgl. 29). Infolge der vor allem beim *Schwein* und *Rind* stark vorspringenden Crista temporalis läßt sich der Längsschnitt nie in einem Zug ausführen, und im Bereich des Felsenbeins muß immer mit dem Meißel nachgeholfen werden. Um das Gehirn nicht zu verletzen, ist an der stärksten Seitenausladung der Schädelkapsel im Gebiet der dünnen Schläfenbeinschuppe besondere Vorsicht geboten. Im allgemeinen muß die vollkommene Lösung des Schädeldaches mit dem Meißel vollendet werden.

Ist dies geschehen, wird der Meißel in die frontal eröffnete Schädelhöhle unter die Innenplatte des Stirnbeins eingeführt und durch Hebelwirkung das Schädeldach leicht angehoben. Die mit der Schädelkapsel verklebte Dura mater läßt sich nun mit dem Finger oder dem Skalpellheft im allgemeinen stumpf vom Schädeldach lösen. Nur beim *Pferd* ist die Verklebung der Dura mater so fest, daß die stumpfe Lösung nicht immer gelingt. In diesem Fall muß die Dura mater entlang den Quer- und Längssägeschnitten mit der Schere durchtrennt werden, wobei frontal noch die *Falx cerebri* und in der Felsenbeingegend jederseits das *Tentorium cerebelli membranaceum* zu durchschneiden ist. Wird das Schädeldach im Zusammenhang mit der Dura mater abgesetzt, müssen die in das dorsale Sinussystem mündenden Venen und die Stiele der *Granulationes leptomeningicae* entweder stumpf oder mit der Schere durchtrennt werden, wobei vor allem der aus der Fissura longitudinalis cerebri aufsteigende *Sinus rectus* nicht vergessen werden darf.

Ist das Schädeldach unter Schonung der Dura mater entfernt worden, muß diese seitlich und frontal mit der Schere durchschnitten und nach oben vom Gehirn gelöst werden.

Die Exenteration des jetzt nur noch von der Leptomeninx umhüllten Gehirns erfolgt am nach vorn-unten geneigten und in geeigneter Weise fixierten Kopf von hinten her. Durch Hochheben des verlängerten Markes werden die aus ihm austretenden Gehirnnerven sichtbar und mit dem Skalpell an ihren Durapforten durchschnitten (*N. hypoglossus*, XII; *N. accessorius*, XI; *N. vagus*, X; *N. glossopharyngeus*, IX; *N. vestibulocochlearis*, VIII; *N. facialis*, VII, und *N. abducens*, VI). Nach weiterem Abheben des Hirnstammes erkennt man die mächtige, seitlich von der Brücke abgehende Wurzel des *N. trigeminus* (V) und nach deren Durchtrennung den zarten *N. trochlearis* (IV), der meistens abreißt. Nun wird die Ansicht auf die Ventralfläche der Hirnschenkel und den aus diesen austretenden *N. oculomotorius* (III) sowie den *Hypophysenstiel* frei. N. oculomotorius, Hypophysenstiel und die benachbarten Äste der A. carotis interna werden ebenfalls durchschnitten und schließlich auch noch die *Nn. optici* (II) unmittelbar vor dem Chiasma durchtrennt. Nachdem das Gehirn jetzt von der Schädelbasis gelöst ist, wird der Kopf in eine Schräglage nach hinten-unten verbracht, um mit dem Skalpellheft auch noch die *Riechkolben* aus der Fossa ethmoidea herausschälen zu können, wobei sie in der Regel allerdings mehr oder weniger beschädigt werden.

Die *Hypoyhyse* wird bei dieser Exenterationsmethode anschließend von der Schädelbasis gelöst. Eine Präparation, die das Verbleiben der Hypophyse am Gehirn zum Ziel hat, muß außerordentlich vorsichtig erfolgen, wobei allerdings auch dabei in den meisten Fällen der dünne Hypophysenstiel vom Zwischenhirn abreißt.

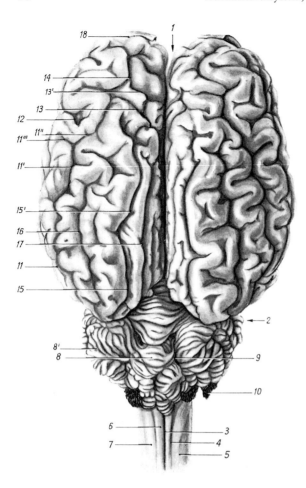

Abb. 31. Dorsalansicht eines Pferdegehirns.

1 Fissura longitudinalis cerebri; 2 Fissura transversa cerebri; 3 Sulcus medianus dorsalis; 4 Grenzrinne des Fasciculus cuneatus; 5 Sulcus lateralis dorsalis; 6 Fasciculus cuneatus; 7 Radix spinalis n. trigemini; 8 Wurm, 8' Hemisphäre des *Kleinhirns*; 9 Sulcus paramedianus; 10 Plexus choroideus ventriculi IV.; 11 Sulcus suprasylvius caudalis, 11' Sulcus suprasylvius medius, 11" Sulcus suprasylvius rostralis, 11''' Nebenfurche; 12 Sulcus diagonalis; 13 Sulcus ansatus, 13' Sulcus cruciatus; 14 Sulcus coronalis; 15 Sulcus marginalis caudalis, 15' Sulcus marginalis; 16 Sulcus ectomarginalis; 17 Sulcus endomarginalis; 11 – 17 Furchen mit entsprechenden Windungen des *Großhirns*; 18 Bulbus olfactorius

Abb. 32. Linke Seitenansicht eines Pferdegehirns.

1 Fissura transversa cerebri; 2 Pyramis; 3 Höhe der Decussatio pyramidum; 4 Sulcus parapyramidalis; 5 Fibrae arcuatae superficiales; 6 Tuberculum faciale ventrale; 7 Corpus trapezoideum; 2 – 7 *Myelencephalon* (Medulla oblongata); 8 Pons; 9 Pedunculus cerebellaris medius sive Brachium pontis; 10 Lobulus ansiformis, 10' Vermis, 10" Paraflocculus des Kleinhirns; 11 Plexus choroideus ventriculi IV.; 8 – 11 *Metencephalon*; 12 Crus cerebri; 13 Sulcus lateralis mesencephali; 14 Tegmentum mesencephali; 15 Colliculus caudalis; 12 – 15 *Mesencephalon*; 16 Hypophyse; 17 Chiasma opticum; 16 – 17 *Diencephalon*; 18 Bulbus olfactorius; 19 Pedunculus olfactorius; 20 Gyrus olfactorius lateralis; 21 Tractus olfactorius lateralis, 21' Sulcus endorhinalis; 22 Trigonum olfactorium; 23 Substantia perforata rostralis; 24 Gyrus semilunaris, 24' Gyrus ambiens, 24" Gyrus und Sulcus sagittalis medialis, 24''' Gyrus und Sulcus sagittalis lateralis; 24 – 24''' Lobus piriformis; 25 Pars rostralis, 25' Pars caudalis des Sulcus rhinalis lateralis; 26 Fissura sylvia sive lateralis cerebri, 26' Sulcus diagonalis, 26" Fossa lateralis cerebri; 27 Sulcus ectosylvius rostralis, 27' Sulcus ectosylvius medius, 27" Sulcus ectosylvius caudalis; 28 Sulcus suprasylvius rostralis, 28' Sulcus suprasylvius caudalis, 28" Sulcus obliquus, 28^{IV} Sulcus ansatus; 29 Sulcus marginalis, 29' Sulcus ectomarginalis, 29" Sulcus coronalis; 30 Sulcus cruciatus; 31 accessorische Nebenfurche; 32 Sulcus praesylvius; 33 Sulcus proreus; 34 Sulcus olfactorius; 35 Inselstiel; 18 – 35 *Telencephalon*

II. N. opticus; III. N. oculomotorius; IV. N. trochlearis; V. N. trigeminus; VI. N. abducens; VII. N. facialis; VIII. N vestibulocochlearis; IX. N. glossopharyngeus; X. N. vagus; XI. N. accessorius; XII. N. hypoglossus

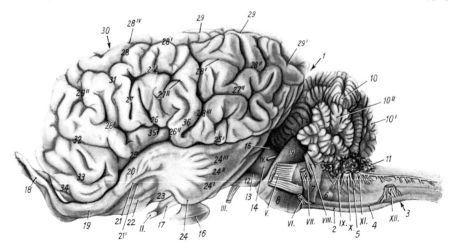

Äußere Gestalt des Gehirns

Allgemeine Übersicht

Wenn man die äußere Gestalt des exenterierten Gehirns studieren will, müssen Dura mater, Arachnoidea und die oberflächlichen Gefäße entfernt werden.

In der **Dorsalansicht** (31) überblicken wir die beiden Hemisphären des Großhirns, *Cerebrum*, die auch unter dem Begriff des Hemisphärenhirns, *Hemisphaerium*, oder des Hirnmantels, *Pallium*, zusammengefaßt werden, sowie das Kleinhirn, *Cerebellum*, und das Hinterende des Hirnstammes, *Truncus encephali*. Der größte Teil des Hirnstammes wird jedoch von den Hemisphären und vom Kleinhirn überdeckt. Zwischen die Hemisphären schiebt sich die mediane Mantelspalte, *Fissura longitudinalis cerebri* (31/1), ein, welche die beiden Hirnmantelhälften rostral und caudal vollständig trennt. Im mittleren Bereich sind sie aber durch die hier den Grund der Mantelspalte bildende mächtige Kommissur des Neopallium, den Hirnbalken, *Corpus callosum* (34/27 – 27IV), unter sich verbunden. Während die Hirnmanteloberfläche bei den niederen Vertebraten glatt erscheint (*lissencephales Gehirn*), ist sie bei den *Haussäugetieren* von Furchen, *Sulci*, und Windungen, *Gyri*, überzogen (*gyrencephales Gehirn*), die ein durchaus arttypisches Gepräge zeigen.

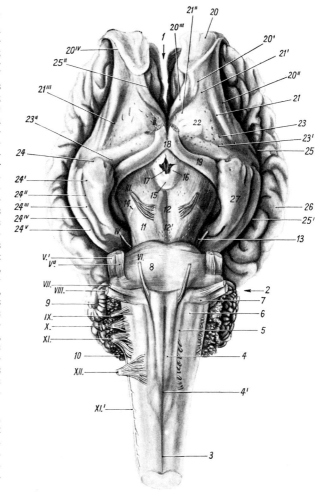

Abb. 33. Ventralansicht eines Pferdegehirns.

1 Fissura longitudinalis cerebri; 2 Fissura transversa cerebri; 3 Fissura mediana ventralis; 4 Pyramis, 4' Decussatio pyramidum; 5 Sulcus lateralis ventralis; 6 Tuberculum faciale ventrale; 7 Corpus trapezoideum; 4 – 7 *Myelencephalon* (Medulla oblongata); 8 Pons mit Sulcus basilaris; 9 Kleinhirnhemisphäre; 10 Plexus choroideus ventriculi IV.; 8 – 10 *Metencephalon* ; 11 Crus cerebri; 12 Fossa intercruralis, 12' Substantia perforata caudalis; 13 Tegmentum mesencephali; 14 Tractus cruralis transversus; 11 – 14 *Mesencephalon*; 15 Corpus mamillare; 16 Tuber cinereum; 17 eröffneter Recessus infundibuli; 18 Chiasma opticum; 19 Tractus opticus; 15 – 19 *Diencephalon*; 20 Bulbus olfactorius, 20' Pedunculus olfactorius, 20" Gyrus olfactorius lateralis, 20''' Gyrus olfactorius medialis, 20IV Sulcus limitans bulbi olfactorii; 21 Tractus olfactorius lateralis, 21' Tractus olfactorius intermedius (oberflächlich nicht sichtbar), 21" Tractus olfactorius medialis, 21''' Sulcus endorhinalis; 22 Trigonum olfactorium; 23 Substantia perforata rostralis, 23' Sulcus diagonalis, 23" Gyrus diagonalis (diagonales BROCAsches Band); 24 Gyrus semilunaris des Caput lobi piriformis, 24' Gyrus ambiens, 24" Sulcus sagittalis medialis, 24''' Gyrus sagittalis medialis, 24IV Sulcus sagittalis lateralis, 24V Gyrus sagittalis lateralis; 25 Pars rostralis, 25' Pars caudalis des Sulcus rhinalis lateralis, 25" Sulcus rhinalis medialis; 26 Neopallium; 27 Lobus piriformis; 20 – 27 *Telencephalon*

II. N. opticus; III. N. oculomotorius; IV. N. trochlearis; V'. Radix sensoria, V". Radix motoria n. trigemini; VI. N. abducens; VII. N. facialis; VIII. N. vestibulocochlearis; IX. N. glossopharyngeus; X. N. vagus; XI. N. accessorius, XI'. sein Ramus externus; XII. N. hypoglossus

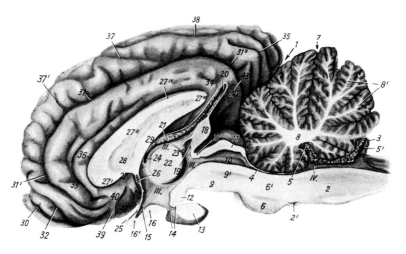

Abb. 34. Medianschnitt duch das Gehirn eines Pferdes.

1 Fissura transversa cerebri; 2 Medulla oblongata, 2' Corpus trapezoideum; 3 Velum medullare caudale mit Plexus choroideus ventriculi IV.; 4 Velum medullare rostrale; 5 Recessus tecti, 5' Recessus caudalis ventriculi IV.; 6 Pons, 6' Tegmentum pontis; 7 Fissura prima; 8 Markkörper, 8' Marklamellen des Kleinhirns (Cerebellum); 2 – 8 *Rhombencephalon*; 9 Crus cerebri, 9' Tegmentum mesencephali; 10 Aquaeductus mesencephali; 11 Lamina tecti sive quadrigemina; 9 – 11 *Mesencephalon*; 12 Corpus mamillare; 13 Hypophyse; 14 Infundibulum mit Recessus infundibuli; 15 Recessus opticus; 16 Chiasma opticum, 16' N. opticus; 17 Commissura caudalis; 18 Glandula pinealis; 19 Recessus pinealis; 20 Recessus suprapinealis; 21 Plexus choroideus ventriculi III.; 22 Adhaesio interthalamica; 23 Nuclei habenulares; 12 – 23 *Diencephalon*; 24 Foramen interventriculare (MONROI); 25 Lamina terminalis; 26 Commissura rostralis; 27 Rostrum, 27' Genu, 27" Truncus, 27'" Splenium corporis callosi, 27ᴵⱽ Stratum griseum corporis callosi sive Induseum griseum; 28 Septum pellucidum; 29 Fornix; 30 Bulbus olfactorius; 31 Sulcus cinguli, 31' Sulcus genualis, 31" Sulcus splenialis; 32 Sulcus ectogenualis; 33 Sulcus endogenualis; 34 Sulcus endosplenialis; 35 Sulcus ectosplenialis; 36 Sulcus corporis callosi; 37 Sulcus ansatus, 37' Sulcus cruciatus; 38 Sulcus endomarginalis; 39 Gyrus olfactorius medialis; 40 Area praecommissuralis; 41 Trigonum olfactorium; 42 Gyrus diagonalis, in den Gyrus paraterminalis sive subcallosus übergehend; 43 piale Verklebungsstelle beider Hemisphären

III. Ventriculus tertius; IV. Ventriculus quartus

An jeder Hemisphäre lassen sich eine gewölbte, dorsolaterale Fläche, *Facies convexa*, eine flache, mediale Fläche, *Facies medialis*, und eine Unterseite, *Facies basilaris*, sowie ein Vorder- oder *Frontalpol* und ein Hinter- oder *Occipitalpol* unterscheiden. Der Occipitalpol des Hemisphärenhirns und das Kleinhirn sind durch die rechtwinklig zur Mantelspalte verlaufende und bis zum Hirnstamm reichende Querspalte, *Fissura transversa cerebri* (31/2; 32/1), voneinander getrennt.

Durch Abheben der Hinterhauptslappen der Hemisphären von der Vorderfläche des Kleinhirns, das sie mehr oder weniger überdecken, wird das ganze *Cerebellum* und vor ihm in der Tiefe die Dach- oder Vierhügelplatte, *Lamina tecti sive quadrigemina* (34/11), des Mittelhirns sichtbar. Die Oberfläche des Kleinhirns ist durch eine komplizierte Lamellierung gekennzeichnet, die durch die vielen, schmalen Kleinhirnwindungen, *Folia cerebelli*, und die ebenso zahlreichen, seichten Furchen, *Sulci cerebelli*, zustande kommt. Grob anatomisch lassen sich der mediane, bei den *Haussäugetieren* im Gegensatz zum *Menschen* kräftige Wurm, *Vermis* (31/8), und die beiden seitlich anschließenden Kleinhirnhemisphären, *Hemisphaeria cerebelli* (31/8'), unterscheiden.

Viel aufschlußreicher ist die **Seiten-** (32) und die **Ventralansicht** (33), da sich namentlich in der letzteren die fünf Hauptabschnitte des Gehirns bereits einigermaßen erkennen und begrenzen lassen.

An der Gehirnbasis, *Basis cerebri*, überblicken wir zunächst den größten Teil des am Tiergehirn besonders hervortretenden Gehirnstammes, *Truncus encephali*, der die rostrale

Fortsetzung des Rückenmarkes darstellt. Sein caudalster Abschnitt bildet das gegenüber dem Rückenmark deutlich verbreiterte verlängerte Mark, *Medulla oblongata* (vgl. 33/4 – 7; 34/2), welches das Nachhirn oder *Myelencephalon* (32/2 – 7; 33/4 – 7) verkörpert. Daran schließt sich bei den *Säugetieren* rostral ein breiter, querverlaufender Wulst, die Brücke, *Pons* (VAROLI) (32/8; 33/8; 34/6), an, mit der dorsal das Kleinhirn gekoppelt ist, dessen Hemisphären den Hirnstamm beidseitig überragen. Brücke und Kleinhirn sind Teile des Hinterhirns oder *Metencephalon* (32/8 – 11; 33/8 – 10).

Vor der Brücke liegen die beiden nach rostral divergierenden, zum Mittelhirn, *Mesencephalon*, gehörenden Großhirnschenkel, *Crura cerebri* (32/12; 33/11; 34/9). Diese umfassen basale Teile des Zwischenhirns, *Diencephalon*, und den Hirnanhang, die *Hypophyse* (32/16; 34/13), und tauchen dann jederseits unter dem *Tractus opticus* (33/19) in die Tiefe. Den rostralen Abschnitt des Zwischenhirns bildet die Sehnervenkreuzung, das *Chiasma opticum* (33/18; 34/16).

An das Zwischenhirn schließt rostral und lateral das End- oder Großhirn, *Telencephalon* oder *Cerebrum*, an, dessen Hemisphären den Hirnstamm dorsal und zum Teil auch lateral bis zum Kleinhirn mantelartig überdecken. Die *Facies basilaris* des Großhirns wird bei den *Haussäugetieren* im Gegensatz zum *Menschen* größtenteils von den Riechkolben, *Bulbi olfactorii* (32/18; 33/20; 34/30), und den übrigen basalen Anteilen des Riechhirns, der *Pars basalis rhinencephali*, eingenommen, die seitlich durch den markanten *Sulcus rhinalis lateralis* (32/25, 25') deutlich begrenzt ist. Vor und über dem Chiasma findet sich die graue Schlußplatte des Endhirns, die *Lamina terminalis* (34/25).

An der Basis des Gehirns treten auch die **12 Gehirnnerven, Nervi craniales**, aus, die in rostrocaudaler Reihenfolge mit den Ordnungszahlen I – XII versehen werden (vgl. 32; 33):

I *Nn. olfactorii*
Gesamtheit der in den *Bulbus olfactorius* eintretenden *Fila olfactoria*.
II *N. opticus*
eigentlich ein modifizierter Gehirnteil, deshalb auch als *Fasciculus opticus* bezeichnet.
III *N. oculomotorius*
IV *N. trochlearis*
V *N. trigeminus*
VI *N. abducens*
VII *N. facialis*
VIII *N. vestibulocochlearis*
IX *N. glossopharyngeus*
X *N. vagus*
XI *N. accessorius*
XII *N. hypoglossus*

Abgesehen vom I. Gehirnnerven entspringen alle anderen aus dem Gehirnstamm, wobei VI – XII aus der Medulla oblongata austreten.

Vergleichende Betrachtung

Die vergleichende Betrachtung des Gehirns unserer *Haussäugetiere* läßt trotz des grundsätzlich gleichen Anlageplans bereits auf den ersten Blick eine ganze Reihe arttypischer Merkmale erkennen (vgl. 35/I – IV). Rassentypische Formunterschiede lassen sich insbesondere beim *Hund* feststellen.

Das Windungsbild der Großhirnhemisphären zeigt bei den *Fleischfressern* die einfachsten Verhältnisse, während es bei den *Pflanzenfressern* kompliziert und zunächst verwirrend erscheint, und das *Schwein* auch hier eine Art Zwischenstellung einnimmt. Bei der *Katze*,

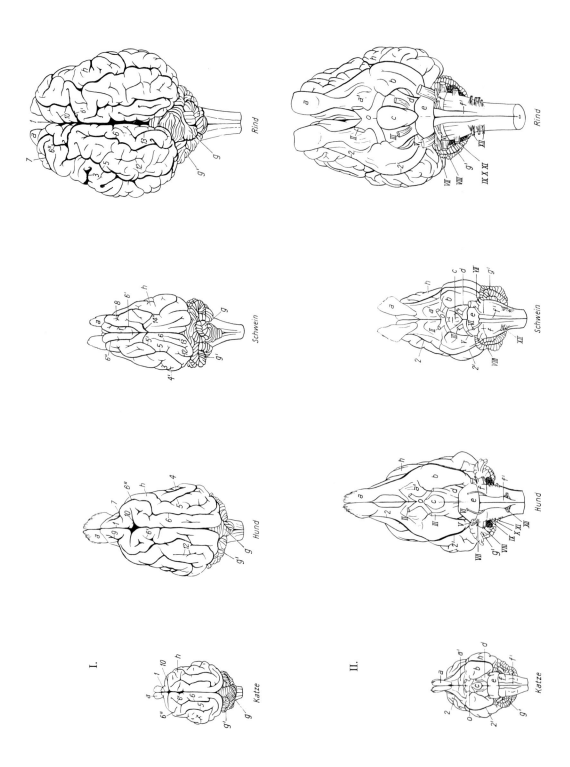

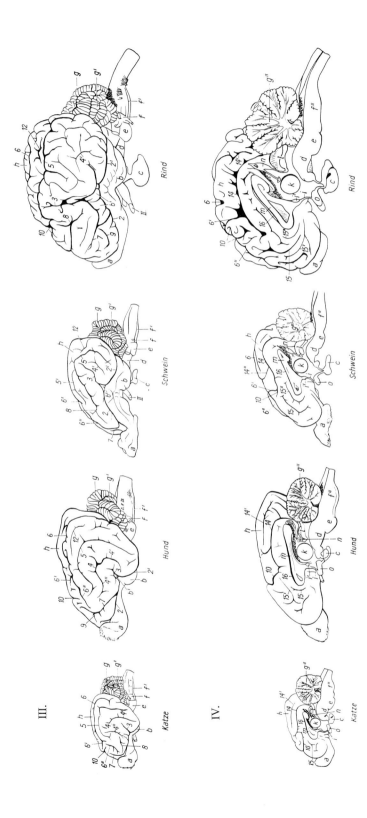

Abb. 35. Vergleichende Darstellung der äußeren Gestalt des Gehirns einer Katze, eines Hundes, eines Schweines und eines Rindes (die Umrißzeichnungen wurden je nach einem bestimmten Präparat angefertigt).

I. Dorsalansicht; **II.** Ventralansicht; **III.** linke Seitenansicht; **IV.** Medianschnitt

a Bulbus olfactorius, a' Trigonum olfactorium; b Lobus piriformis; b' freiliegender Teil der Insula cerebri; c Hypophyse; d Crus cerebri; e Pons; f Corpus trapezoideum, f' Pyramis (bei *Fleischfressern* mit Eminentia olivaris), f'' Medulla oblongata; g Wurm, g' Hemisphäre des Kleinhirns (g''); h Neopallium; i Lamina terminalis, i' Commissura rostralis; k Adhaesio interthalamica; l Vierhügelplatte; m Corpus callosum; n Epiphyse; o Chiasma opticum

1 Fissura longitudinalis cerebri; 2 Pars rostralis, 2' Pars caudalis des Sulcus rhinalis lateralis; 3 Fissura lateralis cerebri; 4 Sulcus ectosylvius medius bzw. Gyrus intersylvius (*Katze*), 4' Sulcus ectosylvius caudalis, 4'' Sulcus ectosylvius rostralis; 5 Sulcus suprasylvius, 5' sein Processus dorsalis (*Schwein*); 6 Sulcus marginalis, 6' Sulcus ansatus, 6'' Sulcus coronalis; 7 Sulcus praesylvius; 8 Sulcus diagonalis; 9 Sulcus proreus; 10 Sulcus cruciatus; 12 Sulcus ectomarginalis; 13 Sulcus endomarginalis; 14 Sulcus splenialis, 14' Sulcus ectosplenialis, 14'' Verbindungsast zum Sulcus suprasylvius; 15 Sulcus genualis, 15' Sulcus ectogenualis, 15'' Sulcus endogenualis, 15''' Sulcus corporis callosi

II N. opticus; III N. oculomotorius; V N. trigeminus; VI N. abducens; VII N. facialis; VIII N. vestibulocochlearis; IX, X, XI Wurzeläste des N. glossopharyngeus (IX), N. vagus (X), N. accessorius (XI); XII N. hypoglossus

und noch ausgeprägter beim *Hund*, verlaufen die Furchen und Windungen vorwiegend bogenförmig um die *Fissura lateralis cerebri* (35/3), während beim *Schwein* nur die zweite Bogenwindung deutlich ausgeprägt ist, die dorsal anschließenden *Sulci* und *Gyri* aber mehr sagittal orientiert sind. Ein deutlich quer zur *Fissura longitudinalis cerebri* stehender *Sulcus cruciatus* (35/10) kennzeichnet vor allem die Dorsalansicht des *Fleischfresser*-Gehirns. Bei den *Wiederkäuern* und beim *Pferd* erscheint das Oberflächenrelief des Hirnmantels viel stärker

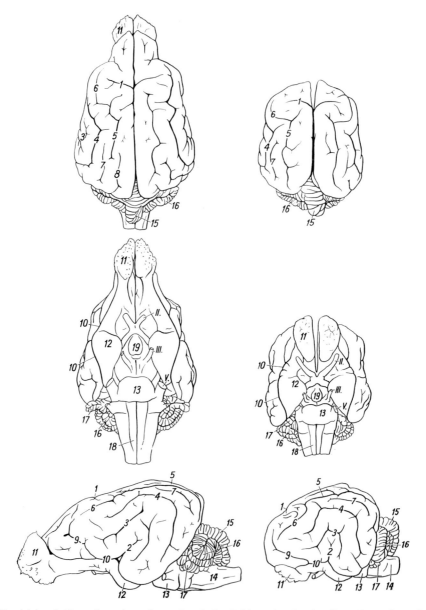

Abb. 36. Vergleichende Darstellung der äußeren Gestalt des Gehirns eines langköpfigen (Deutscher Schäferhund) und eines kurzköpfigen Hundes (Französische Bulldogge).

Links: Deutscher Schäferhund; **rechts:** Französische Bulldogge.

1 Sulcus cruciatus; 2 Fissura pseudosylvia; 3 Sulcus ectosylvius; 4 Sulcus suprasylvius; 5 Sulcus marginalis; 6 Sulcus coronalis; 7 Sulcus ectomarginalis; 8 Sulcus endomarginalis; 9 Sulcus praesylvius; 1O Sulcus rhinalis lateralis; 11 Bulbus olfactorius; 12 Lobus piriformis; 13 Pons; 14 Medulla oblongata; 15 Kleinhirnwurm; 16 Kleinhirn- hemisphäre; 17 Flocculus; 18 Pyramis; 19 Hypophyse

II. N. opticus; III. N. oculomotorius; V. N. trigeminus

gewunden, und neben den undeutlichen und vorwiegend sagittal verlaufenden Hauptfurchen kommt eine Vielzahl kurzer, sehr variabler Nebenfurchen vor, wodurch die Windungen einen mehr geschlängelten Verlauf annehmen. Beim *Rind* sind die Windungen bedeutend plumper und die Furchen tiefer und breiter als beim *Pferd*. Bei den *kleinen Wiederkäuern* wirken sie schlanker und zierlicher. Bei den *Fleischfressern* wird das Riechhirn seitlich zu einem Großteil vom Hirnmantel verdeckt, während es beim *Schwein*, bei den *Wiederkäuern* und beim *Pferd* auch in der Lateralansicht deutlich in Erscheinung tritt.

Das Gehirn der **Katze** wirkt gedrungen, denn der Hirnmantel ist nur wenig länger als breit, wobei der größte Querdurchmesser zwischen mittlerem und hinterem Drittel liegt. Die Riechkolben (35/a) sind bilateral komprimiert, eng aneinander geschmiegt und überragen den Frontalpol der Hemisphären beträchtlich.

Die Gesamtgestalt des **Hundegehirns** variiert rassenmäßig stark. Die langschädligen Rassen besitzen ein längliches, sich nach rostral verjüngendes Gehirn (vgl. 36). Die *Facies convexa* der Hemisphären zeigt einen vom Occipital- zum Frontalpol abfallenden Verlauf, während sich der Temporalpol vor allem nach ventral ausdehnt und dabei die caudalen Teile des Riechhirns seitlich überlagert. Da die Hemisphären vor dem *Sulcus praesylvius* (36/9) zudem deutlich bilateral eingeschnürt sind, erscheint der Hirnmantel nach rostral konisch zugespitzt. Die mächtigen, aneinander geschmiegten Riechkolben sind vor dem Frontalpol der Hemisphären hochgestülpt und überragen ihn rostral erheblich. Demgegenüber zeichnen sich die extrem kurzköpfigen Rassen (vgl. 36) durch ein nahezu kugeliges Gehirn aus. Der Frontalpol ist stumpf abgerundet, und die für das Hundegehirn sonst so typische, seitliche Einschnürung rostral vom Sulcus praesylvius fehlt vollkommen. Die *Bulbi olfactorii* liegen nicht vor, sondern unter dem Frontalpol der Hemisphären, wodurch das ganze basale Riechhirn wie der Hirnstamm auffallend kurz und gedrungen erscheint.

Am Gehirn des **Schweines** fällt in der Ventral- wie in der Lateralansicht vor allem die relativ mächtige Entfaltung des Riechhirns auf (35). Die Riechkolben ragen rostral ebenfalls beträchtlich über den Frontalpol der Hemisphären hinaus, berühren sich gegenseitig aber nicht und sind mit ihrer Siebbeinfläche nach unten orientiert. Gegenüber Riechhirn, Hirnstamm und Kleinhirn erscheint der Hirnmantel verhältnismäßig schwach entwickelt. Er spitzt sich rostral allmählich zu, und die *Facies convexa* zeigt gegen den Frontalpol hin einen ziemlich steil abfallenden Verlauf. Die verhältnismäßig kleine *Hypophyse* ist langgestielt.

Das Gehirn des **Rindes** (35) wirkt im ganzen kurz und gedrungen. Der durch plumpe Windungen ausgezeichnete Hirnmantel zeigt seine stärkste Breitenentfaltung zwischen mittlerem und hinteren Drittel und verschmälert sich rostral nur wenig. Der Frontalpol ist abgerundet. Die beiden weit auseinanderliegenden Riechkolben schlagen sich nach dorsal um den Frontalpol der Hemisphären herum und liegen diesem unmittelbar auf. Die relativ große *Hypophyse* steht durch ein langes Infundibulum mit der Gehirnbasis in Verbindung.

Das Gehirn des **Pferdes** (31; 32; 33; 34) wirkt gegenüber demjenigen des Rindes schlanker und gestreckter. Die Gyri sind schmäler, und das Windungsbild ist komplizierter. Der Hirnmantel verjüngt sich rostral nur wenig, und die Hemisphären besitzen einen breiten, nach vorn gewölbten Frontalpol, dem die nach dorsal umgeschlagenen Riechkolben dicht aufliegen. Die dorsoventral abgeplattete *Hypophyse* ist nur kurzgestielt.

Größe und Gewicht des Gehirns

Größe und Gewicht des Gehirns sind nicht nur von der stammesgeschichtlichen Entwicklungsstufe abhängig, sondern sie stehen auch zur Körpergröße und damit zum Körpergewicht der betreffenden Art oder des Einzelindividuums in Wechselbeziehung. So besitzen kleinere Tiere, bezogen auf das Körpergewicht ein relativ größeres Hirngewicht als große Tiere.

Das *absolute Hirngewicht* beträgt z. B. bei einem *Elefanten* von 2.047 kg Körpergewicht 4.048 g, bei einem *Grönlandwal* von 62.250 kg Körpergewicht 2.490 g und bei einer *Maus* von 21 g Körpergewicht 0,4 g. Das *relative Hirngewicht*, d. h. das Verhältnis Hirngewicht : Körpergewicht, oder das Hirngewicht in Prozenten des Körpergewichts ausgedrückt, ergibt dagegen folgende Werte: beim *Elefanten* 1 : 506, beim *Grönlandwal* 1 : 25.000 und bei der *Maus* 1 : 52, oder das Hirngewicht macht beim *Elefanten* 0,2 %, beim *Grönlandwal* 0,004 % und bei der *Maus* 1,9 % des Körpergewichtes aus. Bei einem *Gorilla* von 95,5 kg Körpergewicht beträgt das absolute Hirngewicht 425 g, beim *Menschen* von 60 – 72 kg Körpergewicht 1.300 – 1.500 g. Die entsprechenden relativen Hirngewichte sind beim *Gorilla* 1 : 213 oder 0,46 %, beim *Menschen* 1 : 46 – 48 oder 2,0 – 2,3 %. Von all den angeführten Säugern besitzt also die *Maus* das relativ höchste Hirngewicht, und der *Mensch* steht bezüglich des absoluten wie des relativen Hirngewichtes keineswegs an der Spitze. Jedoch zeigt nur der *Mensch* gleichzeitig ein so hohes absolutes und ein so hohes relatives Hirngewicht! An dieser zum Teil gewaltigen Größenzunahme des Säugerhirns sind vor allem die Neuhirnanteile, insbesondere die mächtige Entfaltung des *Neopallium*, beteiligt.

Bei den **Haussäugetieren** schwankt das *absolute* wie das *relative Hirngewicht* je nach Rasse („Riesen" und „Zwerge") und Ernährungszustand (Mast) ganz beträchtlich:

Tierart	Körpergewicht	Absolutes Hirngewicht	Relatives Hirngewicht	
			Hirngew.: Körpergewicht	Hirmgew. in % d. Körpergew.
Katze	4–5 kg	27,3–32 g	1: 128–146	0,64–0,68 %
Hund	7–59 kg	68–135 g	1: 106–437	0,23–1,00 %
Schwein	60–96 kg	96–145 g	1: 630–660	0,15–0,16 %
	126–209 kg	105–110 g	1: 1200–1900	0,05–0,08 %
Schaf	50 kg	130 g	1: 377	0,26 %
Rind	500–600 kg	410–480 g	1: 1219–1250	0,07–0,08 %
Pferd	480–540 kg	600–680 g	1: 800–801	0,12–0,17 %

Aufschlußreich ist schließlich auch das Verhältnis Hirngewicht zum Rückenmarksgewicht. Entsprechende Durchschnittswerte konnten wie folgt ermittelt werden: bei der *Katze* 3,4 : 1; beim *Hund* 4,5 : 1; beim *Schwein*, *Rind* und *Pferd* 2,0 : 1 und beim *Menschen* 40 – 48 : 1.

Aus diesen Zahlen läßt sich bereits schließen, daß dem Gehirn als übergeordnetem Integrations- und Regulationsorgan des nervösen Geschehens beim *Menschen* eine ganz andere und in mancher Hinsicht weit größere Bedeutung zukommt als bei den *Haussäugetieren*.

Endlich sei noch darauf hingewiesen, daß die *Domestikation* sich auch auf das Gehirn auswirkt: *Haustiere* haben gegenüber ihren Wildformen ein um 20 – 30 % geringeres Gehirngewicht.

Die einzelnen Gehirnabschnitte

Im folgenden werden die einzelnen Gehirnabschnitte und ihre typischen Strukturen zunächst insoweit beschrieben, als sie mit bloßem Auge oder durch makroskopische Präparationsmethoden darstellbar sind. Ergänzt wird diese Betrachtung jedes Gehirnabschnittes durch eine spezielle Beschreibung, die sich vor allem mit dem inneren Aufbau und der Leitungslehre befaßt. Der Rahmen dieses Lehrbuchs erlaubt allerdings nicht mehr als jenes Minimum, das für das Verständnis einiger morphologischer und funktioneller Zusammenhänge notwendig ist. Auf tierartliche Unterschiede und Besonderheiten kann nicht näher eingegangen werden, obwohl heute eine Vielzahl von Detailkenntnissen vorliegen. Soweit Publikationen Grundsätzliches zu einem Gehirnabschnitt bzw. Übersichten zu vermitteln vermögen, sind diese im Literaturverzeichnis aufgeführt.

Der innere Aufbau des Gehirns ist letztlich nur im Mikroskop zu studieren. Aber selbst dabei erlauben die zur Darstellung des Zell- oder Faserbildes gefärbten Schnitte eine Identifizierung bestimmter Strukturen (Kerne, Bahnen) nur durch das Studium von Schnittserien oder unter Zuhilfenahme von entsprechenden Abbildungen. Dafür stehen Schnittbildtafeln auch von Haustiergehirnen zur Verfügung.

Sehr präzise Auskünfte geben die *stereotaktischen Atlanten*, die insbesondere für experimentelles Arbeiten unerläßlich sind. 1908 haben HORSLEY und CLARKE erstmals Untersuchungen (am Kleinhirn des Rhesusaffen) veröffentlicht, die mit einem stereotaktischen Apparat durchgeführt wurden. In dem Apparat wird der Kopf des Tieres in einem dreidimensionalen Koordinatensystem fixiert, was die Bestimmung eines beliebigen Punktes innerhalb des Gehirns erlaubt. Inzwischen sind die Gehirne vieler Tierarten, auch von Haustieren, „vermessen" und in entsprechenden Atlanten dargestellt worden. Die übereinstimmenden Koordinaten des stereotaktischen Apparates und der Bildtafeln erlauben praktisch einen Zugang (für Elektroden, Injektionen) zu einer Gehirnstruktur auf 200 µm genau.

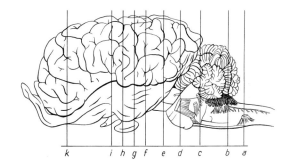

Abb. 37. Lage der Schnittebenen a – k der in den Abb. 39, 41 – 43, 56, 57, 64, 65, 100 und 101 wiedergegebenen, halbschematischen Querschnittsdarstellungen eines Pferdegehirns.

Schnittebene **a**: Abb. 39; **b**: Abb. 41; **c**: Abb. 42; **d**: Abb. 43; **e**: Abb. 56; **f**: Abb. 57; **g**: Abb. 64; **h**: Abb. 65; **i**: Abb. 100; **k**: Abb. 101.

Die Schilderung des inneren Aufbaues bezieht sich in erster Linie auf eine halbschematische Querschnittsserie durch das Gehirn des *Pferdes*. Die Lage der Schnittebenen ist aus Abb. 37 ersichtlich. Eine Übertragung auf andere Tierarten wird anhand bestehender Abbildungen (siehe Literaturverzeichnis) nach Überwindung nomenklatorischer Barrieren im allgemeinen gelingen.

Im Hinblick auf die Entwicklung des Zentralnervensystems und die daraus resultierende enge Beziehung des Gehirns zum Rückenmark, wird für die Schilderung der Gehirnabschnitte die caudorostrale Reihenfolge bevorzugt.

Rautenhirn, Rhombencephalon

Das **Rautenhirn, Rhombencephalon**, gehört zu den stammesgeschichtlich ältesten Teilen des Gehirns und umschließt den IV. Ventrikel, *Ventriculus IV.*, dessen Boden von einer rhombischen oder rautenförmigen Vertiefung, der Rautengrube, *Fossa rhomboidea* (vgl. 96), gebildet wird, nach welcher der ganze Gehirnabschnitt seinen Namen hat. Es besteht aus dem zwischen Mittelhirn und Rückenmark gelegenen hintersten Teil des Hirnstammes und dem ihm aufsitzenden Kleinhirn. Auf Grund seiner embryonalen Anlage wird das Rautenhirn in das rostrale Hinterhirn, *Metencephalon*, und das caudale Nachhirn, *Myelencephalon*, eingeteilt.

Der ohne scharfe Grenze aus dem Rückenmark hervorgehende Stammanteil des Rautenhirns verbreitert sich nach rostral zum verlängerten Mark, *Medulla oblongata* (*Bulbus medullae spinalis*) (34/2; 35/f"; 59/1 – 8), und läßt den ursprünglichen Anlageplan des Neuralrohres mit der ventralen Grund- und der dorsalen Flügelplatte noch deutlich erkennen. Infolge der Massenzunahme der Wandungen und der Ausweitung des Zentralkanals zum IV. Ventrikel liegen Grund- und Flügelplatte aber nicht mehr übereinander, sondern sie sind nach der Seite gekippt, und ihre somatischen und visceralen Graubezirke liegen deshalb nebeneinander (s. S. 5 und Abb. 1). Diese *palaeencephalen Anteile* des Rautenhirns werden, wie im Mittelhirn, unter dem Begriff der Haube, *Tegmentum rhombencephali*, zusammengefaßt. Dazu gesellen sich ventral die *neencephalen Anteile* des sogenannten Fußes, *Pes rhombencephali*, (d. h. im Myelencephalon die Pyramiden und die Oliven, im Metencephalon die Brücke), die bei den *Primaten* und insbesondere beim *Menschen*, die mächtigste Entfaltung erreichen (vgl. 1).

Wie im Rückenmark sind auch im Rautenhirn dorsale und ventrale Nervenwurzeln vorhanden, die sich aber nicht wie diejenigen der Rückenmarksnerven zu einem gemeinsamen Strang vereinigen, sondern immer getrennt bleiben. Den ventralen Wurzeln der Spinalnerven entsprechen der *N. hypoglossus (XII)*, der *N. accessorius (XI)* und der *N. abducens (VI)*. Sie führen vor allem efferente, somatomotorische Fasern. Die den dorsalen Wurzeln der Rückenmarksnerven entsprechenden Nerven des Rautenhirns führen somatosensible, viscerosensible und visceromotorische bzw. parasympathische Fasern, wobei die afferenten, sensiblen Anteile, wie diejenigen der Spinalnerven, ihre Perikaryen in peripheren sensiblen Ganglien haben. Sie verkörpern die ursprünglichen sogenannten Kiemenbogennerven (s. S. 304), nämlich: den *N. trigeminus (V)*, den *N. facialis (VII)*, den *N. glossopharyngeus (IX)* und den *N. vagus (X)* sowie den zwischen die Kiemenbogennerven sich einschiebenden *N. vestibulocochlearis (VIII)*. Wie noch gezeigt werden soll, führen die Kiemenbogennerven (s. S. 305ff.) aber auch somatomotorische Fasern.

Infolge der vielseitigen Aufgaben, die dem Rautenhirn zufallen, kommt es zu der charakteristischen Zunahme der nervösen Substanz im Bereich der Bodenplatte und der Seitenwand seines Stammanteils. Da sich der Binnenraum zum IV. Ventrikel ausweitet, bleibt die ursprüngliche Deckplatte im hinteren Abschnitt jedoch dünn und bildet als *Lamina tectoria* mit dem angrenzenden gefäßreichen Bindegewebe der Leptomeninx die *Tela choroidea rhombencephali* (s. S. 193), während sich im rostralen Abschnitt des Ventrikeldaches das Kleinhirn (s. S. 97) entwickelt.

Medulla oblongata, Verlängertes Mark

Die *Medulla oblongata* (*Bulbus medullae spinalis*, verlängertes Mark) ist der am weitesten caudal gelegene Teil des Gehirns. Sie bildet zusammen mit dem caudalen Abschnitt des IV. Ventrikels und dessen Dach, dem hinteren Marksegel, *Velum medullare caudale*, das *Myelencephalon* (Nachhirn).

Das verlängerte Mark, *Medulla oblongata*, stellt, wie der Name sagt, gewissermaßen eine Verlängerung des Rückenmarkes auf das Gehirngebiet dar, wobei es aber infolge der Häufung grauer Kernbezirke zu einer beträchtlichen Massenzunahme, insbesondere zu einer erheblichen Verbreiterung kommt. Es bildet den hintersten Abschnitt des Gehirnstammes und geht caudal ganz allmählich ins Rückenmark über. Während die rostrale Grenze der Medulla oblongata durch den Hinterrand der Brücke eindeutig gegeben ist, wird die Begrenzung gegenüber dem Rückenmark willkürlich in einer Querebene angenommen, die man sich auf der Höhe der Austrittsstelle der vordersten Wurzeläste des 1. Halsnerven durch den Hirnstamm gelegt denkt. Topographisch kommt das verlängerte Mark in die *Impressio medullaris* des Basioccipitale und sein hinteres Ende in den Bereich des Foramen magnum zu liegen.

In der **Ventralansicht** erkennt man zunächst als Fortsetzung der *Fissura mediana ventralis* (33/3) des Rückenmarkes eine mediane Rinne, die am Hinterrand der Brücke ihr Ende findet und von zwei unter der Brücke hervortretenden Längswülsten flankiert wird. Diese caudal schmäler werdenden Wülste werden nach ihrem Querschnittsbild als Pyramiden, *Pyramides (medullae oblongatae)* (33/4; 59/1), bezeichnet. Sie stellen die Faserbündel des *Tractus corticospinalis* dar. Diese treten, nachdem sie die Hirnschenkel und die Brücke passiert haben, hinter der Brücke gerafft an die Oberfläche, um dann am Hinterende des verlängerten Markes wieder in die Tiefe zu tauchen, in mehreren Bündeln absteigend größtenteils die Mittelebene zu kreuzen und im contralateralen Seitenstrang des Rückenmarkes weiterzuziehen. Die sich kreuzenden Faserzüge des Tractus corticospinalis bilden die Pyramidenkreuzung, *Decussatio pyramidum* (33/4').

Bei den *Haussäugetieren* sind die lateral durch den *Sulcus parapyramidalis* (32/4) begrenzten Pyramiden bedeutend schwächer entwickelt als beim *Menschen*. Bei den *Fleischfressern* treten sie relativ stärker in Erscheinung als bei den *Huftieren*.

Direkt hinter der Brücke entspringt aus dem Sulcus parapyramidalis der *N. abducens (VI)* (33/VI). Parallel zum hinteren Brückenrand erkennt man bei den *Haussäugetieren* als flaches Querband das *Corpus trapezoideum* (32/7; 33/7; 59/7). Unmittelbar hinter dem Trapezkörper liegt eine kleine, flache Erhebung, das *Tuberculum faciale ventrale* (33/6), an dessen medialem Rand eine seichte Längsrinne (33/5) ihr rostrales Ende findet. Aus ihr treten seitlich vom Hinterende der Pyramiden die Wurzeläste des *N. hypoglossus (XII)* aus. Die sich beim *Menschen* und den *Primaten* beidseitig von den Pyra-

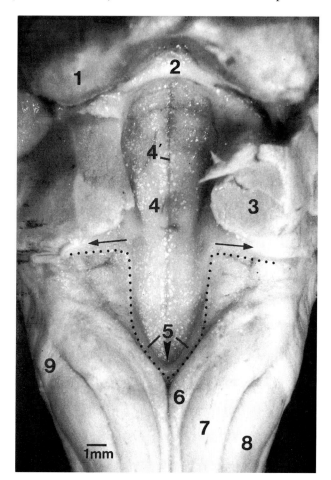

Abb. 38. Rautengrube, Hund. Dorsalansicht; das Kleinhirn, die Marksegel, Plexus choroidei und die Leptomeninx sind entfernt.

1 Colliculus caudalis mesencephali; 2 Rest des Velum medullare rostrale; 3 Schnittfläche der Kleinhirnstiele; 4 Boden der Rautengrube mit 4' Sulcus medianus; 5 Area postrema, V-förmig (der Pfeilkopf weist auf den Obex bzw. in den daruntergelegenen Canalis centralis); 6 Fasciculus gracilis; 7 Fasciculus cuneatus; 8 Tractus spinalis n. trigemini; 9 Fibrae arcuatae superficiales
Die gepunktete Linie gibt den Ansatz der Lamina tecta ventriculi quarti wieder und entspricht der Taenia choroidea; die Pfeile weisen in die Recessus laterales ventriculi quarti.

miden als flache, längsovale Erhebung abzeichnende Olive, *Oliva*, tritt bei den *Haussäuge-*
tieren äußerlich nicht oder höchstens als undeutliche, die Pyramiden im hinteren Bereich
etwas vorwölbende *Eminentia olivaris* (35/f') in Erscheinung (vor allem bei den *Fleischfressern*).

Die **Seitenfläche** des verlängerten Markes ist in ihrem dorsalen Abschnitt lateral vom
Fasciculus cuneatus und dem Pedunculus cerebellaris caudalis zu einem flachen Längswulst
aufgetrieben, der durch die Anschwellung der *Substantia gelatinosa* (ROLANDI) am rostralen
Ende der Dorsalhörner und die sich ihr auflagernden Fasern des *Tractus spinalis n. trigemini*
zustande kommt (38/8; 59/6; 96/6) (s. S. 86).

Unmittelbar vor dieser Anschwellung gewahrt man zarte, schief dorsorostral verlaufende
Faserzüge, die sogenannten äußeren Bogenfasern, *Fibrae arcuatae superficiales* (38/9; 59/3;
96/7), die teils aus der Fissura mediana ventralis, teils aus der Seitenfläche der Medulla
oblongata an die Oberfläche treten und zum Pedunculus cerebellaris caudalis ziehen, dessen
Fasern sie sich beimengen. Aus der Seitenfläche treten lateral vom Tuberculum faciale
ventrale in einer kontinuierlichen Reihe auch die zarten Wurzeläste des IX., X. und XI.
Gehirnnerven aus. Zwischen ihnen kommt es zu einem mehrfachen Faseraustausch, so daß
sich die einzelnen Nerven erst an ihrem Austritt aus dem Schädel eindeutig als *N. glossopha-*
ryngeus (IX), N. vagus (X) und *N. accessorius (XI)* ansprechen lassen.

Die Dorsalfläche der Medulla oblongata sowie die Rautengrube und der Binnenraum des IV. Ventrikels
sind erst nach Abtragung des Kleinhirns sowie des hinteren und vorderen Marksegels überblickbar. Der
IV. Ventrikel und sein Boden, die **Rautengrube**, sind also nicht auf das verlängerte Mark beschränkt,
sondern dehnen sich rostral auch ins Metencephalon und damit auf das ganze Gebiet des Rautenhirns aus. Sie
werden in eigenen Kapiteln zusammenfassend geschildert.

In der **Dorsalansicht** sieht man, daß sich auch der *Sulcus medianus dorsalis* (38/4'; 96/1) vom
Rückenmark auf die Medulla oblongata fortsetzt. Während er bei den *Fleischfressern* von den
zarten *Fasciculi graciles* (GOLL) (38/6) flankiert ist, werden diese bei den *Huftieren* in die Tiefe
verdrängt und treten erst unmittelbar vor dem Hinterende der Rautengrube als spitzer,
dreieckiger Zwickel wieder an die Oberfläche (96/3). Die Fasciculi graciles sind gegenüber
den bedeutend stärkeren, rostral divergierenden *Fasciculi cuneati* (BURDACH) (38/7) jederseits durch einen kurzen *Sulcus intermedius* (96/2) begrenzt. Die Fasciculi cuneati (96/4)
finden, sich wulstartig verbreiternd, in den Pedunculi cerebellares caudales (59/4; 73/20;
96/5) ihre Fortsetzung. Die sich beim *Menschen* am rostralen Ende der Dorsalstränge
oberflächlich als *Tuberculum nuclei gracilis* und *cuneatus* abzeichnenden Dorsalstrangkerne
treten bei den *Haussäugetieren* äußerlich nicht oder, wie das *Tuberculum nuclei cuneati*, nur
andeutungsweise in Erscheinung. Lateral vom Fasciculus cuneatus liegt ein wulstarti-
ger Höcker, unter dem sich die Substantia gelatinosa dorsalis und der Tractus spinalis
n. trigemini verbergen. Die Vorwölbung setzt sich nach caudal in einen spitz auslaufenden
Strang fort, der sich bis ins Gebiet der ersten zwei Halssegmente verfolgen läßt.

Innerer Aufbau des verlängerten Markes

Im **verlängerten Mark** beginnt sich das für das ganze Rückenmark typische Querschnittsbild in caudorostraler Richtung sehr rasch grundlegend zu ändern. Die H-förmig um den
Zentralkanal gruppierte graue Substanz löst sich in eine wechselnde Zahl nur mikroskopisch
isolierbarer, grauer Zellnester, die Kerne, *Nuclei*, auf, die sich in den verschiedenen Abschnitten durch eine typische Lokalisation auszeichnen und dreidimensional meist mehr oder
weniger langgestreckte Zellsäulen darstellen. Die weiße Substanz umgibt die graue nicht
mehr als zusammenhängender Markmantel, sondern sie durchwirkt die grauen Kernbezirke
zum kleineren Teil als geschlossene, längsverlaufende Faserzüge, zur Hauptsache aber in
Form schräg und quer verlaufender Fasern.

Abb. 39. Halbschematischer Querschnitt durch das Myelencephalon in Höhe der Pyramidenkreuzung (Schnittebene 37/a).

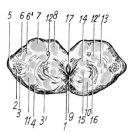

1 Decussatio pyramidum; 2 Tractus rubrospinalis (MONAKOWsches Bündel); 3 Tractus spinocerebellaris dorsalis, 3' Tractus spinocerebellaris ventralis; 4 Tractus spinothalamicus; 5 Fibrae arcuatae superficiales; 6 Tractus spinalis n. trigemini, 6' Nucleus tractus spinalis n. trigemini; 7 Nucleus cuneatus; 8 Nucleus gracilis; 9 Decussatio lemniscorum medialium der Fibrae arcuatae profundae; 10 Nucleus olivaris; 11 Nucleus funiculi lateralis; 12 Tractus solitarius, 12' Nucleus tractus solitarii; 13 Nucleus ambiguus; 14 Nucleus motorius n. hypoglossi; 15 Nucleus motorius n. accessorii; 16 Formatio reticularis; 17 Canalis centralis

Schon auf einem **Querschnitt durch das hinterste Gebiet der Medulla oblongata** (39) läßt sich die H-förmige Querschnittsfigur der grauen Substanz nur noch andeutungsweise erkennen. An ihre Stelle ist eine aufgelockerte, von einzelnen Kernen durchsetzte, netzförmige Struktur, die *Formatio reticularis* (39/16), getreten, die den hier noch vorhandenen Zentralkanal (39/17) umgibt, sich im Bereich der Rautengrube beträchtlich verbreitert und sich rostral durch den ganzen Hirnstamm bis ins Thalamencephalon fortsetzt (vgl. 47). Das von der Formatio reticularis eingenommene Gebiet des Hirnstammes repräsentiert die Haubenregion, *Tegmentum*, die im Rautenhirnbereich als Tegmentum rhombencephali die Ursprungskerne der Nn. hypoglossus, accessorius und abducens, die Endkerne des N. vestibulocochlearis, die End- und Ursprungskerne der sogenannten Kiemenbogennerven (V, VII, IX und X) sowie die *Nuclei reticulares tegmenti* und verschiedene vegetative Zentren eingelagert hat (vgl. 39–43). Die Formatio reticularis läßt sich in einen lateralen, vorwiegend aus grauer Substanz bestehenden Bezirk (*Formatio reticularis grisea*) und einen mittleren, aus quer- und längsverlaufenden Fasern aufgebauten Anteil (*Formatio reticularis alba*) einteilen.

Im verlängerten Mark verkörpert das *Tegmentum rhombencephali* den *palaeencephalen Anteil* und wird als *Pars dorsalis medullae oblongatae* der *neencephalen Pars ventralis medullae oblongatae* oder der Fußregion, *Pes rhombencephali*, gegenübergestellt (vgl. 1).

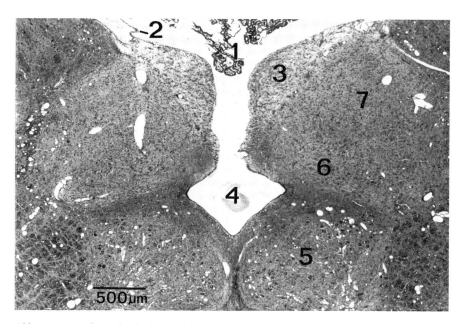

Abb. 40. Querschnitt durch das caudale Ende des Rautenhirns vom Schwein, Trichromfärbung.

1 Plexus choroideus im Ventriculus IV.; 2 Dach des IV. Ventrikels mit Befestigung an der Area postrema (Taenia choroidea); 3 Area postrema, deren rechter und linker Schenkel sich etwas weiter caudal in der Medianen vereinigen und den Obex und gleichzeitig das Dach des beginnenden Canalis centralis (4) des Rückenmarkes bilden; 5 Nucleus motorius n. hypoglossi; 6 Nucleus parasympathicus n. vagi; 7 Nucleus tractus solitarii

In der **Pars dorsalis medullae oblongatae** findet sich als Rest der seitwärts verlagerten Dorsalhörner jederseits dorsolateral die stark vergrößerte *Substantia gelatinosa* (ROLANDI) (39/6') mit der sie unterlagernden *Substantia spongiosa*, deren Zellen den langgestreckten, bis zur Brücke reichenden *Nucleus tractus spinalis n. trigemini* (39/6'; 41/7') verkörpern. Denn die ihn überlagernden, der Zona terminalis des Rückenmarkes entsprechenden und schließlich auch in sie übergehenden, längsverlaufenden Fasern stellen die absteigenden und in diesem mächtigen, sensiblen Kern endigenden Faserzüge des N. trigeminus dar. Sie werden darum als *Tractus spinalis n. trigemini* (39/6; 41/7) bezeichnet. Sie wölben sich zusammen mit dem Kern nach außen sichtbar vor.

Zwischen die Tractus spinales n. trigemini schieben sich die rostralen Endabschnitte der Dorsalstränge mit den Dorsalstrangkernen, dem *Nucleus gracilis* (GOLL) (39/8; 41/9) und dem *Nucleus cuneatus* (BURDACH) (39/7; 41/8) ein, die bei den höheren *Säugetieren* an Umfang zunehmen. In ihnen endigen die aus dem Rückenmark aufsteigenden Bahnen der epikritischen Sensibilität (*Tractus spinobulbaris*), und aus ihnen entspringen die tiefen Bogenfasern, *Fibrae arcuatae profundae* (41/18). Diese kreuzen ventral vom Zentralkanal in spitzem Winkel nach der Gegenseite, wobei sie in der Medianebene die charakteristische Raphe (39/17) bilden, um dann als *Tractus bulbothalamicus* bzw. als mediale Schleifenbahn, *Lemniscus medialis* (41/10; 42/7; 43/6; 56/8; 57/6), zum Thalamus weiterzuziehen. Am deutlichsten tritt die Schleifenkreuzung, *Decussatio lemniscorum medialium* (39/9), dorsal von der Pyramidenkreuzung in Erscheinung. Ein Teil der tiefen Bogenfasern findet keinen Anschluß an die mediale Schleifenbahn, sondern tritt zwischen den Pyramiden oder seitlich an die Oberfläche des verlängerten Markes und zieht als oberflächliches Bogenfasersystem, *Fibrae arcuatae superficiales* (41/6), mit den Fasern des Tractus spinocerebellaris dorsalis zum *Pedunculus cerebellaris caudalis* (41/5) und mit diesem ins Kleinhirn.

Ventral von den Dorsalstrangkernen liegt der *Tractus solitarius* (39/12; 41/13) mit dem sensiblen bzw. sensorischen Endkern des VII., IX. und X. Gehirnnerven, dem *Nucleus tractus solitarii* (39/12'; 40/7; 41/13'), dem sich aber auch noch Fasern des N. trigeminus beigesellen.

Lateral von der *Formatio reticularis* findet sich etwa auf halber Höhe des Vertikaldurchmessers der *Nucleus ambiguus* (39/13; 41/15), und ventrolateral von ihm, nahe der Oberfläche, der bei den *Haussäugetieren* relativ große *Nucleus funiculi lateralis* (39/11; 41/12), der über die Kleinhirnseitenstrangbahn mit dem Kleinhirn in Verbindung stehen soll. Seitlich vom Zentralkanal liegt der *Nucleus motorius n. hypoglossi* (39/14; 40/5; 41/16) und ventromedial im Bereich der Formatio reticularis der *Nucleus motorius n. accessorii* (39/15), der auch als *Nucleus accessorius n. vagi* bezeichnet wird, da sich die aus ihm entspringende Radix cranialis n. accessorii dem N. vagus anschließt.

In der neencephalen Pars ventralis medullae oblongatae kann man an Querschnitten durch das caudale Gebiet des verlängerten Markes die aus der Pyramide aufsteigenden und ventral von der Decussatio lemniscorum medialium nach der Gegenseite kreuzenden Fasern des

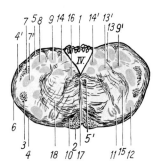

Abb. 41. Halbschematischer Querschnitt durch das Myelencephalon im hinteren Drittel der Medulla oblongata (Schnittebene 37/b).

IV. Ventriculus quartus

1 Plexus choroideus ventriculi IV.; 2 Pyramis; 3 Tractus rubrospinalis (MONAKOWSCHES Bündel); 4 Tractus spinocerebellaris ventralis, 4' Tractus spinocerebellaris dorsalis; 5 Pedunculus cerebellaris caudalis sive Corpus restiforme, 5' Fasciculus longitudinalis medialis; 6 Fibrae arcuatae superficiales; 7 Tractus spinalis n. trigemini, 7' Nucleus tractus spinalis n. trigemini; 8 Nucleus cuneatus; 9 Nucleus gracilis; 8 + 9 Dorsalstrangkerne, 9' Nucleus vestibularis caudalis; 10 Lemniscus medialis; 11 Nucleus olivaris; 12 Nucleus funiculi lateralis; 13 Tractus solitarius, 13' Nucleus tractus solitarii; 14 Nucleus parasympathicus n. vagi, 14' Nucleus intercalatus; 15 Nucleus ambiguus; 16 Nucleus motorius n. hypoglossi; 17 Raphe; 18 Formatio reticularis mit Fibrae arcuatae profundae

Tractus pyramidalis, die Pyramidenkreuzung, *Decussatio pyramidum* (39/1) sowie Anteile des *Nucleus olivaris* (39/10; 41/11) erkennen.

In einem **Querschnitt durch das hintere Drittel des verlängerten Markes** (41) hat sich der Zentralkanal zum IV. Ventrikel (40/4; 41/IV) erweitert. Dadurch werden die ursprünglich übereinander gelagerten Kerngebiete der grauen Substanz seitwärts verdrängt und kommen so gestaffelt nebeneinander zu liegen (vgl. 1).

In den Boden der Rautengrube eingebettet, lassen sich unter einer dünnen Schicht zentralen Höhlengraues folgende Kerne der **Pars dorsalis medullae oblongatae** erkennen: 1. am weitesten medial der *Nucleus motorius n. hypoglossi* (1/4; 40/5; 41/16), der von zwei kleinzelligen Kernen umgeben ist. Rostral vor ihm liegt der *Nucleus praepositus n. hypoglossi*, dorsolateral der *Nucleus intercalatus*. Die Funktion dieser Kerne ist nicht bekannt. 2. Über dem Nucleus intercalatus folgen der *Nucleus parasympathicus n. vagi* bzw. *glossopharyngei* (1/2; 40/6; 41/14) und 3. der *Nucleus tractus solitarii* (40/7; 41/13').

An diese Kernreihe angeschlossen, folgen dorsolateral die *Dorsalstrangkerne* (1/1; 41/8, 9), von denen der *Nucleus cuneatus lateralis* besonders stark entwickelt ist. Sie sind bereits von den Fasern des *Pedunculus cerebellaris caudalis* überlagert. Unter ihnen liegen der *Tractus solitarius* und der *Nucleus tractus solitarii* sowie der *Nucleus vestibularis caudalis* (41/9'). Am weitesten nach lateral haben sich der *Tractus* und *Nucleus tractus spinalis n. trigemini* (41/7, 7') verlagert. Die *Formatio reticularis* (41/18) erscheint mächtig verbreitert und weist in der Mittelebene eine deutliche Raphe (41/17) auf. In ihrem ventrolateralen Randbezirk liegen der *Nucleus ambiguus* (41/15) und der *Nucleus funiculi lateralis* (41/12).

Die **Pars ventralis medullae oblongatae** ist vor allem durch die Faserbündel der *Pyramis* (41/2) und den *Nucleus olivaris* (41/11) gekennzeichnet. Wie die meisten der bisher erwähnten Kerne stellt der Nucleus olivaris räumlich eine Kernsäule von tierartlich variierender Länge dar. Er liegt dorsolateral von der Pyramide, zwischen ihr und dem Nucleus funiculi lateralis und besteht aus dem eigentlichen *Nucleus olivaris* und einem dorsalen und medialen Nebenkern, *Nucleus olivaris accessorius dorsalis* und *Nucleus olivaris accessorius medialis*. Während die accessorischen Kerne mit dem Palaeocerebellum in Verbindung stehen, das vor allem der Koordination der Rumpf- und primitiven Extremitätenbewegungen dient, ist der Nucleus olivaris in Bahnen eingeschaltet, die zum Neocerebellum ziehen, das insbesondere die feineren Ziel- und Fertigkeitsbewegungen zu überwachen hat.

Es ist darum verständlich, daß sich der stammesgeschichtlich junge *Nucleus olivaris* beim *Menschen* zu einem mächtigen, stark gefalteten, beutelförmigen Kern mit medial offenem Hilus entwickelt hat, während die phylogenetisch alten Nebenkerne klein geblieben sind. Beim *Menschen* wölbt sich der ganze Komplex an der Basalfläche der Medulla oblongata lateral von den Pyramiden nach außen vor und wird nach seiner Form als *Olive* bezeichnet. Bei den *Haussäugetieren* ist der Nucleus olivaris relativ klein und das Verhältnis zwischen den bandartigen accessorischen Kernen und dem hakenförmig gekrümmten Hauptkern gerade umgekehrt. Ein Hilus nuclei olivaris ist nur angedeutet. Eine Olive als äußerlich sichtbare Struktur gibt es bei den *Haussäugetieren* nicht oder nur andeutungsweise. Funktionell bildet der Nucleus olivaris ein wichtiges Koordinationszentrum der subcorticalen Motorik.

Hinterhirn, Metencephalon

Das **Hinterhirn, Metencephalon**, bildet den ans Mittelhirn anschließenden, vorderen Teil des Rautenhirns. Es besteht aus der stammesgeschichtlich alten Hinterhirnhaube, **Tegmentum metencephali**, und dem ihr aufsitzenden, den IV. Ventrikel rostral überdachenden Kleinhirn, *Cerebellum* (34/8, 8'). Mit der mächtigen Entfaltung des Neuhirns gesellt sich bei den *Säugetieren* die den Haubenteil ventral spangenartig umgreifende, neencephale Brücke, *Pons* (VAROLI) (34/6), dazu. Der Haubenteil wird hier deshalb als Brückenhaube, *Tegmentum pontis* (34/6'), und der ganze Stammanteil des Metencephalon auch als Brückenhirn bezeichnet.

Brücke, Pons

Die **Brücke, Pons** (VAROLI) (32/8; 33/e; 35/e; 59/9), stellt einen weißen, quer zur Längsrichtung des Hirnstammes verlaufenden Wulst dar, der bei den *Haussäugetieren* erheblich schwächer entwickelt ist als bei den *Primaten* und beim *Menschen*. Sie ist vorn und hinten scharf begrenzt und besteht zur Hauptsache aus transversal verlaufenden, markhaltigen Nervenfasern, die von grauen Kernen (Brückenkerne) durchsetzt sind. An der Ventralfläche findet sich in der Mittelebene der seichte *Sulcus basilaris*. Dorsolateral entspringt aus der Brücke der starke *N. trigeminus* (V). Hier verschmälert sich der Brückenkörper beidseitig zu den caudodorsal verlaufenden Brückenarmen, *Brachia pontis* (32/9; 59/9'; 73/19'; 96/18), die von unten in das Mark des Kleinhirns eintauchen und deshalb auch als *Pedunculi cerebellares medii* bezeichnet werden.

An den caudalen Rand der Brücke schmiegt sich bei den *Haussäugetieren* der ebenfalls aus querverlaufenden Faserzügen bestehende, beim *Menschen* aber noch intrapontin gelegene Trapezkörper, *Corpus trapezoideum* (32/7; 33/7; 59/7), aus dem der VI., VII. und VIII. Gehirnnerv entspringen. Da das Corpus trapezoideum genetisch zur Brücke gehört, werden die aus ihm austretenden Gehirnnerven auch zum Brückenhirn gerechnet. Beim *Rind* entspringt auch der N. trigeminus (V) unmittelbar hinter dem Brückenkörper, dessen laterale Grenze durch eine die Austrittsstellen des V. mit dem VII. Gehirnnerven verbindende Linie gegeben ist. Zwischen den Wurzeln des VII. und VIII. Gehirnnerven und dem Brückenarm liegt der Brückenwinkel.

Innerer Aufbau der Brücke

Ein **Querschnitt durch das Gebiet des Corpus trapezoideum**, das genetisch zur Brücke gehört, trifft bereits auch das Kleinhirn und dessen Verbindungen zum Hirnstamm sowie die Pars intermedia des IV. Ventrikels (42).

Die neencephale **Pars ventralis** wird hier nur durch die Faserbündel der *Pyramis* (42/2) verkörpert, während die viel mächtigere, palaeencephale **Pars dorsalis** zahlreiche Kern- und Faserstrukturen enthält und gleichzeitig die Verbindung zum Kleinhirn herstellt.

Den größten Teil des *Tegmentum rhombencephali* nimmt hier die *Formatio reticularis* (42/11) ein, die in der Medianebene eine deutliche *Raphe* (42/11') aufweist. Beidseitig von dieser findet sich direkt unter dem Ventrikelboden das zarte mediale Längsbündel, *Fasciculus longitudinalis medialis* (41/5'; 42/10), das in den caudalen Abschnitten der Medulla oblongata tiefer liegt und sich einerseits ins Rückenmark und andererseits ins Mittel-und Zwischenhirn fortsetzt. Das mediale Längsbündel ist ein komplexes System auf- und absteigender Fasern, das der Koordination der Augen-, Hals- und Kopfbewegungen dient (s. S. 55).

Ventral von der Formatio reticularis findet sich das bei den *Haussäugetieren* vorwiegend oberflächlich gelegene, querverlaufende und die Mittelebene kreuzende Faserlager des **Trapezkörpers**, *Corpus trapezoideum* (42/1), das einen Teil der zentralen Hörbahn darstellt und sich rostral in die laterale Schleife, *Lemniscus lateralis* (43/7; 56/6; 57/6'), fortsetzt. Zum Trapezkörper gehören die kleinen, unregelmäßig zwischen seine Fasern eingestreuten *Nuclei ventrales corporis trapezoidei* sowie der *Nucleus dorsalis corporis trapezoidei* (42/8), der früher zu den Olivenkernen gerechnet wurde. Dorsolateral vom dorsalen Trapezkörperkern liegt

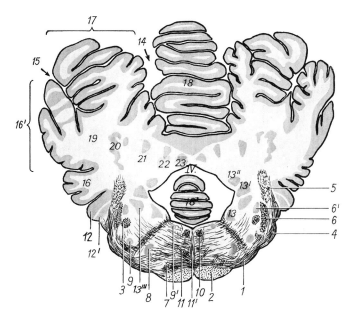

Abb. 42. Halbschematischer Querschnitt durch das Myel- und Metencephalon in Höhe des Corpus trapezoideum (Schnittebene 37/c).

Myelencephalon (Medulla oblongata): 1 Corpus trapezoideum; 2 Pyramis; 3 Tractus rubrospinalis (MONAKOWsches Bündel); 4 Tractus spinocerebellaris ventralis; 5 Pedunculus cerebellaris caudalis sive Corpus restiforme; 6 Tractus spinalis n. trigemini, 6' Nucleus tractus spinalis n. trigemini; 7 Lemniscus medialis; 8 Nucleus dorsalis corporis trapezoidei; 9 Nucleus motorius n. facialis, 9' Nucleus parasympathicus n. intermedii; 10 Fasciculus longitudinalis medialis; 11 Formatio reticularis mit 11' Raphe; 12 Nucleus cochlearis dorsalis, 12' Nucleus cochlearis ventralis des Tuberculum acusticum; 13 Nucleus vestibularis medialis (SCHWALBE), 13' Nucleus vestibularis caudalis (ROLLER), 13'' Nucleus vestibularis rostralis (BECHTEREW), 13''' Nucleus vestibularis lateralis (DEITERS)

Metencephalon (Cerebellum): 14 Sulcus paramedianus; 15 Sulcus parafloccularis; 16 Flocculus; 16' Paraflocculus; 17 Lobulus ansiformis; 16 – 17 *Hemisphaerium cerebelli*; 18 Lobulus medianus; 18' Nodulus; 18 – 18' *Vermis cerebelli*; 19 Markkörper des Kleinhirns; 20 Nucleus lateralis cerebelli; 21 Nucleus interpositus lateralis cerebelli; 22 Nucleus interpositus medialis cerebelli; 23 Nucleus fastigii sive tecti; 20 – 23 *Kleinhirnkerne*

IV. Ventriculus quartus

der *Nucleus motorius n. facialis* (42/9), dessen efferente Fasern zunächst rautengrubenwärts ziehen, sich als inneres Facialisknie, *Genu internum n. facialis*, hakenförmig um den Abducenskern herumschlagen und dann erst den Weg an die Oberfläche antreten. Das Facialisknie bildet die als *Colliculus facialis* (96/11') bezeichnete Erhebung am Ventrikelboden. Dem Facialisknie benachbart und, wie alle parasympathischen Kerne, unmittelbar unter dem Boden der Rautengrube, liegt der *Nucleus parasympathicus n. intermedii* (42/9'), der dem parasympathischen Anteil des N. facialis, als *N. intermedius* (zusammen mit sensorischen Fasern) bezeichnet, Ursprung gibt. Der parasympathische Kern wird auch *Nucleus salivatorius pontis (sive rostralis)* genannt, weil seine sekretorischen Fasern die Glandulae mandibularis und sublinguales, die kleinen Mund- und Nasendrüsen sowie die Tränendrüse innervieren (s. S. 323 und 329).

Nach Markierungsversuchen muß dieser Kern bei der *Katze* in der Medulla oblongata, nicht im Pons lokalisiert werden.

Das dorsolaterale Gebiet dieser Übergangszone vom verlängerten Mark zum Brückenhirn wird von den ins Kleinhirn einstrahlenden *Pedunculi cerebellares caudales* (42/5), dem *Tractus* und *Nucleus tractus spinalis n. trigemini* (42/6, 6') und den Endkernen des *N. vestibulocochlearis* (VIII) eingenommen. Während die *Nuclei cochleares* als *Nucleus cochlearis dorsalis* und *Nucleus cochlearis ventralis* (42/12, 12') oberflächlich, der Eintrittsstelle des VIII. Gehirnnerven benachbart, im *Tuberculum acusticum* (96/9) gelegen sind, liegen die *Nuclei vestibulares* in der *Area vestibularis* (96/9') entlang der ventrolateralen Wand des IV. Ventrikels. Es lassen sich unterscheiden: 1. ein *Nucleus vestibularis medialis* (SCHWALBE) (42/13), 2. ein *Nucleus vestibularis caudalis* (ROLLER) (42/13'), 3. ein *Nucleus vestibularis rostralis* (BECHTEREW) (42/13'') und 4. ein *Nucleus vestibularis lateralis* (DEITERS) (42/13'''), wobei der letztere weniger Endkern des N. vestibularis als Koordinationszentrum ist.

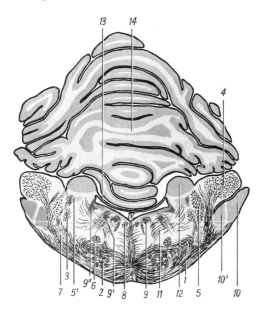

Abb. 43. Halbschematischer Querschnitt durch das Metencephalon im vorderen Bereich der Brücke (Schnittebene 37/d).

1 Fibrae transversae pontis mit eingestreuten Brückenkernen; 2 Tractus pyramidalis; 3 Tractus rubrospinalis; 4 Pedunculus cerebellaris medius sive Brachium pontis; 5 Pedunculus cerebellaris rostralis sive Brachium conjunctivum, 5' Tractus mesencephalicus und Nucleus tractus mesencephalici n. trigemini; 6 Lemniscus medialis; 7 Lemniscus lateralis mit Nucleus lemnisci lateralis; 8 Fasciculus longitudinalis medialis; 9 Nucleus motorius n. abducentis; 9' Nucleus parasympathicus n. intermedii, 9'' Nucleus coeruleus; 10 Nucleus sensibilis pontinus n. trigemini, 10' Nucleus motorius n. trigemini; 11 Formatio reticularis; 12 Colliculi caudales der Vierhügelplatte; 13 Velum medullare rostrale; 14 Lobus rostralis cerebelli

IV. Ventriculus quartus

Auch im **Querschnitt durch das eigentliche Brückengebiet** (43) lassen sich eine palaeencephale **Pars dorsalis**, die **Brückenhaube**, und eine neencephale **Pars ventralis**, der **Brückenfuß**, deutlich unterscheiden. Letzterer bildet den makroskopisch besonders markanten Querwulst an der Basis des Metencephalon, der erstmals bei den *Säugetieren* auftritt und als Brücke, *Pons* (VAROLI), bezeichnet wird.

Der **Brückenfuß** besteht zur Hauptsache aus quer verlaufenden Faserzügen, den *Fibrae pontis transversae* (43/1), welche die Mittelebene kreuzen und zwischen sich, unregelmäßig verstreut, die Brückenkerne, *Nuclei pontis*, eingelagert haben. Die querverlaufenden Brückenfasern werden von den Längsfaserbündeln des *Tractus pyramidalis* (43/2) durchzogen und dadurch in eine oberflächliche, ventrale und eine tiefe, dorsale Schicht unterteilt. Im wesentlichen besteht die Brücke aber aus Fasern, die als *Tractus corticopontinus* aus der Großhirnrinde über die Hirnschenkel zu den Brückenkernen gelangen und von hier, nach Umschaltung auf ein zweites Neuron, als *Fibrae pontis transversae* die Mittelebene kreuzen und über die contralateralen Brückenarme, *Pedunculi cerebellares medii* (43/4), zu den Kleinhirnhemisphären ziehen. Der Ausbildungsgrad der Brücke ist also wesentlich vom Entwicklungsgrad der Groß- und Kleinhirnhemisphären, d. h. des Neencephalon, abhängig.

Die **Brückenhaube** besteht zu einem Großteil aus der *Formatio reticularis* (43/11) mit deutlicher *Raphe*. Neben ihr, direkt unter dem zentralen Höhlengrau der Rautengrube, liegt der *Fasciculus longitudinalis medialis* (43/8) und lateral davon der *Nucleus motorius n. abducentis* (43/9) mit der Schleife des inneren *Facialisknies*, sowie der *Nucleus parasympathicus n. intermedii* (43/9'). Im Winkel zwischen Boden und Seitenwand der Rautengrube sitzt der *Nucleus (Locus) coeruleus (caeruleus)* (43/9''). Dieser Kern ist zwar hauptsächlich in der Brücke gelegen, reicht aber bis ins Mittelhirn, wo er sich an den *Nucleus dorsalis tegmenti* anschließt und nach dorsolateral an den *Nucleus tractus mesencephalici n. trigemini* grenzt.

Der *Nucleus coeruleus* ist bei den *Haussäugetieren* nicht oder nur schwach pigmentiert, so daß die Bezeichnung „blauer Kern" nur auf die Farbtönung beim *Menschen* zutrifft, wo er als blauschwarzer Streifen am Boden des IV. Ventrikels im pontinen Bereich in Erscheinung tritt. Er besteht allgemein aus dicht gepackten noradrenergen Neuronen, so daß er als zentrales Analogon eines sympathischen Ganglions angesehen wird. Nach Reizung des Nucleus coeruleus kommt es zu einer Erhöhung des Blutdruckes und der Herzschlagfrequenz. Die nervalen Wege dieser Funktion sind bislang unbekannt. Der Nucleus ist Teil des Alarmsystems, das durch bedrohliche Situationen in Gang gesetzt wird. Dies könnte durch eine Beeinflussung der Signalverarbeitungsfähigkeiten der Zielneurone infolge einer Erhöhung des Signal-Rauschabstandes und Unterdrückung von Hintergrundaktivitäten erfolgen.

Dorsolateral befinden sich die mächtigen, schief getroffenen Faserbündel der vorderen und mittleren Kleinhirnschenkel, *Pedunculi cerebellares rostrales* und *medii* (43/4, 5), sowie die ebenfalls angeschnittenen Rindenbezirke der hinteren Zweihügel (43/12) des Mittelhirns, zwischen denen als dorsaler Abschluß des IV. Ventrikels das vordere Marksegel (43/13) ausgespannt ist. Nahe der Ein- bzw. Austrittsstelle der Trigeminuswurzel liegt dorsolateral der größere *Nucleus sensibilis pontinus n. trigemini* (43/10), an den sich nach caudal der *Nucleus tractus spinalis n. trigemini* (42/6') anschließt, und ventromedial, unmittelbar benachbart, der *Nucleus motorius n. trigemini* (43/10'). Dazu gesellen sich medial vom Pedunculus cerebellaris rostralis der *Tractus mesencephalicus* und der *Nucleus tractus mesencephalici n. trigemini* (43/5').

Dorsomedial lagert sich den tiefen Brückenfasern der *Lemniscus medialis* (43/6), dorsolateral der *Lemniscus lateralis* mit dem *Nucleus lemnisci lateralis* (43/7) an, und lateral von der Formatio reticularis findet sich der *Tractus rubrospinalis* (MONAKOW) (43/3).

Rautengrube, Fossa rhomboidea

Die **Rautengrube**, **Fossa rhomboidea**, bildet den flachmuldenförmigen Boden des IV. Ventrikels. Sie beginnt caudal im verlängerten Mark mit einem spitzen Winkel, der wegen seiner Ähnlichkeit mit einer Schreibfederspitze als *Calamus scriptorius* (96/14) bezeichnet wird, und nimmt nach rostral rasch an Breite zu. Ihre größte Breitenausladung erreicht die Rautengrube im Übergangsgebiet des myelencephalen in den metencephalen Teil des IV. Ventrikels, d. h. am hinteren Rand des Kleinhirnstieles, wo sie sich zu den *Recessus laterales ventriculi IV.* (38; 96/15) ausweitet. Nach rostral verschmälert sie sich dann wieder, um schließlich in den Aquaeductus mesencephali überzugehen. Die seitliche Begrenzung der Rautengrube wird im vorderen Abschnitt von den *Pedunculi cerebellares rostrales* (96/17), im hinteren Teil von den *Pedunculi cerebellares caudales* (96/5), gebildet, zu denen sich dort, wo diese beiden Kleinhirnschenkel zum Cerebellum aufsteigen, lateral noch die *Pedunculi cerebellares medii* (96/18), hinzugesellen.

Der Boden der Rautengrube erhält durch mehrere Furchen und verschiedene flache Erhebungen ein charakteristisches Oberflächenrelief, das allerdings tierartlich etwas variiert. Immer vorhanden ist eine mediane Rinne, der *Sulcus medianus* (38/4'; 96/10), der sie in der ganzen Länge durchzieht, sowie der seitlich gelegene *Sulcus limitans* (96/10'), der sich vorn und hinten je zu einer mehr oder weniger deutlichen *Fovea rostralis* (96/11'') und einer *Fovea caudalis* (96/12') vertieft. Lateral von der Fovea rostralis findet sich ein am nicht fixierten Gehirn graubräunlich, beim *Menschen* blauschwarz gefärbter Bezirk, der *Locus coeruleus* (96/11'''), ein Kerngebiet im Bereich des Nucleus sensibilis pontinus n. trigemini, das sich bis in das Mittelhirn ausdehnt. Zwischen Sulcus medianus und Sulcus limitans schiebt sich jederseits ein flacher Längswulst, die *Eminentia medialis* (96/11), ein, die bei den *Fleischfressern* durch eine undeutliche Sekundärfurche in zwei Längsstreifen unterteilt ist. Im rostralen Bereich der Eminentia medialis findet sich eine spindelförmige Vorwölbung, die als *Colliculus facialis* oder *Tuberculum faciale dorsale* (96/11') bezeichnet wird. Hier schlägt sich das *innere*

Knie des N. facialis (s. S. 91) um den nahe der Rautengrube gelegenen Ursprungskern des *N. abducens* herum. Beim *Rind* ist dieser Colliculus facialis sehr undeutlich. Caudal flacht sich die Eminentia medialis allmählich ab und spitzt sich zudem zu einem unscharf begrenzten, dreieckigen Feld, dem *Trigonum n. hypoglossi* (96/12), zu, unter dem die Ursprungskerne des *N. hypoglossus* liegen (s. S. 90). Caudolateral ans Trigonum n. hypoglossi schließt sich, hinter der seichten Fovea caudalis spitzwinkelig beginnend, jederseits ein schmales dreieckiges Feld, das *Trigonum n. vagi* (96/13), an, das den Kern des *N. vagus* (s. S. 91) überlagert. Lateral vom Sulcus limitans erhebt sich der Rautengrubenboden zu einem langgezogenen Feld, das sich im Recessus lateralis über den Pedunculus cerebellaris caudalis hinweg bis zum *Tuberculum acusticum* (96/9) ausdehnt. Da unter diesem Feld die Vestibulariskerne liegen, wird es als *Eminentia nuclei vestibularis* oder *Area vestibularis* (96/9') bezeichnet. Bei den *Fleischfressern* und beim *Rind* ist das Tuberculum acusticum relativ groß im Vergleich zum *Pferd*.

Leitungslehre des verlängerten Markes und der Brücke

Afferente Wurzelsysteme

Von den 12 Gehirnnerven endigen bzw. entspringen 8 im Stammteil des Rautenhirns, die zum Teil wie die Rückenmarksnerven aus gemischten, zum Teil aber auch nur aus afferenten oder efferenten Fasern bestehen (vgl. 44). So sind der *N. abducens (VI)*, der *N. accessorius (XI)* und der *N. hypoglossus (XII)* rein efferente, motorische Nerven und der *N. vestibulocochlearis (VIII)* ein rein afferenter, sensorischer Nerv, während der *N. trigeminus (V)*, der *N. facialis (VII)*, der *N. glossopharyngeus (IX)* und der *N. vagus (X)* gemischte Fasern führen. Die letzteren repräsentieren die ursprünglichen sogenannten Kiemenbogennerven (s. S. 304).

Alle **afferenten Wurzelsysteme des Rautenhirns** haben, wie diejenigen des Rückenmarkes, ihre Perikaryen in peripheren Ganglien (**N. trigeminus** im *Ganglion trigeminale*; **N. facialis** im *Ganglion geniculi*; **N. vestibulocochlearis** im *Ganglion vestibulare* und *Ganglion spirale*; **N. glossopharyngeus** im *Ganglion distale*; **N. vagus** im *Ganglion proximale* und *Ganglion distale*, vgl. 46) und endigen in entsprechenden Endkernen der einstigen Flügelplatte. Diese Endkerne sind den Dorsalhörnern des Rückenmarkes zu vergleichen und stehen zum Teil mit ihnen noch in direkter Verbindung.

Im verlängerten Mark und im Brückenhirn bilden die **End- und Ursprungskerne der Gehirnnerven** vier Kernreihen (vgl. 45), die sich, gemäß der embryonalen Anlage im Neuralrohr, wie im Rückenmark, in *somatische* und *viscerale Kerne* unterscheiden lassen, nur daß sie nicht mehr über-, sondern mehr oder weniger deutlich nebeneinander gelegen sind. Während die somato- und visceromotorischen bzw. -sekretorischen Kerne der Medianen benachbart liegen, sind die somato- und viscerosensiblen nach lateral verlagert, wobei sich die der Substantia intermedia des Rückenmarkgraues entsprechenden Kerne zwischen die mediale, somatomotorische, und die laterale, somatosensible bzw. - sensorische Kernreihe einschieben.

Die ins Rautenhirn eintretenden *afferenten Wurzelfasern* teilen sich, wie im Rückenmark, T-förmig in einen auf- und absteigenden Ast, von denen der aufsteigende Ast in der Regel kurz, der absteigende dagegen mehr oder weniger lang ist (vgl. 44; 46; 48).

Die **absteigenden Äste der Kiemenbogennerven** vereinigen sich zu Faserbündeln, die sich bis ins Rückenmark verfolgen lassen und darum als deren spinale Wurzeln bezeichnet werden. Den absteigenden, somatosensiblen Fasern des N. trigeminus schließen sich entsprechende Anteile des VII., IX. und X. Gehirnnerven an. Sie bilden zusammen den *Tractus spinalis n. trigemini* (46/2), der, nach caudal immer dünner werdend, schließlich in die LISSAUERsche Randzone (Tractus dorsolateralis) des Rückenmarkes übergeht. Seine Fasern

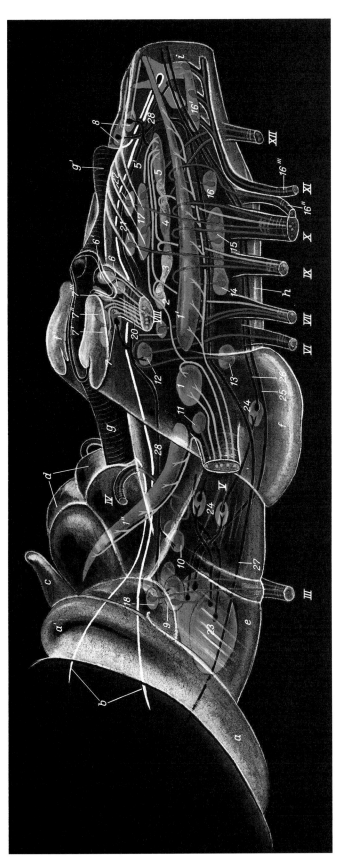

Abb. 44. Schematische Darstellung des Hirnstammes mit End- und Ursprungskernen der Hirnnerven (durchsichtig gedacht).

grün: afferente, sensible oder sensorische Bahnen; *rot:* efferente, motorische Bahnen; *violett:* efferente, parasympathische Bahnen; *schwarz:* zentrale Bahnen (Binnenneurone)
a Tractus opticus, a' Corpus geniculatum laterale; b Wandungen des Binnenraums; c Epiphyse; d Corpora quadrigemina; e Crus cerebri; f Pons, f' Querschnitt durch Kleinhirn-schenkel; g Velum medullare rostrale, g' Velum medullare caudale; h Medulla oblongata; i Rückenmark

III N. oculomotorius; IV N. trochlearis; V N. trigeminus; VI N. abducens; VII N. facialis; VIII N. vestibulocochlearis; IX N. glossopharyngeus; X N. vagus; XI N. accessorius; XII N. hypoglossus

sensible oder sensorische Endkerne afferenter Wurzelsysteme: 1 Nucleus sensibilis pontinus n. trigemini; 1' Nucleus tractus spinalis, 1'' Nucleus tractus mesencephalici n. trigemini; 2, 3, 4, 5 Nucleus tractus soltarii, 5'Tractus solitarii, 6 Nucleus cochlearis ventralis, 6' Nucleus cochlearis dorsalis; 7 Nucleus vestibularis lateralis (DETTERS), 7' Nucleus vestibularis rostralis (BECHTEREW), 7'' Nucleus vestibularis medialis (SCHWALBE), 7''' Nucleus vestibularis caudalis (ROLLER); 8 Dorsalstrangkerne des Tractus spinobulbaris

motorische Ursprungskerne efferenter Wurzelsysteme: 9 Nucleus motorius n. oculomotorii; 10 Nucleus motorius n. trochlearis; 11 Nucleus motorius n. trigemini; 12 Nucleus motorius n. abducentis; 13 Nucleus motorius n. facialis; 14, 15 Nucleus ambiguus; 16 Nucleus motorius radicis cranialis, 16' Nucleus motorius radicis spinalis n. accessorii, 16'' Ramus internus, 16''' Ramus externus n. accessorii; 17 Nucleus motorius n. hypoglossi

parasympathische Ursprungskerne: 18 Nucleus parasympathicus n. oculomotorii; 20 Nucleus parasympathicus n. intermedii (Nucleus salivatorius rostralis); 21 Nucleus parasympa-thicus n. glossopharyngei (Nucleus salivatorius caudalis); 22 Nucleus parasympathicus n. vagi

einige Haubenkerne und zentrale Bahnen: 23 Nucleus ruber; 24 Nuclei reticulares tegmenti; 25 Tractus rubrospinalis; 26 Tractus reticulospinalis; 27 Tractus bulbothalamicus sive Lemniscus medialis; 28 Fasciculus longitudinalis medialis

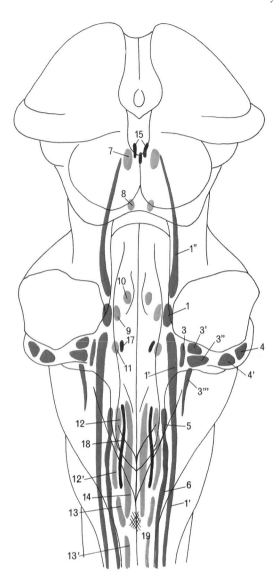

Abb. 45. Halbschematische Darstellung der Lage der End- und Ursprungskerne der Hirnnerven im Hirnstamm (Vertikalprojektion).

dunkelgrau: sensible oder sensorische Endkerne; *hellgrau*: motorische Ursprungskerne; *schwarz*: parasympathische Ursprungskerne

1 Nucleus sensibilis pontinus n. trigemini, 1' Nucleus tractus spinalis n. trigemini, 1'' Nucleus tractus mesencephalici n. trigemini; 3 Nucleus vestibularis medialis (SCHWALBE), 3' Nucleus vestibularis rostralis (BECHTEREW), 3'' Nucleus vestibularis lateralis (DEITERS), 3''' Nucleus vestibularis caudalis (ROLLER); 4 Nucleus cochlearis ventralis, 4' Nucleus cochlearis dorsalis; 5, 6 Nucleus tractus solitarii; 7 Nucleus motorius n. oculomotorii; 8 Nucleus motorius n. trochlearis; 9 Nucleus motorius n. trigemini; 10 Nucleus motorius n. abducentis; 11 Nucleus motorius n. facialis; 12, 12' Nucleus ambiguus; 13 Nucleus motorius radicis cranialis n. accessorii, 13' Nucleus motorius radicis spinalis n. accessorii; 14 Nucleus motorius n. hypoglossi; 15 Nucleus parasympathicus n. oculomotorii; 17 Nucleus parasympathicus n. intermedii; 18 Nucleus parasympathicus n. glossopharyngei et n. vagi; 19 Decussatio pyramidum

N. oculomotorius (III): 7, 15; *N. trochlearis (IV)*: 8; *N. trigeminus (V)*: 1, 1', 1'', 9; *N. abducens (VI)*: 10; *N. facialis (VII)*: 11, 17; *N. vestibulocochlearis (VIII)*: 3, 3', 3'', 3''', 4, 4'; *N. glossopharyngeus (IX)*: 5, 6, 12, 12' 18; *N. vagus (X)*: 5, 6, 12, 12'', 18; *N. accessorius (XI)*: 13, 13'; *N. hypoglossus (XII)*: 14

endigen unter Abgabe zahlreicher Kollateralen am langgestreckten, spinalen Endkern des N. trigeminus, *Nucleus tractus spinalis n. trigemini* (44/1'; 45/1'), der sich bis in den Kopf der Dorsalhörner des vorderen Halsmarkes fortsetzt (44). Nach entsprechenden Angaben beim *Menschen* soll der Tractus spinalis n. trigemini Schmerz- und Temperaturempfindungen (protopathische Sensibilität) im Versorgungsgebiet des V., VII., IX. und X. Gehirnnerven vermitteln.

Bei der *Katze* sind Trigeminusfasern bis zum 3. Halssegment des Rückenmarkes zu verfolgen. Sie enden in den Dorsalhörnern von C 1 und C 2 zusammen mit afferenten Fasern der entsprechenden Spinalnerven. Diese morphologische Vermischung könnte eine funktionelle Verknüpfung zweier Innervationsgebiete (Lokalisation von Schmerzempfindungen) zur Folge haben.

Die absteigenden *viscerosensiblen Fasern* der Kiemenbogennerven bilden den *Tractus solitarius* (44/5'; 46/3), wobei hier aber die *Nn. facialis, glossopharyngeus* und *vagus* den Hauptanteil liefern, während der *N. trigeminus* nur unwesentlich beteiligt ist. Der Tractus solitarius gibt Endäste und Kollateralen an den ihn begleitenden *Nucleus tractus solitarii* (44/5; 45/6) sowie an die *Formatio reticularis* ab und führt in seinem rostralen Anteil vor allem Geschmacksfa-

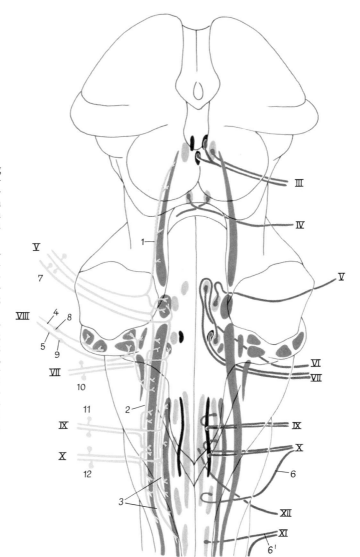

Abb. 46. Schematische Darstellung der afferenten, sensiblen bzw. sensorischen (*grün*) und efferenten, motorischen (*rot*) und parasympathischen (*violett*) Wurzelsysteme der Nerven des Hirnstammes in Beziehung zu ihren End- und Ursprungskernen.

III N. oculomotorius; IV N. trochlearis; V N. trigeminus; VI N. abducens; VII N. facialis; VIII N. vestibulocochlearis; IX N. glossopharyngeus; X N. vagus; XI N. accessorius; XII N. hypoglossus

1 Tractus mesencephalicus n. trigemini; 2 Tractus spinalis n. trigemini; 3 Tractus solitarius; 4 N. cochlearis; 5 N. vestibularis; 6 Radix cranialis, 6' Radix spinalis n. accessorii; 7 Ganglion trigeminale sive semilunare; 8 Ganglion spirale; 9 Ganglion vestibulare; 10 Ganglion geniculi; 11 Ganglion distale n. glossopharyngei; 12 Ganglion proximale und Ganglion distale n. vagi

sern der Nn. facialis und glossopharyngeus, die im vorderen Teil des Nucleus tractus solitarii endigen. Dieser Abschnitt wird deshalb auch *Nucleus gustatorius* genannt. Der caudale Anteil des Nucleus tractus solitarii dagegen empfängt Erregungen aus der Schleimhaut des Schlund- und Kehlkopfes und der Speiseröhre, die ihm zur Hauptsache durch viscerosensible Fasern des N. vagus zugeführt werden.

Die kurzen, **aufsteigenden Äste der afferenten Wurzelfasern der Kiemenbogennerven** endigen in den der Eintrittsstelle benachbarten Kerngebieten. Der wichtigste somatosensible Endkern aufsteigender Fasern ist der *Nucleus sensibilis pontinus n. trigemini* (44/1; 45/1). Funktionell entspricht er den Dorsalstrangkernen und dient darum der epikritischen Oberflächen- und Tiefensensibilität im Kopfbereich. Ein Teil der aufsteigenden Trigeminusfasern zieht aber am sensiblen Hauptkern vorbei und als *Tractus mesencephalicus* (46/1) zum *Nucleus tractus mesencephalici n. trigemini* (44/1''; 45/1'') ins Mittelhirn. Diese aus dem N. mandibularis stammenden Fasern leiten proprioceptive Erregungen aus der Kaumuskulatur zentral.

Die reflektorische Steuerung der Kaumuskulatur (Proprioception) erfolgt offensichtlich auch über den Druck auf die Zähne. Mechanoreceptoren im Periodontium enden ebenfalls in mesencephalen Trigeminus-neuronen.

Die kurzen aufsteigenden viscerosensiblen Äste des N. facialis (N. intermedius) sowie diejenigen des N. glossopharyngeus und N. vagus endigen im *Nucleus tractus solitarii* (44/2, 3, 4, 5).

Als rein *sensorischer Nerv* besteht der VIII. Gehirnnerv, der **N. vestibulocochlearis**, nur aus afferenten Wurzelfasern, die als Anteile des *N. vestibularis* über die bipolaren Nervenzel-len des *Ganglion vestibulare* (46/9) Erregungen aus dem Gleichgewichtsapparat (Ampullen der Bogengänge, Utriculus und Sacculus) und als Bestandteile des *N. cochlearis* über das Ganglion spirale (46/8) Erregungen aus den Haarzellen der Schnecke gehirnwärts leiten (s. S. 467).

Auch die Fasern des *N. vestibularis* teilen sich bei ihrem Eintritt in die *Area vestibularis* der Rautengrube (96/9') in auf- und absteigende Äste, von denen die ersteren größtenteils zum *Nucleus vestibularis rostralis* (BECHTEREW) (42/13''; 44/7'; 45/3') und von diesem als indi-rekte sensorische Kleinhirnbahn zu den Dachkernen und zur Rinde des Palaeocerebellum (Lingula, Uvula, Nodulus und Flocculus) ziehen, während die absteigenden Äste vor allem im *Nucleus vestibularis caudalis* (ROLLER) (42/13'; 44/7'''; 45/3'') endigen. Im *Nucleus vestibularis medialis* (SCHWALBE) (42/13; 44/7''; 45/3) enden sowohl auf- wie absteigende Äste, an den *Nucleus vestibularis lateralis* (DEITERS) (42/13'''; 44/7; 45/3'') dagegen finden vor allem Kollateralen der Vestibularisfasern Anschluß. Zum Teil geben die Wurzelfasern des N. vestibularis aber nur Kollateralen an seine Endkerne ab und ziehen direkt ins Kleinhirn (direkte sensorische Kleinhirnbahn).

Die Wurzelfasern des *N. cochlearis* endigen im *Nucleus cochlearis ventralis* (42/12'; 44/6; 45/4) und *dorsalis* (42/12; 44/6'; 45/4') des Tuberculum acusticum. Während die aus dem ventralen Cochleariskern entspringenden zentralen Faserbündel das *Corpus trapezoideum* bilden, ziehen die aus dem Nucleus cochlearis dorsalis hervorgehenden Fasern als *Striae medullares* unter dem Boden des IV. Ventrikels nach der Gegenseite (s. S. 471).

Efferente Wurzelsysteme

Die **efferenten Wurzelsysteme des Rautenhirns** führen entweder nur motorische oder motorische und parasympathische Fasern. Rein motorisch sind die aus dem *Nucleus motorius n. abducentis* (44/12; 45/10; 46/VI) und dem *Nucleus motorius n. hypoglossi* (44/17; 45/14; 46/XII) entspringenden Fasern. Die beiden Kerne liegen dem Sulcus medianus der Rauten-grube unmittelbar benachbart und entsprechen den motorischen Ursprungskernen der Ventralhörner des Rückenmarkes.

Auch der XI. Gehirnnerv, *N. accessorius*, besitzt rein motorische Qualitäten. Er entspringt aus dem *Nucleus motorius n. accessorii*, der sowohl in der Medulla oblongata als auch im Rückenmark gelegen ist. Die *Radices craniales* des N. accessorius kommen aus dem caudal-sten Teil des *Nucleus ambiguus*, des visceromotorischen Kernes des N. glossopharyngeus und N. vagus (44/16; 45/13; 46/6). Etwas caudal von diesem Kern beginnt eine Zellsäule, die sich, zwischen Dorsal- und Ventralhorn gelegen, bis zum 6. – 7. Halssegment des Rückenmarkes ausdehnt und den *Radices spinales* (44/16'; 45/13'; 46/6') des N. accessorius Ursprung gibt. Die spinale Wurzel des Accessorius befindet sich lateral am Rückenmark. Die cranialen Wurzelfasern bilden vor ihrem Austritt aus der Medulla oblongata ein inneres Knie, schlie-ßen sich außerhalb des Gehirns als *Ramus internus* des N. accessorius dem N. vagus dicht an und innervieren als ein Teil dieses Nerven Pharynx-und Larynxmuskulatur. Der von den Radices spinales stammende *Ramus externus* ist ein somatomotorischer Nerv für den M. trapezius und M. sternocleidomastoideus (s. S. 343).

Die **efferenten Wurzelsysteme der sogenannten Kiemenbogennerven** (V., VII., IX. und X. Gehirnnerv) bestehen aus motorischen und parasympathischen Fasern. Während die parasympathischen Ursprungskerne ihre ursprüngliche Lage unter dem Rautengrubenboden beibehalten, werden die motorischen Kerne ventral und zum Teil etwas nach lateral verlagert, und die aus ihnen entspringenden Fasern bilden zunächst einen dorsalkonvexen Bogen, das innere Knie, um dann erst den Weg nach der Oberfläche einzuschlagen, wobei diejenigen des IX., X. und XI. Hirnnerven den Nucleus tractus spinalis n. trigemini durchbohren (44).

Die Ursprungskerne des N. glossopharyngeus (IX) und N. vagus (X) lassen sich im allgemeinen nicht trennen und werden darum zum *Nucleus parasympathicus n. glossopharyngei et n. vagi* (44/21, 22; 45/18; 46/IX, X) bzw. zum motorischen *Nucleus ambiguus* (44/14, 15; 45/12, 12'; 46/IX, X) zusammengefaßt. Die parasympathischen Fasern des N. glossopharyngeus versorgen über das *Ganglion oticum* die Ohrspeicheldrüse sowie die kleinen Speicheldrüsen der Backengegend, des Zungengrundes und der Rachenschleimhaut, während die parasympathischen Wurzelfasern des N. vagus zu den Eingeweideganglien der Brust- und Bauchhöhle ziehen und damit den größten Teil der inneren Organe innervieren.

Die aus dem *Nucleus ambiguus* entspringenden motorischen Wurzelfasern des N. glossopharyngeus übermitteln Impulse an einen Teil der Pharynxmuskulatur. Der größte Teil der Schlundkopfmuskeln sowie die quergestreifte Speiseröhrenmuskulatur dagegen wird von den motorischen Fasern des N. vagus innerviert.

Der *Nucleus motorius n. facialis* (44/13; 45/11; 46/VII) setzt sich aus mehreren (*Rind* 4, *Schwein* 6, *Pferd* 7) Zellgruppen zusammen, die vermutlich bestimmten Muskelgruppen zugeordnet sind. Seine Wurzelfasern verlaufen zunächst rostrodorsal zum Colliculus facialis der Rautengrube und schlagen sich hier als inneres Facialisknie um den Abducenskern herum, um dann caudoventral absteigend am Hinterrand der Brücke auszutreten. Sie innervieren die oberflächliche und tiefe Facialismuskulatur. Diesem motorischen Faserbündel gesellen sich die Wurzelfasern des *Nucleus parasympathicus n. intermedii* (44/20; 45/17; 46/VII.), auch als *Nucleus salivatorius rostralis* bezeichnet, bei, die über das *Ganglion pterygopalatinum* die Tränen-, Nasen- und Gaumendrüsen und über das *Ganglion mandibulare* die Glandulae mandibularis und sublinguales versorgen. Der N. intermedius ist ein Teil des N. facialis und führt diesem vegetative und sensorische Fasern zu.

Die Wurzelfasern des *Nucleus motorius n. trigemini* (44/11; 45/9; 46/V) bilden vor ihrem Austritt in der Radix motoria ebenfalls ein inneres Knie und dienen der Innervation der Kaumuskulatur.

Eigen- und Koordinationsapparat

Die Kerne der afferenten und efferenten Wurzelsysteme des Rautenhirns stehen unter sich, wie im Rückenmark, durch einfache und zusammengesetzte Leitungsbogen des **Eigenapparates** in mannigfaltigster Verbindung, wobei sich aber das für das Rückenmark so charakteristische Prinzip segmentaler Funktionseinheiten einzelner Nerven nicht mehr erkennen läßt, indem hier immer ein Zusammenspiel mehrerer Hirnnerven vorliegt.

So sammelt beispielsweise der **N. trigeminus** afferente Fasern aus beinahe der gesamten Kopfhaut sowie der Mund- und Nasenhöhle, während seine efferenten, motorischen Wurzelzellen nur die Kaumuskulatur versorgen. Durch Kollateralen der *Fibrae arcuatae profundae* und Elemente des Reticularissystems (z. B. *Tractus nucleoreticularis*, 47/7; 48/7') stehen seine langgestreckten sensiblen Endkerne aber in mannigfacher Weise mit den motorischen Ursprungskernen der *Nn. facialis, glossopharyngeus, vagus, accessorius* und *hypoglossus* sowie der vorderen Halsnerven in Verbindung, wodurch der *N. trigeminus* zum afferenten Schenkel einer ganzen Reihe zum Teil lebenswichtiger Reflexe wird (Saugreflex, Schluckreflex, Niesreflex, Lidschlußreflex mit Zurückwerfen des Kopfes).

Zum Eigenapparat des Rautenhirns gehören aber auch verschiedene **vegetative Leitungsbogen** (für Tränen-, Speichel- oder Schweißsekretion). So sind beispielsweise die afferenten Fasern des *Tractus solitarius* durch Kollateralen im Sinne eines Reflexbogens mit dem *Nucleus parasympathicus n. glossopharyngei et n. vagi* verbunden.

Der Eigenapparat des Rautenhirns ist nicht nur eine Umschaltstelle, sondern gleichzeitig ein wichtiges Integrations-und Koordinationsorgan. Hierbei kommt der **Formatio reticularis** (vgl. 47) eine große Bedeutung zu. Das wegen der netzartigen Anordnung der Nervenfasern so genannte Gebiet ist bereits im cervicalen Rückenmark zu finden, wo die weiße Substanz zwischen Dorsal- und Ventralsäule ihre strenge Ordnung longitudinal ausgerichteter Faserzüge verliert und ein 'retikuliertes' Aussehen annimmt. Die Formatio reticularis dehnt sich nach rostral bis in das Mittelhirn aus und bildet einen wesentlichen Teil des Tegmentum.

Eingestreut zwischen die Nervenfasern sind Nervenzellen, die einzeln gelegen oder zu Kernen organisiert sind. Gemeinsam ist den Neuronen der Formatio reticularis, daß sie ein weitläufiges Netzwerk von Verbindungen herstellen. Ein sich T-förmig gabelndes Axon aus dem großzelligen Teil des Nucleus funiculi lateralis kann einerseits bis zum Dorsalhorn des Rückenmarkes, andererseits bis zum Thalamus und Hypothalamus reichen. Auf diese Weise werden weit auseinanderliegende Hirnzentren durch ein einziges Neuron verknüpft.

Die **Kerne der Formatio reticularis** liegen median in der Raphe bzw. lateral anschließend. Der *Nucleus raphe magnus* schickt Axone zum Rückenmark und moduliert den Eingang von Schmerzempfindungen zum Dorsalhorn. Der *Nucleus reticularis lateralis (Nucleus funiculi lateralis)* besteht aus einer großzelligen Region (*gigantocellularis*), die die Aktivität spinaler Neurone moduliert, und einem am weitesten lateral gelegenen kleinzelligen Bereich (*parvocellularis*), dem Assoziationsaufgaben zugeschrieben werden.

Innerhalb der Formatio reticularis treten einige Kerne besonders hervor, allen voran der *Nucleus ruber*. Daneben sind der *Nucleus coeruleus*, der *Nucleus ambiguus* und der *Nucleus vestibularis lateralis* (Deiters) zu nennen.

Über kurze Bahnen verknüpft das Reticularissystem sensible Endkerne mit somato- und visceromotorischen Ursprungskernen, über lange Bahnen (z. B. Tractus rubrospinalis, Fasciculus longitudinalis medialis, Tractus vestibulospinalis, Tractus spinoreticularis, Tractus reticulospinalis, Tractus cerebelloreticularis) wichtige Hirnzentren im Sinne einer Regulation vegetativer Zentren, einer Beeinflussung des Cortex und subcorticaler Zentren, der Aktivierung sensorischer Neurone und der Steuerung des Schlaf-Wach-Rhythmus. Das Reticularissystem aktiviert über die Verbindungen zum Thalamus den Wachzustand des Organismus und schafft damit die Voraussetzung für Aufmerksamkeit und Sinneswahrnehmungen. Eine Unterkühlung (+ 10°C) des Nucleus raphe dorsalis induziert bei der *Katze* Schlaf. Das Reticularissystem beeinflußt ferner die spinale Motorik innerhalb des extrapyramidalen motorischen Systems.

Von der Formatio reticularis wird der geregelte Ablauf von Reflexen (Saug-, Schluck-, Nies-, Lidschlußreflex) gesteuert. Sie enthält aber vor allem die ungenau lokalisierbaren Kerne des Atmungs- und Kreislaufzentrums. Die entsprechenden Neurone sind über das ganze Gebiet der Formatio reticularis im hintersten Bereich der Rautengrube verteilt. Beim *Schaf* dehnt sich das Atmungszentrum vom Tuberculum acusticum bis hinter den Obex aus.

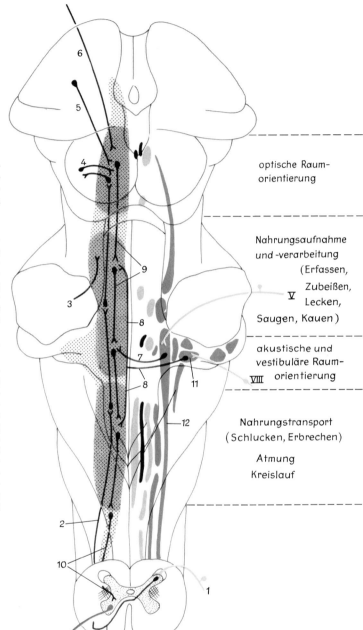

Abb. 47. Schematische Darstellung der Lagebeziehung der Formatio reticularis zu den Gehirnnervenkernen (in Anlehnung an BENNINGHOFF/GOERTTLER, 1964).

locker punktiert: Formatio reticularis; *dicht punktiert:* drei große Kernbezirke des Nucleus reticularis tegmenti; *dunkelgrau:* sensible und sensorische Endkerne; *hellgrau:* motorische Ursprungskerne; *schwarz:* parasympathische Ursprungskerne der Hirnnerven (vgl. Abb. 45)

V N. trigeminus; VIII N. vestibularis

1 afferentes, sensibles, 1' efferentes, motorisches Neuron eines Spinalnerven; 2 Tractus spinoreticularis; 3 Tractus cerebelloreticularis; 4 Tractus tectoreticularis; 5 Tractus thalamoreticularis; 6 Fibrae corticoreticulares; 7 Tractus nucleoreticularis; 8 Tractus vestibulolongitudinalis des medialen Längsbündels; 9 Tractus reticuloreticularis; 10 Tractus reticulospinalis; 11 Nucleus vestibularis lateralis (DEITERS); 12 Nucleus tractus spinalis n. trigemini

optische Raumorientierung

Nahrungsaufnahme und -verarbeitung (Erfassen, Zubeißen, Lecken, Saugen, Kauen)

V

akustische und vestibuläre Raumorientierung

VIII

Nahrungstransport (Schlucken, Erbrechen)

Atmung

Kreislauf

Experimentelle Untersuchungen bei der *Katze* und beim *Schaf* haben gezeigt, daß die Exspirationszentren mehr dorsal, die Inspirationszentren mehr ventral liegen.

Innerhalb der Formatio reticularis werden Zellgruppen nach ihrem *Neurotransmitter* abgegrenzt. Das *noradrenerge System* entspricht dem Nucleus coeruleus, das sind Zellen, die caudal im Mittelhirn und im dorsalen Brückenbereich lokalisiert sind (s. S. 84 f.). Die noradrenergen Neurone wirken inhibitorisch auf das Tel- und Diencephalon sowie auf die Kleinhirnrinde.

Das *dopaminerge System* betrifft verschiedene kleine Zellgruppen im ventralen Tegmentum nahe der Substantia nigra. Die Axone erreichen Basalganglien, den Hypothalamus, das limbische System und den Neocortex.

Das *serotonerge System* ist entlang der Raphe lokalisiert und entsendet Axone zum Dorsalhorn des Rückenmarkes. Über eine Inhibierung von Ursprungsneuronen des Tractus spinothalamicus wird die sensorische Information beeinflußt.

Zum Koordinationsapparat des Rautenhirns gehören ferner: 1. der DEITERSsche Kern, 2. das Olivensystem und 3. das mediale Längsbündel.

Der DEITERSsche Kern, **Nucleus vestibularis lateralis**, wird zu den Endkernen des N. vestibularis gerechnet, hat sich aber wahrscheinlich aus Zellen des *Nucleus reticularis magnocellularis* entwickelt. Afferente Fasern erhält er außer vom N. vestibularis aus den Dachkernen des Kleinhirns und durch Kollateralen des Tractus spinocerebellaris dorsalis aus dem Rückenmark. Efferente Fasern gibt er ab an das Rückenmark (*Tractus vestibulospinalis*), an das mediale Längsbündel (*Tractus vestibulolongitudinalis*; 47/8), an die Formatio reticularis (*Tractus vestibuloreticularis*), an den Nucleus ruber des Mittelhirns (*Tractus vestibulorubralis*), an das Mittelhirndach (*Tractus vestibulotectalis*) und an den Globus pallidus des Zwischenhirns (*Tractus vestibulopallidalis*). Durch diese Verbindungen beeinflußt der DEITERSsche Kern direkt oder indirekt den ganzen motorischen Apparat des Hirnstammes und des Rückenmarkes.

Das Zentrum des **Olivensystems** bildet der aus einem Haupt- und zwei Nebenkernen bestehende *Nucleus olivaris* (41/11). Seine Faserverbindungen und seine funktionelle Bedeutung sind noch nicht in allen Teilen bekannt. Afferente Bahnen gelangen aus dem Rückenmark (*Tractus spinoolivaris*), ungekreuzt und gekreuzt aus den Dorsalstrangkernen und dem Hauptkern des Trigeminus, aus dem contralateralen *Nucleus lateralis* des Kleinhirns (*Tractus cerebelloolivaris*), aus dem *Pallidum* und *Nucleus* ruber und aus der *Formatio reticularis* zum *Nucleus olivaris*. Seine efferenten Fasern setzen den Nucleus olivaris vor allem, im wesentlichen gekreuzt, mit den Kleinhirnhemisphären (*Tractus olivocerebellaris*) in Verbindung.

Der *Nucleus olivaris* stellt also ein zwischen die Formatio reticularis und das Kleinhirn eingeschobenes Koordinationszentrum dar, das vor allem der Kontrolle und Regulation der Bewegungsvorgänge und der motorischen Reflexe dient. Aus dem Rückenmark werden ihm proprioceptive Erregungen zugeleitet, gleichzeitig steht er aber auch mit dem Kleinhirn, der Formatio reticularis und den motorischen Zentren des Mittel- und Vorderhirns in gegenseitiger Wechselbeziehung.

Zum Koordinationsapparat des Rautenhirns gehört endlich auch das **mediale Längsbündel, Fasciculus longitudinalis medialis**, das sich auch ins Rückenmark fortsetzt und darum bereits dort näher beschrieben wurde (s. S. 55). Die im medialen Längsbündel verlaufenden Bahnen, die den Gleichgewichtsapparat mit den Augenmuskelkernen verbinden, bilden unter anderem die morphologische Grundlage für den *Nystagmus*.

Leitungsapparat

Die auf- und absteigenden, *ascendierenden* und *descendierenden Bahnen* des Leitungsapparates des Rautenhirns wurden zu einem Großteil bei der Besprechung des Rückenmarkes (s. S. 56 ff.) und der Schilderung des Feinbaues des verlängerten Markes und des Brückenhirns (s. S. 78 ff., 82 ff.) bereits erwähnt. Die wichtigsten Faserzüge seien zusammenfassend nochmals kurz beschrieben.

Eine Sonderstellung innerhalb des Leitungssystems nehmen die hintereinander geschalteten Neuronenketten der *Formatio reticularis tegmenti* insofern ein, als sie gleichzeitig Bestandteile des Eigen- *und* des Leitungsapparates darstellen und sowohl aus auf- wie aus absteigenden Bahnen bestehen.

Zu den **aus dem Rückenmark aufsteigenden Bahnen des Rautenhirns** gehören:
1. Die Dorsalstrangbahn, *Tractus spinobulbaris*, die in den Dorsalstrangkernen (44/8)

endigt und dann entweder als *Fibrae arcuatae superficiales ventrales* contralateral oder als *Fibrae arcuatae superficiales dorsales* homolateral über die Pedunculi cerebellares caudales als *Tractus bulbocerebellaris* ins Kleinhirn zieht, oder aber über die *Decussatio lemniscorum medialium* als *mediale Schleifenbahn* oder *Tractus bulbothalamicus* auf der Gegenseite im Thalamus endet;

2. der *Tractus spinothalamicus*, der in der Medulla Anschluß an die homolaterale Schleifenbahn findet;

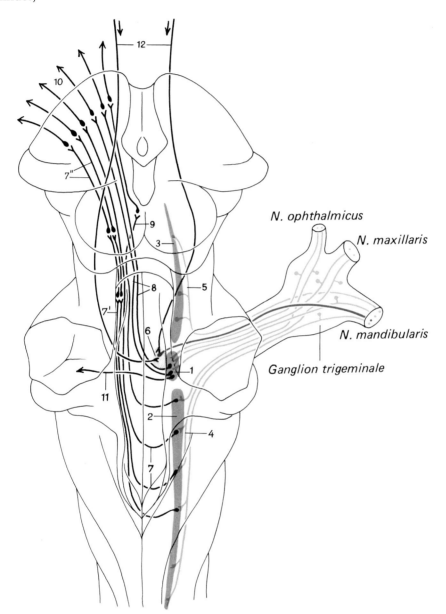

Abb. 48. Schematische Darstellung der zentralen Bahnen des N. trigeminus (V) (in Anlehnung an CLARA, 1959).

grün: afferente, sensible Neurone; *rot*: efferentes, motorisches Neuron; *schwarz*: Binnenneurone

1 Nucleus sensibilis pontinus n. trigemini; 2 Nucleus tractus spinalis n. trigemini; 3 Nucleus tractus mesencephalici n. trigemini; 4 Tractus spinalis n. trigemini; 5 Tractus mesencephalicus n. trigemini; 6 Nucleus motorius n. trigemini; 7 Fibrae arcuatae profundae, 7' Tractus nucleoreticularis, 7'' Tractus reticulothalamicus; 8 Tractus nucleothalamicus (sog. Trigeminusschleife); 9 Tractus nucleotectalis; 10 Fibrae thalamocorticales; 11 Fibrae nucleocerebellares; 12 Tractus corticobulbaris

3. der *Tractus spinotectalis* und

4. der *Tractus spinoreticularis*, die beide im Rückenmark kreuzen und contralateral im Mittelhirndach bzw. in der Formatio reticularis enden;

5. die *Kleinhirnseitenstrangbahnen*, von denen der *Tractus spinocerebellaris dorsalis* (FLECH-SIG) über den gleichseitigen Pedunculus cerebellaris caudalis, der *Tractus spinocerebellaris ventralis* (GOWERS) über den contralateralen Pedunculus cerebellaris rostralis und das vordere Marksegel zum Kleinhirnwurm ziehen.

Die aus den sensiblen oder sensorischen Endkernen der Gehirnnerven hervorgehenden sekundären Bahnen haben zum Teil ebenfalls ascendierenden Charakter (vgl. 48).

Am ausgeprägtesten trifft dies für den stärksten sensiblen Hirnnerven, den **N. trigeminus**, zu. Die aus dem *Nucleus sensibilis pontinus n. trigemini* entspringenden Fasern dienen der epikritischen Oberflächen- und Tiefensensibilität. Sie kreuzen zunächst größtenteils die Mittelebene und ziehen als Trigeminusschleife bzw. als *Tractus nucleothalamicus* (48/8) mit dem gegenseitigen *Lemniscus medialis* zum Thalamus, geben aber auch *Fibrae nucleocerebellares* (48/11) ans Kleinhirn ab. Das aus dem *Nucleus tractus spinalis n. trigemini* hervorgehende Fasersystem kreuzt als *Fibrae arcuatae profundae* (48/7) ebenfalls die Mittelebene und endigt hauptsächlich als *Tractus nucleoreticularis* (48/7') in der Formatio reticularis tegmenti, von wo aus dann die Erregungen über den *Tractus reticulothalamicus* (48/7") ans Großhirn weitergegeben werden. Ein Teil der Fasern scheint aber auch im Mittelhirndach zu enden (*Tractus nucleotectalis*, 48/9). Die im Nucleus tractus spinalis n. trigemini entspringenden Bahnen dienen der protopathischen Sensibilität, die Berührungs-, Schmerz-und Temperaturempfindungen umfaßt.

Der *Nucleus tractus solitarii* steht durch die *Fibrae arcuatae profundae* mit der Formatio reticularis tegmenti der Gegenseite (*Tractus nucleoreticularis*) in Verbindung.

Auch die aus den Endkernen des *N. cochlearis* hervorgehenden Fasersysteme kreuzen größtenteils die Mittelebene und ziehen als laterale Schleifenbahn, *Lemniscus lateralis*, zum Mittelhirn, wo sie oberflächlich das *Trigonum lemnisci* bilden (s. S. 110, 471).

Zu den **absteigenden Leitungsbahnen des Rautenhirnstammes** gehören:

1. die Pyramidenbahn, *Tractus pyramidalis sive corticospinalis*, die aus den Hirnschenkeln in den Brückenfuß eintaucht und sich hier zunächst in mehrere längsverlaufende Faserbündel aufteilt, am hinteren Brückenrand dann aber als geschlossener Strang beidseitig von der Mittelebene wieder an die Oberfläche tritt und den länglichen Wulst der Pyramide bildet. Am hinteren Ende des verlängerten Markes kreuzt der größte Teil der Fasern in der Pyramidenkreuzung, *Decussatio pyramidum*, nach der Gegenseite, um dann im Ventrolateralstrang des Rückenmarkes tierartlich verschieden weit nach caudal zu verlaufen (s. S. 59 f.).

2. die *Tractus corticobulbares sive corticonucleares* (48/12) verlaufen zunächst mit der Pyramidenbahn, sondern sich dann aber vom vorderen Brückenrand an von ihr ab und ziehen, unter Kreuzung der Mittelebene in der *Raphe*, zu den motorischen Ursprungskernen des V., VI., VII., IX., X., XI. und XII. Gehirnnerven.

3. die *Tractus corticopontini*, welche die Großhirnrinde mit den Brückenkernen verbinden, von denen dann die *Tractus pontocerebellares*, größtenteils unter Kreuzung der Mittelebene, über die Brückenarme zum Kleinhirn ziehen.

4. die *Tractus rubro-, reticulo-, tecto-, und vestibulospinales*, die teilweise gekreuzt rückenmarkwärts ziehen.

Kleinhirn, Cerebellum

Das **Kleinhirn, Cerebellum**, ist einer jener Teile des Zentralnervensystems, die besonders eindrücklich, vielleicht noch deutlicher als das Großhirn, die engen Beziehungen zwischen

Bau und Funktion zum Ausdruck bringen. Obschon es im gewissen Sinne zu den konservativsten Teilen des Zentralorgans gehört, indem sein Feinbau in der ganzen Wirbeltierreihe annähernd der gleiche bleibt, zeigt es in seiner Gliederung und äußeren Gestalt klassen-und artmäßig ganz erhebliche Unterschiede, die weitgehend mit der Lebensweise, d. h. mit dem artspezifischem Gebrauch und der Leistungsfähigkeit des Bewegungsapparates zusammenhängen.

Das Kleinhirn entsteht bei allen Wirbeltieren im rostralen Teil des Rautenhirns unmittelbar hinter dem Mittelhirndach als quergestellter Wulst aus den verdickten und miteinander verschmolzenen Flügelplatten. Diese sog. Kleinhirnplatte, *Lamina cerebellaris* (2/8; 3/10), überspannt die breiteste Stelle der Rautengrube und steht rostral mit dem dünnen vorderen Marksegel, *Velum medullare rostrale*, und caudal mit der zarten Decke des IV. Ventrikels, der *Lamina tectoria* (2/9; 3/12) der *Tela choroidea rhombencephali*, in Verbindung.

Bei den *niederen Wirbeltieren* (z. B. Cyclostomen, Amphibien) besteht das Kleinhirn noch aus diesem einfachen Querwulst, dem *Corpus cerebelli* (4/5), und den sich beidseitig anschließenden ohrenförmigen Ausbuchtungen des IV. Ventrikels, den *Partes auriculares cerebelli* (4/5'). Diese stehen mit der *Area vestibularis*, d. h. den Endkernen des N. vestibularis und der Nn. laterales, in direkter Verbindung und dienen der Gleichgewichtsregulation. Das *Corpus cerebelli* dagegen empfängt Impulse aus dem Rückenmark und dem Stammteil des Rautenhirns, d. h. teils proprioceptive, teils exteroceptive Erregungen aus dem Bewegungsapparat, die der Regulation des Muskeltonus und der Koordination der Skeletmuskulatur dienen. Bei den guten Schwimmern unter den *Fischen* nimmt deshalb das Corpus cerebelli an Größe zu und zeigt sehr variable Formen (3/10; 4/5).

Bei den *Reptilien* und mehr noch bei den *Vögeln* vergrößert sich das *Corpus cerebelli* weiterhin beträchtlich (4/5), wobei es bei den letzteren durch querverlaufende Furchen bereits eine deutliche Lobulierung erfährt. Die *Partes auriculares* dagegen erfahren eine zunehmende Rückbildung und werden zu unscheinbaren, seitlichen Anhängseln, die nun als Flocken, *Flocculi* (4/5'), bezeichnet werden (vgl. 3; 4).

Zu diesem, allen Wirbeltieren eigenen **Urkleinhirn, Palaeocerebellum**, das die vestibulären und spinocerebellären Erregungen zu verarbeiten hat, gesellt sich bei den *Säugetieren* das **Neukleinhirn, Neocerebellum**, indem sich das *Corpus cerebelli* durch den seitlichen Anbau der Kleinhirnhemisphären, *Hemisphaeria cerebelli* (4/5''), entsprechend vergrößert. Mit dem Erscheinen der Kleinhirnhemisphären werden nun über die ebenfalls neencephalen Bildungen des Rautenhirnstammes, die Brücke und die Olive, auch Verbindungen zum rostralen Teil des Hirnstammes und vor allem zum Großhirn hergestellt, und damit die Voraussetzungen zur Regulation und Koordination komplizierter Bewegungsmechanismen, insbesondere der Ziel- und Fertigkeitsbewegungen, geschaffen. Darum erreichen die Kleinhirnhemisphären sowie die Brücke und die Olive bei den *Primaten* und beim *Menschen* eine mächtige Entfaltung.

Das Kleinhirn dient einer zweifachen Aufgabe: der Erhaltung des Gleichgewichtes und der der Skeletmuskulatur zufließenden Impulse im Stand der Ruhe wie in der Bewegung.

Bei den *Haussäugetieren* stellt das Kleinhirn (vgl. 35/g – g'') ein mehr oder weniger kugeliges Gebilde dar, das den Hirnstamm, abgesehen vom *Hund*, beidseitig nur wenig überragt und rostral, am stärksten beim *Hund*, vom Occipitalpol der Großhirnhemisphären zum Teil überlagert wird. Durch die schmalen, blättchenartigen Kleinhirnwindungen, *Folia cerebelli*, erscheint die Oberfläche kompliziert lamelliert. Im Verhältnis zum *Menschen* bildet der **Wurm, Vermis** (31/8; 49), einen plumpen, von den beiden Seitenlappen, *Lobi laterales*, oder **Kleinhirnhemisphären, Hemisphaeria cerebelli** (31/8'; 49), weniger gut abgesetzten, medianen Sagittalwulst, der in seinem caudalen Abschnitt mehr oder minder deutlich S-förmig gewunden ist.

Beim *Schwein* entsteht durch ein übermäßiges Wachstum im Bereich des Tuber vermis eine sehr deutliche S-förmige Schleife des Kleinhirnwurms. Damit einher geht eine mangelhafte Rindendifferenzierung *(cerebelläre Rindenaplasie)*, die als eine Folge des starken Wachstums und einer nicht ausreichenden Differenzierungszeit in einer ontogenetisch späten Entwicklungsphase interpretiert wird. Klinische Symptome sind mit dieser „physiologischen Aplasie" nicht verknüpft.

Das Kleinhirn steht mit dem Hirnstamm mehrfach in Verbindung, nämlich: 1. rostral durch die vorderen Kleinhirnstiele, *Pedunculi cerebellares rostrales* (Bindearme, *Brachia conjunctiva*) (96/17; 59/10), mit der Mittelhirnhaube, und durch eine zwischen die Pedunculi eingespannte, dünne Marklamelle, das vordere Marksegel, *Velum medullare rostrale* (34/4; 96/16), mit der Vierhügelplatte, 2. ventrolateral durch die mittleren Kleinhirnstiele, *Pedunculi cere-bellares medii* (Brückenarme, *Brachia pontis*) (96/18; 59/9'), mit der Brücke, und 3. caudal durch die hinteren Kleinhirnstiele, *Pedunculi cerebellares caudales* (Strickkörper, *Corpora restiformia*) (96/5; 59/4), und das hintere Marksegel, *Velum medullare caudale* (34/3; 96/8), mit dem verlängerten Mark. Die beiden Marksegel, das Kleinhirn und die Kleinhirnstiele begrenzen dorsal und seitlich die Rautengrube bzw. den IV. Ventrikel. Am Übergang vom Rauten- zum Mittelhirn, im Bereich der Pedunculi cerebellares rostrales und des vorderen Marksegels, ist der Hirnstamm zum *Isthmus rhombencephali* eingeschnürt.

Im *Medianschnitt* wird der Wurm in seiner Gesamtausdehnung getroffen, und man erkennt, daß er einen beinahe geschlossenen Kreisbogen bildet, indem sich zwischen sein vorderes und hinteres Ende nur ein schmaler Spalt, der *Recessus tecti ventriculi IV.* (34/5; 49/11), einschiebt, der bis zum Kleinhirnmark vorstößt und sich hier zur mehr oder weniger deutlichen Dachkammer, *Fastigium*, erweitert. Im Medianschnitt erscheint der an sich mäch-tige Markkörper des Kleinhirns, *Corpus medullare cerebelli* (34/8, 8'), als ein bäumchenartig sich verästelndes System zarter Marklamellen, die alle von einer dünnen Schicht grauer Rindensubstanz überzogen sind. Diese charakteristische Zeichnung des Kleinhirnmarkes wird von altersher als Lebensbaum, *Arbor vitae cerebelli*, benannt. Man unterscheidet zwei Hauptstämme, den *Truncus rostralis* (49/1) und den *Truncus caudalis* (49/1'), die sich in mehrere Haupt- und eine Großzahl kleiner Nebenästchen verzweigen.

Allgemeine Gliederung des Säugerkleinhirns: Auf dem Medianschnitt erkennt man ferner, daß verschiedene Furchen besonders tief in den Markkörper einschneiden, die den Wurm in eine bestimmte Anzahl mehr oder weniger deutlich begrenzter Bezirke gliedern, die von den alten Anatomen mit phantasievollen, rein morphologisch begründeten Namen belegt wurden, die aber auch heute noch gebräuchlich sind.

So werden in rostrocaudaler Reihenfolge unterschieden: 1. das den Recessus tecti ventri-culi IV. rostral begrenzende Zünglein, *Lingula cerebelli* (49/k; 50/o), 2. das nach vorn-oben daran anschließende Zentralläppchen, *Lobulus centralis* (49/i; 50/n), 3. der Gipfel, *Culmen* (49/h; 50/l), und 4. der Abhang, *Declive* (49/d''; 50/g), des sog. Berges, *Monticulus*, 5. das Wipfelblatt, *Folium vermis* (49/d'; 50/f), 6. der Höcker, *Tuber vermis* (49/d; 50/e), 7. die Pyramide, *Pyramis (vermis)* (49/c; 50/c), 8. das Zäpfchen, *Uvula (vermis)* (49/b; 50/b), und 9. das den Recessus tecti ventriculi IV. caudal begrenzende Knötchen, *Nodulus* (49/a; 50/a).

Wenn wir jedoch das Kleinhirn als Ganzes einer Einteilung unterziehen wollen, die sich einigermaßen begründen und zum Teil auch funktionell auswerten läßt, muß man sich an die vergleichend-anatomischen und entwicklungsgeschichtlichen Begebenheiten halten. Solche Einteilungsversuche sind schon wiederholt und von verschiedener Seite unternommen worden. Wir werden uns im wesentlichen des von Larsell (1937) aufgestellten Einteilungs-prinzips bedienen.

Demnach läßt sich das *Säugerkleinhirn* durch eine phylo- und ontogenetisch zuerst auftretende und allen Vertebraten eigene Querfurche, die *Fissura uvulonodularis* (49/6; 50/5; 51/5), zunächst in den caudoventralen **Lobus flocculonodularis** (51/a, a') und das rostral sich anschließende **Corpus cerebelli** einteilen, die dem Corpus cerebelli und den Partes auriculares der niederen Wirbeltiere entsprechen.

Der **Lobus flocculonodularis** umfaßt den *Nodulus* (49/a; 50/a; 51/a) und die durch schmale Verbindungsschenkel beidseitig an ihn angeschlossenen *Flocculi* (49/a'; 50/a'; 51/a'). Durch die mächtige Entfaltung des Corpus cerebelli wird der Lobus flocculonodularis bei den *Säugetieren* ganz nach der Unterseite des Kleinhirns verdrängt, und die ursprünglich markante Fissura uvulonodularis verstreicht größtenteils. Der Lobus flocculonodularis stellt die primäre Projektionszone für die Vestibularisimpulse dar.

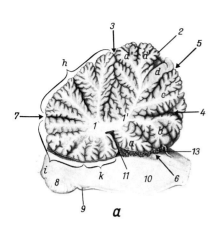

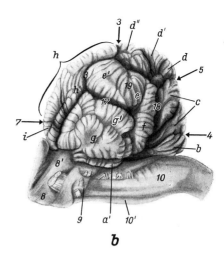

a

b

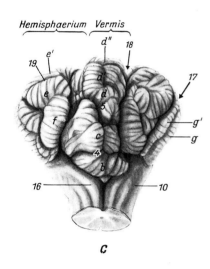

c

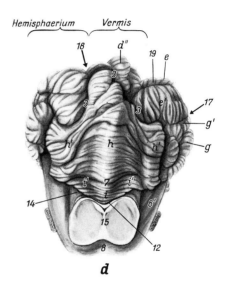

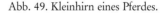

d

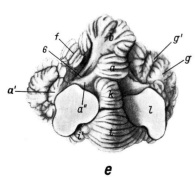

e

Abb. 49. Kleinhirn eines Pferdes.

a Medianschnitt; b linke Seitenansicht; c Ansicht von hinten-oben; d Ansicht von vorn; e Ansicht von unten.

1 Truncus rostralis, 1' Truncus caudalis des Corpus medullare; 2 Kleinhirnrinde; 3 Fissura prima; 4 Fissura secunda; 5 Fissura praepyramidalis; 6 Fissura uvulonodularis; 7 Fissura praeculminata; 8 Pons (VAROLI), 8' Pedunculus cerebellaris medius sive Brachium pontis; 9 Corpus trapezoideum; 10 Medulla oblongata, 10' Pyramis; 11 Recessus tecti ventriculi IV. mit Fastigium; 12 Velum medullare rostrale; 13 Velum medullare caudale mit Adergeflecht des IV. Ventrikels; 14 Pedunculus cerebellaris rostralis sive Brachium conjunctivum; 15 Schnittfläche durch hinteres Mittelhirn; 16 Pedunculus cerebellaris caudalis sive Corpus restiforme; 17 Fissura parafloccularis; 18 Sulcus paramedianus; 19 Sulcus intercruralis

a Nodulus, a' Flocculus, a'' Pedunculus flocculi; a – a'' *Lobus flocculonodularis*; b Uvula; c Pyramis (vermis); d Tuber, d' Folium vermis; d'' Declive; d – d'' *Lobulus medianus*; e Crus caudale, e' Crus rostrale des Lobulus ansiformis; f Lobulus paramedianus; g Paraflocculus ventralis, g' Paraflocculus dorsalis; b – g' *Lobus caudalis*; h Culmen, h' Lobulus quadrangularis; i Lobulus centralis, i' Alae lobuli centralis; k Lingula; h – k *Lobus rostralis*; l Schnittfläche durch Kleinhirnarme

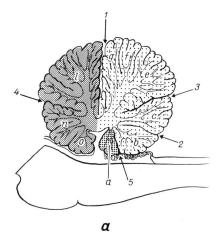

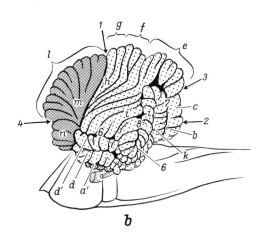

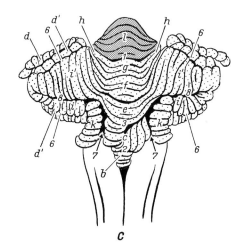

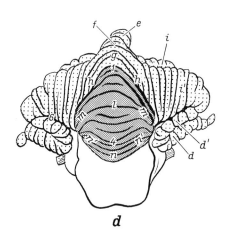

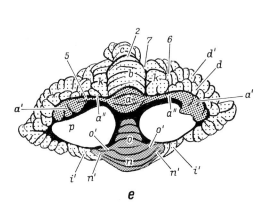

Abb. 50. Halbschematische Darstellung des Kleinhirns vom Hund.

dicht punktiert: Lobus rostralis; locker punktiert:
Lobus caudalis; mitteldicht punktiert: *Lobus flocculonodularis*

a *Medianschnitt*, **b** *linke Seitenansicht*, **c** *Ansicht von
hinten – oben*, **d** *Ansicht von vorn*, e Ansicht von
unten.

1 Fissura prima; 2 Fissura secunda; 3 Fissura praepyramidalis; 4 Fissura praeculminata; 5 Fissura uvulonodularis; 6 Fissura parafloccularis; 7 Sulcus paramedianus; 8 Sulcus intercruralis

a Nodulus, a' Flocculus, a'' Pedunculus flocculi
des Lobus flocculonodularis; b Uvula; c Pyramis;
d Paraflocculus ventralis, d' Paraflocculus dorsalis;
e Tuber vermis; f Folium vermis; g Declive; e – g
Lobulus medianus; h Lobulus simplex; i Crus caudale, i' Crus rostrale des *Lobulus ansiformis*; k Lobulus paramedianus; h – k *Lobulus lateralis*; b – k Lobus
caudalis; l Culmen; m Lobulus quadrangularis;
n Lobulus centralis, n' Alae lobuli centralis; o Lingula, o' Vincula lingulae; l – o' Lobus rostralis;
p Schnittfläche durch Kleinhirnarme

Bei den *Säugetieren* wird das **Corpus cerebelli** zum dominierenden Teil des Kleinhirns. Als erste tief einschneidende Querfurche tritt die nahezu senkrecht stehende *Fissura prima* (34/7; 49/3; 50/1; 51/1) auf, die das Corpus cerebelli in den Vorderlappen, *Lobus rostralis*, und den Hinterlappen, *Lobus caudalis*, unterteilt (vgl. 50; 51). Sie ist am Medianschnitt am deutlichsten zu erkennen und trennt *Culmen* und *Declive* voneinander.

Als zweite Querfurche erscheint die *Fissura secunda* (49/4; 50/2; 51/2), die sich nicht auf die ganze Breite des Corpus cerebelli ausdehnt, sondern nur die *Uvula* von der *Pyramis* trennt. An den lateralen Enden der Fissura secunda verschmelzen Uvula und Pyramis beidseitig zu einem neocerebellaren Läppchen, dem *Paraflocculus dorsalis et ventralis* (49/g, g'; 50/d, d'; 51/d, d'), das sich den Kleinhirnhemisphären bzw. dem *Lobulus ansiformis* (s. u.) teils ventral, teils lateral anschmiegt und von diesem durch die *Fissura paraflocularis* (49/17; 50/6; 51/6) getrennt ist.

Rostral wird die Pyramis vom *Tuber vermis* durch die *Fissura praepyramidalis* (49/5; 50/3; 51/3) abgesetzt, und im Lobus rostralis trennt die *Fissura praeculminata* (49/7; 50/4; 51/4) *Culmen* und *Lobus centralis* voneinander. All diese das Corpus cerebelli unterteilenden Grenzfurchen treten gegenüber der Fissura uvulonodularis entwicklungsgeschichtlich erst sekundär in Erscheinung.

Die zwischen Fissura prima und Fissura praepyramidalis gelegenen Anteile des Wurms, d. h. *Declive*, *Folium* und *Tuber vermis*, lassen sich zum *Lobulus medianus* (49/d – d'''; 50/e – g;

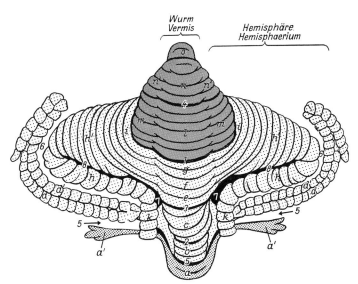

Abb. 51. Schema des Säugerkleinhirns am Beispiel des Hundes (alle Abschnitte sind auf eine Ebene projiziert gedacht).

1 Fissura prima; 2 Fissura secunda; 3 Fissura praepyramidalis; 4 Fissura praeculminata; 5 Fissura uvulonodularis; 6 Fissura paraflocularis; 7 Sulcus paramedianus; 8 Sulcus intercruralis

		Vermis	Hemisphaerium	
Lobus flocculonodularis		a Nodulus	a Flocculus	
		Fissura uvulonodularis		
Corpus cerebelli	Lobus caudalis	b Uvula c Pyramis e Tuber vermis f Folium vermis ⎱ Lobulus g Declive ⎰ medianus	d Paraflocculus ventralis d' Paraflocculus dorsalis h Crus caudale ⎱ Lobulus h' Crus rostrale ⎰ ansiformis i Lobulus simplex k Lobulus paramedianus	Lobulus lateralis
		Fissura prima		
	Lobus rostralis	l Culmen n Lobulus centralis o Lingula	m Lobulus quadrangularis n' Alae lobuli centralis o' Vincula lingulae	

51/e – g) zusammenfassen, dessen mächtig entwickelte laterale Ausläufer den größten Teil der *Kleinhirnhemisphären* liefern.

So umgreift der von der *Declive* ausgehende, schmale *Lobulus simplex* (50/h; 51/i) rostral spangenartig den Vorderlappen, während die seitlichen Ausläufer des *Folium* und *Tuber vermis* den eine enge Schleife bildenden *Lobulus ansiformis* mit seinen zwei Schenkeln, dem *Crus caudale* und dem *Crus rostrale* (49/e, e'; 50/i, i'; 51/h, h') entstehen lassen. Diese sind durch den *Sulcus intercruralis* (49/19; 50/8; 51/8) voneinander getrennt. Das Crus caudale biegt dann neben der Pyramis beinahe rechtwinkelig caudoventral ab und bildet so den *Lobulus paramedianus* (49/f; 50/k; 51/k), der vom Wurm durch den *Sulcus paramedianus* (49/18; 50/7; 51/7) abgesetzt ist.

Die bedeutend schwächeren Seitenausläufer des *Culmen* (49/h; 50/l; 51/l) bilden den bei den *Haussäugetieren* wenig markanten *Lobulus quadrangularis* (49/h'; 50/m; 51/m) und die noch kürzeren Seitenblätter des *Lobulus centralis* (49/i; 50/n; 51/n), die *Alae lobuli centralis* (49/i'; 50/n'; 51/n'), die beide als Hemisphärenanteile des Vorderlappens angesehen werden. Die dem vorderen und hinteren Marksegel aufliegenden Teile des Wurms, also *Lingula* und *Lobulus centralis* sowie *Nodulus* und *Uvula*, wölben sich von dorsal gegen das Lumen des IV. Ventrikels vor.

Tierartliche Unterschiede: Obschon der Aufbau des Kleinhirns aller *Haussäugetiere* den soeben geschilderten Anlageplan mehr oder weniger deutlich erkennen läßt, bestehen doch nicht unwesentliche tierartliche Unterschiede. Ohne auf Einzelheiten einzugehen, seien einige charakteristische Besonderheiten kurz erwähnt.

Die einfachste und klarste Gliederung zeigt das Kleinhirn der **Fleischfresser** (vgl. 35; 50), indem sich die einzelnen Abschnitte schon äußerlich gut abgrenzen lassen und sich das Windungsbild durch die regelmäßige, weitgehend symmetrische Anordnung der *Folia cerebelli* auszeichnet. Diese sind bei der *Katze* relativ plumper als beim *Hund*. Das Kleinhirn der *Katze* wirkt als Ganzes gedrungener, während dasjenige des *Hundes* infolge der starken Seitenausladung des *Lobulus ansiformis* schlanker und rostral abgeflacht erscheint. Die charakteristische S-förmige Krümmung der caudalen Wurmpartie kommt durch entsprechende Schief- und Sagittalstellung der Windungsblätter des *Tuber vermis* und der *Pyramis* zustande. Die Medianschnittfläche erscheint beim *Hund* wie bei der *Katze* beinahe kreisrund. Während der *Flocculus* der Fleischfresser schwach entwickelt ist, schiebt sich der *Paraflocculus* ventrolateral girlandenförmig unter den *Lobulus ansiformis* und bildet rostral von ihm eine enge Schleife, deren freies Ende die Hemisphäre beim *Hund* zapfenartig überragt.

Das Kleinhirn des **Schweines** (vgl. 35) zeigt eine ähnlich zierliche Lamellierung des oberflächlichen Windungsbildes wie dasjenige der *Fleischfresser*. Im Medianschnitt erscheint es indessen in rostrocaudaler Richtung abgeplattet und darum höher als breit. Die Vorder- wie die Hinterfläche fallen steil ab, und rostral zeigt der Vorderlappen als Abdruck der Vierhügelplatte eine seichte Eindellung. Der *Lobulus paramedianus* schiebt sich mehr oder weniger weit von ventromedial zwischen das *Crus rostrale* und *caudale* des *Lobulus ansiformis*, der beim Schwein im allgemeinen keine geschlossene Schleife bildet. Das *Tuber vermis* bildet zwei flach knotenförmige Seitenlappen, wodurch der Wurm über der *Pyramis* verbreitert wird. Der *Paraflocculus* verhält sich ähnlich wie beim *Fleischfresser*, rollt sich aber rostroventral vom *Lobulus ansiformis* zu einer flachen Rosette auf.

Bei den **Wiederkäuern** und namentlich beim **Pferd** ist das oberflächliche Windungsbild des Kleinhirns viel komplizierter und unregelmäßiger als bei den *Fleischfressern* und beim *Schwein*, indem die *Folia cerebelli* zu einem Großteil unregelmäßige Sekundär- und Tertiär-fältelungen zeigen (vgl. 35; 49). Dadurch macht sich in der gröberen Lappung vor allem beim *Pferd* eine gewisse Asymmetrie bemerkbar, die insbesondere im Bereich des caudalen

Wurmabschnittes auffällt und im Gebiet des *Tuber vermis* wesentlich zur Entstehung einer mehr oder weniger deutlichen S-förmigen Krümmung beiträgt. Das Kleinhirn als Ganzes wirkt beim *Pferd* bedeutend massiger als beim *Rind*, und seine Windungsblättchen sind nicht nur zahlreicher, sondern auch kompakter gelagert. Im Medianschnitt zeigt das Kleinhirn des *Pferdes* unregelmäßige Eiform mit rostroventral gerichtetem spitzen Pol, während die Schnittfläche beim *Rind* mehr quadratisch erscheint, wobei die Vorderfläche des *Lobus rostralis* steil abfällt und von der ihr aufliegenden Vierhügelplatte eingedellt ist. Der *Flocculus* ist bei den *Wiederkäuern* und beim *Pferd* relativ groß und gelappt und wird von einem mächtigen, rosettenartigen *Paraflocculus* überlagert, der sich ventrolateral dem *Lobulus ansiformis*, beim *Pferd* aber auch dem hier besonders ausgeprägten *Lobulus quadrangularis* anschmiegt.

Innerer Aufbau des Kleinhirns

Die furchen- und windungsreiche Oberfläche des Kleinhirns ist von einer dünnen, grauen Rindenschicht, *Cortex cerebelli*, überzogen. Der im Verhältnis dazu mächtige Markkörper, *Corpus medullare*, findet in den Kleinhirnhemisphären seine stärkste Entfaltung und bildet mit seinen zarten Marklamellen, *Lamellae medullares*, die Grundlage der blättchenartigen Kleinhirnwindungen, *Folia cerebelli*, die im Medianschnitt durch das Gebiet des Kleinhirnwurms das Bild des „Lebensbaums", *Arbor vitae cerebelli*, entstehen lassen (vgl. 49).

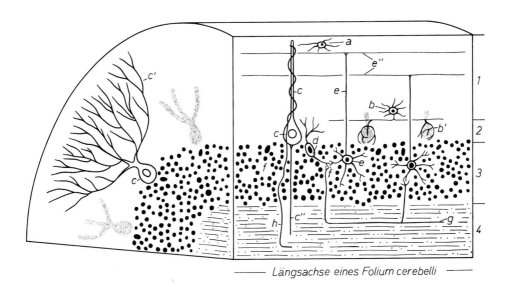

———— *Längsachse eines Folium cerebelli* ————

Abb. 52. Halbschematische Darstellung des mikroskopischen Bildes der Kleinhirnrinde.

1 Stratum moleculare; 2 Stratum ganglionare (PURKINJE – Zellen); 3 Stratum granulare; 4 Mark
a (äußere) Sternzelle; b Korbzelle (innere Sternzelle), b' ihr Faserkorb um den Zelleib einer PURKINJE-Zelle;
c PURKINJE-Zelle, c' ihr Dendrit bzw. Dendritenbaum, c" ihr Axon; d GOLGI-Zelle; e Körnerzelle, e' ihr Axon,
e" Parallelfasern; f Glomerulum cerebelli; g Moosfaser; h Kletterfaser

Die **Kleinhirnrinde** zeigt bei allen Vertebraten und in allen Kleinhirnabschnitten im Prinzip den gleichen Aufbau. Mikroskopisch lassen sich von außen nach innen drei Schichten unterscheiden:

1. die Molekularschicht, *Stratum moleculare* (52/1),
2. die Schicht der PURKINJE-Zellen, *Stratum ganglionare*, (52/2),
3. die Körnerschicht, *Stratum granulare* (52/3).

Die **Molekularschicht** ist zellarm. Ihre Nervenzellen werden nach der Form als Sternzellen bezeichnet. Die *äußeren Sternzellen* (52/a) haben Kontakt zu den Dendriten der
Purkinje-Zellen, während die *inneren Sternzellen* (52/b) einen Faserkorb (52/b') um
den Zelleib der Purkinje-Zellen bilden und deshalb auch *Korbzellen* genannt werden.
Die Molekularschicht enthält außerdem den reich verzweigten Dendritenbaum der Purkinje-Zellen und marklose Nervenfasern (Kletterfasern, Axone der Körnerzellen).

Die **Schicht der Purkinje-Zellen** (52/2) besteht aus großen birnenförmigen Nervenzellen, die in einer locker gefügten Reihe am äußeren Rand der Körnerschicht liegen. Ihre relativ
starken Dendriten verzweigen sich spalierbaumartig senkrecht zur Längsachse des Kleinhirnblattes (52/c'). Das Axon der Purkinje-Zellen (52/c'') ist die einzige efferente Faser der
Kleinhirnrinde. Es zieht durch die Körnerschicht und die Marklamelle (52/4; 54/d) zu den
Kleinhirnkernen.

Die **Körnerschicht** besteht aus einem dicht gefügten Lager vor allem kleiner, runder
Zellen, die zu den kleinsten Nervenzellen überhaupt gehören. Sie sind sehr cytoplasmaarm,
so daß im Schnittbild ihre runden Zellkerne dominieren und an eine Ansammlung von
Lymphocyten erinnern. Die *Körnerzellen* (52/e) schicken ein Axon in die Molekularschicht
(52/e'), das sich dort T-förmig gabelt, in der Längsachse des Kleinhirnblattes verläuft
(Parallelfasern) (52/e''; 53) und die Dendritenbäume von Purkinje-Zellen verbindet. An der
Grenze zur Molekularschicht kommen außerdem die größeren Golgi-*Zellen* (52/d) vor,
deren Dendriten sich in alle Richtungen der Molekularschicht verzweigen. In der Kör-

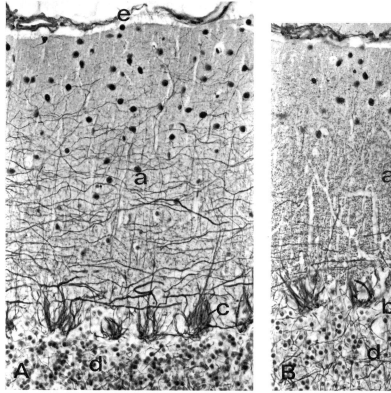
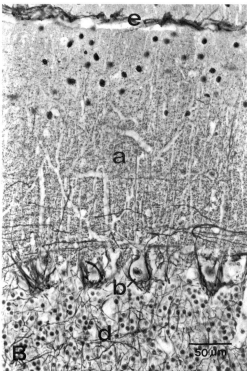

Abb. 53. Faserbild der Kleinhirnrinde (Silberimprägnation nach Bodian).
A Schnitt parallel zur Längsachse eines Folium cerebellare; **B** Schnitt quer zur Längsachse eines Folium cerebellare
Die das Stratum moleculare durchziehenden Parallelfasern (Axone von Körnerzellen, s. Abb. 52) sind in A längs-, in
B quergeschnitten.
a Stratum moleculare; b Zelleib von Pukinje-Zellen; c Faserkörbe; d Stratum granulare; e Pia mater

nerschicht gibt es zell-(kern-)freie, acidophile Inseln (*Glomerula cerebellaria*, „Parenchyminseln") (52/f; 54), deren Ultrastruktur einen Reichtum an Synapsen (Körnerzellen, GOLGI-Zellen, Moosfasern) zeigen.

Aus dem Mark ziehen afferente Fasern als *Moosfasern* (52/g) (aus dem Tractus cuneocerebellaris, pontocerebellaris, vestibulocerebellaris und reticulocerebellaris) in die Glomerula cerebellaria bzw. als *Kletterfasern* (52/h) (aus dem Tractus olivocerebellaris) in die Molekularschicht, wo sie entlang dem Dendritenbaum synaptischen Kontakt mit den PURKINJE-Zellen haben. PURKINJE-Zellen, Sternzellen und GOLGI-Zellen sind inhibitorische Neurone: Erregungen, die den PURKINJE-Zellen von den Körnerzellen und Kletterfasern zugeleitet werden, bleiben so lange erfolglos, bis diese Zellen von Stern- oder GOLGI-Zellen gehemmt werden (vgl. 55).

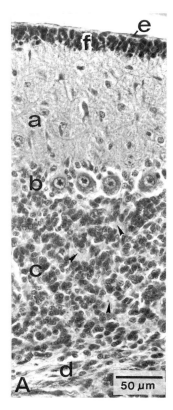
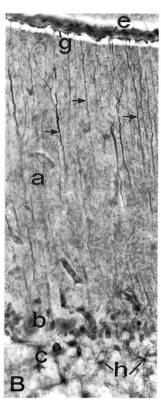

Abb. 54. Kleinhirnrinde, Katze.

A Chromalaunhämatoxylin-Phloxin nach GOMORI. Der Schnitt stammt von einem 4 Wochen alten Tier, bei dem noch eine äußere Körnerschicht (f) als Matrixschicht besteht. Das Stratum moleculare (a) ist im Verhältnis zum Stratum granulare (c) und zu dem eines adulten Tieres (B) sehr schmal.

b Stratum ganglionare; d Mark; e Pia mater; Glomerula cerebellaria sind mit Pfeilköpfen markiert.

B Goldsublimatimprägnation nach CAJAL. Die Pfeile weisen auf radiäre Neuroglia (BERGMANN-Fasern) im Stratum moleculare (a), die an der Pia mater (e) eine Membrana limitans gliae superficialis (g) bilden.

b Stratum ganglionare; c Stratum granulare; h Astrocyten

Der Maßstab gilt für **A** und **B**.

Die *Kleinhirnrinde* besitzt außer den im gesamten Gehirn vorkommenden und bei der Beschreibung des feineren Baues der Gehirnabschnitte nicht gesondert erwähnten **Neurogliazellen** (s. S. 17f.) zwei für sie charakteristische Gliaformen: die BERGMANN*schen Stützzellen* liegen in der Schicht der PURKINJE-Zellen und entsenden einen radiären Fortsatz bis an die äußere Oberfläche (54 B), wo er mit Endfüßchen die *Membrana limitans gliae superficialis* gegenüber der Pia mater bildet (54 B/e, g). Die Radiärfasern sind mit blattartigen Fortsätzen ausgerüstet. Eine zweite nur im Cortex cerebelli auftretende Gliaform sind sehr kurze, aber charakteristisch gefiederte Zellen, die FANJANA-Zellen im Stratum moleculare.

Embryonal besitzt die Kleinhirnrinde eine äußere Körnerschicht unter der piabedeckten Oberfläche. Es sind Matrixzellen, die allmählich aufgebraucht werden, ein Vorgang, der erst postnatal beendet wird. Bei der *Katze* sind Reste eines *Stratum granulare externum* bis zum 2. Lebensmonat erhalten (54 A/f).

In das **Kleinhirnmark, Corpus medullare cerebelli** (42/19), sind die **Kleinhirnkerne** eingebettet. Der stammesgeschichtlich alte *Nucleus fastigii* (Dachkern) (42/23) liegt neben der Mittelebene unmittelbar über dem Recessus tecti ventriculi IV. in das Marklager des Vermis eingefügt.

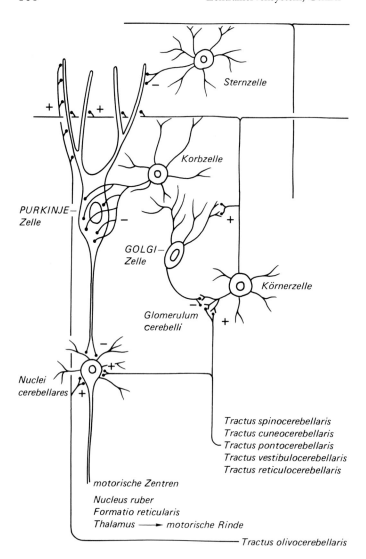

Abb. 55. Neuronenschaltung in der Kleinhirnrinde (schematisch).

+ excitatorische Synapsen;
– inhibitorische Synapsen

Sternzelle

Korbzelle

PURKINJE-Zelle

GOLGI-Zelle

Körnerzelle

Glomerulum cerebelli

Nuclei cerebellares

Tractus spinocerebellaris
Tractus cuneocerebellaris
Tractus pontocerebellaris
Tractus vestibulocerebellaris
Tractus reticulocerebellaris

motorische Zentren

Nucleus ruber
Formatio reticularis
Thalamus ⟶ *motorische Rinde*

Tractus olivocerebellaris

Im Mark der Hemisphären liegt ein neocerebellärer Kern, der *Nucleus lateralis cerebelli* (42/20), der beim *Menschen* und bei den *Primaten* besonders mächtig entwickelt ist und dort wegen der Fältelung bzw. Zähnelung des Kernes *Nucleus dentatus* (Zahnkern) genannt wird. Zwischen diesem Kern und dem Nucleus fastigii sind kleine Kerne eingeschoben: der *Nucleus interpositus lateralis cerebelli (Nucleus emboliformis)* (42/21) und der *Nucleus interpositus medialis cerebelli (Nucleus globosus)* (42/22).

Leitungslehre des Kleinhirns

Entsprechend der Gliederung des Kleinhirns in ein Palaeo- und ein Neocerebellum lassen sich seine afferenten Bahnen in stammesgeschichtlich alte, vestibuläre und spinocerebellare und stammesgeschichtlich junge, ponto- und olivocerebellare Fasersysteme unterscheiden, die alle, direkt oder indirekt, mit den PURKINJE-Zellen in Verbindung stehen. Die Efferenzen der Kleinhirnrinde sind die Axone der PURKINJE-Zellen. Da diese aber, abgesehen vom Lobus flocculonodularis, in den Kleinhirnkernen enden, beginnen die eigentlichen efferenten Bahnen in den Kleinhirnkernen.

Eines der mächtigsten **afferenten Fasersysteme des Palaeocerebellum** liefert der *N. vestibularis*. Der Vestibularapparat (s. S. 463 ff.) steht im Dienste der Raumorientierung, der Statik und der Gleichgewichtsregulation mit dem Kleinhirn funktionell in engster Wechselbeziehung. Die Vestibularisfasern endigen größtenteils direkt oder durch Kollateralen in den Endkernen des N. vestibularis (s. S. 84), oder sie ziehen als *direkte sensorische Kleinhirnbahn* ungekreuzt oder gekreuzt zum *Lobus flocculonodularis*, zum *Nucleus fastigii* und *Nucleus interpositus cerebelli* sowie zur *Uvula* und *Lingula*. Die direkte sensorische Kleinhirnbahn wie die sekundären, aus den Vestibularis-Endkernen hervorgehenden Faserzüge gelangen über den Pedunculus cerebellaris caudalis ins Kleinhirn und werden zusammenfassend als *Tractus vestibulocerebellaris* bezeichnet.

Wie bereits erwähnt (s. S. 94), steht der Vestibularisapparat aber nicht nur mit dem Kleinhirn, sondern durch Vermittlung der sensorischen Endkerne, insbesondere des *Nucleus vestibularis lateralis* (DEITERS), auch direkt oder indirekt mit dem Rückenmark und mit zahlreichen motorischen Kernen des Hirnstammes in Verbindung (Tractus vestibulospinalis, Tractus vestibulolongitudinalis zum medialen Längsbündel, Tractus vestibuloreticularis, Tractus vestibulotectalis, Tractus vestibulothalamicus, Tractus vestibulorubralis).

Weitere afferente Fasersysteme des Palaeocerebellum sind die Kleinhirnseitenstrangbahnnen, die Erregungen aus dem aktiven und passiven Bewegungsapparat zuführen. Der *Tractus spinocerebellaris dorsalis* (FLECHSIG) zieht gleichseitig über den Pedunculus cerebellaris caudalis zum Wurm, an dessen Läppchen er, mit Ausnahme des Nodulus, Fasern abgibt, während der *Tractus spinocerebellaris ventralis* (GOWERS), nachdem er die Mittelebene im Rückenmark gekreuzt hat, bis zum vorderen Brückenrand verläuft, sich um den Pedunculus cerebellaris rostralis herumschlägt und rückläufig über das vordere Marksegel in das Wurmgebiet des *Lobus rostralis* einstrahlt.

Der *Tractus bulbocerebellaris* bringt Fasern aus den Dorsalstrangkernen, die über die *Fibrae arcuatae superficiales dorsales* ungekreuzt oder über die *Fibrae arcuatae superficiales ventrales* gekreuzt, Anschluß an die Pedunculi cerebellares caudales finden und in der Vermisrinde des *Lobus rostralis* und *Lobus simplex* enden.

Aus den Endkernen der sogenannten Kiemenbogennerven (V, VII, IX und X) gelangen afferente Bahnen über die *Fibrae arcuatae profundae* und den Pedunculus cerebellaris caudalis als *Tractus nucleocerebellaris* zu *Declive, Folium* und *Tuber vermis*.

Schließlich werden aber auch aus dem *Nucleus reticularis tegmenti* über den Pedunculus cerebellaris caudalis und medius und aus dem Mittelhirndach über das vordere Marksegel afferente Bahnen an den Kleinhirnwurm abgegeben (Tractus reticulo- und Tractus tectocerebellaris), wobei der letztere dem Kleinhirn vermutlich optische und akustische Erregungen vermittelt.

Die **efferenten Fasersysteme des Palaeocerebellum** kontrollieren die Stammes- und Gliedmaßenmuskulatur.

Der größte Teil der Axone der PURKINJE-Zellen des *Vermis* endigt in den phylogenetisch alten Kleinhirnkernen (*Nucleus fastigii* und *Nuclei interpositi cerebelli*). Von hier werden die Impulse über den *Tractus cerebellovestibularis* an die Vestibulariskerne, insbesondere an den DEITERSschen Kern, und über den *Tractus cerebelloreticularis* an die Formatio reticularis tegmenti weitergegeben, um dann auf den *Tractus vestibulospinalis* bzw. *reticulospinalis* und das mediale Längsbündel umgeschaltet zu werden. Es bestehen aber auch Verbindungen zum *Nucleus ruber* (Tractus cerebellorubralis) und zum Mittelhirndach (Tractus cerebellotectalis). Efferente Bahnen, die *nicht* in den Kleinhirnkernen umgeschaltet werden, sind der *Tractus flocculovestibularis* und der *Tractus flocculoreticularis*, die als stammesgeschichtlich alte Fasersysteme die Rinde des *Lobus flocculonodularis* mit den Stammkernen verbinden.

Die wichtigsten **afferenten Bahnen des Neocerebellum** stammen aus motorischen und sensiblen Rindenfeldern des Großhirns und ziehen als *Tractus corticopontini* zu den Brückenkernen, aus denen die Fasern des *Tractus pontocerebellaris* nach Kreuzung der Mittelebene über die Brückenarme in die Rinde der *Kleinhirnhemisphären*, zum Teil aber auch des Wurmes, einstrahlen. Diese aus zwei Neuronen zusammengesetzte Bahn wird insgesamt als *Tractus corticopontocerebellaris* bezeichnet. Daneben gibt es noch eine direkte Verbindung, den *Tractus corticocerebellaris*, dessen Fasern sich in der Medulla oblongata von der Pyramidenbahn trennen und über den Pedunculus cerebellaris caudalis ins Kleinhirn eintreten.

Zu den afferenten Bahnen des Neocerebellum sind schließlich auch die im *Nucleus olivaris* entspringenden Fasern des *Tractus olivocerebellaris* zu rechnen, die als *Fibrae arcuatae profundae* zunächst nach der Gegenseite kreuzen und über den Pedunculus cerebellaris caudalis zur Kleinhirnrinde und zu den Kleinhirnkernen aufsteigen.

Zu den afferenten Fasersystemen des Nucleus olivaris gehören: 1. der *Tractus spinoolivaris*, 2. der Tractus *reticuloolivaris*, 3. der *Tractus rubroolivaris* und 4. der *Tractus pallidoolivaris*.

Die **Efferenzen des Neocerebellum** sind die Axone der PURKINJE-Zellen, die ausnahmslos im stammesgeschichtlich jungen *Nucleus lateralis cerebelli* enden. Von hier ziehen als zweites Neuron der efferenten Bahn die Fasern der *Tractus cerebellorubralis* und *cerebellothalamicus* über die Pedunculi cerebellares rostrales zur Mittelhirnhaube, wo sie in der *Decussatio pedunculorum rostralium* nach der Gegenseite kreuzen. Der *Tractus cerebelloolivaris* dagegen findet über den Pedunculus cerebellaris caudalis Anschluß an den contralateralen *Nucleus olivaris*.

Hauptaufgaben des Rautenhirns

In funktioneller Hinsicht fallen dem Rautenhirn recht verschiedene, zu einem Großteil lebenswichtige Aufgaben zu. Im verlängerten Mark und im Brückenhirn liegen nicht nur die End- bzw. Ursprungskerne von 8 Gehirnnerven und die das Rückenmark verbindenden auf- und absteigenden Bahnsysteme, sondern dieser Stammteil des Rautenhirns übernimmt auch die Steuerung zahlreicher vitaler Lebensvorgänge, während das Kleinhirn vor allem die Regelung der Gesamtmotorik übernimmt.

Der **Eigenapparat der Medulla oblongata** liefert die morphologische Grundlage für verschiedene Schutzreflexe der oberen Luftwege (Niesreflex, Hustenreflex) und des Auges (Lidschlußreflex, Tränensekretion) sowie für die reflektorischen Vorgänge bei der Nahrungsaufnahme und Nahrungsverarbeitung (Saugreflex, Schluckreflex), dient aber gleichzeitig auch als vielseitig wirksamer Koordinationsapparat, der einerseits dem Rückenmark übergeordnet ist, andererseits aber von höheren Zentren gesteuert wird und unter anderem Atmung und Kreislauf regelt. Schließlich dienen die Strukturen des verlängerten Markes und des Brückenhirns auch der Sinneswahrnehmung (Oberflächen- und Tiefensensibilität im Kopfbereich, Geschmacksempfindungen, akustische und statische Orientierung). Erkrankungen im Stammteil des Rautenhirns sind darum stets mit Ausfalls- oder Reizerscheinungen im Innervationsgebiet der Gehirnnerven und Bewegungs- und Sensibilitätsstörungen im Bereiche des Stammes und der Gliedmaßen verbunden oder können, da die lebenswichtigen vegetativen Zentren auf engem Raum nahe beisammenliegen, zu schweren Allgemeinstörungen oder zum Tode führen.

Das dem Stammteil des Rautenhirns aufsitzende und mit ihm durch die Pedunculi cerebellares verbundene **Kleinhirn** stellt dagegen ein reines Regulationsorgan der Motorik dar, über dessen funktionellen Wirkungsbereich wir heute auf Grund der Auswertung lokaler Kleinhirnerkrankungen oder kongenitaler Kleinhirndefekte sowie experimenteller, vor allem elektrophysiologischer Untersuchungen gut unterrichtet sind.

Dank seiner vielfachen Verbindungen mit den Leitungsbahnen des Vestibularapparates und der Oberflächen- und Tiefensensibilität einerseits (nach neueren Untersuchungen gelangen auch Erregungen aus dem CORTIschen Organ und der Retina ins Kleinhirn) und den subcorticalen und corticalen motorischen Zentren andererseits, erhält das Kleinhirn nicht nur laufend Meldungen über die Lage und Haltung des Gesamtkörpers im Raum und über die momentane Haltung und Stellung der einzelnen Körperteile, sondern es wird auch fortlaufend über die von den höheren motorischen Zentren abgegebenen Impulse informiert, die es dann tonisch, dynamisch und koordinierend, fördernd oder hemmend zu beeinflussen vermag. So sorgt das Kleinhirn für die Erhaltung des normalen Tonus in der Skelettmuskulatur, es reguliert die reflektorischen Bewegungen zur Erhaltung des Gleichgewichtes, und es steuert die Innervationsintensität für ein koordiniertes Zusammenspiel der Synergisten und Antagonisten bei Ziel- und Fertigkeitsbewegungen wie bei den mehr oder weniger „automatisiert" ablaufenden Gemeinschaftsbewegungen der Lokomotion. Das Kleinhirn ist also ein motorisches Kontrollorgan, das regulierend in die Tätigkeit der motorischen Hirnrinde und der subcorticalen motorischen Zentren eingreift. Kleinhirnerkrankungen sind darum meist mit Gleichgewichtsstörungen, Tonusschwächen und mehr oder weniger hochgradigen Ataxien verbunden.

Wie in der Großhirnrinde gibt es auch im Kleinhirn umschriebene Lokalisationen der verschiedenen Körperregionen, d. h. daß bestimmte Muskelgruppen auf die Kleinhirnrinde und in die Kleinhirnkerne projiziert werden.

Der *Vermis* entspricht funktionell dem extrapyramidalen Teil der motorischen Zentren. Er kontrolliert die Haltung, den Tonus, die Lokomotion und das Gleichgewicht des gesamten Körpers. In der *Lingula* ist der Schwanz, im *Lobus centralis* und im rostralen Teil des *Culmen* die Hintergliedmaße und der Beckengürtel lokalisiert, während der caudale Teil des *Culmen* die Muskelaktionen der Vordergliedmaße, des Schultergürtels sowie des Kopfes und Halses reguliert. Kopf, Hals und Vordergliedmaße werden außerdem in den *Lobulus simplex* der Hemisphären projiziert, Kopf-, Hals- und Augenmuskulatur zusätzlich in das *Tuber* und das *Folium vermis*.

Der *Lobus flocculonodularis* empfängt ausschließlich Erregungen aus dem Vestibularapparat, der aber auch in den gesamten *Vermis* projiziert. Der *paravermale Cortex* und der *Nucleus interpositus* entsprechen dem pyramidalen Teil des Cortex. Sie kontrollieren die individuellen Bewegungen der ipsilateralen Gliedmaßen.

Nach INGVAR (1918) bedingen Läsionen des *Lobus rostralis* Falltendenz nach vorn, Läsionen der Wurmpartie des *Lobus caudalis* Opisthotonus und Überschlagen nach hinten, Läsionen des *Lobulus ansiformis* Falltendenz nach der Seite oder Zwangs- und Rollbewegungen um die Längsachse.

Mittelhirn, Mesencephalon

Das **Mittelhirn, Mesencephalon,** gehört insgesamt zum Hirnstamm. Es übernimmt bei den niederen Wirbeltieren (*Fischen* und *Amphibien*) weitgehend die Rolle des Endhirns der *Säugetiere*, indem ihm noch alle Erregungen aus der Netzhaut, dem Innenohr und den Receptoren der Oberflächensensibilität zugeführt und neben optisch-statischen Koordinationen auch Flucht- und Abwehrreaktionen vom Mittelhirn aus gesteuert werden. Es läßt die ursprüngliche Gliederung des Neuralrohres in Grundplatten- und Flügelplattenanteil noch deutlich erkennen.

Mittelhirndach, Tectum mesencephali

Als Flügelplattenanteil ist das ursprünglich aus zwei halbkugeligen Hügeln bestehende Mittelhirndach, die *Lamina tecti* oder das *Tectum mesencephali*, zu betrachten, das unter anderem das stammesgeschichtlich alte Sehzentrum beherbergt und deshalb auch als *Tectum opticum* bezeichnet wird.

Bei den *Säugetieren* wird das Mittelhirndach zur Vierhügelplatte, *Lamina quadrigemina* (34/11; 71/4), da es sich in zwei graurötliche vordere Zweihügel, *Colliculi rostrales* (59/16'; 60/8; 71/5'; 96/20') und zwei weißliche hintere Zweihügel, *Colliculi caudales* (59/16; 60/9; 71/5; 96/20), unterteilt. Die vorderen Zweihügel sind bei den *kleinen Wiederkäuern* und beim *Schwein* erheblich größer als die hinteren, beim *Rind* und *Pferd* ist dieser Unterschied weniger markant, während beim *Hund* die Colliculi caudales mächtiger entwickelt sind als die Colliculi rostrales. In der Mittelebene sind die vorderen und hinteren Zweihügel durch einen *Sulcus medianus* (96/23) und unter sich durch den *Sulcus transversus laminae quadrigeminae* (59/18) getrennt. Während die Colliculi rostrales nahe beisammenliegen, sind die Colliculi caudales, am ausgeprägtesten beim *Hund*, seitwärts auseinandergerückt und durch eine schmale Querbrücke unter sich verbunden. Rostral ist die Vierhügelplatte durch die *Commissura caudalis* bzw. die *Fossa transversa commissurae caudalis* begrenzt, in der die Epiphyse liegt, während ihre hintere Grenze durch den querverlaufenden *Sulcus caudalis laminae quadrigeminae* markiert wird, der sich beidseitig in rostraler Richtung als *Sulcus limitans trigoni lemnisci* (59/15') fortsetzt.

Die *Colliculi rostrales* entsprechen dem *Tectum opticum* der niederen Vertebraten und sind auch bei den *Säugetieren* durch Fasern des Tractus opticus noch an die Sehbahn angeschlossen. Sie stehen jederseits durch einen kurzen, undeutlichen, vorderen Zweihügelarm, das *Brachium colliculi rostralis* (60/8'), mit dem lateralen Kniehöcker und dem Tractus opticus in Verbindung. Die *Colliculi caudales* dagegen sind an die Hörbahn gekoppelt und beidseitig durch den kräftigen hinteren Zweihügelarm, *Brachium colliculi caudalis* (59/17; 60/9'; 96/21), mit dem medialen Kniehöcker verbunden.

Mittelhirnhaube, Tegmentum mesencephali

Der Grundplattenanteil des Mittelhirns wird durch die palaeencephale Haube, *Tegmentum mesencephali*, verkörpert, die aber bei den *Säugetieren* ventral und lateral von den aus dem Endhirn absteigenden, neencephalen Fasermassen der Hirnschenkel, *Crura cerebri* (33/11; 59/12; 60/11), größtenteils verdeckt ist. Oberflächlich tritt die Haube nur lateral zwischen Crus cerebri, Pedunculus cerebellaris rostralis und Brachium colliculi caudalis als dreieckiges Schleifenfeld, *Trigonum lemnisci* (59/15), in Erscheinung. In der Mitte des Schleifenfeldes findet sich beim *Rind* und beim *Hund* eine flache *Eminentia lateralis mesencephali*. In der Haube liegen unter anderem die Ursprungskerne des *N. oculomotorius (III)* und *N. trochlearis (IV)* sowie der für die Gesamtmotorik so wichtige *Nucleus ruber*.

Zwischen Tegmentum und Tectum mesencephali und vom zentralen Grau umgeben, liegt der zu einem Kanal, *Aquaeductus mesencephali* (34/10; 71/6), eingeengte Liquorraum des Mittelhirns. Er kommuniziert rostral mit dem III. und caudal mit dem IV. Ventrikel (s. auch S. 191).

Hirnschenkel, Crura cerebri

Die weißen, streifig strukturierten *Crura cerebri* (33/11; 59/12) treten hinter den Tractus optici an die Oberfläche der Gehirnbasis und ziehen, zunächst konvergierend beidseitig vom

Hypothalamus nach caudomedial. Hinter dem Corpus mamillare schmiegen sie sich in der Mittelebene aneinander und finden am vorderen Brückenrand ihr hinteres Ende. Zwischen den beiden Hirnschenkeln liegt die *Fossa intercruralis* (33/12) mit der von feinen Gefäßporen durchsetzten *Substantia perforata caudalis* (33/12'). Die dorsolaterale Begrenzung bildet der *Sulcus lateralis mesencephali* (59/13).

An der ventromedialen Fläche der Hirnschenkel liegt in einer seichten Längsrinne die Austrittsstelle des III. Gehirnnerven, des *N. oculomotorius* (33/III; 59/III; 60/III), während der IV. Gehirnnerv, der *N. trochlearis* (33/IV; 59/IV; 60/IV; 96/IV), das Mittelhirn dorsal, d. h. unmittelbar hinter den Colliculi caudales der Vierhügelplatte, verläßt. Vor der Austrittsstelle des N. oculomotorius wird die ventrolaterale Fläche der Hirnschenkel von einem individuell verschieden deutlichen zarten weißen Faserband, dem *Tractus cruralis transversus* (33/14; 59/14; 60/3), überzogen, das zwischen Corpus geniculatum mediale und Brachium colliculi caudalis an die Oberfläche tritt und im Sulcus n. oculomotorii verschwindet. Es ist die accessorische Opticuswurzel (s. S. 127), die beim *Fleischfresser* besonders deutlich ist.

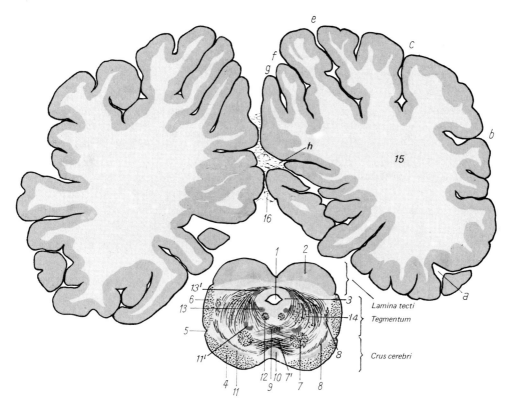

Abb. 56. Halbschematischer Querschnitt durch das Mesencephalon im Bereich der hinteren Zweihügel und der Occipitallappen der Großhirnhemisphären (Schnittebene 37/e).

Mesencephalon: 1 Aquaeductus mesencephali; 2 Nucleus colliculi caudalis der Lamina tecti; 3 Substantia grisea centralis; 4 Crus cerebri; 5 Sulcus lateralis mesencephali; 6 Lemniscus lateralis, das Trigonum lemnisci bildend; 7 Fasern des Pedunculus cerebellaris rostralis sive Brachium conjunctivum; 7' Decussatio tegmenti ventralis (FOREL-sche Haubenkreuzung); 8 Lemniscus medialis; 9 Decussatio pedunculorum cerebellarium rostralium; 10 Nucleus intercruralis; 11 Substantia nigra, 11' Nucleus tegmenti ventralis; 12 Fasciculus longitudinalis medialis; 13 Nucleus motorius n. trochlearis, 13' Nucleus tractus mesencephalici n. trigemini; 14 Formatio reticularis mit Nucleus reticularis tegmenti; 6 – 14 Tegmentum mesencephali

Telencephalon: 15 Pars occipitalis des Centrum semiovale; 16 Piaverklebung im Bereich der Occipitallappen

a Pars caudalis des Sulcus rhinalis lateralis; b Sulcus suprasylvius caudalis; c Sulcus ectomarginalis; e Sulcus marginalis; f Sulcus endomarginalis; g Sulcus ectosplenialis; h Sulcus splenialis

Innerer Aufbau des Mittelhirns

Der innere Aufbau des Mittelhirns läßt einerseits die ursprüngliche Anlage in Grundplatte und Flügelplatte noch gut erkennen und zeigt andererseits deutlicher als bei der makroskopischen Betrachtung die Gliederung in drei übereinander liegende Etagen: 1. das Mittelhirndach, *Lamina tecti sive quadrigemina*, 2. die Mittelhirnhaube, *Tegmentum mesencephali*, die beide den palaeencephalen Anteil verkörpern, und 3. die Hirnschenkel, *Crura cerebri*, die den neencephalen Mittelhirnanteil darstellen (vgl. 56).

Zwischen Grund- und Flügelplattengebiet liegt im Zentrum der im Querschnitt mehr oder weniger rhombische Mittelhirnkanal, *Aquaeductus mesencephali* (56/1), der von einem relativ breiten Saum grauer Substanz, dem zentralen Höhlengrau, *Substantia grisea centralis* (56/3), umgeben ist.

Zur ursprünglichen **Flügelplatte** gehören: 1. das *Mittelhirndach* mit den *Colliculi rostrales* und *caudales*, 2. der *mesencephale Endkern* des N. trigeminus und 3. der *dorsale Teil des zentralen Höhlengraues.*

Die **Colliculi caudales** bestehen aus einem oberflächlichen zellarmen *Stratum zonale* und einem darunter liegenden *Stratum griseum*, das auch als *Nucleus colliculi caudalis* (56/2) bezeichnet wird und eine Schaltstelle der zentralen Hörbahn darstellt. Die Hügel sind durch die *Commissura colliculorum caudalium* verbunden.

Die **Colliculi rostrales** zeigen eine rindenähnliche Schichtung, bestehend aus einem oberflächlichen *Stratum zonale* und einem *Stratum griseum superficiale* (57/3), *intermedium* (57/3') und *profundum* (57/3"), zwischen die sich je ein *Stratum medullare* einschiebt. Anschließend an die *Commissura caudalis*, die vermutlich Fasern sowohl aus dem Zwischen- als auch aus dem Mittelhirn enthält, findet sich die *Commissura colliculorum rostralium* (57/4). Dorsolateral von der seitlichen Ausbuchtung des zentralen Höhlengraues liegt der *Nucleus tractus mesencephalici n. trigemini* (56/13'; 57/8'; 58).

Der **Grundplattenanteil** des Mittelhirns besteht neben den verschiedenen markhaltigen Fasersystemen der **Mittelhirnhaube** zu einem Großteil aus der *Formatio reticularis* (58/a) mit ihren *Nuclei reticulares tegmenti* (56/14), dem *Nucleus interstitialis* (57/9) und dem *Nucleus ruber* (57/14; 58/b) sowie den *Ursprungskernen des N. oculomotorius* (57/8; 58/c, d) und *N. trochlearis* (56/13), dem *Nucleus intercruralis* (56/10) und der *Substantia nigra* (56/11; 57/15).

Auf einem **Querschnitt im Bereich der hinteren Zweihügel** (56) liegt beiderseits von der ventralen Spitze des zentralen Höhlengraues das mediale Längsbündel, *Fasciculus longitudinalis medialis* (56/12), und, ihm unmittelbar benachbart, der *Nucleus motorius n. trochlearis* (56/13). Ventral und lateral schließt sich die hier besonders mächtige *Formatio reticularis tegmenti* (56/14) mit ihren Kernen an, von denen beim *Pferd* der über der Bindearmkreuzung gelegene, nierenförmige *Nucleus tegmenti ventralis* (56/11') besonders deutlich ist. Ventral im Haubenfeld finden sich die Faserbündel der *Pedunculi cerebellares rostrales* (56/7), die bogenförmig gegen die Mittelebene abbiegen und hier die *Decussatio pedunculorum cerebellarium rostralium* (56/9) bilden. Diese wird von der ventralen Haubenkreuzung, *Decussatio tegmenti ventralis* (FOREL) (56/7'), unterlagert, und zwischen den beiden Hirnschenkeln, am ventralen Haubenboden, liegt der unpaare *Nucleus intercruralis* (56/10). Ventrolateral wird die Haube von den aus der Großhirnrinde absteigenden Fasermassen der Hirnschenkel, **Crura cerebri** (56/4; 57/5), überdeckt. Diese sind bei den *Haussäugetieren* bedeutend schwächer entwickelt als beim *Menschen*.

Im Haubenboden befindet sich ein schmales Zellband, das den Crura cerebri aufliegt und beim *Menschen* und bei den *Primaten* wegen seiner dunklen Pigmentierung *Substantia nigra* genannt wird. Die **Substantia nigra** (56/11) der *Haussäugetiere* weist nur bei den *Fleisch-*

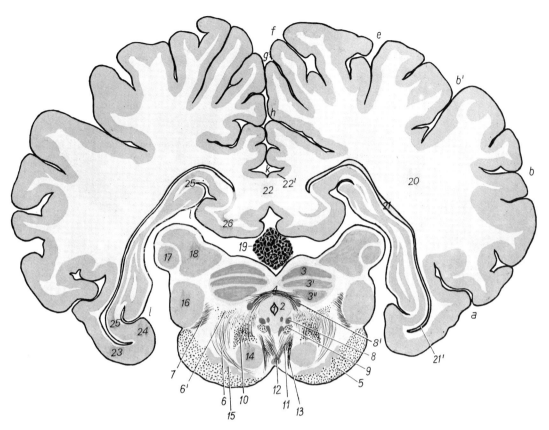

Abb. 57. Halbschematischer Querschnitt durch das Übergangsgebiet vom Mesencephalon zum Diencephalon im Bereich der Corpora geniculata mit Telencephalon im Gebiet der Hippocampusformation (Schnittebene 37/f).

Mesencephalon: 1 Aquaeductus mesencephali; 2 Substantia grisea centralis; 3 Stratum griseum superficiale, 3' intermedium, 3" profundum colliculi rostralis; 4 Commissura colliculorum rostralium; 5 Crus cerebri; 6 Lemniscus medialis, 6' Lemniscus lateralis; 7 Brachium colliculi caudalis; 8 Nucleus motorius und Nucleus parasympathicus n. oculomotorii, 8' Nucleus tractus mesencephalici n. trigemini; 9 Fasciculus longitudinalis medialis mit Nucleus interstitialis; 10 Formatio reticularis tegmenti; 11 Fasciculus retroflexus mit MEYNERTscher Haubenkreuzung; 12 Nucleus intercruralis; 13 Faserzüge des N. oculomotorii; 14 Nucleus ruber; 15 Substantia nigra

Anteile des Diencephalon: 16 Corpus geniculatum mediale; 17 Nebenkern; 18 Hauptkern des Corpus geniculatum laterale; 19 Epiphyse

Telencephalon: 20 Pars occipitalis des Centrum semiovale; 21 Ventriculus lateralis, 21' sein Unterhorn; 22 Splenium corporis callosi, 22' Induseum griseum; 23 Lobus piriformis; 24 Gyrus parahippocampalis; 25 Cornu ammonis; 26 Gyrus callosus

a Pars caudalis des Sulcus rhinalis lateralis; b Sulcus ectosylvius caudalis; b' Sulcus suprasylvius caudalis; e Sulcus ectomarginalis; f Sulcus marginalis; g Sulcus ectosplenialis; h Sulcus splenialis; k Sulcus corporis callosi; l Sulcus hippocampi

fressern, beim *Schaf* und beim *Pferd* eine deutliche Pigmentierung auf. Melaningranula fehlen bei jungen Tieren, sie nehmen im Alter zu.

Pigmenteinlagerungen in Neurone des Mittelhirns sind nicht selten. Neben den eisenhaltigen Granula, die dem Nucleus ruber Farbe und Namen geben, wurden Melaningranula außer in der Substantia nigra im Nucleus motorius n. oculomotorii und im Nucleus tractus mesencephalici n. trigemini bei *Hund* und *Katze* beobachtet.

Die Substantia nigra ist Teil des zentralen motorischen Systems außerhalb des Tractus corticospinalis. Die inhibitorischen dopaminergen Neurone sind mit den Basalganglien (Nucleus caudatus, Putamen) und der Formatio reticularis verknüpft.

Ein Mangel an dem Neurotransmitter Dopamin löst beim *Menschen* die PARKINSONsche Krankheit aus. Bei der *Katze* ist die Bedeutung der Substantia nigra für die Kontrolle der Haltung sowie der Kopf- und Augenbewegungen erkannt worden.

Dorsal schließt sich der Substantia nigra die mediale Schleife, *Lemniscus medialis* (56/8; 57/6), an, die die Formatio reticularis lateral bogenförmig umgreift und oberflächenwärts von der lateralen Schleife, *Lemniscus lateralis* (56/6), begleitet wird, die das *Trigonum lemnisci* der seitlichen Haubenwand (59/15) unterlagert.

Auf einem etwas schief geführten **Querschnitt durch das vordere Mittelhirnsegment** (57) im Übergangsgebiet zum Zwischenhirn sind den Colliculi rostrales lateral und dorsal die Kernbezirke des *Corpus geniculatum mediale* (57/16) und *laterale* (57/17, 18) angegliedert. Die vorderen Zweihügel sind durch die *Commissura colliculorum rostralium* (57/4) verbunden. Dorsolateral von der *Substantia grisea centralis* liegt das rostrale Ende des *Nucleus tractus mesencephalici n. trigemini* (57/8'). Der ventralen Spitze des zentralen Höhlengraues ist beidseitig der *Fasciculus longitudinalis medialis* (57/9) mit dem ihm zugehörigen *Nucleus interstitialis* angelagert, während dorsal davon der *Nucleus motorius* und der *Nucleus parasympathicus n. oculomotorii* (57/8) liegen.

Im ventralen Haubenfeld findet sich der bei den Tieren für die Motorik so bedeutsame rote Haubenkern, **Nucleus ruber** (57/14; 58/b), dessen beim *Menschen* rötlich-gelbe Farbe (hervorgerufen durch einen hohen Eisengehalt) bei den *Haussäugetieren* weniger ausgeprägt ist. Er besteht aus einer stammesgeschichtlich alten, bei den *Haussäugetieren* dominierenden *Pars magnocellularis* und einer phylogenetisch jungen *Pars parvocellularis*, die beim *Menschen* überwiegt.

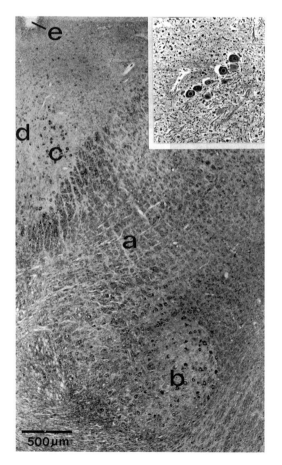

Medial vom Nucleus ruber erkennt man die zur Fossa intercruralis ziehenden *Wurzelfasern des N. oculomotorius* (57/13) sowie die vom *Nucleus habenulae* zum *Nucleus intercruralis* absteigenden, die Mittelebene kreuzenden Fasern des *Fasciculus retroflexus* (MEYNERT) (57/11). Die kreuzenden Faserzüge werden als MEYNERTsche Haubenkreuzung bezeichnet. Mit dem *Corpus geniculatum mediale* (57/16) tritt von medial das Faserbündel des *Brachium colliculi caudalis* (57/7) in Verbindung. Die mächtigen *Crura cerebri* sind haubenwärts von der

500 µm

Abb. 58. Querschnitt durch das Tegmentum mesencephali einer Katze; Kresylviolett-Luxolechtblau-Färbung nach KLÜVER/BARRERA.

a Formatio reticularis; b Nucleus ruber; c Nucleus motorius n. oculomotorii; d Nucleus parasympathicus n. oculomotorii (EDINGER-WESTPHAL); e Aquaeductus mesencephali

Das eingesetzte Foto zeigt pseudounipolare Nervenzellen des Nucleus tractus mesencephalici n. trigemini, der in Höhe des Aquaeductus gelegen ist (Imprägnation nach BODIAN; der Maßstab im großen Bild entspricht hier 250 µm).

Substantia nigra überlagert, und die *Formatio reticularis tegmenti* (57/10) wird lateral von der medialen Schleife (57/6) und dem zum Corpus geniculatum mediale ziehenden Rest der lateralen Schleife (57/6') umfaßt.

Leitungslehre des Mittelhirns

Afferentes Wurzelsystem

Der *Tractus mesencephalicus n. trigemini* (46/1; 48/5) bildet das einzige afferente Wurzelsystem des Mittelhirns, durch das dem *Nucleus tractus mesencephalici n. trigemini* (44/1"; 48/3) proprioceptive Erregungen aus der Kaumuskulatur übermittelt werden.

Der **Nucleus tractus mesencephalici n. trigemini** ist als ein im Gehirn verbliebenes Ganglion anzusehen. Er besteht aus pseudounipolaren Nervenzellen unterschiedlicher Größe. Der Kern ist beim *Pferd* am besten entwickelt, wo auch die Nervenzellen besonders groß sind, beim *Schaf* und vor allem bei der *Ziege* ist er nur gering ausgebildet.

Efferente Wurzelsysteme

Der *N. trochlearis (IV)* führt nur motorische Fasern, die aus dem unter den hinteren Zweihügeln gelegenen *Nucleus motorius n. trochlearis* (44/10; 45/8; 46/IV) entspringen und in caudodorsalem Verlauf zum hinteren Rand der Vierhügelplatte ziehen, um dann, die Mittelebene kreuzend, im rostralen Bereich des vorderen Marksegels an die Oberfläche zu treten.

Der *N. oculomotorius (III)* enthält neben motorischen auch parasympathische Fasern. Die ersteren nehmen im großzelligen *Nucleus motorius n. oculomotorii* (44/9; 45/7; 46/III; 58/c) ihren Ursprung, während die letzteren aus der kleinzelligen, ins zentrale Höhlengrau eingebetteten Kerngruppe des *Nucleus parasympathicus n. oculomotorii* (44/18; 45/15; 46/III; 58/d) hervorgehen. Die Wurzelfasern ziehen als einheitliches Bündel nach ventral durch das Haubenfeld medial vom Nucleus ruber zum *Sulcus n. oculomotorii*, wo sie an die Oberfläche treten.

Die Ursprungskerne der Nn. trochlearis und oculomotorius erhalten Fasern aus den *Colliculi rostrales* und dem *Fasciculus longitudinalis medialis*.

Koordinationsapparat

Zum **Koordinationsapparat des Mittelhirns** gehören: 1. die *Nuclei reticulares tegmenti*, 2. der *Nucleus ruber*, 3. die *Substantia nigra* und 4. das Mittelhirndach.

Die *Nuclei reticulares* der Mittelhirnhaube bilden den rostralen Teil des Reticularissystems (s. S. 92) und gehören damit zum sog. motorischen Haubenkern (47), d. h. zu jenem ausgedehnten, auch mit dem Zwischenhirn in Verbindung stehenden Koordinations- und Assoziationssystem des Hirnstammes, das sowohl reflektorische Reaktionen wie auch corticale Bewegungsimpulse hemmend oder fördernd beeinflußt.

Den zentralen Knotenpunkt des motorischen Haubenkerns bildet der **Nucleus ruber**. Durch afferente Bahnen werden ihm Erregungen zugeführt aus: 1. dem DEITERSSchen Kern über das mediale Längsbündel (Tractus vestibulorubralis), 2. den Reticulariskernen (Fibrae reticulorubrales), 3. dem Kleinhirn (Tractus cerebellorubralis), 4. dem Mittelhirndach (Tractus tectorubralis) und 5. aus dem Thalamus (Tractus thalamorubralis). Über diese Bahnen werden „automatisierte" Bewegungen ausgelöst und gesteuert.

Zum Nucleus ruber ziehen aber auch afferente Bahnen aus den extrapyramidalen motorischen Kernen des Zwischenhirns (Tractus pallidorubralis und Tractus subthalamicorubralis) sowie aus der Großhirnrinde (Tractus corticorubralis), wodurch der rote Kern auch in die Regelung der Gesamtmotorik eingreift.

Von den efferenten Bahnen des Nucleus ruber spielt bei den *Haussäugetieren* der stammesgeschichtlich alte *Tractus rubrospinalis* (MONAKOWsches Bündel), dessen Fasern kurz nach dem Austritt in der FORELschen Haubenkreuzung, *Decussatio tegmenti ventralis*, die Mittelebene überqueren, die Hauptrolle. Dieser Faserzug gehört zu den wichtigsten descendierenden, motorischen Bahnen des Rückenmarkes. Weitere efferente Bahnen verbinden den Nucleus ruber mit der *Lamina tecti* (Tractus rubrotectalis), dem *Nucleus olivaris* (Tractus rubroolivaris) und der *Formatio reticularis* (Fibrae rubroreticulares).

Wie der rote Kern ist auch die *Substantia nigra* in das extrapyramidale motorische Regulationssystem eingeschaltet und durch afferente und efferente Bahnen einerseits mit den *Basalganglien* (Tractus pallidonigralis), dem *Zwischenhirn* (Tractus subthalamiconigralis) und der *Großhirnrinde* und andererseits mit dem *Nucleus ruber*, dem *Nucleus reticularis tegmenti* und der *Brücke* verbunden.

Im Gegensatz zum *Menschen* ist das **Mittelhirndach** bei den *Haussäugetieren* ein noch recht vielseitig wirksames Koordinationszentrum.

Während die afferenten Bahnen der *Colliculi caudales* im wesentlichen nur aus der *lateralen Schleife* stammen, werden den *Colliculi rostrales* Erregungen aus dem *Rückenmark* (Tractus spinotectalis), aus den *Endkernen der Gehirnnerven* (Tractus nucleotectalis und vestibulotectalis), aus dem *Kleinhirn* (Tractus cerebellotectalis), aus den *Reticulariskernen* und dem *Nucleus ruber* (Tractus reticulo- und rubrotectalis), aus der *Großhirnrinde* (Tractus corticotectalis) und aus dem *Tractus opticus* zugeführt.

Die efferenten Bahnen der vorderen Zweihügel stellen rückläufige Verbindungen zu allen Zentren des Hirnstammes, des Klein- und Großhirns und des Rückenmarkes her, aus denen ihnen Erregungen zuströmen. Speziell erwähnt seien hier nur die *Tractus tectobulbaris* und *tectospinalis*, deren Fasern seitlich um das zentrale Höhlengrau herum gegen die Mittelebene ziehen und unter Bildung der *Decussatio tegmenti dorsalis* an den motorischen Wurzelzellen des Rautenhirns und des Rückenmarkes endigen.

Leitungsapparat

Auch im Mittelhirn besteht der **Leitungsapparat** aus auf- und absteigenden Fasersystemen. Die wichtigsten aufsteigenden Bahnen sind die mediale und laterale Schleife. Während die laterale Schleife, *Lemniscus lateralis,* mit einem Teil ihrer Fasern in den hinteren Zweihügeln endet und als Teilstück der zentralen Hörbahn im *Brachium colliculi caudalis* zum *Corpus geniculatum mediale* weiterzieht, findet die mediale Schleife, *Lemniscus medialis,* nach Abgabe der Tractus bulbo-, nucleo- und spinotectalis an die Colliculi rostrales als *Tractus spino-* und *bulbothalamicus* Anschluß an den *Thalamus* des Zwischenhirns.

Die das Mittelhirn durchziehenden absteigenden Bahnen stammen größtenteils aus der Großhirnrinde und sind in den Hirnschenkeln, *Crura cerebri,* vereinigt.

Area praetectalis

Vor den Colliculi rostrales liegt eine Übergangszone vom Mittelhirn zum Zwischenhirn, die nach ihrer Lage als prätectale Region benannt wird. Sie erreicht dorsal die Gehirnoberfläche und grenzt medial an die *Commissura caudalis* und die *Substantia grisea centralis* (zentrales Höhlengrau um den Aquaeductus mesencephali), ventral an die *Formatio reticularis* und lateral an den *Nucleus lateralis caudalis* des Thalamus und an das *Corpus geniculatum mediale.*

Die Area praetectalis erhält Fasern vom *Tractus opticus* und dem *Corpus geniculatum laterale* sowie vom *occipitalen Cortex* und verbindet diese mit dem parasympathischen Kern des *N. oculomotorius.* Sie ist das Zentrum für den Pupillarreflex.

Hauptaufgaben des Mittelhirns

Bei den *Säugetieren* hat das Mittelhirn seine dominierende Stellung innerhalb des Zentralorgans, die es bei den *niederen Wirbeltieren* ursprünglich einnahm, weitgehend verloren, indem hier die Sehbahn, die zentrale Hörbahn und die Bahnen der Körpersensibilität, die bei den *Fischen* und *Amphibien* noch alle im Mittelhirn endigten, größtenteils Anschluß ans Zwischen- und Endhirn gefunden haben, und die durch diese afferenten Bahnen zentral geleiteten Erregungen darum auch nur noch zum Teil vom Mittelhirn aus direkt beantwortet werden. Bei den *Säugetieren* dient das Mittelhirn als Ganzes vor allem als Bindeglied zwischen Rauten- und Vorderhirn, sowie als vielseitig wirksames Koordinationsorgan der Motorik, dessen Tätigkeit aber von den übergeordneten, höheren Zentren weitgehend beherrscht und gesteuert wird.

Zwischenhirn, Diencephalon

Das **Zwischenhirn, Diencephalon,** ist ein phylogenetisch alter Hirnteil und gehört insgesamt zum Hirnstamm. Es tritt nur an der Gehirnbasis oberflächlich in Erscheinung. Lateral und dorsal wird es vom Hirnmantel überlagert, wobei ihm die Hippocampusformation mit dem Fornix direkt aufliegt. Das Zwischenhirn ist deshalb erst nach Abtragung beider Hemisphären überblickbar (vgl. 59; 96).

Das Diencephalon wird durch den *Sulcus hypothalamicus* (65/6') in einen basalen *(Hypothalamus)* und einen dorsalen Abschnitt *(Thalamencephalon)* unterteilt. Obwohl der Sulcus hypothalamicus den Sulcus limitans ins Diencephalon fortzusetzen scheint, wird eine longitudinale Zonengliederung für das Zwischenhirn heute allgemein verneint (s. auch S. 7).

Die Gliederung des Zwischenhirns wird nicht einheitlich gehandhabt. Im folgenden werden unterschieden:

Hypothalamus: ventral vom Sulcus hypothalamicus gelegen und den Boden des III. Ventrikels bildend.

Subthalamus: die Fortsetzung der Mittelhirnhaube ins Zwischenhirn, schiebt sich über den Hypothalamus. Der Subthalamus wird aber auch als nicht eigener Abschnitt, sondern als Teil des Thalamencephalon oder als Teil des Hypothalamus angesehen.

Thalamencephalon: dorsal des Sulcus hypothalamicus gelegen, mit dem eigentlichen *Thalamus,* der von dorsal sichtbar ist. Er grenzt medial an den III. Ventrikel und lateral an die innere Kapsel und schließt den caudolateral anschließenden wulstförmigen *Metathalamus* und den dorsomedial gelegenen *Epithalamus* ein.

Die den III. Ventrikel begrenzenden Hirnteile wurden nach ihrer Form „*Thalami*", Hügel, oder, da sie als Teil der Sehbahn angesehen wurden, auch *Thalami optici* benannt. Häufig wird nur zwischen Thalamus (pars pro toto) und Hypothalamus unterschieden.
Thalamencephalon ist der Oberbegriff für alle oberhalb des Sulcus hypothalamicus gelegenen Zwischenhirnanteile; *Thalamus dorsalis* meint den eigentlichen Thalamus.

Während der *Hypothalamus* insbesondere der Kontrolle und Regulation vegetativer Funktionen (Stoffwechsel, Kreislauf, Wärmeregulation, Schweißsekretion, Wasserhaushalt, Tätigkeit endokriner Drüsen usw.) dient und bei den *Säugetieren* im *Subthalamus* auch noch wichtige Zentren des extrapyramidalen motorischen Systems (s. S. 179ff.) gelegen sind, stellt das *Thalamencephalon* die zentrale Sammelstelle dar, die, mit Ausnahme der Geruchsreize, alle afferenten Erregungen zu durchlaufen haben, bevor sie an die Großhirnrinde übermittelt werden. Es ist also jene wichtige Umschalt- und Kontrollstelle zwischen Hirnstamm und Rückenmark einerseits und dem Endhirn andererseits, wo die aus der Um- und Innenwelt eintreffenden Erregungen gesammelt, miteinander verknüpft und dann in entsprechend modulierter Form ans Großhirn weitergegeben werden.

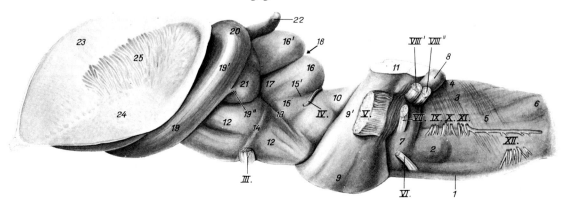

Abb. 59. Seitenansicht des Hirnstammes eines Pferdes (Streifenkörper angeschnitten).

1 Pyramis; 2 Tuberculum faciale ventrale; 3 Fibrae arcuatae superficiales; 4 Pedunculus cerebellaris caudalis; 5 Fasciculus cuneatus; 6 Tractus spinalis n. trigemini; 7 Corpus trapezoideum; 8 Tuberculum acusticum; 1 – 8 *Myelencephalon*; 9 Pons, 9' Pedunculus cerebellaris medius; 10 Pedunculus cerebellaris rostralis; 11 Schnittfläche durch Kleinhirnschenkel; 9 – 11 *Stammteile des Metencephalon*; 12 Crus cerebri; 13 Sulcus lateralis mesencephali; 14 Tractus cruralis transversus; 15 Trigonum lemnisci, 15' Sulcus limitans trigoni lemnisci; 16 Colliculus caudalis, 16' Colliculus rostralis der Lamina quadrigemina; 17 Brachium colliculi caudalis; 18 Sulcus transversus laminae quadrigeminae; 12 – 18 *Mesencephalon*; 19 Tractus opticus, 19' seine laterale Wurzel, 19'' seine mediale Wurzel; 20 Corpus geniculatum laterale; 21 Corpus geniculatum mediale; 22 Glandula pinealis (Epiphyse); 19 – 22 *Diencephalon*; 23 Nucleus caudatus; 24 Nucleus lentiformis; 25 Faserbündel der Capsula interna; 23 – 25 Corpus striatum, *Stammteil des Telencephalon*
III – XII 3. bis 12. Gehirnnerv (VIII' Radix vestibularis, VIII'' Radix cochlearis n. vestibulocochlearis VIII)

Der makroskopisch markanteste afferente Nervenstrang des Zwischenhirns ist der Sehnerv, *N. opticus* (33/II.; 35/II.), der als II. Gehirnnerv angesprochen wird. Die beiden konvergierend aufeinander zulaufenden Sehnerven vereinigen sich in der Mittelebene zur Sehnervenkreuzung, *Chiasma opticum* (33/18; 35/o), und ziehen dann als *Tractus optici* (33/19; 59/19), caudolateral divergierend, zum *Corpus geniculatum laterale* (96/25), dem eigentlichen „Sehhügel" (Metathalamus), an der Dorsalseite des Hirnstammes. Chiasma opticum und Tractus opticus bilden an der Gehirnbasis die rostrale Begrenzung des Zwischenhirns.

Subthalamus

Der **Subthalamus** wird dorsal vom Thalamus, medial und ventral vom Hypothalamus und lateral von der Capsula interna begrenzt und geht nach caudal in das Tegmentum des Mesencephalon über. Sein bedeutendster Teil ist der *Nucleus subthalamicus* (LUYSI) (64/10), der durch die *Ansa lenticularis* (64/10') mit dem Putamen und dem Pallidum in Verbindung steht. Dorsomedial vom Nucleus subthalamicus schließt sich die *Zona incerta* (64/10'') an, die von zwei markhaltigen Faserplatten, den *H-Feldern* von FOREL, begrenzt wird. Lateral von der inneren Kapsel liegt das ebenfalls zum Subthalamus zu rechnende, beim *Menschen* mächtige, bei den *Haussäugetieren* makroskopisch kaum isolierbare Kerngebiet des *Globus*

Abb. 60. Metathalamus, Mesencephalon und Metencephalon von schräg ventral. **A** Hund; **B** Schaf.

1 Chiasma opticum; 2 Tractus opticus, Radix lateralis, 2' Radix medialis; 3 accessorische Opticuswurzel, Tractus cruralis transversus; 4 Corpus geniculatum laterale; 5 Corpus geniculatum mediale; 6 Hypophyse (in B nur als Rest); 7 Corpus mamillare, durch eine mediane Furche beim Schaf wie beim Hund (nicht sichtbar) zweigeteilt; 8 Colliculus rostralis, 8' Brachium colliculi rostralis; 9 Colliculus caudalis, 9' Brachium colliculi caudalis; 10 Tegmentum mesencephali; 11 Crus cerebri; 12 Pons; 13 Brachium pontis (Pedunculus cerebellaris medius); 14 Corpus trapezoideum; 15 Pyramis; 16 Cerebellum

III N. oculomotorius; IV N. trochlearis; V N. trigeminus; VII N. facialis

a Schnittkante des abgetragenen Großhirns

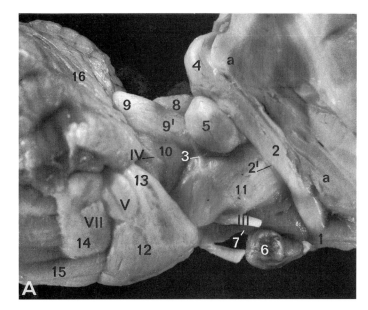

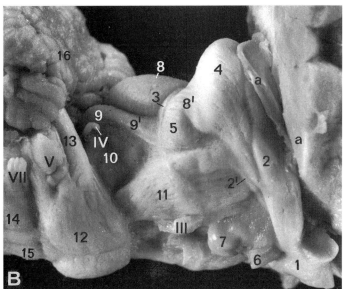

pallidus (Pallidum) (64/16'; 65/18). Das *Pallidum* zeichnet sich durch Markreichtum und eine lockere Verteilung von Nervenzellen aus und besitzt dadurch eine blasse Färbung, die namengebend gewesen ist. Es ist entwicklungsgeschichtlich ein Teil des Diencephalon, wird aber durch einwachsende Fasern der Capsula interna vom Thalamus abgetrennt und an das Putamen des Telencephalon gedrängt. *Putamen* und *Pallidum* werden wegen dieser engen räumlichen Beziehung ohne Rücksicht auf Herkunft und Funktion auch als *Nucleus lentiformis* zusammengefaßt. Der beim Zwischenhirn verbleibende Teil des Pallidum ist der *Nucleus endopeduncularis.*

Das *Pallidum* stellt wie auch die anderen Abschnitte des Subthalamus einen wichtigen Bestandteil des extrapyramidalen motorischen Systems dar, wobei es gegenüber dem hemmend wirkenden Striatum die Rolle des antreibenden Antagonisten übernimmt. Der Subthalamus steht durch afferente und efferente Bahnen mit anderen motorischen Zentren in Verbindung.

Hypothalamus

Direkt hinter der Sehnervenkreuzung schließt der Boden des **Hypothalamus** an, auf dem sich oberflächlich der flache graue Hügel, *Tuber cinereum* (33/16), die mit diesem durch die *Pars proximalis neurohypophysis* oder das *Infundibulum* (34/14) verbundene Hypophyse (34/13; 35/c) und, caudal ans Tuber cinereum angrenzend, der bei den *Fleischfressern* und beim *Menschen* zweiteilige, bei den übrigen *Haussäugetieren* einheitliche Warzenhöcker, *Corpus mamillare* (33/15; 34/12), unterscheiden lassen. Bei den *kleinen Wiederkäuern* ist das Corpus mamillare häufig durch eine mediane Furche ebenfalls in zwei Hügel geteilt.

Da die *Hypophyse* durch das Diaphragma sellae mit der Schädelbasis und bindegewebig mit dem Grund der Fossa hypophysica bzw. der Sella turcica fest verlötet ist, wird sie bei der Exenteration des Gehirns meist vom Hypothalamus getrennt. An Medianschnitten lassen sich auf Grund von Farbdifferenzen gewöhnlich schon mit bloßem Auge die als Ausstülpung des Zwischenhirnbodens aufzufassende *Neurohypophyse* und die sich mit ihr verbindende Abschnürung der embryonalen Mundbucht (RATHKEsche Tasche), die *Adenohypophyse*, unterscheiden (s. S. 477 ff.).

Caudolateral wird der Hypothalamus von den rostral divergierenden Hirnschenkeln, *Crura cerebri* (33/11), des Mittelhirns flankiert. Die Seitenfläche des Zwischenhirns steht durch die innere Kapsel (59/25) in flächenhafter Verbindung mit dem Streifenkörper (59/23 – 25) des Endhirns und ist deshalb nur durch Präparation sichtbar zu machen.

Innerer Aufbau des Hypothalamus

Der **Hypothalamus** läßt sich in caudorostraler Richtung in eine *Regio hypothalamica caudalis* mit dem Corpus mamillare, eine *Regio hypothalamica intermedia* mit dem Tuber cinereum und der Hypophyse und eine *Regio hypothalamica rostralis* mit dem Chiasma opticum und der Regio praeoptica einteilen.

In Querschnitten durch das Zwischenhirn hebt sich, namentlich in der **Regio hypothalamica caudalis (sive mamillaria)** das markreiche Corpus mamillare mehr oder weniger deutlich vom zentralen Höhlengrau der Ventrikelwand ab.

Der bei den *Haussäugetieren* mit Ausnahme der *Fleischfresser* (und individualtypisch bei den *kleinen Wiederkäuern*) einheitliche Warzenhöcker, *Corpus mamillare* (34/12; 64/12), enthält jederseits zwei Kerne. Im Warzenhöcker endigen afferente Bahnen aus der *Hippocampusformation*, vorwiegend über die *Pars tecta columnae fornicis* (64/15; 70/5'; 74/4''), aus der *Area olfactoria* und aus dem *Thalamus*. Efferente Bahnen werden über den *Tractus mamillothalamicus* (VICQ D'AZYRsches Bündel) an den *Nucleus rostralis thalami* und über den *Tractus mamillotegmentalis* an die *Mittelhirnhaube* und den *Nucleus intercruralis* abgegeben. Das Corpus mamillare ist eine wichtige Umschalt- und Integrationsstätte des Hypothalamus. Zwischen den Nucleus subthalamicus und die Fasermasse der Hirnschenkel schiebt sich noch ein rostraler Teil der *Substantia nigra* (64/11) ein.

In der **Regio hypothalamica intermedia (sive tuberalis)** und **rostralis (sive chiasmatica)** enthält das besonders reich vaskularisierte zentrale Höhlengrau des Hypothalamus eine Reihe meist unscharf begrenzter Kerne, die in ihrer Gesamtheit ein lebenswichtiges, übergeordnetes, vegetatives Regulationszentrum darstellen.

Über dem Chiasma opticum und dem Tractus opticus findet sich, bis ins Gebiet des Tuber cinereum (33/16; 61/9, 9') reichend, ein langgezogener schmaler Kern, der gemäß seiner Lage als *Nucleus supraopticus* (65/10'; 61/1, 1') bezeichnet wird und sich in eine *Pars suprachiasmatica* und *postchiasmatica* einteilen läßt. Von der Chiasmagegend bis unterhalb der Adhaesio interthalamica schiebt sich als zusammenhängende Zellplatte der *Nucleus*

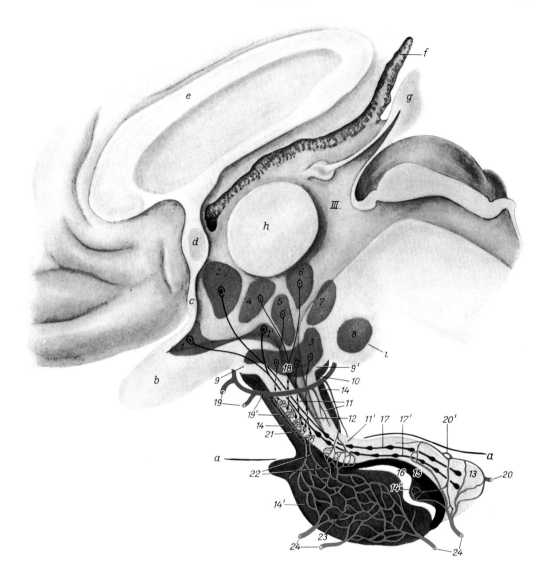

Abb. 61. Halbschematische Darstellung des Hypothalamus-Hypophysensystems des Rindes (in Anlehnung an DELLMANN, CUMMINGS and HABEL, 1965).

1 Pars suprachiasmatica, 1' Pars postchiasmatica des Nucleus supraopticus; 2 Nucleus paraventricularis; 3 Nucleus infundibularis; 4 Nucleus hypothalamicus dorsomedialis; 5 Nucleus hypothalamicus ventromedialis; 6 Nucleus periventricularis caudalis; 7 Nucleus tuberomamillaris; 8 Nucleus corporis mamillaris; 9 Pars rostralis, 9' Pars caudalis tuberis cinerei; 10 Sulcus tuberoinfundibularis; 11 Pars cava, 11' Pars compacta infundibuli (relativ zu dick gezeichnet!); 12 Recessus infundibuli; 13 Hinterlappen; 11 – 13 *Neurohypophyse*; 14 Pars infundibularis (Trichterbelag), 14' Pars distalis, 14" WULZEN-Höcker des Vorderlappens; 15 Pars intermedia, Zwischenlappen; 16 Hypophysenhöhle; 14 – 16 *Adenohypophyse*; 17 Tractus paraventriculohypophyseus, 17' Tractus supraopticohypophyseus; 18 Bahnen des Tractus tuberoinfundibularis; 19 vordere Hypophysenarterie, 19' ihre Rami infundibulares; 20 hintere Hypophysenarterie, 20' ihr Ramus anastomoticus; 21 Spezialgefäße an der adenoneurohypophysären Kontaktfläche; 22 Hypophysen-Pfortaderäste; 23 Kapillaren des Vorderlappens (2. Kapillargebiet des Hypophysen-Pfortadersystems); 24 zum Sinus cavernosus ableitende Hypophysenvenen

a Diaphragma sellae; b Chiasma opticum; c Lamina terminalis; d Commissura rostralis; e Corpus callosum; f Recessus suprapinealis; g Epiphyse; h Adhaesio interthalamica; i Corpus mamillare

III. Ventriculus tertius

paraventricularis (65/10; 61/2) zwischen die Ventrikelwand und die Pars tecta columnae fornicis ein.

Die relativ großen Nervenzellen dieser beiden Kerne zeichnen sich durch neurosekretorische Tätigkeit aus. Sie geben ihre färberisch nachweisbaren, tropfigen Neurohormone Oxytocin und Adiuretin (Vasopressin) auf axonalem Wege (*Tractus supraopticohypophyseus*, 61/17', und *Tractus paraventriculohypophyseus*, 61/17) an den Hypophysenhinterlappen ab, wo sie gespeichert und zur Regulation des Wasserhaushaltes, des Blutdruckes, der Laktation und der Uterusmotorik an den Organismus weitergegeben werden (s. S. 481).

Zwischen Chiasma opticum und Commissura rostralis dehnt sich entlang der Lamina terminalis der *Nucleus praeopticus* aus, der bei niederen Wirbeltieren die Funktion der Nuclei supraopticus und paraventricularis übernehmen soll. Lateral von der Fornixsäule liegt der *Nucleus hypothalamicus rostralis* (65/11).

In der *Regio hypothalamica intermedia* wird der Boden des III. Ventrikels vom *Tuber cinereum* (61/9, 9') und dem *Infundibulum* (65/7) der Neurohypophyse gebildet, während die Ventrikelseitenwandungen von den *Nuclei hypothalamicus dorsomedialis* (61/4) und *ventromedialis* (61/5) eingenommen werden und der *Nucleus infundibularis* (61/3) den Recessus infundibularis umgibt.

Das *Tuber cinereum* wird vom Infundibulum durch den im allgemeinen deutlichen *Sulcus tuberoinfundibularis* (61/10) getrennt und kann in eine *Pars rostralis*, eine *Pars parainfundibularis* mit den *Nuclei tuberis laterales* (65/9) und eine *Pars caudalis* mit dem *Nucleus tuberomamillaris* (61/7) eingeteilt werden. Von diesen Kernen ziehen dünne, marklose Nervenfasern als *Tractus tuberoinfundibularis* (61/18) zur adeno-neurohypophysären Kontaktfläche (61/21) zwischen Infundibulum und Pars infundibularis des Drüsenteils der Hypophyse (61/14), wo sie an zarten Kapillarschlingen enden. Das Infundibulum erweitert sich am Übergang zum Hypothalamus. Dieser Abschnitt wird wegen einer leichten Erhebung am Boden des III. Ventrikels als *Eminentia mediana* bezeichnet und den circumventriculären Organen zugeordnet (s. S. 195).

Im hinteren Hypothalamusbereich liegt unter anderem der *Nucleus periventricularis caudalis* (61/6), aus dem die Fasern des *Fasciculus longitudinalis dorsalis* (SCHÜTZsches Bündel) entspringen, die ventral im zentralen Höhlengrau des Mittelhirns und der Medulla rückenmarkwärts absteigen und in dessen Seitenhörnern enden. Vermutlich stellen sie eine Verbindung zwischen den übergeordneten vegetativen Zentren des Zwischenhirns und den präganglionären Fasern des sympathischen Nervensystems dar.

Der mit dem Tuber cinereum verbundene Hirnanhang, die **Hypophyse, Hypophysis (Glandula pituitaria)**, steht nicht nur morphologisch, sondern auch funktionell in engster Beziehung zum Hypothalamus.

Die aus einem Hirn- und einem Drüsenteil bestehende Hypophyse besitzt tierartlich verschiedene Gestalt und Größe, ist aber immmer in das Diaphragma sellae (61/a) der Dura mater eingespannt und durch diese am Boden der Sella turcica bzw. Fossa hypophysialis *(Pferd)* der Schädelbasis befestigt (s. S. 479). Bei den *Haussäugetieren* kann die Hypophyse im Hinblick auf ihre unterschiedliche Lage nicht, wie beim *Menschen*, in einen extra-und einen intrasellären Abschnitt eingeteilt werden.

Die Genese, der gröbere und feinere Bau sowie die artspezifischen Besonderheiten der Hypophyse wie auch das sog. Hypopthalamus-Hypophysensystem werden im Kapitel „Endokrine Drüsen" näher beschrieben (s. S. 477).

Der Vollständigkeit halber seien schließlich auch noch die Querverbindungen des Hypothalamus erwähnt: die *Commissura supraoptica dorsalis* und *ventralis*, die *Commissura supramamillaris* und die *Commissurae intrahypothalamicae*.

Leitungslehre und Funktion des Hypothalamus

Der Hypothalamus besitzt eine zentrale Bedeutung für die Kontrolle und Regulation vitaler Funktionen. In weniger als 1 % des Hirnvolumens ist eine Vielzahl neuronaler Regelkreise konzentriert, die über das vegetative Nervensystem und das endokrine System alle inneren Lebensvorgänge steuern und die Aufrechterhaltung der Homeostase sichern. Durch die Verbindung mit dem limbischen System werden auch Motivation und Antrieb als elementare Lebensäußerungen beeinflußt. Entsprechend vielfältig sind die Verbindungen des Hypothalamus mit anderen Hirnabschnitten.

Über das basale Riechbündel (mediales Vorderhirnbündel, s. S. 150) fließen Erregungen aus primären und sekundären Riechzentren (olfactorischer Palaeocortex) in die *Regio praeoptica* ein, verknüpfen diese mit vegetativen Zentren und lösen olfacto-sexuelle Reize aus.

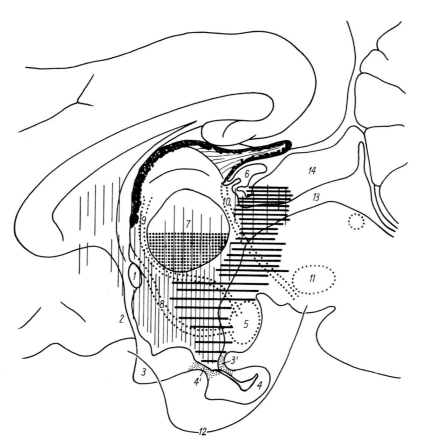

Abb. 62. Halbschematische Umrißzeichnung eines Medianschnittes durch das Zwischenhirn der Katze mit den im wesentlichen paramedian gelegenen Reizzonen für vegetative Effekte (nach Hess, 1954).

Die *dünnen, vertikalen* Striche repräsentieren das *trophotrope* Feld, d. h. die Reizzone für *trophotrope Effekte*: Blutdrucksenkung, Abnahme der Herzfrequenz, Atmungshemmung, Pupillenverengung, Harnentleerung, Kotabgabe, Speichelfluß, Erbrechen, Abnahme motorischer Erregbarkeit; die *horizontalen, dicken* Striche repräsentieren das *dynamogene* Feld, d. h. geben die Reizzone für *ergotrope Effekte* an: Blutdrucksteigerung, Zunahme der Herzfrequenz, Atmungsaktivierung, Pupillenerweiterung, Zunahme motorischer Erregbarkeit, Schnüffeln, Freßsucht, gesteigerte Wärmeproduktion; *grob-punktiert*: somnogenes Feld; *fein-punktiert*: Sexual- bzw. Begattungszentrum

1 Commissura rostralis; 2 Lamina terminalis; 3 Chiasma opticum, 3' Tuber cinereum; 4 Hypophyse, 4' ihre Pars infundibularis; 5 Corpus mamillare; 6 Epiphyse; 7 Adhaesio interthalamica; 8 Pars tecta columnae fornicis; 9 Tractus mamillothalamicus (Vicq D'Azyrsches Bündel); 10 Tractus habenulocruralis (Meynertsches Bündel); 11 Nucleus ruber; 12 Kontur des Lobus piriformis; 13 Aquaeductus mesencephali; 14 Vierhügelplatte

Der Nucleus amygdaloideus ist über die Stria terminalis bzw. den Globus pallidus und den Tractus opticus an den Hypothalamus angeschlossen. Es bestehen zahlreiche corticohypo-thalamische Bahnen und solche zum Striatum, zum Nucleus habenularis, Thalamus dorsalis und zum Subthalamus. Über den Fasciculus longitudinalis dorsalis (SCHÜTZsches Bündel) werden das Tegmentum mesencephali, der Pons und die Medulla oblongata mit den Kernen des VI., VII., IX., X. und XII. Gehirnnerven und dem Nucleus ambiguus sowie die sympathischen Zentren im Rückenmark erreicht.

Ferner bestehen Verbindungen zur Formatio reticularis, zur Retina und zur Hypophyse. Schließlich gibt es eine Reihe von intrahypothalamischen Kommissuren.

Das *Corpus mamillare* erhält Afferenzen aus der Hippocampusformation. Efferente Bah-nen gehen in den Thalamus *(Tractus mamillothalamicus)* und die Mittelhirnhaube *(Tractus mamillotegmentalis)*.

Wie bereits angedeutet, bilden die Kerne des hypothalamischen Höhlengraues in ihrer Gesamtheit ein übergeordnetes vegetatives Regulationszentrum. Für diese Funktion schei-nen die Hypothalamuskerne keine kernspezifische Wirkung zu entfalten, sondern vielmehr durch ihr koordiniertes Zusammenspiel die Steuerung bestimmter Funktionskreise, wie die Regulation des Wasser- und Salzhaushaltes, des Kohlenhydratstoffwechsels, des Grundum-satzes, des Kreislaufes, der Körpertemperatur, der Verdauung, der Ausscheidung, der Se-xualfunktion usw. zu übernehmen.

Auf Grund von Reizversuchen im Zwischenhirn lassen sich der Hypothalamus und die ihm benachbarten Bezirke des Mittel- und Endhirns in sogenannte Reizzonen einteilen, innerhalb der ganz bestimmte Effekte ausgelöst werden können. Überblickt man die durch zahlreiche Untersuchungen erhärteten Resultate (vgl. 62), dann gibt es eine im rostralen Hypothalamus gelegene Reizzone, die sich auf die Umgebung der vorderen Commissur und des Septum pellucidum ausdehnt und *parasympathische Aktivitäten* stimuliert und damit einen *trophotropen Effekt* hat. Im caudalen Hypothalamus und im angrenzenden Mittelhirn gibt es eine zweite Reizzone, die *sympathische, ergotrope Wirkungen* auslöst. In der Regio hypothalamica intermedia überschneiden sich das trophotrope und das ergotrope (dynamo-gene) Feld.

Durch Reizungen im *trophotropen, parasympathischen Feld* können ausgelöst werden: Blutdrucksenkung, Atmungshemmung, Abnahme der Herzfrequenz, Pupillenverengung, Harnentleerung, Kotabgabe, Speichelfluß, Erbrechen und Abnahme der motorischen Erreg-barkeit. Reizversuche im *ergotropen* oder *dynamogenen, sympathischen Feld* ergaben: Blut-drucksteigerung, Atmungsaktivierung, Steigerung der Herzfrequenz, Pupillenerweiterung, erhöhte motorische Erregbarkeit, Schnüffeln, Freßsucht und gesteigerte Wärmeproduktion.

Zu den trophotropen Entlastungsfunktionen gehört nach W. R. HESS auch der Schlaf, der sich bei den Versuchstieren durch Reizung in der lateralen unteren Hälfte der *Adhaesio interthalamica* (sog. somnogenes Feld) auslösen läßt.

Diathermische Koagulationsversuche im Bereich des *Tuber cinereum* führten bei männli-chen und weiblichen Tieren in der Jugend zu einem Stillstand der Sexualreifung und bei erwachsenen Tieren zu irreparabler Atrophie der Keimdrüsen, wodurch die Gegend des grauen Hügels und des Infundibulum als Sexualzentrum (62) charakterisiert wird.

Die Bedeutung des Hypothalamus für das endokrine System basiert auf der engen Verknüpfung mit der Hypophyse. Hypothalamuskerne produzieren Hormone, die in die Neurohypophyse transportiert und dort freigesetzt werden. Der Hypothalamus reguliert aber insbesondere die Hormonbildung und -abgabe in der Adenohypophyse, was hormo-nelle Rückkopplungen aus den Zielorganen einschließt. Dem Hypothalamus-Hypophysen-System sind nahezu alle endokrinen Drüsen des Körpers untergeordnet. Ihr Zusammenspiel regelt den Funktionskreis des vegetativen Systems und damit die Anpassung des Organismus an die wechselnden Einflüsse der Umwelt. Dazu gehört auch die Steuerung des 24-stündigen Tagesrhythmus zwischen Hell und Dunkel bzw. zwischen ergotroper und trophotroper Phase. Afferenzen aus der Retina verlassen den Tractus opticus am Chiasma opticum (hypothalamische optische Wurzel, s. S. 444) und enden im ventromedialen Hypothalamus. Bci höheren Wirbeltieren wird der *Nucleus suprachiasmaticus* als Ort endogen aktiver Neurone angesehen, die den circadianen Rhythmus kontrollieren. Der Regelkreis läuft über sympathische Fasern zur Glandula pinealis (s. S. 501 und Abb. 265).

Dem Hypothalamus werden auch Erregungen aus den Sinnesorganen zugeführt. Deshalb können sich Sinnesreize auch auf das vegetative Nervensystem auswirken. Andererseits steht der Hypothalamus auch mit dem Endhirn in wechselseitiger Verbindung. Gefühlsbetonte psychische Reaktionen sind bei Mensch und Tier mit vegetativen Begleiterscheinungen verbunden (z. B. Pupillen- und Lidspaltenerweiterung, Sträuben der Haare, Schweißausbruch, Beschleunigung der Herzaktion, Blutdrucksteigerung, Erhöhung des Muskeltonus,

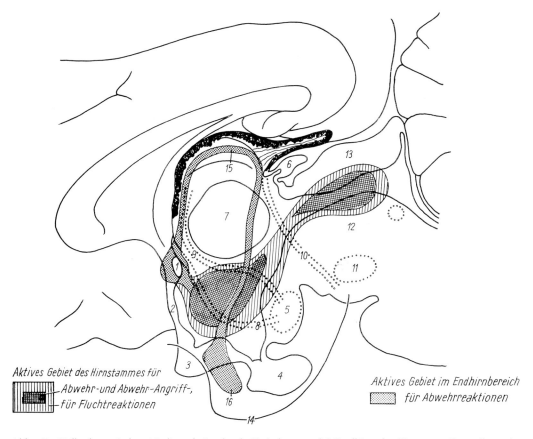

Aktives Gebiet des Hirnstammes für
Abwehr- und Abwehr-Angriff-,
für Fluchtreaktionen

Aktives Gebiet im Endhirnbereich
für Abwehrreaktionen

Abb. 63. Halbschematischer Medianschnitt durch Zwischen- und Mittelhirn der Katze zur Darstellung der Reizzonen für Flucht-, Abwehr- und Angriffsreaktionen (nach HUNSPERGER, 1962).

Kreuzweise schraffierte Felder: 1. Zone im zentralen Höhlengrau des Mittelhirns, 2. Zone in der grauen und reticulären Substanz des Hypothalamus, in der *Abwehr- und Abwehr-Angriffsreaktionen* ausgelöst werden können; *vertikal schraffiert:* zusammenhängende Reizzone im Hirnstamm für Fluchtreaktionen; *punktiert:* Reizzone im Endhirngebiet (Umgebung der vorderen Kommissur, Stria terminalis und dorsomediale Anteile des Mandelkörpers) für Abwehr- und Fluchtreaktionen

1 Commissura rostralis; 2 Lamina terminalis; 3 Chiasma opticum; 4 Hypophyse; 5 Corpus mamillare; 6 Epiphyse; 7 Adhaesio interthalamica; 8 Pars tecta columnae fornicis; 9 Tractus mamillothalamicus; 10 Tractus habenulocruralis; 11 Nucleus ruber; 12 Mittelhirnhaube; 13 Vierhügelplatte; 14 Kontur des Lobus piriformis; 15 Stria terminalis; 16 dorsomedialer Anteil des Corpus amygdaloideum

Hemmung oder Aktivierung der Magen-, Darm- und Drüsentätigkeit bei Angstzuständen, Flucht- oder Aggressionstendenz). Der Hypothalamus greift also auch hemmend oder aktivierend in die Tätigkeit der Großhirnrinde ein und beeinflußt Stimmungen, Gefühle und Affekte sowie das Triebleben und die Instinkthandlungen.

Bei der *Katze* wurde im rostralen Hypothalamus und im zentralen Höhlengrau des Mittelhirns je ein Areal ermittelt, in dem durch elektrische Reizung ausgesprochen affektbetonte Abwehr- und Abwehr-Angriffsreaktionen ausgelöst werden können (vgl. 63). Diese beiden Areale für Abwehr sind von einer größeren Reizzone umgeben und miteinander verbunden, in der sich Fluchtreaktionen auslösen lassen. Abwehrreaktionen treten aber auch bei Reizungen im Bereich der Stria terminalis und im Mandelkernkomplex auf. Die Tatsache, daß die morphologischen Strukturen zur Auslösung von Flucht-, Abwehr- und Angriffsreaktionen unter sich in Verbindung stehen, ist deshalb von besonderem Interesse, weil auch Flucht-, Abwehr- und Angriffsverhalten einen in sich geschlossenen Funktionskreis darstellen, der im Dienste der Selbsterhaltung steht, wobei sich bekanntlich zwischen Intensität des Fluchttriebes einerseits und Abwehrbereitschaft und Aggressionstendenz andererseits art- und individualtypische Korrelationen (Fluchtdistanz, kritische Distanz!) feststellen lassen.

Thalamencephalon

Der dorsal vom *Sulcus hypothalamicus* gelegene Wandteil der Zwischenhirnanlage entwickelt sich zum mächtigen **Thalamencephalon**, das aus dem *Thalamus*, dem *Epithalamus* und dem *Metathalamus* besteht (vgl. 2).

Nach Abtragung der Großhirnhemisphären und Entfernung der Tela choroidea prosencephali sowie des Plexus choroideus ventriculi III. werden die beiden Hügel, *Thalami*, übersehbar, und wir bekommen einen Einblick in den von oben eröffneten III. Ventrikel (vgl. 96).

Die Dorsalfläche des *Thalamus* wird durch die *Stria terminalis* (96/35') gegenüber dem Endhirn abgegrenzt. Ihr entlang verläuft die *Taenia choroidea* (96/26) des Adergeflechtes des Seitenventrikels, die an der rostralen Spitze des Thalamus in die *Taenia thalami* (96/30), d. h. die Abrißstelle des Plexus choroideus des III. Ventrikels übergeht. Die im *Sulcus terminalis* (96/35) gelegene *Stria terminalis* ist ein komplexes, direkt unter dem Ventrikelependym gelegenes Faserbündel, das sich von der Vorderfläche des Thalamus bis ins Unterhorn des Seitenventrikels verfolgen läßt und das *Corpus amygdaloideum* mit der *Area praecommissuralis*, dem *Nucleus habenularis* und dem vorderen *Hypothalamus* verbindet (80/4).

Epithalamus

Medial von der *Taenia thalami* erkennt man ein bei den *Haussäugetieren* ziemlich starkes, weißes, streifig strukturiertes Längsband, die *Stria medullaris thalami* (74/14; 96/32), welche die basalen Zentren in der Gegend der Substantia perforata rostralis mit den *Nuclei habenulares* verbindet und deshalb auch als *Stria habenularis thalami* bezeichnet werden kann.

Unter den *Habenulae* (96/31') verstehen wir zwei caudal aus den Striae medullares hervorgehende und von den Anatomen einst als „Zügel" (Habenulae) bezeichnete Bändchen, welche die Epiphyse mit dem Zwischenhirn verbinden. Während bei den *Haussäugetieren* im Gegensatz zum *Menschen* von einem *Trigonum habenulae* nicht gesprochen werden kann, ist die Basis der Zügel durch die vor allem bei niederen Tieren relativ mächtigen *Nuclei habenulares* (*Nucleus habenularis lateralis et medialis*) zu einem mehr oder weniger deutlichen *Tuberculum habenulae* (34/23) angeschwollen. Die früher auch als „Ganglion habenulae" bezeichneten *Nuclei habenulares* sind bei den *Fleischfressern* stärker entwickelt als bei den *Pflanzenfressern*.

Zwischen den Habenulae verkehrt die *Commissura habenularum* (96/31"), der caudodorsal die in Größe und Form tierartlich stark variierende **Glandula pinealis (Zirbeldrüse, Epiphysis cerebri)** (34/18; 96/31) aufsitzt.

Am Übergang vom Zwischenhirndach zum Mittelhirn liegt hinter und unter der Glandula pinealis die bei den *Haussäugetieren* wenig markante *Commissura caudalis* (34/17), die den vorderen Zugang zum Aquaeductus mesencephali dorsal berandet. Die beiden *Striae medullares* mit den *Nuclei habenulares*, der *Commissura habenularum*, dem *Corpus pineale* und der *Commissura caudalis* bilden zusammen den Epithalamus.

Thalamus

Beidseitig vom Epithalamus schließt sich lateral das dreieckige Feld des Thalamus (96/28) an, das mit seiner rostralen Spitze gegen das Foramen interventriculare und die Fornixsäulen (96/34) orientiert ist. Die Oberfläche des Thalamus ist leicht gewölbt und läßt an seinem vorderen Winkel ein flaches *Tuberculum rostrale thalami* (96/29) erkennen, während das beim *Menschen* den caudomedialen Winkel einnehmende Polster des Sehhügels, *Pulvinar thalami* (96/27), bei den *Haussäugetieren* höchstens angedeutet ist.

Metathalamus

Nach dem Abtragen von Telencephalonanteilen (Lobus piriformis, Lobus temporalis, Lobus occipitalis, Hippocampusformation) wird der Anschluß des *Tractus opticus* an den Hirnstamm sichtbar. Der Tractus opticus setzt sich mit seiner *Radix lateralis* (59/19'; 60/2) bogenförmig nach caudodorsal fort und geht in das *Corpus geniculatum laterale* (59/20; 60/4; 96/25) über. An derem caudalen Rand wird auf eine kürzere (*Katze*) oder längere Strecke ein weiterer, kleinerer Teil des Tractus opticus sichtbar, der sich schon am Chiasma opticum vom Hauptteil trennt und die *Radix medialis* (59/19"; 60/2') darstellt. Die bandartige Radix medialis wird zum großen Teil von der Radix lateralis bedeckt. Zentral und caudal vom Corpus geniculatum laterale liegt der beim *Hund* relativ große mediale Kniehöcker, *Corpus geniculatum mediale* (59/21; 60/5; 96/24). Die Bezeichnungen „lateral" und „medial" beziehen sich auf die Verhältnisse beim *Menschen*, wo diese beiden Zwischenhirnabschnitte nebeneinander liegen.

Medialer und lateraler Kniehöcker werden zum *Metathalamus* zusammengefaßt, der den caudolateralen Teil des Thalamencephalon einnimmt.

Die bandartige *Radix medialis* des *Tractus opticus* verschwindet am ventralen Rand des *Corpus geniculatum mediale* in der Tiefe, endet aber in der Area praetectalis und im Colliculus rostralis des Mittelhirns.

Rostral im Mittelhirn wird ein weiteres, sich vom *Tractus opticus* abzweigendes Faserbündel sichtbar. Der *Tractus cruralis transversus* (59/14; 60/3) benannte weiße Streifen isoliert sich vom Brachium colliculi rostralis, zieht nach ventral, überquert dabei das Brachium colliculi caudalis und das Crus cerebri und verschwindet kurz vor der Oculomotoriuswurzel in der Fossa intercruralis im Boden des Mittelhirns. Es ist die accessorische Opticuswurzel (60/3), die deshalb auch als *Tractus opticus accessorius* oder *Tractus opticus basalis* bezeichnet wird, und eine direkte Verbindung der Retina mit dem Tegmentum des Mittelhirns über komplett gekreuzte Fasern darstellt. Sie ist beim *Fleischfresser* besonders deutlich.

In den NAV ist ein *Fasciculus paraopticus* verzeichnet. Er soll accessorische Opticusfasern führen und beim *Schaf* am medialen Rand des Tractus opticus verlaufen. Der *Tractus cruralis transversus* wird ohne einen Hinweis auf das Opticussystem genannt.

Innerer Aufbau des Thalamencephalon

Den weitaus größten Teil des Zwischenhirns bildet der *Thalamus* mit dem ihm caudal angegliedertem, aus den Kniehöckern, *Corpora geniculata*, bestehenden Metathalamus.

Die bei den *Haussäugetieren* mehr über- als nebeneinander liegenden Kniehöcker des **Metathalamus** bilden wichtige Umschaltstationen der zentralen Seh- und Hörbahnen. Das in die Hörbahn eingeschaltete *Corpus geniculatum mediale* (57/16; 59/21) stellt einen Kernbezirk dar, dem die Erregungen durch den *Lemniscus lateralis* (56/6; 57/6') und das *Brachium colliculi caudalis* (59/17) zugeführt werden. Diese Umschaltstelle für den akustischen Sinn tritt bei den *Säugetieren* erstmals in Erscheinung. Das *Corpus geniculatum laterale* (57/17, 18;

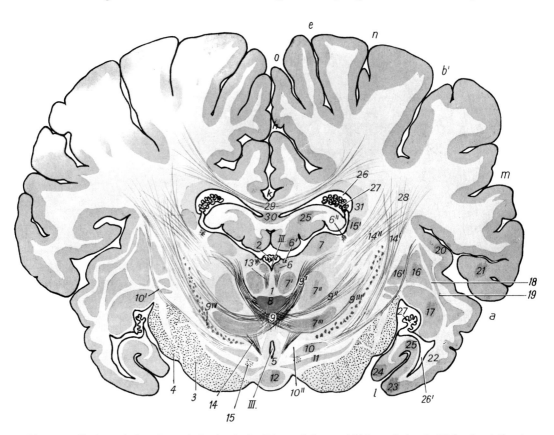

Abb. 64. Halbschematischer Querschnitt durch das Diencephalon und Telencephalon in Höhe der Adhaesio interthalamica (Schnittebene 37/g).

Diencephalon: III. Ventriculus tertius; 1 Adhaesio interthalamica; 2 Plexus choroideus ventriculi III.; 3 Crus cerebri; 4 Tractus opticus; 5 Substantia grisea centralis; 6 Nucleus habenulae, 6' Stria medullaris, 6'' Stria terminalis; 7 Nucleus rostralis dorsalis, 7' Nucleus rostralis medialis, 7'' Nucleus lateralis dorsalis, 7''' Nucleus ventralis lateralis thalami; 8 Nucleus reuniens; 9 Formatio reticularis, 9' Lamina medullaris interna, 9'' Lamina medullaris intermedia, 9''' Lamina medullaris externa, 9IV Nucleus reticulatus; 6 – 9IV *Thalamus*; 10 Nucleus subthalamicus (LUYSI), 10' Ansa lenticularis, 10'' Zona incerta; 11 Substantia nigra; 12 Corpus mamillare; 10 – 12 *Hypothalamus*; 13 Tractus habenulocruralis sive retroflexus (MEYNERT); 14 Tractus mamillothalamicus (VICQ D'AZYR); 15 Pars tecta columnae fornicis; 16' Globus pallidus

Telencephalon: 14' Capsula interna, 14'' Radiatio thalami; 15' Nucleus caudatus; 16 Putamen; 14' – 16 Corpus striatum; 17 Corpus amygdaloideum; 15' – 17 *Basal- oder* Stammganglien; 18 Capsula externa; 19 Claustrum; 20 Inselrinde; 21 Operculum des Temporallappens; 22 Lobus piriformis; 23 Caput lobi piriformis; 24 Gyrus dentatus; 25 Cornu ammonis; 26 Pars centralis, 26' Unterhorn des Seitenventrikels; 27 Plexus choroideus ventriculi lateralis; 28 Centrum semiovale; 29 Corpus callosum; 30 Stratum griseum corporis callosi; 31 Stratum griseum subependymale

a Pars caudalis des Sulcus rhinalis lateralis, b' Sulcus suprasylvius medius; e Sulcus marginalis; h Sulcus cinguli; k Sulcus corporis callosi; l Sulcus hippocampi; m Sulcus ectosylvius medius, n Sulcus ectomarginalis; o Sulcus ansatus

59/20) dagegen findet sich schon bei den niederen Wirbeltieren. Es besteht aus einem größeren Haupt- und einem kleineren Nebenkern. Im Hauptkern endigen die afferenten Fasern des *Tractus opticus*, und von ihm werden efferente Bahnen als Sehstrahlung, *Radiatio optica*, an die Sehrinde des Occipitallappens, zum Teil aber auch noch an die Colliculi rostrales des Mittelhirndaches abgegeben (s. S. 443).

Der **Thalamus** bildet den umfangreichsten Kernbezirk des Zwischenhirns, der dorsal von einer dünnen Markschicht, dem *Stratum zonale*, überzogen ist und medial mit seinem *Stratum griseum periventriculare* (*Nucleus periventricularis thalami*, 65/3') den III. Ventrikel begrenzt. Bei den *Haussäugetieren* sind die beiden Thalami zum größten Teil in der Mittelebene durch die *Adhaesio interthalamica* (64/1) unter sich verbunden. In der Verwachsungszone liegen mehrere paarige oder unpaare Kerne, die zusammenfassend als *Nuclei paraventri-*

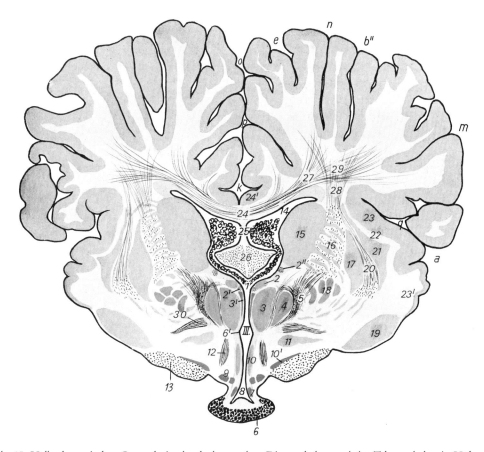

Abb. 65. Halbschematischer Querschnitt durch das vordere Diencephalon und das Telencephalon in Höhe des Foramen interventriculare und der Hypophyse (Schnittebene 37/h).

Diencephalon: 1 Foramen interventriculare mit Plexus choroideus; 2 Vorderende des Nucleus rostralis dorsalis thalami, 2' Stria medullaris, 2'' Stria terminalis; 3 Nucleus rostralis medialis thalami, 3' Nucleus paraventricularis thalami; 4 Nucleus lateralis dorsalis thalami; 5 Formatio reticularis thalami; 2 – 5 *Thalamus*; 6 Hypophyse, 6' Sulcus hypothalamicus; 7 Infundibulum mit Nucleus infundibularis; 8 Recessus infundibuli; 9 Nuclei tuberis laterales; 10 Nucleus paraventricularis, 10' Pars postchiasmatica des Nucleus supraopticus; 11 Nucleus hypothalamicus rostralis; 12 Pars tecta columnae fornicis; 13 Tractus opticus; 6 – 13 *Hypothalamus*

Telencephalon: 14 Pars centralis des Seitenventrikels mit Plexus choroideus; 15 Nucleus caudatus; 16 Capsula interna; 17 Putamen; 15 – 17 *Corpus* striatum; 18 Globus pallidus (Diencephalon); 19 Corpus amygdaloideum; 15, 17, 18, 19 *Basal- oder Stammganglien*; 20 Capsula externa; 21 Claustrum; 22 Capsula extrema; 23 Inselrinde, 23' Lobus piriformis; 24 Corpus callosum, 24' Induseum griseum; 25 Septum pellucidum; 26 Columnae fornicis; 27 Radiatio corporis callosi; 28 Corona radiata; 29 Centrum semiovale; 30 Commissura rostralis

a Pars caudalis des Sulcus rhinalis lateralis; b'' Sulcus suprasylvius rostralis; e Sulcus ansatus; k Sulcus corporis callosi; m Sulcus ectosylvius medius; n Sulcus marginalis; p Sulcus cinguli; q Fissura sylvia sive lateralis cerebri

culares oder „Mittellinienkerne" oder auch einzeln benannt werden (Nucleus centralis medialis, Nucleus rhomboidalis, Nucleus reuniens u. a.). Außerdem sind Kommissuren-fasern ausgebildet.

Bei ca. 20 % der *Menschen* fehlt die Fusion der Thalami dorsales vollständig, sonst ist sie auf einen kleinen Bereich beschränkt. Die Substanzbrücke wird dann vom *Nucleus reuniens* (Nucleus medioventralis) gebildet. Sie kann bei Erweiterung des III. Ventrikels zu einem schmalen Band ausgezogen werden.

Die **Adhaesio interthalamica** ist bei *primitiven Säugetieren* am stärksten, bei *Primaten* am geringsten ausgeprägt.

Die Bezeichnung „Adhaesio interthalamica" hat heute leider den früher gebrauchten Begriff „Massa intermedia" ersetzt. Selbst beim *Menschen* handelt es sich nicht nur um eine Verklebungszone, was durch „Adhaesio" ausgedrückt wird, sondern es besteht eine Substanzbrücke aus Nervengewebe. Schon gar nicht kann bei den *Haussäugetieren* von einer Verklebungszone gesprochen werden. Vielmehr handelt es sich hier um eine breite, kernreiche Verbindung der beiden Thalami dorsales. Um Mißverständnisse zu vermeiden, sollte dafür der eingeführte Begriff *„Massa intermedia"* vorgezogen werden.

Lateral wird der Thalamus von den Fasermassen des Endhirns, insbesondere der inneren Kapsel, *Capsula interna* (64/14'; 65/16), begrenzt, durch diese und die Faserbündel des Stabkranzes, *Radiatio thalami* (64/14"), aber gleichzeitig auch mit dem Großhirn verbunden (*Corona radiata*, 65/28).

Der Thalamus ist weder morphologisch noch funktionell ein einheitliches Kerngebiet; er läßt sich bereits makroskopisch durch die ihn durchziehenden weißen Markblätter, die *Laminae medullares thalami* (64/9', 9", 9"') in drei Kerngruppen gliedern: eine dorsale, eine mediale und eine laterale (vgl. 66). In jeder dieser Gruppen gibt es wieder zahlreiche Einzelkerne, die nach ihrer Lage bezeichnet werden. Die Querschnittsbilder zeigen den *Nucleus rostralis dorsalis* (64/7; 65/2), den *Nucleus rostralis medialis* (64/7'; 65/3), den *Nucleus lateralis dorsalis* (64/7"; 65/4) und den *Nucleus ventralis lateralis* (64/7"').

Die *Nuclei rostrales thalami* liegen am vorderen Pol des Thalamus im Gebiet des *Tuberculum rostrale* (96/29); der *Nucleus rostralis dorsalis* (64/7; 65/2) gehört zur dorsalen Kerngruppe, der *Nucleus rostralis medialis* (64/7'; 65/3) zur medialen. Auch die *Nuclei laterales thalami* (64/7", 7"'; 65/4)) sind vielfach unterteilt und mit topographischen Bezeichnungen ver-sehen (s. auch S. 131).

Die Vielzahl der Thalamuskerne kann hier nicht aufgelistet werden. Die oben gegebene Gliederung (dorsal, medial, lateral) wird durch weitere topographische Angaben ergänzt. Für das genaue Studium der Thalamus-kerne muß auf spezielle Literatur verwiesen werden.

Weitere Kerne liegen in der *Lamina medullaris interna thalami* (64/9') (*Nuclei intralami-nares*). An der Grenze zur Capsula interna befindet sich der *Nucleus reticulatus* (64/9^{IV}). Schließlich sind in das zentrale Höhlengrau die *Nuclei paraventriculares thalami* (65/3') eingestreut (nicht zu verwechseln mit dem neurosekretorischen Nucleus paraventricularis des Hypothalamus!), und im Bereich der *Adhaesio interthalamica* sind zahlreiche Einzel-kerne gelegen (z. B. *Nucleus reuniens*, 64/8) (s. oben).

Die beim *Menschen* sehr ausgeprägte caudale Kerngruppe des *Pulvinar* (96/27) ist bei den *Haussäugetieren* nur angedeutet.

Lateral wird der Thalamus von der Fasermasse der inneren Kapsel, *Capsula interna* (64/14'), umfaßt, die caudoventral in die Hirnschenkel, Cura cerebri (64/3), übergeht.

Der **Epithalamus** setzt sich aus den *Nuclei habenulares* und deren Kommissur, aus der *Epiphyse* (Glandula pinealis) und der *Commissura caudalis* zusammen.

Die *Nuclei habenulares medialis et lateralis* (64/6) sind bei den makrosmatischen *Haus-säugetieren* stärker entwickelt als beim *Menschen*. Durch die in der Vorderwand des Reces-sus pinealis verlaufende *Commissura habenularum* (96/31") sind die Habenulae beider Seiten unter sich verbunden. Den *Nuclei habenulares* werden Erregungen aus dem basalen

Riechhirn über die afferenten Bahnen der *Stria medullaris thalami* (64/6') zugeführt, und durch efferente Fasersysteme stehen sie mit dem Mittelhirndach (Tractus habenulotectalis), mit dem *Nucleus intercruralis* (Tractus habenulocruralis sive Fasciculus retroflexus (MEYNERT), 57/11; 64/13; 74/16) und mit der Mittelhirnhaube (Tractus habenuloreticularis) in Verbindung.

Die im Grenzgebiet zwischen Zwischenhirn- und Mittelhirndach gelegene *Commissura caudalis* (34/17; 107) kommt bei allen Wirbeltieren vor und enthält zur *Area praetectalis* gehörende Kerne. Die Kommissur verbindet Mittelhirnkerne.

Die **Epiphyse, Glandula pinealis** (Zirbeldrüse) (34/18; 57/19), entwickelt sich aus einer Ausstülpung des hinteren Zwischenhirndaches und liegt als ein von GALEN mit einem Pinienzapfen verglichenes Gebilde von tierartlich verschiedener Form und Größe zwischen der *Commissura habenularum* und der *Commissura caudalis*. Durch dünne Stiele, *Habenulae* (96/31'), steht sie mit den *Nuclei habenulares* (34/23) in Verbindung, und vom III. Ventrikel schiebt sich der *Recessus pinealis* (34/19) gegen ihre Basis vor. Die Epiphyse ist ein endokrines Organ und wird in dem entsprechenden Abschnitt dieses Buches (s. S. 499) abgehandelt.

Der rostrale Teil des Zwischenhirndaches wird vom *Plexus choroideus ventriculi III.* gebildet (34/21; 64/2).

Leitungslehre und Funktion des Thalamencephalon

Über die afferenten und efferenten Fasersysteme sowie über die funktionelle Bedeutung des **Meta-** und **Epithalamus** wurde das Wesentliche bereits gesagt (s. S. 128 und oben).

Im Bereich des **Thalamus** liegen die Verhältnisse weit komplizierter. Mit Ausnahme des *Pulvinar*, das keine extrathalamischen Zuflüsse erhält und ein reines Integrationsgebiet innerhalb des Thalamus zu sein scheint, sind alle Thalamuskerne Schaltstellen, mit afferenten und efferenten Bahnen (vgl. 66). Die **truncothalamischen Kerne** sind mit dem Hirnstamm und Zwischenhirnkernen, *nicht* mit dem Cortex cerebri, verbunden. Dazu gehören die *Nuclei intralaminares* in der *Lamina medullaris interna* (zwischen lateraler und medialer Kerngruppe) und die *Kerne im zentralen Höhlengrau* (an der Wand des III. Ventrikels), die bei den *Haussäugetieren* durch das Kerngebiet der *Adhaesio interthalamica* (s. S. 129 f.) ergänzt werden. Der größte dieser Kerne ist der *Nucleus centralis thalami*, der Afferenzen aus den Kleinhirnkernen und der Formatio reticularis erhält und Fasern zum Corpus striatum schickt. Die **palliothalamischen Kerne** haben Verbindungen zur Großhirnrinde. Dazu gehören alle anderen Thalamuskerne. Die *Nuclei rostrales* sind eine Schaltstelle innerhalb des limbischen Systems. Sie sind mit dem Gyrus cinguli und dem Hypothalamus verbunden. Afferenzen werden ihnen über den *Tractus mamillothalamicus* (VICQ D'AZYRsches Bündel) (64/14; 70/24; 74/15) zugeleitet. Die mediale Kerngruppe erhält viscerale und somatische Impulse aus dem Pallidum und dem Hypothalamus. Die so zugeführten Reize färben eine Grundstimmung, die über Efferenzen zum Frontallappen des Endhirns gelangt und dort bewußt wird.

Aus der lateralen Kerngruppe sind es die ventralen Kerne, die als Schaltstationen für die viscerosomatischen Afferenzen auf dem Wege zur Perception in den sensorischen Rindenfeldern von besonderer Bedeutung sind. Im *Nucleus ventralis caudalis* (des Nucleus lateralis thalami) enden der *Lemniscus medialis* und der *Tractus spinothalamicus*. Sie führen Afferenzen aus den Nuclei gracilis und cuneatus, den sensiblen Kernen des N. trigeminus (V), dem Tractus solitarius und dem Rückenmark. Sie repräsentieren die Bahnen der epikritischen und protopathischen Sensibilität sowie die Geschmacksbahn. Der Kern besteht aus einer *Pars lateralis* und einer *Pars medialis*. Die Pars lateralis nimmt Afferenzen aus Rumpf und Gliedmaßen (Rückenmark, Medulla oblongata), die Pars medialis solche aus dem Kopfgebiet

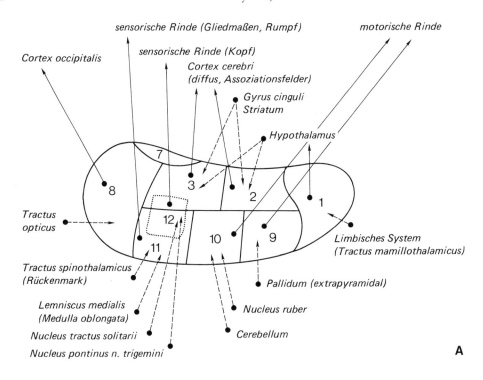

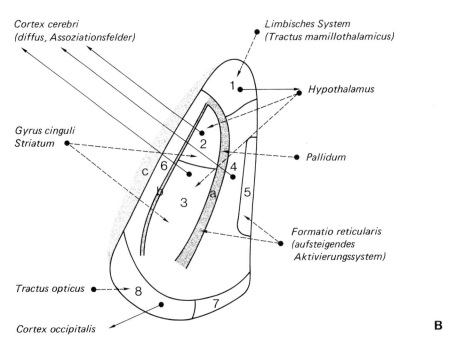

Abb. 66. Schematische Darstellung von Afferenzen und Efferenzen des Thalamus.

A laterale Ansicht; **B** dorsale Ansicht (linker Thalamus).

Von den Thalamuskernen sind nur einige, in ungefährer Lage, eingezeichnet.

1 Nuclei rostrales thalami; 2 Nucleus lateralis dorsalis; 3 Nucleus lateralis caudalis; 4 Nucleus medialis thalami; 5 Nucleus paraventricularis; 6 Nucleus reticulatus; 7 Nucleus pulvinaris; 8 Corpus geniculatum laterale; 9 Nucleus ventralis rostralis; 10 Nucleus ventralis lateralis; 11 Nucleus ventralis caudalis, Pars lateralis; 12 Nucleus ventralis caudalis, Pars medialis

a Lamina medullaris interna mit intralaminaren Kernen (Nuclei intralaminares); b Lamina medullaris externa; c Capsula interna

(Nucleus tractus solitarii, Nucleus pontinus n. trigemini) auf. Aus vielfachen Untersuchungen sind weitere Details einer somotopischen Organisation bekannt. Diese differenzierende Projektion setzt sich in die Großhirnrinde fort.

Caudale Körperregionen projizieren zur lateralen Portion des contralateralen Nucleus ventralis caudalis; die nach cranial anschließenden Bereiche sind in der Pars medialis des Kernes lokalisiert; axiale Felder sind dorsal, distale Felder ventral repräsentiert.

Die Projektionsmuster sind von der peripheren Innervationsdichte abhängig. Während bei der *Katze* (wie bei *Ratte* und *Kaninchen*) z. B. die Kopfhaut mit den Vibrissae einen großen Raum einnimmt, ist beim *Schaf* die Mundhöhlenoberfläche ungewöhnlich stark repräsentiert.

Eingeweideafferenzen ziehen contralateral in den Nucleus ventralis caudalis. Sie laufen dort oder bereits vorher mit den Afferenzen aus der Haut zusammen. Die Projektion von Eingeweideschmerz auf die Körperoberfläche wird u. a. damit erklärt.

Der *Nucleus ventralis rostralis* ist mit dem Pallidum und dem Kleinhirn einerseits und mit motorischen Assoziationsfeldern andererseits verbunden und in die Modulation von Bewegungen eingeschaltet.

Die ventralen Kerne der Nuclei laterales thalami sind mit umschriebenen Hirnarealen verknüpft. Es sind Relaisstationen mit einer somatotopischen Ordnung. Sie werden zusammen mit den in Schichten gegliederten Corpora geniculatum laterale und mediale als spezifische Thalamuskerne zusammengefaßt. Demgegenüber projizieren die anderen palliothalamischen Kerne diffus auf die Assoziationsfelder der Hirnrinde. Das sind die unspezifischen Thalamuskerne, zu denen auch die truncothalamischen Kerne gehören.

Alle zum Cortex cerebri aufsteigenden Sinnesbahnen, mit Ausnahme der Riechbahn, durchziehen den Thalamus, wo sie eine letzte Umschaltung erfahren, bevor die peripheren Reize dem Individuum bewußt werden (Perception). Deshalb wird der Thalamus auch treffend als „Tor zum Bewußtsein" umschrieben.

Die Sinnesbahnen erhalten im Thalamus aber auch Kontakt zu dessen vielfältigen Verbindungen und zahlreichen Kernen. Erregungen werden in Gefühle und Stimmungen (Angst, Schmerz, Lust) umgesetzt und der Großhirnrinde zugeleitet. Diese Erkenntnisse sind vom Menschen abgeleitet, bei dem auch mit Erfolg starke Erregungszustände durch eine Durchtrennung thalamocorticaler Bahnen (Leukotomie) beseitigt werden können.

Es besteht kein Zweifel, daß auch bei Haustieren der Thalamus ein bedeutsames Koordinations- und Integrationszentrum ist, in dem die eintreffenden Erregungen ihre affektbetonte Färbung erhalten und jene Empfindungen entstehen, die als Lust- und Unlustgefühle, Schmerz oder Angst erlebt werden. Im art- und individualtypischen Umweltverhalten der Tiere drückt sich etwas aus, was dem menschlichen Bewußtsein durchaus vergleichbar ist.

Zusammen mit dem Metathalamus bildet der Thalamus die zwischen Rückenmark und Hirnstamm einerseits und dem Endhirn andererseits eingeschobene Schalt- und Kontrollstelle für alle Sinnesorgane (mit Ausnahme des Riechapparates), wo die aus der Körperfühl-, Hör- und Sehsphäre ankommenden Erregungen umgeschaltet, weitergeleitet oder auch unterdrückt werden.

Der Thalamus ist schließlich auch direkt oder indirekt in das extrapyramidale motorische System eingeschaltet und wirkt koordinierend und abstufend auf die Motorik.

Endhirn, Telencephalon

Das **Endhirn, Telencephalon**, besteht aus zwei Hälften, den Hemisphären, *Haemisphaeria*, und einem kleinen unpaaren Mittelstück, dem *Telencephalon medium*, das die beiden Hemisphären bzw. deren Binnenräume, die Seitenventrikel, unter sich und mit dem Zwischenhirn bzw. dem III. Ventrikel verbindet und gewissermaßen den Rest des einstigen Telencephalon impar (s. S. 10) darstellt.

Jede Hemisphäre setzt sich aus dem äußerlich nicht in Erscheinung tretenden Stammanteil des Telencephalon, dem Ganglienhügel mit dem *Corpus striatum* sowie dem daran an- und aufgebauten Hirnmantel, dem *Pallium*, zusammen. Da das Endhirn als onto- und phylogenetisch jüngster Gehirnabschnitt in der Stammesentwicklung eine kontinuierliche Massenentfaltung durchmacht und bei den *Säugern* zum mächtigsten Hirnteil geworden ist, wird es auch als Großhirn, *Cerebrum*, bezeichnet.

Hirnmantel, Pallium

Bei den *Säugetieren* tritt der Hirnmantel gegenüber den stammesgeschichtlich alten Hirnteilen mit fortschreitender Höherentwicklung immer eindeutiger in den Vordergrund. Das Pallium besteht aus zwei phylogenetisch alten Anteilen, dem *Palaeopallium* und dem *Archipallium*, die zusammen das ursprüngliche **Riechhirn, Rhinencephalon**, verkörpern, und dem sich dorsal zwischen Palaeo-und Archipallium einfügenden jüngsten Mantelabschnitt, dem **Neopallium**, das funktionell als übergeordnetes Integrations- und Koordinationszentrum an Bedeutung gewinnt und innerhalb der Säugetierreihe strukturell ausgebaut wird (5).

Riechhirn, Rhinencephalon

Ursprünglich umfaßte das Riechhirn, *Rhinencephalon*, das die Hemisphärenbasis einnehmende *Palaeopallium* und das an die Facies medialis der Hemisphäre verlagerte *Archipallium* (vgl. S. 14 und Abb. 5) sowie einen rostral von der Lamina terminalis gelegenen, umschriebenen Bezirk der medialen Hemisphärenwand. Obwohl wir heute wissen, daß diese drei so verschieden gelegenen, unter sich aber verbundenen Hirnmantelabschnitte nur zum Teil direkt mit der Geruchswahrnehmung zu tun haben, werden sie – insbesondere aus entwicklungsgeschichtlichen Gründen – zum Riechhirn gerechnet.

Dieses **Riechhirn im weiteren Sinne** läßt sich deshalb einteilen in eine *Pars basalis rhinencephali*, die vom Palaeopallium gebildet wird, eine *Pars septalis rhinencephali*, die den umschriebenen Bezirk der medialen Hemisphärenwand rostral von der Lamina terminalis einnimmt, und eine *Pars limbica rhinencephali*, die das Archipallium repräsentiert.

Pars basalis rhinencephali

Die Pars basalis rhinencephali stellt das **Riechhirn im engeren Sinne** dar, denn sie liefert das morphologische Substrat für die Geruchswahrnehmungen. Bei den niederen Säugern bildet das basale Riechhirn den größten Teil des Hirnmantels; aber auch bei unseren *makrosmatischen Haussäugetieren* wird die Facies basilaris der Hemisphären, im Gegensatz zum *Menschen*, noch beinahe ganz von den Strukturen des Riechhirns eingenommen.

Die beiden in den Fossae ethmoideae des Siebbeins gelegenen **Riechkolben, Bulbi olfactorii** (32/18; 33/20), sind bei allen *Haussäugetieren* mehr oder weniger mächtig entwickelt. Ihre der Lamina cribrosa aufliegende Fläche ist von einem filzartigen Belag überzogen, der von den *Fila olfactoria (Nn. olfactorii, I)* gebildet wird. Bei den *Caniden* ziehen die Fila olfactoria von allen Seiten in den Bulbus olfactorius. Der Riechkolben liegt dem Frontalpol des Hirnmantels ventral, zum Teil aber auch rostral auf.

Bei den *Haussäugetieren* gibt es wie bei anderen Säugern (nicht beim *Menschen*) einen *Bulbus olfactorius accessorius,* der dorsal hinter dem Hauptbulbus an dessen Übergang in den

Pedunculus olfactorius gelegen ist. Er ist makroskopisch praktisch nicht zu identifizieren und wird zudem am nicht zerlegten Gehirn vom Frontalpol der Hemisphären bedeckt.

An den *Bulbus olfactorius* schließt sich der kurze, aber kräftige Riechstiel, *Pedunculus olfactorius* (32/19; 33/20'), an. Er ist gegen den Riechkolben durch den *Sulcus limitans bulbi olfactorii* (33/20^{IV}) abgegrenzt und gabelt sich caudal in die schwächere, mediale und die stärkere, laterale Riechwindung, *Gyrus olfactorius medialis* (33/20'''; 34/39; 82/3) und *Gyrus olfactorius lateralis* (32/20; 31/20''). Beide Riechwindungen bestehen aus grauer Substanz und flankieren ein dreieckiges Feld, das Riechfeld, *Trigonum olfactorium* (32/22; 33/22; 34/41). Soweit bei den *Makrosmatikern* die Rinde in dem Dreieck deutlich vorgewölbt ist, wird dieser Bereich als *Tuberculum olfactorium* (82/4) bezeichnet. An der dem Riechfeld zugewandten Oberfläche der Riechwindungen findet sich jeweils ein schmales Band weißer Substanz, der *Tractus olfactorius lateralis* (33/21; 73/5) und *Tractus olfactorius medialis* (33/21''), die auch als *Striae olfactoriae laterales* und *mediales* bezeichnet werden. Zu ihnen gesellt sich ein mehr in der Tiefe liegender *Tractus olfactorius intermedius* (33/21'). An die Basis des Trigonum olfactorium schließt ohne scharfe Grenze caudal die von feinen Gefäßlöchern durchsetzte *Substantia perforata rostralis* (33/23) an. Diese bildet zusammen mit dem Trigonum olfactorium die *Area olfactoria*. Den hinteren Abschluß der Area olfactoria bildet der von der medialen Hemisphärenfläche herkommende *Gyrus diagonalis* oder das *diagonale* BROCA*sche Band* (33/23''; 34/42; 82/5).

Während der rostromedial durch den undeutlichen *Sulcus rhinalis medialis* (33/25'') begrenzte *Gyrus olfactorius medialis* über die ventrale Mantelkante nach der medialen Hemisphärenfläche zieht und mit der Pars septalis rhinencephali in Verbindung tritt, ist der bedeutend kräftigere *Gyrus olfactorius lateralis* durch die *Pars rostralis* einer markanten, allen

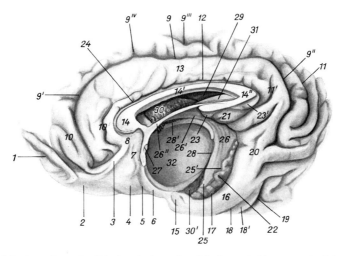

Abb. 67. Medialansicht der rechten Großhirnhemisphäre eines Pferdes nach Abtragung des Hirnstammes hinter der vorderen Kommissur.

1 Bulbus olfactorius; 2 Pedunculus olfactorius; 3 Gyrus olfactorius medialis; 4 Trigonum olfactorium; 5 Sulcus diagonalis; 6 Gyrus diagonalis; 7 Gyrus paraterminalis sive subcallosus; 8 Area subcallosa; 9 Sulcus cinguli, 9' Sulcus genualis, 9'' Sulcus splenialis, 9''' Sulcus ansatus, 9^{IV} Sulcus cruciatus; 10 Sulcus ectogenualis, 10' Sulcus endogenualis; 11 Sulcus ectosplenialis, 11' Sulcus endosplenialis; 12 Sulcus corporis callosi; 13 Gyrus cinguli; 14 Genu, 14' Truncus, 14'' Splenium corporis callosi; 15 Uncus sive Tuberculum hippocampi; 16 Gyrus parahippocampalis; 17 Sulcus hippocampi; 18 Sulcus sagittalis medialis, 18' Gyrus sagittalis medialis lobi piriformis; 19 mediales Ende der Pars caudalis des Sulcus rhinalis lateralis; 20 Vierhügeldelle; 21 Gyrus callosus, Balkenwindung; 22 Gyrus dentatus; 23 Tuberculum gyri dentati, 23' Flexura subsplenialis gyri dentati; 24 Gyrus supracallosus sive Induseum griseum; 25 Fimbria hippocampi, 25' Sulcus fimbriodentatus; 26 Crus, 26' Corpus, 26'' Columna fornicis; 27 Commissura rostralis; 28 Fissura choroidea, 28' Stria terminalis thalami; 29 durch Entfernung des Septum pellucidum eröffnete Pars centralis des rechten Seitenventrikels; 30 Plexus choroideus ventriculi lateralis, 30' Adergeflecht des Unterhorns; 31 Dorsalende des Ammonshorns; 32 Schnittfläche durch das Zwischenhirn

Säugetieren eigenen Furche, des *Sulcus rhinalis lateralis* (32/25, 25'; 33/25, 25'), vom Neopallium getrennt und gegen das Trigonum olfactorium durch den seichten *Sulcus endorhinalis* (33/21''') abgesetzt.

Caudal geht die laterale Riechwindung mit einer dorsolateral konvexen Krümmung in den stumpf-kegelförmigen, bei den *Haussäugetieren* im Gegensatz zum *Menschen* mächtig entwickelten, birnenförmigen Lappen, **Lobus piriformis** (32/24 – 24'''; 33/27; 35/b), über, der gegenüber dem Neopallium durch die Pars caudalis des *Sulcus rhinalis lateralis* begrenzt ist. Medial schließt der Lobus piriformis ohne scharfe Grenze an die das Mittel- und Zwischenhirn hakenförmig umgreifende *Pars limbica rhinencephali* an.

Dorsal vom Übergang des Gyrus olfactorius lateralis in den Lobus piriformis findet sich die *Fossa lateralis cerebri* (32/26''), die auch die Grenze zwischen rostralem und caudalem Teil des Sulcus rhinalis lateralis markiert. Die rostromedial orientierte Kuppe des birnenförmigen Lappens, das *Caput lobi piriformis* (33/24; 68/10), fällt gegen den Gyrus diagonalis und den Tractus opticus steil ab und ist, am deutlichsten bei den *Huftieren*, durch zwei seichte Furchen in den apikalen *Gyrus semilunaris* (32/24; 33/24; 69/4) und den basiswärts anschließenden *Gyrus ambiens* (32/24'; 33/24'; 68/11; 69/4') unterteilt, die rostral mit dem Gyrus bzw. Tractus olfactorius lateralis in Verbindung stehen.

Während unter dem *Gyrus semilunaris* der Mandelkörper, *Corpus amygdaloideum* (s. S. 179), liegt, tritt der *Gyrus ambiens* medial mit dem beim *Menschen* und *Schwein* besonders deutlichen, hakenförmigen Ende des *Gyrus parahippocampalis* (s. S. 139), dem *Tuberculum hippocampi sive Uncus* (67/15; 68/10'; 69/5), in Verbindung. Bei den *Fleischfressern* erscheint der *Lobus piriformis* an seiner Oberfläche glatt (vgl. 35). Beim *Schwein*, *Rind* und

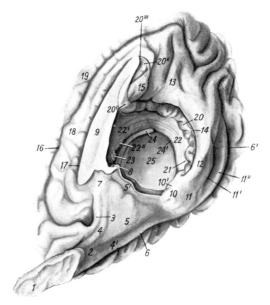

Abb. 68. Ansicht der rechten Großhirnhemisphäre eines Pferdes von vorn-unten nach Abtragung des Hirnstammes hinter der vorderen Kommissur.

1 Bulbus olfactorius; 2 Pedunculus olfactorius; 3 Gyrus olfactorius medialis; 4 Tractus olfactorius medialis, 4' Gyrus olfactorius lateralis; 5 Trigonum olfactorium, 5' Gyrus diagonalis; 6 Pars rostralis, 6' Pars caudalis des Sulcus rhinalis lateralis; 7 Area praecommissuralis; 8 Commissura rostralis; 9 Schnittfläche durch Corpus callosum, Septum pellucidum und Fornix; 10 Caput lobi piriformis, 10' Uncus sive Tuberculum hippocampi; 11 Gyrus ambiens, 11' Sulcus sagittalis medialis, 11'' Gyrus sagittalis medialis lobi piriformis; 12 Gyrus parahippocampalis; 13 Vierhügeldelle; 14 Sulcus hippocampi; 15 Gyrus callosus, Balkenwindung; 16 Sulcus cinguli; 17 Sulcus corporis callosi; 18 Gyrus cinguli; 19 Gyrus endomarginalis; 20 Gyrus dentatus, 20' Tuberculum gyri dentati, 20'' Flexura subsplenialis gyri dentati, 20''' Andeutung des Gyrus fasciolaris; 21 Fimbria hippocampi; 22 Crus, 22' Corpus, 22'' Taenia fornicis; 23 Foramen interventriculare mit Adergeflecht; 24 Stria terminalis thalami, 24' Fissura choroidea; 25 Schnittfläche durch das Zwischenhirn

vor allem beim *Pferd* ist er lateral von seichten Längsfurchen durchzogen, die beim *Pferd* einen *Gyrus sagittalis medialis* und einen *Gyrus sagittalis lateralis lobi piriformis* (32/24", 24"'; 33/24" – 24^V) unterscheiden lassen.

Pars septalis rhinencephali

Die Pars septalis rhinencephali umfaßt einen Bereich der medialen Hemisphärenwand vom Tuberculum olfactorium bzw. Gyrus olfactorius medialis bis zur Commissura fornicis. Sie ist schon am Medianschnitt durch das Gehirn überblickbar. Da die Wände sich zu einer Scheidewand zwischen den Seitenventrikeln zusammenlagern, wird der gesamte Abschnitt sehr weit gefaßt als „**Septum**" bezeichnet.

Die begrenzenden Strukturen sind außer den genannten das *Corpus callosum*, der *Fornix* und die *Area praeoptica*, eingeschlossen ist die *Commissura rostralis* (82/d). Auf diese Kommissur bezieht sich eine topographische Gliederung des Septum:

Die **Area praecommissuralis** (34/40; 67/7, 8; 68/7) besteht aus einem unter dem Genu corporis callosi gelegenem Feld, der *Area subcallosa sive adolfactoria* (67/8) und dem vor der Lamina terminalis und unter dem Rostrum corporis callosi verlaufendem *Gyrus paraterminalis sive subcallosus* (67/7) (bei den *Haussäugetieren* schlecht isolierbar). Sie geht in den *Gyrus diagonalis*, das diagonale BROCAsche Band (34/42; 67/6; 68/5'; 82/5), über. Der auch als *Area septalis* (82/1) bezeichnete Bereich bildet die dünne Medialwand der Seitenventrikel, ist nur dorsal mit dem der Gegenseite verschmolzen und im übrigen von Pia mater bedeckt. Die Area septalis enthält die in mehreren Gruppen angeordneten *Nuclei septi*.

Die **Area postcommissuralis** entspricht dem *Septum pellucidum*. Ihre Ausgestaltung hängt von der Entwicklung des Balkens, d. h. letztlich vom Umfang des Neopallium ab. Bei *primitiven Säugern*, aber auch z. B. bei der *Ratte* ist dieser Bezirk eine mächtige graue Masse mit Nuclei septi. Mit der Rostralausdehnung des Balkens wird das Septum, das in der *Area postcommissuralis* Corpus callosum und Fornix (82/a, b) verbindet, zu dünnen Markblättern ausgezogen, beim *Menschen* zu durchscheinenden Lamellen, die hier zutreffend *Septum pellucidum* genannt werden. Die Blätter verschmelzen beim *Menschen* in der Medianen meist nur unvollständig und schließen zwischen sich ein *Cavum septi pellucidi* ein. Bei den *Haussäugetieren* sind die Septumblätter meist ohne eine Hohlraumbildung verwachsen. Bei *Hund* und *Katze* soll das Cavum hin und wieder auftreten, bei der *Katze* wurde es rostral offen gefunden.

Das *Cavum septi pellucidi* hat nichts mit einem Hirnventrikel gemein. Es ist die äußere Gehirnoberfläche, die mediale Wand der Endhirnbläschen, die hier mit der Gegenseite Kontakt bekommt und ganz oder teilweise verschmilzt. Das verbindende Material ist Neuroglia, die auch die Oberfläche des Cavum bedeckt. Die beobachtete Ausbildung von Ependymzellen ist sekundärer Natur und rechtfertigt ebenfalls nicht, von einem V. Ventrikel zu sprechen.

Pars limbica rhinencephali

Die Commissura rostralis, das Corpus callosum und das Septum pellucidum sowie der vordere Teil des Hirnstammes sind von jenen phylogenetisch alten Strukturen der medialen Hemisphärenwand ringförmig umgeben, die unter dem Begriff „**Lobus limbicus**" zusammengefaßt werden. Sie verkörpern die an der Geruchswahrnehmung nicht direkt beteiligten, unspezifischen Anteile des **Riechhirns im weiteren Sinne**. Dazu gehören die *Area praecommissuralis*, der *Gyrus paraterminalis* und das *Septum pellucidum (Area postcommissuralis)*, die bereits abgehandelt wurden. Die übrigen Abschnitte werden als Pars limbica rhinencephali zusammengefaßt.

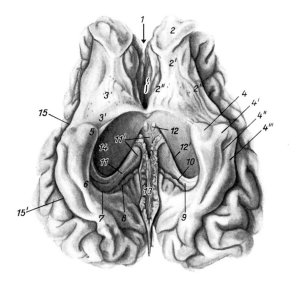

Abb. 69. Ventralansicht der Großhirnhemisphären
eines Rindes nach Abtragung des Hirnstammes hinter der vorderen Kommissur.

1 Fissura longitudinalis cerebri; 2 Bulbus olfactorius,
2' Pedunculus olfactorius, 2'' Gyrus olfactorius medialis, 2''' Gyrus olfactorius lateralis; 3 Trigonum
olfactorium, 3' Gyrus diagonalis; 4 Gyrus semilunaris, 4' Gyrus ambiens, 4'' Sulcus sagittalis, 4'''
Gyrus sagittalis lobi piriformis; 5 Uncus sive Tuberculum hippocampi; 6 Gyrus parahippocampalis;
7 Sulcus hippocampi; 8 Gyrus dentatus; 9 Fimbria;
10 Sulcus fimbriodentatus; 11 Crus, 11' Corpus
fornicis; 12 Schnittflächen durch die Columnae fornicis, 12' Fissura choroidea; 13 Plexus choroideus
ventriculi III.; 14 Schnittfläche durch das Zwischenhirn; 15 Pars rostralis, 15' Pars caudalis des Sulcus
rhinalis lateralis

Der *Lobus limbicus* repräsentiert den umfangreichsten Bezirk jenes funktionellen Systems, das heute allgemein als das **limbische System** bezeichnet wird.

Auf das *limbische System* als Ganzes und seine funktionelle Bedeutung soll erst später (s. S. 146ff.) eingegangen werden. Es sei jedoch schon jetzt erwähnt, daß das limbische System ein wichtiges Integrationszentrum darstellt, von dem sensorische, viscerale und wahrscheinlich auch hormonale Vorgänge im Sinne eines harmonischen Zusammenspiels koordiniert, gesteuert und emotionell getönt werden.

Die Pars limbica rhinencephali wird größtenteils erst sichtbar, wenn der Hirnstamm hinter dem Sulcus terminalis des Zwischenhirns (96/35) durchtrennt und vom Großhirn gelöst wird (vgl. 67; 68; 69). Sie steht rostral mit der *Area praecommissuralis* der *Pars septalis* in direkter Verbindung und umrandet den Hirnbalken rostral, dorsal und caudal, um sich dann nach vorn-unten umzuschlagen und, das Mittel- und Zwischenhirn seitlich umfassend, nach lateral in den *Lobus piriformis* überzugehen.

Zur *Pars limbica rhinencephali* werden gerechnet: 1. der *Gyrus cinguli* (67/13; 68/18); 2. die *Hippocampusformation*; 3. das dem Hirnbalken im Sulcus corporis callosi (67/12) unmittelbar aufliegende, gelegentlich als zarter Gyrus subcallosus ausgebildete *Induseum griseum corporis callosi* (34/27^{IV}; 67/24).

1. Gyrus cinguli:

Der Gyrus cinguli geht bei den *Haussäugetieren* unter dem Balkenknie ohne scharfe Grenze aus der *Area praecommissuralis* (s. S. 137) der Pars septalis rhinencephali hervor, schlägt sich rostral um das Genu corporis callosi auf dessen Dorsalseite um, verläuft parallel zum Balkenstamm bis zum Splenium corporis callosi, biegt dann wieder rostroventral um und findet im Gyrus parahippocampalis seine Fortsetzung (67/13; 68/18). Diese vom Gyrus cinguli und Gyrus parahippocampalis gebildete, in einem Dreiviertelkreisbogen den Hirnbalken und Hirnstamm umfassende Windung der medialen Hemisphärenfläche wird auch als Gewölbebogen bezeichnet.

Der Gyrus cinguli stellt nur beim *Pferd*, gelegentlich aber auch beim *Rind* und beim *Hund*, eine einheitliche Hirnwindung dar. Bei der *Katze*, beim *Schwein* und bei den *kleinen Wiederkäuern* sowie meist auch beim *Hund* und beim *Rind* setzt er sich aus dem rostralen *Gyrus genualis* und dem caudalen *Gyrus splenialis* zusammen. Am Übergang vom Gyrus cinguli in den Gyrus parahippocampalis findet sich beim *Menschen* und unter den *Haussäugetieren* beim *Hund* eine deutliche Einschnürung, die als *Isthmus gyri cinguli* bezeichnet wird.

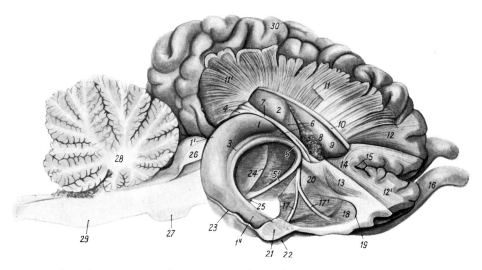

Abb. 70. Darstellung der Hippocampusformation sowie der vorderen Kommissur eines Pferdes nach Abtragung des größten Teils der rechten Hemisphäre, Entfernung der rechten Hälfte von Zwischen-, Mittel- und Rautenhirn und Eröffnung des linken Seitenventrikels durch Wegnahme des Balkens sowie des Septum pellucidum (Ansicht von rechts-oben).

1 Dorsalende und Scheitel (1') in der Pars centralis, 1" Ventralende des freigelegten rechten Ammonshorns im Cornu temporale des Seitenventrikels; 2 Dorsalende des linken Ammonshorns in der Pars centralis des Seitenventrikels; 3 Fimbria hippocampi; 4 Commissura hippocampi; 5 Columna fornicis, 5' ihre Pars tecta; 6 Corpus fornicis; 7 Basis des Septum pellucidum; 8 Plexus choroideus ventriculi lateralis; 9 Caput nuclei caudati im Vorderhorn des Seitenventrikels; 10 Schnittfläche durch Balkenfasern; 11 Pars parietalis, 11' Pars occipitalis der linksseitigen Radiatio corporis callosi; 12 Vertikal-, 12' Horizontalschnitt durch den Frontallappen des Neopallium; 13 Teil der durch Abfaserung freigelegten Pars frontalis der Radiatio corporis callosi; 14 Schnittfläche durch das Balkenknie; 15 Grund der Fissura longitudinalis cerebri; 16 Bulbus olfactorius; 17 Pars caudalis, 17' Pars rostralis der vorderen Kommissur; 18 basaler Rest der Stammganglien (Nucleus caudatus und Nucleus lentiformis); 19 spaltförmige Lichtung des rechten Vorderhorns (Seitenventrikel); 20 tangential angeschnittenes Gebiet der rechten Area praecommisuralis; 21 Corpus amygdaloideum; 22 Kuppe des Lobus piriformis; 23 Schnittfläche durch die Außenwand des Unterhorns des Seitenventrikels; 24 Tractus mamillothalamicus; 25 Corpus mamillare; 26 Vierhügelplatte; 27 Brücke; 28 Kleinhirn; 29 verlängertes Mark; 30 linke Hemisphäre

2. **Hippocampusformation**: Zur Hippocampusformation gehören: a) der *Hippocampus* oder das Ammonshorn, Cornu ammonis, b) der *Gyrus parahippocampalis*, c) der *Gyrus dentatus* und d) die *Fimbria hippocampi* und der *Fornix*.

Bei den *Haussäugetieren* geht der **Gyrus parahippocampalis** in den *Lobus piriformis* über und findet im hakenförmig nach oben und hinten umgeschlagenen *Uncus* (67/15; 68/10') sein rostrales Ende. Im Gegensatz zum *Menschen* ist der Uncus bei den *Haussäugetieren* vom Gyrus parahippocampalis nicht deutlich abgesetzt. Eine *Incisura unci* findet sich andeutungsweise nur beim *Pferd*. Bei den übrigen Tieren scheint am dorsomedialen Rand des Piriformiskopfes ein flacher Höcker an seine Stelle zu treten, der als *Tuberculum hippocampi* bezeichnet wird. Ein das distale Ende des Gyrus dentatus darstellendes Giacominisches Uncusbändchen läßt sich bei den *Haussäugetieren* mindestens makroskopisch nicht nachweisen.

Während sich also der Gyrus parahippocampalis bei den *Haussäugetieren* gegen den Lobus piriformis nicht abgrenzen läßt und dieser deshalb auch *Lobus hippocampi* genannt wurde, ist sein rostromedialer Rand durch den *Sulcus hippocampi* (67/17; 68/14; 69/7) scharf markiert. Die caudale Begrenzung des Gyrus parahippocampalis übernimmt proximal die Fortsetzung des *Sulcus splenialis* (34/31"; 67/9") und distal der auf die mediale Hemisphärenfläche übergreifende Endast der Pars caudalis des *Sulcus rhinalis lateralis* (67/19; 68/6'; 69/15'). Beim *Hund* stehen die beiden Furchen miteinander in Verbindung, während sie bei den übrigen *Haussäugetieren* durch ein bis zwei schräg rostroventral verlaufende Windungen des

Occipitallappens unterbrochen sind (vgl. 67). Bei den *Huftieren* kann allenfalls der *Sulcus sagittalis medialis lobi piriformis* (67/18) als die caudoventrale Begrenzung des Gyrus parahippocampalis (67/16; 68/12; 69/6) angesprochen werden.

Durch den aus der hinteren Bogenfurche des embryonalen Gehirns hervorgehenden, vom Uncus bzw. Tuberculum hippocampi in caudodorsal konvexem Bogen bis unter das Splenium corporis callosi verlaufenden *Sulcus hippocampi* wird die ventromediale Hemisphären-

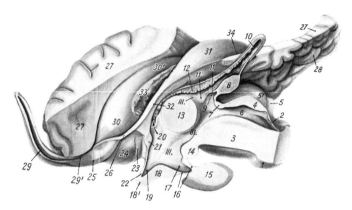

Abb. 71. Medianschnitt durch das Mittel- und Zwischenhirn eines Pferdes unter Freilegung des Nucleus caudatus und dorsalen Hippocampus nach Eröffnung des rechten Seitenventrikels durch Abtragung entsprechender Hirnpartien.

1 Pons; 2 Velum medullare rostrale; 3 Crus cerebri; 4 Lamina tecti sive quadrigemina; 5 Colliculus caudalis, 5' Colliculus rostralis; 6 Aquaeductus mesencephali; 3 – 6 *Mesencephalon*; 7 Commissura caudalis; 8 Glandula pinealis; 9 Recessus pinealis; 10 Recessus suprapinealis; 11 Habenula, 11' Nuclei habenulares; 12 Lamina tectoria mit Plexus choroideus ventriculi III.; 13 Adhaesio interthalamica; 14 Corpus mamillare; 15 Hypophyse; 16 Infundibulum; 17 Recessus infundibuli; 18 Chiasma opticum, 18' Schiefschnitt durch N. opticus; 19 Recessus opticus; 7 – 19 *Diencephalon*; 20 Foramen interventriculare (MONROI); 21 Commissura rostralis; 22 Lamina terminalis; 23 Gyrus diagonalis; 24 Trigonum olfactorium; 25 Schnittfläche durch den Gyrus olfactorius medialis; 26 Rostrum corporis callosi; 27 Schnittflächen der abgetragenen Hemisphärenwand; 28 Facies cerebellaris des Occipitallappens; 29 Ventriculus bulbi olfactorii, 29' Recessus olfactorius des Seitenventrikels; 30 Caput nuclei caudati, ins Vorderhorn des Seitenventrikels vorragend, 30' Cauda nuclei caudati; 31 Dorsalende des Ammonshorns in der Pars centralis des Seitenventrikels; 32 Fornix; 33 Plexus choroideus ventriculi lateralis; 34 hintere Grenzrinne des Ventriculus lateralis; 20 – 34 *Telencephalon*
III. Ventriculus tertius

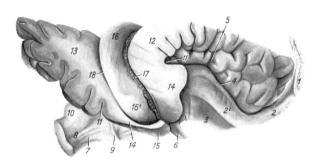

Abb. 72. Lateralansicht des durch Abtragung der Hemisphärenwand eröffneten Unterhorns des rechten Seitenventrikels eines Pferdegehirns mit freigelegtem Ammonshorn.

1 Bulbus olfactorius; 2 Pedunculus olfactorius, 2' Gyrus olfactorius lateralis; 3 Trigonum olfactorium; 4 Sulcus rhinalis lateralis; 5 Fossa lateralis cerebri; 6 N. opticus; 7 Crus cerebri; 8 Sulcus lateralis mesencephali; 9 Tractus cruralis transversus; 10 Colliculus caudalis der Vierhügelplatte; 11 Pars caudalis des Sulcus rhinalis lateralis; 12 Schnittfläche durch den Temporallappen; 13 Schnittfläche durch den Occipitallappen; 14 Schnittfläche durch den Lobus piriformis; 15 Gyrus semilunaris lobi piriformis; 16 Scheitel des Ammonshorns am Übergang von der Pars centralis zur Pars temporalis des Seitenventrikels, 16' Ventralende des Ammonshorns im Cornu temporale des Seitenventrikels; 17 Plexus choroideus ventriculi lateralis in dessen vorderer Grenzrinne; 18 hintere Grenzrinne des Seitenventrikels

wand wulstartig ins Lumen des Seitenventrikels eingestülpt. Dieser einen nach vorn-unten offenen Bogen bildende Wulst nimmt die ganze ventromediale Wand des Unterhorns, *Cornu temporale* (70/1''; 72/16') , und des hinteren Drittels der *Pars centralis* des Seitenventrikels ein (70/1, 1'; 71/31) und bildet den Hippocampus im engeren Sinn, auch als Ammonshorn, Cornu ammonis, bezeichnet. Er entspricht der *Pars retrocommissuralis hippocampi* der niederen Säuger (z. B. der *Marsupialier*).

Der **Hippocampus** wird erst nach Eröffnung des Seitenventrikels sichtbar (75/6, 6'). Er erscheint bei den *Haussäugetieren* an seiner ganzen Oberfläche glatt und nicht, wie beim *Menschen*, gegen die Spitze des Unterhorns pfotenartig zum *Pes hippocampi* verbreitert. Ebenso fehlen die beim *Menschen* typischen *Digitationes*. Der proximale, von ventral in die Pars centralis der Seitenventrikel vorgewölbte Teil des *Hippocampus* (70/1; 71/31; 72/16) liegt caudomedial vom Sulcus terminalis (s. S. 192) dem Thalamus auf und geht, in einem caudolateral konvexen Bogen nach vorn-unten abbiegend, in den distalen Teil (70/1''; 72/16') über, der bis zur Spitze des Unterhorns reicht. Dieser bogenförmige Verlauf hat zur Folge, daß der Hippocampus auf Transversalschnitten durch das Gehirn auf der Höhe des Lobus piriformis zweimal getroffen wird (57/25). Beim *Pferd* kann der Hippocampus am Übergang von der Pars centralis ins Unterhorn der Seitenventrikel mit deren Dach verwachsen, so daß sich, parallel zur Hauptlichtung verlaufend, noch ein enger Kanal feststellen läßt, der mit dem rostralen Ende des Cornu temporale und der Pars centralis ventriculi lateralis kommuniziert (104/2).

Auf Querschnitten (vgl. 89) erkennt man schon mit bloßem Auge, daß der Hippocampus eine durch den tief ventrikelwärts einschneidenden *Sulcus hippocampi* (89/a) entstandene S-förmige Einrollung der relativ dünnen, ventromedialen Hemisphärenwand darstellt. Diese Einrollung ist bei den *Haussäugetieren* weniger stark als beim *Menschen*. Die innere Oberfläche des Hippocampus ist von einer dünnen Markschicht, dem Muldenblatt, *Alveus* (89/1),

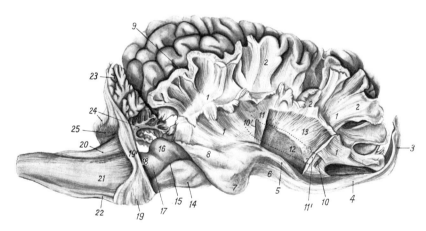

Abb. 73. Seitenansicht eines Pferdegehirns nach teilweiser Abtragung der Großhirnrinde und des Kleinhirns; Faserungspräparat.

Insel, Operculum und die Windungen im Bereich der Fissura sylvia sind bis auf das Claustrum und die äußere Kapsel entfernt.

1 entrindetes Corpus medullare des Neopallium; 2 Marklamellen einzelner Hirnwindungen (größtenteils Stabkranzfasern); 3 Bulbus olfactorius; 4 Pedunculus olfactorius; 5 Tractus olfactorius lateralis; 6 Marklager des Trigonum olfactorium; 7 Markkörper des Lobus piriformis; 8 Randwulst der Pars caudalis des Sulcus rhinalis lateralis; 9 Sulcus suprasylvius caudalis; 10 vordere, 10' hintere Schnittfläche durch das größtenteils abgetragene Claustrum (*punktiert*: seine obere und untere Begrenzung); 11 Rest der Capsula externa (größtenteils entfernt), 11' vordere Schnittfläche durch die Capsula externa; 12 Putamen; 13 Fasern des Crus frontale der Capsula interna; 14 Crus cerebri; 15 Sulcus lateralis mesencephali; 16 Colliculus caudalis der Vierhügelplatte; 17 Trigonum lemnisci; 18 Pedunculus cerebellaris rostralis sive Brachium conjunctivum; 19 Pons, 19' Pedunculus cerebellaris medius sive Brachium pontis; 20 Pedunculus cerebellaris caudalis sive Corpus restiforme; 21 Medulla oblongata; 22 Pyramis; 23 Kleinhirnrest; 24 freigelegtes Kleinhirnmark; 25 Kleinhirnkerne

überzogen, das sich am medialen Rand als zarte Franse, *Fimbria hippocampi* (89/11), freimacht und mit ihrer scharfen Kante, *Taenia fornicis* (89/11'), in die *Lamina tectoria* bzw. das Adergeflecht der Seitenventrikel (89/9, 9') übergeht (s. S. 192).

Zwischen *Fimbria* und *Sulcus hippocampi* schiebt sich eine beim *Pferd* und *Rind* etwa strohhalmdicke, bei den *kleineren Haussäugetieren* entsprechend zartere Windung ein, die an ihrer Oberfläche mehr oder weniger gekerbt ist und deshalb *Gyrus dentatus* (67/22; 68/20; 69/8) genannt wird. Sie ist zum Teil im Sulcus hippocampi versenkt und sitzt im Querschnitt dem freien Ende der Hippocampusrinde kappenartig auf (vgl. 89). Beim *Menschen* ist der Gyrus dentatus noch mehr in die Aufrollung des Hippocampus einbezogen und wird darum auch als *Gyrus involutus* bezeichnet.

Der **Gyrus dentatus** verläuft, durch den Sulcus hippocampi vom *Gyrus parahippocampalis* getrennt, mit diesem bogenförmig vom Tuberculum hippocampi bzw. Uncus bis unter das Splenium corporis callosi, wo er sich zum *Tuberculum gyri dentati* (67/23; 68/20') verdickt und seine Einkerbungen verliert. Er wendet sich dann in einer scharfen Biegung caudal, schlägt sich mit der *Flexura subsplenialis* (67/23'; 68/20'') (ohne daß sich ein deutlicher *Gyrus fasciolaris* unterscheiden läßt) um den Hinterrand des Balkenwulstes herum und geht schließlich in das *Induseum griseum corporis callosi* (s. S. 143) über. Der Gyrus dentatus ist beim *Pferd* und *Rind* deutlich, bei den übrigen *Haussäugetieren* nur wenig gekerbt. Die Abgrenzung gegenüber der Fimbria hippocampi bildet der *Sulcus fimbriodentatus* (67/25'; 69/10). Ventral vom Balkenwulst wird der Gyrus dentatus von einem zitzenförmigen Fortsatz des Gyrus fornicatus, der Balkenwindung, *Gyrus callosus* (67/21; 68/15), unterlagert.

Der Gyrus dentatus dient offenbar insbesondere der Ausbreitung ihm zuströmender Erregungen in der Hippocampusformation.

Fimbria und **Fornix**: Die dünne Marklamelle der Fimbria hippocampi (67/25; 68/21; 89/11) zieht mit dem Gyrus dentatus unter das Splenium corporis callosi, wo sie ohne scharfe Grenze in den Gewölbeschenkel, *Crus fornicis* (67/26; 68/22; 69/11; 82/b), übergeht.

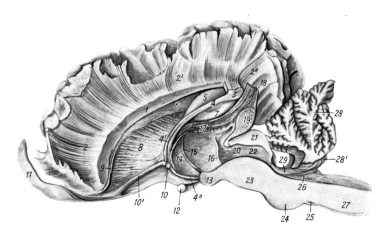

Abb. 74. Medianschnitt durch das Gehirn eines Pferdes nach Abfaserung des Gyrus fornicatus, teilweiser Resektion des Balkens und Kleinhirns, Abtragung des Septum pellucidum und Nucleus caudatus sowie Isolierung einiger Faserbündel im Zwischen- und Endhirn (rechte Hälfte).

1 Schnittfläche durch Balkenfasern; 2 Pars frontalis, 2' Pars parietalis, 2'' Pars occipitalis der Radiatio corporis callosi (Balkenstrahlung); 3 Splenium corporis callosi; 4 Corpus fornicis, 4' Pars libera, 4'' Pars tecta columnae fornicis; 5 dorsales Ende des Ammonshorns; 6 Dach des Seitenventrikels; 7 Gyrus callosus; 8 Crus frontale der Capsula interna; 9 Fasciculus subcallosus; 10 Commissura rostralis, 10' ihre Pars rostralis; 11 Bulbus olfactorius; 12 N. opticus; 13 Corpus mamillare; 14 Stria medullaris thalami; 15 Tractus mamillothalamicus (VICQ D' AZYRsches Bündel); 16 Tractus habenulocruralis sive retroflexus (MEYNERTsches Bündel); 17 Plexus choroideus ventriculi III.; 18 Recessus suprapinealis (stark erweitert); 19 Corpus pineale; 20 Commissura caudalis; 21 Lamina quadrigemina; 22 Aquaeductus mesencephali; 23 Crus cerebri; 24 Pons; 25 Corpus trapezoideum; 26 Rautengrube; 27 Medulla oblongata; 28 Kleinhirnrest, 28' Kleinhirnkern; 29 Brachium conjunctivum sive Pedunculus cerebellaris rostralis

Die konvergierend aufeinander zulaufenden *Crura fornicis* vereinigen sich unter den rostralen Enden der proximalen oder dorsalen Anteilen beider Hippocampi zum unpaaren *Corpus fornicis* (67/26'; 68/22'; 69/11'; 70/6), das bei den *Haussäugetieren* sehr kurz ist und im hinteren Teil mit der Unterseite des Balkens verwächst. Vor ihrer Vereinigung sind die beiden Gewölbeschenkel durch eine dreieckige, aus quer verlaufenden Fasern bestehende Markplatte, die *Commissura fornicis sive hippocampi* oder das *Psalterium* (70/4; 82/c), unter sich verbunden.

Rostral isolieren sich aus dem Corpus fornicis zwei rundliche Stränge, die Fornixsäulen, *Columnae fornicis* (67/26"; 69/12; 70/5, 5'), die in einem nach vorn-oben konvexen Bogen als *Pars libera* (70/5; 74/4') hinter der Commissura rostralis in die Wand des Hypothalamus eintauchen und als *Pars tecta columnae fornicis* (70/5'; 74/4") zum *Corpus mamillare* ziehen. Der sich gewölbeartig über den III. Ventrikel spannende Fornix bildet zum Teil den Boden, das zwischen ihm und dem Hirnbalken ausgespannte *Septum pellucidum* die mediane Scheidewand der Pars centralis der Seitenventrikel.

Im Fornix verlaufen in erster Linie die von der Hippocampusformation zum Corpus mamillare ziehenden Projektionssysteme, aber auch Faserzüge, die in umgekehrter Richtung Verbindungen zwischen der Area praecommissuralis bzw. dem Hypothalamus und dem Hippocampus herstellen. Der Fornix nimmt aber auch Fasern auf, die aus dem Gyrus cinguli und den Striae longitudinales des Induseum griseum stammen und als *Fibrae perforantes* den Hirnbalken und das Septum pellucidum durchziehen. Ein Teil dieser Fasern verläuft jedoch dorsal vom Balken rostral weiter und strahlt, um das Balkenknie abbiegend, als *Fornix longus* in die Area praecommissuralis ein (s. S. 137).

3. **Induseum griseum**: Das an der medialen Hemisphärenwand gelegene Archipallium wird durch das Wachstum des Neopallium nach caudal zur charakteristischen Hippocampusformation ausgezogen. Die mit der Entwicklung des Neocortex einhergehende Vermehrung der Balkenfasern trennt den Hippocampus von dem rostralen Abschnitt des Archicortex (Gyrus paraterminalis). Ein Rest der Rindensubstanz bedeckt den Balken dorsal als Induseum griseum.

Über die im Induseum griseum (34/27[IV]; 67/24) verlaufende *Stria longitudinalis me-*

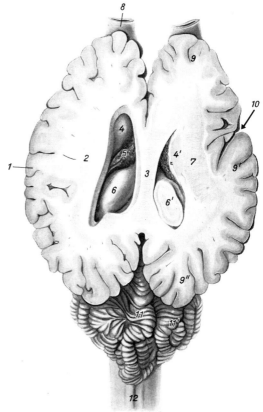

Abb. 75. Dorsalansicht eines Pferdegehirns mit eröffneten Seitenventrikeln nach Abtragung der dorsalen Hemisphärenanteile.

Der Schnitt durch die rechte Hemisphäre liegt tiefer als derjenige durch die linke.

1 Neocortex; 2 Centrum semiovale des Corpus medullare; 3 Corpus callosum; 4 Aufsicht, 4' Horizontalschnitt durch das Caput nuclei caudati; 5 Plexus choroideus ventriculi lateralis; 6 Aufsicht, 6' Horizontalschnitt durch das Ammonshorn; 7 Capsula interna; 8 Bulbus olfactorius; 9 Frontallappen, 9' Temporallappen, 9" Occipitallappen des Neopallium; 10 Fissura sylvia; 11 Kleinhirnwurm, 11' Kleinhirnhemisphäre; 12 Medulla oblongata

dialis et lateralis (s. S. 146 f.) steht der *Gyrus dentatus* mit dem *Gyrus paraterminalis* bzw. der *Area praecommissuralis* der Pars septalis rhinencephali in Verbindung.

Innerer Aufbau und Funktion des Riechhirns und des limbischen Systems

Wie bereits aus der makroskopischen Beschreibung des Endhirns hervorgeht, werden die durch entsprechende Faserzüge mit dem Bulbus olfactorius in Verbindung stehenden basalen und medialen Hemisphärenanteile aus entwicklungsgeschichtlichen und vergleichend-anatomischen Gründen in herkömmlicher Weise auch heute noch unter dem Begriff des Riechhirns, *Rhinencephalon*, zusammengefaßt. Tierexperimentelle und neurophysiologische Untersuchungen haben indessen gezeigt, daß dieses Riechhirn im weiteren Sinne (vgl. 78) zum größten Teil nur indirekt an der Geruchswahrnehmung beteiligt ist.

Der unmittelbar der Geruchsperception dienende Anteil oder das Riechhirn im engeren Sinne werden von der *Pars basalis rhinencephali* gebildet, die deshalb auch als **Lobus olfactorius** bezeichnet werden kann. Dieser läßt sich in einen *Lobus olfactorius rostralis* [bestehend aus: Bulbus olfactorius (78/1), Pedunculus olfactorius (78/2), Gyrus olfactorius lateralis und medialis (78/3, 4), Tuberculum olfactorium und Substantia perforata rostralis (78/5), Gyrus diagonalis (78/6) und Commissura rostralis (78/7)] und einen *Lobus olfactorius caudalis* [bestehend aus: Lobus piriformis (78/8) und Corpus amygdaloideum (78/9)] einteilen. Da *Hunde* nach Abtragung beider birnenförmigen Lappen das Witterungsvermögen vollständig verlieren, scheint das eigentliche Riechzentrum im Lobus piriformis zu liegen.

Die unspezifischen Formationen des Riechhirns im weiteren Sinne werden vom **Lobus limbicus** gebildet, der sich in die *Pars septalis rhinencephali* (78/10 – 12) und die *Pars limbica rhinencephali* (78/13 – 23) einteilen läßt. Der Lobus limbicus stellt den corticalen Teil des **limbischen Systems** dar, das an den Geruchswahrnehmungen nur indirekt, d. h. insofern beteiligt ist, als es ihnen, wie vielen anderen Sinnesempfindungen, eine emotional-affektive Tönung verleiht. Seine Funktionen sind also im wesentlichen unspezifischer Art.

Das limbische System spielt eine wichtige Rolle bei der Regulation elementarer Lebensvorgänge und deren begleitenden Lust- und Unlustgefühlen. Es steuert beim *Menschen* das emotionale Verhalten und wird als viscerales Gehirn den vom Intellekt bestimmten Gehirnleistungen gegenübergestellt.

Cytologisch zeigen der *Gyrus cinguli* und der *Gyrus parahippocampalis* den sechsschichtigen Aufbau des *Isocortex*, die übrigen Rindenbezirke des Riechhirns im weiteren Sinne dagegen das Bild des *Allocortex*.

Der **Bulbus olfactorius** besitzt eine Cytoarchitektonik, die eine Schichtung erkennen läßt. Durch die über die äußere Oberfläche in der Rinde endenden Fasern der *Nn. olfactorii* erhält er jedoch eine einzigartige Struktur.

Die basalen Fortsätze der heute als Paraneurone angesprochenen *Riechepithelzellen* (76/1; 209/2) der Nasenschleimhaut bündeln sich als sehr feine marklose Fasern („Axone") zu den Riechfäden, *Fila olfactoria* (76/2; 209/4) der Nn. olfactorii (I). Diese treten durch die Lamina cribrosa des Siebbeins hindurch und bilden auf dem Bulbus olfactorius dessen *Stratum fibrosum externum* (76/I; 77/2). Die Riechfasern endigen in dicht verästelten Endbäumchen, die mit den Dendritenverzweigungen der Mitral- und Büschelzellen die kugeligen *Glomerula olfactoria* (76/3) bilden. Auf das *Stratum glomerulosum* (76/II, III; 77/3), das auch *Körner-* und *kleine Büschelzellen* enthält (76/4, 5), folgt das *Stratum plexiforme externum* (76/IV; 77/4), das auch mit der Molekularschicht anderer Rindenbezirke verglichen wird. Die Schicht enthält *große* und *kleine Büschelzellen* (76/5, 6), Endigungen der inneren Körnerzellen und accessorische Dendriten der Mitralzellen.

Die *Mitralzellen* sind große pyramidenzellähnliche Neurone, die bei den *Haussäugetieren* ein dichtes, zusammenhängendes *Stratum mitrale* (76/V; 77/5) bilden. Die Mitralzellen (76/7) sind wegen ihrer Form nach der Mitra eines Bischofs benannt. Ihr Hauptdendrit (76/7') durchzieht das *Stratum plexiforme externum* und tritt in den Glomerula olfactoria mit den Fila olfactoria in Kontakt. Das Axon verläßt die Mitralzelle zentral (76/9), durchquert die innere plexiforme Schicht (*Stratum plexiforme internum*) und biegt in der Körnerschicht zu einem oberflächenparallelen Verlauf um. Das *Stratum granulosum internum* (76/VI; 77/6) enthält kleine Nervenzellen, die als axonlose Interneurone Impulse von Dendriten der Mitrazellen erhalten und diese über reziproke Synapsen hemmend beeinflussen. Die *Kör-*

nerzellen (76/8) erhalten außerdem Erregungen von Axonkollateralen der Mitralzellen und von über die Commissura rostralis laufenden Axonen des gegenseitigen Bulbus olfactorius.

Die mikroskopische Struktur des Bulbus olfactorius ist bei den *Vertebraten* ähnlich. Die relative Größe des Bulbus schwankt jedoch erheblich und bestimmt die Riechleistung und damit die Bedeutung des Geruchssinns für das betreffende Individuum (Mikrosmatiker, Makrosmatiker). Unsere *Haussäugetiere* gehören zu

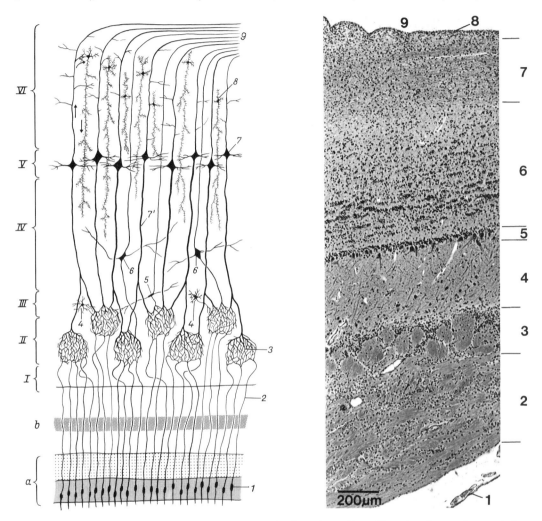

Abb. 76 (links). Schematische Darstellung der Cytoarchitektur des Bulbus olfactorius eines makrosmatischen Säugers (in Anlehnung an CLARA, 1959).

a Riechepithel; b Lamina cribrosa

I Schicht der Fila olfactoria (Stratum fibrosum externum); II und III Schicht der Glomerula olfactoria (Stratum glomerulosum) mit äußerer Körnerschicht (Stratum granulosum externum); IV äußere plexiforme Schicht (Stratum plexiforme externum); V Schicht der Mitralzellen (Stratum mitrale); VI innere Körnerschicht (Stratum granulosum internum)

1 Riechzellen im Riechepithel; 2 Fila olfactoria; 3 Glomerulum olfactorium; 4 äußere Körnerzellen; 5 kleine Büschelzelle; 6 große Büschelzellen; 7 Mitralzelle, 7' ihr Hauptdendrit; 8 innere Körnerzelle; 9 Axone der Mitralzellen (bilden den Tractus olfactorius)

Abb. 77 (rechts). Ausschnitt aus der Wand des Bulbus olfactorius eines Schweines; Versilberung nach BODIAN.

1 Leptomeninx; 2 Schicht der Fila olfactoria (Stratum fibrosum externum); 3 Schicht der Glomerula olfactoria (Stratum glomerulosum) mit äußerer Körnerschicht (Stratum granulosum externum); 4 äußere plexiforme Schicht (Stratum plexiforme externum); 5 Schicht der Mitralzellen (Stratum mitrale); 6 innere Körnerschicht (Stratum granulosum internum); 7 periventriculäre weiße Substanz (Beginn des Tractus olfactorius); 8 Ependym; 9 Recessus olfactorius des Seitenventrikels

den *makrosmatischen Säugern*. In einem Glomerulum endigen viele Riechfasern, und jedes Glomerulum steht mit den Dendriten mehrerer Mitralzellen in Verbindung, wodurch eine Verstärkung der Riechreize erreicht wird (vgl. 76).

Der **Bulbus olfactorius accessorius** weist die gleiche Schichtung wie der Hauptbulbus auf. Die Lamina fibrosa externa wird vom *N. vomeronasalis* gebildet. Bei den *Haussäugetieren* ist der Bulbus olfactorius accessorius der *Ziege* relativ klein.

Die Axone der Mitralzellen bilden die zentrale Riechbahn (79/2). Sie ziehen über den *Pedunculus olfactorius* entweder zur Rinde des *Tuberculum olfactorium* (100/13), wo sie zum Teil eine Umschaltung erfahren, oder direkt als *Tractus olfactorius medialis* (79/2") zur *Area praecommissuralis* (79/n) und zu den *Septumkernen* bzw. als *Tractus olfactorius lateralis* (79/2') zur primären Riechrinde des *Lobus piriformis* (79/r). Der *Bulbus olfactorius accessorius* projiziert zum *Corpus amygdaloideum* (79/c). Piriformisrinde und Mandelkörper sind die beiden einzigen spezifischen, corticalen Projektionsgebiete des Geruchssinnes. Dieser zeichnet sich gegenüber allen anderen Sinnessystemen dadurch aus, daß seine Erregungen dem Endhirn also nicht über den Thalamus, sondern direkt zugeführt werden. Abgesehen von relativ wenigen Fasern, die über die vordere Kommissur (79/m) zur Gegenseite gelangen, verlaufen die Riechbahnen homolateral.

Die sekundären Riechrindenbezirke im Übergangsgebiet des Lobus piriformis in den Gyrus parahippocampalis (79/q) stellen vermutlich Assoziationszentren dar, wo Geruchsempfindungen mit anderen corticalen Erregungen koordiniert werden und die Geruchswahrnehmungen durch Verbindungen mit der Hippocampusformation (79/d, d') ihre affektiv-emotionale Tönung (z. B. Lust- oder Unlustgefühle) erhalten.

Limbisches System

Die den Hirnstamm spangenartig umgreifenden Rindenteile wurden von BROCA als **Lobus limbicus** zusammengefaßt. Die phylogenetisch alten Gehirnabschnitte sind der *Gyrus parahippocampalis*, *Gyrus cinguli*, *Gyrus subcallosus* und die *Hippocampusformation*.

Nachdem sich der Hypothalamus als ein Zentrum für emotionales Verhalten erwiesen hatte, entwickelte PAPEZ die Vorstellung, daß das basale Zwischenhirn mit den nahegelegenen Rindenbezirken verbunden sein müßte, in denen die Lust- und Unlustgefühle bewußt werden und rückwirkende Reaktionen hervorrufen. Die postulierte Verknüpfung existiert in der Verbindung Gyrus cinguli – Hippocampusformation – Fornix – Corpus mamillare – Tractus mamillothalamicus – Nuclei rostrales thalami – Gyrus cinguli und ist als PAPEZ*scher Neuronenkreis* bekannt geworden.

Der morphologisch definierbare Ring ist jedoch mit anderen Hirnbezirken verbunden, was eine Vielzahl von Kernen, Bahnen und Funktionen hinzufügt. Es gibt deshalb weder morphologisch noch funktionell eine exakte Abgrenzung des limbischen Systems (nach dem Lobus limbicus als corticalem Anteil so genannt). Es kann aber die folgende Darstellung gegeben werden:

Zum limbischen System gehören 1. die *Area praecommissuralis sive septalis* (78/10, 11; 79/n; 82/1); 2. der *Lobus limbicus* mit dem *Gyrus cinguli* (78/14; 79/p), dem *Induseum griseum* (78/13), dem *Gyrus parahippocampalis* (78/17; 79/q) und der *Hippocampusformation* (78 /19 – 23); sowie 3. einige subcorticale Zentren: *Corpus amygdaloideum* (78/9; 79/c), *Corpus mamillare* (79/b), *Nuclei rostrales thalami* (79/e), *Nuclei habenulae* (79/f), *Nucleus ventromedialis hypothalami* (79/a), *Formatio reticularis* (79/i) und *Nucleus intercruralis mesencephali* (79/g).

Innerhalb des Lobus limbicus gibt es Verbindungen durch: 1. Faserzüge zwischen *Gyrus parahippocampalis* und *Ammonshorn*, 2. die *Striae longitudinales* (79/7) des *Induseum griseum*

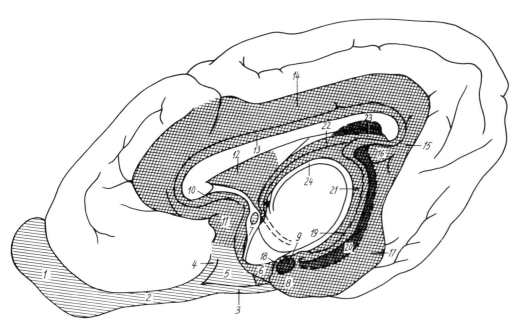

Abb. 78. Halbschematische Darstellung des Rhinencephalon im weiteren Sinne sowie des limbischen Systems beim Hund (nach Abtragung des Hirnstammes im Bereich des Zwischenhirns).

Der *kreuzweise schraffierte Bezirk* repräsentiert die Anteile des *limbischen Systems*.

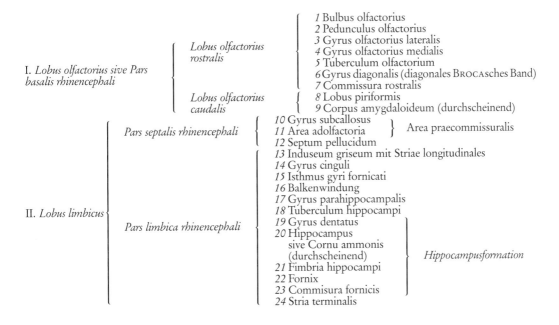

I. *Lobus olfactorius sive Pars basalis rhinencephali*	*Lobus olfactorius rostralis*	1 Bulbus olfactorius 2 Pedunculus olfactorius 3 Gyrus olfactorius lateralis 4 Gyrus olfactorius medialis 5 Tuberculum olfactorium 6 Gyrus diagonalis (diagonales BROCAsches Band) 7 Commissura rostralis
	Lobus olfactorius caudalis	8 Lobus piriformis 9 Corpus amygdaloideum (durchscheinend)
II. *Lobus limbicus*	*Pars septalis rhinencephali*	10 Gyrus subcallosus 11 Area adolfactoria } Area praecommissuralis 12 Septum pellucidum
	Pars limbica rhinencephali	13 Induseum griseum mit Striae longitudinales 14 Gyrus cinguli 15 Isthmus gyri fornicati 16 Balkenwindung 17 Gyrus parahippocampalis 18 Tuberculum hippocampi 19 Gyrus dentatus 20 Hippocampus sive Cornu ammonis (durchscheinend) 21 Fimbria hippocampi 22 Fornix 23 Commisura fornicis 24 Stria terminalis } *Hippocampusformation*

und das *Cingulum* (79/8) sowie die *Fibrae perforantes* (79/6) und rückläufige Fasern des *Fornix* (79/5), die Verbindungen zwischen Area praecommissuralis und Hippocampus herstellen, und 3. das *diagonale* BROCA*sche Band* (79/0), das die Septalregion mit dem Corpus amygdaloideum verbindet.

Außerhalb des Lobus limbicus gelegene Faserzüge setzen das limbische System mit seinen subcorticalen Projektionsgebieten im Zwischen- und Mittelhirn in Verbindung. So sind die vegetativen Kerngebiete des Hypothalamus (79/a; 80/a) einerseits über den *Fornix* (80/1) mit dem *Hippocampus* und andererseits über die *Stria terminalis* (80/4) und die *ventrale Mandel-*

kernstrahlung (80/10) mit dem *Corpus amygdaloideum* gekoppelt. Dadurch ist das limbische System in der Lage, über diese Bahnen die vegetativen Zentren und neurosekretorischen Vorgänge im Hypothalamus zu beeinflussen.

Erwähnt wurde bereits der Neuronenkreis, der den *Hippocampus* über den *Fornix* (80/1 – 1") mit dem *Corpus mamillare* und dieses über den *Tractus mamillothalamicus* oder das Vicq d'Azyrsche Bündel (80/6) mit dem *Nucleus rostralis thalami* verbindet, von wo die Erregung über die *Radiatio thalamocingularis* (80/11), den *Gyrus cinguli* und über das *Cingulum* (80/3) wieder zum Hippocampus zurückströmt, aber auch dem Neocortex zufließen kann. Durch diese Rückkoppelung im sog. Papezschen *Neuronenkreis* können die Erregungsvorgänge verstärkt werden und zu übersteigerten Affektentladungen oder gar zu epileptiformen Anfällen führen.

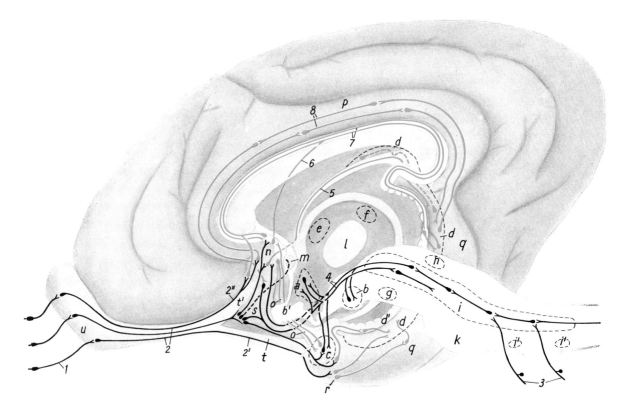

Abb. 79. Schematische Darstellung der Bahnen des limbischen Systems [afferente Bahnen (*schwarz*) und Verbindungen innerhalb des Lobus limbicus (*blau*)].

a vegetative Kerngebiete des Hypothalamus; b Corpus mamillare, b' Chiasma opticum; c Corpus amygdaloideum; d Hippocampus, d' Gyrus dentatus; e Nucleus rostralis thalami; f Nucleus habenulae; g Nucleus intercruralis; h Nucleus dorsalis tegmenti; i Formatio reticularis, i' Gehirnnervenkerne; k Pons; l Adhaesio interthalamica; m Commissura rostralis; n Area praecommissuralis; o diagonales Brocasches Band; p Gyrus cinguli; q Gyrus parahippocampalis; r Lobus piriformis; s Trigonum olfactorium; t Gyrus olfactorius lateralis, t' Gyrus olfactorius medialis; u Bulbus olfactorius

schwarz: afferente, sensorische (Riechbahnen) und somato- bzw. viscerosensible Bahnen sowie mediales Vorderhirnbündel; *blau*: Verbindungen innerhalb des Lobus limbicus; *gestrichelt*: Kommissurenfasern

1 Fila olfactoria der Riechzellen; 2 zentrale Riechbahnen, die teils direkt, teils unter Umschaltung im Trigonum olfactorium zur Area olfactoria des Cortex piriformis und zum Corpus amygdaloideum ziehen, oder teils direkt, teils indirekt mit den Bahnen des limbischen Systems in Verbindung treten, 2' Tractus olfactorius lateralis, 2" Tractus olfactorius medialis; 3 afferente somato- und viscerosensible Bahnen, die über die Formatio reticularis und das mediale Vorderhirnbündel mit dem limbische System, dem Corpus amygdaloideum und den Hypothalamuskernen in Verbindung stehen; 4 mediales Vorderhirnbündel; 5 Fornix; 6 Fibrae perforantes; 7 Striae longitudinales; 8 Cingulum

Durch Zwischenschaltung des *Corpus mamillare* und des *Nucleus habenularis* steht der Lobus limbicus schließlich auch mit der den Wachheitsgrad steuernden Formatio reticularis sowie den bei den *makrosmatischen Säugetieren* besonders gut ausgebildeten *Nuclei intercruralis* und *dorsalis tegmenti* (GUDDEN) in Verbindung.

Vom Hippocampus gelangen efferente Fasern über den Fornix nicht nur zum Corpus mamillare, sondern als *Tractus hippocampotegmentalis* (80/2') zur Formatio reticularis und als *Tractus hippocampohabenularis* (80/2) auch zum Nucleus habenularis. Nach Umschaltung im Corpus mamillare kann die Erregung entweder direkt über den *Tractus mamillotegmentalis* (80/8) an den Nucleus intercruralis, die Formatio reticularis und den Nucleus dorsalis tegmenti (80/h) oder über den *Tractus mamillothalamicus* und die *Stria medullaris thalami* (80/5) an den Nucleus habenularis weitergegeben werden. Diesem Kern werden über die Stria medullaris außerdem Erregungen aus der Area praecommissuralis und dem Corpus

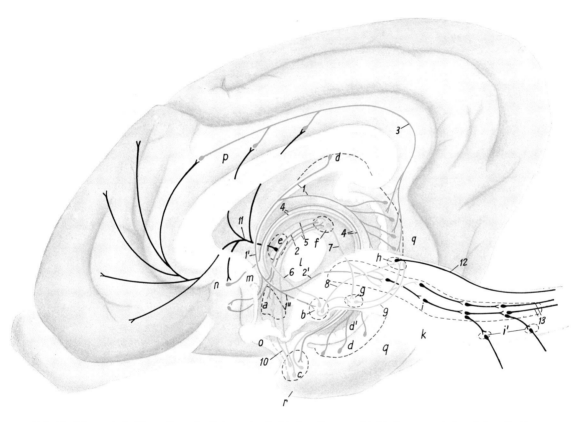

Abb. 80. Schematische Darstellung der Bahnen des limbischen Systems (Verbindungen zwischen Lobus limbicus und den subcorticalen Kerngebieten sowie deren efferenten Projektionsbahnen).

a vegetative Kerngebiete des Hypothalamus; b Corpus mamillare; c Corpus amygdaloideum; d Hippocampus, d' Gyrus dentatus; e Nucleus rostralis thalami; f Nucleus habenularis; g Nucleus intercruralis; h Nucleus dorsalis tegmenti; i Formatio reticularis; i' Gehirnnervenkerne; k Pons; l Adhaesio interthalamica; m Commissura rostralis; n Area praecommissuralis; o diagonales BROCAsches Band; p Gyrus cinguli; q Gyrus parahippocampalis; r Lobus piriformis

1 Tractus hippocampomamillaris des Fornix, 1' Columna fornicis, 1'' Pars tecta columnae fornicis; 2 Tractus hippocampohabenularis, 2' Tractus hippocampotegmentalis; 3 Cingulum; 4 Stria terminalis; 5 Stria medullaris thalami; 6 Tractus mamillothalamicus (VICQ D' AZYRsches Bündel); 7 Tractus habenuloreticularis et -cruralis sive Fasciculus retroflexus (MEYNERT); 8 Tractus mamillotegmentalis; 9 Tractus tegmentomamillaris; 10 ventrale Mandelkernstrahlung; 11 Radiatio thalamocingularis et corticalis; 12 Tractus longitudinalis dorsalis; 13 Tractus reticulospinalis

grün: Verbindungen innerhalb der subcorticalen Kerngebiete; *blau*: Verbindungen zwischen Lobus limbicus und subcorticalen Kernen; *schwarz*: Radiatio thalamocingularis et corticalis und efferente Projektionsbahnen subcorticaler Kerne; *gestrichelt*: Kommissurenfasern

amygdaloideum zugeführt. Seine efferenten Fasern ziehen als *Tractus habenuloreticularis et -cruralis sive Fasciculus retroflexus* (MEYNERT) (80/7) zur Formatio reticularis und zum Nucleus intercruralis.

Zu den afferenten Bahnen der Formatio reticularis gehört endlich das *mediale Vorderhirnbündel* (79/4), das dem retikulären System Erregungen aus dem Tuberculum olfactorium, der Area praecommissuralis, den vegetativen Hypothalamuskernen und dem Mandelkernkomplex übermittelt.

Das Zusammenspiel der so unterschiedlichen Komponenten des limbischen Systems läßt sich nicht in Einzelheiten darlegen und erklären. Die Vorstellungen, an welchen Funktionen das limbische System beteiligt ist, sind deshalb sehr summarisch. Daran wird sich nichts ändern, solange es nicht gelingt, das System morphologisch exakt zu definieren. Bei der Vielfalt, der Verknüpfungen wird es möglicherweise dabei bleiben, das limbische System allgemein als ein Zentrum für die Regulation lebens- und arterhaltender Vorgänge zu charakterisieren. Reiz- und Ausschaltungsexperimente haben gezeigt, daß sich je nach Lokalisation und Art des Eingriffs Lust- oder Unlustgefühle, Angst, Aggressivität, Bewegungsdrang oder gesteigerte Sexualität sowie vegetative Reaktionen im Kreislaufsystem, im Verdauungsapparat, an den Piloarrektoren oder am Pupillarmechanismus auslösen und die Hormonausschüttung der Hypophyse beeinflussen lassen. Auch pathologische Prozesse haben zu den Kenntnissen über das limbische System beigetragen. Bei der Tollwut läßt sich das Virus in Hippocampusneuronen (intracytoplasmatische Einschlüsse, NEGRI-Körperchen) nachweisen.

Neuhirnmantel, Neopallium

Der phylogenetisch jüngste Teil des Hirnmantels, das *Neopallium*, nimmt das dorsolaterale, zum Teil aber auch das mediale Gebiet der Hemisphären ein und erscheint infolgedessen zwischen das basale *Palaeopallium* und das mediale *Archipallium* eingeschoben. Lateral wird es durch den *Sulcus rhinalis lateralis* (32/25, 25') und medial insbesondere durch den *Sulcus cinguli* (34/31) sowie den *Sulcus genualis* (34/31') und den *Sulcus splenialis* (34/31'') begrenzt.

Das Neopallium stellt jenen Teil des Hirnmantels dar, dessen Oberfläche bei den höheren *Säugetieren* durch ein mehr oder minder ausgeprägtes, art- und zum Teil auch individualtypisches Furchen- und Windungsbild gekennzeichnet ist. Beim *Menschen*, beispielsweise aber auch beim *Elefanten* und bei den *Walen* (Cetaceen), erreicht das *Neopallium* eine besonders mächtige Entfaltung, und das Oberflächenrelief erscheint infolge der sehr zahlreichen Furchen und Windungen besonders kompliziert. Von den Furchen des Neopallium (s. S. 152) scheint nur die von der *Fossa lateralis cerebri* meist schräg caudodorsal verlaufende *Fissura sylvia sive*

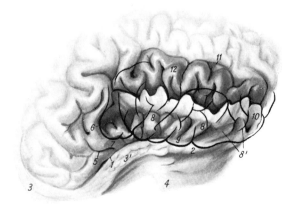

Abb. 81. Linkes Inselgebiet eines Pferdegehirns nach Abtragung des Operculum.

1 Pars rostralis des Sulcus rhinalis lateralis; 2 Randwulst des Sulcus rhinalis lateralis; 3 Bulbus olfactorius, 3' Gyrus olfactorius lateralis; 4 Lobus piriformis; 5 Sulcus praesylvius; 6 Vorderrand des Operculum; 7 Gyrus praeinsularis (Inselstiel); 8 vordere, 8' hintere Gruppe der Gyri breves des Inselgebietes; 9 Inselpol; 10 Marklamelle des abgetragenen Operculum; 11 Sulcus suprasylvius caudalis; 12 Gyrus ectosylvius caudalis

lateralis cerebri (Sylvii) (32/26; 35/3) allen *Säugetieren* (andeutungsweise auch den lissence-phalen Formen) gemeinsam zu sein.

Am Grunde der *Fossa lateralis cerebri* (32/26'') findet sich ein mehr oder weniger scharf umschriebener Rindenbezirk, der mit fortschreitender Entwicklung in die Tiefe der *Fissura lateralis cerebri* sinkt und als **Insel, Insula cerebri** (35/b'; 81/7 – 9), bezeichnet wird (s. S. 159f.). Die Insel ist gewissermaßen der ruhende Pol, um den herum sich halbkreisför-mig die tierartlich so verschiedengradige Massenentfaltung des Neopallium abspielt.

Die beiden Hemisphären stehen in recht komplizierter Weise unter sich und mit dem Hirnstamm bzw. dem Zwischenhirn in Verbindung.

Um diese Verbindungen und funktionellen Wechselbeziehungen zwischen Endhirn und Zwischenhirn bzw. zwischen Hirnmantel und Hirnstamm zu verstehen und auch die an der medialen Hirnmantelwand und im Inneren der beiden Hemisphären gelegenen Sonderstrukturen des Telencephalon beschreiben zu können, muß man sich neben der äußeren Betrachtung auch bestimmter Schnitte (Median-, Transversal-, Horizontal- und Sagittalschnitte) und ergänzender Präparationen (Eröffnen der Hirnkammern, Absetzen der Hemisphä-ren vom Hirnstamm, Klinglersche Faserungsmethode) bedienen.

Kommissuren

Auf einem Medianschnitt durch das Gehirn (34) erkennen wir zunächst die die beiden Hemisphären verbindende, mächtige Kommissur des Neopallium, den **Hirnbalken, Corpus callosum** (34/27 – 27'''; 35/m), dessen Schnabel, *Rostrum corporis callosi* (34/27), caudo-ventral mit der zarten Endplatte des Vorderhirns, der *Lamina terminalis* (34/25; 35/i; 82/7), in Verbindung steht und rostral in das Knie, *Genu corporis callosi* (34/27'; 67/14; 82/a), übergeht.

Am Grund der Fissura longitudinalis cere-bri liegt der Balkenkörper, *Truncus corporis callosi* (34/27''; 67/14'), der caudal den Bal-kenwulst, *Splenium corporis callosi* (34/27'''; 67/14''), bildet.

Der Hirnbalken ist eine stammesge-schichtlich junge Bildung des Säugerhirns, die den *Monotremen* und *Marsupialiern* noch fehlt und beim *Menschen* die mächtigste Entfaltung erreicht. Er wird von einer trans-versal orientierten Platte doppelläufiger Kommissurenfasern gebildet, die als sog. Balkenstrahlung, *Radiatio corporis callosi* (70/11, 11'; 74/2 – 2'), in den Markkörper

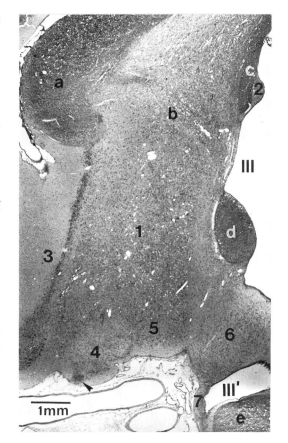

Abb. 82. Area septalis und basales Endhirn der Katze, Sagittalschnitt; HE.

1 Area septalis; 2 Organum subfornicale; 3 Gyrus olfactorius medialis; 4 Tuberculum olfactorium mit Calleja-Inseln (Pfeilkopf); 5 diagonales Band von Broca; 6 Regio praeoptica des Hypothalamus; 7 La-mina terminalis

a Genu corporis callosi; b Crus fornicis; c Commis-sura fornicis; d Commissura rostralis; e Chiasma opticum

III III. Ventrikel, III' dessen Recessus opticus

der Hemisphären eintreten, sich hier fächerförmig ausbreiten, zum Frontal- und Occipitalpol abbiegen und mit den Projektions- und Assoziationsfasern durchflechten. Die Balkenfasern verbinden entsprechende Rindenbezirke beider Großhirnhemisphären miteinander und bilden im Bereich des *Truncus* und *Splenium corporis callosi* das Dach des Seitenventrikels (vgl. 67; 70; 74/6).

Unmittelbar unter dem Übergang des Balkenschnabels in die Lamina terminalis liegt die phylogenetisch alte, allen Wirbeltieren eigene Querverbindung des Riechhirns, die **vordere Kommissur, Commissura rostralis** (34/26; 35/i'; 67/27; 71/21; 82/d). Bei den Haussäugetieren teilt sie sich beiderseits in eine bedeutend stärkere, zum Bulbus olfactorius ziehende *Pars rostralis* (70/17'; 74/10'; 99/1') und eine schwächere, über den Linsenkern zum Lobus piriformis verlaufende *Pars caudalis* (70/17) auf.

Direkt hinter der vorderen Kommissur findet das unter dem Balkenwulst die Mittelebene erreichende, das Zwischenhirn gewölbeartig überdeckende und daher auch so benannte Hirngewölbe oder der *Fornix* (34/29; 67/26 – 26") Anschluß an die Lamina terminalis. Der Fornix ist an der ventromedialen Bewandung der Seitenventrikel beteiligt und hat in seinem caudalen Bereich die **Commissura fornicis sive hippocampi** (70/4; 74/4; 82/c) eingebaut (s. S. 143).

Furchen und Windungen des Hirnmantels

Allgemeines

Bei den *Säugetieren* erfährt das Neopallium eine beträchtliche Größenzunahme, wobei die Oberfläche nur in der zweiten, die Gesamtmasse aber in der dritten Potenz zunimmt. Um eine der Massenzunahme entsprechende Oberflächenvergrößerung zu erreichen, kommt es zur Bildung mehr oder weniger zahlreicher und recht unterschiedlich verlaufender Furchen, Sulci, und Windungen, Gyri. Der Furchen- und Windungsreichtum hängt mit der stammesgeschichtlichen Entwicklungsstufe, vor allem aber mit der Größe des Tieres zusammen und kann darum auch nur bedingt als Ausdruck der psychischen Rangordnung und der Leistungsfähigkeit des Gehirns gedeutet werden. So besitzen die kleineren Säugetiere (z. B. *Nager, Insectivoren*) im allgemeinen windungsarme, *lissencephale Gehirne*, während sich die großen Tiere durch einen Windungsreichtum, *Gyrencephalie*, auszeichnen und die Riesen unter den Säugern (z. B. *Elefant, Wale*) ein noch reicheres Furchen- und Windungsbild zeigen als der *Mensch*. Unter den *Haussäugetieren* besitzen deshalb *Hund* und *Katze* ein relativ windungsarmes, die *Huftiere* dagegen ein windungsreiches Großhirn. Bei gleichgroßen Tierarten werden allerdings die auf einer höheren Entwicklungsstufe stehenden einen stärker gefurchten Hirnmantel besitzen.

Das Furchen- und Windungsbild des Großhirnmantels zeigt in seinem Grundmuster artspezifischen Charakter, zeichnet sich aber im einzelnen durch eine große rassen- und individualtypische Variabilität aus.

Nicht selten gibt es Unterschiede zwischen linker und rechter Hemisphäre. Bei der *Katze* ist z. B. die rechte Hemisphäre größer als die linke. Ebenfalls bei der *Katze* wurde erkannt, daß es sehr konstante Sulci gibt (Sulcus sylvius, Sulcus cruciatus), während andere sich sehr variabel zeigen (Sulcus postcruciatus, Sulcus genualis, Sulcus marginalis). Darüber hinaus neigen in der rechten Hemisphäre die Sulci der medialen Oberfläche zu Variationen, während in der linken Hemisphäre z. B. häufig eine Verbindung zwischen dem Sulcus ectosylvius rostralis und caudalis besteht.

Eine Homologisierung einzelner Furchen und Windungen ist deshalb problematisch. Das gilt insbesondere auch im Hinblick auf eine bestimmte Struktur des Rindenabschnittes

(Rindenfelder, Areae), die in einem gleich benannten Sulcus oder Gyrus bei verschiedenen Gehirnen nicht gleich sein muß.

Aus Gründen der Beschreibung und Lokalisation kann aber auf eine Benennung der wichtigsten Furchen und Windungen nicht verzichtet werden.

Es ist verständlich, daß es bei der Vielfalt der individual- und arttypischen Ausprägung der Furchen und Windungen einerseits zahlreiche, nicht ohne weiteres vergleichbare Darstellungen der Großhirnhemisphären gibt, andererseits allgemeingültige Kriterien für Abgrenzung und Zuordnung eines Gyrus mit einem definierten Rindenfeld kaum zu finden sind. Entsprechende Versuche müßten berücksichtigen, daß sich die Größe des Tieres und die Dominanz bestimmter Sinnesorgane bzw. spezifischer motorischer Aktivitäten im Windungsbild ausdrückt, ferner daß die Struktur einer Windung durchaus einem funktionellen Rindenfeld entspricht, wenn außer der Cyto- auch die Myeloarchitektur in die Definition einbezogen wird. KREINER (1968) hat auf dieser Grundlage einen Versuch der Homologisierung gemacht und als *Sulcus* oder *Fissur* ein Rindenfeld definiert, das durch kurze und wenige Radialfasern, eine dicke Lamina I, reduzierte Laminae II – VI und eine vereinfachte Struktur im Zellbild (NISSL-Färbung) charakterisiert ist. Diese Felder liegen in einer Vertiefung, aber auch an deren Wänden oder an der Oberfläche. Sofern in einer Fissur ein Rindenbezirk eingesenkt ist, also Sulci und Gyri in der Tiefe liegen, bezeichnet KREINER diese Furche als *Perfissur*.

Die offizielle Nomenklatur nennt die herkömmlichen Bezeichnungen, die nach den auffälligsten Merkmalen gewählt sind. *Fissur* sollte ursprünglich einen tiefen Einschnitt, *Sulcus* eine seichtere Furche bedeuten. Auch diese Begriffe werden nicht einheitlich, teilweise sogar synonym gebraucht.

Abgesehen von der *Fissura longitudinalis cerebri* zwischen den beiden Hemisphärenhälften gibt es in jedem Säugergroßhirn 3 konstante Furchen: den *Sulcus (Fissura) hippocampi* (Einrollung der medialen Hemisphärenwand im Bereich des Archipallium), den *Sulcus endorhinalis* (zwischen dem Tuberculum olfactorium und dem Tractus olfactorius lateralis im Bereich des Palaeopallium) und den *Sulcus (Fissura) rhinalis lateralis* (zwischen Neo- und Palaeopallium, deshalb auch als Grenzfurche bezeichnet). Gyrencephale Gehirne besitzen eine weitere konstante Furche, den *Sulcus lateralis cerebri (Fissura sylvia)*, der bei lissencephalen Gehirnen nur angedeutet ist.

Mit der Massenvermehrung der Hemisphären, die unterschiedliche Ursachen haben kann (s. o.), treten bei den gyrencephalen Gehirnen weitere Furchen in unterschiedlicher Zahl auf.

Hauptfurchen zeichnen sich innerhalb einer Tierart durch eine gewisse Konstanz aus, während *Nebenfurchen* stark variieren und unregelmäßig in Erscheinung treten.

Wie bereits erwähnt (s. S. 11), vergrößert sich die Hemisphäre nicht gleichmäßig, sondern bogenförmig um das in der Gegend der *Fossa lateralis cerebri* (32/26”) gegenüber dem Ganglienhügel gelegene *Inselfeld* herum, indem sich der frontale und der temporale Teil des Neopallium um die in ihrer Lage verharrende Insel nach basal abkrümmen und diesen allmählich in die Tiefe sinkenden Rindenbezirk mit dem Deckel, *Operculum*, mehr oder weniger überlagern. Auf diese Weise entsteht bei gyrencephalen Gehirnen an der lateralen Hemisphärenfläche eine charakteristische Furche, die, von der Fossa lateralis cerebri ausgehend, schräg caudodorsal oder vertikal in den Hirnmantel einschneidet und als *Fissura lateralis cerebri* (SYLVII) oder *Fissura sylvia* bezeichnet wird. Bei den *Ungulaten* und *Primaten* ist diese Furche eine Bildung, bei der sekundär mit dem Absinken des Inselfeldes mehr oder weniger große Anteile der ursprünglichen Bogenwindungen in die Tiefe verlagert und wie die Insula von deren Operculum teilweise oder, wie beim *Menschen*, ganz bedeckt werden.

Bei den *Fleischfressern* sind die Verhältnisse einfacher und eher mit lissencephalen Gehirnen vergleichbar. Es sind keine Windungen in die Tiefe versenkt, sondern die Ränder der ersten Bogenwindung (Gyrus sylvius) schmiegen sich eng aneinander und begrenzen eine von der Fossa lateralis cerebri nach caudodorsal ziehende seichte Furche. Die primitiven Verhältnisse sollen mit der Bezeichnung *Fissura pseudosylvia* für die Fissura lateralis cerebri der *Fleischfresser* ausgedrückt werden.

Konsequenterweise müßte der Einschnitt „Sulcus" genannt werden. Im übrigen handelt es sich aber nach der Lage und vom Prinzip der Entstehung her um die gleiche Furche wie bei *Ungulaten* und *Primaten*. Im

Umfang der Ausgestaltung der Furche gibt es allerdings graduelle Unterschiede zwischen diesen und den *Fleischfressern*.

Wird mit „pseudosylvius" eine Abweichung von den Verhältnissen bei den *Primaten* und dem *Menschen* betont, so wird bei einer anderen Furche in der Bezeichnung völlig übergangen, daß z. B. beim *Hund* der *Sulcus praesylvius* sehr tief und eigentlich eine Fissur (Perfissur nach KREINER) ist und Windungen in den Wänden aufweist.

Das einfachste und wohl auch ursprünglichste Furchen- und Windungsbild zeigen die *Carnivoren*, indem hier die Bogen- und Vertikalfurchen vorherrschen und Nebenfurchen wenig zahlreich sind. Demgegenüber erscheint das Großhirn der *Herbivoren* sehr kompliziert gefurcht, die Zahl der inkonstanten Nebenfurchen ist groß, und die Bogenfurchen zeigen einen mehr horizontalen Verlauf. Die *Omnivoren* nehmen eine Zwischenstellung ein.

Spezielles

Im Rahmen eines Lehrbuches würde eine eingehende Schilderung der Furchen und Windungen des Großhirnmantels der *Haussäugetiere* schon im Hinblick auf deren beträchtliche rassen- und individualtypische Variabilität zu weit führen. Es soll im folgenden nur eine kurze Beschreibung des artspezifischen Grundmusters des Furchen- und Windungsbildes von *Hund, Schwein, Rind* und *Pferd* gegeben werden (vgl. 83).

Am übersichtlichsten und klarsten präsentiert sich das **Furchen- und Windungsmuster des Hemisphärium beim Hund** (vgl. 35; 83). In der Lateralansicht erkennt man regelmäßig eine zwischen Pars rostralis und Pars caudalis des Sulcus rhinalis lateralis von der Fossa lateralis cerebri schräg caudodorsal ansteigende, meist kurze, aber deutliche *Fissura pseudosylvia* (83/3), um die sich die drei nach dorsal immer weiter ausladenden Bogenfurchen mit den zwischen ihnen liegenden Bogenwindungen schlingen.

Die 1. Bogenfurche besteht aus dem *Sulcus ectosylvius rostralis, medius* und *caudalis* (83/4, 4', 4") und begrenzt die innerste Bogenwindung, die rostral und caudal von der Fissura pseudosylvia gelegen und *Gyrus sylvius rostralis* bzw. *caudalis* (83/c, c') benannt ist. Am Grunde der Fissura pseudosylvia tritt bei langschädligen Hunderassen die Kuppe der kleinen dreieckigen *Insula* (83/b') in Erscheinung, während sie bei den kurzköpfigen Rassen von den dicht aneinander geschmiegten Gyri sylvii vollständig verdeckt wird (vgl. 36). Die 2. Bogenfurche wird vom *Sulcus suprasylvius rostralis, medius* und *caudalis* (83/5, 5', 5") gebildet und umschließt den bedeutend breiteren *Gyrus ectosylvius*, der aus 3 Abschnitten (*rostralis, medius* und *caudalis*, 83/d, d', d") besteht. Die 3. Bogenfurche setzt sich aus dem nach lateral und rostral ausgreifenden *Sulcus coronalis* (83/6) und dem dorsolateralen Mantelrand entlangziehenden *Sulcus marginalis* (83/6') sowie aus dessen occipitalem Ausläufer, dem *Sulcus marginalis caudalis* (83/6") zusammen. Sie begrenzt den *Gyrus suprasylvius**, der ebenfalls aus drei Abschnitten (*rostralis, medius* und *caudalis*; 83/e, e', e") besteht.

Zwischen die 2. und 3. Bogenfurche schiebt sich regelmäßig ein deutlicher *Sulcus ectomarginalis* (83/8) ein, der den *Gyrus ectomarginalis** (83/h) vom Gyrus suprasylvius medius trennt, während der medial vom Sulcus marginalis gelegene *Sulcus endomarginalis* (83/9) auch fehlen kann. Am Übergang vom Sulcus coronalis zum Sulcus marginalis zweigt in rostromedialer Richtung der kurze *Sulcus ansatus* (83/7) ab, der rostral den die Mantelkante bildenden *Gyrus marginalis* (83/f) begrenzt. Ist ein Sulcus endomarginalis ausgebildet, wird die medial von diesem an der Fissura longitudinalis cerebri gelegene Windung *Gyrus endomarginalis* genannt. Der Gyrus marginalis biegt in diesem Falle nach lateral ab und folgt dem Sulcus marginalis.

Rostral vom Sulcus ansatus liegt der für die *Fleischfresser* besonders charakteristische, senkrecht zur Mantelspalte gegen den Sulcus coronalis verlaufende *Sulcus cruciatus* (83/10). Dieser wird rostral vom *Gyrus praecruciatus* (83/g) und caudal vom *Gyrus postcruciatus* (83/g') flankiert. Die ganze, den Sulcus cruciatus umfassende Windungsformation wird zusammenfassend auch als *Gyrus sigmoideus* bezeichnet. In die Gyri prae- und postcruciatus kann je ein seichter *Sulcus prae-* und *postcruciatus* (83/10', 10") eingegraben sein.

Vor den 3 Bogenfurchen und der Kreuzfurche zieht der meist aus der Pars rostralis des Sulcus rhinalis lateralis hervorgehende *Sulcus praesylvius* (83/12) in rostral konvexem Bogen gegen die dorsale Mantelkante. Von ihm zweigt der nach rostral ziehende *Sulcus proreus* (83/14) ab, der zusammen mit dem Sulcus

---

* Synonyme Bezeichnungen sind:
  Gyrus suprasylvius rostralis = Gyrus coronalis = Gyrus ectomarginalis rostralis (NAV)
  Gyrus suprasylvius medius = Gyrus ectomarginalis medius, Pars lateralis (NAV)
  Gyrus suprasylvius caudalis = Gyrus ectomarginalis caudalis (NAV)

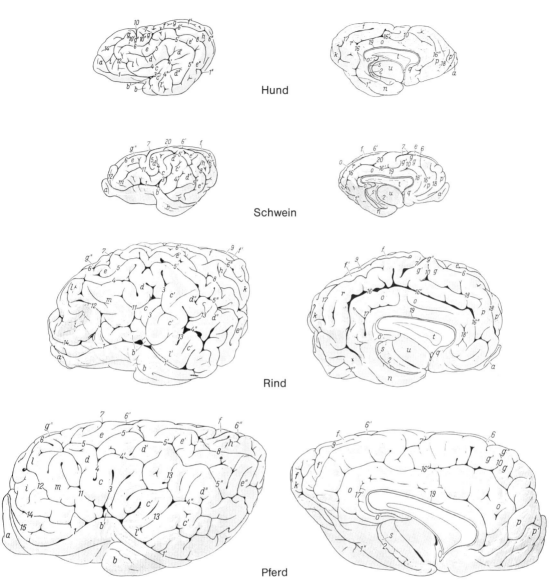

Hund

Schwein

Rind

Pferd

Abb. 83. Halbschematische Darstellung der Furchen und Windungen der linken Großhirnhemisphäre eines Hundes, eines Schweines, eines Rindes und eines Pferdes (die Umrisse sind je nach einem bestimmten Präparat gezeichnet).

1 Pars rostralis, 1' Pars caudalis, 1'' caudomediales Ende des Sulcus rhinalis lateralis; 2 Sulcus hippocampi; 3 Fissura pseudosylvia (Hund) bzw. Fissura sylvia sive lateralis cerebri (Schwein, Rind, Pferd); 4 Sulcus ectosylvius rostralis, 4' Sulcus ectosylvius medius, 4'' Sulcus ectosylvius caudalis (1. Bogenfurche); 5 Sulcus suprasylvius rostralis, 5' Sulcus suprasylvius medius, 5'' Sulcus suprasylvius caudalis (2. Bogenfurche); 6 Sulcus coronalis, 6' Sulcus marginalis, 6'' Sulcus marginalis caudalis (6 – 6'' 3. Bogenfurche); 7 Sulcus ansatus; 8 Sulcus ectomarginalis; 9 Sulcus endomarginalis; 10 Sulcus cruciatus, 10' Sulcus praecruciatus, 10'' Sulcus postcruciatus; 11 Sulcus diagonalis; 12 Sulcus praesylvius; 13 Sulcus obliquus; 14 Sulcus proreus; 15 Sulcus olfactorius; 16 Sulcus splenialis, 16' Sulcus cinguli, 16'' Sulcus genualis; 17 Sulcus suprasplenialis, 17' Sulcus endosplenialis; 18 Sulcus ectogenualis, 18' Sulcus endogenualis; 19 Sulcus corporis callosi; 20 Querfurche zwischen Sulcus splenialis und Sulcus suprasylvius (Schwein)

a Bulbus olfactorius; b Lobus piriformis, b' freiliegender Teil der Insula cerebri; c Gyrus sylvius rostralis, c' Gyrus sylvius caudalis (c – c' Gyrus arcuatus I.); d Gyrus ectosylvius rostralis, d' Gyrus ectosylvius medius, d'' Gyrus ectosylvius caudalis (d – d'' Gyrus arcuatus II.); e Gyrus suprasylvius rostralis, e' Gyrus suprasylvius medius, e'' Gyrus suprasylvius caudalis (e – e'' Gyrus arcuatus III.); f Gyrus marginalis, f' Gyrus endomarginalis; g Gyrus praecruciatus, g' Gyrus postcruciatus, g'' Gyrus coronalis (g – g'' Gyrus sigmoideus); h Gyrus ectomarginalis; i Gyrus proreus; k Gyrus occipitalis; l Gyrus compositus rostralis, l' Gyrus compositus caudalis; m Gyrus diagonalis; n Gyrus parahippocampalis; o Gyrus cinguli, o' Gyrus callosus: p Gyrus genualis, p' Gyrus ectogenualis; q Area praecommissuralis; r Gyrus splenialis; s Gyrus dentatus; t Septum pellucidum; u Schnittfläche durch das Zwischenhirn

praesylvius den *Gyrus proreus* (83/i) begrenzt. Die Enden der 3 Bogenwindungen sind rostral entlang dem Sulcus praesylvius durch den *Gyrus compositus rostralis* (83/l) und entlang der Pars caudalis des Sulcus rhinalis lateralis durch den *Gyrus compositus caudalis* (83/l') unter sich verbunden.

An der medialen Hemisphärenfläche gruppieren sich die Furchen und Windungen im wesentlichen halbkreisförmig um den Hirnbalken. Der Dorsalfläche des Balkens unmittelbar angelagert, verläuft der *Sulcus corporis callosi* (83/19), der sich, um den Balkenwulst herumschlagend, in den *Sulcus hippocampi* (83/2) fortsetzt und rostral in der Area praecommissuralis verliert. Das Splenium corporis callosi wird vom *Sulcus splenialis* (83/16) umfaßt, der ventral mit dem caudomedialen Ende der Pars caudalis des Sulcus rhinalis lateralis (83/1'') in Verbindung steht. Der rostrale Abschnitt des Sulcus splenialis, aus dem dorsal der tief in die Mantelkante einschneidende *Sulcus cruciatus* (83/10) abzweigt, wird auch als *Sulcus cinguli* (83/16') bezeichnet.

Vor dem Balkenknie liegt der sehr variable, meist sehr kurze *Sulcus genualis* (83/16''). Zwischen den Sulci splenialis, cinguli und genualis einerseits und dem Sulcus corporis callosi andererseits liegt der *Gyrus cinguli* (83/o), der caudal mit dem *Gyrus parahippocampalis* (83/n), rostral mit der *Area praecommissuralis* (83/q) in Verbindung steht. Diese ganze, Hirnbalken und Hirnstamm umfassende Formation wird zusammenfassend auch *Gyrus limbicus* genannt (s. S. 138 f.). An den Sulcus splenialis schließt sich der *Gyrus splenialis* (83/r) an, der durch den *Sulcus suprasplenialis* (83/17) vom Gyrus marginalis bzw. endomarginalis getrennt wird. Rostral vom Sulcus genualis liegt der *Gyrus genualis* (83/p), dessen undeutliche vordere Begrenzung der ebenfalls recht variable *Sulcus ectogenualis* (83/18) bildet. Der caudale Pol des Hirnmantels wird vom unscharf begrenzbaren *Gyrus occipitalis* (83/k) gebildet.

Die **Furchen und Windungen des Großhirns der Katze** (vgl. 35) zeigen das typische Grundmuster der *Fleischfresser*, aber die Hauptfurchen verlaufen einfacher, und Nebenfurchen sind weniger zahlreich als beim *Hund*. So fehlen z. B. die Sulci ecto- und endomarginalis sowie der Sulcus proreus und meist auch der Sulcus genualis. Die *Fissura pseudosylvia* ist kurz und dicht geschlossen, so daß von der sehr kleinen *Insula* nichts zu sehen ist. Die *Sulci ectosylvius rostralis* und *caudalis* sind durch den *Gyrus intersylvius* getrennt, d. h. es fehlt eine geschlossene 1. Bogenfurche. Der *Sulcus cruciatus* ist deutlich, liegt aber erheblich weiter rostral als beim *Hund*. Das caudomediale Ende der Pars caudalis des Sulcus rhinalis lateralis steht mit dem *Sulcus splenialis* nicht in Verbindung. Der *Sulcus praesylvius* ist weit nach rostral verschoben. Zwischen ihm, dem Sulcus coronalis und dem Sulcus ectosylvius rostralis findet sich häufig eine kurze, schräg rostroventral verlaufende Furche, die bei den *Ungulaten* regelmäßig vorkommt und dort als *Sulcus diagonalis* bezeichnet wird.

Am **Großhirn des Schweines** (vgl. 35; 83) fällt vor allem die mächtige Entfaltung des basalen Riechhirns auf. In der Lateralansicht erscheint die Knickung zwischen der Pars rostralis und der Pars caudalis des *Sulcus rhinalis lateralis* deshalb nur wenig ausgeprägt. Die *Fissura sylvia sive lateralis cerebri* (83/3) ist relativ lang, schräg nach hinten-oben orientiert und tief. Die in ihr versenkte Insel ist nicht sichtbar oder tritt nur mit ihrer Kuppe an die Oberfläche (83/b'). Von den drei Bogenfurchen ist nur die zweite, der *Sulcus suprasylvius* (83/5, 5', 5'') deutlich ausgeprägt, wobei der *Sulcus suprasylvius rostralis* meist einen *Ramus dorsalis* abgibt und nicht selten in den *Sulcus diagonalis* übergeht. Der *Sulcus ectosylvius rostralis* fehlt oder steht, wenn er vorhanden ist (83/4), mit dem für die *Ungulaten* charakteristischen *Sulcus diagonalis* (83/11) in Verbindung. Der *Sulcus ectosylvius caudalis* (83/4'') liegt meist isoliert zwischen Fissura sylvia und Sulcus suprasylvius caudalis, kann aber auch verdoppelt sein oder aus der Pars caudalis des Sulcus rhinalis lateralis hervorgehen. Der *Sulcus marginalis* (83/6') beschränkt sich auf die hintere Hälfte des Mantelrandes und dehnt sich als *Sulcus marginalis caudalis* (83/6'') meist auch nach occipital aus. Er ist immer von einem *Sulcus ecto-* und *endomarginalis* (83/8, 9) flankiert. Der *Sulcus praesylvius* (83/12) ist ganz an den Frontalpol der Hemisphäre verschoben und der *Sulcus proreus* vom mächtigen Bulbus olfactorius verdeckt.

An der medialen Hemisphärenfläche ist vor allem der *Sulcus splenialis* (83/16) und der *Sulcus cinguli* (83/16') deutlich ausgeprägt. Von ihnen zweigt caudal ein die Mantelkante überquerender Verbindungsast zum *Sulcus suprasylvius* (83/20) und rostral eine ebenfalls zur Mantelkante aufsteigende Furche ab, die allen *Huftieren* eigen ist und *Sulcus ansatus* (83/7) genannt wird. Dieser setzt sich nach rostral in den *Sulcus coronalis* (83/6) fort, der dem Dorsalrand des Hirnmantels entlang nach frontal zieht. Der rostral vom Sulcus ansatus gelegene *Sulcus cruciatus* (83/10) ist klein und undeutlich und bleibt auf die mediale Hemisphärenwand beschränkt. Während der *Sulcus genualis* (83/16'') oft wenig ausgeprägt ist, tritt der *Sulcus endogenualis* (83/18') meist deutlich in Erscheinung, und nicht selten läßt sich auch ein *Sulcus ectogenualis* (83/18) nachweisen.

Das **Furchen- und Windungsbild des Hirnmantels der Wiederkäuer** (vgl. 35; 83), insbesondere des **Rindes**, ist infolge der vielen inkonstanten und variablen Nebenfurchen viel unübersichtlicher und komplizierter als dasjenige der *Fleischfresser* oder des *Schweines*. Die ursprünglichen Bogenfurchen lassen sich als solche kaum noch erkennen, sondern zeigen – soweit sie zu identifizieren sind – einen mehr horizontalen Verlauf.

Die *Fissura sylvia sive lateralis cerebri* (83/3) steht nahezu senkrecht und ist an ihrer Basis weit offen, so daß ein Großteil der Inselwindungen (83/b') entlang der Pars rostralis des Sulcus rhinalis lateralis frei an der Oberfläche liegt. Der *Sulcus ectosylvius rostralis* (83/4) ist, sofern vorhanden, rostrodorsal verschoben, während eine reich verzweigte regelmäßig auftretende Furche im caudoventralen Bereich der lateralen Hemisphärenfläche als *Sulcus ectosylvius caudalis* (83/4") angesprochen wird. Der *Sulcus suprasylvius* (83/5, 5', 5") verläuft annähernd horizontal und läßt sich in einen *Sulcus suprasylvius rostralis, medius* und *caudalis* einteilen. Der stark gekerbte und zum Teil unterbrochene *Sulcus marginalis* (83/6') verläuft der lateralen Mantelkante entlang und geht kleinhirnwärts in den *Sulcus marginalis caudalis* (83/6") über. Er wird von einem kurzen *Sulcus ectomarginalis* (83/8) und einem längeren *Sulcus endomarginalis* (83/9) flankiert. Von der Fissura sylvia zweigt in rostrodorsaler Richtung der *Sulcus diagonalis* (83/11) mit verschiedenen Seitenästen ab, während der *Sulcus obliquus* (83/13) den Sulcus ectosylvius caudalis nahezu rechtwinklig kreuzt. Der meist von der Pars rostralis des Sulcus rhinalis lateralis abgehende *Sulcus praesylvius* (83/12) ist verhältnismäßig seicht und verzweigt. Rostroventral von ihm liegt der parallel zum Sulcus rhinalis lateralis verlaufende *Sulcus proreus* (83/14).

An der medialen Hemisphärenwand fällt vor allem eine den Hirnbalken umgreifende, tiefe Furche auf, die sich aus den unter sich meist verbundenen *Sulci splenialis* (83/16), *cinguli* (83/16') und *genualis* (83/16") zusammensetzt und den mächtigen *Gyrus cinguli* (83/o) zu einer einheitlichen, das Corpus callosum spangenartig umgreifenden Windung zusammenfaßt. Der Sulcus splenialis steht mit dem caudomedialen Ende der Pars caudalis des *Sulcus rhinalis lateralis* (83/1") nicht in Verbindung. Er wird nach occipital vom *Sulcus suprasplenialis* (83/17) und balkenwärts vom *Sulcus endosplenialis* (83/17') begleitet, und auch zum Sulcus genualis gesellen sich ein *Sulcus ecto-* und *endogenualis* (83/18, 18'). Rostral vom Vorderende des Sulcus marginalis überquert in rostrodorsaler Richtung der an der medialen Hemisphärenwand entspringende *Sulcus ansatus* (83/7) die Mantelkante. Er findet in der Regel im *Sulcus coronalis* (83/6) seine Fortsetzung, der über den Vorderrand der Hemisphäre nach ventrolateral zieht, wo er entweder blind endigt oder sich mit dem Sulcus praesylvius verbindet. Wenig rostral vom Sulcus ansatus liegt der kleine, beim *Rind* im allgemeinen auf die mediale Hemisphärenfläche beschränkte *Sulcus cruciatus* (83/10).

Bei den **kleinen Wiederkäuern** tritt der *Sulcus cruciatus* jedoch wie beim *Fleischfresser* an der dorsalen Mantelkante als kurze, quer zur Mantelspalte verlaufende Furche in Erscheinung. Die Windungen sind bedeutend zierlicher als beim *Rind*.

Unter den *Haussäugetieren* zeigt das **Pferd** (vgl. 31, 32, 83) den am kompliziertesten gefurchten Großhirnmantel. Abgesehen von der kurzen, aber tiefen *Fissura sylvia sive lateralis cerebri* (83/3), die annähernd senkrecht steht, zeigen die *Hauptfurchen der dorsolateralen Fläche* vorwiegend horizontalen Verlauf. In der Fossa lateralis cerebri tritt der Stiel der sonst vom Operculum des Schläfenlappens überdeckten Insel (83/b') an die Oberfläche. Der *Sulcus ectosylvius* (83/4, 4', 4") zeigt noch andeutungsweise bogenförmigen Verlauf und läßt einen *Sulcus ectosylvius rostralis, medius* und *caudalis* unterscheiden. Die *Sulci ectosylvius medius* und *caudalis* können unter sich verbunden oder getrennt sein. Der *Sulcus suprasylvius* (83/5, 5', 5") ist langezogen und erstreckt sich beinahe über die ganze Dorsolateralfläche der Hemisphäre. Seine drei Abschnitte (*Sulcus suprasylvius rostralis, medius* und *caudalis*) stehen immer miteinander in Verbindung, wobei zwischen mittlerem und hinterem Drittel der *Sulcus obliquus* (83/13) nach ventral abzweigt, der den Sulcus ectosylvius kreuzt. Der *Sulcus marginalis* (83/6') verläuft der Mantelkante entlang, geht gegen den Occipitalpol in den *Sulcus marginalis caudalis* (83/6") über und wird von einem oft doppelten *Sulcus ectomarginalis* (83/8) und einem meist an der medialen Hemisphärenfläche liegenden *Sulcus endomarginalis* (83/9) begleitet. Von der Fissura sylvia zweigt in rostrodorsaler Richtung der *Sulcus diagonalis* (83/11) ab. Rostral von ihm zieht der aus der Pars rostralis des Sulcus rhinalis lateralis hervorgehende *Sulcus praesylvius* (83/12) in einem nach vorn konvexen Bogen nach dorsal, um dann in den *Sulcus coronalis* (83/6) überzugehen, der, wie bei den *Wiederkäuern* und beim *Schwein*, mit dem *Sulcus ansatus* bzw. *transversus* (83/7) in Verbindung steht. Rostroventral vom Sulcus praesylvius liegen der *Sulcus proreus* (83/14) und der *Sulcus olfactorius* (83/15).

Die mediale Hemisphärenfläche ist beim Pferd vor allem durch den mächtigen, einheitlichen *Gyrus cinguli* (83/o) und die ihn peripher begrenzende, zusammenhängende Furche, bestehend aus den *Sulci splenialis* (83/16), *cinguli* (83/16') und *genualis* (83/16"), charakterisiert. Der Sulcus splenialis steht mit dem caudomedialen Ende der Pars caudalis des Sulcus rhinalis lateralis (83/1") nicht in Verbindung. Der Sulcus splenialis wird occipital vom *Sulcus suprasplenialis* (83/17) umfaßt und balkenwärts von einem *Sulcus endosplenialis* (83/17') unterlagert, wobei sich der letztere bis unter den Balkenwulst fortsetzt. Zwischen dem Gyrus cinguli und dem Gyrus parahippocampalis schiebt sich eine schmale, spitz auslaufende Windung unter das Splenium corporis callosi, die als Balkenwindung, *Gyrus callosus* (83/o') bezeichnet wird und beim Pferd besonders deutlich ausgeprägt ist. Balkenwärts vom Sulcus genualis liegt ein deutlicher *Sulcus endogenualis* (83/18'), während der *Sulcus ectogenualis* (83/18) wenig ausgeprägt ist. Etwa in der Mitte der medialen Hemisphärenwand steigt der *Sulcus ansatus* (83/7) zur Mantelkante auf und findet im *Sulcus coronalis* (83/6) seine Fortsetzung. Der rostral vom *Sulcus ansatus* gelegene *Sulcus cruciatus* (83/10) ist wenig markant und bleibt meist auf die mediale Hemisphärenfläche beschränkt, kann aber auch nach lateral in die Mantelkante eingekerbt sein. Die Zahl der inkonstanten Nebenfurchen sowie die variable Verästelung der Hauptfurchen ist beim Pferd besonders groß.

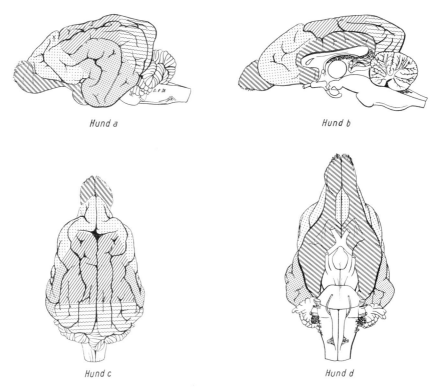

Abb. 84. Lappeneinteilung des Großhirns beim Hund und beim Rind.
a linke Seitenansicht; b Medianschnitt; c Dorsalansicht; d Ventralansicht

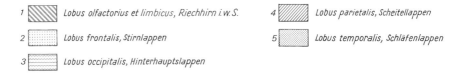

1 — Lobus olfactorius et limbicus, Riechhirn i.w.S.
2 — Lobus frontalis, Stirnlappen
3 — Lobus occipitalis, Hinterhauptslappen
4 — Lobus parietalis, Scheitellappen
5 — Lobus temporalis, Schläfenlappen

Einteilung des Hirnmantels

Das verschiedengradig und verschiedenartig gefurchte *Neopallium* der *Säugetiere* wird nach der Lage zur Schädelkapsel in vier *Lobi cerebri* eingeteilt: Stirnlappen, *Lobus frontalis*, Scheitellappen, *Lobus parietalis*, Hinterhauptslappen, *Lobus occipitalis*, und Schläfenlappen, *Lobus temporalis*. Dazu kommt noch ein kleiner Mantelbezirk am Grunde der Fissura lateralis cerebri: die Insel, *Insula cerebri* (REILI).

Im Gegensatz zum *Menschen*, wo sich die einzelnen Großhirnlappen wenigstens zum Teil durch bestimmte Furchen gegenseitig abgrenzen und damit genauer definieren lassen, ist bei den *Haussäugetieren* im Hinblick auf den tierartlich so verschiedenen Furchenverlauf eine allgemeingültige Begrenzung durch bestimmte Furchen nicht möglich. Da die Einteilung der Neopalliumoberfläche in die 4 Lappen aber nichts über deren funktionelle Bedeutung aussagen will, sondern nur der gröberen Orientierung dienen soll, läßt sich auch eine mehr oder weniger künstliche Lappenbegrenzung rechtfertigen.

Der **Lobus frontalis** (84/2) bildet den rostralen Abschnitt des Neopallium und läßt sich bei den **Fleischfressern** caudodorsal durch den *Sulcus cruciatus*, ventral durch den *Sulcus rhinalis lateralis* und *medialis* und caudolateral durch die *Fissura pseudosylvia* und eine Verbindungslinie zwischen ihr und dem Sulcus cruciatus begrenzen. Bei dieser Umschrei-

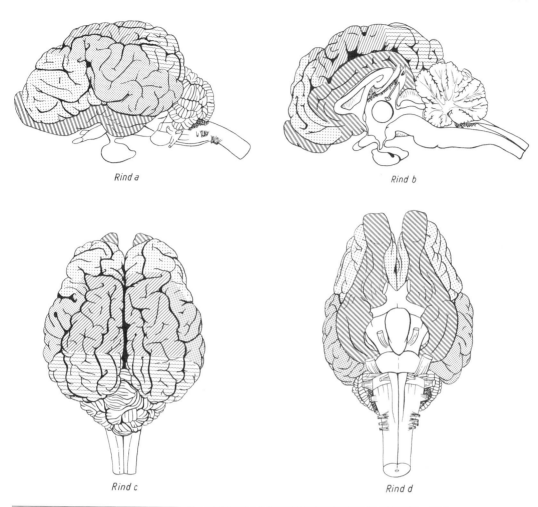

Rind a

Rind b

Rind c

Rind d

bung ist der Stirnlappen der *Katze* bedeutend kleiner als beim *Hund.* Bei den **Huftieren**, wo der Sulcus cruciatus weniger markant ist, wird als hintere Grenze des Stirnlappens eine Querebene angenommen, die das Balkenknie tangiert und lateral durch die Fissura sylvia ergänzt wird.

Der **Lobus occipitalis** (84/3) umfaßt den zum Teil dem Kleinhirn aufliegenden caudalen Abschnitt des Neopallium. Als vordere Grenze nimmt man bei den *Haussäugetieren* eine Transversalebene an, die den Balkenwulst tangiert.

Der als **Lobus parietalis** (84/4) bezeichnete Abschnitt nimmt das dorsale Gebiet der Hemisphäre zwischen Stirn- und Hinterhauptslappen ein und wird lateral durch den *Sulcus suprasylvius* und medial durch den *Sulcus cinguli* begrenzt.

Der **Lobus temporalis** (84/5) liegt ventral vom Scheitel- und Hinterhauptslappen und schließt rostral an die hintere Grenze des Lobus frontalis an. Er greift auch auf die mediale Hemisphärenfläche über und wird ventral und medial durch die *Pars caudalis* des *Sulcus rhinalis lateralis* begrenzt.

Die **Insel, Insula cerebri** (Reili) (64/20; 65/23; 81), stellt einen am Grunde der Fissura pseudosylvia bzw. Fissura sylvia gelegenen Rindenbezirk dar, der mit dem Stammteil der Hemisphären, insbesondere dem *Claustrum* (64/19; 65/21), in enger topographischer Beziehung steht und bei den *Haussäugetieren* von der rostroventralen Spitze des Schläfenlappens, dem Deckel, *Operculum* (64/21), mehr oder weniger vollständig überdeckt wird. Bei der

Katze ist die Insel rudimentär und tritt oberflächlich nicht in Erscheinung. Beim *Hund* und beim *Schwein* stellt die Insel ein kleines, dreieckiges Gebilde dar, das vom Operculum meist vollständig verdeckt ist, dessen rostrale Kuppe bei langköpfigen *Hunden* und oft auch beim *Schwein* in der Fossa lateralis cerebri aber auch sichtbar werden kann. Auch bei den *Wiederkäuern*, vor allem aber beim *Pferd*, ist das viel umfangreichere Inselgebiet zu einem Großteil vom Operculum bedeckt und erst nach dessen Abtragung ganz überblickbar (vgl. 81). Die Inselrinde ist hier in eine Anzahl kurzer, dicht geraffter Windungen gelegt, die als *Gyri insulae* (81/8) bezeichnet werden und nach rostral in den Inselstiel, *Gyrus praeinsularis* (81/7), übergehen. Während beim *Pferd* in der klaffenden Basis der Fissura sylvia nur der Inselstiel unter dem Operculum hervortritt, liegen bei den *Wiederkäuern* auch mehrere Inselwindungen frei (35/b').

Bezüglich der Lokalisation und Gliederung des Riechhirns im engeren und weiteren Sinne (vgl. 84/1) siehe S. 134 und 146.

Innerer Aufbau und Funktion des Großhirns

Der Hirnmantel ist von der grauen Rinde, *Cortex cerebri*, überzogen, die einem mächtigen weißen Marklager, *Corpus medullare cerebri*, aufliegt.

Großhirnrinde, Cortex cerebri

Die **Großhirnrinde, Cortex cerebri**, überzieht als dünne, graubräunliche Schicht, mit Ausnahme der Lamina tectoria der Adergeflechte, die ganze Oberfläche des Hirnmantels. Ihre Dicke variiert nicht nur tierartlich, sondern auch regional ziemlich stark. Beim *Hund* schwankt die Breite der Rinde zwischen 1,28 mm im Occipitallappen und 2,25 mm im Temporallappen. Auf der Kuppe der Windungen ist sie in der Regel am dicksten, und gegen den Grund der Furchen wird sie erheblich dünner. Das Induseum griseum ist beim *Menschen* etwa 0,8 mm breit, bei den *Haussäugetieren* teilweise kaum wahrnehmbar.

Feinbau der Großhirnrinde

Der **Feinbau des Rindengraues** wird von der Dichte und Anordnung der in Form und Größe sehr verschiedenen Nervenzellen sowie vom Verlauf und der Anordnung der markhaltigen Nervenfasern und Blutgefäße bestimmt. Man unterscheidet deshalb zwischen der *Cyto-*, der *Myelo-* und der *Angioarchitektur* der Großhirnrinde.

Bei den *Haussäugetieren* liegen die Nervenzellen zwar bedeutend dichter als beim *Menschen*. Dafür sind die den zwischenzelligen Raum einnehmenden Verzweigungen der Dendriten und die Verästelungen der Axone beim *Menschen* viel reicher, wodurch die Leistungsfähigkeit des Rindengraues bzw. des Gesamtgehirns gewaltig gesteigert wird. Beim *Menschen* wird die Zahl der Nervenzellen in der Großhirnrinde heute mit ca. 16 Milliarden angegeben. Die Zahl der Kontaktmöglichkeiten der Nervenzellen untereinander wird im Hinblick auf die reiche Verzweigung der Dendriten und Axone beinahe unendlich groß.

Die Zahl der synaptischen Verbindungen scheint auch ein wesentlicher Faktor für die Leistungsfähigkeit eines Gehirns zu sein. Je dichter die Zellen liegen (das gilt auch für fetale und jugendliche Gehirne), desto weniger Raum steht für die interneuronale Kommunikation zur Verfügung.

Die *Nervenzellen* der Großhirnrinde sind überwiegend multipolare Zellen (vgl. 85). Sie haben eine mehr oder weniger ausgeprägte Kegelform, unterscheiden sich aber in der Anordnung und Ausrichtung der Fortsätze.

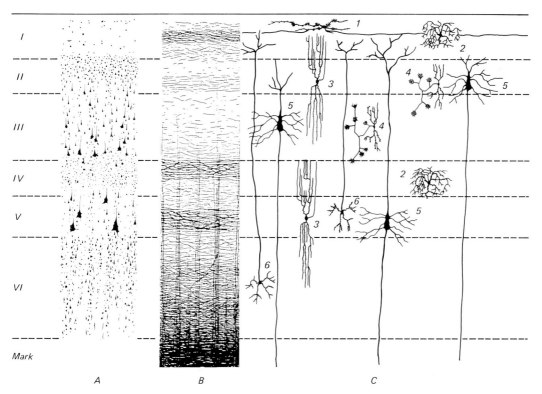

Abb. 85. Schema des cytologischen Aufbaues des Isocortex (nach BRODMANN, 1909, und WILLIAM and WARWICK, 1975).

A NISSL-Färbung; **B** Markscheidenfärbung; **C** GOLGI-Imprägnation
I Lamina molecularis; II Lamina granularis externa; III Lamina pyramidalis externa; IV Lamina granularis interna; V Lamina pyramidalis interna; VI Lamina multiformis
1 CAJALsche Horizontalzelle; 2 Stern-(Körner-)zelle; 3 Doppel-Bouquet-Zelle; 4 Korbzelle; 5 Pyramidenzelle; 6 MARTINOTTI-Zelle

Pyramidenzellen (85/5) besitzen einen senkrecht zur Gehirnoberfläche ziehenden Haupt-dendriten, von den Kanten abgehende weitere Dendriten und ein Axon, das den Zelleib an der Pyramidenbasis verläßt. Die Pyramidenzellen sind unterschiedlich groß. Ihr Perikaryon mißt 10 – 12 µm, aber auch 20 – 30 µm, es kann bei den Riesenpyramidenzellen (BETZsche Zellen) eine Länge von 80 – 100 µm erreichen. Die Pyramidenzellen sind intracorticale Schaltneurone, in der Mehrzahl repräsentieren ihre Axone jedoch die Efferenzen der Rinde und verlassen diese über die Marklamellen.

Den Pyramidenzellen werden die **Nicht-Pyramidenzellen** gegenübergestellt, die keine Regel im Abgang der Dendriten zeigen, aber eine Reihe von Zelltypen umfassen, die nach charakteristischen Merkmalen definiert sind. Den Pyramidenzellen sehr ähnlich sind *Stern-zellen* (85/2), deren Dendriten reich mit Dornen (spines, Synapsen!) besetzt sind und das Perikaryon strahlenförmig verlassen.

CAJAL-*Zellen* (85/1) besitzen tangential verlaufende Axone. Ebenso sind bei *Korbzellen* (85/4) die Axone horizontal ausgerichtet, die Faserkörbe um Perikaryen bilden.

MARTINOTTI-*Zellen* (85/6) senden ein langes Axon in die oberflächliche Rindenschicht (Lamina I). Ähnlich vertikal ausgerichtet sind *bipolare Zellen* und solche Neurone, die sich in engen, radial orientierten Säulen verzweigen und als *Doppel-Bouquet-Zellen* (bitufted cells)

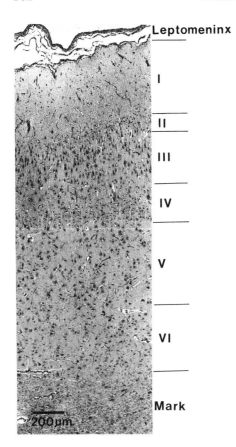

bezeichnet werden. Im Gegensatz zu den spärlich verästelten Bipolaren sind die Fortsätze dieser Zellen pferdeschwanzartig ausgebildet.

Nicht-Pyramidenzellen sind überwiegend Neurone in lokalen Schaltkreisen.

Um die genannten Zellformen erkennen zu können, bedarf es einer Silberimprägnation, die auch heute noch nach den Angaben von GOLGI durchgeführt wird.

Abb. 86 (links). 6-schichtiger Grundtyp des Neocortex (Isocortex). Gyrus cinguli, Rind; Trichrom.

I Lamina molecularis; II Lamina granularis externa; III Lamina pyramidalis externa; IV Lamina granularis interna; V Lamina pyramidalis interna; VI Lamina multiformis

Abb. 87 (unten). Cortex cerebri (Neocortex), Rindentypen; Trichrom.

A granuläre Rinde, überwiegend runde Zellen; Lobus parietalis, Schwein.

B agranuläre Rinde, überwiegend pyramidenförmige Zellen; Lobus frontalis, Rind.

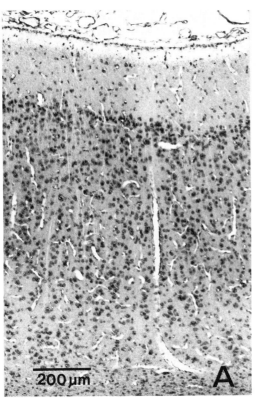
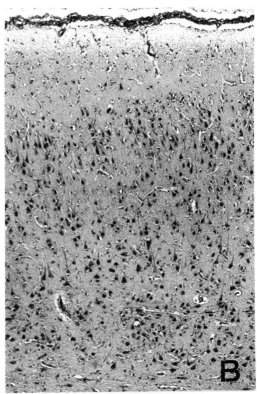

Die *Cytoarchitektur* der Rinde wird mit einer Färbung der Perikaryen (NISSL-Färbung: Kresylviolett färbt das granuläre oder schollige rauhe endoplasmatische Reticulum) oder eine Kern und Cytoplasma differenzierende Übersichtsfärbung dargestellt. Die *Myeloarchitektur* wird durch eine Markscheidenfärbung sichtbar.

Die Grundlage für eine *cytoarchitektonische Gliederung* der Großhirnrinde ist die Tatsache, daß nach Form und Größe charakterisierbare Nervenzellen in **Schichten, Laminae,** angeordnet sind.

So besteht zunächst ein charakteristischer Unterschied im cytoarchitektonischen Rindenaufbau des Palaeo- und Archipallium einerseits und des Neopallium andererseits. Man kann deshalb zwischen *Palaeo-* bzw. *Archicortex* und *Neocortex* (vgl. 5) unterscheiden. Der *Neocortex* ist grundsätzlich gleich strukturiert und wird daher auch *Isocortex* genannt, während die in ihrem Aufbau verschiedenen Rindengebiete des *Palaeo-* und *Archicortex* als *Allocortex* zusammengefaßt werden (vgl. 88).

Für die Benennung der Schichten werden sehr vordergründige Merkmale herangezogen. Kleine Nervenzellen und die meisten Nicht-Pyramidenzellen (s. o.) erscheinen im Zellbild als abgerundete Elemente und werden deshalb, ohne Rücksicht auf ihre Gestalt in der GOLGI-Imprägnation, als Körnerzellen bezeichnet.

Um ein annähernd richtiges Bild von der Rindenstruktur zu bekommen, muß das Faserbild (Markscheidenfärbung oder Fortsatzimprägnation) ergänzt werden. Damit werden auch horizontal oder vertikal verlaufende zellarme Streifen verständlich.

Der **Isocortex** weist 6 Schichten (86) auf, die embryonal immer vorhanden, postnatal sowohl weiter untergliedert, als auch reduziert sein können. Sie werden als Laminae I – VI bezeichnet. Nach dem Überwiegen von Pyramidenzellen oder „Körnerzellen" gibt es agranuläre und granuläre Rindenbezirke (87).

Die 6 Schichten sind:

Lamina I, Lamina molecularis (sive zonalis), Molekularschicht (85/I; 86/I; 88 A). Sie ist zellarm, enthält CAJALsche Horizontalzellen und Sternzellen, ferner Gliazellen, die gegenüber der Pia mater die Membrana limitans gliae superficialis bilden. In die Molekularschicht ziehen die Spitzendendriten von Pyramidenzellen und die Axone von MARTINOTTI-Zellen. Tangential verlaufen Assoziationsfasern.

Lamina II, Lamina granularis externa, äußere Körnerschicht (85/II; 86/II; 88 A). Sie enthält dicht gelagerte kleine Pyramidenzellen, kleine Korbzellen und Doppel-Bouquet-Zellen. Die Schicht ist sehr faserarm.

Lamina III, Lamina pyramidalis externa, äußere Pyramidenschicht (85/III; 86/III; 88 A). Es ist die Schicht kleiner, aber deutlich pyramidenförmiger Zellen mit basalem Axon. Es kommen ferner Korbzellen und die Doppel-Bouquet-Zellen vor. Die in tieferen Schichten deutlichen Radiärfasern laufen in der Lamina III aus.

Lamina IV, Lamina granularis interna, innere Körnerschicht (85/IV; 86/IV; 88 A). Sie setzt sich aus sehr dicht gelagerten kleinen Pyramidenzellen, Stern- und bipolaren Zellen zusammen. Neben den Radiärfasern sind Tangentialfasern ausgebildet, die sich in der Sehrinde zu einem besonders dichten Streifen formieren (GENNARIscher Streifen, VICQ D'AZYRscher Streifen, äußerer BAILLARGERscher Streifen), der beim *Menschen* makroskopisch sichtbar ist und dem Rindenareal die Bezeichnung „Area striata" eingetragen hat. Bei den *Haustieren* markiert er sich im mikroskopischen Bild als zellarmes Band (88 A).

Lamina V, Lamina pyramidalis interna, innere Pyramidenschicht (85/V; 86/V; 88 A). Hier sind die großen Pyramidenzellen konzentriert, deren Axone in motorischen Bahnen die Rinde verlassen. Im Gyrus postcruciatus liegen die BETZschen Riesenpyramidenzellen. Ferner sind MARTINOTTI-Zellen und Doppel-Bouquet-Zellen anzutreffen. Neben den dichteren Radiärfaserbündeln ist ein weiterer horizontaler faseriger Streifen, der innere BAILLARGERsche Streifen, ausgebildet (88 A).

Lamina VI, Lamina multiformis, Schicht der polymorphen Zellen (85/VI; 86/VI; 88 A). Sie besteht aus kleinen spindel- und pyramidenförmigen Zellen sowie MARTINOTTI-Zellen. Durch die starken Radiärfaserbündel ist diese Schicht gestreift.

Die im mikroskopischen Bild sichtbare radiäre Streifung der Rinde wird durch Radiärfasern verursacht, die Zellsäulen abtrennen. Das ist zunächst ein morphologischer Effekt, der jedoch Ausdruck einer funktionellen vertikalen Rindengliederung sein kann. Im somatosensorischen Cortex werden Neurone, die senkrecht übereinanderliegen, aus dem gleichen peripheren Gebiet, sogar nur von einem Haut- oder Tiefenreceptor erregt. Auf diese Weise

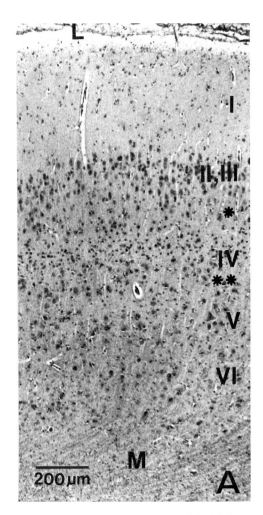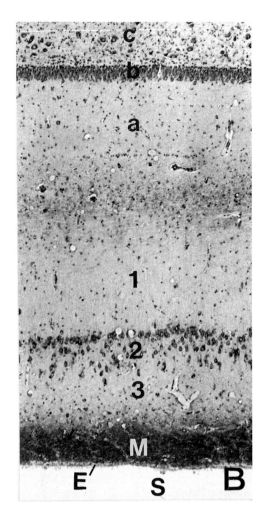

Abb. 88. Cortex cerebri, Rindentypen.
A Neocortex: Sehrinde, Lobus occipitalis, Schwein; HE.
I – VI Schichten des Neocortex (s. Abb. 86)
* äußerer BAILLAGERscher Streifen (GENNARIscher Streifen, VICQ D' AZYRscher Streifen); ** innerer BAILLARGERscher Streifen
L Leptomeninx; M Markblatt

B Allocortex: Hippocampusformation, Schwein; Kresylviolett-Luxolechtblau nach KLÜVER/BARRERA.
1 Stratum moleculare; 2 Stratum pyramidale; 3 Stratum multiforme sive oriens; 1 – 3 Hippocampusrinde
a Stratum moleculare; b Stratum granulare; c Hilus fasciae dentatae; a – c Rinde des Gyrus dentatus
M Markblatt des Hippocampus; E Ependym; S Seitenventrikel

bilden 300 – 500 μm breite Zellsäulen eine funktionelle Einheit. Eine solche *columnäre Rindenorganisation* besteht bis zu einem gewissen Grade auch im parietalen Assoziationscortex und im motorischen Cortex. In letzterem gibt es jedoch auch eine horizontale Ordnung. Es ist nicht zulässig, eine allgemeine columnäre Organisation des Cortex cerebri anzunehmen und diese mit dem auf eine funktionelle Sicht begründeten modulären Aufbau der Hirnrinde gleichzusetzen. Intracorticale Verknüpfungen schaffen eine unendliche Zahl von Moduln, die sich weder morphologisch noch funktionell abgrenzen lassen.

Der **Allocortex** ist gegenüber dem Isocortex des Neopallium meist scharf abgegrenzt und unterscheidet sich von diesem entweder dadurch, daß er keine deutlich ausgeprägte Schichtung zeigt (z. B. basaler Cortex des Trigonum olfactorium), oder daß er nur aus drei Schichten aufgebaut ist (z. B. Lobus piriformis oder Hippocampus). Bei den *Haussäugetieren* ist der Allocortex viel umfangreicher als beim *Menschen*, wo er nur etwa 1/12 der gesamten Hirnoberfläche ausmacht.

Der *Palaeocortex* des *Lobus piriformis* und des angrenzenden *Gyrus parahippocampalis* zeigt die Dreischichtigkeit des Allocortex noch nicht so ausgeprägt wie der Archicortex des *Hippocampus* und des *Gyrus dentatus*. Es lassen sich neben der Molecularschicht eine relativ breite Schicht unregelmäßig verteilter, oberflächlich dichter liegender Pyramidenzellen und eine tiefe Schicht polymorpher Zellen unterscheiden.

Der Feinbau des *Archicortex* des **Hippocampus** (88 B; 89) ist durch die Einrollung gegen den Seitenventrikel und den aufsitzenden Gyrus dentatus kompliziert (s. S. 142). Es werden 3 Schichten unterschieden, die weiter untergliedert werden können. Das *Stratum moleculare* des Hippocampus (88 B/a; 89/4) setzt sich aus der gleichen Schicht des Gyrus parahippocampalis fort und wird dem tief einschneidenden *Sulcus hippocampi* (89/a) entlang um den Gyrus dentatus herum eingerollt, wobei es mit dessen Molecularschicht (88 B/a; 89/5) zum Teil verschmilzt. In ihr liegen die Endverzweigungen afferenter Nervenfasern sowie der Spitzendendriten der großen Pyramidenzellen. Markhaltige Tangentialfasern bilden in den tiefen Lagen des Stratum moleculare eine eigene Schicht (Stratum lacunosum). Das *Stratum pyramidale* (88 B/2; 89/3) besteht neben kleinen vor allem aus den für den Hippocampus typischen, dicht gelagerten großen Pyramidenzellen, die je ein starkes Dendritenbüschel in

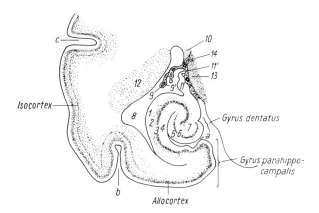

Abb. 89. Halbschematischer Querschnitt durch die linke Hippocampusformation eines Hundes.
1 Alveus; 2 Stratum multiforme; 3 Stratum pyramidale; 4 Stratum moleculare; 1 – 4 Hippocampus; 5 Stratum moleculare; 6 Stratum granulare; 7 Stratum multiforme; 5 – 7 Gyrus dentatus; 8 Unterhorn des Seitenventrikels; 9 Lamina choroidea ependymalis, 9' Lamina choroidea propria des Plexus choroideus ventriculi lateralis; 10 Stria terminalis; 11 Fimbria hippocampi, 11' Taenia fornicis; 12 Nucleus caudatus; 13 Tractus opticus des Zwischenhirns; 14 Tela choroidea procencephali
a Sulcus hippocampi; b Pars caudalis des Sulcus rhinalis lateralis; c Pars caudalis des Sulcus suprasylvius

die Molecularschicht und die Schicht der polymorphen Zellen abgeben. Ihre Axone ziehen über das Muldenblatt zur Fimbria hippocampi. Die an die Pyramidenzellen anschließende Schicht der polymorphen Zellen, *Stratum multiforme (sive oriens)* (88 B/3; 89/2), wird von kleinen, locker verteilten Assoziationszellen gebildet. Die efferenten Axone der Pyramidenzellen vereinigen sich an der Ventrikelfläche des Hippocampus zum weißen Muldenblatt oder *Alveus* (88 B/M; 89/1), aus dem die *Fimbria hippocampi* (89/11) hervorgeht.

Der **Gyrus dentatus** umfaßt das Endblatt des Hippocampus (88 B; 89) auf Querschnitten kappenartig und besteht ebenfalls aus drei Schichten: 1. der *Molecularschicht* (88 B/a; 89/5), 2. der *Körnerschicht* (88 B/b; 89/6) aus kleinen modifizierten Pyramidenzellen, deren Axone an den großen Pyramidenzellen des Hippocampus enden, und 3. der *polymorphzelligen Schicht* (89/7).

Die Elemente der Großhirnrinde lassen sich, wie im gesamten Zentralnervensystem, nicht mit einer Technik darstellen. Wie aus der Abb. 85 zu erkennen ist, bedarf es mindestens einer Zell- und einer Fortsatz-(Markscheiden-)färbung, um die Neurone in Form, Größe und Lage zu erfassen. Dabei bleiben immer noch die **Neurogliazellen** verborgen, die die Zahl der Nervenzellen etwa um das 10-fache übertreffen, aber ebenfalls nur mit speziellen Methoden sichtbar gemacht werden können. Die markscheidenbildenden *Oligodendrocyten* zeichnen sich durch einen kleinen dichten Kern aus und liegen bevorzugt in der weißen Substanz. Die *Astrocyten* bilden gegenüber der Pia mater einen zellulären oder mit ihren Fortsätzen einen lamellären Abschluß, die *Membrana limitans gliae superficialis*, und umscheiden mit Fortsatzenden die Kapillaren, *Membrana limitans gliae perivascularis* (90). Die Nervenzellen sind vermutlich vollständig durch Neuroglia von Kapillaren wie bindegewebigen Gefäßscheiden isoliert. Die Glioarchitektur ist regional verschieden.

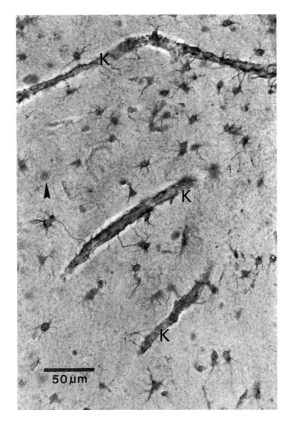

50 µm

Die ganze Großhirnrinde ist schließlich von einem engen **Kapillarnetz** durchsetzt, das mit dem weitmaschigen Netz der Marksubstanz in Verbindung steht und von den Arterien der Leptomeninx mit Blut versorgt wird. Dieses Kapillarnetz ist regional unterschiedlich ausgebildet, so daß es auch eine *Angioarchitektur* der Rinde gibt. Endarterien sollen im Gehirn der *Säugetiere* nicht vorkommen.

Abb. 90. Astrocyten im Cortex cerebri einer Katze; Goldsublimat-Imprägnation nach CAJAL.

Die Astrocyten umscheiden mit Endfüßchen Kapillaren (K); sie bilden eine vollständige Membrana limitans gliae perivascularis. Nervenzellkerne sind schemenhaft zu erkennen (Pfeilkopf) und erlauben einen Eindruck von den Größenunterschieden zu den Gliakernen.

Funktionelle Gliederung der Großhirnrinde

Das genauere mikroskopische Studium der Großhirnrinde hat gezeigt, daß die Zahl und Dicke der Schichten sowie die Anordnung und Gestalt der Nervenzellen wechselt und für bestimmte umschriebene Bezirke charakteristisch sind. Nach der Cytoarchitektonik lassen sich **Rindenfelder, Areae,** definieren, die die Hemisphärenoberfläche landkartenähnlich gliedern. Die von BRODMANN 1909 für den *Menschen* beschriebenen 52 Rindenfelder sind auch heute noch gültig, allerdings gestatten eingehendere Analysen die Abgrenzung weiterer Areae, so daß beim *Menschen* inzwischen 107 (nach ECONOMO) bzw. über 200 (nach O. und C. VOGT) Rindenfelder bekannt sind.

Durch systematische Auswertung klinischer Befunde bei umschriebenen pathologischen Prozessen, durch experimentelle Abtragungs- und elektrische Reizversuche sowie durch Markierung einzelner Neurone über den axonalen Transport lassen sich in der Großhirnrinde bestimmte Funktionen lokalisieren. Die Rindenfelder bieten zwar für eine solche Zuordnung eine morphologische Grundlage, die cytoarchitektonischen Felder stimmen aber nicht immer mit den funktionellen Feldern überein. So sind die Befunde, daß z. B. die Area gigantopyramidalis etwa der motorischen Region und die Area striata der Sehsphäre entspricht, eher die Ausnahme. Hinzu kommt, daß ein Rindenfeld gleichzeitig ein Teil des Koordinations- und Integrationssystems der Hemisphären ist. Dennoch gibt es Bereiche, in denen die einzelnen Körperteile sowie die Sinnesorgane in teilweise sehr scharf umschriebenen Arealen ihre Repräsentation besitzen. Der Cortex cerebri ist hier somatotopisch gegliedert (was z. B. auch für die einzelnen Retinabezirke bzw. Abschnitte des CORTISchen Organs gilt). Andere Rindenfelder besitzen sehr diffuse Projektionen bzw. zeigen keinen direkten Zusammenhang mit peripheren Organen. Sie werden als Assoziationsgebiete angesehen.

Die aktive Tätigkeit der Hirnrinde ist, wie die Aktion jedes Organs, mit elektrischen Potentialschwankungen verbunden, die sich mittels empfindlicher Verstärkerapparate von der Kopfhaut ableiten und in Form von Aktionsstromkurven registrieren lassen (Elektroencephalogramm, EEG). Das EEG zeigt nicht nur im Schlaf- und Wachzustand, sondern auch regional erhebliche Unterschiede und läßt Rückschlüsse auf den strukturellen und funktionellen Zustand von Rindenfeldern zu. Für die Erforschung von Krankheiten (z. B. Epilepsie des *Hundes*) ist das EEG ein wertvolles Hilfsmittel, für die klinische Praxis schließt es sich wegen des instrumentellen Aufwandes von selbst aus.

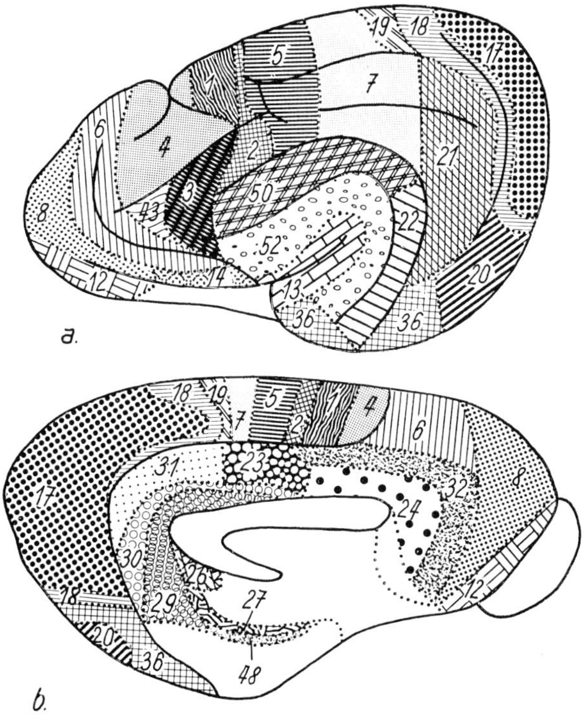

Abb. 91. Cytoarchitektonische Rindenfelder des Isocortex des Hundes nach GUREWITSCH und BYCHOWSKY, 1928 (a Lateralansicht, b Medialansicht).

Die Nummern bezeichnen die in ihrem cytoarchitektonischen Aufbau etwa mit den entsprechenden BRODMANNschen Feldern des Menschen homologisierbaren Areae. Insgesamt lassen sich 30 nach Feinbau und Lage wohlcharakterisierte Felder unterscheiden.

Funktionell läßt sich die Großhirnrinde in motorische und sensible bzw. in sensorische Projektionsfelder und in Assoziationsfelder einteilen. Die genauere Topographie der funktionellen Rindenfelder ist beim *Menschen* und unter den *Haussäugetieren* beim *Hund* (91) und bei der *Katze* am besten bekannt.

Die *Projektionsfelder* stehen durch afferente Projektionsbahnen mit der Körperperipherie in Verbindungen, indem sie entweder Erregungen aus den verschiedenen Sinnesorganen empfangen oder Impulse an die Skeletmuskulatur abgeben, d. h. sie dienen der Sinneswahrnehmung oder Auslösung willkürlicher Bewegungen. Die umschriebenen Empfangsstellen bestimmter Sinneserregungen und die Reizpunkte bestimmter Muskelgruppen werden als Primärzentren oder *Foci* bezeichnet und als psychosensorische und psychomotorische Zentren zusammengefaßt. Die *Assoziationsfelder* haben dagegen keine Verbindung mit der Körperperipherie, sondern sie vermitteln als Sekundärzentren das fein abgestimmte Zusammenspiel der einzelnen Rindenbezirke und stehen damit zum Teil auch im Dienste höherer, psychischer Funktionen.

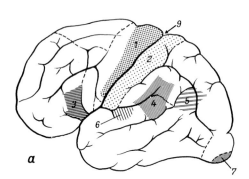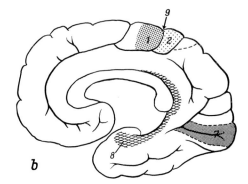

Abb. 92. Lokalisation der wichtigsten Projektionszentren der Großhirnrinde des Menschen (in Anlehnung an FERNER, 1970).

a Lateral-, **b** Medialansicht
1 Area motoria für isolierte Bewegungen; 2 Area sensoria für Körperoberfläche; 3 motorisches Sprachzentrum; 4 sensorisches Sprachzentrum; 5 visuelles Sprachzentrum; 6 Area acustica; 7 Area optica; 8 Geruchs- und Geschmackszentrum (?); 9 Sulcus centralis

Das **motorische Rindenfeld, Area motoria,** liegt beim *Menschen* (92/1) rostral vom Sulcus centralis (92/9), wobei die Reizpunkte oder Foci der Muskelgruppen der einzelnen Gelenke innerhalb des *Gyrus praecentralis* genau lokalisiert sind. Diese Lokalisation läßt insofern eine gewisse Gesetzmäßigkeit erkennen, als die einzelnen Reizpunkte bestimmten Körperabschnitten zugeordnet sind, so daß jede Körperhälfte im Sinne einer somatotopischen Gliederung, gewissermaßen auf dem Kopf stehend, auf die gegenseitige vordere Zentralwindung projiziert erscheint. Dabei nehmen die Primärzentren jener Muskeln die größten Bezirke ein, welche die differenziertesten Bewegungen zu vermitteln haben (beim *Menschen*: Mund-, Zungen-, Kehlkopf-, Finger- und Handmuskulatur), d. h. die Ausdehnung der Foci entspricht ihrer funktionellen Wertigkeit.

Wie entsprechende Reizversuche an *Ratten, Affen, Katzen* und *Hunden* gezeigt haben, läßt die *Area motoria* dieser Tiere im Prinzip die gleiche somatotopische Gliederung wie beim *Menschen* erkennen.

Beim *Hund* (vgl. 93) liegen auf der lateralen Hemisphärenfläche: am weitesten ventral das ausgedehnte Feld der Reizpunkte der Mund-, Zungen- und übrigen Kopfmuskulatur, dann folgen in dorsaler Richtung die Felder der Hals- und Vordergliedmaßenmuskeln und, gegen die Mantelkante schmäler werdend, dasjenige des Rumpfes, während die Primärzentren der Hintergliedmaßen-, After- und Schwanzmuskulatur ein kleines Feld der medialen Hemisphärenwand einnehmen. Das motorische Rindenfeld des *Hundes* und der *Katze* erstreckt sich über die ganze rostrale Hälfte der *Gyri postcruciatus* und *coronalis* sowie einen ventrolateralen Teil des *Gyrus praecruciatus* und dehnt sich nach ventral bis zum *Sulcus praesylvius* aus.

Beim *Pferd* nimmt die motorische Rinde fast die gesamte dorsale Fläche der rostralen Hemisphärenhälfte ein. Wegen des komplizierten Furchenmusters ist ein Vergleich mit einer entsprechenden Lokalisation bei anderen *Haustieren* sehr schwer möglich. Es ist aber davon auszugehen, daß bei allen untersuchten *Haussäugetieren* (bisher fehlt das *Rind*) die motorischen Zentren im gleichen Rindenbezirk gelegen sind.

Im Bereich der Area motoria herrscht der *agranuläre Rindentyp* (87 B) mit mehr oder weniger reichlich eingestreuten BETZschen Riesenpyramidenzellen vor, und von den Foci dieses Rindenbezirkes erhalten die entsprechenden Muskelgruppen der Gegenseite über die gekreuzten Pyramidenbahnen oder durch Vermittlung des bei den Tieren besonders wichtigen *Tractus rubrospinalis* ihre Impulse zur Ausführung „willkürlicher" Ziel- und Fertigkeitsbewegungen. Wieweit der nicht somatotopisch gegliederte, rostral an den *Sulcus cruciatus* anschließende Rindenbezirk, die *Area praemotoria*, auch bei den *Haussäugetieren* an der Steuerung der Gesamtmotorik mitbeteiligt ist, ist, obwohl gewisse Beobachtungen dafür zu sprechen scheinen, nicht genau bekannt.

Bei den Tieren wird der aktive Bewegungsapparat nicht in dem Maße von den motorischen Rindenfeldern beherrscht wie beim *Menschen*, wo Zerstörungen der Area motoria (z. B. bei einer Apoplexie) zu ausgedehnten Lähmungen auf der Gegenseite führen. Bei den *Tieren* spielen die subcorticalen motorischen Zentren primär eine weit größere Rolle, weshalb Abtragungen einer Großhirnhemisphäre nie mit Halbseitenlähmungen verbunden sind. Exstirpationen im Bereich der Area motoria führen zunächst nur zum Verlust der erlernten Bewegungen, wobei die Ausfallserscheinungen im Anschluß an die Zerstörung einzelner Foci dank der sog. Rindenplastizität durch Einspringen anderer Rindenbezirke mit der Zeit wieder weitgehend behoben werden können.

Bei einem mißgebildeten *Kalb* fehlte die rechte Hemisphäre völlig, auch die corticospinalen Bahnen waren nicht ausgebildet. Dennoch zeigte das Tier keine Gangstörungen, wohl aber war der Saugreflex beeinträchtigt.

Das **sensible Rindenfeld, die Körperfühlsphäre, Area sensoria,** schließt caudal an das motorische Rindenfeld an und nimmt beim *Menschen* (92/2) den Gyrus postcentralis mit den angrenzenden Lobuli paracentralis und parietalis superior ein. Zwischen die beiden Felder schiebt sich beim *Menschen* also der *Sulcus centralis* ein, weshalb hier mit Recht von einer präzentral-motorischen und einer postzentral-sensiblen Region gesprochen werden kann.

Auch bei den *Haussäugetieren* grenzt die Körperfühlsphäre caudal an das motorische Rindenfeld, erstreckt sich beim *Hund* (vgl. 93) und der *Katze* aber über die hintere Hälfte des Gyrus postcruciatus und den Gyrus suprasylvius rostralis, so daß die aus vergleichend-physiologischen Gründen auch bei den *Haussäugetieren* oft gebrauchte Bezeichnung „präzentral" motorische und „postzentral" sensible Sphäre sowie die Homologisierung des Sulcus cruciatus mit dem Sulcus centralis nicht angezeigt erscheint. Bei *Hund* und *Katze* liegt der Sulcus cruciatus in der agranulären „präzentralen" Region.

Durch experimentelle Untersuchungen (Ableitung der Aktionspotentiale von den verschiedenen Rindenbezirken bei Reizung der Körperoberfläche) konnte gezeigt werden, daß auch die Körperfühlsphäre somatotopisch gegliedert ist.

Das *primäre somatosensorische Feld (S I)* empfängt die Afferenzen der contralateralen Körperoberfläche. Diese *Area sensoria contralateralis* zeigt die Körperoberfläche spiegelbild-

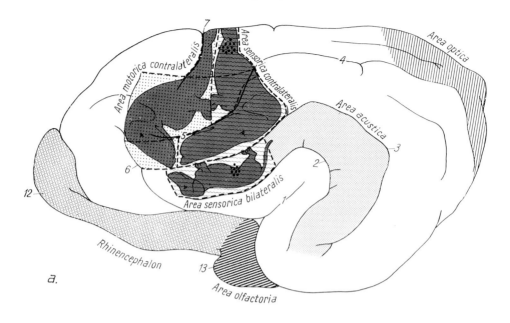

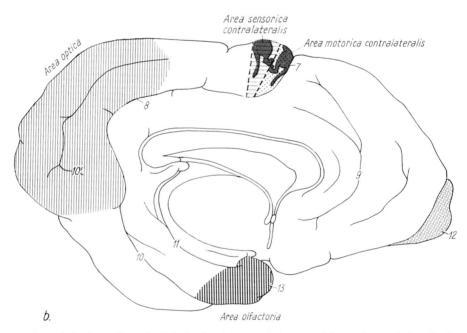

Abb. 93. Schematische Darstellung der Lokalisation der motorischen, sensiblen und sensorischen Regionen der Großhirnrinde des Hundes, nach experimentellen Untersuchungen von Woolsey (1952, 1960), Pinto (1956), Tunturi (1950), Marquis (1934) und Campbell (1905).

a Lateralansicht; **b** Medialansicht der linken Großhirnhemisphäre

1 Fissura pseudosylvia; 2 Sulcus ectosylvius; 3 Sulcus suprasylvius; 4 Sulcus marginalis; 5 Sulcus coronalis; 6 Sulcus praesylvius; 7 Sulcus cruciatus; 8 Sulcus splenialis; 9 Sulcus genualis; 10 caudomediales Ende des Sulcus rhinalis lateralis, 10' Sulcus calcarinus; 11 Sulcus hippocampi; 12 Bulbus olfactorius; 13 Lobus piriformis

Das *kräftig punktierte Feld* in den beiden Areae sensoriae soll die *Area splanchnica* repräsentieren

lich zum Projektionsbild der motorischen Rinde. Daneben ist ein *sekundäres somatosensorisches Feld (S II)* entdeckt worden, das von beiden Körperhälften stimuliert wird. Die *Area sensoria bilateralis* liegt beim *Hund* im Gyrus ectosylvius rostralis. Es zeigt das Tier auf dem Rücken liegend, mit der Schnauze nach rostral orientiert.

Prinzipiell scheint es bei den *Haussäugetieren* keinen Unterschied in dieser Konstruktion zu geben. In Einzelheiten sind jedoch bedeutende arttypische Projektionen festgestellt worden, die man so zusammenfassen kann, daß bestimmte Bereiche am Kopf (Lippen, Rüsselscheibe, Nüstern) weitflächig im Cortex cerebri repräsentiert sind, während Gliedmaßen- und Rumpfreceptoren sehr stark konvergieren.

Beim *Schwein* stammen die Projektionen in der somatosensorischen Rinde fast ausschließlich von Receptoren (contralateral) in der Schnauze. Die tactile Diskriminationsfähigkeit der Rüsselscheibe wird mindestens so hoch eingeschätzt wie die der menschlichen Hand.

Bei *Schaf* und *Ziege* sind Ober- und Unterlippe ipsilateral überproportional repräsentiert. Die Gliedmaßen projizieren contralateral in den Gyrus ectosylvius rostralis.

Beim *Pferd* nehmen Afferenzen aus den Nüstern einen Bereich ein, der in der Ausdehnung dem entspricht, in den der Rumpf und die Gliedmaßen projizieren. Die allgemeine starke Konvergenz der Oberflächenreceptoren drückt sich konkret so aus, daß Druckreceptoren, die 17 cm, und Tastreceptoren, die 40 cm auseinanderliegen, im gleichen Punkt im Cortex cerebri zusammenlaufen.

Die **Sehsphäre, Area optica** (92/7; 93), nimmt die mediale und zu einem kleinen Teil die dorsolaterale Fläche des Occipitalpols ein. Beim *Hund* (93) erstreckt sie sich über das Gebiet des *Gyrus splenialis* und den caudalen Teil des *Gyrus marginalis* und *endomarginalis* sowie den *Gyrus occipitalis*. In etwa 60 % der *Hundegehirne* findet sich am ventralen Ende des Sulcus ectosplenialis eine Furche, die als Homologon des für die Sehrinde der *Primaten* typischen *Sulcus calcarinus* (93/10') angesprochen werden kann. Die Sehrinde, *Area striata*, zeichnet sich mikroskopisch durch wenige Pyramidenzellen und den besonderen Reichtum an Körnerzellen (88 A) sowie eine beim *Menschen* schon makroskopisch erkennbare, streifige Struktur (Name!) aus. Typisch ist der bei den *Haussäugetieren* ausgebildete GENNARISCHE Streifen (VICQ D'AZYRscher Streifen) der IV. Rindenschicht. Beidseitige Abtragung der Area optica führt zu Rindenblindheit (psychische Blindheit), wobei bei noch vorhandenem Pupillar- und Lidschlußreflex das Sehvermögen im Sinne eines Erkennens von Gegenständen mehr oder weniger vollkommen erloschen ist.

Die **Hörsphäre, Area acustica** (92/6; 93), liegt größtenteils im *Schläfenlappen*, beim *Hund* (90) im Gyrus ectosylvius und Gyrus sylvius, beim *Schaf* im Gyrus ectosylvius caudalis (rostraler Teil) und im Gyrus sylvius caudalis.

Die Hörrinde ist tonotopisch organisiert. Die einzelnen Abschnitte des CORTIschen Organs, die Schallwellen frequenzabhängig recipieren, sind auf den Cortex cerebri projiziert. Eine grobe Lokalisation sieht für den *Hund* so aus, daß Frequenzen von 100 – 400 Hz im Gyrus ectosylvius rostralis, von 400 – 8.000 Hz im Gyrus ectosylvius medius und im Gyrus sylvius und von 8.000 – 16.000 Hz im Gyrus ectosylvius caudalis wahrgenommen werden.

Die primäre **Riechsphäre** liegt im Palaeocortex der *Area olfactoria* und des *Lobus piriformis*.

Die **Geschmackssphäre** wird zusammen mit der allgemeinen visceralen Sensorik in die *Inselrinde* lokalisiert. Auch hier soll eine viscerotopische Organisation bestehen.

Beim *Menschen* kommen außer den auch bei den Tieren nachweis- und lokalisierbaren motorischen und sensiblen bzw. sensorischen Primärzentren noch ein motorisches (in der Pars opercularis der unteren Stirnwindung), ein sensorisches und ein visuelles Sprachzentrum (92/3, 4, 5) vor, wobei beim Rechtshänder vor allem die Zentren der linken, beim Linkshänder aber diejenigen der rechten Hemisphäre in Aktion treten.

Zwischen die Projektionsfelder eingeschoben, finden sich größere Rindenbezirke, in denen sich durch Reizversuche keine Reaktionen auslösen lassen. Diese sog. „stummen"

Rindengebiete werden von den Sekundärzentren bzw. den **Assoziationsfeldern** eingenommen. Mit fortschreitender Entwicklungshöhe nehmen sie an Umfang deutlich zu. Es lassen sich ein frontales, ein parietales und ein occipitales Assoziationsfeld unterscheiden. Vom *Menschen* her weiß man, daß das Erkennungs-, Erinnerungs- und Handlungsvermögen an diese Rindenbezirke gebunden ist; und aus den bei verschiedenen Tieren vorgenommenen Abtragungsversuchen läßt sich schließen, daß den Assoziationsfeldern auch bei den Tieren ähnliche Funktionen zukommen.

So zeichneten sich z. B. die *Hunde*, denen experimentell das Großhirn abgetragen wurde, vor allem durch das Fehlen des arttypischen Umweltkontaktes aus. Mit Hilfe der subcorticalen Zentren des Hirnstammes und des Kleinhirns beherrschten sie zwar ihren Bewegungsapparat und die Stellreflexe zur Erhaltung des Gleichgewichtes. Sie konnten sich im Schritt, Trab und schließlich sogar im Galopp vorwärtsbewegen und einfachere Hindernisse überwinden. Sie brachten es auch wieder fertig, Futter aufzunehmen, zu kauen und abzuschlucken und Harn und Kot in arttypischer Weise abzusetzen. Die Oberflächensensibilität und die Schmerzempfindung waren weitgehend erhalten, und sie vermochten die schmerzende Stelle auch einigermaßen zu lokalisieren. Aber diese großhirnlosen *Hunde* waren blind, und ihr Hör-, Geruchs- und Geschmacksvermögen war mehr oder weniger gestört. Die Tiere zeigten keinerlei Beziehung zu ihren menschlichen Pflegern oder zu Artgenossen, sie waren in keiner Weise ansprechbar und zeichneten sich, abgesehen von primitiven Triebhandlungen (z. B. Aufsuchen des Futternapfes, Schnappen nach lästigen Fliegen etc.), durch völliges Fehlen spontaner, zielgerichteter Verhaltensweisen aus. Ein eigentliches Lernvermögen oder eine gewisse Dressurfähigkeit hatten die *Hunde* vollkommen verloren. Diese Ausfallserscheinungen waren um so ausgeprägter, je mehr bei den Abtragungsversuchen auch von den Basalganglien mitentfernt wurde.
Durch die Abtragung des Großhirns wurden eben nicht nur die primären motorischen und sensorischen Rindensphären entfernt, deren Ausfall sich durch das Einspringen entsprechender, stammesgeschichtlich älterer, subcorticaler Zentren mehr oder weniger weitgehend kompensieren ließ, sondern es kam auch zum Verlust der sekundären Assoziationsfelder und damit zu einem Ausfall des Erkennungs- und Erinnerungsvermögens (Agnosie) und einem mehr oder minder ausgeprägten Handlungsunvermögen (Apraxie), d. h. zu völlig irreparablen Dauerstörungen des arttypischen Umweltkontaktes. Denn bei den *Säugetieren* fehlen im Stammhirn die strukturellen Voraussetzungen zu einer Kompensation solcher Ausfallserscheinungen.

Die Assoziationsfelder stehen durch komplizierte Fasersysteme mit den Primärzentren der Hirnrinde in Verbindung und sorgen für deren Zusammenspiel im Dienste des Gesamtorganismus. Sie bilden die morphologische Grundlage für die höheren, psychischen Funktionen, für das Festhalten von Erinnerungen, das Sammeln von Erfahrungen und die Fähigkeit, diese im Sinne eines mehr oder weniger ausgeprägten Lernvermögens auszuwerten.

Großhirnmark, Corpus medullare cerebri

Mit fortschreitender Differenzierung der Großhirnrinde nimmt auch die Zahl der die einzelnen Neurone unter sich verbindenden Fasersysteme zu, deren markhaltige Anteile dann den **Markkörper**, das **Corpus medullare**, bilden. Die Zunahme der weißen Substanz ist deshalb wesentlich an der Massenentfaltung des Großhirnmantels beteiligt, und je höher das Großhirn entwickelt ist, um so mehr überwiegt das Mark gegenüber der Rinde.
Durch Abtragung des Rindengraues läßt sich der Markkörper am fixierten und tiefgefrorenen Gehirn nach der KLINGLERschen Methode freilegen, und durch subtile Abfaserung können auch einzelne Faserzüge präpariert und damit räumlich dargestellt und in ihrem Verlauf studiert werden. Das Großhirnmark zeigt seine größte Massierung auf der Höhe des Hirnbalkens. Auf Horizontalschnitten, die den dorsalen Balkenrand tangieren, erscheint der Markkörper einer Hemisphäre als halbovales weißes Feld, d. h. er bildet hier das *Centrum semiovale* (65/29; 75/2; 100/8). Von diesem ziehen die durch Entfernung der Rinde isolierbaren, sehr verschieden mächtigen Marklamellen (73/2) gegen die Kuppen der einzelnen Großhirnwindungen.
Das makroskopisch homogen und kompakt wirkende Großhirnmark setzt sich aus drei sich durchflechtenden Fasersystemen zusammen, die zum Teil aber auch isolierbar sind:

Abb. 94. Schematische Darstellung der Assozia-
tions-, Kommissuren- und Projektionssysteme
im Bereich des Telencephalon.

1 Cingulum; 2 Fasciculus subcallosus; 1 + 2 *lange Assoziationsfasern*; 2' Fibrae arcuatae breves;
2'' Fibrae arcuatae longae; 2' + 2'' *kurze Assoziationsfasern*, sog. U- oder Bogenfasern; 3 Corpus callosum; 4 Commissura rostralis; 3 +
4 *Kommissurensysteme*; 5 Capsula interna; 6 Columnae fornicis; 7 Chiasma opticum; 5 – 7 *Projektionssysteme*; 8 Nucleus caudatus; 9 Putamen;
10 Globus pallidus; 11 Thalamuskerne; 12 Claustrum; 13 Corpus amygdaloideum

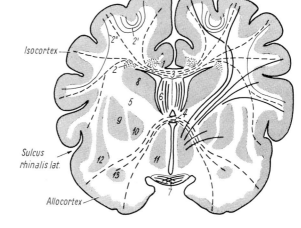

· · · · · · ·   Assoziationssysteme
– – – –   Kommissursysteme
———   Projektionssysteme

Abb. 95. Durch Faserung dargestell-
tes Cingulum der rechten Hemisphäre eines Hundes, Medialansicht.

1 Cingulum; 1' seine rostralen Ausstrahlungen zur Area praecommissuralis und zum Frontalhirn; 1'' seine
caudalen Ausstrahlungen zum Gyrus
parahippocampalis; 2 Corpus callosum; 3 Commissura rostralis; 4 Area
praecommissuralis; 5 Marklamellen
des Lobus frontalis; 6 Gyrus parahippocampalis; 7 Sulcus cruciatus; 8 Sulcus cinguli

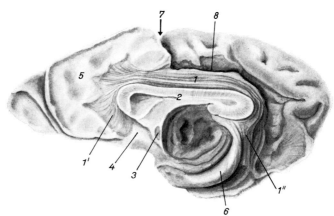

1. einem Assoziationssystem, 2. einem Kommissurensystem und 3. einem Projektions-
system.

Die **Assoziationssysteme** sind in der Regel doppelläufige Faserzüge, welche die Rindenbezirke einer Hemisphäre unter sich verbinden und, entweder als Tangentialfasern oder
Baillargersche Streifen (s. S. 163) innerhalb des Rindengraues verlaufen, oder aber ins
Mark eintreten, wo sie den größten Teil der weißen Substanz ausmachen. Während die
kurzen Assoziationsfasern (94/2', 2''), die wegen ihres Verlaufes auch U-Fasern genannt
werden, benachbarte Windungen miteinander verbinden, stellen die langen Assoziationsfasern (94/1, 2) Verbindungen zwischen weiter auseinander liegenden Rindengebieten oder
den einzelnen Lappen einer Hemisphäre her. Diese langen Assoziationssysteme sind beim
Menschen besonders mächtig entwickelt und lassen sich großenteils als selbständige Faserbündel (Fasciculus uncinatus, frontooccipitalis, frontotemporalis sive arcuatus, temporooccipitalis, occipitalis ventralis und Cingulum) präparieren.

Bei den *Haussäugetieren* sind die langen Assoziationsfasern außer dem *Cingulum* (94/1;
95/1, 1', 1'') wenig ausgeprägt. Das Cingulum jedoch läßt sich mit Hilfe der Fasermethode
darstellen. Es umfaßt den Hirnbalken vom Gyrus paraterminalis und genualis über den
Gyrus cinguli und splenialis bis zum Gyrus callosus und parahippocampalis spangenartig.
Bedeutend schwächer, aber ebenfalls noch präparierbar, ist der *Fasciculus subcallosus* (94/2),
der als schmales Bündel dem Caput nuclei caudati aufliegt und entlang der lateralen Wand
des Seitenventrikels nach caudal zieht, um dann unter allmählicher Verbreiterung in den
Schläfenlappen abzubiegen. Beim *Pferd* und den anderen *Huftieren* sollen zwischen Frontal-

und Temporallappen auch der hakenförmige *Fasciculus uncinatus* sowie der *Fasciculus temporooccipitalis* nachweisbar sein, während sich die übrigen langen Assoziationfaserbündel des *Menschen* bei den *Haussäugetieren* nicht näher abgrenzen lassen.

Die **Kommissurensysteme** bestehen aus transversal verlaufenden, ebenfalls größtenteils doppelläufigen Faserzügen, welche die sich entsprechenden Rindenbezirke, wahrscheinlich aber auch nicht identische Gebiete beider Hemisphären miteinander verbinden. Das *Palaeopallium* besitzt die *Commissura rostralis*, das *Archipallium* die *Commissura fornicis sive hippocampi* und das *Neopallium* das *Corpus callosum*. Alle drei Kommissuren entwickeln sich aus der embryonalen Kommissurenplatte (s. S. 151f.).

Die *Commissura rostralis* ist stammesgeschichtlich alt und kommt deshalb allen Wirbeltieren zu. Bei den *Säugetieren* verbindet sie (70/17, 17'; 74/10, 10'; 94/4) die beiden Riechlappen und die *Corpora amygdaloidea* und ist bei den *makrosmatischen Haussäugetieren* im Gegensatz zum *Menschen* besonders kräftig entwickelt. Nach Überquerung der Mittelebene zwischen Lamina terminalis und Balkenschnabel biegen die Fasern nach unten ab, ziehen ventral am Linsenkern vorbei und gabeln sich in eine *Pars rostralis* und eine *Pars caudalis*. Die Pars rostralis endigt in der *Area olfactoria*, die Pars caudalis vor allem im *Mandelkernkomplex*.

Die ebenfalls alte *Commissura fornicis sive hippocampi* (70/4) stellt eine dünne, dreieckige Markplatte dar, die unter dem Balkenwulst zwischen die beiden Crura fornicis ausgespannt ist. Sie ist meist mit der Unterseite des Balkenwulstes verschmolzen.

Der Hirnbalken, *Corpus callosum* (34/27 – 27'''; 65/24; 74/1), ist eine relativ späte Neuerwerbung, die den Kloaken- und vielen Beuteltieren noch fehlt und mit der mächtigen Entwicklung des Neopallium bei den höheren *Säugetieren* zusammenhängt. Zwischen ihn und die Fornixsäulen (65/26) ist das die mediane Scheidewand der beiden Seitenventrikel bildende *Septum pellucidum* (65/25) ausgespannt. Während die Unterseite des Corpus callosum das Dach der Seitenventrikel bildet, ist seine Oberfläche vom dünnen grauen Belag des *Induseum griseum* (65/24') überzogen, in dem die *Striae longitudinales mediales* und *laterales* verlaufen.

Das nur im Medianschnitt als „Balken" imponierende *Corpus callosum* stellt in Wirklichkeit eine transversale Faserplatte (94/3) dar, deren seitliche Anteile als Balkenstrahlung, *Radiatio corporis callosi* (65/27; 74/2, 2', 2''), in die Hemisphären einstrahlen, wobei ihre Fasern die Assoziations- und Projektionsfasern durchkreuzen und so den Markkörper des *Centrum semiovale* mitbilden helfen. Aus dem Genu bzw. Splenium corporis callosi biegen die Balkenfasern gegen den Frontal- bzw. Occipitalpol der Hemisphäre bogenförmig ab und bilden damit die vordere bzw. hintere Balkenzwinge, *Forceps rostralis* bzw. *caudalis*.

Der Hirnbalken sorgt für das Zusammenspiel beider Großhirnhälften und ermöglicht durch deren Verbindung auch das beim erwachsenen *Menschen* in der Regel feststellbare Übergewicht der einen Großhirnhemisphäre über die andere (beim Rechtshänder links, beim Linkshänder rechts).

Die **Projektionssysteme** (94) verbinden die Großhirnrinde mit dem Hirnstamm und dem Rückenmark. Sie bestehen aus afferenten, aufsteigenden Bahnen, die Erregungen aus der Um- und Innenwelt auf die Großhirnrinde projizieren, und efferenten, absteigenden Bahnen, über welche die Impulse des Neocortex an die Erfolgsorgane vermittelt werden. Die Projektionsfasern verkörpern einen wesentlichen Teil des Großhirnmarkes. Sie erreichen und verlassen die Hemisphäre durch den zwischen Nucleus caudatus und Thalamus einerseits und dem Linsenkern andererseits gelegenen Engpaß der inneren Kapsel, *Capsula interna*, die nach caudal größtenteils im Hirnschenkel, *Crus cerebri*, ihre Fortsetzung findet. Gegen die Großhirnrinde breiten sich die in der inneren Kapsel konzentrierten Faserbündel fächerartig aus, indem sie den sogenannten Strahlenkranz, die *Corona radiata* (65/28; 73/13), bilden, wobei sie die Fasern der Balkenstrahlung zwischen sich hindurchtreten lassen.

Man unterscheidet kurze und lange, corticopetale und corticofugale Projektionssysteme, wobei namentlich die kurzen überwiegend doppelläufig sind.

Die *kurzen Projektionsfasern* stellen Verbindungen zwischen Großhirnrinde und Thalamus sowie den Corpora geniculata, aber auch mit dem Hypothalamus und dem Nucleus hypothalamicus (LUYSI) her. Als *Fibrae thalamocorticales* und *corticothalamicae* bilden sie den Stabkranz des Thalamus, *Radiatio thalami*, der sich in die verschiedenen *Thalamusstiele*, *Pedunculi thalami*, unterteilen läßt. Der vordere Thalamusstiel (73/13; 74/8) verbindet den Thalamus über das Crus rostrale der inneren Kapsel mit dem Frontallappen. Der aus dem hinteren Teil des Crus caudale der Capsula interna hervorgehende obere Thalamusstiel, stellt die Fortsetzung der medialen Schleife dar und verbindet als Taststrahlung die ventromedialen Thalamuskerne mit der *Area sensoria* und der Parietalrinde. Über das Crus caudale der inneren Kapsel ziehen ferner: nach lateral zum Schläfenlappen abbiegend, die aus dem *Corpus geniculatum mediale* kommende Hörstrahlung, *Radiatio acustica*, zur Hörrinde und nach medial, das Unterhorn des Seitenventrikels umgreifend, die vom lateralen Kniehöcker ausgehende Sehstrahlung, *Radiatio optica*, zur Sehrinde. Zu den kurzen Projektionssystemen sind schließlich auch die *Fibrae corticohypothalamicae* und der *Fornix* zu rechnen, der die Hippocampusformation mit dem Corpus mamillare verbindet.

Die Systeme der *langen Projektionsfasern* umfassen vor allem die efferenten Bahnen des Großhirns und stellen entweder direkte Verbindungen der Großhirnrinde mit den motorischen Wurzelzellen der Gehirn- und Rückenmarksnerven her, oder sie treten mit diesen indirekt durch Vermittlung subcorticaler Zentren in Verbindung.

Zu den direkten efferenten Projektionsbahnen gehört die beim *Menschen* besonders wichtige Pyramidenbahn, *Tractus pyramidalis sive corticospinalis* (102/a), die in der *Area motoria* ihren Ursprung nimmt (wobei nur ein kleiner Teil ihrer Fasern von BETZschen Riesenpyramidenzellen stammt) und ohne Unterbrechung in den motorischen Kernen des Rückenmarkes endigt. Wie bereits erwähnt (s. S. 59), spielt die Pyramidenbahn bei den *Tieren* nicht die dominierende Rolle wie beim *Menschen*. Das gleiche gilt auch für den *Tractus corticobulbaris* bzw. *Tractus corticonuclearis* (102/b), welche die entsprechenden Primärzentren der Area motoria nach Kreuzung der Mittelebene mit den motorischen Ursprungskernen der contralateralen Gehirnnerven verbinden.

Die indirekten, efferenten Projektionsbahnen nehmen in Rindenbezirken ihren Ursprung, die außerhalb der eigentlichen Area motoria liegen und bei den *Haussäugetieren* noch nicht näher lokalisiert sind. Sie erfahren im Gegensatz zu den Pyramidenbahnen, bevor sie mit den motorischen Ursprungskernen im Rückenmark in Verbindung treten, in verschiedenen subcorticalen Zentren ihre Umschaltung und werden darum als extrapyramidale Bahnen bezeichnet. Sie verlaufen über das Corpus striatum, das Pallidum, den Nucleus subthalamicus (LUYSI), den Nucleus ruber und die Substantia nigra und stehen über die Brückenkerne auch mit dem Kleinhirn in Verbindung (vgl. 103).

Alle efferenten Projektionsbahnen benutzen den hinteren Schenkel der inneren Kapsel zum Austritt aus dem Großhirn.

Stammanteil des Telencephalon

Der Anschluß beider Großhirnhemisphären an den Hirnstamm erfolgt über das Zwischenhirn, wobei die Verbindung durch die oberflächlich nicht in Erscheinung tretenden, breitflächenhaft aus dem Thalamus hervorgehenden **Stammanteile des Telencephalon**, den Ganglienhügel, hergestellt wird. Diese vom Thalamus in rostrolateraler Richtung basal ins Telencephalon vorstoßenden Teile des Hirnstammes repräsentieren die entsprechend verdickten Hemisphärenstiele der embryonalen Anlage, die äußerlich durch den ursprünglich

tief einschneidenden *Sulcus hemisphaericus,* im Seitenventrikel aber durch den *Sulcus terminalis* markiert sind. Durch den einstigen Hemisphärenstiel verlaufen all jene Nervenbahnen,
welche die auf- und absteigende Verbindung zwischen Rückenmark, Hirnstamm und Großhirnrinde herzustellen haben. Dadurch wird der basale Teil des Telencephalon zergliedert
und wegen seines streifigen Aussehens *Corpus striatum* benannt.

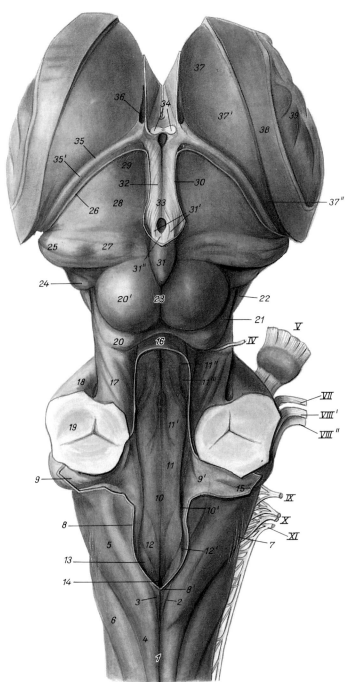

Abb. 96. Dorsalansicht des Hirnstammes eines Pferdes nach Abtragung
des Kleinhirns und der Großhirnhemisphären.

1 Sulcus medianus dorsalis; 2 Sulcus
intermedius; 3 Vorderende des Fasciculus gracilis mit dessen Kerngebiet;
4 Fasciculus cuneatus; 5 Pedunculus
cerebellaris caudalis; 6 Tractus spinalis n. trigemini; 7 Fibrae arcuatae
superficiales; 8 Taenia ventriculi IV.
(Ansatzlinie des hinteren Marksegels),
8' Obex; 9 Tuberculum acusticum,
9' Area vestibularis; 10 Sulcus medianus, 10' Sulcus limitans; 11 Eminentia medialis, 11' Colliculus facialis, 11'' Fovea rostralis, 11''' Locus
coeruleus; 12 Trigonum hypoglossi,
12' Fovea caudalis; 13 Trigonum n.
vagi; 14 Calamus scriptorius; 10 –
14 Boden der Rautengrube, Fossa
rhomboidea; 15 Recessus lateralis
ventriculus IV.; 16 Rest des Velum
medullare rostrale; 17 Pedunculus
cerebellaris rostralis sive Brachium
conjunctivum; 18 Pedunculus cerebellaris medius sive Brachium pontis; 19 Schnittfläche durch Kleinhirnschenkel; 1 – 19 *Stammanteile des
Rhombencephalon;* 20 Colliculus caudalis, 20' Colliculus rostralis der Vierhügelplatte; 21 Brachium colliculi caudalis; 22 oberer Hirnschenkelrand;
23 Sulcus medianus laminae quadrigeminae; 20 – 23 *Mesencephalon;*
24 Corpus geniculatum mediale; 25
Corpus geniculatum laterale; 26 Taenia choroidea; 27 Gegend des Pulvinar; 28 Thalamus opticus; 29 Tuberculum rostrale thalami; 24 – 29
*äußere Oberfläche des Thalamencepha-
lon;* 30 Taenia thalami; 31 Glandula
pinealis, 31' Habenulae, 31'' Commissura habenularum; 32 Stria medullaris thalami; 33 Ventriculus III.; 24 –
33 *Diencephalon;* 34 Querschnitt
durch die Columnae fornicis; 35 Sulcus terminalis, 35' Stria terminalis (am
Boden des Seitenventrikels nach Entfernung der Adergeflechte); 36 Vorderhorn des Seitenventrikels; 37 Caput, 37' Corpus, 37'' Cauda nuclei
caudati; 38 Schnittfläche durch die
Capsula interna; 39 Schnittfläche
durch die Inselrinde; 34 – 39 *Telencephalon*

IV N. trochlearis; V N. trigeminus
mit Ganglion trigeminale; VII N. facialis; VIII' Radix vestibularis, VIII''
Radix cochlearis des N. vestibulocochlearis; IX N. glossopharyngeus;
X N. vagus; XI N. accessorius

Der Stammanteil des Endhirns stellt ein wichtiges Bindeglied zwischen Hirnstamm und Hirnmantel dar.

Durch die durchziehenden, markhaltigen Nervenfaserbündel wird der medial von der Insel und dorsal von der Area olfactoria gelegene **Ganglienhügel** in eine Anzahl charakteristischer grauer Kernbezirke, die sog. Basal- oder Stammganglien, aufgeteilt, zu denen der Schwanzkern, *Nucleus caudatus*, der Schalenkern, *Putamen*, die Vormauer, *Claustrum*, und der Mandelkern, *Corpus amygdaloideum*, gerechnet werden. Dazu kommt ein Stück Zwischenhirn, der blasse Kern, *Globus pallidus*, kurz auch *Pallidum* genannt. *Putamen* und *Pallidum* pflegt man trotz der unterschiedlichen Herkunft zum Linsenkern, *Nucleus lentiformis*, zusammenzufassen.

Die zwischen Nucleus caudatus und Nucleus lentiformis durchziehende Fasermasse wird als innere Kapsel, *Capsula interna*, bezeichnet. Da diese von Brücken grauer Substanz durchsetzt ist, die Schwanz- und Linsenkern verbinden, entsteht auf der Schnittfläche durch dieses Gebiet der Basalganglien eine streifige Struktur. Darauf gründet sich die Zusammenfassung des Nucleus caudatus und Nucleus lentiformis mit der sie trennenden inneren Kapsel zum Streifenkörper, *Corpus striatum* (59/23, 24, 25).

Die zwischen *Nucleus lentiformis* und *Claustrum* durchziehenden Nervenfasern bilden die äußere Kapsel, Capsula externa, und die zwischen *Claustrum* und *Inselrinde* gelegene Marksubstanz die *Capsula extrema*.

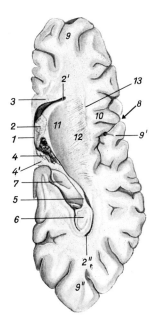

Abb. 97. Horizontalschnitt durch die rechte Großhirnhemisphäre eines Pferdes in Höhe des Septum pelludicum.

1 Septum pelludicum; 2 Adergeflecht in der Pars centralis des Seitenventrikels, 2' Vorderhorn, 2'' Übergang ins Unterhorn des Seitenventrikels; 3 Pars frontalis der Radiatio corporis callosi; 4 Corpus, 4' Commissura fornicis; 5 Fimbria; 6 Cornu ammonis; 7 Anschnitt des Thalamus opticus; 8 Fissura sylvia; 9 Frontallappen, 9' Operculum des Temporallappens, 9'' Occipitallappen des Neopallium; 10 Inselwindungen; 11 Caput nuclei caudati; 12 Capsula interna; 13 Claustrum

Abb. 98. Horizontalschnitt durch die rechte Großhirnhemisphäre eines Pferdes in Höhe des Thalamus opticus.

1 dorsale Thalamuskerne; 2 Corpus geniculatum laterale; 3 Thalamusoberfläche; 4 Epiphyse; 5 Adergeflecht im Foramen interventriculare; 6 Columna fornicis; 7 Genu corporis callosi, 7' Pars frontalis der Radiatio corporis callosi; 8 Aufsicht auf die vorderen Vierhügel; 9 Frontallappen, 9' Temporallappen, 9'' Occipitallappen des Neopallium; 10 Gyrus parahippocampalis, 10' Sulcus hippocampi; 11 Hippocampus; 12 Fimbria; 13 Unterhorn, 13' Vorderhorn des Seitenventrikels; 14 Nucleus caudatus; 15 Crus rostrale, 15' Genu, 15'' Crus caudale capsulae internae; 16 Putamen; 17 Capsula externa; 18 Claustrum; 19 Capsula extrema; 20 Inselrinde

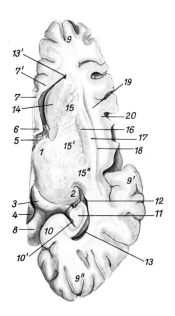

Die Basal- oder Stammganglien stellen die subcorticalen Kerne des Endhirns dar, wobei *Nucleus caudatus*, *Putamen* und *Claustrum* genetisch zum *Neopallium*, das *Corpus amygdaloideum* zum *Palaeopallium*, das *Pallidum* aber zum *Diencephalon* zu rechnen sind. Im Verhältnis zum *Menschen* sind diese subcorticalen Endhirnkerne bei den *Haussäugetieren* relativ schwach entwickelt.

Während sich der **Nucleus caudatus** rostrolateral vom Sulcus terminalis als langgezogener, keulenförmiger Wulst ins Lumen des Seitenventrikels vorwölbt und darum nach Eröffnung des Seitenventrikels bereits größtenteils überblickbar ist (vgl. 70; 71; 75), können die übrigen Basalganglienkerne sowie die Faserzüge der inneren und äußeren Kapsel nur durch entsprechende Transversal-, Horizontal- oder Sagittalschnitte oder durch die KLINGLERsche Faserungsmethode sichtbar gemacht werden.

Am Schwanzkern lassen sich das rostral im Bereich des Vorderhorns des Seitenventrikels gelegene *Caput nuclei caudati* (71/30; 96/37; 97/11; 98/14; 99/13), das die Außenwand der Pars centralis ventriculi lateralis bildende *Corpus* (96/37') und die sich rasch verjüngende, bogenförmig um den Hemisphärenstiel herumgeschlagene und bis zur Spitze des Seitenventrikelunterhorns reichende *Cauda nuclei caudati* (71/30'; 96/37'') unterscheiden.

Lateral vom Schwanzkern schiebt sich zwischen ihn und den Linsenkern die **innere Kapsel, Capsula interna** (73/13; 96/38; 97/12), ein, die – wie vor allem Horizontalschnitte durch den Streifenkörper zeigen – einen bei den *Haussäugetieren* im Gegensatz zum *Menschen* sehr stumpfen, nach außen offenen Winkel bildet und somit ein kurzes, zwischen Caput nuclei caudati und Linsenkern gelegenes *Crus rostrale* (98/15), ein langes, zwischen den Thalamus und die hinteren Teile des Linsenkerns eingeschobenes *Crus caudale* (98/15'') und das die beiden Schenkel verbindende, flache *Genu capsulae internae* (98/15') unterscheiden läßt. Die Faserbündel der inneren Kapsel (73/13; 74/8) repräsentieren die Projektions-

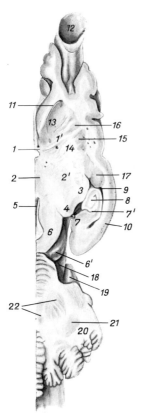

fasern, d. h. jene Fasersysteme, die als aufsteigende Bahnen Erregungen aus der Um- und Innenwelt über den Thalamus auf die Großhirnrinde und als absteigende Bahnen umgekehrt Impulse aus der Großhirnrinde über Hirnstamm und Rückenmark gewissermaßen nach der Peripherie „projizieren". Ein Großteil dieser auf- und absteigenden Projektionsbahnen verläuft über den Hirnschenkel, *Crus cerebri*, des Mittelhirns (s. S. 110f.).

Der lateral vom Nucleus caudatus gelegene **Linsenkern, Nucleus lentiformis**, wird von der inneren (73/13; 98/15 – 15'') und äußeren Kapsel (73/11, 11'; 98/17) völlig umschlossen und besteht aus dem *Putamen* (73/12; 98/16; 99/15) und dem *Globus pallidus* (99/16). *Putamen* und *Pallidum* werden nur aus topographischen Gründen mit einem gewissen Recht zum Linsenkern

Abb. 99. Horizontalschnitt durch die rechte Hälfte eines Pferdegehirns in Höhe der vorderen Kommissur.

1 Commissura rostralis, 1' ihre Pars rostralis; 2 Adhaesio interthalamica, 2' Zwischenhirnkerne; 3 Tractus opticus; 4 Corpus geniculatum mediale; 5 Aquaeductus mesencephali; 6 angeschnittene Vierhügelplatte, 6' Aufsicht auf einen Colliculus caudalis; 7 Gyrus parahippocampalis, 7' Sulcus hippocampi; 8 Hippocampus; 9 Unterhorn des Seitenventrikels; 10 Piriformisrinde; 11 Vorderhorn des Seitenventrikels; 12 Ventriculus bulbi olfactorii; 13 Nucleus caudatus; 14 Crus rostrale capsulae internae; 15 Putamen; 13 – 15 *Corpus striatum*; 16 Pallidum; 15 + 16 *Nucleus lentiformis*; 17 Corpus amygdaloideum; 18 Pedunculus cerebellaris rostralis sive Brachium conjunctivum; 19 Pedunculus cerebellaris medius sive Brachium pontis; 20 Markkörper des Kleinhirns; 21 Nucleus lateralis cerebelli sive dentatus; 22 Dachkerne des Kleinhirns

zusammengefaßt. Genetisch, baulich und funktionell haben die beiden Kerne aber nichts miteinander zu tun. Entwicklungsgeschichtlich und funktionell bildet das *Putamen* vielmehr mit dem *Nucleus caudatus* zusammen jene Einheit des *Corpus striatum*, die als sog. „Neostriatum" dem noch zum Zwischenhirn gehörenden, älteren *Pallidum* oder „Palaeostriatum" gegenübergestellt wird.

Während das *Putamen* auch bei den *Haussäugetieren* einen scharf begrenzten und gut isolierbaren, braunrot gefärbten Kernbezirk (73/12) darstellt, der sich im Bereich der Inselregion der inneren Kapsel lateral anschmiegt und mit dem Kopf, dem oberen Rand und dem Schwanz des Nucleus caudatus durch graue Substanzbrücken verbunden ist, ist das ventromedial vom Putamen gelegene, blaß graugelblich gefärbte *Pallidum* (99/16) bei den *Haussäugetieren* nur schwach entwickelt und durch eingelagerte Markblätter in kleinere Kerngruppen aufgeteilt. Durch die *Lamina medullaris lateralis* des Zwischenhirns (s. S. 130) wird der Globus pallidus vom Putamen getrennt, während eine *Lamina medullaris medialis* bei den *Haussäugetieren* kaum nachweisbar ist. Ventral wird der Nucleus lentiformis von der *Pars sublentiformis*, caudal von der *Pars retrolentiformis capsulae internae* und lateral von der dünnen *Capsula externa* (73/11, 11'; 98/17) umfaßt, die das Putamen gleichzeitig auch vom *Claustrum* trennt.

Das **Claustrum** (73/10, 10'; 97/13; 98/18) stellt eine schmale, langestreckte Kernplatte dar, die sich lateral vom Putamen über die ganze Inselregion ausdehnt und von der Inselrinde durch die *Capsula extrema* (98/19) getrennt ist. Entsprechend den Inselwindungen ist seine äußere Oberfläche mehr oder weniger gefaltet. Rostral steht das Claustrum mit der Area olfactoria und dem Tractus olfactorius lateralis und caudoventral mit dem Mandelkern in Verbindung.

Der **Mandelkern, Corpus amygdaloideum** (70/21; 99/17), wird im allgemeinen auch zu den Basalganglien gerechnet, gehört aber topographisch und funktionell zum Riechhirn. Er stellt, insbesondere histologisch, eine bei den *Haussäugetieren* noch nicht in allen Teilen bekannte Kerngruppe dar, die caudoventral vom Linsenkern an der Spitze des *Lobus piriformis* liegt und sich als stumpfer Höcker gegen das Lumen des Unterhorns des Seitenventrikels und als Gyrus semilunaris (s. S. 136) nach außen vorwölbt. Zum Mandelkernkomplex werden gerechnet: ein *Nucleus tractus olfactorii lateralis*, ein *Nucleus corticalis*, ein *Nucleus basalis*, ein *Nucleus lateralis*, ein *Nucleus centralis* und ein *Nucleus medialis*. Medial steht das Corpus amygdaloideum mit der Hippocampusformation und lateral mit der Area olfactoria bzw. dem Tractus olfactorius lateralis und dem Claustrum in Verbindung.

Basalganglien und sogenanntes extrapyramidales motorisches System

Als Schaltstellen zwischen den Großhirnhemisphären und dem Zwischenhirn sind die bereits beschriebenen Basalganglien eingefügt (s. S. 175 ff.). Dazu gehören der *Nucleus caudatus* und das *Putamen*, die mit der inneren Kapsel zusammen den Streifenkörper, *Corpus striatum*, bilden sowie das *Pallidum*, das *Claustrum* und das *Corpus amygdaloideum*.

Die Bezeichnung *Corpus striatum* wird nicht einheitlich gebraucht. Wegen der engen räumlichen Beziehungen zwischen Putamen und Pallidum wird letzteres häufig als Palaeostriatum dem Neostriatum (Nucleus caudatus und Putamen) zur Seite gestellt und in den Oberbegriff Corpus striatum einbezogen. Die offizielle Nomenklatur zählt auch die Capsula externa und das Claustrum zum Streifenkörper.

Nucleus caudatus (65/15; 100/1) und *Putamen* (65/17; 100/3) sind strukturell identisch und enthalten viele kleine Neurone. Beide Kerne werden durch die innere Kapsel voneinander getrennt. Efferenzen gehen zum Pallidum und zur Substantia nigra, Afferenzen kommen vor allem vom Thalamus, außerdem vom Cortex cerebri und von der Substantia nigra.

Das *Pallidum* (64/16', 65/18) ist reich an markhaltigen Nervenfasern (daher die helle

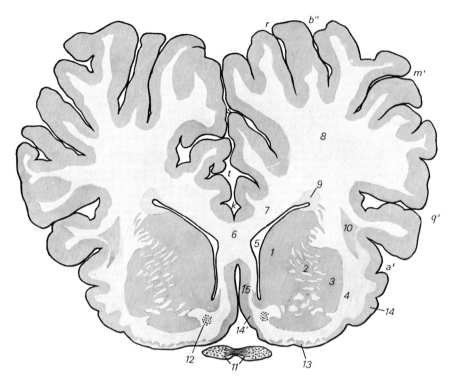

Abb. 100. Halbschematischer Querschnitt durch das Telencephalon in Höhe des Corpus striatum (Schnitt-ebene 37/i).

1 Nucleus caudatus; 2 Capsula interna; 3 Putamen; 1 – 3 Corpus striatum; 4 Capsula externa; 5 Vorderhorn des Seitenventrikels; 6 Genu corporis callosi; 7 Radiatio corporis callosi; 8 Pars frontalis des Centrum semiovale; 9 Stratum griseum subependymale; 10 Claustrum; 11 Chiasma opticum; 12 Pars rostralis der Commissura rostralis; 13 Tuberculum olfactorium; 14 Gyrus olfactorius lateralis, 14' Gyrus olfactorius medialis; 15 Gyrus paraterminalis a' Pars rostralis des Sulcus rhinalis lateralis; b'' Sulcus suprasylvius rostralis; k Sulcus corporis callosi; m' Sulcus ectosylvius rostralis; q' Sulcus diagonalis; r Sulcus coronalis; s Sulcus genualis; t Sulcus endogenualis

Farbe) und enthält große Nervenzellen, deren efferente Fasern über die Ansa lenticularis (64/10') zum Thalamus und zum Nucleus subthalamicus ziehen. Über letzteren steht das Pallidum mit dem Nucleus ruber und der Formatio reticularis in Verbindung (vgl. 102).

Außer dem der Inselrinde zugeordneten *Claustrum* (64/19; 65/21), dessen funktionelle Bedeutung noch unklar ist, und dem *Corpus amygdaloideum* (64/17; 65/19), das zum Riech-hirn im weiteren Sinne gehört, sind die Basalganglien Bestandteile des motorischen Systems. In diesem System dominiert beim *Menschen* der *Tractus corticospinalis* (*Pyramidenbahn*, s. S. 59), über den α-Motoneurone im Rückenmark direkt erreicht und gezielte Bewegun-gen ausgelöst werden können. Ergänzt wird die Pyramidenbahn durch im Hirnstamm ge-legene Kerne und Tractus, die, wie die überwiegende Zahl der Pyramidenfasern, Interneurone ansteuern und über α- und γ-Motoneurone eher im weitesten Sinne reflektorische Muskel-aktionen bewirken. Zu dem subcorticalen motorischen System gehören im engeren Sinne der Nucleus caudatus, das Putamen, das Pallidum, der Nucleus subthalamicus, der Nucleus ruber und die Substantia nigra. Sie werden in ihrer Gesamtfunktion durch das Cerebellum, die Formatio reticularis, die Vestibulariskerne und Rindenfelder ergänzt und mit diesen zu einem *extrapyramidalen motorischen System* zusammengefaßt (vgl. 102; 103).

Die herkömmliche Unterscheidung zwischen pyramidaler und extrapyramidaler Motorik wird zwar allenthalben kritisiert oder ganz abgelehnt, zur Charakterisierung morphologi-

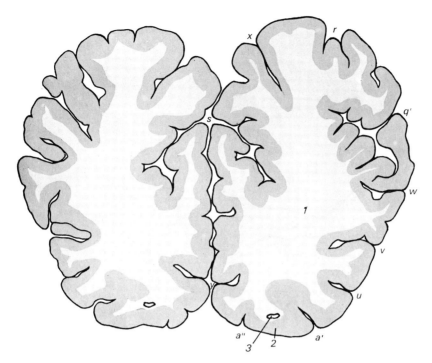

Abb. 101. Halbschematischer Querschnitt durch das Telencephalon in Höhe des Pedunculus olfactorius (Schnittebene 37/k).

1 Pars frontalis des Centrum semiovale; 2 Pedunculus olfactorius; 3 Recessus olfactorius
a' Pars rostralis des Sulcus rhinalis lateralis, a" Sulcus rhinalis medialis; q' Sulcus obliquus; r Sulcus coronalis; s Sulcus genualis; u Sulcus olfactorius; v Sulcus proreus; w Sulcus praesylvius; x Sulcus cruciatus; y Sulcus ectogenualis

scher wie funktioneller Besonderheiten innerhalb des motorischen Systems hat sich das „extrapyramidale motorische System" jedoch erhalten.

Die Kritik ist für die Verhältnisse beim *Menschen* berechtigt. Denn eine im Cortex cerebri ausgelöste Muskelaktion wird erst durch die untergeordneten Zentren zu einer harmonischen Bewegung. Ohne das Zusammenspiel von Synergisten und Antagonisten, die Steuerung von Gleichgewicht und Körperhaltung, ohne unbewußte (erlernte) Bewegungsabläufe und begleitende Muskelaktionen, ist eine vom Cortex cerebri intendierte Aktion nicht denkbar.

Die Kritik an der Untergliederung wird aber auch aus den morphologischen Grundlagen des extrapyramidalen Systems abgeleitet, denn es besteht keineswegs eine Kette hintereinandergeschalteter Zentren, die eine zweite Verbindung vom Endhirn zum Rückenmark darstellen würde. Vielmehr sind eine Reihe von Neuronenkreisen ausgebildet (103), die ineinandergreifen und aus denen absteigende (efferente) Bahnen abzweigen, wobei der Tractus corticospinalis eine solche, allerdings sehr bedeutende Bahn ist.

Das Striatum (Nucleus caudatus und Putamen) erhält Zuflüsse vom Cortex cerebri und entläßt Efferenzen zum Pallidum und zur Substantia nigra. Das Pallidum ist über den Fasciculus lenticularis und die Ansa lenticularis mit dem Thalamus (Nucleus ventralis, rostralis und lateralis) und dieser mit dem Cortex cerebri (Area 4 und 6) verbunden. Damit ist ein Kreis geschlossen, der Ausgänge für motorische Aktionen hat und der über die Verbindung Cortex – Striatum mit höheren Gehirnfunktionen (Gedächtnis, Erkennen) verknüpft wird.

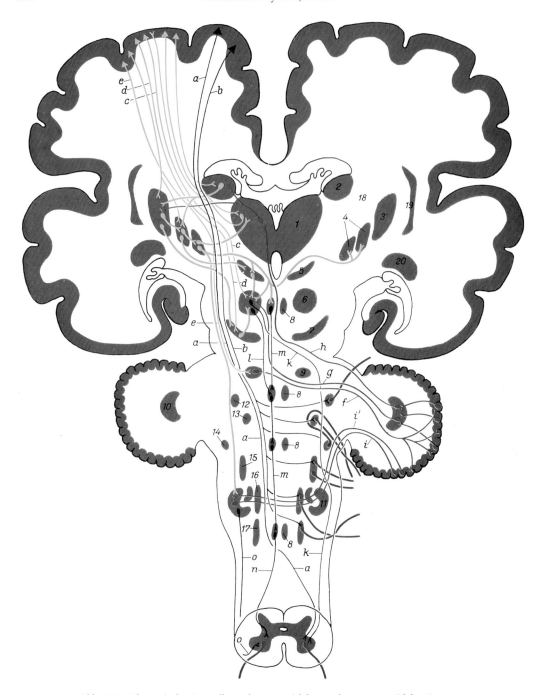

Abb. 102. Schematische Darstellung des pyramidalen und extrapyramidalen Systems.

schwarz: direkte, efferente Projektionsbahnen des pyramidalen Systems und descendierende Bahnen des Nucleus ruber, der Formatio reticularis und des Nucleus olivaris; *blau, dünn*: indirekte, efferente Projektionsbahnen des extrapyramidalen Systems; *blau, dick*: Verbindungsbahnen der Stammganglien; *rot, dünn*: Bahnen des Kleinhirns; *rot, dick*: motorische Wurzelzellen von Gehirn- und Rückenmarksnerven

1 Thalamus; 2 Nucleus caudatus; 3 Putamen; 4 Pallidum; 5 Nucleus subthalamicus (Luysi); 6 Nucleus ruber; 7 Substantia nigra; 8 Nuclei reticulares; 9 Nuclei pontis; 10 Nuclei cerebelli; 11 Nucleus olivaris; 12 Nucleus motorius n. trigemini; 13 Nucleus motorius n. abducentis; 14 Nucleus motorius n. facialis; 15 Nucleus ambiguus; 16 Nucleus motorius n. hypoglossi; 17 Nucleus motorius n. accessorii; 18 Capsula interna; 19 Claustrum; 20 Corpus amygdaloideum

a Tractus pyramidalis sive corticospinalis, Pyramidenbahn; b Tractus corticobulbaris bzw. corticonuclearis; c Tractus corticorubralis; d Tractus corticonigralis; e Tractus corticopontinus; f Tractus pontocerebellaris; g Tractus cerebellorubralis; h Tractus cerebellothalamicus; i Tractus olivocerebellaris, i' Tractus cerebelloolivaris; k Tractus rubrospinalis; l Tractus rubroreticularis; m Tractus reticuloreticularis; n Tractus reticulospinalis; o Tractus olivo-spinalis

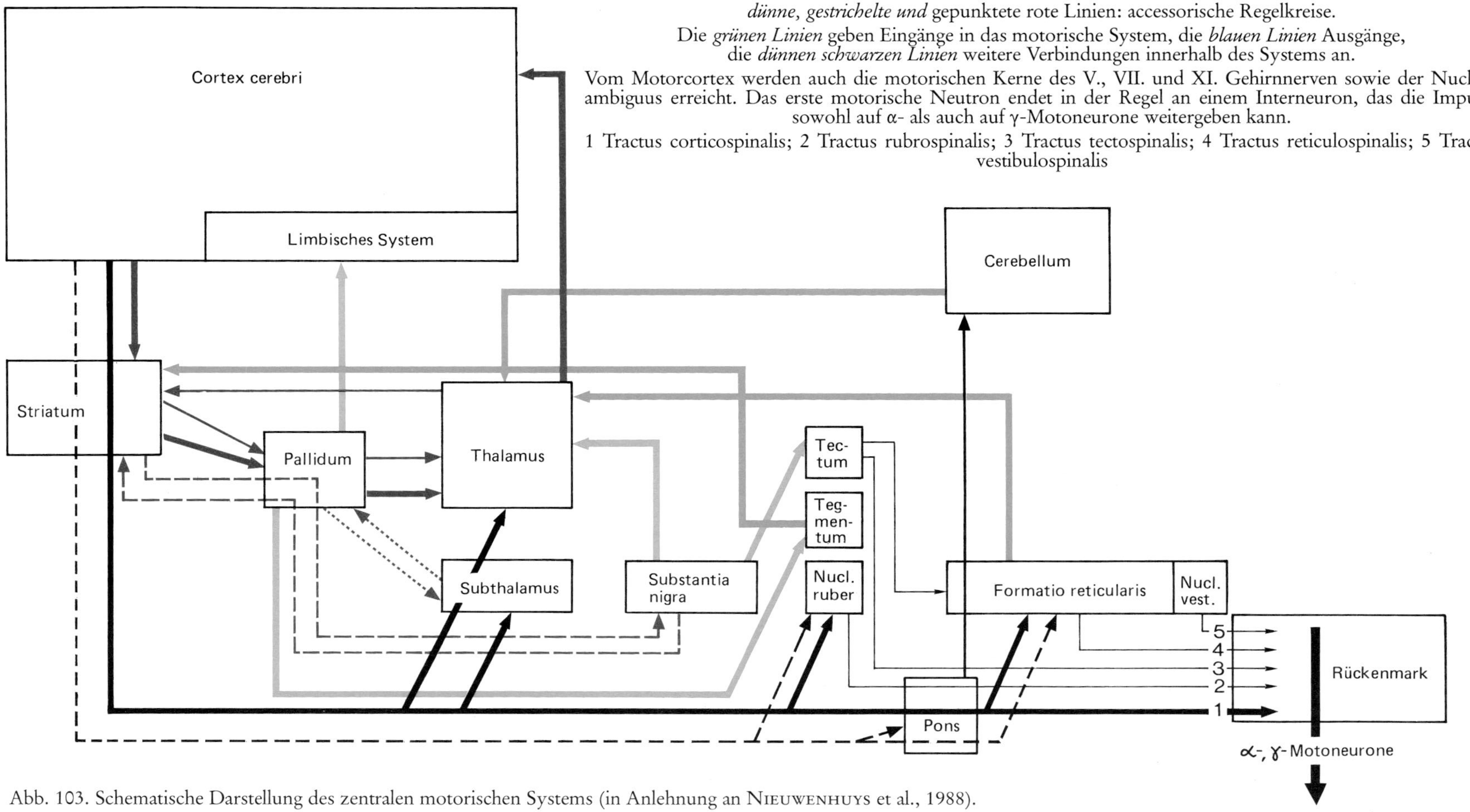

Dicke schwarze Linien: Corticofugale Fasern aus der motorischen Rinde (Area 4),

gestrichelte schwarze Linien: Corticofugale Fasern aus der prämotorischen Rinde (Area 6 und 8)
(Tractus corticorubralis, -pontinus, -reticularis,

dicke rote Linien: Hauptregelkreis der Motorik,

dünne, gestrichelte und gepunktete rote Linien: accessorische Regelkreise.

Die *grünen Linien* geben Eingänge in das motorische System, die *blauen Linien* Ausgänge,
die *dünnen schwarzen Linien* weitere Verbindungen innerhalb des Systems an.

Vom Motorcortex werden auch die motorischen Kerne des V., VII. und XI. Gehirnnerven sowie der Nucleus ambiguus erreicht. Das erste motorische Neuron endet in der Regel an einem Interneuron, das die Impulse sowohl auf α- als auch auf γ-Motoneurone weitergeben kann.

1 Tractus corticospinalis; 2 Tractus rubrospinalis; 3 Tractus tectospinalis; 4 Tractus reticulospinalis; 5 Tractus vestibulospinalis

Abb. 103. Schematische Darstellung des zentralen motorischen Systems (in Anlehnung an NIEUWENHUYS et al., 1988).

Kleinere Regelkreise bestehen zwischen Striatum – Pallidum – Thalamus – Striatum, zwischen dem Pallidum und dem Nucleus subthalamicus sowie zwischen dem Striatum und der Substantia nigra. Zuflüsse erhält das System von der Formatio reticularis (über Thalamus und Striatum), vom Cerebellum (als Teil eines Regelkreises Cortex cerebri – Pons – Cortex cerebelli – Nucleus lateralis cerebelli – Thalamus – motorische Rinde) und schließlich vom Mesencephalon (zum Striatum).

Zu den Efferenzen des Systems gehört die Pyramidenbahn, die auch Endigungen im Thalamus, Subthalamus, Nucleus ruber und in der Formatio reticularis hat. Ferner stellen pallidohabenuläre Fasern (zum Nucleus habenularis lateralis) Verbindungen zum limbischen System her, pallidotegmentale Fasern Verbindungen zum Tegmentum mesencephali, und aus der Substantia nigra wird der Colliculus rostralis erreicht, von dem die tectoreticuläre sowie die tectospinale Bahn ihren Ausgang nehmen.

Bei den *Haustieren* bestehen prinzipiell die gleichen Verhältnisse. Eine Hervorhebung des extrapyramidalen motorischen Systems wäre hier insofern zu rechtfertigen, als der Tractus corticospinalis eine untergeordnete Rolle spielt. Nicht nur, daß er teilweise gerade das Halsmark erreicht, sondern ein Fehlen der Großhirnrinde beeinflußt die Motorik auch nur gering. Gleichzeitig wird die Bedeutung der Basalganglien deutlich: sie ermöglichen auch ohne die Hemisphären komplizierte Aktionen; sind sie ebenfalls entfernt, sind nur noch Reflexhandlungen möglich.

Die sich in der Phylogenese aufbauende Hierarchie der Gehirnabschnitte bedeutet für das motorische System, daß die extrapyramidalen Zentren und Bahnen in älteren Gehirnteilen liegen, die einen weitgehend automatisierten Bewegungsablauf steuern. Soweit bei den *Haussäugetieren* die jüngere Pyramidenbahn ausgebildet ist, dürfte sie vor allem an den Intentions-, Ziel-und Fertigkeitsbewegungen beteiligt sein.

Das Gehirn als übergeordnetes Integrations-, Koordinations- und Regulationsorgan

Obwohl wir weit davon entfernt sind, das Nervensystem in allen Einzelheiten in seinem Zusammenspiel und seinen Regelmechanismen zu kennen, kann das Gehirn als übergeordnetes Integrations-, Koordinations- und Regulationsorgan bezeichnet werden, dessen Funktion letztlich das lebendige Individuum ausmacht. In Zweifelsfällen ist beim *Menschen* das Vorhandensein bzw. Fehlen der Hirntätigkeit das sichere und juristisch anerkannte Kriterium für Leben oder Tod.

Wie die Schilderung der stammesgeschichtlichen Hirnentwicklung gezeigt hat, verkörpert der Hirnstamm mit dem Riechlappen des Endhirns und dem primären Kleinhirn das allen Wirbeltieren eigene Urhirn. Bei den *niederen Vertebraten (Fischen, Amphibien)* dient dieses Urhirn sowohl der Steuerung der Lebensvorgänge im Körperinneren, wie auch der Regelung des Umweltverhaltens, es verschafft diesen Tieren, wie die Verhaltensforschung gezeigt hat, sogar eine gewisse Lernfähigkeit.

Bei den *Säugetieren* wird das Urhirn von den sich mächtig entfaltenden Neuhirnanteilen, insbesondere vom Großhirnmantel immer mehr überlagert und in seiner Tätigkeit kontrolliert und beeinflußt. Je höher ein Tier in der Entwicklungsreihe steht, um so unselbständiger werden die subcorticalen Zentren des Hirnstammes, obwohl sie zu einem Großteil lebensnotwendige Funktionen (Regulation der Atmung und des Kreislaufes, reflektorische Steuerung der Nahrungsaufnahme, der Nahrungsverarbeitung und des Nahrungstransportes, sensible und vestibuläre Raumorientierung, verschiedene Schutzreflexe) zu erfüllen haben, da sie immer mehr dem Großhirn unterstellt und damit psychisch beeinflußbar werden.

Das Leben der Tiere und ihr Verhalten gegenüber der Umwelt wird einerseits von angeborenen Regulationsmechanismen, die ihr morphologisches Substrat größtenteils im Hirnstamm lokalisiert haben, gesteuert, andererseits aber auch von Erworbenem und Erlerntem, d. h. von höheren nervösen Tätigkeiten des Zentralorgans, geleitet, zu denen vor allem die Großhirnrinde die morphologische Grundlage liefert.

Die mit der fortschreitenden Entfaltung und Differenzierung der Großhirnrinde parallel gehende Entwicklung der psychischen Fähigkeiten verschafft den Tieren eine mit diesen Entwicklungsvorgängen etwa schritthaltende, größere Handlungs- und Bewegungsfreiheit, d. h. sie lockert die innere Gebundenheit an die angeborenen Regulationsmechanismen der arteigenen Triebe und Instinkte und verleiht ihnen damit jene Anpassungsfähigkeit, die es den psychisch höher stehenden Tieren ermöglicht, sich auch in einer artfremden Umgebung zurechtzufinden und sich hier eine Ersatzumwelt aufzubauen (z. B. Haustiere). Dem *Menschen* aber verhilft dieser feinere Ausbau der Großhirnrinde, vor allem die Vermehrung der Assoziationsmöglichkeiten, zu seiner einmaligen Sonderstellung, die er als geistbegabtes Wesen innerhalb der belebten Natur einnimmt.

So sehr also das Großhirn mit fortschreitender Entwicklung als oberstes Regulationsorgan an Bedeutung gewinnt, so darf es in seiner Wirkung auf das gesamte nervöse Geschehen nicht überschätzt werden. Denn zur Erhaltung des Lebens an sich ist das Großhirn nicht unbedingt notwendig; und in seiner Funktion ist es selbst bei den höchsten Vertretern der Wirbeltierreihe nach wie vor von der Mitwirkung niederer Hirnabschnitte, insbesondere des Zwischenhirns, abhängig.

So ist das Zwischenhirn als Bindeglied zwischen Neu- und Urhirn also nicht nur Umschalt- und Durchgangsstätte aller auf- und absteigenden Bahnen, die das Großhirn mit dem Hirnstamm und dem Rückenmark verbinden. Elektrische Reizversuche haben vielmehr gezeigt, daß in bestimmten Arealen des Zwischen- und Mittelhirns auch echtes, triebhaftes Verhalten (z. B. Flucht-, Abwehr- und gezielte Angriffsreaktionen, Sexualverhalten) ausgelöst werden kann (s. S. 126). Das Benehmen der Versuchstiere läßt zudem darauf schließen, daß diese subcortical ausgelösten Reaktionen auch mit subjektiv erlebten Empfindungen und damit mit elementaren Bewußtseinsinhalten verbunden sind. Die ursprünglichen Komponenten des subjektiven Erlebens (Hunger-, Durst-, Lust-, Unlustgefühle, Wut, Angst, Schmerz) scheinen also im Subcortex, und zwar in vorderen Abschnitten des Hirnstammes, wahrscheinlich vor allem im Zwischenhirn, verankert zu sein. Diese enge, nachbarliche Beziehung zur zentralen Repräsentation der vegetativen Organe im Hypothalamus macht auch das bekannte Mitschwingen vegetativer Funktionen (Beschleunigung der Herzaktion, Pupillenerweiterung, Sträuben der Haare etc.) bei emotioneller Erregung verständlich.

Wie weitgehend die subcorticalen Strukturen des Urhirns bereits an psychischen Reaktionen beteiligt sind, haben besonders eindrücklich die Abtragungsversuche des Großhirns gezeigt, die bei verschiedenen Tieren (Fischen, Fröschen, Tauben, Hunden, Katzen und Affen) ausgeführt wurden. All diese Tiere erwiesen sich, nachdem sie sich vom operativen Eingriff erholt hatten, als durchaus lebensfähig, wobei die Ausfallserscheinungen um so geringer waren, je tiefer die Tiere in der Entwicklungsreihe standen. Großhirnlose *Hunde* und *Katzen* beherrschen ihren Bewegungsapparat völlig normal. Sie können stehen, sich in verschiedenen Gangarten vorwärtsbewegen, selbständig Futter oder Wasser aufnehmen, wenn ihnen die Schüssel vor die Schnauze gestellt wird, und sind auch imstande, Sprünge und, allerdings ziellose, Flucht- und Abwehrreaktionen auszuführen.

Der berühmte großhirnlose *Hund* ROTHMANNS (1923) lebte drei Jahre und 40 Tage. Er hatte den Geruchssinn vollkommen (Bulbus olfactorius und Lobus piriformis größtenteils entfernt), das Seh- und Hörvermögen beinahe vollkommen verloren. Optische und akustische Reflexe waren dagegen noch auslösbar, Geschmackssinn und Oberflächensensibilität noch nahezu vollständig intakt. Berührungs- und Druckreize sowie Schmerz wurden empfunden und durch Knurren oder Abwehrreaktionen beantwortet, die ein weitgehendes Lokalisationsvermögen der schmerzenden Stelle erkennen ließen. Er konnte bellen und verstand es auch, seinen wechselnden Gefühlen und Stimmungen (Durst, Lust und Unlust, Wut) durch entsprechendes Verhalten Ausdruck zu verleihen.

Was jedoch alle großhirnlosen Tiere gegenüber normalen Vertretern ihrer Art mehr oder minder augenfällig auszeichnete, das war das völlige Fehlen jedes arttypischen Umweltkontaktes. Die Tiere dösten entweder teilnahmslos dahin, schliefen viel oder führten ziellose Drangwanderungen, häufig Manegebewegungen, aus. Für Vorgänge in ihrer Umgebung, für Artgenossen, Geschlechtspartner, Feinde oder Beuteobjekte oder für das Wartepersonal interessierten sie sich in keiner Weise. Mit diesen Tieren war es unmöglich, in persönlichen Kontakt zu kommen, einst wohlbekannte Pfleger oder Gegenstände und Laute, die ihnen ursprünglich vertraut waren, wurden nicht mehr erkannt, einmal Erlerntes war nicht mehr reproduzierbar, und die Fähigkeit, Neues zu lernen, hatten sie eingebüßt.

Tiere ohne Großhirn erleben also all das, was sie empfinden, wahrscheinlich nur „dumpfbewußt". Erst die Großhirnrinde integriert die verschiedenen Erregungen zu „wachbewußten" Erlebnisinhalten und speichert die Engramme zum individuellen Gedächtnisschatz, den vor allem die höheren Tiere mit Hilfe der Assoziationssysteme mehr oder minder geschickt, oft aber auch ausgesprochen zielstrebig, zur Steuerung des Umweltverhaltens auszuwerten verstehen. Darauf beruhen auch das Erinnerungs- und das Erkennungsvermögen und die tierartlich und individuell so außerordentlich verschiedengradige Lern- und Dressurfähigkeit.

Wie weit wir berechtigt sind, bei Tieren von einem alogischen Denkvermögen oder einem intelligenten Verhalten zu sprechen, bleibe dahingestellt, bzw. scheint eine Frage der Definition zu sein. Jedenfalls wissen wir auf Grund der Erfahrung im Umgang mit unseren Haustieren und auf Grund ungezählter tierpsychologischer Experimente (sog. „Intelligenzprüfungen"), die mit *Hunden, Katzen, Pferden, Elefanten, Affen*, vor allem *Schimpansen*, und neuerdings *Delphinen* ausgeführt wurden, daß diese psychisch höher stehenden Tiere einfachere Kausalzusammenhänge zu erfassen und ihr Verhalten dementsprechend einzurichten, d. h. innerhalb bestimmter Grenzen einsichtig zu handeln vermögen. Zwischen den höheren, psychischen Fähigkeiten der Tiere und den geistigen Fähigkeiten des *Menschen* wird aber immer ein grundsätzlicher Unterschied bestehen.

Daß die Leistungsfähigkeit des Gehirns in hohem Maße von seinem morphologischen Aufbau abhängig ist, steht wohl außer Zweifel. Es ist deshalb schon oft der Versuch unternommen worden, aus dem Bau des Gehirns Schlüsse auf die Ranghöhe einer Tierart innerhalb des zoologischen Systems zu ziehen und die betreffende Tierart damit auch bezüglich ihrer psychischen Fähigkeiten einzustufen.

Wie bereits dargelegt (S. 74), sagen die absolute und relative Gehirngröße wie das Windungsbild der Großhirnhemisphären allein noch nichts über die psychische Rangordnung der betreffenden Species aus. Große Tiere haben ein größeres Gehirn als kleine, was zweifellos vorteilhaft ist, da mehr Neurone umfangreichere und kompliziertere Leistungen ermöglichen. Nach RENSCH war jedoch die Entwicklung der menschlichen Kultur von der Steinzeit bis zur Gegenwart ohne eine weitere Verbesserung der Hirngröße und Hirnstruktur möglich.

Dennoch sind immer wieder Hirngewicht und Körpergewicht in Beziehung zueinander gesetzt worden. Der *Komparabil-* oder *Vergleichswert* nach MALTHANER ist der Quotient aus:

$$\frac{(\text{absolutes Hirngewicht})^2}{\text{Körpergewicht}}$$

Er beträgt für den *Menschen* 35, den *Elefanten* 8, den *Schimpansen* 5,3, den *Gorilla* 2, das *Pferd* 0,97, den *Blauwal* 0,48, den *Hund* 0,37, das *Schaf* 0,34, die *Katze* 0,25, den *Sperling* 0,029, die *Taube* 0,013, das *Huhn* 0,0076 und den *Frosch* 0,00024. Wenn diese absteigende Stufenleiter in großen Zügen auch zutreffen mag, so dürfte man doch einzelne Tierarten auf Grund ihres Verhaltens anders einzureihen geneigt sein.

Diesen Vorstellungen kommen die Untersuchungsergebnisse von PORTMANN und seinen Mitarbeitern am nächsten. Unter Zugrundelegung eines Vergleichswertes, der Ausdruck einer möglichst elementaren Funktion des Hirn- und Körpergewichtes ist, des sog. Stammrestes (bei den *Säugetieren*: Di-, Mes-, basales Met- und Myelencephalon), wurden die Frischgewichte verschiedener Gehirnanteile bei Vögeln und Säugetieren (des Neopallium, des Riechhirns im engeren Sinn und des Cerebellum) ermittelt und die Gewichte dieser höheren Integrationsorte mit dem Gewicht des Stammrestes in Beziehung gebracht. Denn für den Differenzierungsgrad und die Ermittlung der Rangordnung eines Tieres ist vor allem das Verhältnis der Integrationszentren zum Zentrum der elementaren Lebensvorgänge maßgebend. Durch Teilung der Gewichtswerte des Totalhirns, des Neopallium, des Cerebellum und des Riechhirns durch den Wert des Stammrestes wurden dann die *Totalhirn-, Neopallium-, Cerebellum- und Riechhirnindices* errechnet. Diese Indices sind Ausdruck des Cerebralisations- oder Cephalisationsgrades.

Das oberste Kriterium der **Cerebralisation** stellt der Neopalliumindex dar, und den besten Überblick über die Anteile der einzelnen Gehirnabschnitte am Gesamtgehirn ergeben die prozentualen Anteile des Neopalliumindex, des Cerebellumindex und des Stammrestindex am **Totalhirnindex** sowie des Riechhirnindex am **Neopalliumindex**.

Einige dieser sehr aufschlußreichen Resultate sind in folgender Tabelle zusammengestellt:

	Neopallium- in % des Totalhirnindex	Stammrest- in % des Totalhirnindex	Cerebellum- in % des Totalhirnindex	Riechhirn- in % des Neopalliumindex
Mensch	80,0	4,6	12,0	0,29
Menschenaffen	78,0	7,1	12,0	0,075
Elefant	70,0	6,6	20,0	1,3
Bovidae	68,0	15,7	10,7	7,15
Equidae	67,0	14,0	11,0	5,1
Felidae	66,0	14,4	11,8	5,9
Suidae	62,0	15,4	10,3	8,15
Canidae	60,0	15,2	10,8	10,1
Rodentia	43,9	25,9	13,5	24,4
Insectivora	26,0	29,9	11,9	134,2

Von ausschlaggebender Bedeutung für die Beurteilung des Cerebralisationsgrades ist das Verhältnis zwischen Neopallium einerseits und Stammrestanteil andererseits am Totalhirn. Je größer das Neopallium und je kleiner der Stammrest einer Tierart ist, um so höher steht sie in der cerebralen Rangordnung. Dies ist vor allem beim *Menschen*, bei den *Menschenaffen* und beim *Elefanten* der Fall. Relativ hoch liegen beim *Menschen*, bei den *Affen* und beim *Elefanten* auch die Kleinhirnwerte, was mit den komplizierteren Bewegungsmöglichkeiten (Greifen mit Händen bzw. Rüssel) zusammenhängen dürfte. Auffallend klein ist bei diesen ranghohen Säugern jedoch der prozentuale Anteil des Riechhirns im engeren Sinne am Neopallium.

In jüngerer Zeit ist für die Bestimmung der Cephalisationswerte innerhalb einzelner Arten das unterschiedliche Wachstum von Körper und Gehirn (Allometrie) berücksichtigt worden.

Schließlich wurde auch versucht, die Leistungsfähigkeit des Gehirns durch Bestimmung der *Nervenzelldichte* in der Großhirnrinde zu erfassen. Die Methode beruht auf der Tatsache, daß mit fortschreitender Differenzierung infolge der Zunahme der interzellulären Verbindungen die Zelldichte abnimmt.

Der *Grauzellenkoeffizient* nach HAUG gibt das Verhältnis eines bestimmten Griseumvolumens zu dem in ihm enthaltenen Nervenzellvolumen an, wobei in einem bestimmten Rindenbezirk das Griseumvolumen, bestehend aus allen an seinem Aufbau beteiligten Elementen (Nervenzellen mit ihren Fortsätzen, Gliazellen und Blutgefäßen), ermittelt und die in ihm enthaltenen Nervenzellen ausgezählt und ihre Größe bestimmt werden (Nervenzellvolumen). Der so errechnete Grauzellenkoeffizient des Frontalhirns beträgt beim *Menschen* 65, beim *Pferd* 45, beim *Schaf* 35 und beim *Kaninchen* 20.

Das Binnenraumsystem des Gehirns

Die weitlumigen Binnenräume der embryonalen Gehirnanlage werden durch die zunehmende Wandverdickung mehr oder weniger stark eingeengt, bleiben aber unter sich und mit dem Zentralkanal des Rückenmarkes dauernd in Verbindung. Die geräumigeren Abschnitte des Binnenraumsystems werden als **Gehirnkammern, Ventriculi**, bezeichnet, von denen sich insgesamt vier unterscheiden lassen, nämlich: 1. die beiden Seitenventrikel, *Ventriculi laterales* (104/1 – 1''), in den Großhirnhemisphären, die als I. und II. Ventrikel angesprochen werden, 2. der III. Ventrikel, *Ventriculus tertius (III.)* (104/6), im Telencephalon medium und im Zwischenhirn und 3. der IV. Ventrikel, *Ventriculus quartus (IV.)* (104/11; 105/11),

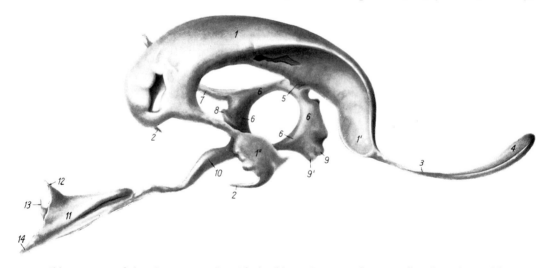

Abb. 104. Ausguß der Binnenräume eines Pferdegehirns mit WOODschem Metall, rechte Seitenansicht.

Der Ausguß stellt die unpaaren Anteile sowie den rechten Seitenventrikel des gesamten Hohlraumsystems dar. 1 Pars centralis, 1' Cornu rostrale, 1'' Cornu temporale des rechten Ventriculus lateralis, durch Verklebung (Coarctationen) zum größten Teil verschlossen; 2 Nischen des Cornu temporale, durch Verklebungen entstanden; zwischen den Nischen kann eine kanalförmige Verbindung bestehen; 3 Recessus olfactorius zum weiten Ventriculus bulbi olfactorii (4); 5 Foramen interventriculare; 6 ringförmiger, die Adhaesio interthalamica umschließender Ventriculus III.; 7 Recessus suprapinealis; 8 Recessus pinealis; 9 Recessus opticus, 9' Recessus infundibuli (beide Ausbuchtungen haben sich nicht vollständig gefüllt); 10 Aquaeductus mesencephali, 10' Recessus colliculi caudalis; 11 Ventriculus IV.; 12 Recessus tecti ventriculi IV.; 13 Recessus lateralis ventriculi IV.; 14 Übergang zum Zentralkanal des Rückenmarkes im Rautenhirn. Die beiden Seitenventrikel stehen mit dem III. Ventrikel durch das *Foramen interventriculare* (MONROI) (104/5; 105/5), der III. mit dem IV. Ventrikel durch den *Aquaeductus mesencephali* (104/10; 105/10) in Verbindung. In allen vier Gehirnventrikeln finden sich mehr oder weniger mächtige Adergeflechte, *Plexus choroidei*. Diese produzieren eine wäßrige Flüssigkeit, den Liquor cerebrospinalis, der das gesamte Hohlraumsystem des Gehirns ausfüllt, aber auch das Gehirn im Cavum leptomeningicum umgibt.

Die Binnenräume des Gehirns sind mit einem einschichtigen iso- bis hochprismatischen Epithel ausgekleidet, das größtenteils mit Cilien ausgestattet ist. An umschriebenen Stellen des III. und IV. Ventrikels ist das Ependym zu organartigen Bildungen umgestaltet oder bedeckt solche. Sie werden als circumventriculäre Organe zusammengefaßt.

Hirnventrikel

Die Binnenräume des Endhirns sind die **Seitenventrikel, Ventriculi laterales** (32; 67/29; 71; 72; 75; 104; 105), die auch als I. und II. Ventrikel bezeichnet werden. In jedem Seitenventrikel läßt sich ein Zentralteil, *Pars centralis sive parietalis*, und daran angeschlossen ein Vorderhorn, *Cornu rostrale*, und ein Unterhorn, *Cornu temporale*, unterscheiden, zu denen sich beim *Menschen* noch ein Hinterhorn, *Cornu occipitale*, gesellt. Die über dem Thalamus gelegene **Pars centralis** (104/1; 105/1) ist der geräumigste Abschnitt. Ihr Dach wird vom Balken, die laterale Seitenwand vom Nucleus caudatus (70/9; 71/30, 30'; 75/4; s. S. 178), der Boden vom Sulcus bzw. der Stria terminalis (s. S. 126), dem Adergeflecht (70/8; 71/33; 75/5) und medial vom Ammonshorn und dem Fornix (70/2, 6; 71/31, 32; 75/6) gebildet, während das Septum pellucidum rostral die mediane Scheidewand der beiden Seitenventrikel darstellt. Medial vom Caput nuclei caudati verengt sich das Lumen des Seitenventrikels rasch zum stumpf abgerundeten **Vorderhorn, Cornu rostrale** (71/30;

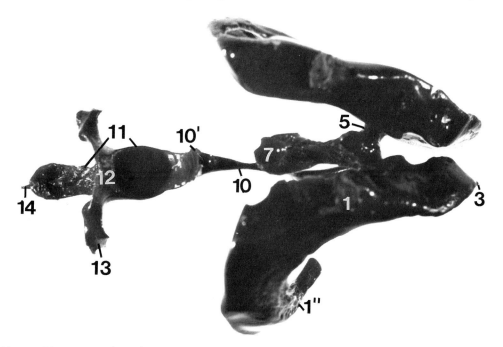

Abb. 105. Binnenräume des Gehirns eines Hundes, dorsale Ansicht. Ausgußpräparat mit Tensol-Cement® (aus BÖHME, 1967).
Erklärung der Bildziffern wie in Abb. 104.

104/1'). Daran ist bei den *Haussäugetieren* ein feiner Kanal, *Recessus olfactorius* (71/29'; 104/3; 105/3), angeschlossen, der sich bis in den Riechkolben ausdehnt und sich hier zu einem *Ventriculus bulbi olfactorii* (71/29; 104/4) ausweitet. Bei *Katze* und *Hund* kann dieser Ventrikelabschnitt fehlen oder auf einen engen Spalt beschränkt sein.

Caudal wird die Lichtung der *Pars centralis* des Seitenventrikels zwischen Hirnbalken, Ammonshorn und Schwanz des Nucleus caudatus ebenfalls allmählich eingeengt, um sich dann in einem Bogen nach rostroventral um den Hemisphärenstiel herumzuschlagen und damit ins **Unterhorn, Cornu temporale** (72/16', 17, 18; 104/1''; 105/1''), fortzusetzen. Bei den *Haussäugetieren* reicht das Unterhorn bis ins Caput lobi piriformis, wo es sich wieder etwas erweitert (104/1'').

Die Wände der Seitenventrikel können physiologischerweise aufeinanderliegen und stellenweise verwachsen (Coarctatio). Bei der *Katze* und beim *Hund* sollen durch Anlagerung und Fusion der ventralen Oberfläche des Corpus callosum mit der dorsalen Oberfläche des Nucleus caudatus die Seitenventrikel bereits während der Entwicklung teilweise obliterieren.

Zwischen den Fornixsäulen und der Vorderfläche des Thalamus kommunizieren die Seitenventrikel über das kanalförmige *Foramen interventriculare* (Monroi) (34/24; 71/20; 104/5; 105/5) mit dem III. Ventrikel (32/III.; 71/III.; 104/6).

Das Endhirn besitzt einen unpaaren Abschnitt, das Telencephalon medium. Es entspricht dem Bereich des *Ventriculus impar* der embryonalen Gehirnanlage, aus dem sich die beiden Hemisphärenbläschen seitlich ausstülpen. Entsprechend wird der vorderste Teil des unpaaren III. Ventrikels, der rostral durch die dünne Lamina terminalis (34/25; 71/22; 82/7) abgeschlossen wird, dem Telencephalon medium zugerechnet und als unpaarer Abschnitt der Endhirnventrikel bezeichnet. Das Foramen interventriculare befindet sich in diesem Ventrikelbereich.

Der Hohlraum des Prosencephalonbläschens wird, vom Telencephalon medium und dem Ventriculus impar abgesehen (s. o.), zum Binnenraum des Diencephalon, dem **III. Ventrikel, Ventriculus tertius** (34/III; 71/III; 82/III). Der vertikal stehende spaltförmige Ventrikel kommuniziert rostral über die Foramina interventricularia (Monroi) (34/24; 71/20) mit den beiden Seitenventrikeln und caudal mit dem Aquaeductus mesencephali (34/10; 71/6).

Durch eine Verwachsung der medialen Thalamuswände wird der III. Ventrikel zu einem ringförmigen Kanal, der eine „Massa intermedia", die *Adhaesio interthalamica*, umgibt (34/22; 35/k; 71/13; 104/6; 106/d). Beim *Menschen* sind die beiden Thalami nur auf kleiner Fläche durch eine dünne Substanzbrücke verbunden (s. S. 130). Es bestehen aber nur quantitative Unterschiede zu den Verhältnissen bei den *Haussäugetieren*, wo es zu einer breitflächigen Verbindung mit eingelagerten Kernen und mit Kommissurenfasern kommt und die heute offizielle Bezeichnung Adhaesio interthalamica besonders irreführend ist.

Der III. Ventrikel ist rostral durch die Lamina terminalis (34/25; 71/22; 106/b) abgeschlossen. Ventral schiebt sich ein *Recessus opticus* (34/15; 71/19; 82/III'; 106/g) über das Chiasma opticum. Eine weitere Ausstülpung reicht als *Recessus infundibuli* (34/14; 71/17; 106/h) tierartlich verschieden weit in die Neurohypophyse. Bei den *Fleischfressern*, besonders deutlich bei der *Katze*, gibt es schließlich einen *Recessus inframamillaris*, der sich unter das Corpus mamillare schiebt. Die dorsale Etage des Hohlraums setzt sich in eine direkt vor der Glandula pinealis gelegene dorsocaudal gerichtete Ausstülpung fort. Der schlauchförmige Fortsatz, *Recessus suprapinealis* (34/20; 71/10; 106/f), dessen Rostralwand vom Plexus choroideus gebildet wird, schiebt sich zwischen Glandula pinealis, mit deren Vorderfläche er verklebt ist, Splenium corporis callosi und Balkenwindung in caudodorsaler Richtung zwischen die beiden Hemisphären ein und ist von größeren venösen Gefäßen umgeben. Sein blindes Ende kann über den Balkenwulst vorstoßen. Direkt hinter und unter dem Recessus suprapinealis liegt der beim *Rind* besonders tief in den Epiphysenstiel vordringende *Recessus pinealis* (34/19; 71/9; 106/f'). Bei *Hund* und *Katze* gibt es zudem eine leistenförmige Ausstülpung hinter der Glandula pinealis in das Subcommissuralorgan, den *Recessus infra-pinealis*.

Der Mittelhirnventrikel wird zu einem Kanal, **Aquaeductus mesencephali** (34/10; 71/6; 104/10; 105/10), eingeengt, der etwas höher als breit ist. Er kommuniziert rostral mit dem III., caudal mit dem IV. Ventrikel, liegt zwischen Tectum und Tegmentum mesencephali und ist vom zentralen Höhlengrau, Substantia grisea centralis, umgeben. Am Übergang zum IV. Ventrikel weist der Aquaeductus mesencephali einen nach dorsal gerichteten löffelartigen Recessus auf, der rostral von den Colliculi caudales begrenzt wird, während die konkave Caudalwand vom Velum medullare rostrale gebildet wird. Die Ausstülpung kann als *Recessus colliculi caudalis* (105/10') bezeichnet werden.

Der **IV. Ventrikel, Ventriculus quartus** (34/IV; 104/11; 105/11), stellt den intra vitam mit Liquor cerebrospinalis gefüllten Binnenraum des Rautenhirns dar und kommuniziert rostral mit dem *Aquaeductus mesencephali* und caudal mit dem Zentralkanal des Rückenmarkes (104/14; 105/14). Er kann in eine *Pars rostralis*, eine *Pars intermedia* und eine *Pars caudalis* eingeteilt werden. Die *Pars rostralis* wird seitlich durch die Pedunculi cerebellares rostrales, die *Pars caudalis* durch die Pedunculi cerebellares caudales, begrenzt, während die *Pars intermedia* beidseitig durch die *Recessus laterales ventriculi IV.* (104/13; 105/13) ausgeweitet ist.

Das **Ventrikeldach, Tegmen ventriculi IV.**, besteht aus dem vorderen und dem hinteren Marksegel, *Velum medullare rostrale* und *caudale*, die sich von der Unterseite des Kleinhirns zeltartig abheben, sich aber auch mit ihm verbinden. Auf diese Weise entsteht ein ebenso geformter dorsaler Recessus des IV. Ventrikels in das Kleinhirnmark, *Recessus tecti ventriculi IV.* (104/12; 105/12). Das *vordere Marksegel* (34/4; 96/16) ist eine dünne Markplatte, die mit der Lingula des Kleinhirns verklebt und seitlich an den Pedunculi cerebellares rostrales befestigt ist. Rostral findet es am Isthmus rhombencephali mit dem *Frenulum veli medullaris* Anschluß an die Vierhügelplatte des Mittelhirns. Das *hintere Marksegel* (34/3) wird von einer dünnen, markhaltigen Membran gebildet, die halbmondförmig zwischen dem Nodulus und den Flocculusstielen des Kleinhirns ausgespannt ist und caudal in die *Lamina tectoria ventriculi IV.* (38) übergeht (s. S. 193).

In der dünnen Wand der Recessus laterales findet sich jederseits eine Öffnung, die *Apertura lateralis ventriculi IV.* (*Foramen* LUSCHKAE) (114/d'), durch die der IV. Ventrikel und damit das gesamte Binnenraumsystem mit dem Cavum leptomeningicum kommuniziert. Durch diese Öffnung quillt der laterale Anteil des Plexus choroideus am frischen Präparat wie eine rote blumenkohlartige Wucherung zwischen Kleinhirnbasis und verlängertem Mark hervor.

Die *Lamina tectoria ventriculi IV.* (38) steht durch die *Taenia ventriculi IV.* (96/8) mit dem caudalen Rand des hinteren Marksegels und seitlich mit den Pedunculi cerebellares caudales in Verbindung und bildet mit dem *Obex* (38; 40; 96/8') den hinteren Abschluß des Ventrikeldaches. Vor dem Obex bildet das caudale Ventrikeldach eine sackartige Ausstülpung, den *Recessus caudalis ventriculi IV.* (34/5'), dessen Wand beim *Menschen* von der *Apertura mediana ventriculi IV.* (*Foramen* MAGENDII) durchbrochen ist. Bei *Hund* und *Katze* gibt es eine solche Öffnung nicht, was vermutlich für alle *Haussäugetiere* gilt. Das schließt eine Penetration von Liquor durch die zarte Lamina tectoria nicht aus.

Anders als ein beliebiger Hirnabschnitt läßt sich das Ventrikelsystem naturgemäß präparatorisch nicht darstellen. Die aus Schnittbildern gewonnenen Vorstellungen sind schwer zu einem räumlichen Modell zusammenzufügen. Es liegt deshalb auf der Hand, das Binnenraumsystem des Gehirns gewissermaßen als

Negativ abzubilden, indem man es mit einer flüssigen, später erstarrenden Substanz ausgießt. Auf diese Weise sind die ersten Ventrikelmodelle entstanden. Als Ausgußmaterial wurde zunächst WOODsches Metall (eine Legierung aus Wismut, Blei, Zinn und Cadmium) verwendet, in jüngerer Zeit sind die Ventrikel mit verschiedenen Kunststoffen ausgefüllt worden. Nach Entfernung der Hirnsubstanz erhält man brauchbare Modelle, wobei an besonders gelungenen Exemplaren auch Einzelheiten studiert werden können. Es darf aber nicht übersehen werden, daß bei kleinen Gehirnen mit engen Ventrikeln die dickflüssigen Substanzen nicht alle Spalten auszufüllen vermögen, zumal der Liquor verdrängt werden muß. So ist es auch nicht verwunderlich, daß die Ergebnisse entsprechender Manipulationen unterschiedlich und unvollkommen ausfallen. Quantitativen Aussagen (Volumen, Weite usw.) aus so gewonnenen Ventrikelausgüssen ist deshalb mit großer Zurückhaltung zu begegnen. Die Ventrikulographie nach Injektion von Kontrastmitteln (auch Luft) in das Ventrikelsystem vermag die Hohlräume in-situ darzustellen, mit allen Einschränkungen, die für Röntgenbilder gelten. Inzwischen ist beim *Hund* bereits die Computertomographie zur Erfassung von Hirnstrukturen eingesetzt worden.

Sowohl die Ausgußtechnik als auch die Kontrast-Ventrikulographie sind mit dem Problem behaftet, den Zugang zu den Ventrikeln zu finden. Auch das Ausfüllen der Ventrikel am toten Gehirn muß die Druckverhältnisse in der Schädelhöhle wahren, d. h. Schädeldecke und Dura mater dürfen nur in Kanülenstärke durchbohrt werden. Beim *Hund* wird der Seitenventrikel auf halber Strecke zwischen Orbitarand und Protuberantia occipitalis externa, ca. 5 – 10 mm lateral der Medianen in etwa 25 mm Tiefe erreicht. Auch für andere Species lassen sich solche Angaben ermitteln.

Mit Erfolg werden die stereotaktischen Apparate (s. S. 75) zur Lagebestimmung der Gehirnventrikel eingesetzt. Das Koordinatensystem dieser Instrumente erlaubt theoretisch, den Zugang zu jedem Abschnitt der Liquorräume zu bestimmen und zu erreichen.

Plexus choroideus

Die Wand der Hirnventrikel bleibt stellenweise außerordentlich dünn. Sie besteht dann nur aus dem einschichtigen Ependym. Die Wände verharren gewissermaßen auf der Entwicklungsstufe einer Lamina tectoria der embryonalen Hirnbläschen, die mit der *Tela choroidea* (89/14; 109/16) der Leptomeninx verklebt ist. Solche Abschnitte gibt es in unterschiedlicher Ausdehnung in allen 4 Ventrikeln, am ausgedehntesten im Dach der Rautengrube.

Von der Gefäßschicht der Leptomeninx, der Pia mater, senken sich Blutkapillaren knötchen- und zottenartig in die dünnen Wände ein und ragen in die Ventrikel hinein. Die Kapillarschlingen sind von einschichtigem Ependym überzogen und werden als Plexus choroideus, Adergeflecht, bezeichnet. Der Plexus choroideus besteht entsprechend aus einer *Lamina choroidea ependymalis* (89/9) und einer *Lamina choroidea propria* (89/9'). Das isoprismatische Ependym sezerniert Liquor cerebrospinalis.

In den Seitenventrikeln geht lateral der scharfe Rand der Fimbria hippocampi und des Fornix in den Plexus choroideus ventriculi lateralis über, der in das gesamte Cornu temporale (72/17) und in die Pars centralis der Seitenventrikel (71/33; 75/5) hineinragt.

Der **Plexus choroideus ventriculi lateralis** stülpt sich von ventromedial durch die *Fissura choroidea* (67/28; 68/24') zwischen Fornix und Fimbria einerseits und Thalamus andererseits in die Seitenventrikel ein und kommt als rötliches Gefäßrankenwerk zwischen Ammonshorn bzw. Fornix und Nucleus caudatus in den *Sulcus terminalis* (96/35) zu liegen. Am Grunde des Sulcus terminalis, vom Adergeflecht zum Teil verdeckt, findet sich ein weißer Markstreifen, der Grenzstreifen, *Stria terminalis* (96/35'), in dem die wichtigsten efferenten Bahnen des Mandelkernkomplexes verlaufen.

Werden die Hemisphären vom Hirnstamm getrennt, dann reißen die Adergeflechte regelmäßig an ihren Ansatzstellen ab. Diese als Kunstprodukte zu betrachtenden Abrißränder werden als *Taenien* bezeichnet. So stehen die Adergeflechte der Seitenventrikel einerseits über die *Taenia fornicis* (89/11') mit *Fornix* und *Fimbria* in Verbindung, während sie andererseits über die *Taenia choroidea* (96/26) Anschluß an den *Thalamus* finden. Dieser Anschluß erfolgt bei den *Haussäugetieren* größtenteils entlang dem caudomedialen Rand der *Stria terminalis*, so daß von einer flächenhaften Verklebung der dünnen Ventrikelwand mit der Thalamusoberfläche im Sinne der *Lamina affixa* des *Menschen* kaum gesprochen werden kann.

Bei den *Fleischfressern* sind die Adergeflechte der Seitenventrikel zarte, wollfadenähnliche Gebilde, während sie beim *Schwein* und den *kleinen Wiederkäuern* flach ausgebreitete Netze feiner Gefäßmaschen bilden und beim *Rind* und *Pferd* ein dichtes, kompaktes Gefäßrankenwerk darstellen, das sich beim *Pferd* rostral keulenförmig verdickt und meist feinkörnige, perlmutterglänzende Cholesterinkristalle eingelagert hat. Solche Cholesteatome können eine beträchtliche Größe erreichen, ohne daß deswegen klinische Störungen auftreten.

Die Plexus choroidei der beiden Seitenventrikel ziehen mit den Striae terminales rostral konvergierend zum Telencephalon medium (s. o.). Über die Foramina interventricularia (MONROI) (34/24; 71/20) stehen die beiden seitlichen Adergeflechte miteinander und mit dem Adergeflecht des III. Ventrikels, **Plexus choroideus ventriculi III.** (34/21; 69/13; 71/12), in Verbindung (vgl. 69; 71).

Das Adergeflecht des III. Ventrikels wird ebenfalls von der den ganzen Spaltraum zwischen Fornix und Thalamus ausfüllenden *Tela choroidea prosencephali* sowie der *Lamina tectoria ventriculi III.* gebildet und stellt somit das Dach des III. Ventrikels dar. Während die *Taeniae fornicis* der beiden seitlichen Adergeflechte durch das Foramen interventriculare hinter den Fornixsäulen ineinander übergehen, finden die *Taeniae choroideae* entlang der Stria medullaris des Zwischenhirns in der *Taenia thalami* (96/30) ihre Fortsetzung.

Im IV. Ventrikel ist eine Lamina tectoria im caudalen Bereich als Fortsetzung des Velum medullare caudale ausgebildet. Diese Lamina tectoria besteht aus einem einschichtigen Ependym, das von den Gefäßranken der *Tela choroidea rhombencephali* größtenteils als Tela choroidea ependymalis zottenartig ins Ventrikellumen eingestülpt wird. Die so entstehenden paarigen Adergeflechte des IV. Ventrikels, **Plexus choroidei ventriculi IV.** (31/10; 32/11; 34/3; 40/1; 114/c), sind bei den *Haussäugetieren* mächtig entwickelt und lassen einen medialen und einen lateralen Anteil unterscheiden. Der mediale Anteil ragt in der Pars intermedia und der Pars caudalis des IV. Ventrikels in dessen Lumen hinein, während der laterale Anteil an der Bewandung des Recessus lateralis ventriculi IV. beteiligt ist. Durch die Öffnung des Recessus, die *Apertura lateralis ventriculi IV.* (*Foramen* LUSCHKAE) (114/d'), schiebt sich der Plexus choroideus wie eine blumenkohlartige Wucherung in das Cavum leptomeningicum vor.

Liquor cerebrospinalis

Der **Liquor cerebrospinalis**, eine wäßrigklare, zellarme Flüssigkeit von bestimmter, artspezifischer Zusammensetzung, erfüllt alle Binnenräume des Zentralnervensystems, durchtränkt seine nervöse Substanz als Gewebesaft und umspült auch die Oberfläche von Gehirn und Rückenmark. Dem Liquor kommt deshalb für das physiologische wie für das pathologische Geschehen im Zentralnervensystem größte Bedeutung zu, und die Messung des Liquordruckes sowie die physikalisch-chemischen und cytologischen Liquoruntersuchungen liefern unter Umständen wertvolle diagnostische Anhaltspunkte für das Vorliegen bestimmter krankhafter Zustände.

Als wichtigste Bildungstätten des Liquors sind die *Plexus choroidei* zu nennen. Der Mechanismus der Liquorbildung scheint vor allem in einer Sekretion durch das einschichtige isoprismatische Plexusepithel zu bestehen. Im Blut zirkulierende Substanzen können im Sinne einer Blut-Liquor-Schranke zurückgehalten werden. Auch die Gefäße der Leptomeninx scheinen an der Liquorbildung beteiligt zu sein. Ferner wird ein Flüssigkeitsstrom aus dem Nervengewebe in die Ventrikel und das Cavum leptomeningicum angenommen. Daß auch die Ependymzellen bestimmte Stoffe an den Liquor abgeben, steht heute fest.

Beim *Hund* wird etwa 3 ml Liquor in der Stunde gebildet, bei der *Katze* ca. 1 ml. Die Angaben über die Gesamtliquormenge schwanken nach der angewandten Meßmethode beträchtlich: beim *Hund* sollen sich in den Ventrikeln 4 – 8 ml, im Cavum leptomeningicum (mit Cisternen) 6 – 8 ml befinden. Beim *Menschen* sind insgesamt 140 ml Liquor festgestellt worden, verteilt auf das Gehirn mit Cavum leptomeningicum (110 ml) und das Rückenmark (30 ml).

Der Liquor cerebrospinalis wird in allen 4 Hirnventrikeln gebildet. Eine Strömungsrichtung ist von den Seitenventrikeln zum III. Ventrikel und von da über den Aquaeductus mesencephali in den IV. Ventrikel und in den Canalis centralis des Rückenmarkes (104/14) zu erkennen. Die Liquorbewegung wird lokal durch den Cilienbesatz des Ependyms bewirkt, gleichzeitig trägt der Cilienschlag auch zur Strömung durch die Ventrikel bei. Eine Liquorbewegung wird außerdem durch die Pulsation der Blutgefäße erreicht. Aus dem IV. Ventrikel gelangt der Liquor durch die Aperturae laterales (Foramina LUSCHKAE) in das Cavum leptomeningicum, wo er sich als äußerer Flüssigkeitsmantel über die ganze Oberfläche des Zentralnervensystems verteilt.

Die Resorption des Liquor cerebrospinalis aus dem Cavum leptomeningicum erfolgt im wesentlichen durch dessen dünnwandige Venen, die in die Durasinus (s. S. 208) münden. Ein weiterer Abflußweg des Liquors soll aber auch über das perineurale, lockere Bindegewebe der Gehirn- und Rückenmarksnerven zum Lymphgefäßsystem der Meningen bestehen. Schließlich kommt eine Resorption über die *Granula meningica* (s. S. 205) in Betracht. Beim *Menschen* soll die innerhalb von 24 Stunden ausgeschiedene und wieder resorbierte Liquormenge 0,5 – 1 l betragen.

Funktionell bietet der Liquor-„See", in dem das Zentralnervensystem gewissermaßen „schwimmt", auch einen mechanischen Schutz, und die mit Liquor gefüllten Binnenräume stützen die weiche Gehirn- und Rückenmarksubstanz von innen her ab. Der Liquor cerebrospinalis ist aber auch am hydrostatischen Druckausgleich zwischen arteriellem und venösem Gefäßsystem und am Stoffwechselgeschehen wesentlich beteiligt.

Störungen in der Liquorzirkulation (z. B. Verstopfung des Foramen interventriculare) führen deshalb über kurz oder lang zu mehr oder weniger schweren pathologischen Veränderungen (z. B. Dummkoller beim *Pferd*).

Circumventriculäre Organe

Das die Binnenräume des Gehirns auskleidende Ependym ist, was seine Höhe und die Oberflächendifferenzierung betrifft (Cilien, Microvilli), regional sehr unterschiedlich gestaltet. In umschriebenen Arealen weicht die Ependymform besonders auffällig von der Umgebung ab. Aufmerksame Untersuchungen dieser Bereiche ergeben Besonderheiten der neuronalen oder gliösen Elemente sowie der Gefäßverhältnisse, womit die Ependymbezirke einen organartigen Charakter bekommen. Sie werden deshalb zutreffend als **circumventriculäre Organe** bezeichnet.

Morphologisch gibt es eine Klassifikation, die Baueigentümlichkeiten des Ependyms und des subependymalen Gewebes sowie die durch die Tela choroidea der Leptomeninx charakterisierten Bereiche in den Mittelpunkt stellt. Eine entsprechende funktionelle Gliederung gibt es nicht. Allerdings fehlt allen circumventriculären Organen, mit Ausnahme des Subcommissuralorgans, die Blut-Hirn-Schranke, d. h. die Kapillaren besitzen einen perivaskulären

Raum, in dem z. B. experimentell hämatogenes Trypanblau gespeichert wird. Für die meisten circumventriculären Organe ist man hinsichtlich der Funktion auf Vermutungen angewiesen oder tappt völlig im Dunkeln. Nach der sehr weit gefaßten morphologischen Definition gehören auch der *Plexus choroideus* (s. S. 192 f.), die *Glandula pinealis* (s. S. 499 ff.) und die *Neurohypophyse* (s. S. 477 f.) zu den circumventriculären Organen. Sie werden an anderer Stelle besprochen.

Gemeinsam ist den circumventriculären Organen, daß sie am Ventrikellumen zwischen innerem und äußerem Liquorraum gelegen sind. Mit Ausnahme der Area postrema (IV. Ventrikel) befinden sich alle circumventriculären Organe der *Haussäugetiere* im Bereich des III. Ventrikels.

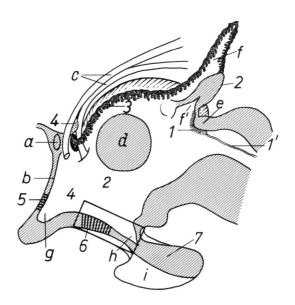

Abb. 106. Schematische Darstellung der Lage der circumventriculären Organe des Zwischenhirns.

1 Organum subcommissurale, 1' REISSNERscher Faden; 2 Epiphysis cerebri; 3 Plexus choroideus ventriculi III.; 4 Organum subfornicale; 5 Organum vasculosum laminae terminalis; 6 Eminentia mediana; 7 Neurohypophyse

a Commissura rostralis; b Lamina terminalis; c Columna fornicis; d Adhaesio interthalamica; e Commissura caudalis; f Recessus suprapinealis; f' Recessus pinealis; g Recessus opticus; h Recessus infundibuli; i Adenohypophyse

Das rechteckige Feld im Bereich der Eminentia mediana entspricht der Abb. 256.

Am Boden des III. Ventrikels ist zwischen dem Infundibulum der Neurohypophyse und Hypothalamuskernen die Wand sehr dünn und durch langgestreckte Ependymzellen (Tanycyten) und eine reiche Vaskularisation charaktersiert. Da der Ventrikelboden sich hier median etwas vorwölbt, wird dieser Bezirk als **Eminentia mediana** (106/6; 256) bezeichnet. In der Eminentia mediana nimmt das Portalvenensystem der Adenohypophyse seinen Ausgang (s. S. 480 f.): die abführende Vene geht in der Adenohypophyse in ein zweites Kapillarsystem über. Die funktionelle Verknüpfung des Hypothalamus mit der Adenohypophyse findet in Strukturen der Eminentia mediana ihren Ausdruck. Es besteht ein inniger neurohämaler Kontakt (256). Hypothalamusneurone mit releasing- und release-inhibiting-Hormonen enden an den Kapillaren der Eminentia mediana. Die Ependymzellen vermitteln offensichtlich einen Transport von Liquorsubstanzen in das Gefäßsystem.

Die *Eminentia mediana* wird auch als Teil der Pars infundibularis der Neurohypophyse angesehen oder überhaupt mit dem Infundibulum gleichgesetzt. Letzteres läßt außer acht, daß die charakteristische Zonengliederung des Organs mit der reichen Vaskularisation nur einen kurzen Abschnitt am Boden des III. Ventrikels betrifft.

Durch ein spezialisiertes Ependym und eine reiche Vaskularisation ist auch das **Organum vasculosum laminae terminalis** (106/5) in der dünnen Vorderwand des III. Ventrikels zwischen Chiasma opticum und Commissura rostralis gekennzeichnet. Ähnlich gebaut wie die Eminentia mediana, ist die Ventrikelwand zusätzlich in kammartige Falten gelegt.

Am Übergang des Corpus fornicis in die beiden Fornixsäulen läßt sich oberhalb der Foramina interventricularia bereits makroskopisch bei allen *Haussäugetieren* sowie beim *Menschen* ein unpaares, halbkugeliges, durchscheinendes Knötchen von 1 – 3 mm Durchmesser feststellen, das als **Subfornikalorgan, Organum subfornicale** (82/2; 106/4), bezeichnet wird und gewöhnlich vom Plexus choroideus des III. Ventrikels bedeckt ist. Beim *Schwein* und *Schaf* liegt es im Teilungswinkel der Fornixsäulen, bei der *Katze* und *Ziege* direkt darüber, und beim *Hund*, *Rind* und *Pferd* (am ausgeprägtesten beim *Pferd*) ist es weiter dorsal gegen den Fornixkörper hin verlagert.

Neben modifizierten Nervenzellen (Parenchymzellen), Neuronen, Nervenfasern und Gliazellen besitzt das Organ eine reiche Vaskularisation und eine Bedeckung aus in Form und Größe variierenden Ependymzellen. Die Vermutungen, daß das Subfornicalorgan als Receptor in der zentralen Regulation der extracellulären Flüssigkeiten (über das Trinkverhalten und eine Blutdrucksteigerung) fungiert, scheinen sich zu bestätigen.

An der Grenze von Zwischen- und Mittelhirn ist unter der Commissura caudalis ein mehrreihiges hochprismatisches, mit langen Cilien versehenes Ependym ausgebildet. Es ist das Charakteristikum des **Organum subcommissurale** (106/1; 107), das sich vom Eingang in den Recessus pinealis bzw. infrapinealis bogenförmig um die caudale Kommissur bis in den Aquaeductus mesencephali erstreckt. Im Querschnitt schiebt sich das Organ nach ventral in Form einer *(Katze)* oder zweier *(Hund, Rind)* oder auch dreier *(Hund)* Falten vor. In allen Fällen kleidet das charakteristische Ependym die lateralen Nischen neben den Falten aus (vgl. 107).

Das Ependym ist nicht nur der morphologisch auffälligste, sondern offensichtlich auch der funktionsbestimmende Anteil des Subcommissuralorgans. Demgegenüber treten das Hypendym und die Vaskularisation zurück. Anders als bei den hier zu besprechenden Organen ist die Bluthirnschranke im ursprünglichen Sinne (Prüfung mit Trypanblau) intakt.

Das Ependym sezerniert ein Sialoglycoproteid, das zu Filamenten ausgezogen wird, die sich zu einem homogen erscheinenden, doppelt lichtbrechendem Faden zusammenschließen. Dieser sog. REISSNERsche Faden oder Liquorfaden reicht durch den Aquaeductus mesencephali und IV. Ventrikel bis an das Ende des Zentralkanals des Rückenmarkes.

Dem Subcommissuralorgan werden recht unterschiedliche Funktionen zugeschrieben, die sich aber meist im Bereich der Spekulationen bewegen. Eine Funktion ist ohne Zweifel offenbar, nämlich eine Sekretion und die Bildung des Liquorfadens. Deshalb steht die Hypothese im Vordergrund, daß es sich beim Subcommissuralorgan um ein morphogenetisches Organ handelt. Bei *niederen Wirbeltieren* spielt der REISSNERsche Faden für das regelrechte Auswachsen des Achsenskelets und des Rückenmarkes eine Rolle. Die Zerstörung des Fadens hat bei *Amphibien* Anomalien in der Entwicklung der Wirbelsäule und des Rückenmarkes zur Folge. Obwohl nach entsprechenden Eingriffen bei der *Ratte* ähnliche Entwicklungsstörungen nicht zu beobachten sind, ist nicht auszuschließen, daß auch beim *Säuger* der REISSNERsche Faden embryonal einen die Wachstumsrichtung der Körperachse bestimmenden Einfluß besitzt.

An ihrem caudalen Ende wird die Rautengrube lateral von 2 längsovalen Streifen begrenzt, die konvergierend auf den Eingang zum Zentralkanal des Rückenmarkes zulaufen. Der als **Area postrema** (38/5; 40/3) bezeichnete Bezirk ist bei der *Katze* auf 2 laterale Streifen beschränkt, während diese bei den anderen *Haussäugetieren* unter dem Obex zusammenfließen, woraus ein V-förmiges Organ resultiert. Die Area postrema ist nach medial durch ein Gliafaserbündel, den *Funiculus separans*, der sich makroskopisch als feine weiße Linie markiert, vom Nucleus parasympathicus n. vagi geschieden. Etwa am Übergang vom mittleren

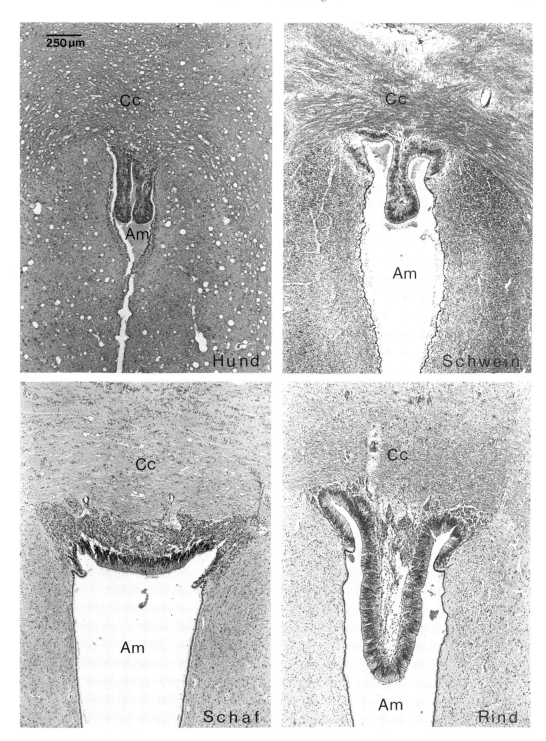

Abb. 107. Querschnitt durch das Subcommissuralorgan vom Hund, Schwein, Schaf und Rind; HE.
Der Abbildungsmaßstab gilt für alle 4 Fotos.
Cc Commissura caudalis; Am Aquaeductus mesencephali

Beim *Rind* hat das Subcommissuralorgan rostral im Querschnitt die Form wie beim *Schaf*, danach ist es in 2 Falten
wie beim *Hund* ausgebildet, bevor es nach caudal in einen hohen Kamm übergeht.

zum lateralen Drittel heftet sich auf der Oberfläche der Area postrema die Lamina tectoria des IV. Ventrikels (38) an, so daß das Organ sowohl an das Cavum leptomeningicum grenzt, als auch eine ependymale Oberfläche besitzt. Die Grenze zwischen beiden Bereichen wird von der Abrißstelle des Ventrikeldaches, der *Taenia rhombencephali*, angezeigt.

Das Ependym ist sehr flach und bedeckt ein reich vaskularisiertes Gewebe aus Gliazellen, Parenchymzellen (modifizierte Neurone) und Nervenfasern. Für die Area postrema wird eine Chemoreceptor-Funktion angenommen. Insbesondere soll sie der Auslösung des Brechreizes dienen.

In der Seitenwand des III. Ventrikels gibt es bei *Submammaliern* ein weiteres circumventriculäres Organ, das **Organum vasculosum hypothalami** oder Paraventricularorgan. Das Organ ist durch besondere Ependym- und Gefäßverhältnisse sowie durch Neurone charakterisiert, die Dendritenendigungen im Ventrikellumen besitzen. In dem neuronalen Liquorkontaktorgan wird ein Chemoreceptor vermutet. Beim *Säuger* gibt es dieses Organ nicht. Ependymbezirke mit gefurchter Oberfläche, an gleicher Stelle wie das Paraventricularorgan gelegen, können mit diesem nicht homologisiert werden.

Hüllen des Zentralnervensystems, Meninges

Gehirn und Rückenmark sind frühembryonal von einer einheitlichen Mesenchymhülle, der *Meninx primitiva*, umschlossen, aus der sich nach außen die knöchernen Wandungen der soliden Schädelkapsel und der beweglich unter sich verbundenen Wirbel, nach innen die häutigen Hüllen des Zentralnervensystems, die Hirn- und Rückenmarkshäute, *Meninges*, entwickeln. Diese bestehen zunächst aus einer derberen, äußeren Schicht, der *Ectomeninx*, und einer zarteren, inneren Schicht, der *Endomeninx*.

Mit der Anlage des Skelets differenziert sich aus der zweiblättrigen *Ectomeninx* einerseits die Periostauskleidung des Wirbelkanals, die *Endorhachis* (18/1; 108/11'; 110/1), die von Wirbelbogen zu Wirbelbogen überspringt und den Canalis vertebralis nach außen abschließt, sowie die Periosttapete der Schädelhöhle *(Endocranium)* (108/11; 109/1), und andererseits die eigentliche, derbe Bindegewebshülle des nervösen Zentralorgans, die *Pachymeninx* oder *Dura mater*.

Aus der *Endomeninx* entwickelt sich die weiche Hirn- und Rückenmarkshaut, die *Leptomeninx*, die sich in die dünne Spinnwebenhaut, *Arachnoidea*, und eine dem Zentralorgan unmittelbar aufliegende, gefäßhaltige Haut, die *Pia mater*, unterteilt.

Pia mater und *Arachnoidea* stehen unter sich durch ein zartes Gerüstwerk feinster Bindegewebsbälkchen und -häutchen in Verbindung, in dem die Blutgefäße aufgehängt sind. Dieses feine Gitterwerk durchwirkt einen zwischen Arachnoidea und Pia mater eingeschobenen Hohlraum von sehr variabler Weite, das *Cavum leptomeningicum* (18/7; 108/22; 109/12; 110/7; 114/4; 115/d), das über die *Aperturae laterales ventriculi IV.* (Foramina Luschkae, 114/d') mit dem Binnenraumsystem des Gehirns kommuniziert und deshalb mit *Liquor cerebrospinalis* gefüllt ist (s. S. 193). So liegen also Gehirn und Rückenmark in einem Flüssigkeitsmantel eingebettet, der diese empfindlichen Organe sowohl gegen äußere, mechanische Enwirkungen als auch gegen die Wirkung der Schwerkraft schützt und bei lokalen Drucksteigerungen einen hydrodynamischen Ausgleich ermöglicht.

Gehirn bzw. Rückenmark, Liquor und Dura mater bilden ein in sich geschlossenes System, in dem die teilweise recht komplizierten Oberflächengestaltungen aufrechterhalten werden. Wenn bei der Präparation die Dura mater am unfixierten Gehirn entfernt wird, „fließt" dieses auseinander und ist in seiner Form nicht mehr zu beurteilen. Auch bei der Fixation in Medien, die das Gewebe aufquellen lassen (z. B. Formaldehyd), ist es wichtig, daß eine unverletzte Dura mater das Gehirn umgibt.

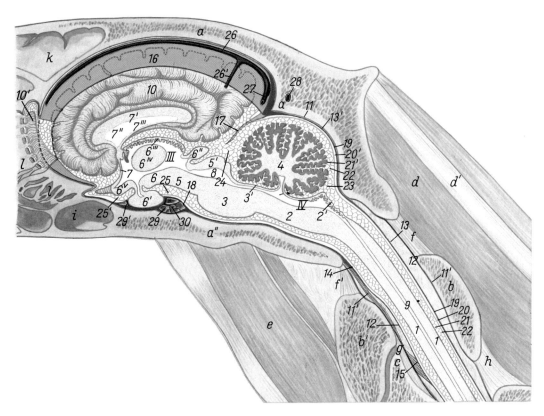

Abb. 108. Halbschematische Darstellung der häutigen und knöchernen Hüllen des Zentralnervensystems an einem Medianschnitt durch Gehirn und vorderes Halsmark des Pferdes.

rot: Pachymenix; *blau*: Leptomeninx

a Schädelkapsel, a' Tentorium cerebelli osseum, a" Schädelbasis; b Dorsalbogen, b' Ventralbogen des Atlas; c Dens axis; d Nackenmuskulatur, d' Nackenstrang; e M. longus capitis; f Membrana atlantooccipitalis dorsalis, f' Membrana atlantooccipitalis ventralis; g Ligamentum denticulatum; h Membrana atlantoaxialis dorsalis; i Keilbeinhöhle; k Stirnbeinhöhle; l Siebbeinmuschel

1 Rückenmark; 2 Medulla oblongata, 2' Velum medullare caudale; 3 Pons, 3' Velum medullare rostrale; 4 Kleinhirn; 5 Tegmentum, 5' Tectum mesencephali; 6 Hypothalamus, 6' Hypophyse, 6" Epiphyse, 6"' Plexus choroideus, 6^{IV} Adhaesio interthalamica, 6^V Chiasma opticum; 7 Lamina terminalis, 7' Corpus callosum, 7" Septum pellucidum, 7"' Fornix; 8 Aquaeductus mesencephali; 9 Canalis centralis; 10 mediale Oberfläche der rechten Hemisphäre, 10' rechter Bulbus olfactorius; 11 Periost (Endocranium), 11' Periost (Endorhachis); 12 Spatium epidurale; 13 Dura mater spinalis, 13' Dura mater encephali; 14 Ligamentum suspensorium longum; 15 Ligamentum suspensorium transversum; 16 Falx cerebri (rostral ein Stück herausgeschnitten); 17 Tentorium cerebelli membranaceum; 18 Diaphragma sellae; 13 – 18 *Pachymenix*; 19 „Cavum subdurale", ein postmortales Artefact; 20 Arachnoidea spinalis, 20' Arachnoidea encephali; 21 Pia mater spinalis, 21' Pia mater encephali; 22 Cavum leptomeningicum; 23 Cisterna cerebellomedullaris; 24 erweitertes Cavum leptomeningicum; 25 Cisterna interpeduncularis, 25' Cisterna chiasmatis; 20 – 25' *Leptomeninx*; 26 Sinus sagittalis dorsalis, 26' Sinus rectus; 27 Sinus transversus; 28 Confluens sinuum; 29 Sinus intercavernosus caudalis, 29' Sinus intercavernosus rostralis; 30 A. intercarotica caudalis der A. carotis interna

III Ventriculus tertius; IV Ventriculus quartus; → Apertura lateralis ventriculi IV.

Postmortal erscheint die *Arachnoidea* von der *Dura mater* durch einen kapillären Spalt, das sog. *Cavum subdurale* (18/4; 108/19; 109/3; 110/4; 111/20; 114/2; 115/b), getrennt. Es hat sich indessen gezeigt, daß dieses „Cavum subdurale" intra vitam nicht besteht (s. u.).

In der Wirbelsäule bleiben Periost (Endorhachis) und Dura mater durch das *Spatium epidurale* (18/2; 108/12; 110/2) getrennt, wodurch das Rückenmark Bewegungen folgen kann. Das Spatium epidurale ist von einem lockeren, fettreichen Bindegewebe mit den darin eingebetteten Geflechten der Vv. epidurales ausgefüllt und verleiht dem Rückenmark einen weiteren mechanischen Schutz. Innerhalb der soliden Schädelkapsel verschmilzt die Dura mater mit dem Periost, und die *Sinus durae matris* kommen dadurch in die Dura mater bzw. zwischen ihr ursprüngliches Innen- und Außenblatt (111/1', 1''; 115/a', a'') zu liegen. Die Dura mater erscheint an solchen Stellen dann zweiblättrig.

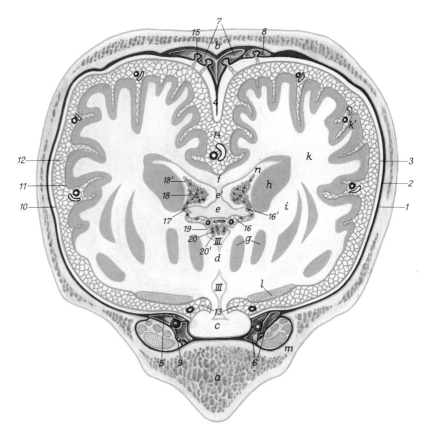

Abb. 109. Halbschematische Darstellung der häutigen und knöchernen Hüllen des Gehirns vom Pferd (Querschnitt).

rot: Pachymenix; *blau*: Leptomeninx

a Schädelbasis; b Crista sagittalis interna der Schädelkapsel; c Hypophyse; d Adhaesio interthalamica; e Fornix, e' Septum pellucidum; f Corpus callosum, g Thalamuskerne; h Nucleus caudatus; i Capsula interna; k Centrum semiovale der Großhirnhemisphäre, k' Rindengrau; l Tractus opticus; m Nervenrinne für Nn. maxillaris, ophthalmicus, oculomotorius, abducens und trochlearis, von Durascheide umschlossen; n Ventriculus lateralis

III. Ventriculus tertius

1 Periost; 2 Dura mater encephali; 3 „Cavum subdurale", ein postmortales Artefact; 4 Falx cerebri; 5 Diaphragma sellae; 6 Sinus cavernosus; 7 Sinus sagittalis dorsalis; 8 Lacuna lateralis (Parasinoidalraum); 2 – 8 *Pachymeninx*; 9 A. carotis interna; 10 Arachnoidea encephali; 11 Pia mater encephali; 12 Cavum leptomeningicum mit zarten Bindegewebsbälkchen und Gefäßen; 13 Erweiterung des Cavum leptomeningicum mit A. communicans caudalis; 14 erweitertes Cavum leptomeningicum; 15 Granula meningica; 16 Tela choroidea prosencephali; 1O – 16 *Leptomeninx*, 16' Taenia fornicis; 17 Taenia choroidea; 18 Lamina choroidea propria, 18' Lamina choroidea ependymalis des Plexus choroideus ventriculi lateralis; 19 Taenia thalami; 20 Lamina choroidea propria, 20' Lamina choroidea ependymalis des Plexus choroideus ventriculi III.

Weiche Hirn- und Rückenmarkshaut, Leptomeninx

Die Leptomeninx bildet die eigentliche bindegewebige Umhüllung des Zentralnervensystems. Sie ist reich an Gefäßen und enthält neben Fibrocyten und freien Bindegewebszellen

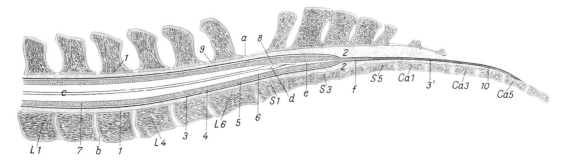

Abb. 110. Halbschematische Darstellung der häutigen und knöchernen Hüllen im Bereich des Rückenmarksendes vom Pferd (Medianschnitt).

rot: Pachymeninx; *blau*: Leptomeninx

L 1 – L 6 1. – 6. Lendenwirbel; S 1 – S 5 1. – 5. Kreuzwirbel; Ca 1 – Ca 5 1. – 5. Schwanzwirbel

a Ligamentum flavum; b Discus intervertebralis; c Canalis centralis; d Ventriculus terminalis; e Filum terminale; f Filum terminale, bindegewebiges Ende

1 Periost; 2 Spatium epidurale mit fettreichem, lockerem Bindegewebe; 3 Dura mater spinalis, 3' Filum terminale durae matris; 3 – 3' *Pachymeninx*; 4 „Cavum subdurale", ein postmortales Artefact; 5 Arachnoidea spinalis; 6 Pia mater spinalis; 7 Cavum leptomeningicum mit zarten Bindegewebsbälkchen; 5 – 7 *Leptomeninx*; 8 Kommunikation zwischen Ventriculus terminalis und Cavum leptomeningicum; 9 dorsale, saitenartige Verspannungen des Duraschlauches; 10 ventrale Verankerung des Filum terminale durae matris

Kollagenfibrillen als zarte Bälkchen oder auch dickere Lamellen. Bei *Rind* und *Schaf* kommen lokal (am Großhirn frontal und basal) Pigmentzellen vor.

Die Leptomeninx wird üblicherweise in eine dem Gehirn und Rückenmark direkt anliegende *Pia mater* und eine das Cavum leptomeningicum begrenzende und an die Dura mater anschließende *Arachnoidea* gegliedert.

Pia mater und *Arachnoidea* werden ungenügend und häufig sehr willkürlich definiert. Die Pia mater ist eigentlich nur die Gefäßhaut *(Meninx vasculosa)*. Das Cavum leptomeningicum wird mit seinen Trabekeln von mesothelartigen Zellen nach Art einer serösen Höhle ausgekleidet. Die Zellen bilden duraseitig 1 – 2 Zellagen. Diese Lamina ist als Arachnoidea *(Meninx serosa)* zu bezeichnen. Sie grenzt an das subdurale Endothel, das heute als *Neurothel* bekannt und mit der Dura mater *(Meninx fibrosa)* verbunden ist. Nach diesen Definitionen schließt sich der Begriff „Cavum subarachnoidale" von selbst aus, da der Raum nicht unter der Arachnoidea liegt, sondern rundum von dieser umschlossen wird.

Pia mater

Die **Pia mater** (18/5; 108/21, 21'; 109/11; 110/6) liegt als dünnes, gefäßreiches Häutchen allen Oberflächen des Gehirns und Rückenmarkes unmittelbar auf und ist mit der *Membrana limitans gliae superficialis* verlötet. Sie umhüllt auch die Wurzeln der ein- und austretenden Gehirn- und Rückenmarksnerven und begleitet als zarte Scheide die von der Oberfläche ins Zentralnervensystem eindringenden bzw. austretenden Blutgefäße. Das Cavum leptomeningicum folgt den Gefäßen nicht, über Lücken im Mesothel dringt jedoch Liquor cerebrospinalis in die perivaskulären Spalten (VIRCHOW-ROBINscher Raum), die auf Kapillarniveau gewöhnlich fehlen (Blut-Hirn-Schranke, s. S. 18).

Die **Pia mater spinalis** füllt die Fissura mediana ventralis bis zur Commissura alba aus und gibt radiäre, gefäßführende Septen in die weiße Substanz ab. An den beiden Seitenflächen des Rückenmarkes bildet sie einen rundlichen, derb-fibrösen Strang, der sich als *seitliches Rückenmarksband* oder *Randleiste* (16/6') zwischen den dorsalen und ventralen Nervenwurzeln vom verlängerten Mark bis zum Conus medullaris ausdehnt. Von ihm werden, in der Regel zwischen je zwei Nervenursprüngen und dem letzten Gehirn- und 1. Halsnerven, dreieckige, von der Arachnoidea überzogene Zacken abgegeben, die mit ihren Spitzen an der inneren Seitenwand der Dura mater befestigt sind. Dieses gezahnte Band, *Ligamentum denticulatum* (16/6; 17/d; 18/8), dient, neben den Nervenwurzeln, als Aufhängevorrichtung des Rückenmarkes im Duraschlauch. Seine vom Conus medullaris abgehenden caudalsten Zacken sind zu dünnen, saitenartigen Fäden ausgezogen.

Längs der Fissura mediana ventralis ist die Pia mater zum *Ligamentum medianum ventrale* verdickt, in das die *Arteria spinalis ventralis* (17/h) eingebettet liegt. Das Ligamentum medianum ventrale läßt sich durch die ganze Länge des Rückenmarkes verfolgen, ist aber im vorderen Halsmark und in der Lendenschwellung verstärkt, wo es, vor allem beim *Rind*, kammartig vorspringt.

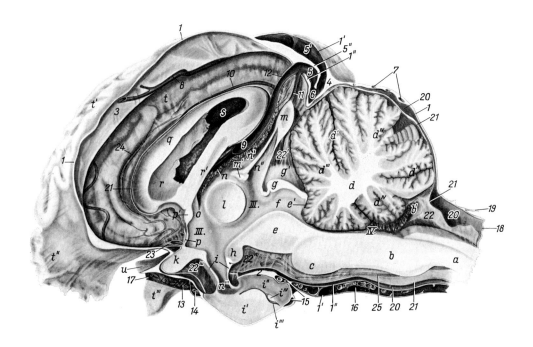

Abb. 111. Rechte Hirnhälfte eines Rindes mit Meningen.

Das in situ fixierte Gehirn wurde innerhalb seiner intakten Meningen aus der Schädelhöhle herauspräpariert und dann durch einen knapp paramedian geführten Sagittalschnitt halbiert.

a Rückenmark; b Medulla oblongata, b' Velum medullare caudale mit Plexus choroideus; c Pons; d Markkörper des Kleinhirns, d' Fissura prima, d'' Fissura praepyramidalis, d''' Lobus rostralis, d^{IV} Lobus caudalis; e Tegmentum mesencephali, e' Velum medullare rostrale; f Aquaeductus mesencephali; g Lamina tecti, g' Aufsicht auf den rechten Colliculus rostralis; h Corpus mamillare; i Infundibulum, i' Adenohypophyse, i'' Neurohypophyse, i''' Hypophysenhöhle, i^{IV} WULZENscher Höcker; k Chiasma opticum; l Adhaesio interthalamica; m Glandula pinealis, m' Habenula; m Plexus choroideus ventriculi III., n' Recessus suprapinealis, n'' Recessus pinealis, n''' Recessus infundibuli; o Foramen interventriculare; p Lamina terminalis, p' Commissura rostralis; q Corpus callosum; r Septum pellucidum (teilweise eingerissen), r' Fornix; s eröffneter, rechter Seitenventrikel; t mediale Fläche der rechten Hemisphäre, von Leptomeninx überzogen, t' Aufsicht auf die Dorsalfläche der rechten Hemisphäre mit Duraüberzug, t'' rechter Bulbus olfactorius mit Duraüberzug, t''' Nervenpaket des rechten Foramen orbitorotundum mit Durascheide; u Durascheide des N. opticus

IV. Ventriculus quartus

1 Dura mater encephali, 1' ihr Außenblatt, 1'' ihr Innenblatt im Bereich der Sinus durae matris; 2 Diaphragma sellae; 3 Falx cerebri; 4 Tentorium cerebelli membranaceum; 5 untere, 5' obere Etage des Sinus sagittalis dorsalis, 5'' horizontale Scheidewand; 6 rechter Sinus transversus; 7 Äste des plexusartigen Sinus occipitalis dorsalis; 8 V. cerebri dorsalis; 9 V. cerebri magna; 1O V. corporis callosi; 11 V. pinealis; 12 Sinus rectus; 13 Sinus cavernosus mit distalen Reteästen; 14 Sinus intercavernosus rostralis; 15 Sinus intercavernosus caudalis; 16 geflechtartiger Sinus basilaris mit Ästen des Rete mirabile epidurale caudale; 17 V. emissaria foraminis orbitorotundi; 18 Dura mater spinalis; 19 Periost; 20 „Cavum subdurale„, ein postmortales Artefact; 21 Arachnoidea encephali; 22 Cisterna cerebellomedullaris (mit IV. Ventrikel kommunizierend), 22' erweitertes Cavum leptomeningicum, 22'' Cisterna interpeduncularis, 22''' Cisterna chiasmatis; 23 A. cerebri rostralis; 24 A. corporis callosi, 25 A. basilaris

Am vorderen Ende des 1. Halssegmentes findet sich eine breitere, sehnenartige Bandplatte, das *Ligamentum suspensorium arachnoideale* (17/c; 122/k), das, mit der Pia mater verwachsen, die ventrale Wölbung des Rückenmarkes umgreift und sich beidseitig an der Insertionsstelle der 1. Zacke des Ligamentum denticulatum in der Gegend des Foramen hypoglossi an der Schädelwand anheftet.

Die **Pia mater encephali** (108/21'; 109/11) dringt bis auf den Grund der Klein- und Großhirnfurchen vor und kennzeichnet auch alle freien Oberflächen der vom Hirnmantel überlagerten Teile des Hirnstammes, z. B. des Thalamus. Unter dem Fornix verdickt sie sich zur gefäßreichen *Tela choroidea prosencephali* (109/16), von der unter Einstülpung der *Laminae choroideae ependymales* (109/18', 20') das Gefäßrankenwerk der *Laminae choroideae propriae* (109/18, 20) in die beiden Seitenventrikel und den III. Ventrikel vorstößt und so die *Plexus choroidei ventriculorum lateralium* und den *Plexus choroideus ventriculi III.* bildet (vgl. S. 192 und 193). Im Bereich des hinteren Marksegels verdickt sich die Pia mater encephali ebenfalls zu einem gefäßreichen Bindegewebslager, das als *Tela choroidea rhombencephali* an der Bildung der Adergeflechte des IV. Ventrikels (s. S. 193) teilhat (111/b'; 114/c).

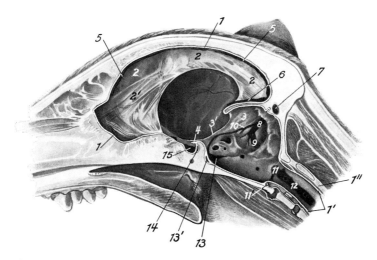

Abb. 112. Falx cerebri und Tentorium cerebelli eines Dachshundes im Paramedianschnitt (nach G. ZIMMERMANN, 1936).

1 Dura mater encephali, 1' Dura mater spinalis, 1'' Ligamentum flavum; 2 Falx cerebri, 2' ihr vorderer Teil, der sich zwischen beide Frontallappen und Riechkolben einschiebt; 3 Tentorium cerebelli osseum, 3' Tentorium cerebelli membranaceum; 4 Diaphragma sellae; 5 Sinus sagittalis dorsalis; 6 Sinus rectus; 7 Sinus transversus; 8 Sinus temporalis; 9 Sinus sigmoideus; 10 Sinus petrosus dorsalis; 11 Sinus basilaris, 11' Sinus interbasilaris; 12 Plexus vertebralis internus ventralis; 13 Sinus petrosus ventralis, 13' Verbindung zwischen rechtem und linkem Sinus cavernosus; 14 Sinus intercavernosus caudalis; 15 Sinus cavernosus

Die Pia mater des Rückenmarkes und des Gehirns ist von feinsten Nervenbündeln, die teils mit den Gefäßen verlaufen, teils selbständige Netze bilden, durchsetzt. Besonders reichlich finden sich solche Nervengeflechte im Gebiet der Telae choroideae und der Plexus choroidei. Die Innervation scheint mit afferenten und efferenten Fasern vor allem die Gefäße zu betreffen. Nachdem auch Substanz P nachgewiesen wurde, gibt es vermutlich auch afferente, schmerzleitende Nerven.

Arachnoidea

Die **Arachnoidea** ist eine dünne Bindegewebshaut, die der Dura mater dicht anliegt und mit der Pia mater über ein feines Maschenwerk vorwiegend kollagenfaseriger Trabekel in Verbindung steht. Zu ihr gehört ferner eine Lage flächenhaft ausgebreiteter Zellen, die zur Dura mater und zur Pia mater einen lückenlosen Abschluß nach Art eines Mesothels bilden und auch die Bindegewebstrabekel umhüllen, so daß ein in sich geschlossenes, allseitig von Arachnoidea umgebenes *Cavum leptomeningicum* zustandekommt. Zwischen Dura mater und Arachnoidea liegt eine weitere Zellschicht, die ursprünglich als subdurales Endothel bezeichnet wurde und heute (subdurales) *Neurothel* genannt wird. Das Neurothel besteht aus mehreren Lagen äußerst flacher Zellen, die sich leicht voneinander trennen. Das ist die Ursache für eine Spaltbildung, die intra vitam bei Blutungen auftritt, aber vor allem postmortal einen "Subduralraum" vortäuscht. Das Neurothel setzt sich, zusammen mit der Arachnoidea und den anderen Meningen, auf die peripheren Nerven fort, wo es als Perineuralepithel eine funktionell außerordentlich wichtige Rolle als Diffusionsbarriere spielt. Eine entsprechende Funktion erfüllen innerhalb der Meningen dem Neurothel anliegende Arachnoideazellen.

Die Arachnoidea folgt den Oberflächenkonturen des Zentralnervensystems nicht, sondern zieht über die Spalten und Furchen des Gehirns und Rückenmarkes hinweg, so daß das Cavum leptomeningicum an einzelnen Stellen, besonders im Bereich des Gehirns, zisternenartig erweitert ist.

Die **Arachnoidea spinalis** (16/2; 17/b; 18/4; 108/20; 110/5) bildet einen dünnwandigen Schlauch, der in seiner Form dem Duraschlauch weitgehend entspricht und mit der Rückenmarksoberfläche nur lose verbunden ist. Nur in der Medianebene finden sich, vor allem dorsal, bandartige Verstärkungen der zwischen Arachnoidea und Pia mater verkehrenden Bindegewebsbälkchen (18/9). Im Übergangsgebiet des verlängerten Markes ins erste Halssegment, d. h. im Bereich des Spatium atlantooccipitale, sowie in der Gegend des Conus medullaris und des Filum terminale (110/e), d. h. im Bereich des Spatium lumbosascrale, ist das *Cavum leptomeningicum* besonders geräumig. Diese Stellen eignen sich deshalb zur Gewinnung von Liquor cerebrospinalis zu diagnostischen Zwecken durch die Occipitalbzw. Lumbalpunktion.

Die **Arachnoidea encephali** (108/20'; 109/10; 111/21; 114/3; 115/c) ist über den Gehirnwindungen enger mit der Pia mater verbunden, während sie zwischen Kleinhirn und verlängertem Mark, zwischen Klein- und Großhirn, über dem Kleinhirnwurm und dem Hirnbalken sowie an verschiedenen Stellen der Hirnbasis von der Hirnoberfläche mehr oder weniger weit abweicht und so *Cisternae leptomeningicae* entstehen läßt. Es werden unterschieden: die *Cisterna cerebellomedullaris* (108/23; 111/22), *die Cisterna interpeduncularis* (108/25) und die *Cisterna chiasmatis* (108/25'; 111/22'''). Daneben gibt es zisternenartige Erweiterungen des Cavum leptomeningicum zwischen Groß- und Kleinhirn (108/24; 111/ 22'), über dem Kleinhirnwurm, über dem Balken (109/14), im Bereich der Medulla oblongata, der Brücke und der Hypophyse (109/13; 111/22'').

Die Arachnoidea encephali schiebt sich in Form von Knötchen oder Zöttchen in die Bluträume der Dura mater, insbesondere in den Sinus sagittalis dorsalis, vor. Makroskopisch sichtbare Knötchen, die gestielt sein können, bestehen aus Arachnoidea (Bindegewebszellen und Kollagenfibrillen in lockerer, netzförmiger Anordnung), einem Überzug aus Neurothel und dem Gefäßendothel. Daneben gibt es zottenförmige Bildungen von gleicher Struktur, die nur mit einer Lupe oder erst im histologischen Schnitt erkennbar sind. Schließlich gibt es reine Neurothelprotrusionen an Duravenen. Die verschiedenen Formen sollen allgemein als **Granula meningica** (109/15) bezeichnet werden.

Die *Granula meningica* sind unter dem Namen PACCHIONISCHE Granulationen bekannt. Die Zöttchen werden *Villi arachnoideales* genannt. Sie würden richtiger jedoch als *Villi meningici* bezeichnet.

Granula meningica gibt es vergleichbar denen des *Menschen* nur bei *Pferd* und *Rind*. Inzwischen sind aber bei allen *Haussäugetieren* „Granulationen" der Leptomeninx beschrieben worden. Dabei wurden alle entsprechenden Bildungen berücksichtigt, ohne immer nach Form und Größe zwischen Granula und Villi zu unterscheiden. Die Granula meningica werden als Abflußweg für den Liquor cerebrospinalis in die Duravenen angesehen. Neuere Untersuchungen scheinen zu bestätigen, daß auf diesem Wege ein Flüssigkeitsübertritt aus dem Cavum leptomeningicum in das Blut erfolgen kann, wobei die Granula eine Ventilfunktion übernehmen.

Harte Hirn- und Rückenmarkshaut, Pachymeninx

Die **Pachymeninx, Dura mater,** bildet die äußere der drei häutigen Hüllen des Zentralnervensystems. Es handelt sich um eine sehr derbe, gefäßarme, fibröse Haut, die das Zentralorgan sack- oder schlauchartig umschließt. An die ein- und austretenden Gehirn- und Rückenmarksnerven gibt die Dura die Durascheiden (18/13; 111/t'', u; 115/l) ab, die an den Austrittsstellen aus dem Schädel bzw. dem Wirbelkanal zum Teil mit dem Periost verwachsen und sich dann im Perineurium allmählich verlieren.

Die **Dura mater spinalis** (18/3; 108/13; 110/3) bildet einen relativ weitlumigen Schlauch, der vom Foramen occipitale magnum an durch das mit lockerem, fettreichem Bindegewebe ausgefüllte *Spatium epidurale* (18/2; 108/12; 110/2) vom Periost (Endorhachis) (18/1; 108/11; 110/1) getrennt ist. Dieses von sinuösen Venengeflechten durchsetzte, weiche Bindegewebspolster bietet gute Diffusions- und Resorptionsmöglichkeiten für epidural applizierte Injektionsflüssigkeiten (z. B. Sacralanästhesie oder epidurale Lumbalanästhesie; vgl. Pfeil in Abb. 13).

Besonders geräumig ist der Duraschlauch im Bereich des vordersten Halsmarkes und am caudalen Rückenmarksende. Diese Stellen eignen sich besonders zur Liquorgewinnung. Denn beim Durchstoßen der Dura wird auch gleich die ihr anliegende Arachnoidea durchbohrt, und durch das hier beträchtlich erweiterte Cavum leptomeningicum ist das Zentralnervensystem gegen Verletzungen durch die eingeführte Kanüle einigermaßen geschützt. Die Occipitalpunktion wird in der Gegend des *Spatium atlantooccipitale*, die Lumbalpunktion im Bereich des *Spatium lumbosacrale* ausgeführt.

Caudal vom Conus medullaris verjüngt sich der Duraschlauch allmählich und verschmilzt dann mit der Leptomeninx zu einer bindegewebigen Scheide, in die das bindegewebige Ende des Filum terminale (110/f) des Rückenmarkes eingebettet ist. Das caudale Ende der Dura mater spinalis wird von einem dünnen, saitenartigen Bindegewebsstrang, dem *Filum terminale durae matris* (13/a''; 110/3'), gebildet, das sich tierartlich verschieden weit (vgl. 13) bis in die Schwanzwirbelsäule verfolgen läßt, wo es durch zarte ventrale Verspannungen (110/10) an einzelnen Wirbelkörpern verankert ist.

Neben der seitlichen Verspannung durch die Durascheiden der Spinalnerven wird der Duraschlauch des Rückenmarkes durch das epidurale Fettpolster und unregelmäßig verteilte, saitenartige Bindegewebsfäden (110/9) an den Wirbelbogen fixiert und in der Lage erhalten. Kräftigere *Ligamenta suspensoria durae matris* finden sich in den cranialen Abschnitten der Halswirbelsäule. So ist die ventrale Wand des Duraschlauches beim *Pferd* durch die dünne Platte quer verlaufender Faserbündel des *Ligamentum suspensorium transversum* (108/15) am Ligamentum denticulatum und beidseitig am Rande des Flügelgrubenloches des Atlas befestigt, während das in der Gegend des Hinterhauptsloches an der Unterseite der Dura entspringende *Ligamentum suspensorium longum* (108/14) sich fächerförmig verbreiternd am vorderen Rand des Ligamentum denticulatum ansetzt.

Die **Dura mater encephali** ist mit dem Periost der Schädelkapsel verlötet. Beim *Pferd* ist diese Verwachsung im ganzen Bereich der Schädelkapsel besonders innig, während die Dura mater bei den übrigen *Haussäugetieren* nur an den in die Schädelhöhle vorspringenden Knochenleisten (Tentorium cerebelli osseum, Crista sagittalis interna, Crista petrosa, Ner-

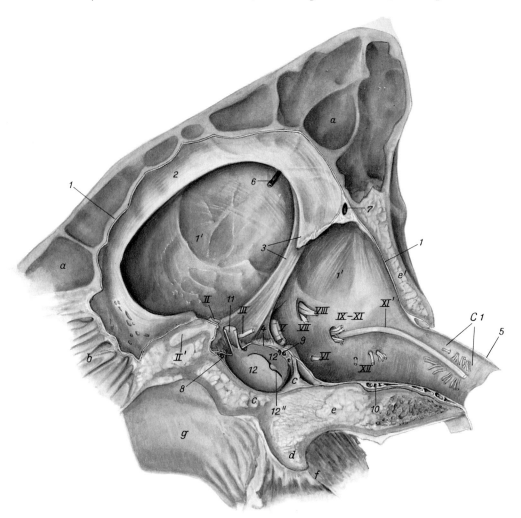

Abb. 113. Dura mater encephali im paramedianen Sagittalschnitt durch den Hirnschädel eines Rindes.
Die Hypophyse wurde nachträglich median angeschnitten.
1 Schnittfläche, 1' Aufsicht auf die Dura mater encephali; 2 Falx cerebri; 3 Tentorium cerebelli membranaceum; 4 Diaphragma sellae; 5 Dura mater spinalis; 6 Sinus rectus; 7 Sinus transversus; 8 Sinus intercavernosus rostralis; 9 Sinus intercavernosus caudalis; 10 geflechtartiger Sinus basilaris; 11 Infundibulum; 12 Adenohypophyse, 12' Neurohypophyse, 12'' Hypophysenhöhle

II N. opticus, II' Anschnitt des Canalis opticus; III N. oculomotorius; V N. trigeminus; VI N. abducens; VII N. facialis; VIII N. vestibulocochlearis; IX – XI Wurzeln der Nn. glossopharyngeus, vagus und accessorius; XI' Ramus externus n. accessorii; XII Wurzeln des N. hypoglossus

C 1 Wurzeläste des 1. Halsnerven

a Sinus frontalis; b Siebbeinmuscheln; c Sella turcica, c' Dorsum sellae; d Tuberculum musculare; e Os occipitale, Pars basilaris, e' Squama occipitalis; f M. longus capitis; g Septum pharyngis

venrinnenleisten) und an der Sella turcica solider befestigt ist und sich deshalb stumpf leicht ablösen läßt. In der Umgebung des Meatus acusticus internus scheint die Durabekleidung beim *Pferd* zu fehlen.

Die harte Hirnhaut bildet zwei senkrecht zueinander stehende, ins Lumen der Schädelhöhle vorragende Falten: 1. die an der Crista sagittalis interna und der Crista galli entspringende, sichelförmige, mediane Längsfalte, *Falx cerebri* (108/16; 109/4; 111/3; 112/2, 2'; 113/2; 115/a'''), und 2. die an der Protuberantia occipitalis interna bzw. am Tentorium cerebelli osseum und an der Crista petrosa befestigte Querfalte, *Tentorium cerebelli membranaceum* (108/17; 111/4; 112/3'; 113/3).

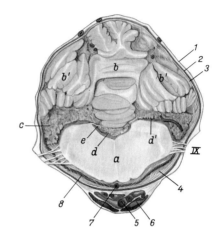

Abb. 114. Etwas schief geführter Querschnitt durch das Rautenhirn eines Rindes mit Meningen in Höhe der Glossopharyngeus-Wurzel.

IX Wurzeläste des N. glossopharyngeus

a Medulla oblongata; b Wurm, b' Hemisphären des Kleinhirns; c Plexus choroideus ventriculi IV.; d Rautengrube, d' Apertura lateralis ventriculi IV. (Foramen Luschkae); e Velum medullare caudale

1 Dura mater encephali; 2 „Cavum subdurale", ein postmortales Artefact; 3 Arachnoidea; 4 Cavum leptomeningicum (von zarten Bindegewebsfäden durchzogen); 5 angeschnittene Äste des Rete mirabile epidurale caudale; 6 Sinus basilaris; 7 A. basilaris; 8 A. cerebelli caudalis

Die Großhirnsichel, *Falx cerebri*, senkt sich in die Fissura longitudinalis cerebri zwischen die beiden Hemisphären ein, die sie beim *Hund* und *Pferd*, wo sie besonders stark entwickelt ist, rostral und caudal vom Hirnbalken vollständig trennt. Ihr rostraler Endabschnitt umgreift das Balkenknie und dehnt sich entlang der Crista galli bis zur Schädelbasis aus, während ihr hinteres Ende an das *Tentorium cerbelli membranaceum* anschließt (vgl. 112; 113). Beim *Schwein* und *Rind* ist die Großhirnsichel niedriger, bei den *kleinen Wiederkäuern* nur angedeutet.

Das straff gespannte häutige Kleinhirnzelt, *Tentorium cerebelli membranaceum*, wird von einer quergestellten, hufeisenförmigen Bindegewebsplatte gebildet, die vom knöchernen Hirnzelt *(Fleischfresser, Pferd)* oder der Protuberantia occipitalis interna *(Schwein, Wiederkäuer)* der Crista petrosa entlang zur Schädelbasis zieht und dabei tief in die Fissura transversa encephali eingreift. Dadurch wird die vom Rautenhirn eingenommene kleine Schädelhöhle gegenüber der der Aufnahme der rostralen Hirnstammteile und des Großhirns dienenden großen Schädelhöhle abgegrenzt.

An der Schädelbasis überspannt die harte Hirnhaut die Nervenrinnen und gibt an die ein- und austretenden Gehirnnerven die sie umhüllenden Durascheiden ab (115/a'', l). In der Gegend der Sella turcica springt die Dura vom Dorsum sellae bzw. von den Rändern der Fossa hypophysialis als *Diaphragma sellae* (108/18; 109/5; 111/2; 112/4; 113/4; 115/a'') auf die Hypophyse über, womit diese beim *Pferd* etwa zur Hälfte, bei den übrigen *Haussäugetieren* ganz extradural zu liegen kommt. Wenn also die Hypophyse im Zusammmenhang mit dem Gehirn exenteriert werden soll, dann muß das Diaphragma sellae durchschnitten und der Gehirnanhang von seiner Verklebung mit dem Periost der Hypophysengrube gelöst werden.

Wie die Pia mater ist auch die harte Hirn- und Rückenmarkshaut mit Nerven versorgt, die jedoch vorwiegend sensiblen Charakter besitzen und deren Endapparate vor allem bei Dehnungen und Zerrungen des Gewebes Schmerzempfindungen vermitteln. Die Innervation der *Dura mater spinalis* erfolgt über die *Rami meningei* der Spinalnerven (18/17), während die *Dura mater encephali* durch rückläufige *Rami meningei* des *N. trigeminus* und *N. vagus* mit sensiblen Nervenfasern versorgt wird.

In die *Dura mater encephali* oder zwischen sie und das Periost eingebettet, finden sich mit Endothel ausgekleidete und stellenweise von Bindegewebsbälkchen durchsetzte Kanäle, die venöses Blut führen und als **Blutleiter, Sinus venosi,** bezeichnet werden. An verschiedenen Stellen verlaufen sie durch Knochenkanäle oder in Knochenrinnen. Von den eigentlichen Venen unterscheiden sie sich dadurch, daß ihre Wandungen nur aus einer von Endothel bekleideten Intima bestehen, während die übrigen Wandelemente von der Dura gebildet werden, sowie durch ihr ständig offenes Lumen und durch das Fehlen von Klappen. Es lassen sich ein dorsales und ein ventrales Blutleitersystem unterscheiden, die, wie die Blutleiter des Wirbelkanals, im Zusammenhang mit der Gefäßversorgung des Zentralnervensystems geschildert werden sollen.

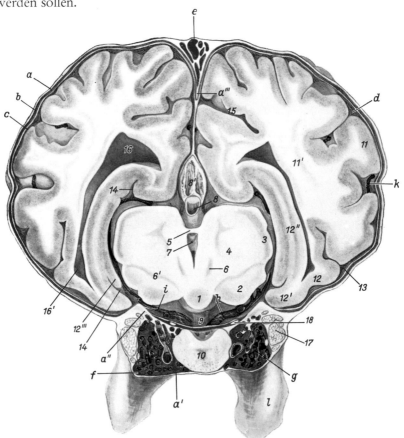

Abb. 115. Querschnitt durch das Vorderhirn mit Meningen in Höhe des Corpus mamillare und der Hypophyse eines Rindes (Ansicht von hinten).

1 Corpus mamillare; 2 Crus cerebri; 3 Tractus opticus; 4 Thalamuskerne; 5 Commissura caudalis; 6 Tractus mamillothalamicus, 6' Substantia nigra; 7 Ventriculus III. mit Aufsicht auf die Adhaesio interthalamica; 8 angeschnittener Recessus pinealis, 8' Vorderwand des angeschnittenen Recessus suprapinealis; 9 Infundibulum; 10 Hypophyse; 11 Cortex, 11' Corpus medullare des Neopallium; 12 Lobus piriformis, 12' Gyrus parahippocampalis, 12'' Flachschnitt durch das Ammonshorn, 12''' Gyrus dentatus; 13 Pars caudalis des Sulcus rhinalis lateralis; 14 Sulcus hippocampi; 15 Sulcus splenialis; 16 Pars centralis, 16' Cornu temporale des Seitenventrikels; 17 Äste der Nn. ophthalmicus, maxillaris, trochlearis und abducens; 18 N. oculomotorius

a Dura mater encephali, a' ihr Außenblatt, a'' ihr Innenblatt, bzw. Diaphragma sellae, a''' Falx cerebri; b „Cavum subdurale", ein postmortales Artefact; c Arachnoidea; d Cavum leptomeningicum; e Sinus sagittalis dorsalis; f Sinus cavernosus; g Äste des Rete mirabile epidurale rostrale; h A. communicans caudalis der A. carotis interna; i A. cerebri caudalis; k Ast der A. cerebri media; l Durascheide der zum Foramen orbitorotundum ziehenden Nerven und Gefäße

Gefäßversorgung von Rückenmark und Gehirn

Die Durchblutung des Zentralnervensystems ist für den normalen Ablauf des nervösen Geschehens von ausschlaggebender Bedeutung. Die zuführenden Arterien und die ableitenden Venen zeigen tierartlich teilweise beträchtliche Unterschiede, auf die hier aber nicht in allen Einzelheiten eingegangen werden kann.

Arterien

Arterien des Rückenmarkes

Die Arterien des Rückenmarkes, *Aa. spinales*, werden über die durch die Zwischenwirbel- oder Wirbelseitenlöcher in den Wirbelkanal eintretenden *Rami spinales* (116/6') der regionalen Gefäße gespeist. Es sind cervical die *A. vertebralis*, thoracal der *Truncus costocervicalis* (*A. intercostalis suprema* bzw. *A. vertebralis thoracica*, beim *Hund* mit den *Aa. intercostales dorsales*), lumbal die *Aa. lumbales*, sacral die *A. sacralis mediana* bzw. *A. sacralis lateralis* und für die Schwanzwirbelsäule die *A. caudalis mediana*.

Der *Ramus spinalis* gibt zunächst einen *Ramus canalis vertebralis* 116/7) ab, der sich in je einen cranialen und einen caudalen Ast aufzuteilen pflegt. Diese Äste treten von Segment zu Segment miteinander in Verbindung, so daß jederseits am Boden des Wirbelkanals eine girlandenartige Anastomosenkette entsteht, deren medial ausladende Bogen im Bereich der Crista dorsalis jedes Wirbels durch Queranastomosen (116/7') verbunden sind. Diese in die Endorhachis eingebaute, strickleiterartige Gefäßkette gibt *Aa. nutritiae* an die Wirbelkörper und die Zwischenwirbelscheiben ab.

Von den *Rami spinales* der die Wirbelsäule und das Rückenmark versorgenden Arterien zweigen sodann die *Aa. nervomedullares* (117/1) ab, die mit den Nn. spinales zum Rückenmark ziehen. Gelegentlich (z. B. beim *Rind*) können sie aber auch von den *Rami canalis vertebralis cranialis* bzw. *caudalis* abgehen (116/8). Vor oder nach dem Durchtritt durch die Dura mater teilen sich die *Aa. nervomedullares* in eine *A. radicularis ventralis* (117/2) und eine *A. radicularis dorsalis* (117/3), oder sie liefern nur je eine der beiden Wurzelarterien, oder aber sie erreichen das Rückenmark überhaupt nicht, sondern verzweigen sich im Gebiet der Nervenwurzel und im Spinalganglion. Die nicht streng segmental angeordneten *Aa. radiculares ventrales* ziehen an der Unterseite des Rückenmarkes meist in craniomedialer Richtung gegen die Fissura mediana ventralis, wo sie sich in einen *Ramus cranialis* und einen *Ramus caudalis* aufteilen. Durch Anastomosierung des *Ramus cranialis* mit dem *Ramus caudalis* der vorderen *A. radicularis ventralis* entsteht die unpaare *A. spinalis ventralis* (17/h; 117/4; 122/13; 123/14), die sich, zum Teil unter Inselbildung, entlang der Fissura mediana ventralis als besonders typisches Gefäß über die ganze Länge des Rückenmarkes ausdehnt. Ihr gewöhnlich mehr oder weniger geschlängeltes, caudales Ende wird nach WISSDORF (1970) beim *Schwein* vom Ramus caudalis der im Bereich des Lendenmarkes auftretenden, meist unpaaren *A. radicularis magna ventralis* gebildet.

Cranial geht die *A. spinalis ventralis*, meist unter Inselbildung, in die *A. basilaris* (17/g; 118/19; 119/3) über, die im Bereich des 1., beim *Rind* des 3. Halssegmentes aus der rechten und linken *A. vertebralis*, hervorgeht (119/2; 122/12; 123/13). Beim *Hund* ist der *Ramus spinalis III* der *A. vertebralis* besonders stark, daher weist die *A. spinalis ventralis* in den drei vordersten Halssegmenten ein viel stärkeres Kaliber auf als im übrigen Rückenmark.

Mit den Dorsalwurzeln der Spinalnerven gelangen die im Gegensatz zu den *Aa. radiculares ventrales* paarig angelegten *Aa. radiculares dorsales* in craniodorsaler Richtung an die Dorsola-

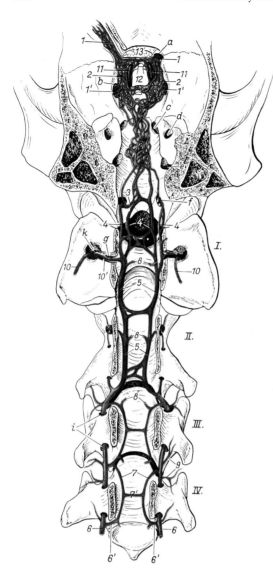

Abb. 116. Halbschematische Darstellung der Arterien am Boden der Schädelhöhle und des Wirbelkanals im Bereich der ersten 4 Halswirbel (I. – IV.) eines Rindes.

a Foramen orbitorotundum (links eröffnet); b Foramen ovale; c Fissura petrobasilaris; d Meatus acusticus internus; e Foramen jugulare; f Öffnung des Canalis hypoglossi; g Foramen vertebrale laterale (eröffnet); k Foramen alare; i Foramen transversarium

1 distale, 1' proximale Reteäste der A. maxillaris; 2 Rete mirabile epidurale rostrale, 2' Rete mirabile epidurale caudale; 3 Endäste der A. condylaris; 4 lateraler, 4' medialer Endast des intravertebralen Teils (5) der A. vertebralis; 6 A. vertebralis, 6' ihr Ramus spinalis; 7 Ramus canalis vertebralis mit Anastomosen (7'); 8 Rami nervomedullares; 9 Rami musculares; 10 Ramus descendens des intravertebralen Teils der A. vertebralis, aus dem Ramus anastomoticus cum a. occipitali (10') hervorgehend; 11 A. carotis interna; 12 Hypophyse; 13 Schnittfläche durch das Chiasma opticum

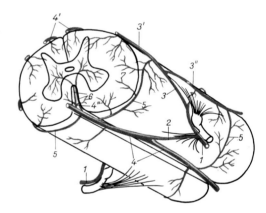

Abb. 117. Schema zur arteriellen Versorgung des Rückenmarkes (in Anlehnung an WISSDORF, 1970).

1 A. nervomedullaris; 2 A. radicularis ventralis; 3 A. radicularis dorsalis, 3' ihr Ramus cranialis, 3'' ihr Ramus caudalis; 4 A. spinalis ventralis, 4' Aa. spinales dorsolaterales, 4'' A. comitans; 5 Ramus dorsalis der A. spinalis ventralis; 6 Aa. sulcocommissurales; 7 Rami marginales

teralfläche des Rückenmarkes, wo sie sich in einen *Ramus cranialis* (117/3') und *Ramus caudalis* (117/3'') aufteilen. Durch Anastomosierung dieser Äste entstehen die beiden zarten *Aa. spinales dorsolaterales* (117/4'), die durch einzelne Queranastomosen unter sich, über die *Rami dorsales* der *A. spinalis ventralis* (117/5) aber auch mit dieser verbunden sind.

So wird also das Rückenmark von einem feinen arteriellen Gefäßnetz umsponnen, von dem dann die zarten Binnenarterien an die Rückenmarkssubstanz abgegeben werden. Von der *A. spinalis ventralis* oder ihren feinen, sich geflechtartig verzweigenden Nebenästchen, den *Aa. comitantes* (117/4'') *(Schwein)*, ziehen die *Aa. sulci* bzw. *sulcocommissurales* (117/6) durch die Fissura mediana ventralis in die graue Substanz, während der Markmantel durch die *Rami marginales* (117/7) der A. spinalis dorsolateralis und ihren Anastomosen mit der A. spinalis ventralis versorgt wird.

Arterien des Gehirns

Die arterielle Versorgung des Gehirns zeigt in der fetalen Anlage weitgehend übereinstimmende Verhältnisse, indem jederseits die *A. carotis interna* zunächst bei allen *Haussäugetieren* das Hauptgefäß darstellt, das durch Zuflüsse aus den Stromgebieten der *Aa. vertebralis, occipitalis* und *spinalis* entsprechend ergänzt wird. Im Verlauf der postnatalen Entwicklung wird die *A. carotis interna* bei den *Wiederkäuern* zu einem zarten Bindegewebsstrang zurückgebildet. Bei der *Katze* bleibt die *A. carotis interna* als sehr dünnes Gefäß erhalten. Das ursprünglich von der *A. carotis interna* versorgte Wundernetz im Bereich der Hypophyse, *Rete mirabile epidurale rostrale*, erhält bei der *Katze* und den *Wiederkäuern* deshalb seinen Hauptzufluß sekundär von anderen Gefäßen, vor allem von Ästen der *A. maxillaris*.

Die ursprünglichsten und einfachsten Verhältnisse zeigt der **Hund**. Hier entspringt die *A. carotis interna* (118/5) mit einem wenig markanten *Sinus caroticus* (118/4) dicht proximal von der *A. occipitalis* (118/3) aus der *A. carotis communis* (118/1) und zieht dann gegen die Fissura petrobasilaris, wo sie in den Canalis caroticus eintritt. Nachdem sie diesen durch das Foramen caroticum internum verlassen hat, bildet sie eine enge, durch das Foramen caroticum externum nach außen durchhängende, siphonartige Doppelschleife (118/5'), um dann durch das gleiche Loch wieder in die Schädelhöhle einzutreten und epidural gegen das Dorsum sellae zu verlaufen. Hier durchbohrt die *A. carotis interna* das Außenblatt der Dura

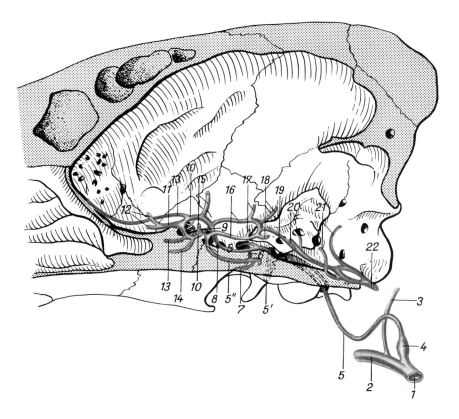

Abb. 118. Halbschematische Darstellung der wichtigsten Gehirnarterien des Hundes.

1 A. carotis communis dextra; 2 A. carotis externa; 3 A. occipitalis; 4 Sinus caroticus; 5 A. carotis interna dextra, 5' ihre siphonartige Gefäßschlinge, 5'' und 8 A. carotis interna sinistra; 6 A. intercarotica caudalis; 7 Ramus anastomoticus der A. ophthalmica externa; 9 A. intercarotica rostralis; 10 A. cerebri rostralis; 11 A. communicans rostralis; 12 Aa. corporis callosi; 13 A. ethmoidalis interna; 14 A. ophthalmica interna; 15 A. cerebri media; 16 Aa. communicantes caudales; 17 Aa. cerebri caudales; 18 Aa. cerebelli rostrales; 19 A. basilaris; 20 Aa. labyrinthi; 21 Aa. cerebelli caudales; 22 A. spinalis ventralis

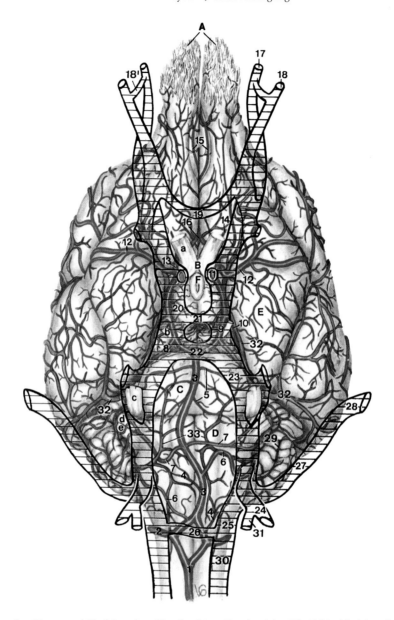

Abb. 119. Arterien, Venen und Blutleiter eines Hundegehirns, Basalansicht. Die Gehirnblutleiter sind mit Tusche umrandet und quergestrichelt (nach HABERMEHL, 1973).

A Bulbus olfactorius mit Fila olfactoria; B Chiasma opticum; C Pons; D Medulla oblongata; E Lobus piriformis; F Recessus infundibuli

a N. opticus; b N. oculomotorius; c N. trigeminus; d N. facialis; e N. vestibulocochlearis

1 A. spinalis ventralis; 2 A. vertebralis; 3 A. basilaris; 4 ihre Rami ad medullam oblongatam; 5 ihre Rami ad pontem; 6 A. cerebelli caudalis; 7 A. labyrinthi; 8 A. cerebelli rostralis; 9 A. communicans caudalis; 10 A. cerebri caudalis; 11 A. carotis interna, abgeschnitten; 12 A. cerebri media; 13 A. cerebri rostralis; 14 A. ophthalmica interna; 15 A. ethmoidalis interna; 16 Stamm der Aa. corporis callosi; 17 V. ophthalmica externa dorsalis; 18 V. ophthalmica externa ventralis, 18' Anastomose zwischen Vv. ophthalmicae externae dorsalis et ventralis; 19 Anastomose zwischen den Vv. ophthalmicae externae ventrales; 20 Sinus cavernosus; 21, 22 Sinus intercavernosi caudales, zwischen 21 und 22 Aussparung für das Dorsum sellae; 23 Sinus petrosus ventralis; 24 Verbindung zur V. vertebralis; 25 Sinus basilaris; 26 Sinus interbasilaris; 27 Sinus temporalis; 28 V. emissaria foraminis retroarticularis; 29 Vv. cerebelli ventrales; 30 Plexus vertebralis internus ventralis; 31 V. emissaria foraminis jugularis; 32 Vv. cerebri ventrales; 33 Venen des Pons und der Medulla oblongata

mater (Endocranium) und kommt somit ins Innere des Sinus cavernosus zu liegen. Bei ihrem Eintritt in den Sinus cavernosus (119/20) gibt sie rostrolateral eine kräftige Anastomose zur *A. ophthalmica externa* (118/7) und eine dünne *A. intercarotica caudalis* (118/6) an die gegenseitige *A. carotis interna* ab. Die *A. carotis interna* zieht innerhalb des Sinus cavernosus jeweils lateral von der Hypophyse rostral, durchbohrt das Diaphragma sellae und läuft in einem kurzen Stück zur Gehirnbasis (118/5, 5", 8; 119/11). Hier zweigt medial die dünne *A. intercarotica rostralis* (118/9) ab, die, wie die *A. intercarotica caudalis*, feine Ästchen an die Hypophyse entsendet.

Die *A. carotis interna* teilt sich innerhalb des Cavum leptomeningicum beiderseits in eine *A. communicans caudalis* (118/16; 119/9). Während sich die beiden *Aa. communicantes caudales* regelmäßig mit der *A. basilaris* (118/19; 119/3) vereinigen, ziehen die beiden *Aa. cerebri rostrales* über das Chiasma opticum hinweg gegen die Fissura longitudinalis cerebri, wobei sie zu einer kurzen *A. communicans rostralis* (118/11) zusammenfließen können. Dadurch kommt es an der Gehirnbasis zu einem geschlossenen, den Hypophysenstiel umfassenden, länglichen Arterienring, der als *Circulus arteriosus cerebri* bezeichnet wird.

Von ihm zweigen rostral ab: 1. die *A. ophthalmica interna* (118/14; 119/14), die mit dem N. opticus zur Orbita zieht, 2. die *A. ethmoidalis interna* (118/13; 119/15; 121/6), die medial vom Bulbus olfactorius zur Lamina cribrosa verläuft und, nachdem sie diese passiert hat, mit der *A. ethmoidalis externa* anastomosiert, und 3. die Fortsetzung der *Aa. cerebri rostrales*, die sich als *Aa. corporis callosi* (118/12; 119/16) um das Balkenknie herumschlagen und die mediale Hemisphärenwand sowie deren dorsale Kante bis etwa zur Hälfte des Gyrus marginalis versorgen (121/3, 4, 5).

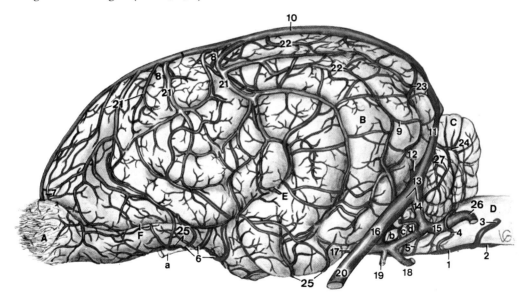

Abb. 120. Arterien, Venen und Blutleiter eines Hundegehirns, Lateralansicht (nach HABERMEHL, 1973).

A Bulbus olfactorius mit Fila olfactoria; B Hemisphaerium; C Cerebellum; D Medulla oblongata; E Fissura pseudosylvia; F Sulcus rhinalis lateralis

a N. opticus; b N. trigeminus; c N. facialis; d N. vestibulocochlearis

1 A. basilaris; 2 A. spinalis ventralis; 3 A. vertebralis; 4 A. cerebelli caudalis; 5 A. labyrinthi; 6 Äste der A. cerebri media; 7 Ramus corticalis frontalis der A. corporis callosi; 8 Äste der A. corporis callosi für die Hemisphärenoberfläche im Mantelkantenbereich; 9 Ast der A. cerebri caudalis für den Occipitallappen; 10 Sinus sagittalis dorsalis; 11 Sinus transversus; 12 Sinus petrosus dorsalis; 13 Übergang des Sinus transversus in den Sinus temporalis; 14 Sinus sigmoideus; 15 Sinus basilaris; 16 Sinus temporalis; 17 Sinus petrosus ventralis; 18 sein Verbindungsstück zur V. vertebralis; 19 V. emissaria foraminis jugularis; 20 V. emissaria foraminis retroarticularis; 21 Vv. cerebri dorsales rostrales; 22 Vv. cerebri dorsales mediae; 23 Vv. cerebri dorsales caudales; 24 Vv. cerebelli dorsales; 25 Vv. cerebri ventrales; 26 Plexus vertebralis internus ventralis; 27 V. emissaria occipitalis

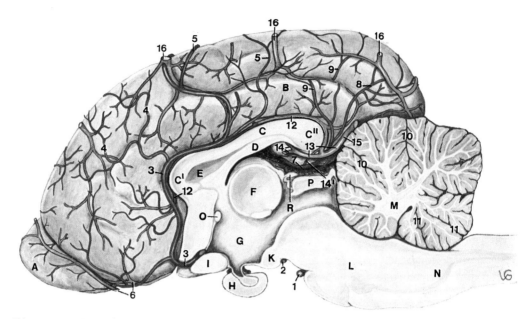

Abb. 121. Arterien und Venen der rechten Gehirnhälfte eines Hundes, Medialansicht (nach HABERMEHL, 1973).

A Bulbus olfactorius; B Facies medialis hemisphaerii; C Corpus callosum mit C' Genu und C"Splenium; D Fornix;
E Septum pellucidum; F Adhaesio interthalamica; G Ventriculus tertius; H Hypophysis; I Chiasma opticum;
K Corpus mamillare; L Pons; M Cerebellum; N Medulla oblongata; O Commissura rostralis; P Vierhügelplatte;
R Epiphyse

1 A. communicans caudalis; 2 A. cerebri caudalis; 3 A. corporis callosi; 4 ihre Rami corticales frontales; 5 ihre Rami
corticales parietales; 6 A. und V. ethmoidalis interna; 7 A. cerebri caudalis mit Plexus choroideus ventriculi tertii;
8 ihr Ramus corticalis occipitalis; 9 ihre Rami corticales parietooccipitales; 10 Rami centrales der A. cerebelli
rostralis; 11 Rami centrales der A. cerebelli caudales; 12 V. corporis callosi; 13 V. cerebri magna; 14 Vv. cerebri
internae, 14' V. choroidea caudalis; 15 Sinus rectus; 16 Venenzuflüsse von der medialen Hemisphärenfläche zum
Sinus sagittalis dorsalis

Dicht hinter der Aufgabelung der *A. carotis interna* in die *A. cerebri rostralis* und die
A. communicans caudalis zweigt von der letzteren oder der *A. carotis interna* jederseits ein
kräftiges Gefäß, die *A. cerebri media* (118/15; 119/12; 120/6), ab, die vor dem Lobus
piriformis über die Substantia perforata rostralis hinwegzieht, wobei sie feine Ästchen an
diese entsendet, und sich dann gegen die Fossa lateralis cerebri wendet, um schließlich unter
reicher Verzweigung die ganze Lateralfläche der Hemisphären zu vaskularisieren (vgl. 120).
Kurz nach ihrem Ursprung gibt die *A. cerebri media* die *A. choroidea rostralis* ab, die sich um
den Hirnstamm schlägt und die Adergeflechte der Seitenventrikel und des III. Ventrikels
versorgt. Die medial von der *A. cerebri media* abgehenden *Rami striati* dienen der arteriellen
Versorgung der Basalganglien und ihrer benachbarten Strukturen.

Von den Aa. communicantes caudales (119/9) des *Circulus arteriosus cerebri* werden
verschiedene kleine Zweige an den Hypothalamus und die Hirnschenkel sowie die *Aa. cerebri caudales* (118/17; 119/10; 121/7, 8, 9) abgegeben, die, das Mittelhirn umgreifend, zur
medialen Fläche des Hinterhauptlappens ziehen und die *Aa. choroideae caudales* sowie die
Aa. cerebelli rostrales (118/18; 119/8) für das Kleinhirn liefern.

Die *Aa. communicantes caudales* gehen am vorderen Brückenrand in die unpaare *A. basilaris* (118/19; 119/3) über, die über die Ventralfläche der Brücke und des verlängerten
Markes occipital zieht, um sich schließlich in die *A. spinalis ventralis* (118/22; 119/1)
fortzusetzen. Die *A. basilaris* gibt verschiedene, kleine Seitenäste an die Brücke (119/5) und
das verlängerte Mark (119/4) sowie die *Aa. labyrinthi* (118/20; 119/7) und *cerebelli caudales*
(118/21; 119/6) ab.

Abb. 122. Gehirnarterien eines Pferdes, Ventralansicht.

1 A. communicans caudalis, 1' A. cerebri rostralis; 2 A. cerebri media; 3 A. communicans rostralis; 4 Übergang in die Aa. corporis callosi; 5 A. ethmoidalis interna; 6 A. choroidea rostralis; 7 A. ethmoidalis externa; 8 A. cerebri caudalis; 9 A. basilaris; 10 A. cerebelli rostralis; 11 A. cerebelli caudalis, 11' A. labyrinthi; 12 A. vertebralis; 13 A. spinalis ventralis; 14 A. radicularis ventralis von C 2

a Bulbus olfactorius, a' Gyrus olfactorius medialis, a" Gyrus olfactorius lateralis, a"' Trigonum olfactorium; b Lobus piriformis; c Chiasma opticum, c' Tractus opticus; d Außenblatt der Dura mater, die Hypophyse überdeckend, d' Diaphragma sellae; e Crus cerebri; f Pons; g Corpus trapezoideum; h Pyramis; i Adergeflecht des IV. Ventrikels; k Ligamentum suspensorium arachnoideale; l erste Zacke des Ligamentum denticulatum

III N. oculomotorius; V' Radix motoria, V" Radix sensoria n. trigemini; VI N. abducens; VII N. facialis; VIII N. vestibulocochlearis; IX, X, XI Wurzeläste der Nn. glossopharyngeus (IX), vagus (X), accessorius (XI), XI' Ramus externus n. accessorii; XII N. hypoglossus

C 1, C 2 Wurzeläste des 1. und 2. Halsnerven

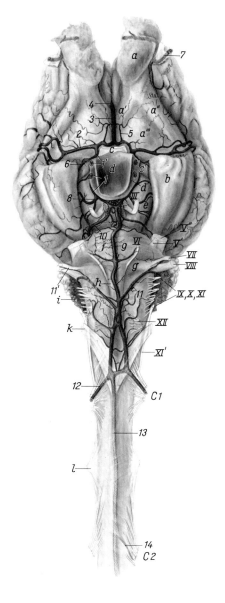

Abb. 123. Gehirnarterien eines Pferdes, Lateralansicht.

1 A. carotis interna, 1' ihre Schleife im Sinus petrosus ventralis, 1" ihr Endstück im eröffneten Sinus cavernosus, 1"' A. intercarotica caudalis; 2 Wand des Sinus cavernosus; 3 A. communicans caudalis, 3' A. cerebri rostralis der A. carotis interna; 4 A. cerebri media, 4' ihre Hauptäste; 5 A. communicans rostralis; 6 Ast der A. ethmoidalis externa; 7 A. choroidea rostralis; 8 A. ethmoidalis externa; 9 A. cerebri caudalis; 10 A. cerebelli rostralis; 11 A. basilaris; 12 A. cerebelli caudalis; 13 A. vertebralis; 14 A. spinalis ventralis

a Bulbus olfactorius; b Hypophyse, b' Diaphragma sellae oder Innenblatt, b" Außenblatt der Dura mater; c Pons; d Paraflocculus des Kleinhirns; e Adergeflecht; f Ligamentum suspensorium arachnoideale; g erste Zacke des Ligamentum denticulatum

II – XII 2. – 12. Gehirnnerv, XI' Ramus externus des N. accessorius

C 1, C 2 Wurzeläste des 1. und 2. Halsnerven

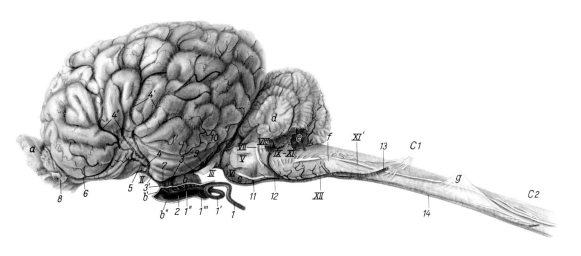

Die Rindenbezirke des Groß- und Kleinhirns werden durch die *Rami corticales*, der Markkörper durch die *Rami centrales* der betreffenden Arterien vaskularisiert. Diese äußerst zarten Gefäße bilden in der grauen Substanz dichte, in der weißen Substanz weitmaschige Kapillarnetze in regional typischer Anordnung, weshalb neben der Cyto- und der Myeloarchitektur auch eine tierartlich und topographisch charakteristische Angioarchitektur der einzelnen Gehirnabschnitte besteht.

Abgesehen von den Hauptästen zeichnet sich das Gefäßbild des Gehirns durch eine große Variabilität aus. Von den Gehirnarterien der übrigen *Haussäugetiere* seien darum nur die artspezifischen Besonderheiten näher beschrieben.

Den soeben geschilderten Verhältnissen *(Hund)* am nächsten kommen die Gehirnarterien des **Pferdes**. Auch hier entspringt die relativ kräftige *A. carotis interna* (123/1; 128/23) unmittelbar brustwärts von der *A. occipitalis* mit einem undeutlichen *Sinus caroticus* (187/39) aus der A. carotis communis und verläuft dann, in die caudale Wand des Luftsackes eingebettet, in craniodorsaler Richtung gegen die Schädelbasis, wo sie die bindegewebige Verschlußplatte des Foramen lacerum durchstößt und damit in den extracranialen Teil des basalen Blutleitersystems, den *Sinus petrosus ventralis* (128/12), eintritt.

Während ihres intravenösen Verlaufes durch die Sinus petrosus ventralis bildet die *A. carotis interna* eine serpentinenartige Schleife (123/1'; 128/23'), um mit der letzten Windung über die Incisura carotica des Temporalflügels in den Sinus cavernosus (109/6; 123/1''; 125/7, 8) und damit in die Schädelhöhle einzutreten. Innerhalb der Blutleiter ist die A. carotis interna durch mehr oder weniger zahlreiche, zarte Bindegewebsstränge an deren Wandungen verspannt (vgl. 125). Im Sinus cavernosus ziehen die durch die im Sinus intercavernosus caudalis gelegene *A. intercarotica caudalis* (108/30; 123/1'''; 125/9) unter sich verbundenen inneren Carotiden beidseitig der Hypophyse rostral, um dann das Diaphragma sellae (122/d'; 123/b'; 125/6) als *A. carotis interna* (125/10) zu durchstoßen oder sich schon vor ihrem Eintritt ins Cavum leptomeningicum in die *A. cerebri rostralis* (122/1'; 123/3'; 124/1; 125/10') und die *A. communicans caudalis* (122/1; 123/3; 124/4; 125/10) aufzuteilen.

Die *Aa. cerebri rostrales* vereinigen sich zur unpaaren *A. communicans rostralis* (122/3; 123/5; 124/2) und versorgen, nachdem sich diese in die beiden *Aa. corporis callosi* (124/2', 2'')

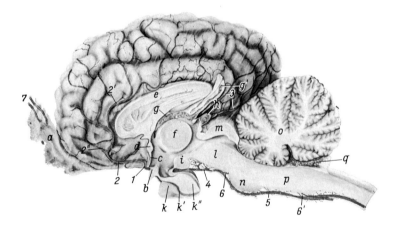

Abb. 124. Gehirnarterien eines Pferdes, Medianschnitt.

1 A. cerebri rostralis; 2 A. communicans rostralis, 2' A. corporis callosi dextra, 2'' Stumpf der A. corporis callosi sinistra; 3 Äste des A. cerebri caudalis; 4 A. communicans caudalis; 5 A. basilaris; 6 A. cerebelli rostralis, 6' A. cerebelli caudalis; 7 Äste der A. ethmoidalis externa

a Bulbus olfactorius; b Chiasma opticum; c Lamina terminalis; d Commissura rostralis; e Corpus callosum; f Adhaesio interthalamica; g Plexus choroideus ventriculi III., g' Recessus suprapinealis; h Glandula pinealis; i Corpus mamillare; k Vorderlappen, k' Zwischenlappen, k'' Hinterlappen der Hypophyse; l Tegmentum mesencephali; m Tectum mesencephali; n Pons; o Cerebellum; p Medulla oblongata; q Plexus choroideus ventriculi IV.

gegabelt hat, die mediale Hemisphärenfläche. Ferner geben die *Aa. cerebri rostrales* jederseits ab: 1. eine dünne *A. ophthalmica interna*, die den Sehnerv begleitet, 2. eine *A. choroidea rostralis* (122/6; 123/7), die dem Tractus opticus entlang zu den Adergeflechten der Seitenventrikel und des III. Ventrikels zieht, und 3. die kräftige *A. cerebri media* (122/2; 123/4). Das in der Fossa ethmoidea gelegene, subdurale *Rete ethmoideum* wird von der zarten *A. ethmoidalis interna* (122/5) und der stärkeren *A. ethmoidalis externa* (122/7; 123/8; 124/7) versorgt.

Abgesehen davon, daß die *A. cerebri caudalis* (122/8; 123/9; 124/3) oft doppelt angelegt ist, verhalten sich die von den *Aa. communicantes caudales* (122/1; 123/3; 124/4) und der *A. basilaris* (122/9; 123/11; 124/5) abgehenden Hauptäste wie beim *Hund*. Vor ihrer Fortsetzung in die *A. spinalis ventralis* (122/13; 123/14) bildet die *A. basilaris* gewöhnlich ein bis mehrere Gefäße, mit denen jederseits als zweites Hauptgefäß zur Versorgung des Gehirns die durch das Foramen vertebrale laterale des Atlas in den Wirbelkanal eintretende, im einzelnen sehr variable *A. vertebralis* (122/12; 123/13) anastomosiert. Diese Anastomose mit der *A. vertebralis* kann auch nur einseitig ausgebildet sein.

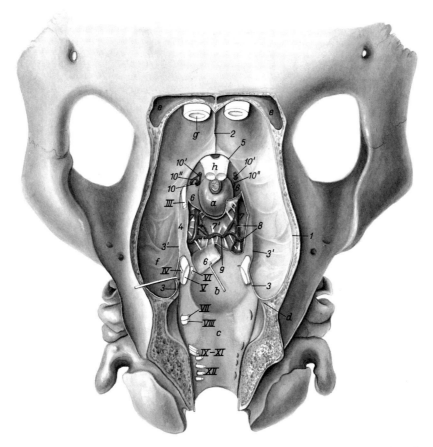

Abb. 125. Basis der Hirnschädelhöhle eines Pferdes mit Duraauskleidung, Nervenaustritten und eröffnetem Sinus cavernosus (in Anlehnung an RUEDI, 1922).

a Hypophyse; b Fossa pontis; c Fossa medullae oblongatae; d Crista petrosa; e Stirnbeinhöhle; f Piriformisgrube; g Schiefschnitt durch den Bulbus olfactorius; h Chiasma opticum

1 Dura mater encephali; 2 Vorderende der Falx cerebri; 3 Tentorium cerebelli membranaceum, 3' seine ventrale Verankerung; 4 Duraabdeckung der Nervenrinne; 5 Durabezug der Crista orbitosphenoidea; 6 Diaphragma sellae; 7 Sinus cavernosus, 7' Sinus intercavernosus (eröffnet); 8 A. carotis interna; 9 A. intercarotica caudalis; 10 A. carotis interna, 10' A. cerebri rostralis, 10" A. communicans caudalis

III N. oculomotorius; IV N. trochlearis; V N. trigeminus; VI N. abducens; VII N. facialis; VIII N. vestibulocochlearis; IX N. glossopharyngeus; X N. vagus; XI N. accessorius; XII N. hypoglossus

Bei der **Katze** ist die *A. carotis interna* postnatal außerhalb der Schädelhöhle (proximale *A. carotis communis*) obliteriert. Ein *Ramus anastomoticus cum a. carotis interna* der *A. pharyngea ascendens* nimmt Verlauf und Funktion des obliterierten Gefäßes und setzt sich, zusammen mit den distalen Ästen des *Rete mirabile a. maxillaris*, das der Augenmuskelpyramide lateral aufliegt, in die distale *A. carotis interna* fort. Das arterielle Wundernetz wird bei der *Katze*, wie bei den *Wiederkäuern*, allein von der *A. maxillaris* gespeist. Der *Circulus arteriosus cerebri* (WILLISI) ist nicht zum Ring geschlossen, da eine *A. communicans rostralis* fehlt. Die weitere Aufteilung der *A. carotis cerebralis* verhält sich ähnlich wie beim *Hund*.

Beim **Schwein** tritt die *A. carotis interna* durch das Foramen lacerum in die Schädelhöhle und bildet im Foramen und intracraniell das *Rete mirabile epidurale rostrale*. Äste der *A. occipitalis*, *A. vertebralis* und *A. condylaris* schließen sich mit Schleifen und Biegungen an der Grenze vom Atlas zum Os occipitale zum *Rete mirabile epidurale caudale* zusammen. Das *Rete mirabile epidurale caudale* hat mit dem im Verhältnis zum *Rind* kleinen *Rete mirabile epidurale rostrale* in der Umgebung der Hypophyse keine Verbindung. Aus dem caudalen Rete zweigt nach rostral die *A. basilaris*, nach caudal die *A. spinalis ventralis* ab. Der aus dem *Rete mirabile epidurale rostrale* hervorgehende Teil der *A. carotis interna* teilt sich im Prinzip in gleicher Weise auf wie beim *Pferd*. Die relativ langen *Aa. cerebri rostrales* vereinigen sich jedoch nicht zu einer einheitlichen *A. communicans rostralis*, sondern stehen nur durch eine dünne Queranastomose unter sich in Verbindung und ziehen, nach Abgabe der *Aa. corporis callosi*, als kräftige *Aa. ethmoidales internae* medial vom Bulbus olfactorius zum *Rete ethmoideum*.

Auch bei den **Wiederkäuern** ist die *A. carotis interna* im Fetalzustand noch vollständig ausgebildet und entspringt als kräftiges Gefäß, gemeinsam mit der *A. occipitalis* aus der *A. carotis communis*. Postnatal wird ihr extracranialer Teil dann aber in den 6. – 8. ersten Lebenswochen zu einem dünnen Bindegewebsstrang abgebaut, und die Blutversorgung des Gehirns wird sekundär von anderen Gefäßen übernommen.

Beim *Schaf* ist die Obliteration der A. carotis interna nach 12 – 18 Monaten abgeschlossen. Das Gefäß beteiligt sich an der Speisung des *Rete mirabile epidurale rostrale* bis zum Alter von 4 Monaten.

Das ursprünglich von der A. carotis interna gespeiste, beim *Rind* besonders mächtige *Rete mirabile epidurale rostrale* (115/g; 116/2), das die Hypophyse rings umschließt, wird bei den erwachsenen *Wiederkäuern* entweder ganz *(kleine Wiederkäuer)* oder größtenteils *(Rind)* von den durch das Foramen orbitorotundum und das Foramen ovale in die Schädelhöhle eintretenden distalen und proximalen Reteästen der *A. maxillaris* (116/1, 1') versorgt, die beim *Rind* noch durch Äste des zarten *Rete mirabile arteriae ophthalmicae internae* über das Foramen opticum ergänzt werden. Beim *Rind* steht das *Rete mirabile epidurale rostrale* zudem mit einem weitmaschigen Wundernetz in Verbindung, das sich als *Rete mirabile epidurale caudale* (111/16; 114/5; 116/2') an der Schädelhöhlenbasis bis gegen das Hinterhauptsloch ausdehnt und mit Ästen der *Aa. condylaris* (116/3) und *occipitalis* sowie mit dem starken, zwischen 2. und 3. Halswirbel in den Wirbelkanal eintretenden, medialen oder intravertebralen Endast der *A. vertebralis* (116/4, 4', 5) anastomosiert. Beim *Schaf*, und vor allem bei der *Ziege*, ist das caudale, epidurale Wundernetz im Verhältnis zum *Rind* schwach ausgebildet, und die zarten Verbindungsäste zum *Rete mirabile epidurale rostrale* sind präparatorisch kaum zu isolieren, lassen sich aber durch Injektionen nachweisen.

Möglicherweise gibt es beim *Rind* eine rassebedingte Variation, bei der das *Rete mirabile epidurale caudale* fehlen und durch einen Arterienring ersetzt sein kann.

Aus dem *Rete mirabile epidurale rostrale* geht vor der Hypophyse jederseits der nicht zurückgebildete Teil der *A. carotis interna* (116/11) als kräftiges Gefäß hervor, das die Dura mater durchbohrt. Seine das Gehirn versorgenden Äste stimmen im wesentlichen mit denen des *Pferdes* überein.

Venen

Venen des Rückenmarkes

Die ziemlich unvermittelt aus dem Kapillarnetz der nervösen Substanz hervorgehenden Venen des Rückenmarkes zeigen im wesentlichen den gleichen Verlauf wie die zuführenden Arterien. Die zarten, intramedullären Venen finden Anschluß an die *V. spinalis ventralis* und die *Vv. spinales dorsolaterales* sowie an das diese Hauptstämme verbindende Venennetz. Von hier erfolgt der Abfluß durch die regelmäßiger als die entsprechenden Arterien segmental angeordneten *Vv. radiculares ventrales* und *dorsales*, die vor oder nach ihrem Durchtritt durch die Dura mater in die *Rami spinales* übergehen. Diese münden dann entweder direkt in die *Vv. intervertebrales* der größeren, ableitenden Venensysteme oder in den *Plexus vertebralis internus ventralis*.

Der **Plexus vertebralis internus ventralis** stellt die Fortsetzung des basalen epiduralen Blutleitersystems des Gehirns in den Bereich des Rückenmarkes dar und wird darum auch Wirbelblutleiter genannt. Im Gegensatz zum *Menschen*, bei dem das Rückenmark von diesem Venenplexus rings umgeben wird, besteht der *Plexus vertebralis internus ventralis* (126/9; 127/1) bei den *Haussäugetieren* nur aus zwei relativ weitlumigen, klappenlosen Venenröhren, die im Spatium epidurale dem Boden und zum Teil den Seitenwandungen des Wirbelkanals anliegen und diesen in seiner ganzen Länge bis in die Gegend der ersten Schwanzwirbel durchziehen (vgl. 126). Die beiden Blutleitervenen bilden in der Aufsicht girlandenartige Ketten, indem sie sich in der Mitte der Wirbelkörper gegenseitig nähern und an den Foramina vertebralia lateralia wieder voneinander entfernen. In der Mitte jedes Wirbels (mit Ausnahme des Atlas) stehen die beiden Blutleiter durch Queranastomosen, die in der Regel das Ligamentum longitudinale dorsale unterkreuzen und deshalb im eröffneten Wirbelkanal im allgemeinen nicht sichtbar sind, miteinander in Verbindung. Diese Queranastomosen ziehen nur vereinzelt über das dorsale Längsband hinweg (126/10). Beim *Hund* und beim *Schwein* sind die beiden Wirbelblutleiter im Bereich von Atlas und Axis aber auch durch je eine Anastomose verbunden, die das Rückenmark am Vorderrand der Wirbelbogen dorsal spangenartig umgreifen (126/11). Beim *Hund* finden sich solch dorsale Queranastomosen aber auch im übrigen Halsmark- und vorderen Brustmarkbereich (126/11; 127/5). In den *Plexus vertebralis internus ventralis* ergießen sich zahlreiche zarte Knochenvenen (*Vv. nutritiae*) aus den Wirbelkörpern. Die Wirbelblutleiter stehen in mannigfaltiger und tierartlich recht unterschiedlicher Weise direkt oder indirekt mit den *Plexus vertebralis externus dorsalis* und *ventralis* in Verbindung.

So finden sich beispielsweise beim *Hund* im Bereich der Hals- und vorderen Brustwirbelsäule bogenförmige Venen, *Rami interarcuales*, die nach Aufnahme der *Rami interspinosi* (126/12, 13; 127/6) des *Plexus vertebralis externus dorsalis* durch die Spatia interarcualia in den Wirbelkanal eindringen (127/5), um dann in der Gegend der Foramina intervertebralia oder vertebralia lateralia entweder in den *Plexus vertebralis internus ventralis* oder in die hier den Wirbelkanal verlassenden *Vv. intervertebrales* (126/14; 127/2') der ableitenden Venensysteme zu münden, die alle zum *Plexus vertebralis externus ventralis* gehören. Mit ihm stehen schließlich auch die von der Queranastomose des *Plexus vertebralis internus ventralis* abgehenden *Vv. basivertebrales* in Verbindung, die in die Gefäßlöcher der Wirbelkörper eintreten und diese ventral durchziehen.

Zu den ableitenden Venen des *Plexus vertebralis internus ventralis* gehören: die *Vv. occipitales* (126/16), die *Vv. vertebrales* (126/15), die *Vv. cervicales profundae*, die *Vv. intercostales supremae*, die *Vv. vertebrales thoracicae*, die *Vv. intercostales dorsales* (127/2), die *V. azygos* (127/3), die *Vv. lumbales*, die *Vv. iliacae communes* und die *V. sacralis mediana* bzw. die *V. glutaea caudalis*. Im einzelnen bestehen tierartlich zum Teil erhebliche Unterschiede.

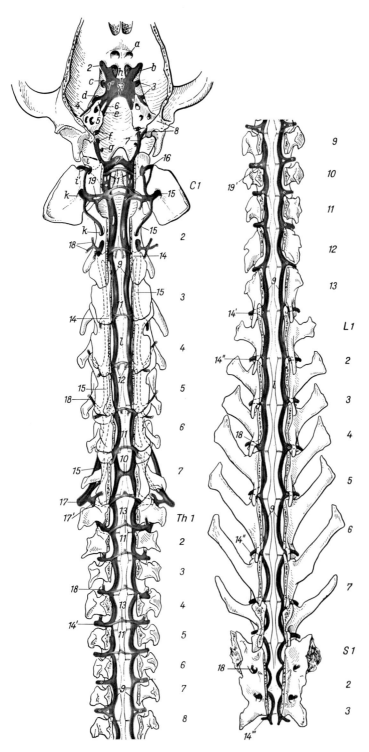

Abb. 126. Halbschematische Darstellung des ventralen Blutleitersystems des Gehirns und des Plexus vertebralis internus ventralis eines Hundes.

Dorsalansicht nach Abtragung des Schädeldaches und der Wirbelbögen.

a Eingang des Canalis opticus; b Fissura orbitalis; c Foramen rotundum; d Foramen ovale; e Canalis petrooccipitalis; f Foramen jugulare und Canalis condylaris; g Eingang des Canalis n. hypoglossi; h Fossa hypophysialis; i Foramen vertebrale laterale, i' Incisura alaris; k Foramen transversarium; l Ligamentum longitudinale dorsale

1 Sinus intercavernosus caudalis, 1' dessen parallele Anastomose, 1'' Sinus cavernosus; 2 V. emissaria fissurae orbitalis; 3 Vv. emissariae foraminis rotundi et foraminis ovalis; 4 eine V. cerebri ventralis; 5 V. emissaria canalis carotici (im Canalis caroticus); 6 Sinus petrosus ventralis (im Canalis petrooccipitalis); 7 Sinus basilaris, 7' Sinus interbasilaris; 8 Sinus sigmoideus; 9 Plexus vertebralis internus ventralis; 10 ventrale, oberflächliche Queranastomose; 11 dorsale, bogenförmige Queranastomosen; 12 Verbindungsäste zum Plexus vertebralis externus dorsalis; 13 Stümpfe der Vv. interspinosae; 14 Vv. intervertebrales zum Abfluß in V. vertebralis (15), 14' Vv. intervertebrales zum Abfluß über die Vv. intercostales dorsales in die V. azygos, 14'' Vv. intervertebrales zum Abfluß über die Vv. lumbales in die V. cava caudalis, 14''' V. intervertebralis zum Abfluß in die V. sacralis mediana; 15 V. vertebralis; 16 V. occipitalis; 17 V. vertebralis, 17' V. vertebralis thoracica; 18 Muskeläste; 19 Austrittsstelle des 2. Hals- und 19' des 9. Brustnerven (von Ästen der Vv. intervertebrales umfaßt)

Funktionell stellt der *Plexus vertebralis internus ventralis* einen Kollateralkreislauf zu den großen Körpervenen dar, dem hämodynamisch im Sinne des Druckausgleiches beträchtliche Bedeutung zukommt. Da Venenklappen fehlen, sind Strömungsmöglichkeiten in verschiedene Richtungen gegeben. So haben experimentelle Untersuchungen gezeigt, daß bei der Inspiration eine Entleerung und bei der Exspiration oder beim Einsetzen der Bauchpresse eine Füllung der Wirbelblutleiter erfolgt.

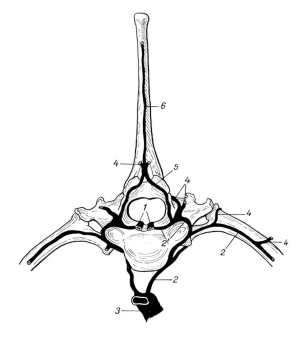

Abb. 127. Wirbelblutleiter mit Zu- und Abflußvenen im Bereich des 5. Brustwirbels eines Hundes, Caudalansicht (nach DRÄGER, 1937).

1 Plexus vertebralis internus ventralis; 2 V. intercostalis dorsalis, 2' V. intervertebralis zum Plexus vertebralis internus; 3 V. azygos dextra; 4 Muskeläste; 5 Ramus interarcualis; 6 Ramus interspinosus

Venen des Gehirns

Die Venen des Gehirns halten sich in ihrem Verlauf – im Gegensatz zu denen im Rückenmark – nicht an die Arterien, sondern schlagen eigene Wege ein und erhalten darum zum Teil auch eigene Namen. Während das Blut dem Gehirn über die basalen Gehirnarterien, insbesondere über den *Circulus arteriosus cerebri*, zuströmt, wird es durch ein ventrales und ein dorsales Venensystem, d. h. durch die ventralen und die dorsalen Blutleiter, die *Sinus durae matris ventralis et dorsalis*, abgeleitet.

Infolge ihres Einbaues in die Dura mater encephali sowie des Mangels an Muskulatur in ihren Wandungen und des Fehlens von Klappen sind die Lichtungen der Blutleiter immer geöffnet und ist die Durchströmungsmöglichkeit in jeder Richtung gesichert. Die Sinus durae matris dienen deshalb u. a. dem Ausgleich der auch unter physiologischen Bedingungen schwankenden Druckverhältnisse innerhalb der Schädelhöhle.

In die Blutleiter des Gehirns münden: die *Vv. cerebri*, die *Vv. cerebelli*, die *Vv. ophthalmicae internae*, die *Vv. meningeae* und die *Vv. diploicae* der Schädelkapsel. Dorsales und ventrales Sinussystem stehen bei allen *Haussäugetieren*, mit Ausnahme des *Pferdes*, intracranial durch den *Sinus sigmoideus* miteinander in Verbindung.

Das **dorsale Blutleitersystem** besteht zur Hauptsache aus dem in der Medianebene der Crista sagittalis interna an der Basis der Falx cerebri entlang caudal ziehenden *Sinus sagittalis dorsalis* und dem in der Gegend des Tentorium cerebelli osseum (*Fleischfresser* und *Pferd*) bzw. der Protuberantia occipitalis interna (*Schwein* und *Wiederkäuer*) rechtwinklig mit ihm verbundenen *Sinus transversus*.

Der *Sinus sagittalis dorsalis* (108/26; 120/10; 128/1; 129/1; 130/8) ist kein einheitliches Gefäß, sondern eine von Bindegewebsbälkchen durchsetzte Röhre, die von einer lückenhaf-

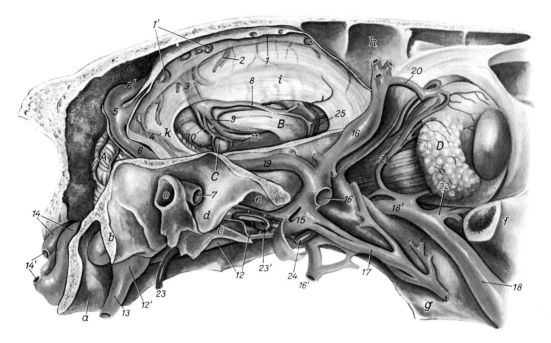

Abb. 128. Sinus durae matris und Augenhöhlenvenen eines Pferdes (nach A. DENNSTEDT, 1904, etwas modifiziert).

A Kleinhirn; B Corpus callosum; C Epiphyse; D Tränendrüse

a Condylus occipitalis; b Processus jugularis; c Meatus acusticus externus, c' Processus muscularis; d Processus retroarticularis; e Fossa mandibularis; f Processus temporalis; g Processus pterygoideus des Basisphenoidale; h Stirnbeinhöhle; i Falx cerebri; k Tentorium cerebelli membranaceum

1 Sinus sagittalis dorsalis, 1' Lacunae laterales; 2 Vv. cerebri dorsales; 3 Sinus rectus; 4 Sinus petrosus dorsalis; 5 Sinus transversus; 6 Sinus temporalis, 6' Confluens sinuum; 7 V. emissaria foraminis retroarticularis; 8 V. corporis callosi; 9 V. cerebri magna; 10 Venen der Epiphyse; 11 Vv. cerebri internae; 1 – 11 *dorsales Blutleitersystem*; 12 Sinus petrosus ventralis, zum Teil eröffnet, 12' seine ampullenförmige Anschwellung; 13 Verbindung mit der V. occipitalis; 14 Sinus basilaris, 14' sein Übergang in den Plexus vertebralis internus ventralis; 15, 16', 17 Plexus pterygoideus; 16 V. temporalis profunda rostralis; 18 V. profunda faciei, 18' V. emissaria fissurae orbitalis; 12 – 18' Teile des *ventralen Blutleitersystems*; 19 V. temporalis profunda caudalis; 20 V. supraorbitalis; 21 V. ophthalmica externa dorsalis; 22 V. ophthalmica externa ventralis; 23 A. carotis interna, 23' ihre Schleife im Sinus petrosus ventralis; 24 A. maxillaris; 25 A. corporis callosi

ten, medianen Scheidewand in zwei Hälften (z. B. *Pferd* 109/8; 129/1') oder durch eine horizontale Lamelle in eine dorsale und eine ventrale Etage (z. B. caudaler Abschnitt beim *Rind*, 111/5, 5') unterteilt sein kann. Anders als beim *Menschen* steht der Längsblutleiter rostral bei *keinem Haussäugetier* mit dem Venennetz der Nasenhöhle in Verbindung. Beim *Pferd* geht er aus den Venen des Siebbeins, bei den übrigen *Haussäugetieren* aus Meningeal- und Gehirnvenen im Bereich der Crista galli sowie den *Vv. ethmoidales* hervor, und beim *Hund* findet sich nicht selten eine Anastomose zwischen seinem rostralen Ursprungsgebiet und dem *Sinus rectus*, die die Hirnsichel nahe dem freien Rand durchzieht. In den *Sinus sagittalis dorsalis* münden die das Blut von den Dorsolateralflächen beider Großhirnhemisphären ableitenden *Vv. cerebri dorsales* (120/21 – 23; 128/2; 129/2; 130/10 – 10") sowie kleinere Venen der Hirnsichel und die *Vv. diploicae* (130/9 – 9") des Schädeldaches. Beim *Pferd* und beim *Hund* sind die Mündungen der *Vv. cerebri dorsales* zum Teil buchtig erweitert. Diese kolben- oder taschenförmigen Ausweitungen werden als Lacunae laterales oder „Parasinoidalräume" bezeichnet (128/1'; 129/2').

Vor dem Tentorium cerebelli osseum *(Pferd, Katze)* bzw. der Protuberantia occipitalis interna *(Wiederkäuer, Schwein)* pflegt sich der *Sinus sagittalis dorsalis* zu gabeln und, in eine Knochenrinne oder einen Kanal eingebettet, nach links und rechts abbiegend in den *Sinus*

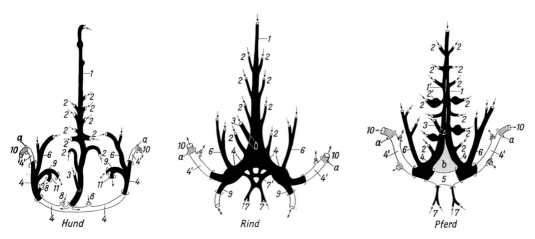

Abb. 129. Schematische Darstellung des dorsalen Blutleitersystems von Hund, Rind und Pferd (in Anlehnung an G. Zimmermann, 1936, und A. Dennstedt, 1904).

Die intraduralen Blutleiter sind *schwarz*, ihre in Knochenkanälen oder außerhalb der Schädelhöhle gelegenen Abschnitte *weiß* und die Vv. emissariae und Diploevenen *schraffiert* dargestellt.

1 Sinus sagittalis dorsalis, 1' unterbrochenes Septum (*Pferd*); 2 Vv. cerebri dorsales, 2' Lacunae laterales (Parasinoidalräume); 3 Sinus rectus; 4 Sinus transversus, 4' Sinus temporalis; 5 Confluens sinuum; 6 Sinus petrosus dorsalis; 7 Vv. diploicae occipitales; 7' Confluens sinuum (*Rind*); 8 Diploevenen; 9 Sinus sigmoideus; 10 V. emissaria foraminis retroarticularis; 11 V. emissaria mastoidea (*Hund*)

a Foramen retroarticulare; b Tentorium cerebelli osseum

transversus (111/6; 120/11; 128/5; 129/4; 130/11) überzugehen. Die beiden Querblutleiter stehen unter sich in Verbindung. Diese Verbindung liegt bei der *Katze* und beim *Pferd* in einem das Tentorium cerebelli osseum quer durchziehenden Knochenkanal und ist beim *Schwein* und bei den *Wiederkäuern* in die Basis des Tentorium cerebelli membranaceum eingelagert. Auf diese Weise bildet der *Confluens sinuum* ein charakteristisches Gefäßdreieck (108/28; 128/6'; 129/5), an das von caudal her die Diploe-, Meningeal- oder oberflächlichen Kleinhirnvenen (129/7) Anschluß finden. Beim *Schwein* und beim *Rind* tritt am *Confluens sinuum* ein mehr oder weniger entwickeltes Venengeflecht (129/7') auf. Nur beim *Hund* und gelegentlich bei der *Katze* mündet der *Sinus sagittalis dorsalis*, ohne sich zu gabeln, durch einen kurzen Knochenkanal direkt in den *Sinus transversus* (112/7; 129/4; 130/11).

Kurz vor dem *Confluens sinuum* nimmt der *Sinus sagittalis dorsalis* den zwischen den beiden Occipitalpolen aufsteigenden *Sinus rectus* (108/26'; 111/12; 112/6; 121/15; 128/3; 129/3) auf, der aus der *V. cerebri magna* (121/13; 128/9) nach Aufnahme der *V. corporis callosi* (121/12; 128/8) sowie den von der Epiphyse aufsteigenden Venen hervorgeht. Während die beim *Rind* besonders mächtige *V. corporis callosi* einen Großteil der medialen Mantelvenen aufnimmt, entsteht die *V. cerebri magna* aus dem Zusammenfluß der *Vv. cerebri internae* (128/11) und der *Vv. choroideae*, die das Blut aus den Adergeflechten des III. Ventrikels und der Seitenventrikel ableiten. In den *Sinus transversus* mündet schließlich beim *Fleischfresser* und *Pferd* jederseits der in caudodorsaler Richtung der Crista partis petrosae entlang ziehende *Sinus petrosus dorsalis* (112/10; 120/12; 128/4; 129/6; 130/16).

Die *Sinus transversi* liegen, wie der *Confluens sinuum* (*Pferd*, evtl. *Katze*), bei den *Fleischfressern* und beim *Pferd* ganz oder teilweise im Canalis sinus transversi des knöchernen Kleinhirnzeltes, der sich schädelhöhlenwärts in den Sulcus sinus transversi eröffnet und bei *Hund* und *Pferd* im Meatus temporalis seine Fortsetzung findet. Beim *Schwein* und bei den *Wiederkäuern* sind die beim *Rind* ampullenartig erweiterten Querblutleiter dagegen, wie der geflechtartige Confluens sinuum, in die Basis des häutigen Kleinhirnzeltes eingebettet.

Während der *Sinus transversus* beim *Pferd* aus dem Sulcus sinus transversi in den Meatus temporalis eintritt und damit zum *Sinus temporalis* (128/6; 129/4') wird, der durch *Emissarien* Verbindungen mit extracranialen Venen eingeht und im Foramen retroarticulare den Schädel als *V. emissaria foraminis retroarticularis* (128/7; 129/10) verläßt, teilt er sich bei den *Fleischfressern*, beim *Schwein* und bei den *Wiederkäuern* im Sulcus sinus transversi in den rostralen *Sinus temporalis* (120/16; 130/13) und den caudalen *Sinus sigmoideus* (112/9; 120/14; 129/9). Beim *Hund* und bei den *Wiederkäuern* verhält sich der *Sinus temporalis* wie

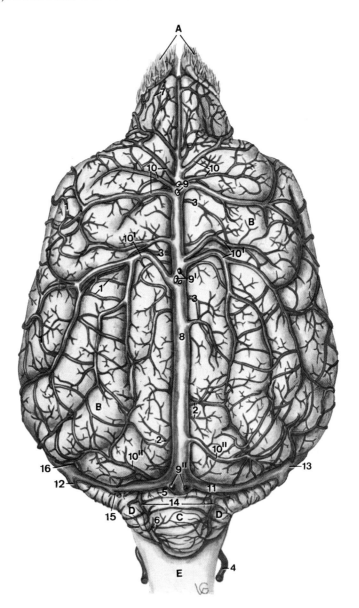

Abb. 130. Arterien, Venen und Blutleiter des Gehirns eines Hundes. Dorsalansicht (nach HABERMEHL, 1973).

A Bulbus olfactorius; B Hemisphaeria cerebri; C Vermis cerbelli; D Hemisphaeria cerebelli

1 Rami corticales der A. cerebri media; 2 Rami corticales der A. cerebri caudalis; 3 Rami corticales der A. corporis callosi; 4 A. vertebralis; 5 Ramus corticalis der A. cerebri rostralis; 6 Rami corticales der A. cerebelli caudalis; 7 Rami corticales der A. ethmoidalis externa; 8 Sinus sagittalis dorsalis; 9 Vv. diploicae frontales, 9' Vv. diploicae parietales, 9'' Vv. diploicae occipitales; 10 Vv. cerebri dorsales frontales, 10' Vv. cerebri dorsales parietales, 10'' Vv. cerebri dorsales occipitales; 11 Sinus transversus; 12 Sinus sigmoideus; 13 Sinus temporalis; 14 Vv. cerebelli dorsales; 15 V. emissaria occipitalis; 16 Sinus petrosus dorsalis

beim *Pferd*, während er bei der *Katze* und beim *Schwein* wie auch der Schläfenkanal fehlt. Der *Sinus sigmoideus* biegt caudoventral ab und zieht caudal vom Felsenbein zum Foramen jugulare, wo er den Schädel als *V. emissaria foraminis jugularis* verläßt. Außerdem verbindet er sich durch den verschieden langen Canalis condylaris mit dem *Sinus basilaris* (112/11; 120/15) des ventralen Blutleitersystems. Mit Ausnahme des *Pferdes* steht also das dorsale Sinussystem bei allen *Haussäugetieren* mit dem ventralen intracranial in direkter Verbindung. Beim *Hund* gibt der *Sinus transversus* an seiner Aufgabelung in den *Sinus temporalis* und den *Sinus sigmoideus* die *V. emissaria occipitalis* (130/15) ab, die sich mit der durch das Foramen mastoideum austretenden *V. emissaria mastoidea* in der Nackengegend verbindet.

Das zentrale Sammelbecken des **ventralen Blutleitersystems** bildet ein die Hypophyse mehr oder weniger vollständig umschließender ringförmiger Sinus (132/1, 1', 1''). In ihn

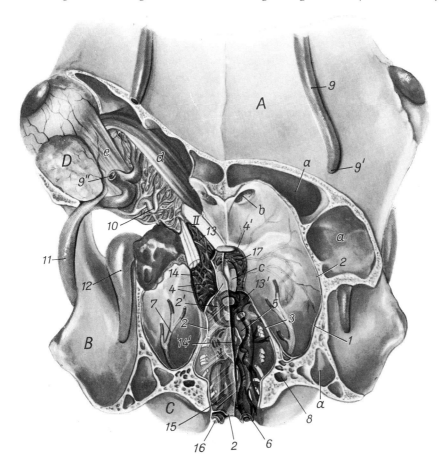

Abb. 131. Ventrales Arterien- und Blutleitersystem an der Schädelhöhlenbasis eines Rindes (in Anlehnung an A. DENNSTEDT, 1904).
Im Bereich des Sinus cavernosus und rechterseits an der Schädelbasis ist das Innenblatt der Dura mater encephali abgetragen.
A Frontale; B Temporale; C Condylus occipitalis; D Tränendrüse
a Nischen des Sinus frontalis; b Lamina cribosa; c Hypophyse; d M. obliquus dorsalis; e M. rectus dorsalis
1 Periost; 2 Dura mater encephali, 2' Diaphragma sellae; 3 Tentorium cerebelli membranaceum; 4 Maschenwerk des Sinus cavernosus, 4' Sinus intercavernosus rostralis; 5 geflechtartiger Sinus basilaris; 6 Sinus basilaris am Übergang zum Plexus vertebralis internus ventralis; 7 Sinus petrosus dorsalis; 8 Sinus temporalis; 9 V. frontalis, 9' V. supraorbitalis, 9'' ihre Verbindung mit dem Plexus ophthalmicus (10); 11 V. ophthalmica externa dorsalis; 12 V. temporalis profunda; 13 distale Reteäste der A. maxillaris, die das Foramen orbitorotundum, 13' proximale Reteäste, die das Foramen ovale passieren; 14 Rete mirabile epidurale rostrale, 14' Rete mirabile epidurale caudale; 15 Äste der A. condylaris; 16 A. vertebralis; 17 A. carotis interna
II N. opticus

münden die *Vv. cerebri ventrales* (120/25), und er besteht aus den die Hypophyse beidseitig, zum Teil aber auch ventral, umgreifenden *Sinus cavernosi* (109/6; 115/f; 119/20; 125/7; 131/4; 132/1) und diesen rostral und caudal vom Gehirnanhang verbindenden *Sinus intercavernosi rostralis* (108/29'; 111/14; 132/1') und *caudalis* (108/29; 111/15; 112/14; 119/21; 132/1''). Beim *Hund* und beim *Schaf* scheint der *Sinus intercavernosus rostralis* jedoch in der Regel zu fehlen; parallel zum *Sinus intercavernosus caudalis* besteht aber beim *Hund* caudal vom Dorsum sellae turcicae eine zweite Verbindung (119/22; 132/2'') zwischen rechtem und linkem *Sinus cavernosus*.

Während die Lichtungen dieser von den *Aa. carotides internae* und deren Queranastomosen durchzogenen zirkulären Sinusbildungen beim *Hund* und *Pferd* nur von wenigen Spannfasern durchsetzt sind, die die intravenösen Arterien mit den Sinuswandungen verbinden, verkörpern sie bei der *Katze*, beim *Schwein* und bei den *Wiederkäuern* ein schwammartiges Hohlraumsystem, das vom *Rete mirabile epidurale rostrale* durchwirkt ist (vgl. 115; 131).

Rostral anastomosieren die *Sinus cavernosi* jederseits durch die Fissura orbitalis *(Fleischfresser, Pferd)* bzw. das Foramen orbitorotundum *(Schwein; Wiederkäuer)* über die *V. emissaria fissurae orbitalis* (128/18'; 132/9) bzw. die *V. emissaria foraminis orbitorotundi* (132/9) mit dem bei *Katze* und *Rind* besonders gut entwickelten *Plexus ophthalmicus* (131/10) oder mit dem beim *Schwein* die Augenmuskelpyramide umschließenden *Sinus ophthalmicus*. Diese Verbindungen zum *Plexus ophthalmicus* sind beim *Schaf* nur schwach angelegt oder können auch fehlen. Ganz allgemein bieten sie aber Abflußmöglichkeiten in rostraler Rich-

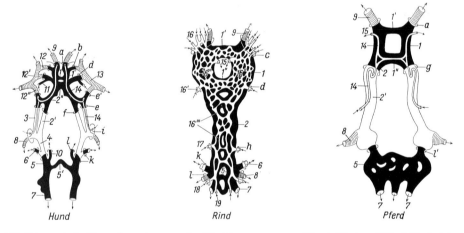

Abb. 132. Schematische Darstellung des ventralen Blutleitersystems von Hund, Rind und Pferd (in Anlehnung an G. Zimmermann, 1936, und A. Dennstedt, 1904).

1 Sinus cavernosus, 1' Sinus intercavernosus rostralis, 1'' Sinus intercavernosus caudalis; 2 Sinus basilaris (*Rind*) bzw. Übergang zum Sinus petrosus ventralis (*Pferd*), 2' Sinus petrosus ventralis im Canalis petrooccipitalis (*Hund*) bzw. sein extracranialer Anteil (*Pferd*), 2'' parallele Anastomose zum Sinus intercavernosus caudalis (*Hund*); 3 V. emissaria canalis carotici (*Hund*); 4 Verbindung des Sinus sigmoideus mit der V. emissaria foraminis jugularis; 5 Sinus basilaris (*Rind* und *Pferd* geflechtartig), 5' Sinus interbasilaris (*Hund*); 6 Sinus sigmoideus (*Hund* und *Rind*); 7 Plexus vertebralis internus ventralis; 8 V. emissaria foraminis jugularis (*Hund*), V. emissaria canalis n. hypoglossi (*Rind*), Anastomose mit der V. occipitalis (*Pferd*); 9 V. emissaria fissurae orbitalis (*Hund* und *Pferd*) bzw. V. emissaria foraminis orbitorotundi (*Rind*), Verbindungsvene zum Plexus ophthalmicus; 10 V. emissaria canalis n. hypoglossi (*Hund*); 11 eine V. cerebri ventralis (*Hund*); 12 V. emissaria foraminis rotundi, 12' V. emissaria foraminis ovalis, 12'' V. emissaria foraminis laceri (*Hund*); 13 V. maxillaris; 14, 15 A. carotis interna; 16 distale Reteäste der A. maxillaris durch das Foramen orbitorotundum, 16' proximaler Reteast der A. maxillaris durch das Foramen ovale, 16'' Rete mirabile epidurale rostrale (*Rind*), 16''' Rete mirabile epidurale caudale (*Rind*); 17 A. meningea media; 18 A. condylaris (*Rind*); 19 A. vertebralis

a Fissura orbitalis (*Hund* und *Pferd*); b Foramen rotundum (*Hund*); c Foramen orbitorotundum (*Rind*); d Foramen ovale (*Hund* und *Rind*); e innere Öffnung bzw. Ende vom Canalis caroticus, e' Foramen lacerum (caroticum externum) (*Hund*); f Canalis petrooccipitalis (*Hund*); g Foramen lacerum (*Pferd*); h Foramen jugulare (*Hund*); i Mündungsgebiet des Foramen jugulare (*Hund*); k, l Zugänge zum Canalis condylaris (*Hund* und *Rind*), l' Canalis n. hypoglossi (*Pferd*)

tung aus dem ventralen Sinussystem entweder über die *V. ophthalmica externa ventralis* bei *Fleischfresser, Schwein* und *Pferd* in die *V. profunda faciei* (128/18) und weiter in die *V. facialis*, oder über die *V. ophthalmica externa dorsalis* (131/11) beim *Fleischfresser* durch Anastomosen, beim *Schwein* auch durch die *V. supraorbitalis* und beim *Wiederkäuer* durch die *V. supraorbitalis* (131/9') und anschließend die *V. frontalis (V. supratrochlearis)* (131/9) ebenfalls in die *V. facialis* sowie beim *Wiederkäuer* vor allem in die *V. temporalis superficialis*. Beim *Fleischfresser* ist zudem der *Plexus ophthalmicus* direkt der *V. maxillaris* angeschlossen.

Caudal gehen aus den *Sinus cavernosi* die *Sinus petrosi ventrales* (132/2') hervor.

Beim **Hund** besitzt der *Sinus cavernosus* jederseits eine *V. emissaria fissurae orbitalis* (132/9), eine *V. emissaria foraminis rotundi* (132/12) und eine *V. emissaria foraminis ovalis* (132/12') als Verbindungsvenen mit dem *Plexus ophthalmicus* bzw. der *V. maxillaris* (132/13). Vor dem Canalis caroticus anastomosiert der *Sinus petrosus ventralis* (132/2') mit der *V. emissaria canalis carotici* (132/3) und der *V. emissaria foraminis laceri* (132/12''), die den Schädel durch das Foramen lacerum (132/e') verläßt. Während die *V. emissaria canalis carotici* mit der *A. carotis interna* (132/14) verläuft, zieht der *Sinus petrosus ventralis* durch den Canalis petrooccipitalis zum Foramen jugulare (132/i), wo beide Venen sich mit der *V. emissaria foraminis jugularis* (120/19; 132/8) und dem *Sinus sigmoideus* (132/6) vereinigen (132/4); hier erfolgt auch die Verbindung durch den Canalis condylaris mit dem *Sinus basilaris* (112/11; 119/25; 120/15; 132/5). Der *Sinus basilaris* entläßt die *V. emissaria canalis n. hypoglossi* (132/10) und ist durch den spangenartigen *Sinus interbasilaris* (112/11'; 119/26; 126/7'; 132/5') mit dem der anderen Seite verbunden. Die *Sinus basilares* finden im *Plexus vertebralis internus ventralis* ihre Fortsetzung (112/12; 119/30; 132/7).

Beim **Schwein** zeichnen sich die vom Maschenwerk des *Rete mirabile epidurale rostrale* durchsetzten *Sinus cavernosi* durch einen stärkeren *Sinus intercavernosus rostralis* und einen schwächeren *Sinus intercavernosus caudalis* aus. Caudoventral geht vom jederseitigen *Sinus cavernosus* die *V. emissaria foraminis laceri* ab, die den Schädel durch das Foramen lacerum verläßt und in die *V. jugularis interna* mündet. Die geräumigen, von Spannfasern durchsetzten *Sinus petrosi ventrales* ziehen beidseitig vom *Rete mirabile epidurale caudale* auf dem Boden der Schädelhöhle occipital. Im Bereich des Hinterhauptbeins gehen die *Sinus petrosi ventrales* in die *Sinus basilares* über. Diese nehmen die *Sinus sigmoidei* auf, die jederseits, caudal vom Felsenbein verlaufend, die Verbindung zu den *Sinus transversi* herstellen. Noch innerhalb der Schädelhöhle vereinigen sich die *Sinus basilares* zu einem das verlängerte Mark ventral umgreifenden Venengeflecht und gehen dann in den *Plexus vertebralis internus ventralis* über. Durch das Foramen jugulare verläßt die *V. emissaria foraminis jugularis* den Schädel.

Bei den **Wiederkäuern** stellt der *Sinus cavernosus*, wie beim *Schwein*, ein vom *Rete mirabile epidurale rostrale* durchsetztes schwammartiges Hohlraumsystem dar (115/f; 131/4; 132/1). Die caudal anschließenden *Sinus petrosi ventrales* verlassen die Schädelhöhle jederseits durch die Fissura petrooccipitalis; kräftig ausgebildet, flankieren sie bei den *kleinen Wiederkäuern* auf beiden Seiten das bei diesen Tierarten nur angedeutete caudale epidurale Wundernetz. Die auch bei den *Wiederkäuern* den caudalen Anteil des ventralen Sinussystems darstellenden *Sinus basilares* (111/16; 114/6; 131/5; 132/2, 5) bilden beim *Rind* ein weit rostral reichendes Geflecht, das das *Rete mirabile epidurale caudale* (114/5; 131/14'; 132/16''') umgibt. Jederseits vereinigt sich der *Sinus basilaris* mit dem *Sinus sigmoideus* (132/6) und entläßt die *V. emissaria foraminis jugularis* zur *V. maxillaris* und bei *kleinen Wiederkäuern* auch zur *V. occipitalis* sowie beim *Rind* zusätzlich die *V. emissaria canalis n. hypoglossi* zu den gleichen Venen.

Beim **Pferd** verläßt der *Sinus petrosus ventralis* (128/12; 132/2') die Schädelhöhle durch das Foramen lacerum (132/g) und verläuft, neben dem Plexus pterygoideus (128/15) in die das zerrissene Loch abschließende Deckplatte eingefügt, extracranial bis in die Fossa condylaris ventralis, wo er sich vor dem Canalis n. hypoglossi ampullenartig erweitert (128/12') und eine Anastomose (128/13; 132/8) mit der *V. occipitalis* besitzt. Bei seinem extracranialen Verlauf umschließt der *Sinus petrosus ventralis* die *A. carotis interna* (128/23, 23'; 132/14) die, vor ihrem Eintritt durch die Incisura carotica in den *Sinus basilaris* (132/2), ihre siphonartige Schleife (128/23') bildet. Durch den Canalis n. hypoglossi (132/l) setzt sich der *Sinus petrosus ventralis* über die *V. emissaria canalis n. hypoglossi* in den kurzen *Sinus basilaris ventralis* (128/14; 132/5) fort. Dieser bildet innerhalb der Schädelhöhle ventral und seitlich vom Hinterhauptsloch ein mächtiges Venengeflecht und geht ohne scharfe Grenze in den *Plexus vertebralis internus ventralis* über.

Eigentliche **Lymphgefäße** kommen im Gehirn und Rückenmark nicht vor. An ihre Stelle treten die in der Piascheide gelegenen perivaskulären Spalten (VIRCHOW-ROBINsche Räume).

Peripheres Nervensystem,
Systema nervosum periphericum

Allgemeines

An das Rückenmark und das Gehirn sind Nerven und Ganglien angeschlossen, die in ihrer Gesamtheit jenen Teil des Nervensystems repräsentieren, den man als peripheres Nervensystem dem Zentralnervensystem gegenüberzustellen pflegt. Wie bereits eingangs erwähnt (s. S. 3), stellt das periphere Nervensystem aber keine selbständige Funktionseinheit dar, sondern es vermittelt die Erregungsleitung zu den Erfolgsorganen und von Receptoren in den Organen zum Gehirn und Rückenmark. Alle peripheren Nerven und Ganglien stehen also direkt oder indirekt mit dem Zentralnervensystem in Verbindung und sind ohne dessen Mitwirkung nicht oder nur bedingt funktionsfähig. Es würde also besser nur von peripheren Nerven gesprochen werden.

Ohne grundsätzliche Abstriche an der erwähnten morphologischen und funktionellen Verknüpfung der Abschnitte des Nervensystems machen zu müssen, lassen sich die peripheren Nerven aus didaktischen und topographischen Gründen als System verstehen und in zwei gegeneinander abgrenzbare Bereiche gliedern:

1. das *oikotrope*, auf die *Umwelt bezogene Nervensystem*.

Dazu gehören Nerven und Ganglien, die das Gehirn und Rückenmark (cerebrospinales Nervensystem) mit der Skeletmuskulatur (efferent) und mit den in Sinnesorganen lokalisierten bzw. diffus im Körper verteilten Receptoren (afferent) verbinden. Das sind alle Gehirn- und Rückenmarksnerven und die diesen Nerven zugeordneten sensiblen (sensorischen, s. S. 389) Ganglien.

2. das *idiotrope*, auf den *Organismus bezogene Nervensystem*.

Dazu gehören Nerven und Ganglien, die das Gehirn und Rückenmark mit dem Eingeweidesystem im weitesten Sinne verbinden und für ein harmonisches, den wechselnden Bedürfnissen des Organismus angepaßtes Zusammenspiel seiner lebenserhaltenden Organe sorgen. Das sind alle Nerven und Ganglien des sympathisch-parasympathischen Systems (s. u.). Die entsprechenden Fasern schließen sich teilweise den unter 1. genannten Nerven an.

Die beiden Anteile des peripheren Nervensystems werden noch nach anderen Gesichtspunkten charakterisiert.

Eine verbreitete Einteilung bezieht sich auf die Möglichkeit der Einflußnahme auf die Funktion des Nervensystems. Während das oikotrope System gezielte und „bewußte" Aktionen und Reaktionen zuläßt, laufen die entsprechenden Vorgänge im idiotropen System unabhängig und unbewußt, eher im Sinne einer Automatik oder Selbstregulation ab. In diesem Sinne wird ein *animalisches* dem *vegetativen* oder *autonomen Nervensystem* gegenübergestellt.

In der Nomenklatur gibt es nur ein autonomes, in der englischsprachigen Literatur fast nur ein autonomes Nervensystem, während im Deutschen, vor allem von den Physiologen „vegetativ" bevorzugt wird, weil das „autonome" Nervensystem nicht so selbständig ist, wie der Name es vermuten läßt. Daß die Verwendung zweier Unterschiedliches aussagender Begriffe sehr fragwürdig ist, wird spätestens bei den gängigen Lehrbuchüberschriften „Vegetatives Nervensystem, Systema nervosum autonomicum" offenbar.

Die Unterscheidung soll ausdrücken, daß im *animalischen Nervensystem* das Wesen (evtl. „Bewußtsein") eines Individuums zum Ausdruck kommt, während im *vegetativen Nervensystem* die lebenserhaltenden Prozesse (vegetieren, ohne mentale Aktivität) begründet liegen. Eine Modifikation dieser Definition bedeutet die heute ebenfalls übliche Unterscheidung zwischen somatischem und visceralem Nervensystem.

Nach den gegebenen Erläuterungen zur Gliederung des peripheren Nervensystems wird im folgenden vom *animalischen* oder *somatischen* bzw. vom *vegetativen* oder *visceralen Nervensystem* gesprochen, wobei im Hinblick auf die Literatur und Nomenklatur für das vegetative Nervensystem der synonyme Begriff „autonomes Nervensystem" hinzugefügt werden muß.

Das periphere Nervensystem umfaßt die Gehirn- und Rückenmarksnerven sowie die prä- und postganglionären Fasern des vegetativen Systems.

Die **Gehirn- und Rückenmarksnerven** bestehen aus sehr unterschiedlichen Faserkalibern (A-, B-, C-Fasern). Optisch dominieren die markhaltigen Fasern und geben den Nerven am frischen Präparat eine weiße Farbe. Die präganglionären Fasern des vegetativen Nervensystems sind markhaltig, die postganglionären Fasern sind markarm oder marklos und entsprechend nur als graue Fäden erkennbar.

Über den Aufbau der peripheren Nerven s. S. 24.

In die peripheren Nerven eingebettet sind Ansammlungen von Nervenzellen, die aus der Neuralleiste (Ganglienleiste) stammen und als **Ganglien** bezeichnet werden. Sie sind meist als knötchenförmige Verdickungen unterschiedlicher Größe mit bloßem Auge erkennbar. Die Ganglien besitzen eine bindegewebige Kapsel (Epi- und Perineurium) und enthalten große Nervenzellen mit einer Hülle aus Mantelzellen (Neuroglia) sowie Nervenfasern, die in ein gefäßhaltiges Bindegewebe (Endoneurium) eingebettet sind.

Gelegentlich können die Ganglienzellen aber auch diffus in den Verlauf eines Nerven eingestreut sein. Sie sind dann als *Ganglia aberrantia* makroskopisch nicht mehr isolierbar.

In den *cerebrospinalen Ganglien* befinden sich die Perikaryen der afferenten Neurone sowohl der somatischen als auch der visceralen Sensibilität. Es sind große, runde, pseudounipolare Nervenzellen, mit Ausnahme der Zellen in den Ganglien des N. vestibulocochlearis, die ihren ursprünglichen bipolaren Charakter bewahrt haben.

Ein grundsätzlicher Unterschied zwischen cerebrospinalen und vegetativen Ganglien wird darin gesehen, daß eine Erregung die cerebrospinalen Ganglien ohne Unterbrechung passiert, während vegetative Ganglien Schaltstationen sind, in denen eine Erregung von einem (präganglionären) Neuron auf ein zweites (postganglionäres) Neuron umgeschaltet wird (s. u.). In cervicalen und thoracalen Spinalganglien der *Katze* sind axosomatische Synapsen zwischen Axonkollateralen von Motoneuronen und den Ganglienzellen gefunden worden. Möglicherweise besteht eine Faserverbindung zwischen einem Motoneuron und einer Spinalganglienzelle (Afferenz und Efferenz des gleichen Muskels) im Sinne eines proprioceptiven Reflexes.

Die *sympathischen* und *parasympathischen Ganglien* verkörpern Umschaltstellen im vegetativen Nervensystem. Markhaltige, präganglionäre Fasern haben synaptischen Kontakt mit Neuronen, deren Axone als marklose, postganglionäre Fasern die Endstrecke der vegetativen Efferenzen bilden. Die Ganglien enthalten überwiegend multipolare Nervenzellen.

Zum peripheren Nervensystem gehören streng genommen auch die *Sinnesorgane* als Beginn der somatovisceralen Afferenzen. Sie werden, wie es üblich ist, in einem eigenen Kapitel zusammengefaßt. Die vegetativen Nerven erfahren ebenfalls eine gesonderte Darstellung (s. S. 351 ff.). Im folgenden werden die somatischen Nerven abgehandelt.

Die somatischen Nerven werden nach ihrem Ursprung im Gehirn und Rückenmark auch als **cerebrospinale Nerven** bezeichnet und entsprechend in Rückenmarksnerven, *Nn. spinales*, und Gehirnnerven, *Nn. craniales*, eingeteilt.

Alle cerebrospinalen Nerven bestehen vorwiegend aus Axonen von Nervenzellen, die entweder in der grauen Substanz des Zentralnervensystems oder in den Cerebrospinalganglien gelegen sind. Die Neurone sind ohne weitere Umschaltung mit den Erfolgsorganen verbunden.

Die Rückenmarksnerven enthalten sowohl sensible (afferente) als auch motorische (efferente) Fasern und werden deshalb auch als gemischte Nerven bezeichnet. Bei den Gehirnnerven gibt es neben gemischten auch rein sensible bzw. sensorische und rein motorische Nerven (s. S. 299 ff.).

Bei dieser Charakterisierung wird außer acht gelassen, daß auch die rein motorischen Nerven afferente Fasern aus den Proprioceptoren (Muskel- und Sehnenspindeln) der Skeletmuskulatur führen. Sofern nicht eigene Ganglien bestehen, schließen sich die betreffenden sensiblen Fasern anderen Nerven an. Entsprechende Hinweise sind bei den in Frage kommenden N. trochlearis, N. abducens und N. hypoglossus gegeben.

In der Beschreibung der peripheren Nerven werden die Verzweigungen bis zum Erfolgsorgan berücksichtigt. Insofern ergibt sich eine Fülle von Einzelnerven, die entsprechend speziell benannt sind. Das betrifft insbesondere die distalen Gliedmaßennerven.

Dennoch wird es vorkommen, daß die Beschreibungen letztlich nicht genau mit einer präparatorischen Darstellung übereinstimmen. Dafür gibt es zwei Gründe. Einmal ist der Verlauf und die Aufteilung eines Nerven nicht konstant. Es gibt unzählige Variationen, die verständlicherweise nicht erfaßt werden können. Zum anderen können nicht alle tierartlichen Unterschiede berücksichtigt werden. Für Details muß auf Einzelpublikationen, die im Literaturverzeichnis erfaßt sind, verwiesen werden.

Widersprüchliche Aussagen über Verlauf und Verzweigung peripherer Nerven sind zunächst immer unter dem Aspekt der Variabilität zu sehen. Wie weit eine solche Abweichung von der Norm geht, mag das Beispiel des Vorderfußes des *Pferdes* belegen, wo die Nerven nicht spiegelbildlich angeordnet sind und es eigentlich eine Nervendarstellung des rechten und eine des linken Fußes geben müßte.

Rückenmarksnerven, Nervi spinales

Allgemeines

Jeder Rückenmarksnerv entspringt mit einer aus einer wechselnden Anzahl von Faserbündeln bestehenden dorsalen und einer ventralen Wurzel, *Radix dorsalis* (133/1; 134/1) und *Radix ventralis* (133/2; 134/2), wobei jeder Dorsalwurzel ein in seiner Größe von der Zahl der afferenten Fasern abhängiges Spinalganglion, *Ganglion spinale* (133/3; 134/3), eingelagert ist. Nachdem die Wurzelfasern die Dura mater spinalis durchbohrt haben, vereinigen sich die Dorsal- und Ventralwurzeln zum Stamm des Spinalnerven, *Truncus n. spinalis* (133/4; 134/4), der dann durch das Foramen intervertebrale bzw. vertebrale laterale den Wirbelkanal verläßt und sich in einen Dorsal- und einen Ventralast, *Ramus dorsalis* (133/5; 134/5) und *Ramus ventralis* (133/6; 134/6), sowie einen schwachen rückläufigen *Ramus meningeus* (133/7; 134/7) aufteilt und, im Brust- und Lendenbereich, den *Ramus communicans albus* (133/8; 134/8) an den Grenzstrang abgibt. Jeder Spinalnerv erhält außerdem über den *Ramus communicans griseus* (133/8'; 134/8') aus den Ganglien des Grenzstranges hervorgehende sympathische Fasern.

Die Dorsal- wie die Ventraläste der Rückenmarksnerven teilen sich in ihrem weiteren Verlauf in der Regel in einen medialen und einen lateralen Ast, *Ramus medialis* und *Ramus lateralis*, auf. Während die *Rami mediales* der Dorsaläste (133/5'; 134/5') in der Regel die dorsale Hals- und Rückenmuskulatur versorgen, innervieren ihre *Rami laterales* (133/5''; 134/5'') vor allem die Haut. Die im allgemeinen bedeutend stärkeren Ventraläste der

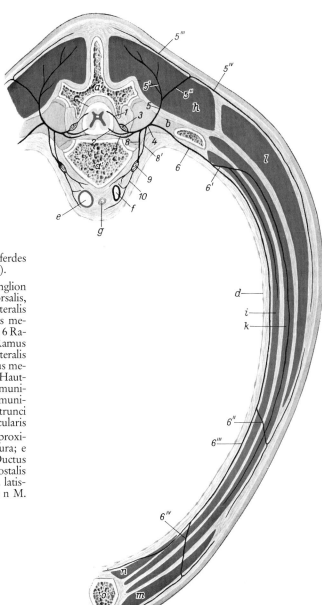

Abb. 133. Schema eines Brustnerven des Pferdes
(nach Grau, 1943, etwas modifiziert).

1 Radix dorsalis; 2 Radix ventralis; 3 Ganglion
spinale; 4 Truncus n. spinalis; 5 Ramus dorsalis,
5' sein Ramus medialis, 5'' sein Ramus lateralis
(1. Hautast), 5''' dessen Ramus cutaneus medialis, 5^{IV} dessen Ramus cutaneus lateralis; 6 Ramus ventralis = N. intercostalis, 6' sein Ramus
m. intercostalis, 6'' sein Ramus cutaneus lateralis
sive perforans (2. Hautast), 6''' sein Ramus medialis, 6^{IV} sein Ramus cutaneus ventralis (3. Hautast); 7 Ramus meningeus; 8 Ramus communi-
cans albus sive visceralis, 8' Ramus communicans griseus; 9 Ganglion vertebrale sive trunci
sympathici; 10 Zweige des Plexus perivascularis
a Bogen, a' Körper eines Brustwirbels; b proximales Rippenende; c Dura mater; d Pleura; e
Aorta descendens; f V. azygos dextra; g Ductus
thoracicus; h Rückenstrecker; i M. intercostalis
internus; k M. intercostalis externus; l M. latissimus dorsi; m M. pectoralis profundus; n M.
  transversus thoracis; o Brustbein

Nn. spinales dagegen verhalten sich regional verschieden. Sie versorgen die gesamte ventrale
Stammesmuskulatur und die entsprechenden Hautbezirke der Leibeswand sowie die Muskulatur und die Haut der Gliedmaßen, die embryonal aus der ventralen Myotomkante
hervorgegangen sind. Dabei können sich die Nerven vor ihrer endgültigen Aufteilung zu
größeren Nervengeflechten (*Plexus cervicalis*, 11/5, *Plexus brachialis*, 11/6 – 14, *Plexus
lumbalis*, 11/20 – 25, *Plexus sacralis*, 11/26 – 29) verbinden.

In den Nervengeflechten vereinen sich die Axone von Wurzelzellen mehrerer Segmente.
Die daraus hervorgehenden Nerven sind also nicht mehr allein auf ein bestimmtes Segment
zu beziehen, sondern enthalten Anteile aus mehreren Segmenten.

Umschriebene Läsionen im motorischen Kerngebiet der grauen Substanz haben daher
nicht umschriebene Lähmungen einzelner Muskeln oder Muskelgruppen, sondern ent-

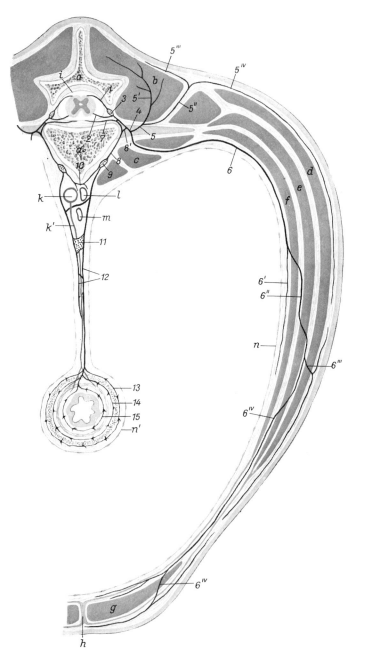

Abb. 134. Schema eines Lendennerven des Pferdes (nach GRAU, 1943, etwas modifiziert).

1 Radix dorsalis; 2 Radix ventralis; 3 Ganglion spinale; 4 Truncus n. spinalis; 5 Ramus dorsalis, 5' sein Ramus medialis 5" sein Ramus lateralis (1. Hautast), 5''' dessen Ramus cutaneus medialis, 5^{IV} dessen Ramus cutaneus lateralis; 6 Ramus ventralis, 6' sein Ramus medialis, 6" sein Ramus lateralis, 6''' dessen Ramus cutaneus lateralis (2. Hautast), 6^{IV} Ramus cutaneus ventralis (3. Hautast); 7 Ramus meningeus; 8 Ramus communicans albus sive visceralis, 8' Ramus communicans griseus; 9 Ganglion vertebrale sive trunci sympathici; 10 Ramus transversus; 11 Ganglion praevertebrale sive autonomicum (z. B. Ganglion mesentericum caudale); 12 Plexus periarterialis; 13 Plexus subserosus; 14 Plexus myentericus (AUERBACHscher Plexus); 15 Plexus submucosus (MEISSNERscher Plexus); 13 – 15 intramurale Nervennetze

a Bogen, a' Körper eines Lendenwirbels; b Rückenstrecker; c innere Lendenmuskeln; d M. obliquus externus abdominis; e M. obliquus internus abdominis; f M. transversus abdominis; g M. rectus abdominis; h Linea alba; i Dura mater; k Aorta abdominalis, k' Eingeweidearterie; l V. cava caudalis; m Ast der V. portae; n Peritoneum parietale, n' Peritoneum viscerale des Darmrohres

sprechende Funktionsstörungen (z. B. Paresen, Koordinationsstörungen) im Innervationsgebiet all jener Nerven zur Folge, die Fasern aus dem geschädigten Segment beziehen.

Ursprünglich gibt es strenge Beziehungen zwischen einem segmentalen Nerven und einem Muskel, denn auch die Muskulatur hat einen segmentalen Ursprung. Aus den Ursegmenten (Somiten, s. Lehrbücher der Embryologie) wandern Myoblasten in 2 Richtungen aus, nach dorsal, das Epimer, und nach ventral, das Hypomer bildend. Die Nerven folgen ihnen; auf diese Weise ergibt sich eine primäre Aufspaltung der Spinalnerven in einen Ramus dorsalis und Ramus ventralis. Die Muskeln können nach ihrer endgültigen Lokalisation sehr weit von ihrem Ursprung entfernt liegen. Was aber eine spätere Zuordnung noch schwieriger macht, ist die Tatsache, daß die Gliedmaßenmuskeln aus verschiedenen Myotomen stammen, beim *Hund* an der Hintergliedmaße aus L 4, L 5, L 6, L 7 und S. Die meisten Muskeln stammen aus 3 Myotomen, kein Muskel aus weniger als 2 Myotomen. Deshalb ist bei Nervenwurzelläsionen eher ein partieller Ausfall mehrerer Muskeln zu beobachten als die totale Paralyse eines einzelnen Muskels. Innerhalb einer Dorsalwurzel besteht eine Ordnung, was das Beispiel des Ursprungs des *N. saphenus* beweist. Dessen afferente Fasern ziehen im Bereich von L 5 und L 6 in feinen Einzelbündeln ins Rückenmark. Innerhalb der Wurzelfasern besteht eine somatotopische Organisation.

Die Plexusbildung verwischt auch die Zuordnung der Sensibilität bestimmter Hautbezirke zu einem segmentalen Nerven.

Im Thoracalbereich ist allerdings noch zu erkennen, daß auch das Corium der Haut (Dermis) aus den Ursegmenten hervorgeht und die entsprechenden Hautbezirke von einem das Segment betreffenden Spinalnerven innerviert werden. Diese somatischen Afferenzen lassen sich klinisch testen. Die bei der speziellen Beschreibung der peripheren Nerven genannten Hautfelder beziehen sich auf diese Ordnung. Es gilt allgemein, daß es wenig autonome Zonen, d. h. nur von einem Segmentalnerven innervierte Bezirke gibt, sondern sich die meisten Zonen überlappen. Das betrifft wieder insbesondere die Gliedmaßen. Auch für die *Haustiere* scheint zuzutreffen, was vom *Menschen* her bekannt ist, daß die meisten Hautbezirke von 3 Segmenten innerviert werden, also drei aufeinanderfolgende Spinalnerven lädiert sein müssen, damit es zum kompletten Ausfall eines *Dermatoms* kommt.

Das Innervationsgebiet der Hautafferenzen eines oder mehrerer Rückenmarksnerven wird als **Dermatom** bezeichnet. Die segmentale Gliederung der Rückenmarksnerven findet zwar keine Entsprechung im Rückenmark selbst, ermöglicht aber eine Zuordnung eines Hautgebietes zu einem bestimmmten Nerven und damit zu einem definierten Rückenmarksabschnitt. Das ist von Bedeutung bei Rückenmarksschädigungen, da Funktionsprüfungen an bestimmten Hautarealen auf den Bereich des noch intakten Rückenmarkes schließen lassen. Eine genaue Aussage ist dennoch nicht möglich, da es, wie gesagt, Überlappungen der Innervationsgebiete gibt. Trotz dieser Einschränkung ist die Zuordnung eines Hautabschnittes zu einem segmentalen Nerven üblich und besitzt neben der oben genannten diagnostischen Bedeutung einen Wert für die Deutung des übertragenen Schmerzes, d. h. der Projektion von Eingeweideschmerz (viscerale Afferenzen) auf die Körperoberfläche (somatische Afferenzen) (s. S. 397). Die heute vorgenommenen Abgrenzungen der Dermatome orientieren sich an elektrophysiologischen Untersuchungen. Nach Hautreizungen werden die elektrischen Potentiale an den Fasern der Dorsalwurzeln des Rückenmarkes abgeleitet. So ergibt sich eine sehr präzise Bestimmung der Dermatome und vor allem auch eine Aufklärung der Innervationsdichte. Aus Untersuchungen bei der *Katze* ist bekannt, daß die Receptorfeldgröße mit der Entfernung von den Zehen variiert. Die Innervationsdichte ist am Fuß und an den Zehen größer als proximal an der Hintergliedmaße.

Wie im Kapitel über die Leitungslehre des Rückenmarkes und seiner Wurzelsysteme (s. S. 51 ff. und Abb. 25) bereits gezeigt wurde, führen die Dorsalwurzeln der Rückenmarksnerven afferente, somato-und viscerosensible Fasern (25/1, 2), deren Nervenzellen im Spinalganglion liegen, und die Ventralwurzeln efferente, somatomotorische (25/3) und visceromotorische Fasern (25/4, 5), die von den motorischen Wurzelzellen der Ventralhörner bzw. den sympathischen oder parasympathischen Zellen der Substantia intermedia stammen. Deshalb werden die Dorsalwurzeln kurz als *sensible* und die Ventralwurzeln als *motorische Wurzeln* der Rückenmarksnerven bezeichnet.

Die qualitativen Unterschiede der beiden Nervenwurzeln sind als BELL-MAGENDIEsches Gesetz bekannt. Sowohl Faseranalysen als auch experimentelle Untersuchungen haben allerdings Zweifel an der Gültigkeit dieses Gesetzes aufkommen lassen. Die Ventralwurzel enthält nämlich auch marklose bzw. afferente Fasern. Zwar scheinen solche Axone entweder dem vegetativen Nervensystem anzugehören oder nach einer Schleifenbildung in der Ventralwurzel über die Dorsalwurzel das Rückenmark zu erreichen bzw. die Pia mater zu innervieren. Aber es sprechen vor allem mit neueren Techniken (Lokalisation von Substanz P, HRP-Transport) gewonnene Befunde dafür, daß die Ventralwurzeln auch Afferenzen enthalten. Als BELL-MAGENDIEsche Regel kann die Charakterisierung der Rückenmarkswurzeln jedoch aufrechterhalten werden.

Im *Truncus n. spinalis* kommt es dann zur Mischung der afferenten und efferenten Fasersysteme des Rückenmarkes, wobei sich hier auch noch die postganglionären, sympathischen Fasern (25/4'') der *Rami communicantes grisei* beigesellen.

In diesem Zusammenhang sei schon hier (Näheres s. S. 351) darauf hingewiesen, daß die efferenten Nerven des vegetativen Systems im Gegensatz zu den cerebrospinalen Nerven in den sympathischen und parasympathischen Ganglien immer eine Umschaltung erfahren, so daß am Aufbau aller vegetativen Nerven mindestens zwei hintereinander geschaltete Neurone, ein präganglionäres (25/4', 5) und ein postganglionäres (25/4''), beteiligt sind.

Der Fasergehalt der Spinalnerven und ihrer Äste ist deshalb maximal gemischt, d. h. sie führen neben somatomotorischen und -sensiblen auch visceromotorische und -sensible Fasern.

Erwähnt sei noch, daß sich die einzelnen Fasern nie, wie in den schematischen Abbildungen der Einfachheit halber dargestellt, etwa gabeln, sondern jede Nervenfaser stellt eine einheitliche Leitungsbahn dar, die von der zugehörigen Nervenzelle zum Erfolgsorgan bzw. zum Receptor führt.

Erst mit der endgültigen Aufteilung der Nerven in Muskel- und Hautäste vereinfacht sich die Faserzusammensetzung, wobei aber die Muskelzweige neben den motorischen Fasern immer auch afferente, sensible Fasern aus den Muskel- und Sehnenspindeln enthalten und die Hautnerven neben den sensiblen auch noch Fasern für Gefäße, Drüsen und glatte Muskulatur der Haut mitführen.

Die cerebrospinalen Nerven stellen abgeplattete, weißliche Stränge von sehr variabler Dicke dar, die meist mit den Blutgefäßen verlaufen. Dabei sind sie durch lockeres, oft sehr fettreiches Bindegewebe gegen mechanische Einwirkungen weitgehend geschützt. Um bei den Muskelkontraktionen nicht gequetscht zu werden, verlaufen die Nerven in der Regel in den Zwischenmuskelspalten, wo sie sich verschieben können, und meist ziehen sie, wie die Blutgefäße, über die geschützte Beugeseite der Gelenke hinweg. Zur Vermeidung von Zerrungen bei größeren Bewegungsausschlägen oder bei Verschiebungen der Haut zeigen viele Nerven, vor allem aber ihre feineren Verzweigungen, einen mehr oder weniger geschlängelten Verlauf.

Die Nerven verzweigen sich spitzwinkelig, und häufig schließen sich Fasern benachbarter Nerven an. Dabei können sich Nerven aus verschiedenen Rückenmarkssegmenten zu **Geflechten** vereinigen, aus denen neu benannte Nerven hervorgehen (z. B. mischen sich die Ventraläste des 6. – 8. Hals- sowie des 1. und 2. Brustnerven zum Plexus brachialis und setzen sich daraus als N. axillaris, N. radialis u. a. fort). Auch sympathische und parasympathische Fasern bilden Geflechte, die gemischte vegetative Nerven zu den Eingeweiden entlassen (z. B. entspringen die das Herz versorgenden Nerven aus dem Plexus cardiacus, in dem sich Sympathicus- und Vagusfasern vereinen). Daneben werden auch die feinen Endaufteilungen einzelner vegetativer Nerven, die in Organwänden ein feines Netzwerk bilden, ohne die Individualität des Neurons aufzugeben, als *Plexus* bezeichnet (z. B. bilden die Sympathicusfasern um Blutgefäße *Plexus perivasculares*, 25/6).

Von den vier Ästen, in die sich der Stamm jedes Rückenmarksnerven aufteilt, verhalten sich die *Rami meningei* und *Rami communicantes* bei allen *Haussäugetieren* im Prinzip gleich:

1. **Rami meningei:** Die *Rami meningei* (133/7; 134/7) sind zarte, präparatorisch nicht leicht darstellbare Nervenfäden, die noch im Bereich oder außerhalb des Foramen intervertebrale vom Truncus n. spinalis abzweigen und rückläufig wieder in den Wirbelkanal eintreten, wo sie die Rückenmarkshäute und die Gefäße des Wirbelkanals mit sensiblen und vegetativen Fasern versorgen (vgl. Abb. 25). Innerhalb des Wirbelkanals verbinden sich die Zweige benachbarter Rami meningei zum *Plexus meningeus*.

2. **Rami communicantes:** Zu den *Rami communicantes* gehören: 1. die *Rami communicantes albi* (133/8; 134/8) und 2. die *Rami communicantes grisei* (133/8'; 134/8'), die sich aber, abgesehen vom *Pferd*, nicht immer scharf voneinander trennen lassen, da ihre Fasern zum Teil auch einen gemeinsamen Verlauf nehmen.

Die *Rami communicantes albi* stellen Verbindungen zwischen dem Truncus n. spinalis und den Grenzstrangganglien her und führen die efferenten, markhaltigen (weißen) Fasern der präganglionären, sympathischen Neurone (25/4') sowie afferente, viscerosensible Fasern (25/2).

Die *Rami communicantes grisei* dagegen bestehen aus marklosen (grauen) Fasern der postganglionären, sympathischen Neurone (25/4"), die den Spinalnerven die sympathischen Fasern zuführen. Die Halsnerven C 2 – C 7 erhalten ihre Rami communicantes grisei über den im Canalis transversarius verlaufenden Sammelstamm des *N. vertebralis* (s. S. 365).

3. **Rami dorsales** und **Rami ventrales**: Die Dorsal- und Ventraläste der Rückenmarksnerven sind jene Zweige der Spinalnerven, die die Skeletmuskulatur, die Gelenke, das Periost, die Sehnen und Bänder sowie die Haut des Stammes und der Gliedmaßen innervieren und nun im einzelnen näher beschrieben werden sollen.

Wie bereits erwähnt (s. S. 33), werden die Spinalnerven in Hals-, Brust-, Lenden-, Kreuz- und Schwanznerven, *Nn. cervicales, Nn. thoracici, Nn. lumbales, Nn. sacrales und Nn. caudales sive coccygei*, eingeteilt. Ihre jeweilige Zahl entspricht der Zahl der Wirbel in den Wirbelsäulenabschnitten, mit Ausnahme der Halsnerven, wo 7 Halswirbel 8 Nerven gegenüberstehen.

Die Spinalnerven werden nach ihrem auf das Rückenmark übertragenen Segmentursprung auch kurz mit C, Th, L, S und Ca bezeichnet.

Halsnerven, Nervi cervicales

Alle *Haussäugetiere* und der *Mensch* besitzen 8 Halsnerven.

Die **Rami dorsales der 3. – 6. Halsnerven** sind zum Teil durch schlingenartige „Anastomosen" unter sich zum *Plexus cervicalis dorsalis* (11/5) verbunden. Ihre *Rami mediales* sind im wesentlichen sensibel und innervieren die Haut am Nackenrand des Halses (135/C2 –C7; 142/C2 – C8; 150/C2 – C8; 151/7), geben aber auch motorische Fasern an den M. spinalis, M. semispinalis und die Mm. multifidi ab. Die *Rami laterales* versorgen den M. splenius sowie die Halsportionen des M. iliocostalis und M. longissimus sowie die Mm. intertransversarii und den M. semispinalis capitis mit motorischen Fasern. Beim *Schwein, Wiederkäuer* und *Pferd* werden auch die Halsportionen des M. rhomboideus und M. serratus ventralis von den Dorsalästen der Halsnerven innerviert. Dorsolaterale Hautäste besitzen die Halsnerven nicht.

Die **Rami ventrales der 4 – 5 cranialen Halsnerven** sind unter sich zum *Plexus cervicalis ventralis* verbunden. Vom 5. *(Schwein, Mensch)* bzw. 6. *(Fleischfresser, Wiederkäuer, Pferd)* Halsnerven an beteiligen sie sich an der Bildung des *Plexus brachialis*. Motorisch innervieren die Ventraläste des 1.– 6. *(Fleischfresser, Schwein, Wiederkäuer)* bzw. 1.– 4. *(Pferd)* Halsnerven den M. longus capitis. Ferner versorgen sie den M. longus colli und die Mm. scaleni sowie beim *Hund* auch die Halsportionen des M. rhomboideus und M. serratus ventralis. Schließlich liefern die Rami ventrales des 5.– 7. Halsnerven die Wurzeln des *N. phrenicus*.

Die Hautinnervation besorgen vor allem die *Rami laterales* der Ventraläste des 2.– 6. Halsnerven, wobei Zweige des 2. auf das Kopfgebiet und Äste des 6. Halsnerven auf Vorder- und Unterbrust übergreifen können (135/C'2 – C'6; 142/C'2 – C'5; 150/C'2 – C'6; 151/8 – 11).

1. Der **1. Halsnerv, N. cervicalis I,** verläßt den Wirbelkanal durch das Foramen vertebrale laterale des Atlas. Sein **Ramus dorsalis** zieht zwischen M. obliquus capitis caudalis und M. rectus capitis dorsalis major dorsolateral und gibt zunächst als *N. suboccipitalis* kleinere Zweige an die Mm. obliquus capitis cranialis und caudalis sowie die Mm. rectus capitis dorsalis major und minor und an das craniale Ende des M. semispinalis capitis und M. splenius ab. Als Hautast gelangt er dann in der Genickgegend an die Oberfläche und

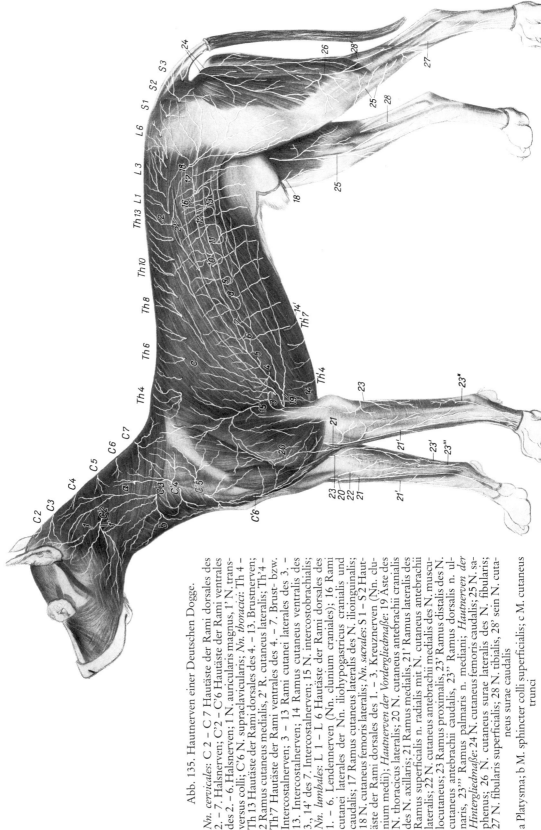

Abb. 135. Hautnerven einer Deutschen Dogge.

Nn. cervicales: C 2 – C 7 Hautäste der Rami dorsales des 2. – 7. Halsnerven; C'2 – C'6 Hautäste der Rami ventrales des 2. – 6. Halsnerven; 1 N. auricularis magnus, 1' N. transversus colli; C'6 N. supraclavicularis; *Nn. thoracici:* Th 4 – Th 13 Hautäste der Rami dorsales des 4. – 13. Brustnerven; 2 Ramus cutaneus medialis, 2' R. cutaneus lateralis; Th'4 – Th'7 Hautäste der Rami ventrales der 4. – 7. Brust- bzw. Interkostalnerven; 3 – 13 Rami cutanei laterales des 3. – 13. Interkostalnerven; 14 Ramus cutaneus ventralis des 3., 14' des 7. Interkostalnerven; 15 N. intercostobrachialis; *Nn. lumbales:* L 1 – L 6 Hautäste der Rami dorsales des 1. – 6. Lendennerven (*Nn. clunium craniales*); 16 Rami cutanei laterales der Nn. iliohypogastricus cranialis und caudalis; 17 Ramus cutaneus lateralis des N. ilioinguinalis; 18 N. cutaneus femoris lateralis des 1. – 3. Kreuznerven (*Nn. clunium medii*); *Hautnerven der Vordergliedmaße:* 19 Äste des N. thoracicus lateralis; 20 N. cutaneus antebrachii cranialis des N. axillaris; 21 Ramus medialis, 21' Ramus lateralis des Ramus superficialis n. radialis mit N. cutaneus antebrachii lateralis; 22 N. cutaneus antebrachii medialis des N. musculocutaneus; 23 Ramus proximalis, 23' Ramus distalis des N. cutaneus antebrachii caudalis, 23'' Ramus dorsalis n. ulnaris, 23''' Ramus palmaris n. mediani; *Hautnerven der Hintergliedmaße:* 24 N. cutaneus femoris caudalis; 25 N. saphenus; 26 N. cutaneus surae lateralis des N. fibularis; 27 N. fibularis superficialis; 28 N. tibialis, 28' sein N. cutaneus surae caudalis

a Platysma; b M. sphincter colli superficialis; c M. cutaneus trunci

innerviert als *N. occipitalis* die mediale Fläche des Ohrmuschelrückens (151/5) sowie das zwischen den Ohren gelegene Gebiet der Kopfhaut.

Der **Ramus ventralis** tritt durch das Foramen alare bzw. die Incisura alaris *(Fleischfresser)* in die Flügelgrube des Atlas, wobei er motorische Fasern an den M. longus capitis und die Mm. rectus capitis ventralis und lateralis sowie einen vegetativen Ast an die Schilddrüse abgibt. Seine sympathischen Fasern erhält er durch einen Ramus communicans griseus des *Ganglion cervicale craniale* (s. S. 356 f.). Durch die *Ansa cervicalis* (176/25") steht er mit dem *N. hypoglossus* und durch eine ventral vom Atlasflügel zum 2. Halsnerven verlaufende Nervenschleife mit dem *Plexus cervicalis ventralis* in Verbindung. Schließlich liefert der Ramus ventralis n. C 1 motorische Äste für die langen Zungenbeinmuskeln (M. sternohyoideus, M. sternothyreoideus und M. omohyoideus). Beim *Pferd* läßt sich einer dieser Äste, verstärkt durch einen Zweig des 2. Halsnerven, entlang der Trachea bis zur gemeinsamen Ursprungsportion des M. sternohyoideus und M. sternothyreoideus am Brustbein verfolgen.

2. Der **2. Halsnerv, N. cervicalis II,** tritt an der Incisura vertebralis cranialis *(Fleischfresser)* bzw. durch das Foramen vertebrale laterale des Axis aus dem Wirbelkanal. Sein **Ramus dorsalis** versorgt den M. obliquus capitis caudalis und die Haut der Genick- und vorderen Nackengegend. Dabei beschreibt er einen nach hinten ausholenden Bogen, schlägt sich in craniodorsaler Richtung um den caudalen Gelenkfortsatz des Axis herum und zieht dann als *N. occipitalis major* unter dem M. semispinalis capitis, an den er Muskelzweige abgibt, neben dem Nackenstrang kopfwärts, wo er bis zur Linea nuchalis superior die Haut innerviert (151/6).

Der **Ramus ventralis** tritt zunächst mit dem *Ramus dorsalis n. accessorii (Pferd)* und den Rami ventrales des 1. und 3. Halsnerven in Verbindung und gibt kleinere, vermutlich sensible Zweige an den M. cleidocephalicus und M. sternocephalicus ab. Aus ihm geht ferner der *N. auricularis magnus* (135/1; 142/1; 150/1; 151/4) hervor, der über den Flügelrand des Atlas hinweg zum Grund der Ohrmuschel zieht, sich mit dem *N. auricularis caudalis* des *N. facialis* verbindet und die laterale Rückenfläche der Ohrmuschel sensibel innerviert, wobei zarte Ästchen durch Löcher des Muschelknorpels auch an deren Innenfläche gelangen.

Vom *Ramus ventralis n. C 2* isoliert sich schließlich als besonders kräftiger Hautast der *N. transversus colli (N. cutaneus colli)* (135/1'; 142/1'; 150/1'), der auch noch Fasern vom 3. Halsnerven bezieht und sich, außer beim *Rind*, mit dem *Ramus cutaneus colli* (150/3) des N. facialis verbindet. Er teilt sich in mehrere Zweige, von denen verschiedene zur Haut des Kehlganges und zur Massetergegend ziehen, während ein kräftigerer Ast, der von den übrigen Halsnerven noch verstärkt wird, entlang der Drosselrinne brustwärts verläuft und hier die Haut versorgt. Durch die ihm beigegebenen Facialisfasern innerviert er auch die Halshautmuskeln. An der Innervation der Gesichtshautmuskeln scheinen sich der *N. facialis* und der 2. Halsnerv zu beteiligen. Beim *Rind* ist der *N. transversus colli* besonders stark. Da er jedoch keine Facialisfasern erhält, wird der schwache M. cutaneus colli nur von ihm innerviert.

3. Der **3., 4. und 5. Halsnerv, Nn. cervicalis III, IV und V,** treten durch die Foramina intervertebralia aus. Ihre **Rami dorsales** verbinden sich ebenfalls mit dem Plexus cervicalis dorsalis und versorgen die Halsmuskulatur. Die medialen Äste ziehen nahe der Mittelebene zur Haut und verbreiten sich beidseitig am Nackenrand des Halses (135/C3 – C5; 142/C3 – C5; 150/C3 – C5; 151/7).

Die **Rami ventrales** innervieren die Mm. intertransversarii ventrales, den M. longus capitis, M. longus colli (Pars cervicalis) und die Mm. scaleni und treten dann etwa in der Mitte der seitlichen Halsfläche unter die Haut, um diese als Hautnerven zu versorgen, wobei sie sich in mehrere dorsale und ventrale Äste aufzweigen (135/C'3 – C'5; 142/C'3 – C'5;

150/C'3 – C'5; 151/8 – 10). Aus dem *Ramus ventralis* des C 5 geht die vorderste Wurzel des *N. phrenicus* (11/6) hervor.

4. Der **6., 7. und 8. Halsnerv, Nn. cervicalis VI, VII und VIII,** sind bereits alle an der Bildung des Armgeflechts, *Plexus brachialis*, beteiligt (vgl. 11; 144). Während sich der **Ramus dorsalis** des 6. Halsnerven wie der des 5. verhält, ziehen die Dorsaläste des 7. und 8. zwischen die Mm. multifidi und den M. longissimus cervicis nach dorsal, wobei sie an diese Muskeln sowie an den M. spinalis, die Mm. semispinalis thoracis und cervicis, die Mm. longissimus capitis und atlantis, den M. splenius, M. rhomboideus und M. serratus ventralis cervicis Zweige abgeben. Beim *Hund* sollen der M. rhomboideus und M. serratus ventralis cervicis von Ventralästen versorgt werden. Die Endzweige der Dorsaläste von C 7 und C 8 innervieren die Haut am Nackenrand des Halses vor dem Widerrist (142/C7 – C8; 150/C7 – C8).

Aus dem **Ramus ventralis des 6. Halsnerven** entspringen: Zweige für die Mm. intertransversarii und den M. longus colli sowie die mittlere Wurzel des *N. phrenicus* und ein Ast des *Plexus brachialis*. Ferner geht von ihm ein kräftiger Hautnerv, der *N. supraclavicularis* (135/C'6; 142/2 – 2''; 150/2; 151/11) ab, der sich, stark verzweigend, in der vorderen Schulter- und Buggelenksgegend sowie der Vorderbrust ausbreitet. Beim *Schwein* und *Rind* werden die als Supraclavicularisanteile zu wertenden Nervenäste dagegen von C 5 geliefert.

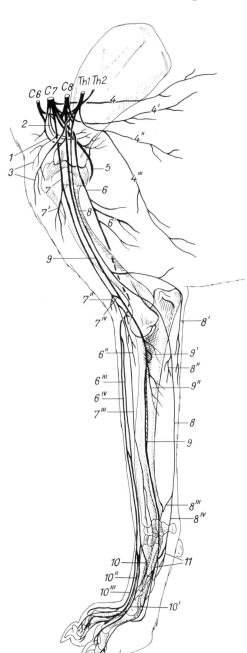

Abb. 136. Halbschematische Übersichtsdarstellung der Nerven der rechten Vordergliedmaße des Hundes.

C 6 – C 8 und Th 1 – Th 2 Ventraläste der 6. – 8. Hals- und 1. – 2. Brustnerven, die die Wurzeln, *Radices plexus*, des Armgeflechtes, *Plexus brachialis*, bilden.

1 N. suprascapularis; 2 Nn. subscapulares; 3 Nn. pectorales craniales; 4 N. thoracicus longus, 4' N. thoracodorsalis, 4'' N. thoracicus lateralis, 4''' N. pectoralis caudalis; 5 N. axillaris; 6 N. radialis, 6' Rami musculares für die Tricepsgruppe, 6'' Rami musculares für die Strekker des Carpalgelenks und der Zehengelenke, 6''' Ramus medialis, 6^IV Ramus lateralis des Ramus superficialis n. radialis; 7 N. musculocutaneus, 7' sein Ramus muscularis proximalis, 7'' sein Ramus muscularis distalis, 7''' N. cutaneus antebrachii medialis, 7^IV sein Verbindungsast mit dem N. medianus; 8 N. ulnaris, 8' N. cutaneus antebrachii caudalis, 8'' Rami musculares, 8''' Ramus dorsalis, 8^IV Ramus palmaris; 9 N. medianus, 9' N. interosseus antebrachii, 9'' Rami musculares; 10 N. digitalis dorsalis communis I, 10' N. digitalis dorsalis proprius II abaxialis, 10'' N. digitalis dorsalis communis II, 10''' N. digitalis dorsalis communis III; 11 Nn. metacarpei palmares

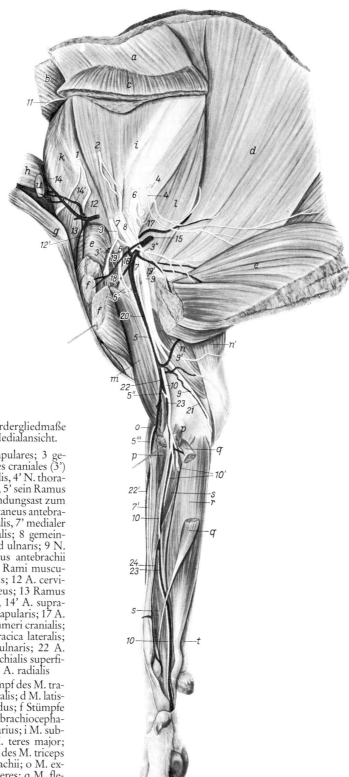

Abb. 137. Nerven der rechten Vordergliedmaße eines Deutschen Schäferhundes, Medialansicht.

1 N. suprascapularis; 2 Nn. subscapulares; 3 gemeinsamer Stamm der Nn. pectorales craniales (3') und caudales (3"); 4 N. thoracodorsalis, 4' N. thoracicus lateralis; 5 N. musculocutaneus, 5' sein Ramus muscularis proximalis, 5" sein Verbindungsast zum N. medianus, 5'" sein Hautast, N. cutaneus antebrachii medialis; 6 N. axillaris; 7 N. radialis, 7' medialer Ast des Ramus superficialis n. radialis; 8 gemeinsamer Stamm der Nn. medianus und ulnaris; 9 N. ulnaris, 9' sein Hautast, N. cutaneus antebrachii caudalis; 10 N. medianus, 10' seine Rami musculares; 11 Endzweig des N. accessorius; 12 A. cervicalis superficialis, 12' Ramus deltoideus; 13 Ramus ascendens; 14 Ramus praescapularis, 14' A. suprascapularis; 15 A. axillaris; 16 A. subscapularis; 17 A. thoracodorsalis; 18 A. circumflexa humeri cranialis; 19 A. thoracica externa, 19' A. thoracica lateralis; 20 A. brachialis; 21 A. collateralis ulnaris; 22 A. brachialis superficialis, 22' A. antebrachialis superficialis cranialis; 23 A. mediana; 24 A. radialis

a Stumpf des M. rhomboideus; b Stumpf des M. trapezius; c Stumpf des M. serratus ventralis; d M. latissimus dorsi; e M. pectoralis profundus; f Stümpfe des M. pectoralis superficialis; g M. brachiocephalicus; h Stumpf des M. omotransversarius; i M. subscapularis; k M. supraspinatus; l M. teres major; m M. biceps brachii; n Caput mediale des M. triceps brachii; n' M. extensor fasciae antebrachii; o M. extensor carpi radialis; p M. pronator teres; q M. flexor carpi radialis; r M. flexor digitorum superficialis; s Caput humerale des M. flexor digitorum profundus; t M. flexor carpi ulnaris; u Ln. cervicalis superficialis

Die **Rami ventrales des 7. und 8. Halsnerven** liefern keine Hautäste. Während der 8. nur mit dem *Plexus brachialis* in Verbindung tritt, gibt der 7. die letzte Phrenicuswurzel sowie Verbindungsäste zum C 6 und C 8 und zum Armgeflecht ab. Durch einen *Ramus communicans griseus* werden ihm sympathische Fasern vom *Ganglion cervicale caudale* zugeführt. Von diesem Verbindungsast zieht beim *Rind* und *Pferd* ein dünner Nervenzweig zur Pars thoracica des M. longus colli.

    5. Der **Zwerchfellnerv, N. phrenicus** (11/6; 144/4; Bd. II: 351/24; 352/28), geht aus den Ventralästen des 3. – 5. *(Mensch)* bzw. 5. – 7. *(Haussäugetiere)* Halsnerven hervor. Die drei Wurzeln des N. phrenicus, von denen die erste auch fehlen kann und die mittlere die stärkste ist (beim *Schaf* scheint nur diese ausgebildet zu sein), verlaufen über den M. scalenus hinweg, medial von der A. axillaris, zum Brusteingang, wo sie sich zu einem einheitlichen Nerven vereinigen. Dieser tritt in die Brusthöhle und zieht, ins präcardiale Mittelfell eingebettet, wo er sympathische Fasern vom *Ganglion thoracicum primum* erhält, zur Herzbasis. Hier verläuft er zwischen Fibrosa und Pleura pericardiaca der Herzbeutelwand (oft auch in einer eigenen Serosenfalte) nach caudal, um dann postcardial, linkerseits häufig in einer besonderen Serosenduplikatur des Mittelfells, rechterseits im Hohlvenengekröse zum Zwerchfellspiegel zu gelangen, wo er sich in mehrere Äste aufteilt und die muskulösen Partien des Zwerchfells innerviert.

    Die Innervation des Zwerchfells läßt darauf schließen, daß embryonal Beziehungen zu einem Bereich bestanden haben, in dem sich später der Hals entwickelt.

    Der N. phrenicus ist kein rein motorischer, sondern ein gemischter Nerv, der auch sensible Fasern aus dem Brust- und Mittelfell sowie dem Herzbeutel führt.

Aus experimentellen Untersuchungen ist eine segmentale Innervation des Zwerchfells erkannt worden. Bei der *Katze* werden die Pars sternalis und Pars costalis von Fasern aus C 5, der dorsale Bereich der Crura und der Zwerchfellkuppel von C 6 innerviert. Beim *Hund* gehen Fasern aus C 5 zur Pars sternalis und dem medialen Teil der Pars lumbalis, aus C 6 in alle Teile außer zur Pars sternalis und aus C 7 in einen kleinen dorsolateralen Teil. Eine contralaterale Innervation wurde nicht beobachtet.

Das Zwerchfell ist arm an Muskel- und Sehnenspindeln. Gleichwohl enthält der N. phrenicus deren proprioceptive Afferenzen. Außerdem führt der N. phrenicus A- und C-Fasern, die Schmerzleitungen aus der Pleura und dem Herzbeutel bedeuten. Der Faserzufluß aus sympathischen Thoracalganglien bleibt im allgemeinen verborgen und kann auch präparatorisch nicht immer dargestellt werden. Der vermutete Austausch von Fasern zwischen dem N. phrenicus und N. vagus findet experimentell keine Stütze.

Zusammenfassung der Innervationsgebiete der Halsnerven

Nerv	motorisch	sensibel
N. cervicalis I **Ramus dorsalis**	als *N. suboccipitalis:* M. rectus capitis dorsalis major M. rectus capitis dorsalis minor M. obliquus capitis cranialis	als *N. occipitalis* mediale Außenfläche der Ohrmuschel
Ramus ventralis	M. rectus capitis lateralis M. rectus capitis ventralis M. longus capitis M. sternohyoideus M. sternothyreoideus M. omohyoideus	
N. cervicalis II **Ramus dorsalis**	M. obliquus capitis caudalis	als *N. occipitalis major:* Haut der Genick- und vorderen Nackengegend

Nerv	motorisch	sensibel
Ramus ventralis	M. longus capitis als *N. transversus colli* zusammen mit dem *Ramus colli n. facialis*: Halshautmuskulatur und M. cutaneus faciei	als *N. auricularis magnus* laterale Außen- und Innenfläche der Ohrmuschel als *N. transversus colli* Haut der Masseter- und Kehlgangsgegend
Nn. cervicales III–V **Rami dorsales**	dorsale Halsmuskulatur, d.h. Halsportionen von: Mm. multifidi M. spinalis M. semispinalis M. semispinalis capitis M. splenius Mm. intertransversarii	Haut der dorsolateralen Nacken- und Halsgegend
Rami ventrales	M. longus capitis M. longus colli Mm. scaleni Mm. intertransversarii	Haut der lateralen und ventralen Halsgegend
Nn. cervicales VI–VIII **Rami dorsales**	dorsale Halsmuskulatur M. rhomboideus cervicis M. serratus ventralis cervicis	Haut der dorsolateralen Nacken- und Halsgegend vor dem Widerrist
Rami ventrales	M. longus colli beim *Hund*: M. rhomboideus cervicis M. serratus ventralis cervicis	als Teil der *Nn. supraclaviculares* (Ast von C 6 oder C 5): Haut der vorderen Schultergelenksgegend sowie der Vorderbrust
	Wurzeln des Plexus brachialis (beim *Schwein* auch Ramus ventralis von C 5)	
N. phrenicus (aus Rami ventrales von C 5 – C 7)	Zwerchfellmuskulatur	Brust- und Mittelfell, Herzbeutel, Brustorgane

Armgeflecht, Plexus brachialis, und Nerven der Vordergliedmaße

Das **Armgeflecht, Plexus brachialis,** wird von den Ventralästen des 6., 7. und 8. (*Fleischfresser, Wiederkäuer, Pferd*) bzw. 5., 6., 7. und 8. (*Schwein* und *Mensch*) Halsnerven und dem Ventralast des 1. (*Katze, Schwein, Mensch*) bzw. 1. und 2. (*Hund, Wiederkäuer, Pferd*) Brustnerven gebildet. Sie stellen die Wurzeln des Armgeflechtes, *Radices plexus*, dar. Die aus dem Armgeflecht sich isolierenden Nerven versorgen die Schultergliedmaße sowie Teile der Schultergürtelmuskulatur und der Rumpfwand.

Der Plexus brachialis liegt größtenteils unmittelbar vor der 1. Rippe zwischen M. longus colli und den Mm. scaleni. Seine Anteile treten ventral des M. scalenus medius (*Fleischfresser*) bzw. zwischen diesem und dem M. scalenus ventralis hindurch an die mediale Fläche der

Schulter, wobei sie mit Ausnahme der *Fleischfresser* um die A. axillaris eine Schlinge, die *Ansa axillaris*, bilden (vgl. 11; 144).

Aus dem Armgeflecht gehen folgende 12 Nerven der Vordergliedmaße hervor:

1. Der **N. suprascapularis** (*Hund*: 136/1; 137/1; *Schwein*: 141/2; *Rind*: 143/2; 144/5; 145/3; 146/1; *Pferd*: 152/2; 153/4; 154/1; 155/1). Er isoliert sich als relativ kräftiger Nerv aus dem vorderen Teil des Plexus und bezieht Fasern aus C 6 und C 7 (*Hund, Schwein, Rind*) bzw. C 6 - 8 (*Pferd*). Der N. suprascapularis verläuft zwischen M. subscapularis und M. supraspinatus nach lateral und caudal, dabei dem Vorderrand des Schulterblatthalses direkt aufliegend (Suprascapularislähmung bei fehlendem Acromion!), und innerviert die Mm. supra- und infraspinatus.

2. Der **N. musculocutaneus** (*Hund*: 136/7; 137/5; *Schwein*: 141/7; *Rind*: 143/7; 144/8; 145/9; 146/9; *Pferd*: 152/3; 153/9; 155/7) entspringt caudal vom N. suprascapularis und

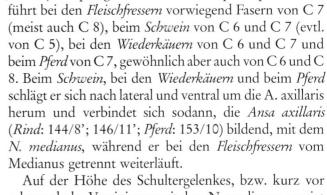

führt bei den *Fleischfressern* vorwiegend Fasern von C 7 (meist auch C 8), beim *Schwein* von C 6 und C 7 (evtl. von C 5), bei den *Wiederkäuern* von C 6 und C 7 und beim *Pferd* von C 7, gewöhnlich aber auch von C 6 und C 8. Beim *Schwein*, bei den *Wiederkäuern* und beim *Pferd* schlägt er sich nach lateral und ventral um die A. axillaris herum und verbindet sich sodann, die *Ansa axillaris* (*Rind*: 144/8'; 146/11'; *Pferd*: 153/10) bildend, mit dem *N. medianus*, während er bei den *Fleischfressern* vom Medianus getrennt weiterläuft.

Auf der Höhe des Schultergelenkes, bzw. kurz vor oder nach der Vereinigung mit dem N. medianus, zweigt der **Ramus muscularis proximalis** (*Hund*: 136/7'; 137/5'; *Schwein*: 141/7'; *Rind*: 143/7'; 146/9'; *Pferd*: 152/3'; 155/7') vom N. musculocutaneus ab und zieht nach lateral, wobei er Äste an den M. coracobrachialis und den M. biceps brachii abgibt. Bei den *Huftieren* trennt sich der N. musculocutaneus etwa in der Mitte des

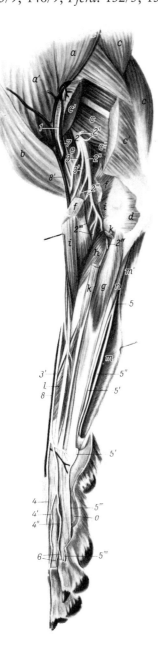

Abb. 138. Nerven an der lateralen Seite der Vordergliedmaße eines Deutschen Schäferhundes.

1 Hautast des N. axillaris, N. cutaneus antebrachii cranialis; 2 N. radialis, 2' Rami musculares für den M. triceps brachii, 2" Ramus profundus, 2''' Rami musculares für die Strecker des Carpalgelenks und der Zehengelenke, 2^{IV} Ramus muscularis für den M. extensor carpi ulnaris; 3 Ramus medialis, 3' Ramus lateralis des Ramus superficialis n. radialis; 4 N. digitalis dorsalis communis II, 4' N. digitalis dorsalis communis III, 4" N. digitalis dorsalis communis IV; 5 N. ulnaris, 5' sein Ramus dorsalis, 5" sein Ramus palmaris, 5''' N. digitalis dorsalis V abaxialis; 6 Nn. digitales dorsales proprii; 7 oberflächlicher Ast der A. circumflexa humeri caudalis; 8, 8' V. cephalica

a Pars scapularis, a' Pars acromialis des M. deltoideus; b M. brachiocephalicus; c Caput longum, c' Caput laterale, c" Caput accessorium des M. triceps brachii; d M. anconaeus; e M. brachialis; f M. extensor carpi radialis; g M. extensor carpi ulnaris; h M. supinator; i M. extensor digitorum communis; k M. extensor digitalis lateralis; l M. abductor pollicis longus; m Caput humerale, m' Caput ulnare des M. flexor carpi ulnaris; n Caput ulnare des M. flexor digitorum profundus; o M. interosseus

Oberarms wieder vom Medianus, um sich gleich in den **Ramus muscularis distalis** und in den **N. cutaneus antebrachii medialis** aufzuteilen, während er sich bei den *Fleischfressern* wenig oberhalb des Ellbogengelenkes durch einen kurzen Querast (136/7^{IV}; 137/5") mit dem *N. medianus* verbindet und sich dann ebenfalls in den *Ramus muscularis distalis* und den *N. cutaneus antebrachii medialis* aufgabelt.

Der **Ramus muscularis distalis** (*Hund*: 136/7"; *Schwein*: 141/7"; *Rind*: 143/7"; *Pferd*: 152/3'''; 155/7") versorgt den M. brachialis, dessen distale Partie bei den *Huftieren* in etwa der Hälfte der Fälle aber vom *N. radialis* innerviert wird.

Der **N. cutaneus antebrachii medialis** (*Hund*: 135/22; 136/7'''; 137/5'''; *Schwein*: 141/7'''; *Rind*: 142/16; 143/7'''; 146/9"; *Pferd*: 150/11; 151/21; 152/3'; 153/9'; 155/7''') gelangt zwischen M. biceps brachii und M. brachialis an die Vorderseite des Unterarms und tritt dann zwischen dem M. brachiocephalicus und M. biceps brachii an die Oberfläche. Seine Hautäste verzweigen sich vor allem auf der medialen Fläche der Unterarmfascie, dehnen sich aber beim *Pferd*, wo er sich in zwei Äste aufteilt, über die dorsomediale Seite des Carpus und Mittelfußes bis zum Fesselgelenk hin aus (139/3). Beim *Schwein* und bei den *Wiederkäuern* verbindet er sich im distalen Drittel des Unterarms meist mit dem Hautast des *N. radialis*, bei den *Fleischfressern* und beim *Rind* gibt er auch Zweige an die Vorderfläche der Ellbogengelenkskapsel ab.

3. Der **N. axillaris** (*Hund*: 136/5; 137/6; *Schwein*: 141/6; *Rind*: 143/5; 144/12; 145/6; 146/4; *Pferd*: 152/5; 153/5; 155/4) geht aus dem mittleren Teil des Armgeflechtes hervor und führt Fasern von C 7 und C 8 (*Hund*: C 7). Er zieht über die Beugeseite des Schultergelenkes, an das er sensible Zweige abgibt, zwischen dem Hinterrand des M. subscapularis und der A. subscapularis nach der lateralen Seite, wo er zwischen Caput longum und laterale des M. triceps brachii, hinter dem M. teres minor, auftaucht und sich noch unter dem M. deltoideus in eine Anzahl Äste aufteilt (147/1 – 1"; 154/2 – 2"). Er entsendet Muskelzweige an den M. deltoideus, die Mm. teres major und minor und die caudale Partie des M. subscapularis sowie an den M. articularis humeri und die Pars clavicularis m. deltoidei (M. cleidobrachialis).

Sein Hautast, der **N. cutaneus antebrachii cranialis** (*Hund*: 135/20; 138/1; *Rind*: 142/11; 146/4'; 147/1"; *Pferd*: 150/9; 151/19; 154/3), tritt distal von der Tuberositas deltoidea zwischen Hinterrand des M. deltoideus und Caput laterale des Triceps an die Oberfläche und zieht, indem er sich meist in zwei Äste gabelt, lateral über den M. extensor carpi radialis zur Haut der Vorderfläche des Unterarms, die er bis zum Carpus mit sensiblen Fasern versorgt.

4. Die 2 – 4 schwachen **Nn. subscapulares** (*Hund*: 136/2; 137/2; *Schwein*: 141/3; *Rind*: 143/1; 144/2; *Pferd*: 152/4; 153/3; 155/3), die einzeln oder gemeinsam mit anderen Nervenstämmen aus dem Plexus hervorgehen, innervieren den M. subscapularis mit Ausnahme der caudalen Randpartie, die ihre motorischen Fasern vom *N. axillaris* erhält.

5. Die **Nn. pectorales craniales** (*Hund*: 136/3; 137/3'; *Schwein*: 141/4; *Rind*: 143/3; 144/7; 145/1; *Pferd*: 152/1; 153/1) entspringen als 3 – 5 kleinere Äste aus den vorderen Teilen des Plexus brachialis und ziehen nach ventral zu den Mm. pectorales superficiales und zum M. subclavius bei *Schwein*, *Wiederkäuer* und *Pferd*.

6. Die **Nn. pectorales caudales** (*Hund*: 136/4'''; 137/3"; *Schwein*: 141/5"; *Rind*: 143/4'''; 144/13''''; 145/2^{IV}; *Pferd*: 152/6"; 153/2'''; 155/2") sind stärkere Nerven, die caudal aus dem Plexus hervorgehen, wobei sie anfänglich in unterschiedlicher Weise mit anderen Nerven des Geflechtes, vor allem auch mit dem *N. thoracicus lateralis*, verbunden sein können. Sie verlaufen in caudoventraler Richtung zum M. pectoralis profundus, geben aber auch Zweige an die ventralen Abschnitte des M. cutaneus trunci ab und wurden früher als N. thoracoventralis bezeichnet.

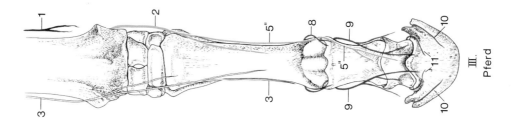

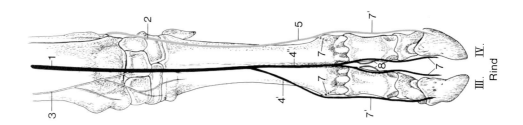

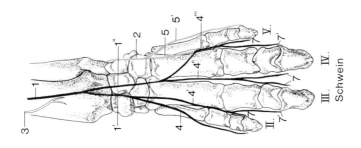

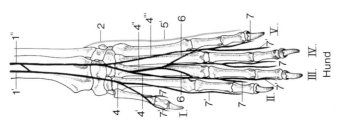

Abb. 139. Vergleichende Darstellung der Nerven an der Dorsalfläche des linken Vorderfußes von Hund, Schwein, Rind und Pferd (schematisch).

Schwarz: N. radialis; *weiß:* N. musculocutaneus; *grün:* N. ulnaris; *violett:* Äste des palmaren Zehennerven des N. medianus.

1 Ramus superficialis des N. radialis (*Pferd:* N. cutaneus antebrachii lateralis), 1' Ramus medialis (*Hund, Schwein*), 1" Ramus lateralis (*Hund, Schwein*); 2 Ramus dorsalis des N. ulnaris; 3 N. cutaneus antebrachii medialis des N. musculocutaneus; 4 N. digitalis dorsalis communis I (*Schwein:* N. digitalis dorsalis II abaxialis), 4' N. digitalis dorsalis communis II, 4" N. digitalis dorsalis communis III, 4''' N. digitalis dorsalis communis IV (beim *Schwein* mit dem gleichnamigen Ast des N. ulnaris vereint); 5 N. digitalis dorsalis communis IV des N. ulnaris, 5' N. digitalis dorsalis V abaxialis, 5" N. digitalis dorsalis lateralis; 6 Rami communicantes; 7 Nn. digitales dorsales proprii axiales, 7' Nn. digitales dorsales proprii abaxiales; 8 Rami dorsales phalangis proximalis der Nn. digitales palmares (kommunizieren beim *Rind* mit den Nn. digitales dorsales proprii axiales, 7); 9 Rami dorsales phalangis mediae; 10 Rami dorsales phalangis distalis; 11 Rami coronales; 9 – 11 Äste der Nn. digitales palmares beim

Pferd

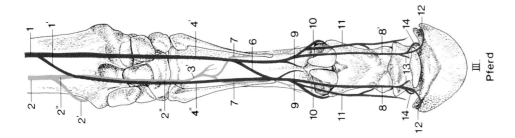

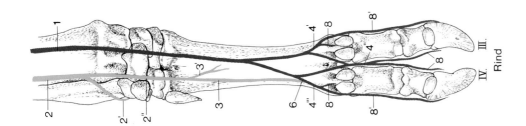

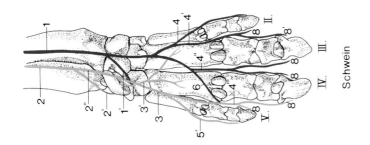

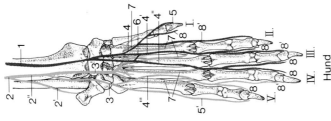

Abb. 140. Vergleichende Darstellung der Nerven an der Palmarseite des linken Vorderfußes von Hund, Schwein, Rind und Pferd (schematisch).

Grün: N. ulnaris; *violett:* N. medianus.

1 N. medianus, 1' proximaler Ramus communicans des N. medianus zum Ramus palmaris des N. ulnaris; 2 N. ulnaris, 2' Ramus dorsalis des N. ulnaris, 2'' Ramus palmaris des N. ulnaris; 3 Ramus superficialis des Ramus palmaris n. ulnaris, 3' Ramus profundus des Ramus palmaris n. ulnaris (mit Rami musculares); 4 N. digitalis palmaris communis I (*Hund*) bzw. N. digitalis palmaris II abaxialis (*Schwein*), 4' N. digitalis palmaris communis II bzw. N. palmaris medialis (*Pferd*), 4'' N. digitalis palmaris communis III bzw. N. palmaris lateralis (*Pferd*), 4''' N. digitalis palmaris communis IV; 5 N. digitalis palmaris I abaxialis, 5' N. digitalis palmaris V abaxialis; 6 Ramus communicans; 7 Nn. metacarpei palmares; 8 Nn. digitales palmares proprii axiales bzw. N. digitalis palmaris lateralis (*Pferd*), 8' Nn. digitales palmares proprii abaxiales bzw. N. digitalis palmaris medialis (*Pferd*); 9 Rami tori metacarpei, Spornäste; 10 Rami dorsales phalangis proximalis; 11 Rami dorsales phalangis mediae; 12 Rami dorsales phalangis distalis; 13 Rami tori digitalis (tori ungulae); 14 Rami coronales

7. Der **N. thoracicus longus** (*Hund*: 136/4; *Schwein*: 141/5; *Rind*: 143/4; 144/14; 145/2; *Pferd*: 152/6) entspringt am weitesten dorsal als kräftiger Nerv, vor allem aus der Radix von C 7 oder C 8, und zieht in nahezu horizontalem Verlauf zur Brustportion des M. serratus ventralis.

8. Der **N. thoracodorsalis** (*Hund*: 136/4'; 137/4'; *Schwein*: 141/5'; *Rind*: 143/4'; 144/13'; 145/2'; 146/5; *Pferd*: 152/6'; 153/2; 155/2) geht aus den hinteren Plexuswurzeln, vor allem aus C 8, hervor und verläuft nach caudal, medial über den M. teres major hinweg, zum M. latissimus dorsi.

9. Auch der **N. thoracicus lateralis** (*Hund*: 136/4''; 137/4''; *Schwein*: 141/5''; *Rind*: 143/4''; 144/13''; 145/2''; 146/6; *Pferd*: 152/6''; 153/2''; 155/2') isoliert sich, zusammen mit den *Nn. pectorales caudales*, vor allem aus den caudalen Anteilen des Plexus (C 8 und Th 1), überquert medial den M. teres major und zieht dann dem ventralen Rand des M. latissimus dorsi entlang zum M. cutaneus trunci, wo er sich in mehrere Äste aufteilt, die sich beim *Hund* auf dem Rumpfhautmuskel strahlenförmig bis in die Flankengegend ausdehnen (135/19). Diese bilden, zusammen mit den *Nn. pectorales caudales* und

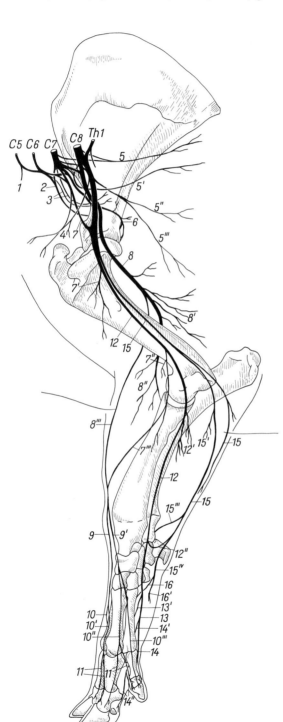

Abb. 141. Halbschematische Übersichtsdarstellung der Nerven der rechten Vordergliedmaße des Schweines.

C 5 – 8 und Th 1 Ventraläste der entsprechenden Hals- und Brustnerven, die die Wurzeln, *Radices plexus*, des Armgeflechtes, *Plexus brachialis*, bilden

1 N. supraclavicularis; 2 N. suprascapularis; 3 Nn. subscapulares; 4 Nn. pectorales craniales; 5 N. thoracicus longus, 5' N. thoracodorsalis, 5'' N. thoracicus lateralis, 5''' N. pectoralis caudalis; 6 N. axillaris; 7 N. musculocutaneus, 7' sein Ramus muscularis proximalis, 7'' sein Ramus muscularis distalis, 7''' sein Hautast, N. cutaneus antebrachii medialis; 8 N. radialis, 8' seine Muskeläste für die Strecker des Ellbogengelenkes, 8'' seine Muskeläste für die Strecker des Carpalgelenks und der Zehengelenke, 8''' sein Ramus superficialis; 9 Ramus lateralis, 9' Ramus medialis des Ramus superficialis n. radialis; 10 N. digitalis dorsalis communis IV, 10' N. digitalis dorsalis communis III, 10'' N. digitalis dorsalis communis II, 10''' N. digitalis dorsalis II abaxialis; 11 Nn. digitales dorsales proprii; 12 N. medianus, 12' seine Rami musculares, 12'' sein Verbindungsast zum N. ulnaris; 13 Ramus medialis, 13' Ramus lateralis n. mediani; 14 N. digitalis palmaris II abaxialis, 14' N. digitalis palmaris communis II, 14'' Nn. digitales palmares proprii; 15 N. ulnaris, 15' seine Rami musculares, 15'' sein Hautast, N. cutaneus antebrachii caudalis, 15''' sein Ramus dorsalis, 15^{IV} sein Ramus palmaris; 16 Ramus profundus, 16' Ramus superficialis des Ramus palmaris n. ulnaris

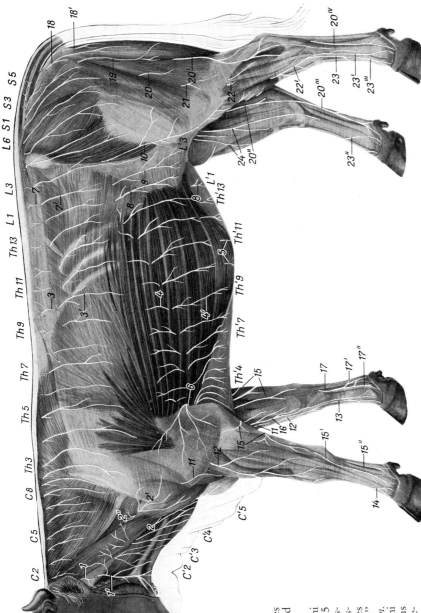

142. Hautnerven eines ca. 2jährigen Rindes (in Anlehnung an SCHALLER, 1956, und SCHREIBER, 1955).

Nn. cervicales: C 2 – C 8 Hautäste der Rami dorsales des 2. – 8. Halsnerven; C'2 – C'5 Hautäste der Rami ventrales des 2. – 5. Halsnerven; 1 N. auricularis magnus, 1' N. transversus colli des C 2; 2 Nn. supraclaviculares ventrales, 2' Nn. supraclaviculares medii, 2'' Nn. supraclaviculares dorsales des C 5; *Nn. thoracici*: Th 1 – Th 13 Hautäste der Rami dorsales des 1. – 13. Brustnerven; 3 Ramus cutaneus medialis, 3' Ramus cutaneus lateralis; Th'8 – Th'13 Hautäste der Rami ventrales des 4. – 13. Brust- bzw. Intercostalnerven; 4 Dorsalast, 4' Ventralast der Rami cutanei laterales der betreffenden Intercostalnerven; 5 Rami cutanei ventrales der betreffenden Intercostalnerven; 6 N. intercostobrachialis; *Nn. lumbales*: L 1 – L 6 Hautäste der Rami dorsales des 1. – 6. Lendennerven (Nn. clunium craniales); 7 Ramus cutaneus medialis, 7' Ramus cutaneus lateralis; L'1 – L'3 Hautäste der Rami ventrales des 1. – 3. Lendennerven; 8' Ramus cutaneus lateralis, 8'' Ramus cutaneus ventralis des N. iliohypogastricus; 9 Ramus cutaneus lateralis des N. ilioinguinalis; 10 N. cutaneus femoris lateralis; *Nn. sacrales*: S 1 – S 5 Hautäste der Rami dorsales des 1. – 5. Kreuznerven (S 1 – S 3 Nn. clunium medii); *Hautnerven der Vordergliedmaße*: 11 N. cutaneus antebrachii cranialis des N. axillaris; 12 Ramus cutaneus lateralis des N. radialis mit N. cutaneus antebrachii lateralis; 13 N. digitalis dorsalis communis III (linke Gliedmaße); 14 N. digitalis dorsalis communis III (rechte Gliedmaße); 15 N. cutaneus antebrachii caudalis, 15' Ramus dorsalis, 15'' Ramus superficialis des Ramus palmaris n. ulnaris; 16 N. cutaneus antebrachii medialis des N. musculocutaneus; 17 N. medianus, 17' N. digitalis palmaris proprius IV axialis, 17'' N. digitalis palmaris communis II; *Hautnerven der Hintergliedmaße*: 18 Ramus cutaneus proximalis, 18' Ramus cutaneus distalis des N. pudendus; 19 Ramus cutaneus femoris caudalis; 20 Ramus cutaneus n. tibialis, 20' N. cutaneus surae caudalis, 20'' N. tibialis, 20''' N. plantaris medialis, 20^{IV} N. plantaris lateralis; 21 N. cutaneus surae lateralis; 22' N. fibularis superficialis; 23 N. metatarseus dorsalis superficialis, 23' N. digitalis dorsalis communis III abaxialis, 23'' N. digitalis dorsalis communis III, 23''' N. digitalis dorsalis communis IV abaxialis, 23'''' N. digitalis dorsalis communis III; 24 Äste des N. saphenus

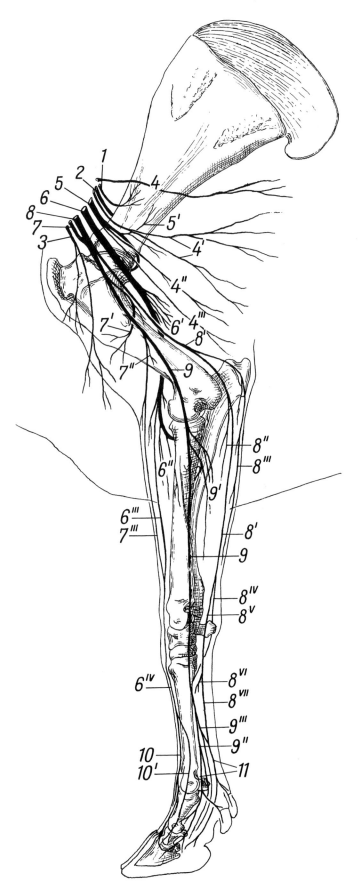

Abb. 143. Halbschematische Übersichtsdarstellung der Nerven der rechten Vordergliedmaße des Rindes.

1 N. subscapularis; 2 N. suprascapularis; 3 N. pectoralis cranialis; 4 N. thoracicus longus, 4' N. thoracodorsalis, 4" N. thoracicus lateralis, 4'" N. pectoralis caudalis; 5 N. axillaris, 5' sein Zweig an den M. subscapularis; 6 N. radialis, 6' Rami musculares für die Tricepsgruppe, 6" Rami musculares für die Strecker des Carpalgelenks und der Zehengelenke, 6'" sein Ramus superficialis, 6^IV N. digitalis dorsalis communis III; 7 N. musculocutaneus, 7' sein Ramus muscularis proximalis, 7" sein Ramus muscularis distalis, 7'" sein Hautast, N. cutaneus antebrachii medialis; 8 gemeinsamer Stamm der Nn. ulnaris und medianus, 8' N. ulnaris, 8" seine Rami musculares, 8'" sein Hautast, N. cutaneus antebrachii caudalis, 8^IV sein Ramus dorsalis, 8^V sein Ramus palmaris, 8^VI Ramus profundus, 8^VII Ramus superficialis des Ramus palmaris n. ulnaris; 9 N. medianus, 9' seine Rami musculares, 9" N. digitalis palmaris communis II, 9'" N. digitalis palmaris communis III; 10 N. digitalis dorsalis communis III, 10' N. digitalis dorsalis communis II; 11 Nn. digitales palmares proprii

den *Rami perforantes* der Intercostalnerven, ein weitmaschiges Nervennetz. Seine zarten Endzweige innervieren die ventralen Teile der Brust- und Bauchhaut, wobei die sensiblen Fasern von den Intercostalnerven stammen.

Ein dorsal oder ventral abgehender Zweig des *N. thoracicus lateralis* (145/2'''; 146/6'; 153/2''; 155/2'') verbindet sich mit dem *Ramus cutaneus lateralis* der *Rami ventrales (Nn. intercostales)* der *Nn. thoracici II* und *III* (beim *Wiederkäuer* auch *I*) zum *N. intercostobrachialis* (*Hund*: 135/15; *Rind*: 142/6; *Pferd*: 150/6; 151/14), der sich um den hinteren Rand des Caput longum des M. triceps brachii herumschlägt und beim *Wiederkäuer* und beim *Pferd* den M. cutaneus omobrachialis und Teile des M. cutaneus trunci, bei *Schwein* und *Hund* Teile des M. cutaneus trunci motorisch und den caudoventralen Teil der Regio tricipitalis sensibel innerviert.

10. Der sehr starke **N. radialis** (*Hund*: 136/6; 137/7; *Schwein*: 141/8; *Rind*: 143/6; 144/11; 145/7; *Pferd*: 152/7; 153/6; 155/5) entsteht aus mittleren und caudalen Teilen des Armgeflechtes (C 7, C 8 und Th 1) und versorgt motorisch die Strecker des Ellbogen- und Carpalgelenkes sowie der Zehengelenke mit Einschluß des M. extensor carpi ulnaris und gibt bei den *Huftieren* in etwa 50 % der Fälle auch Fasern an die distale Partie des M. brachialis ab. Ferner innerviert er als *N. cutaneus brachii lateralis* die Haut im Gebiet des Caput laterale des M. triceps brachii und als *N. cutaneus antebrachii lateralis* den Hautbezirk lateral am Unterarm.

Der **Stamm des N. radialis** tritt etwa in der Mitte des Oberarms am hinteren Rand des M. teres major und caudal von der A. brachialis zwischen Caput longum und Caput mediale des M. triceps brachii in die Tiefe und zieht, lateral bedeckt vom Caput laterale des Triceps, nach lateral und distal über den Humerus hinweg zur Beugeseite des Ellbogengelenkes (138/2; 147/2; 154/4). Dabei liegt er am hinteren Rand des M. brachialis dem Humerus unmittelbar auf und kann hier gequetscht werden (Radialislähmung!).

Zunächst gibt er seine **Muskeläste** (*Hund*: 136/6'; 138/2'; *Schwein*: 141/8'; *Rind*: 143/6'; 147/2'; *Pferd*: 152/7'; 154/4') an die Tricepsgruppe, den M. anconaeus und den M. tensor fasciae antebrachii, und bei den *Huftieren* in etwa der Hälfte der Fälle auch an das distale Ende des M. brachialis ab. Dann teilt er sich noch medial des Caput laterale des Triceps in einen *Ramus superficialis* und einen *Ramus profundus*.

Der **Ramus profundus** (138/2''; 147/2''; 154/4'') zieht unter den Köpfen des M. extensor carpi radialis und M. extensor digitalis communis über die Beugeseite des Ellbogengelenkes hinweg und innerviert diese Muskeln sowie den M. extensor digitalis lateralis, M. extensor carpi ulnaris, M. abductor pollicis longus und beim *Fleischfresser* auch den M. brachioradialis und den M. supinator, unter dem er beim *Hund* hindurchzieht.

Der **Ramus superficialis** tritt unter dem Caput laterale des Triceps hervor und teilt sich bei den **Fleischfressern** sofort in einen *Ramus medialis* und einen *Ramus lateralis* (135/21, 21'; 136/6'''; 6^{IV}; 137/7'; 138/3, 3'), die über die Vorderfläche von Unterarm, Carpus und Mittelfuß zehenwärts ziehen und dabei die Haut mit sensiblen Fasern versorgen; der laterale Ast entläßt in Ellbogengelenkhöhe den **N. cutaneus antebrachii lateralis**. Proximal der Vorderfußwurzel sind die beiden Äste des Radialis (139/1', 1'') meist durch einen Querschenkel miteinander verbunden.

Proximal am Metacarpus geht der *Ramus medialis* beim *Hund* in den *N. digitalis dorsalis communis I* (136/10; 139/4) über. Der *Ramus lateralis* spaltet sich in die *Nn. digitales dorsales communes II, III* und *IV* (139/4', 4'', 4''') auf. In Höhe des 1. Zehengelenkes geben die dorsalen, gemeinsamen Zehennerven die *Nn. digitales dorsales proprii axiales* und *abaxiales* für die I. – V. Zehe ab (139/7, 7').

Beim **Schwein** geht der *Ramus superficialis* (141/8''') im distalen Drittel des Unterarms mit dem Hautast des N. musculocutaneus eine Verbindung ein, um sich dann auf der Höhe des

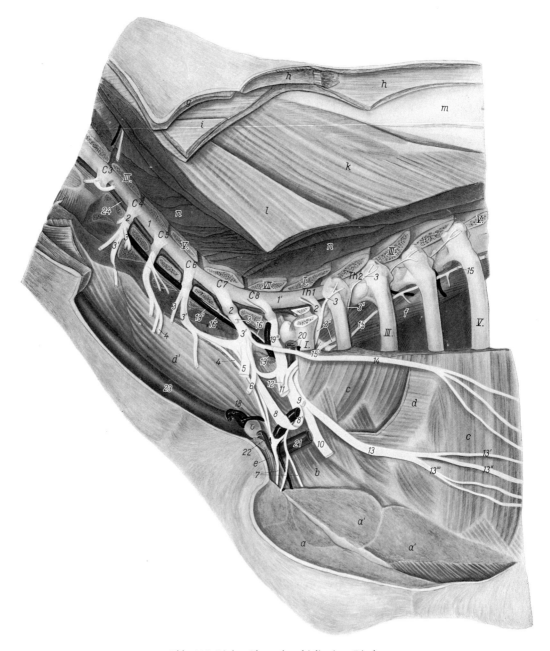

Abb. 144. Linker Plexus brachialis eines Rindes.

C 3 – 8 und Th 1 – 2 extradurale Wurzeln des 3. – 8. Hals- und 1. – 2. Brustnerven, von denen die Wurzeläste von
C 6 – 8 und Th 1 – 2 die *Radices plexus brachialis* bilden

1 Rückenmark im Duraschlauch, 1' Intumescentia cervicalis; 2 Spinalganglion; 3 Ramus dorsalis, 3' Ramus ventralis des betreffenden Spinalnerven; 4 Wurzeln des N. phrenicus; 5 N. suprascapularis; 6 N. subscapularis;
7 Nn. pectorales craniales; 8 N. musculocutaneus, 8' Ansa axillaris; 9 N. medianus; 10 N. ulnaris; 11 N. radialis;
12 N. axillaris; 13 gemeinsamer Stamm des N. thoracodorsalis (13'), N. thoracicus lateralis (13") und N. pectoralis caudalis (13"'); 14 N. thoracicus longus; 15 Truncus n. sympathici, 15' Ganglion cervicothoracicum;
16 N. vertebralis; 17 A. axillaris; 18 Äste der A. cervicalis superficialis; 19 Truncus costocervicalis, 19' A. vertebralis,
19" A. cervicalis profunda; 20 A. und V. scapularis dorsalis; 21 V. axillaris; 22 V. cervicalis superficialis; 23 V. jugularis
externa; 24 Plexus vertebralis internus ventralis

I – VII Anschnitte der betreffenden Hals- und Brustwirbel bzw. 1. – 5. Rippe

a Stümpfe des M. pectoralis superficialis, a' des M. pectoralis profundus; b M. rectus thoracis; c M. serratus ventralis
thoracis; d Stumpf des M. scalenus dorsalis, d' M. scalenus medius; e M. subclavius; f Pars thoracica des M. longus
colli; g M. trapezius; h M. rhomboideus; i M. splenius; k M. semispinalis capitis; l M. longissimus capitis;
m Nackenbandkappe; n Anschnitte der Mm. multifidi; o Ln. cervicalis profundus caudalis

Carpus in einen kurzen *Ramus medialis* und *lateralis* (139/1', 1''; 141/9, 9') zu gabeln. Der *Ramus medialis* gibt den *N. digitalis dorsalis II abaxialis* (139/4) und den *N. digitalis dorsalis communis II* (139/4') ab, während sich der *Ramus lateralis* in die *Nn. digitales dorsales communes III und* IV aufteilt (139/4'', 4''').

Abb. 145. Äste des Plexus brachialis der linken Schultergliedmaße eines Rindes.

1 Nn. pectorales craniales; 2 N. thoracicus longus, 2' N. thoracodorsalis, 2'' N. thoracicus lateralis, 2''' N. intercostobrachialis, 2^{IV} N. pectoralis caudalis; 3 N. suprascapularis; 4 gemeinsamer Stamm der Nn. axillaris, thoracodorsalis und subscapulares; 5 Nn. subscapulares; 6 Äste des N. axillaris; 7 N. radialis; 8 N. medianus, 8' N. ulnaris; 9 N. musculocutaneus; 10 A. axillaris; 11 A. und V. suprascapularis; 12 A. thoracica externa; 13 A. und V. subscapularis; 14 A. und V. thoracodorsalis; 15 V. axillaris; 16 V. thoracica externa; 17 V. cephalica
a M. serratus ventralis; b M. rhomboideus; c M. latissimus dorsi; d M. omotransversarius; e M. brachiocephalicus; f M. subclavius; g M. pectoralis profundus (M. pectoralis ascendens); h M. pectoralis descendens, h' M. pectoralis transversus (M. pectoralis superficialis); i M. subscapularis; k M. supraspinatus; l M.teres major; m M. triceps brachii

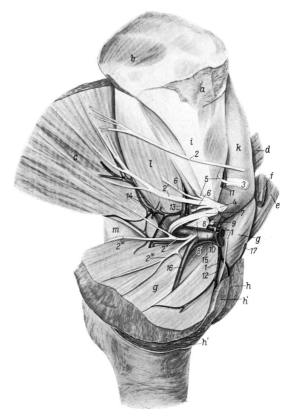

Der *N. digitalis dorsalis communis IV* vereinigt sich mit dem gleichnamigen Ast des N. ulnaris (139/5). Die *Nn. digitales dorsales proprii* verhalten sich im Prinzip wie beim *Hund*.

Auch bei den **Wiederkäuern** verbindet sich der *Ramus superficialis* (142/12; 143/6'''; 146/7''; 147/2^{IV}) proximal des Carpus mit dem N. cutaneus antebrachii medialis des N. musculocutaneus und zieht über die Vorderseite des Mittelfußes zehenwärts und teilt sich in dessem distalen Drittel in die *Nn. digitales dorsales communes II* und *III* (139/4', 4''; 143/10', 10; 146/10'', 10'''; 148/2; 149/1). Diese Äste enden schließlich in den *Nn. digitales dorsales proprii axiales* für die III. und IV. Zehe (139/7; 149/4) sowie im *N. digitalis dorsalis proprius III abaxialis* (148/3). Der *N. digitalis dorsalis proprius IV abaxialis* ist ein Ulnarisast. Die *Nn. digitales dorsales proprii axiales* (139/7) kommunizieren mit Rami dorsales phalangis proximalis bzw. Rami communicantes der Nn. digitales palmares (N. medianus) (139/8).

Beim **Pferd** verbreitet sich der *Ramus superficialis*, nachdem er den *N. cutaneus brachii lateralis* (150/10) für die Haut im lateralen Oberarmbereich abgegeben hat, als *N. cutaneus antebrachii lateralis* (139/1; 150/10'; 151/20; 154/5) in der Haut an der Lateralfläche des Unterarms bis etwa zum Carpus. Metacarpus und Zehe haben keine Radialis-Innervation.

11. Der **N. medianus** (*Hund*: 136/9; 137/10; *Schwein*: 141/12; *Rind*: 143/9; 144/9; 145/8; 146/11; *Pferd*: 152/9; 153/8; 155/8) ist der stärkste Nerv des Armgeflechtes und reicht mit seinen Endästen bis ins Zehengebiet. Er entspringt aus den mittleren Anteilen des Plexus, vor allem aus C 8 und Th 1, bezieht unter Umständen aber auch Fasern aus Th 2 (z. B.

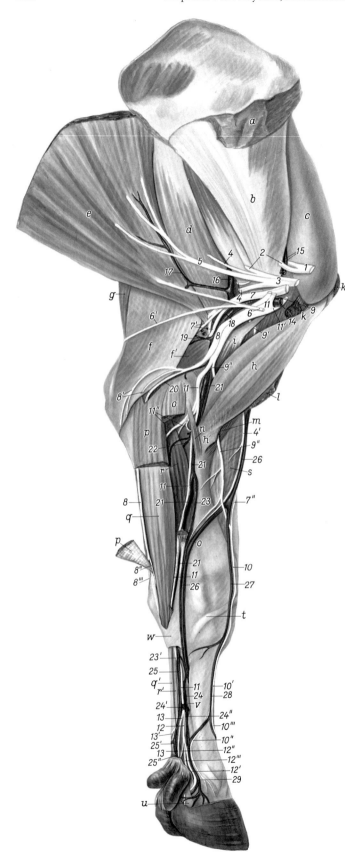

Abb. 146. Nerven der linken Vordergliedmaße eines Rindes.

1 N. suprascapularis; 2 Nn. subscapulares; 3 gemeinsamer Stamm der
Nn. axillaris, subscapulares und thoracodorsalis; 4 N. axillaris, 4' sein
Hautast, N. cutaneus antebrachii cranialis; 5 N. thoracodorsalis; 6 N.
thoracicus lateralis, 6' N. intercostobrachialis; 7 N. radialis, 7' seine proximalen Muskeläste, 7'' sein Hautast,
Ramus superficialis (N. cutaneus antebrachii lateralis); 8 N. ulnaris, 8'
Zweige des N. cutaneus antebrachii
caudalis, 8'' Ramus palmaris, 8'''
Ramus dorsalis n. ulnaris; 9 N. musculocutaneus, 9' sein Ramus muscularis proximalis, 9'' sein Hautast, N.
cutaneus antebrachii medialis; 10, 10'
gemeinsamer Endast der Nn. radialis
und musculocutaneus, 10'' N. digitalis dorsalis communis II, 10''' N.
digitalis dorsalis communis III; 11 N.
medianus, 11' Ansa axillaris, 11''
Rami musculares; 12 N. digitalis palmaris communis II, 12' N. digitalis
palmaris proprius III abaxialis, 12''
N. digitalis palmaris proprius III axialis, 12''' N. digitalis palmaris proprius II axialis (Zweig für die mediale
Afterklaue); 13 N. digitalis palmaris
proprius IV axialis, 13' Ramus communicans zum Ramus superficialis
des Ramus palmaris n. ulnaris bzw.
N. digitalis palmaris communis IV;
14 A. axillaris; 15 A. und V. suprascapularis; 16 A. subscapularis; 17 A.
thoracodorsalis; 18 A. brachialis; 19
A. profunda brachii; 20 A. collateralis ulnaris; 21 A. mediana; 22 A.
interossea communis; 23 A. radialis,
23' ihr Ramus profundus; 24 Ramus
superficialis der A. radialis, 24' Arcus
palmaris superficialis (medialer Anteil), 24'' A. digitalis palmaris communis II; 25 A. mediana, 25' Arcus
palmaris superficialis (lateraler Anteil), 25'' A. digitalis palmaris communis III; 26 V. cephalica; 27 V.
cephalica accessoria; 28 V. dorsalis
communis III; 29 V. digitalis palmaris
propria III abaxialis

a Stumpf des M. serratus ventralis;
b M. subscapularis; c M. supraspinatus; d M. teres major; e M. latissimus dorsi; f Caput longum, f' Caput mediale des M. triceps brachii; g
M. tensor fasciae antebrachii; h M.
biceps brachii, h' Lacertus fibrosus;
i M. coracobrachialis; k Stümpfe des
M. pectoralis profundus; l Stumpf des
M. brachiocephalicus; m M. brachialis; n M. pronator teres; o M. flexor
carpi radialis; p M. flexor carpi ulnaris; q M. flexor digitalis superficialis, q' oberflächliche Beugesehne;
r M. flexor digitalis profundus, r' tiefe
Beugesehne; s M. extensor carpi radialis; t Sehne des M. abductor pollicis longus; u Afterklauensehne; v
M. interosseus medius; w tiefe Car-
palfaszie

Pferd) und ist zunächst mit dem *N. ulnaris* verbunden. Bei den *Huftieren* bildet er mit dem N. musculocutaneus zusammen die Ansa axillaris. Es ist möglich (für das *Pferd* soll es feststehen), daß ihm über den N. musculocutaneus auch Fasern aus C 7 zugeführt werden. Beim *Hund* erhält der N. medianus oberhalb des Ellbogengelenkes einen Verbindungsast vom *N. musculocutaneus* (137/5").

Zusammen mit dem *N. ulnaris* innerviert der N. medianus die Beuger des Carpalgelenkes und der Zehengelenke sowie die Haut an der Caudalfläche des Unterarms und an der palmaren und dorsolateralen Seite des Mittelfußes und der Zehen. Ferner ver-

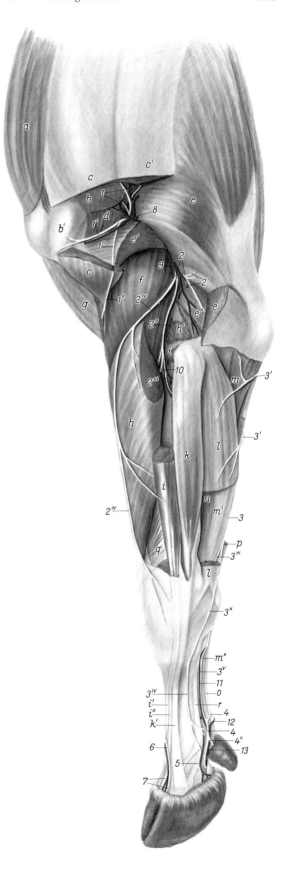

Abb. 147. Nerven der linken Vordergliedmaße eines Rindes, Lateralansicht.

1 Äste des N. axillaris für M. deltoideus und M. teres minor, 1' Ast für den M. cleidobrachialis, 1" Hautast des N. axillaris, N. cutaneus antebrachii cranialis; 2 N. radialis, 2' seine Äste für den M. triceps brachii, 2" Ramus profundus, 2''' seine Rami musculares für die Strecker des Carpalgelenks und der Zehengelenke, 2^IV sein Hautast, Ramus superficialis (N. cutaneus antebrachii lateralis); 3 N. ulnaris, 3' seine Hautäste, N. cutaneus antebrachii caudalis, 3" sein Ramus dorsalis, 3''' sein Ramus palmaris, 3^IV N. digitalis dorsalis communis IV, 3^V Ramus superficialis des Ramus palmaris n. ulnaris; 4 Ramus communicans n. mediani, 4' N. digitalis palmaris communis IV, 4" N. digitalis palmaris proprius IV axialis; 5 N. digitalis dorsalis proprius IV abaxialis; 6 N. digitalis dorsalis communis III; 7 Nn. digitales dorsales proprii axiales; 8 A. circumflexa humeri caudalis; 9 Endzweig der A. profunda brachii; 10 A. collateralis radialis; 11 A. digitalis palmaris communis IV; 12 Arcus palmaris superficialis; 13 A. digitalis palmaris propria IV abaxialis

a M. supraspinatus; b M. infraspinatus, b' seine Sehne; c Pars acromialis, c' Pars scapularis des M. deltoideus; d M. teres minor; e Caput longum, e' Caput laterale des M. triceps brachii, e" M. anconaeus; f M. brachialis; g M. biceps brachii; h M. extensor carpi radialis, h' sein Ursprung; i gemeinsamer Bauch des M. extensor digiti III proprius und M. extensor digitorum communis, i' Strecksehne der III. Zehe, i" gemeinsame Strecksehne; k M. extensor digiti IV proprius, k' seine Sehne; l M. extensor carpi ulnaris; m Caput ulnare des tiefen Zehenbeugers, m' seine Sehne, m" tiefe Beugesehne; n Caput humerale des tiefen Zehenbeugers; o oberflächliche Beugesehne; p Endstumpf des M. flexor carpi ulnaris; q M. abductor pollicis longus; r M. interosseus medius

sorgen die beiden Nerven auch das Ellenbogen- und Carpalgelenk sowie die Zehengelenke und das Periost, die Sehnen und Bänder im Bereich des Unterarms und des Vorderfußes mit sensiblen Fasern.

Der *N. medianus* verläuft mit der A. brachialis über die mediale Fläche des Oberarms und des Ellbogengelenkes (bei der *Katze* durch das Foramen supracondylare) zum Unterarm. Nachdem er sensible Ästchen an die mediale Aussackung des Ellbogengelenkes abgegeben hat, tritt er, eng verbunden mit der A. und V. mediana und außer beim *Fleischfresser* bedeckt vom M. pectoralis transversus, lateral vom M. pronator teres hinweg an die caudomediale Seite des Unterarms. Hier verläuft er zwischen M. flexor carpi radialis und dem tiefen Zehenbeuger mit der A. mediana gegen das Carpalgelenk. Dabei entsendet er **Rami musculares** (137/10'; 141/12'; 146/11''; 155/8'') an den M. flexor carpi radialis, M. pronator teres (oder dessen Rudiment), M. pronator quadratus *(Fleischfresser)*, an das Caput radiale und die mediale und distale Portion des Caput humerale des tiefen Zehenbeugers sowie an die Mm. interflexorii *(Fleischfresser, Schwein, Wiederkäuer)* und bei den *Fleischfressern* auch an den M. flexor digitalis superficialis. In der Gegend der Unterarmspalte gibt der Medianus den dünnen *N. interosseus antebrachii* ab (155/9), der, nachdem er diese passiert hat, vor allem das Periost am Unterarm mit sensiblen Fasern versorgt.

Der **distale Teil des N. medianus** zeigt der speziellen Gestaltung des Autopodium entsprechende, aber wie die Blutgefäße einem Grundschema folgende, tierartliche Unterschiede:

Bei den **Fleischfressern** zieht der N. medianus, mit der A. mediana zwischen den oberflächlichen und tiefen Zehenbeugern eingebettet, zum Carpus. Er gibt etwas unterhalb der Mitte des Unterarms einen *Ramus palmaris* (135/23''') für die Haut an der medialen und der Beugeseite des Carpus ab. Mediopalmar an Carpus und Metacarpus teilt sich der N. medianus in die *Nn. digitales palmares communes I, II* und *III* (140/4, 4', 4''). Mit den *Nn. digitales palmares communes I – IV* vereinigen sich proximal vom 1. Zehengelenk die *Nn. metacarpei palmares* (140/7) des tiefen Ulnarisastes. Dann teilen sich die gemeinsamen Zehennerven in die *Nn. digitales palmares proprii axiales* und *abaxiales* (140/8, 8') der betreffenden Zehen. Der *N. digitalis palmaris communis I* gibt außerdem den *N. digitalis palmaris I abaxialis* (140/5) ab. Die palmaren Zehennerven der II. bis IV. Zehe führen also Medianus- und Ulnarisfasern und geben auch sensible Zweige für den Metacarpal- und die Zehenballen ab.

Beim **Schwein** entsendet der N. medianus an der Beugeseite des Carpus zunächst einen *Ramus communicans* (140/1') an den Ramus superficialis des Ramus palmaris des Ulnaris und teilt sich dann proximal am Mc II in den *N. digitalis palmaris II abaxialis* (140/4) sowie die *Nn. digitales palmares communes II* und *III* (140/4', 4''). Ein *Ramus communicans* (140/6) zieht zum *N. digitalis palmaris communis IV* (140/4'''), der, wie der *N. digitalis palmaris V abaxialis* (140/5'), vom N. ulnaris stammt.

Bei den **Wiederkäuern** zieht der N. medianus, nachdem er Zweige ans Ellbogengelenk entsandt hat, medial bedeckt vom M. flexor carpi radialis und begleitet von der A. mediana, zum Carpus. Dicht proximal von diesem tritt medial der **Ramus cutaneus** an die Oberfläche und versorgt das Hautgebiet medial am Carpus und im proximalen Drittel des Mittelfußes.

Im weiteren Verlauf gelangt der N. medianus medial von der tiefen Beugesehne unter dem Retinaculum flexorum hindurch an die mediopalmare Seite des Mittelfußes und zieht zwischen Ramus superficialis der A. radialis und dem Endabschnitt der A. mediana bis in die distale Hälfte des Metacarpus. Hier teilt sich der N. medianus in unterschiedlicher Höhe und individuell verschieden in seine Endäste, den *N. digitalis palmaris communis II* (140/4'), die *Nn. digitales palmares proprii III und IV axiales* (140/8; 146/12'', 13) und den *Ramus communicans* (140/6; 146/13') zum Ramus superficialis des Ramus palmaris n. ulnaris, der

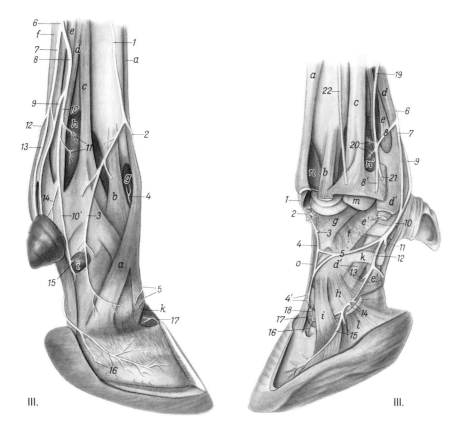

Abb. 148. Zehennerven am linken Vorderfuß eines Rindes, Medialansicht (nach LANGE und NICKEL, 1953).

1 Ramus superficialis des N. radialis; 2 N. digitalis dorsalis communis III; 3 N. digitalis dorsalis proprius III abaxialis; 4 Ast des N. digitalis dorsalis communis III für die Fesselgelenkskapsel; 5 Zweige des N. digitalis dorsalis proprius III axialis; 1 – 5 Äste des *N. radialis*; 6 N. medianus; 7 N. digitalis palmaris proprius IV axialis; 8 N. medianus; 9 N. digitalis palmaris proprius III axialis; 10 N. digitalis palmaris communis II, 10' N. digitalis palmaris proprius III abaxialis; 11 palmare Fesselgelenksäste; 12 Ramus communicans; 13 N. digitalis palmaris proprius IV axialis; 14 N. digitalis palmaris proprius II axialis, Zweig für die mediale Afterklaue; 15 palmarer Krongelenksast; 16 Ramus dorsalis phalangis distalis, Ast für die abaxiale Klauenlederhaut; 17 dorsaler Klauengelenksast des N. digitalis palmaris proprius III axialis; 6 – 17 Äste des *N. medianus*

a Sehne des M. extensor digitalis communis für die III. Zehe; b peripheres Seitenband des medialen Fesselgelenks; c M. interosseus medius; d seine Verbindungsplatte zur oberflächlichen Beugesehne; e tiefe Beugesehne; f oberflächliche Beugesehne; g dorsale, h palmare Ausbuchtung der medialen Fesselgelenkskapsel; i seitliche Ausbuchtung der medialen Krongelenkskapsel; k dorsomediale Ausbuchtung der Klauengelenkskapsel

Abb. 149. Zehennerven am linken Vorderfuß eines Rindes nach Abtragung der lateralen Zehe, Lateralansicht (nach LANGE und NICKEL, 1953).

1 N. digitalis dorsalis communis III; 2 dorsale Fesselgelenksäste; 3 Stumpf des N. digitalis dorsalis proprius IV axialis; 4 N. digitalis dorsalis proprius III axialis, 4' seine dorsalen Endäste; 1 – 4 Äste des *N. radialis*; 5 Ramus communicans der III. Zehe zwischen N. medianus und N. radialis, Ramus dorsalis phalangis proximalis; 6, 7 N. digitalis palmaris proprius IV axialis; 8 Ramus communicans, 8' N. digitalis palmaris proprius IV axialis; 9 N. digitalis palmaris proprius III axialis; 10 Vereinigung von 7 und 9 zum N. digitalis palmaris communis III (inkonstant); 11 Stumpf des N. digitalis palmaris proprius IV axialis; 12 N. digitalis palmaris proprius III axialis (Fortsetzung von 9); 13 palmarer Krongelenksast; 14 palmare Klauengelenksäste; 15 Ramus dorsalis phalangis distalis, Ast für die axiale Klauenlederhaut; 16 Klauenbeinast; 17 dorsaler Klauengelenksast; 18 dorsaler Krongelenksast; 6 – 18 Äste des *N. medianus*; 19 Ramus superficialis des Ramus palmaris n. ulnaris; 20 palmare Fesselgelenksäste; 21 N. digitalis palmaris proprius V axialis, Zweig für die laterale Afterklaue; 22 N. digitalis dorsalis communis IV des Ramus dorsalis n. ulnaris

a Sehne des M. extensor digitalis lateralis; b peripheres Seitenband des lateralen Fesselgelenkes; c M. interosseus medius; d oberflächliche Beugesehne, d' ihre Schenkel; e tiefe Beugesehne, e' ihre Schenkel; f proximales, gekreuztes Zwischenzehenband; g medialer Interdigitalschenkel der Interosseus-Mittelplatte; h axiales Seitenband des medialen Krongelenkes; i gemeinsames axiales Seitenband des Kron- und Klauengelenkes; k proximales Halteband der Beugesehne; l distales, gekreuztes Zwischenzehenband; m Gleichbein; n dorsale, n' palmare Ausbuchtung der lateralen Fesselgelenkskapsel; o medialer Schenkel der gemeinsamen Strecksehne

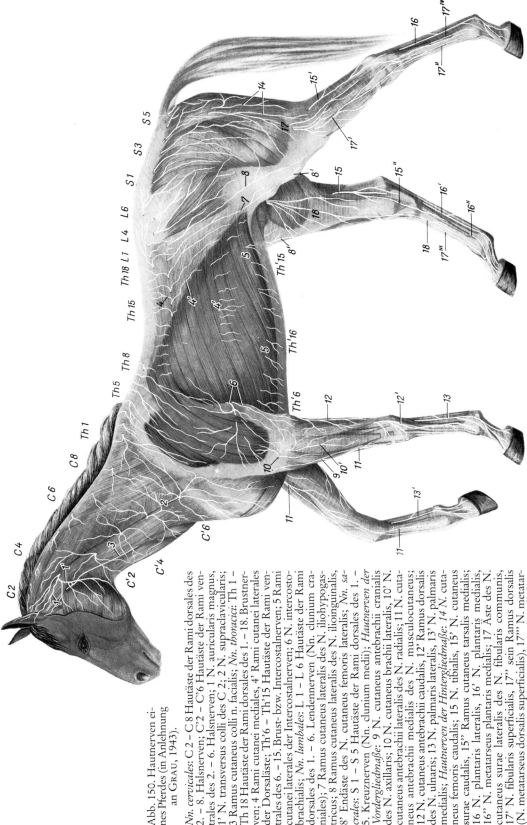

Abb. 150. Hautnerven eines Pferdes (in Anlehnung an GRAU, 1943).

Nn. cervicales: C 2 – C 8 Hautäste der Rami dorsales des 2. – 8. Halsnerven; C'2 – C'6 Hautäste der Rami ventrales des 2. – 6. Halsnerven; 1 N. auricularis magnus, 1' N. transversus colli des C 2; 2 N. supraclavicularis; 3 Ramus cutaneus colli n. facialis; *Nn. thoracici:* Th 1 – Th 18 Hautäste der Rami dorsales des 1. – 18. Brustnerven; 4 Rami cutanei mediales, 4' Rami cutanei laterales der Dorsaläste; Th'6 – Th'15 Hautäste der Rami ventrales des 6. – 15. Brust- bzw. Intercostalnerven; 5 Rami cutanei laterales der Intercostalnerven; 6 N. intercostobrachialis; *Nn. lumbales:* L 1 – L 6 Hautäste der Rami dorsales des 1. – 6. Lendennerven (*Nn. clunium craniales*); 7 Ramus cutaneus lateralis des N. iliohypogastricus; 8 Ramus cutaneus lateralis des N. ilioinguinalis, 8' Endäste des N. cutaneus femoris lateralis; *Nn. sacrales:* S 1 – S 5 Hautäste der Rami dorsales des 1. – 5. Kreuznerven (*Nn. clunium medii*); *Hautnerven der Vordergliedmaße:* 9 N. cutaneus antebrachii cranialis des N. axillaris; 10 N. cutaneus brachii lateralis, 10' N. cutaneus antebrachii lateralis des N. radialis; 11 N. cutaneus antebrachii medialis des N. musculocutaneus; 12 N. cutaneus antebrachii caudalis, 12' Ramus dorsalis des N. ulnaris; 13 N. palmaris lateralis, 13' N. palmaris medialis; *Hautnerven der Hintergliedmaße:* 14 N. cutaneus femoris caudalis; 15 N. tibialis, 15' N. cutaneus surae caudalis, 15'' Ramus cutaneus tarsalis medialis; 16 N. plantaris lateralis, 16' N. plantaris medialis, 16'' N. metatarseus plantaris medialis; 17 Äste des N. cutaneus surae lateralis des N. fibularis communis, 17' N. fibularis superficialis, 17'' sein Ramus dorsalis (N. metatarseus dorsalis superficialis), 17''' N. metatarseus dorsalis medialis, 17ⁱᵛ N. metatarseus dorsalis lateralis; 18 Äste des N. saphenus

sich an der Bildung des N. digitalis palmaris communis IV (140/4''') beteiligt. Die Nn. digitales palmares proprii III und IV axiales können auch gemeinsam als N. digitalis palmaris communis III aus dem N. medianus hervorgehen oder sie verbinden sich proximal im Zwischenklauenspalt für eine kurze Strecke zum N. digitalis palmaris communis III (140/4''). Der N. digitalis palmaris communis II (140/4') entläßt Zweige für die palmaren Aussackungen des Fessel- und Krongelenkes (148/11, 15), den *N. digitalis palmaris proprius II axialis* (140/8) an die mediale Afterklaue und zieht als N. digitalis palmaris proprius III abaxialis mediopalmar weiter bis zur medialen Klaue. Die *Nn. digitales palmares proprii III* und *IV axiales* (140/8) verlaufen palmar und axial an den entsprechenden Zehen distal mit Ästen für das Klauengelenk, das Klauenbein sowie die Klauenlederhaut und -unterhaut (148/16). Sie stehen mit den entsprechenden dorsalen Ästen des N. radialis durch Rami communicantes in Verbindung.

Beim **Pferd** verläuft der N. medianus, nachdem er cranial vom medialen Seitenband des Ellbogengelenkes unter den M. flexor carpi radialis getreten ist und seine Muskeläste und den *N. interosseus antebrachii* (152/9'; 155/9) abgegeben hat, zwischen M. flexor carpi radialis,

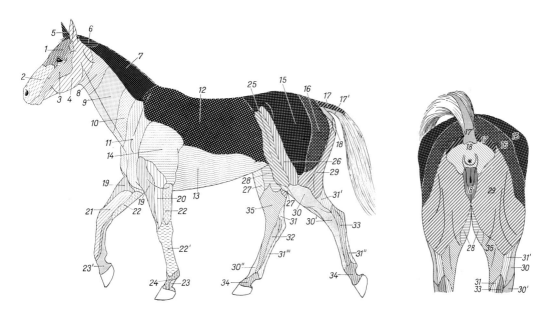

Abb. 151. Innervationsfelder der Hautnerven des Pferdes (nach Grau, 1937). *Dunkle Felder*: Dorsaläste, *helle Felder*: Ventraläste der Rückenmarksnerven.

Kopf: 1 Äste des N. ophthalmicus (N. frontalis, N. lacrimalis, N. infratrochlearis); 2 N. infraorbitalis (Ast des N. maxillaris); 3 Äste des N. mandibularis (Ramus communicans cum n. faciali, N. mentalis); 4 N. transversus colli und N. auricularis magnus des Ramus ventralis von C 2; 5 N. occipitalis des Ramus dorsalis von C 1; *Hals*: 6 Ramus dorsalis von C 2; 7 Rami dorsales von C 3 – C 8; 8 Ramus ventralis von C 3; 9 Ramus ventralis von C 4; 10 Ramus ventralis von C 5; *Rumpf*: 11 N. supraclavicularis (Ramus ventralis von C 6); 12 Rami dorsales der Brustnerven; 13 Rami cutanei laterales und ventrales der Nn. intercostales; 14 N. intercostobrachialis; 15 Rami dorsales der Lendennerven (Nn. clunium craniales); 16 Rami dorsales der Kreuznerven (Nn. clunium medii); 17 Rami dorsales, 17' Rami ventrales der Schwanznerven; 18 Nn. rectales caudales, 18' N. pudendus; *Vordergliedmaße*: 19 N. cutaneus antebrachii cranialis n. axillaris; 20 N. cutaneus antebrachii lateralis n. radialis; 21 N. cutaneus antebrachii medialis n. musculocutanei; 22 N. cutaneus antebrachii caudalis n. ulnaris, 22' Ramus dorsalis n. ulnaris; 23 N. palmaris lateralis, 23' N. palmaris medialis; 24 Doppelinnervation durch N. digitalis dorsalis III abaxialis (Ulnaris) und Rami dorsales des N. digitalis palmaris lateralis (Medianus); *Hintergliedmaße*: 25 Ramus cutaneus lateralis n. iliohypogastrici; 26 Ramus cutaneus lateralis n. ilioinguinalis; 27 N. cutaneus femoris lateralis; 28 Mischinnervation durch die Rami cutanei ventrales der Nn. iliohypogastricus und ilioinguinalis sowie durch den N. genitofemoralis; 29 N. cutaneus femoris caudalis (Nn. clunium caudales); 30 N. cutaneus surae lateralis n. fibularis communis, 30' N. fibularis superficialis, 30'' N. metatarseus dorsalis medialis n. fibularis profundi; 31 N. tibialis, 31' N. cutaneus surae caudalis n. tibialis, 31'' N. plantaris lateralis, 31''' N. plantaris medialis; 32 Ramus cutaneus tarsalis medialis; 33 Mischinnervation durch N. fibularis superficialis und N. cutaneus surae caudalis; 34 Mischinnervation durch Plantarnerven und Fibularisäste; 35 N. saphenus

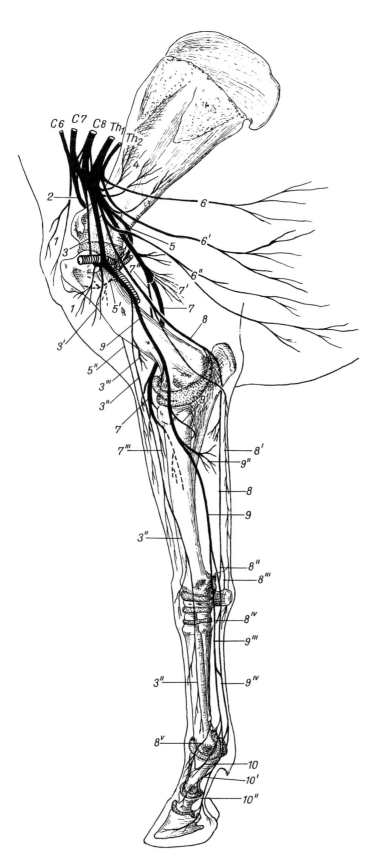

Abb. 152. Halbschematische Übersichtsdarstellung der Nerven der rechten Vordergliedmaße des Pferdes.

C 6 – C 8 und Th 1 – Th 2 Ventraläste des 6. – 8. Hals- und 1. – 2. Brustnerven, die die Wurzeln, *Radices plexus*, des Armgeflechtes, *Plexus brachialis*, darstellen.

1 Nn. pectorales craniales; 2 N. suprascapularis; 3 N. musculocutaneus, die Ansa axillaris bildend, 3' sein Ramus muscularis proximalis, 3" sein Hautast, N. cutaneus antebrachii medialis, 3'" sein Ramus muscularis distalis; 4 Nn. subscapulares; 5, 5' N. axillaris, 5" sein Hautast, N. cutaneus antebrachii cranialis; 6 N. thoracicus longus, 6' N. thoracodorsalis und N. thoracicus lateralis; 6" Nn. pectorales caudales; 7 N. radialis, 7' seine Äste für den M. triceps brachii, 7" sein Hautast, N. cutaneus antebrachii lateralis, 7'" Rami musculares für die Strecker des Carpalgelenks und der Zehengelenke; 8 N. ulnaris, 8' sein Hautast, N. cutaneus antebrachii caudalis, 8" sein Ramus palmaris, 8'" sein Ramus dorsalis, 8IV Ramus profundus des Ramus palmaris n. ulnaris, 8V Endast des N. metacarpeus palmaris medialis; 9 N. medianus, 9' N. interosseus antebrachii, 9" Rami musculares, 9'" N. palmaris medialis, 9IV N. palmaris lateralis; 10 Ramus dorsalis phalangis proximalis, 10' Ramus dorsalis phalangis mediae, 10" N. digitalis palmaris medialis

M. flexor carpi ulnaris sowie oberflächlichem und tiefem Zehenbeuger am caudalen Rand der A. mediana carpalwärts. In der distalen Hälfte des Unterarms entläßt der N. medianus bereits einen Teil seiner Fasern in schräg laterodistaler Richtung als proximaler *Ramus communicans* (140/1'; 155/8^V) zum Ramus palmaris n. ulnaris (140/2''; 155/6''') und bildet mit diesem bzw. dessen oberflächlichem Anteil den sog. *N. palmaris lateralis*, der am Metacarpus dem *N. digitalis palmaris communis III* (140/4'') entspricht. An dieser Stelle geht ein zarter Hautast (155/8''') an die mediopalmare Fläche des Carpus und Metacarpus ab. Der medial zehenwärts ziehende Medianusast wird zum *N. palmaris medialis bzw. N. digitalis palmaris communis II* (140/4'; 150/13'; 151/23'; 155/8^{IV}, 10). Er zieht caudal der A. mediana am medialen Rand der tiefen Beugesehne unter dem Retinaculum flexorum hindurch über die Beugefläche des Carpus zum Metacarpus. Hier verläuft er in der Rinne zwischen oberflächlicher und tiefer Beugesehne, zusammen mit der A. und V. digitalis palmaris communis II, zehenwärts. Etwa in der Mitte des Mittelfußes gibt der *N. digitalis palmaris communis II* einen schräg lateral und distal palmar über das Beugesehnenpaket hinweg verlaufenden *Ramus communicans* (140/6; 155/12; 156/3') an den *N. digitalis palmaris communis III* und Zweige an die Haut ab.

Wenig oberhalb des Fesselgelenkes entläßt der *N. digitalis palmaris communis II* den schwachen *Ramus tori metacarpei*, der als sog. Spornast (140/9; 155/13'''; 156/4; 157/2) die Gegend des Sporns innerviert, und wird selbst zum **N. digitalis palmaris medialis** (140/8'), aus dem zunächst folgende Äste hervorgehen:

1. Der stärkere *Ramus dorsalis phalangis proximalis* (139/8; 140/10; 155/13'; 156/5; 157/3) versorgt die dorsomediale Seite der Fesselgegend bis zum Kronrand mit sensiblen Fasern, wobei er in der Regel mit den Endästen des N. metacarpeus palmaris medialis des N. ulnaris Verbindungen eingeht (155/14, 15).

2. Der inkonstante *Ramus dorsalis phalangis mediae* (140/11; 155/13''; 157/5) entspringt häufig gemeinsam mit dem Ramus dorsalis phalangis proximalis. Er zieht mit oder cranial von dem entsprechenden Ast der V. digitalis palmaris medialis gegen den Kronrand, wo er sich mit dem *Ramus coronalis* vereinigen kann und damit an der Innervation der dorsomedialen Ausbuchtung der Krongelenkskapsel sowie der dorsalen Ausbuchtung der Hufgelenkskapsel teilhat.

Anschließend zieht der *N. digitalis palmaris medialis* (140/8'; 155/13; 157/4) weiter distal am caudalen Rand der A. digitalis palmaris medialis unter der Spornsehne hindurch axial vom Hufknorpel zum Ballenpolster, an das er zunächst den Ballenast, *Ramus tori digitalis (tori ungulae)* (140/13; 156/8; 157/6), abgibt. Dann tritt er in die Tiefe und entläßt den *Ramus coronalis* (140/14; 157/7) für die Kron- und Hufgelenkskapsel, die Hufgelenksäste (157/8) für Hufgelenk, Strahlbein und Bursa podotrochlearis sowie den Wandrinnenast, *Ramus dorsalis phalangis distalis* (140/12; 157/9) und endet als Trachtenwandast (157/8'). Der Wandrinnenast innerviert, nachdem er die Wand des Hufbeins durch die Incisura palmaris bzw. das Astloch oder Gefäßlöcher passiert hat, die Huflederhaut in der Trachtengegend und der medialen Seitenwand.

Vom N. medianus zweigt ein proximaler *Ramus communicans* (140/1'; 155/8^V) nach lateral, zieht über das distale Ende des Muskelbauches des oberflächlichen Zehenbeugers hinweg in laterodistaler Richtung gegen die Beugefläche des Carpus und verbindet sich noch unter der Endsehne des M. flexor carpi ulnaris mit dem Ramus palmaris n. ulnaris (140/2''; 155/6'''; 156/3) zum *N. digitalis palmaris communis III*, entsprechend auch N. palmaris lateralis (140/4''; 150/13) genannt. Dieser verläuft entlang dem lateralen Rand der tiefen Beugesehne zehenwärts, nimmt im distalen Drittel des Mittelfußes den *Ramus communicans* (140/6) des N. digitalis palmaris communis II auf und verhält sich vom Fesselgelenk an als **N. digitalis palmaris lateralis** im Prinzip wie der mediale Zehennerv (140/9 – 14).

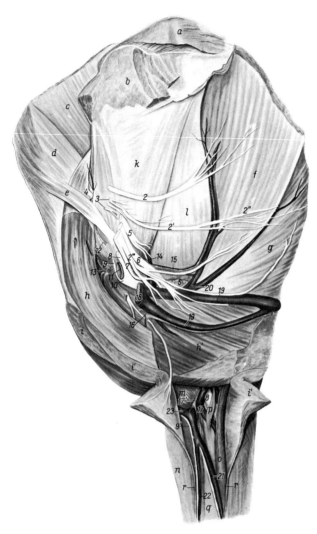

Abb. 153. Äste des rechten Plexus brachialis eines Pferdes.

1 N. pectoralis cranialis; 2 N. thoracodorsalis, 2' N. thoracicus lateralis, 2'' N. intercostobrachialis, 2''' Nn. pectorales caudales; 3 Nn. subscapulares; 4 N. suprascapularis; 5 N. axillaris; 6 N. radialis; 7 N. ulnaris; 8 N. medianus; 9 N. musculocutaneus, 9' sein Hautast, N. cutaneus antebrachii medialis; 10 Ansa axillaris; 11 A. axillaris; 12 A. suprascapularis; 13 A. cervicalis superficialis; 14 A. und V. subscapularis; 15 A. thoracodorsalis; 16 A. thoracica externa; 17 A. und V. mediana, 17' A. transversa cubiti; 18 V. axillaris; 19 V. thoracica externa; 20 V. thoracodorsalis; 21 V. cephalica; 22 V. cephalica accessoria; 23 V. cephalica

a Schulterblattknorpel mit M. rhomboideus; b Rest des M. serratus ventralis; c M. trapezius; d M. brachiocephalicus; e M. omohyoideus; f M. latissimus dorsi; g M. cutaneus trunci; h M. subclavius, h' M. pectoralis profundus (M. pectoralis ascendens); i M. pectoralis descendens, i' M. pectoralis transversus (M. pectoralis superficialis); k M. subscapularis; l M. teres major; m M. biceps brachii; n M. extensor carpi radialis; o M. flexor carpi radialis; p rudimentärer M. pronator teres; q Planum cutaneum des Radius; r Schnittfläche durch Fascia antebrachii; s Ln. axillaris

Abb. 154. Nerven auf der lateralen Seite der rechten Schultergliedmaße eines Pferdes.

1 N. suprascapularis; 2 N. axillaris, 2' sein Zweig für den M. deltoideus, 2'' sein Zweig für den M. teres minor, 2''' sein Zweig für den M. cleidobrachialis; 3 Hautast des N. axillaris, N. cutaneus antebrachii cranialis; 4 N. radialis, 4' seine Zweige für das Caput longum und Caput laterale des M. triceps brachii und den M. anconaeus, 4'' Ramus profundus, 4''' Rami musculares für die Strecker des Carpalgelenks und der Zehengelenke; 5 Hautast des N. radialis, N. cutaneus antebrachii lateralis; 6 N. ulnaris; 7 A. circumflexa humeri caudalis; 8 Endäste der A. profunda brachii; 9 Ast der A. transversa cubiti

a Stumpf des M. subclavius; b M. supraspinatus; c M. infraspinatus, c' seine Sehne; d M. subscapularis; e M. deltoideus; f M. teres minor; g Endsehne des M. teres major; h M. biceps brachii, h' Lacertus fibrosus in Fascia antebrachii; i Stümpfe des Caput laterale, i' des Caput longum des M. triceps brachii, i'' M. anconaeus; k M. brachialis; l Stümpfe des M. extensor carpi radialis; m Stümpfe des M. extensor digitalis communis; n M. extensor digitalis lateralis; o M. extensor carpi ulnaris; p Caput ulnare des M. flexor digitalis profundus; q laterales Seitenband des Ellbogengelenkes; r Stumpf des M. cleidobrachialis; s Dorsalfläche des Radius

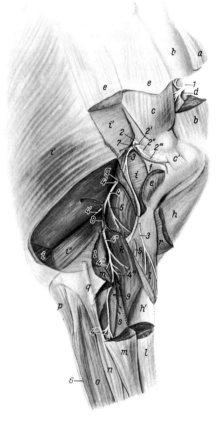

12. Der **N. ulnaris** (*Hund*: 136/8; 137/9; 138/5; *Schwein*: 141/15; *Rind*: 143/8'; 144/10; 145/8'; 146/8; 147/3; *Pferd*: 152/8; 153/7; 155/6) entspringt wie der N. medianus vor allem aus C 8 und Th 1 (*Katze* und *Schwein*), wobei sich bei *Hund, Wiederkäuer* und *Pferd* noch Fasern aus Th 2 dazugesellen können. Beim *Pferd* ist die Wurzel aus C 8, beim *Hund* und bei den *kleinen Wiederkäuern* jene aus Th 2 inkonstant, beim *Rind* bleibt der N. ulnaris bis über die Ansa axillaris hinaus mit dem N. medianus verbunden.

Wie der N. medianus innerviert der *N. ulnaris* die Beuger des Carpalgelenkes und der Zehengelenke, während seine Hautäste vor allem die Caudalfläche des Unterarms und, zusammen mit dem N. medianus, das Mittelfuß- und das Zehengebiet versorgen.

Medial am Oberarm verläuft der *N. ulnaris* mit dem N. medianus, den er beim *Hund* an Stärke meist übertrifft, der A. brachialis entlang bis zur Abgangsstelle der A. collateralis ulnaris, mit der er dann am distalen Rand des Caput mediale des M. triceps brachii, beim *Pferd* und bei den *Wiederkäuern* vom M. tensor fasciae antebrachii bedeckt, zur Streckseite des Ellbogengelenkes zieht.

Auf diesem Verlauf gibt er den **N. cutaneus antebrachii caudalis** (*Hund*: 135/23, 23'; 136/8; 137/9'; *Schwein*: 141/15"; *Rind*: 142/15; 143/8'''; 146/8'; 147/3'; *Pferd*: 150/12; 151/22; 152/8'; 155/6') ab, der die Haut an der Caudalseite des Vorderbeins sowie die lateral und medial angrenzenden Hautbezirke innerviert. Beim *Pferd* reichen seine Endäste lateral noch bis zur Hälfte des Mittelfußes, und proximal des Os accessorium entsendet er auch einen zarten Zweig an das Carpalgelenk.

Der fortlaufende Stamm des *N. ulnaris* zieht proximomedial über den Epicondylus medialis humeri hinweg zur Streckseite des Ellbogengelenkes, wo er unter dem M. anconaeus Ästchen an die caudale Ausbuchtung der Articulatio cubiti abgibt. Er tritt sodann lateral vom Caput ulnare des M. flexor carpi ulnaris hindurch an die Caudalseite des Unterarms, wo dann proximal am Radius die **Rami musculares** (136/8"; 141/15'; 143/8"; 155/6") für den M. flexor carpi ulnaris und M. flexor digitalis superficialis sowie an das Caput ulnare und die laterale und proximale Portion des Caput humerale des tiefen Zehenbeugers abzweigen.

Im weiteren Verlauf zieht der *N. ulnaris*, begleitet von der A. collateralis ulnaris, ziemlich oberflächlich in der Rinne zwischen den Mm. flexor und extensor carpi ulnaris zehenwärts, wobei er sich dem caudalen Rand des M. extensor carpi ulnaris medial anschmiegt und sich dann proximal des Carpus in einen *Ramus dorsalis* und einen *Ramus palmaris* aufteilt. Von beiden werden zarte Zweige an das Carpalgelenk abgegeben.

Diese zwei **Hauptäste des N. ulnaris** verhalten sich tierartlich wiederum der Gestaltung des Autopodium entsprechend unterschiedlich:

Der **Ramus dorsalis**, der dem *N. dorsalis manus* des *Menschen* entspricht, schlägt sich um die laterale Seite des Carpus auf die dorsolaterale Fläche des Mittelfußes (*Hund*: 135/23"; 138/5'; 139/2; 140/2'; *Schwein*: 141/15'''; 139/2; 140/2'; *Rind*: 139/2; 140/2'; 142/15'; 146/8'''; 147/3"; *Pferd*: 139/2; 140/2'; 150/12' 151/22'; 155/6ᴵⱽ; 156/1) und liefert bei den **Fleischfressern** und beim **Schwein** den *N. digitalis dorsalis V abaxialis* (139/5'), verbindet sich aber bei der **Katze** und beim **Schwein** auch mit dem *N. digitalis dorsalis communis IV* des *N. radialis*.

Bei den **Wiederkäuern** verläuft der **Ramus dorsalis** als *N. digitalis dorsalis communis IV* (139/5; 147/3ᴵⱽ; 149/22) entlang der dorsolateralen Seite des Hauptmittelfußknochens, wo er sich zunächst in der Haut palmar und lateral am Carpus und Metacarpus verbreitet, um dann schließlich die IV. Zehe als *N. digitalis dorsalis proprius IV abaxialis* (139/7'; 147/5) an ihrer dorsolateralen Fläche zu innervieren.

Beim **Pferd** tritt der **Ramus dorsalis** (156/1) zwischen den beiden Endschenkeln des M. extensor carpi ulnaris an die dorsolaterale Seite des Metacarpus und zieht als zarter

N. digitalis dorsalis lateralis (139/5''; 156/1') bis zur Fesselgegend, wo er sich in seine Endzweige aufteilt und dabei meist mit Dorsalästen des *N. digitalis palmaris lateralis* Verbindungen eingeht. Der *Ramus dorsalis* des *N. ulnaris* innerviert darum nicht nur die Haut dorsal und lateral am Carpus und Metacarpus, sondern, zusammen mit den dorsalen Endzweigen des N. medianus, auch das dorsolaterale Gebiet der Fesselgegend (151/24).

Der **Ramus palmaris des N. ulnaris** (*Hund*: 136/8^IV; 138/5''; 140/2''; *Schwein*: 140/2''; 141/15^IV; *Rind*: 140/2''; 143/8^V; 146/8''; 147/3'''; *Pferd*: 140/2''; 152/8''; 155/6''') teilt sich beim **Hund** schon proximal des Carpus in einen *Ramus profundus* (140/3') und einen *Ramus superficialis* (140/3), die beide medial vom Os accessorium über die Beugefläche des Vorderfußwurzelgelenkes zehenwärts ziehen.

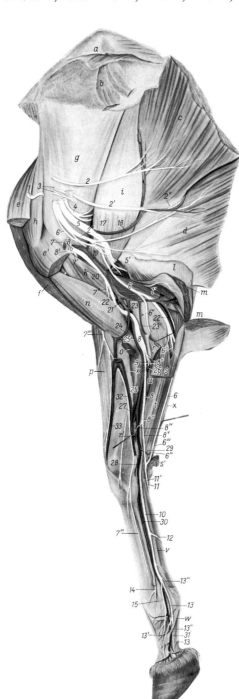

Abb. 155. Nerven der rechten Vordergliedmaße eines Pferdes.

1 N. suprascapularis; 2 N. thoracodorsalis; 2' N. thoracicus lateralis; 2'' N. intercostobrachialis, 2''' Nn. pectorales caudales; 3 Nn. subscapulares; 4 N. axillaris; 5 N. radialis, 5' sein Ast zum M. tensor fasciae antebrachii; 6 N. ulnaris, 6' sein Hautast, N. cutaneus antebrachii caudalis, 6'' seine Muskeläste, 6''' sein Ramus palmaris, 6^IV sein Ramus dorsalis; 7 N. musculocutaneus, 7' sein Ramus muscularis proximalis, 7'' sein Ramus muscularis distalis, 7''' sein Hautast, N. cutaneus antebrachii medialis; 8 N. medianus, 8' Ansa axillaris, 8'' Rami musculares, 8''' ein Hautast, 8^IV Ramus medialis, 8^V Ramus lateralis; 9 N. interosseus antebrachii; 10 N. palmaris medialis; 11 N. palmaris lateralis; 11' Ramus profundus des Ramus palmaris n. ulnaris; 12 Ramus communicans; 13 N. digitalis palmaris medialis, 13' sein Ramus dorsalis phalangis proximalis, 13'' sein Ramus dorsalis phalangis mediae, 13''' sein Ramus tori metacarpei (Spornast); 14 N. metacarpeus palmaris medialis; 15 Kommunikation zwischen N. metacarpeus palmaris medialis (Ulnaris) und dem Dorsalast des N. digitalis palmaris medialis (Medianus); 16 A. axillaris; 17 A. subscapularis; 18 A. thoracodorsalis; 19 A. brachialis; 20 A. profunda brachii; 21 A. bicipitalis; 22 A. collateralis ulnaris; 23 A. transversa cubiti, 23', 24 Äste der A. collateralis ulnaris; 25 A. mediana; 26 A. interossea communis; 27 A. radialis proximalis; 28 A. radialis; 29 Ramus palmaris der A. mediana; 30 A. und V. digitalis palmaris communis II; 31 A. und V. digitalis palmaris medialis; 32 V. cephalica; 33 V. cephalica accessoria

a Schulterblattknorpel und Schnittfläche des M. rhomboideus; b Schnittfläche des M. serratus ventralis; c M. latissimus dorsi; d M. cutaneus trunci; e Stumpf des M. subclavius, e' Stumpf des M. pectoralis profundus (M. pectoralis ascendens); f M. brachiocephalicus; g M. subscapularis; h M. supraspinatus; i M. teres major; k M. coracobrachialis; l Caput longum, l' Caput mediale des M. triceps brachii; m M. tensor fasciae antebrachii; n M. biceps brachii; o M brachialis; p M. extensor carpi radialis (von der Fascia antebrachii bedeckt); r proximaler, r' distaler Stumpf des M. flexor carpi radialis; s proximaler, s' distaler Stumpf des M. flexor carpi ulnaris; t M. flexor digitalis superficialis; u M. flexor digitalis profundus; v Beugesehnen; w Spornsehne; x Schnittflächen durch die Fascia antebrachii

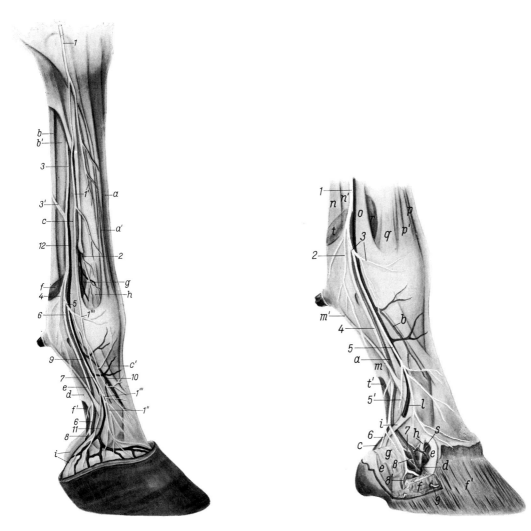

Abb. 156. Zehennerven des rechten Vorderfußes eines Pferdes, Lateralansicht.

1 Ramus dorsalis n. ulnaris, 1' N. digitalis dorsalis lateralis (communis III), 1'' seine Endaufzweigung, 1''' Kommunikation mit Ästen des N. digitalis palmaris lateralis; 2 N. metacarpeus palmaris lateralis; 3 N. palmaris lateralis, 3' Ramus communicans; 4 Ramus tori metacarpei, Spornast; 5 Ramus dorsalis phalangis proximalis; 6 N. digitalis palmaris lateralis; 7 Ramus dorsalis phalangis mediae; 8 Ramus tori digitalis (ungulae) des N. digitalis palmaris lateralis; 9 A. digitalis palmaris lateralis; 10 dorsale Fessel- und Kronbeinarterie (Ramus dorsalis phalangis proximalis et mediae der A. digitalis palmaris lateralis); 11 V. digitalis palmaris lateralis; 12 V. digitalis palmaris communis III

a gemeinsame, a' seitliche Strecksehne; b oberflächliche, b' tiefe Beugesehne; c M. interosseus medius, c' sein Unterstützungsast zur gemeinsamen Strecksehne; d vierzipflige Fesselplatte; e Spornsehne; f proximaler Endblindsack, f' Palmarblindsack der Fesselbeugesehnenscheide; g Fesselgelenkskapsel; h laterales Seitenband des Fesselgelenks; i Hufknorpel

Abb. 157. Endverzweigung der Palmarnerven am rechten Vorderfuß eines Pferdes, Lateralansicht.

Die Ulnarisäste sind nicht berücksichtigt.

1 N. palmaris lateralis; 2 Ramus tori metacarpei (Spornast); 3 Ramus dorsalis phalangis proximalis; 4 N. digitalis palmaris lateralis; 5 Ramus dorsalis phalangis mediae, 5' Stumpf seines Astes für die Ballen- und Hufknorpelgegend; 6 Ramus tori digitalis (tori ungulae); 7 Ramus coronalis; 8 Hufgelenksäste, 8' Ende des N. digitalis lateralis; 9 Ramus dorsalis phalangis distalis; 2 – 9 Äste des *N. digitalis palmaris lateralis*

a A. digitalis palmaris lateralis; b dorsale Fessel- und Kronbeinarterie; c Ballenarterie; d laterale Zehenarterie, in Höhe der Abzweigung des dorsalen Hufbeinastes; e Hufknorpel; f Hufbein, f' Huflederhaut; g Ballenpolster; h Hufknorpelstrahlbeinband; i Ballenfesselbeinband; l Stumpf der V. digitalis palmaris lateralis; m vierzipflige Fesselplatte, m' Spornsehne; n oberflächliche, n' tiefe Beugesehne; o lateraler Schenkel des M. interosseus medius; p gemeinsame, p' seitliche Strecksehne; q laterales Seitenband des Fesselgelenkes; r Fesselgelenkskapsel; s Hufgelenkskapsel; t proximaler Endblindsack, t' Palmarblindsack der Fesselbeugesehnenscheide

Der **Ramus profundus** zieht distal vom Carpus in einem Bogen nach medial und gibt dabei die *Nn. metacarpei palmares* (140/7) ab, die sich proximal vom 1. Zehengelenk mit den *Nn. digitales palmares communes I – IV* (140/4 – 4''') verbinden (vgl. auch S. 254). Der **Ramus superficialis** gabelt sich in den *N. digitalis palmaris V abaxialis* (140/5') und den *N. digitalis palmaris communis IV* (140/4'''). Er innerviert alle gemeinsamen und besonderen Zehenmuskeln der Vorderpfote.

Beim **Schwein** teilt sich der *Ramus palmaris n. ulnaris* in der Carpalbeuge in einen kurzen **Ramus profundus** (140/3'), der vor allem die kurzen und besonderen Zehenmuskeln versorgt, und einen **Ramus superficialis** (140/3). Dieser zieht nach lateral und gabelt sich in den *N. digitalis palmaris communis IV* (140/4''') und den *N. digitalis palmaris V abaxialis* (140/5').

Bei den **Wiederkäuern** verläuft der **Ramus palmaris** lateral von den Sehnen des oberflächlichen Zehenbeugers über den Carpus und gibt distal von ihm den **Ramus profundus** (140/3') für den M. interosseus medius und die Mm. lumbricales ab. Der fortlaufende Nerv zieht als **Ramus superficialis** (140/3; 142/15''; 147/3^V; 149/19) lateral vom Beugesehnenpaket zehenwärts, verbindet sich proximal des Fesselgelenkes mit dem Ramus communicans (140/6) des N. medianus und wird zum *N. digitalis palmaris communis IV* (140/4'''), der sich nach Abgabe des schwachen *N. digitalis dorsalis proprius IV axialis* für die laterale Afterklaue als *N. digitalis palmaris proprius IV abaxialis* (140/8'; 147/4') fortsetzt.

Beim **Pferd** zieht der **Ramus palmaris n. ulnaris** proximal des Carpalgelenkes zwischen der Endsehne des M. flexor carpi ulnaris und dem oberflächlichen Zehenbeuger distal und nimmt den proximalen *Ramus communicans* des N. medianus (140/1') auf. Der durch die Medianusfasern verstärkte Ramus palmaris n. ulnaris begleitet den Ramus palmaris der A. mediana über die Beugefläche des Carpus. Proximal am Metacarpus trennt sich der *Ramus palmaris n. ulnaris* als **Ramus profundus** (140/3'; 155/11') größtenteils wieder vom Medianusast. Dieser tiefe Ast des Ramus palmaris n. ulnaris gibt zwischen den beiden Griffelbeinköpfchen mehrere Zweige an den M. interosseus medius ab und spaltet sich dann in die zarten *Nn. metacarpei palmares lateralis* und *medialis* (140/7) auf.

Die beiden tiefen, palmaren Metacarpalnerven verlaufen axial von den Griffelbeinen zwischen diesen und dem Hauptmittelfußknochen bis zu den Griffelbeinknöpfchen. Distal von diesen treten sie lateral bzw. medial hervor (156/2), wobei sie Äste der *Nn. digitales palmares* kreuzen können. Ihre Endaufzweigungen verteilen sich in unterschiedlicher Ausdehnung in der Haut, vor allem an der dorsolateralen Seite der Zehe, sollen sich gelegentlich bis zur Krone verfolgen lassen und zum Teil auch an der Innervation des Kron- und Hufgelenkes beteiligt sein. Meist aber endigen sie auf der Höhe des Fesselgelenkes. Zusammen mit den Nn. digitales palmares versorgen die *Nn. metacarpei palmares* auch die proximale Ausbuchtung des Fesselgelenkes dorsal der Schenkel des M. interosseus medius.

Die gemeinsam mit dem laterodistal ziehenden Medianusanteil als N. palmaris lateralis und dann als *N. digitalis palmaris communis III* bzw. *lateralis* (140/4'') zehenwärts ziehenden Ulnarisfasern lassen sich als **Ramus superficialis** des *Ramus palmaris n. ulnaris* deuten.

Zusammenfassung der Innervationsgebiete der Nerven des Armgeflechtes

Nerv	motorisch	sensibel
N. suprascapularis	M. supraspinatus M. infraspinatus	
N. musculocutaneus **Ramus muscularis** **proximalis** **Ramus muscularis** **distalis**	M. coracobrachialis M. biceps brachii M. brachialis	
N. cutaneus antebra- **chii medialis**		Haut medial am Unterarm, beim *Pferd* bis Fesselgelenk
N. axillaris	M. deltoideus M. teres major M. teres minor M. articularis caudaler Rand des M. subscapularis	Schultergelenk
N. cutaneus antebra- **chii cranialis**		Haut an Vorderfläche des Unterarms
Nn. subscapulares	M. subscapularis	
Nn. pectorales craniales	Mm. pectorales superficiales M. subclavius (*Schwein, Wiederkäuer, Pferd*)	
Nn. pectorales caudales	M. pectoralis profundus ventrales Randgebiet des M. cutaneus trunci	
N. thoracicus longus	M. serratus ventralis thoracis	
N. thoracodorsalis	M. latissimus dorsi	
N. thoracicus lateralis	M. cutaneus trunci	zusammen mit Intercostal- nerven ventrale Partien der Brust- und Bauchhaut
mit Zweigen des 1.–3. Intercostalnerven als **N. intercostobrachia-** **lis**	M. cutaneus omobrachialis	Haut in Oberarm- und Tricepsgegend
N. radialis **Rami musculares**	M. triceps brachii M. anconaeus M. tensor fasciae antebrachii bei *Huftieren* distales Ende des M. brachialis (ca. 50%).	

Nerv	motorisch	sensibel
Ramus profundus	M. extensor carpi radialis M. extensor digitalis communis M. extensor digitalis lateralis M. extensor carpi ulnaris M. abductor pollicis longus bei *Fleischfresser*: M. brachioradialis M. supinator	
Ramus superficialis		als *N. cutaneus brachii lateralis*: Haut lateral am Oberarm als *N. cutaneus antebrachii lateralis*: bei *Fleischfresser, Schwein, Wiederkäuer* Haut dorsolateral am Unterarm und dorsal am Mittelfuß und an den Zehen, beim *Pferd*: Haut lateral am Unterarm
N. medianus **Rami musculares**	M. flexor carpi radialis M. pronator teres M. pronator quadratus (*Fleischfresser*) Caput radiale sowie ⎫ des M. mediale und distale ⎪ flexor Portion des Caput ⎬ digitalis humerale ⎭ profundus M. flexor digitalis superficialis (*Fleischfresser*) Mm. interflexorii	Ellbogen- und Carpalgelenk
Nn. digitales palmares communes		Zehengelenke Haut an der palmaren Seite des Mittelfußes und der Zehen (siehe auch N. ulnaris)
N. ulnaris **Rami musculares**	M. flexor carpi ulnaris M. flexor digitalis superficialis Caput ulnare sowie ⎫ des M. laterale und proxi- ⎪ flexor male Portion des ⎬ digitalis Caput humerale ⎭ profundus	Ellbogen- und Carpalgelenk
N. cutaneus antebra- chii caudalis **Ramus dorsalis**		Haut an Hinterseite des Unterarms Haut dorsolateral Mittelfuß bis Zehenende
Ramus palmaris *Ramus profundus*	Mm. interossei und alle gemeinsamen und besonderen Zehenmuskeln	
Ramus superficialis		gemeinsam mit Medianusästen Zehengelenke und Haut an der palmaren und lateralen Seite der Zehen (siehe auch N. medianus)

Brustnerven, Nervi thoracici

Die Brustnerven sind, mit Ausnahme der ersten, bedeutend schwächer als die Halsnerven. Ihre Anzahl stimmt mit der Zahl der Rippen überein.

Beim *Schwein* gibt es in der Regel 15 thoracale Spinalnerven. Sie verlassen den Wirbelkanal durch das Foramen vertebrale laterale dorsale und ventrale im gleichzähligen Wirbel.

1. Die **Dorsaläste, Rami dorsales**, versorgen mit ihren vorwiegend motorischen **Rami mediales** (133/5') die langen und kurzen Rückenmuskeln.

Die **Rami laterales** (133/5'') der Dorsaläste werden dagegen überwiegend zu Hautnerven, wobei diejenigen der vorderen Brustnerven, durch das Schulterblatt nach medial abgedrängt, zu den Brustwirbeldornfortsätzen aufsteigen und sich in der Haut der Widerrist- und dorsalen Schultergegend ausbreiten. Die Lateraläste der Rami dorsales der hinteren Brustnerven (von Th 4, *Hund*, bzw. Th 7 oder Th 8, *Rind* und *Pferd*, an) dringen dagegen zwischen M. iliocostalis und M. longissimus thoracis hindurch zur Oberfläche vor (vgl. 135; 142; 150). Hier gabeln sie sich in einen zarteren rückenwärts aufsteigenden *Ramus cutaneus medialis* (133/5'''; 135/2; 142/3; 150/4) und einen stärkeren, absteigenden *Ramus cutaneus lateralis* (133/5^{IV}; 135/2'; 142/3'; 150/4'). Die *Rami cutanei laterales* der Dorsaläste innervieren einen Großteil der Haut der seitlichen Brust- und Bauchwand. Sie zeigen einen caudoventralen Verlauf, wobei diejenigen der letzten Brustnerven beim *Pferd* die Kniefalte erreichen. Das Hautfeld der dorsalen Brustnervenäste (151/12) dehnt sich also beckenwärts immer mehr auch auf die Seitenfläche der Rumpfwand aus. Die *Rami laterales* der Dorsaläste haben daneben eine motorische Komponente für die Mm. levatores costarum.

Beim *Hund* teilen sich die Dorsaläste der Brust- und Lendennerven oft in einen Ramus lateralis, intermedius und medialis. Der Ramus intermedius innerviert dann die Mm. longissimus thoracis und lumborum.

2. Die **Ventraläste, Rami ventrales**, der Brustnerven werden mit Ausnahme des letzten (s. u.) zu den am hinteren Rand der zugehörigen Rippe nach ventral ziehenden **Zwischenrippennerven, Nn. intercostales** (11/19; 133/6). Die Ventraläste des 1. bzw. 1. und 2. Brustnerven beteiligen sich außerdem an der Bildung des *Plexus brachialis* (s. S. 241). Der *N. intercostalis I* ist dünn und versorgt die Mm. intercostalis internus und externus des 1. Zwischenrippenraumes.

Beim *Hund* liegen die ersten 6 Nn. intercostales nahezu völlig subpleural, während die beckenwärts folgenden sich immer mehr unter die Mm. intercostales interni schieben und der 12. ganz von der Pleura abgerückt ist. Beim *Schwein* und bei den *Wiederkäuern* verlaufen alle Intercostalnerven subpleural, beim *Pferd* dagegen sind die ersten 8 Zwischenrippennerven proximal zum Teil vom M. intercostalis internus bedeckt, erreichen dann aber caudal beinahe in ihrer ganzen Länge die Pleura.

Abgesehen vom *N. intercostalis I* teilen sich die übrigen Zwischenrippennerven mit einer gewissen Regelmäßigkeit in eine charakteristische Anzahl von Ästen auf:

a. Bald nach ihrem Ursprung zweigt der *Ramus musculi intercostalis externi* (133/6') an den äußeren Zwischenrippenmuskel ab. Der fortlaufende Stamm der Nn. intercostales teilt sich sodann – je weiter caudal, umso weiter ventral – in einen *Ramus lateralis* und einen *Ramus medialis*.

b. Der *Ramus lateralis* der *Nn. intercostales* durchstößt als *Ramus perforans* (133/6'') nach Abgabe von Muskelästen die Mm. intercostales am unteren Rand des M. serratus ventralis, gibt Zweige an den M. obliquus externus abdominis und vermutlich sensible Fasern für die Muskelspindeln des Bauchhautmuskels ab, und verteilt sich dann durch auf- und absteigende Äste in der Haut der seitlichen Brust- und Bauchwand.

Während der Ramus lateralis der Dorsaläste der Brustnerven den **1. Hautast** der Rumpfwand liefert, bildet der Ramus lateralis der Intercostalnerven den **2. Hautast** oder den *Ramus cutaneus lateralis* (133/6"; 135/3 – 13; 142/4, 4'; 150/5) der Rumpfwand. Seine Zweige verbinden sich, vor allem unter dem Rumpfhautmuskel, mit Ästen der *Nn. pectorales caudales* sowie des *N. thoracicus lateralis* (135/19).

Aus solchen Verbindungen der Rami cutanei laterales des 2. und 3. (bei den *Wiederkäuern* auch des 1.) Intercostalnerven mit Zweigen des N. thoracicus lateralis geht der *N. intercostobrachialis* (s. S. 249) hervor (135/15; 142/6; 150/6; 151/14).

Bei den *Fleischfressern* und beim *Schwein* geben die *Rami cutanei laterales* die *Rami mammarii laterales* ans Gesäuge ab.

c. Der *Ramus medialis* (133/6''') der *Nn. intercostales* zieht zwischen Pleura und innerem Zwischenrippenmuskel brustbeinwärts und entsendet Zweige an den M. intercostalis internus und den M. transversus thoracis. Vom 2. Zwischenrippenraum an gibt der *Ramus medialis* im Bereich der wahren Rippen den **3. Hautast** der Brustnerven, den *Ramus cutaneus ventralis* (133/6^{IV}; 135/14, 14'; 142/5), ab, der die Brustmuskeln durchbohrt und die Haut ventral und lateral vom Brustbein innerviert. Bei den *Fleischfressern* und beim *Schwein* liefern die *Rami cutanei ventrales* die *Rami mammarii mediales* für das Gesäuge.

Die *Rami cutanei ventrales* im Gebiet der falschen Rippen verbreiten sich in den Mm. transversus und rectus abdominis sowie im M. obliquus internus abdominis und versorgen die ventrale Bauchhaut bis zum Euter bzw. zum Präputium mit sensiblen Fasern (vgl. 151/13).

Der Ventralast des letzten Brustnerven versorgt als *N. costoabdominalis* die vorderen Abschnitte des M. quadratus lumborum sowie der Psoasmuskulatur.

Zusammenfassung der Innervationsgebiete der Brustnerven

Nerv	im wesentlichen segmental	
	motorisch	sensibel
Dorsaläste **Rami mediales**	lange und kurze Rückenmuskeln Mm. levatores costarum	
Rami laterales		als *Rami cutanei mediales* und *Rami cutanei laterales*: Haut des Rückens vom Widerrist bis in die Lendengegend sowie eines Großteils der seitlichen Brust- und Bauchwand
Ventraläste **Nn. intercostales**	Mm. intercostales interni Mm. intercostales externi M. transversus thoracis vordere Abschnitte der Bauchmuskulatur M. rectus thoracis M. serratus dorsalis	als *Rami cutanei laterales* und *Rami cutanei ventrales*: Haut der ventralen Brust- und Bauchwand sowie des Gesäuges

| Nerv | im wesentlichen segmental | |
	motorisch	sensibel
N. costoabdominalis (Ventralast des letzten Brustnerven) Vom *Ventralast des 1. bzw. 1. und 2. Brustnerven* werden Zweige an den *Plexus brachialis* abgegeben	vordere Abschnitte der Psoasmuskulatur und des M. quadratus lumborum	

Lendennerven, Nervi lumbales

Die Zahl der Lendennerven entspricht der Zahl der Lendenwirbel. Während die ersten 2 bis 3 in ihrer Stärke etwa mit den Brustnerven übereinstimmen, nehmen die hinteren rasch an Dicke zu. Auch sie teilen sich kurz nach ihrem Austritt aus dem Wirbelkanal in einen dorsalen und einen ventralen Ast.

1. Die wesentlich schwächeren **Dorsaläste, Rami dorsales,** innervieren mit ihren **Rami mediales** (134/5') die Rückenstrecker der Lendengegend, während die **Rami laterales** (134/5'') zwischen M. longissimus und M. iliocostalis hindurch zur Haut ziehen und sich hier je in einen *Ramus cutaneus medialis* und *lateralis* aufteilen (134/5''', 5^{IV}; 135/L1 – L6; 142/7, 7'; 150/L1 – L6). Die *Rami laterales* verkörpern also den **1. Hautast** der Lendennerven und verzweigen sich als **Nn. clunium craniales** in der Haut der Lenden-und vorderen Kruppengegend. Bei den *Wiederkäuern* und beim *Pferd* dehnt sich ihr Hautfeld bis oberhalb des Kniegelenkes aus (151/15).

2. Die zum Teil sehr kräftigen **Ventraläste, Rami ventrales,** der Lendennerven schicken Zweige zu dem oder den folgenden Nerven, wodurch die Autonomie eines Rückenmarkssegmentes für ein bestimmtes Versorgungsgebiet verlorengeht und die eigentlichen peripheren Nerven einem Geflecht, Plexus, entspringen. Der so gebildete **Plexus lumbalis** (11/20 – 25; 158/1 – 7; 165/1 – 6''; 166/1 – 6) steht mit dem **Plexus sacralis** (11/26 – 29; 158/8 – 13; 165/7 – 13; 166/7 – 12), der auf die gleiche Weise im Gebiet der Kreuznerven entsteht, in Verbindung. Beide werden als **Plexus lumbosacralis** zusammengefaßt.

Aus dem *Plexus lumbosacralis* werden die Muskeln der Bauchwand, des Beckens und der Hintergliedmaße sowie die entsprechenden Hautbezirke mit Mamma und Geschlechtsorganen versorgt. Sieht man von den individuellen Schwankungen in der Ausbildung der peripheren Nerven ab, besteht bei den *Haussäugetieren* hinsichtlich des Plexus lumbosacralis nur insoweit Übereinstimmung, als der 1. Lendennerv, *N. iliohypogastricus* (bei Tieren mit 7 Lendenwirbeln *N. iliohypogastricus cranialis* und *caudalis*), sich nicht an der Plexusbildung beteiligt. Für den 2. Lendennerven, *N. ilioinguinalis*, gilt das nicht allgemein, während die folgenden Segmentalnerven immer untereinander verbunden sind und die daraus hervorgehenden Nerven Anteile aus mindestens 2 Rückenmarkssegmenten besitzen.

Bei der *Katze* sind L 1 – L 3 nicht an der Plexusbildung beteiligt, beim *Hund* und bei der *Ziege* L 1 und L 2. Bei *Pferd* und *Rind* ist L 2 hin und wieder ein Plexusast, während beim *Schwein* die Variationen so groß zu sein scheinen, daß L 1 und L 2 sowohl freie Nerven sein als auch alle Lendennerven sich am Plexus beteiligen können.

Die nicht mit dem Plexus lumbosacralis verbundenen Lendennerven teilen sich in einen *Ramus lateralis* und *medialis* (134/6', 6'') auf und verhalten sich damit im Prinzip wie Brustnerven.

Bei der *Katze* haben die Dorsaläste von L 1 – L 6 je einen *Ramus lateralis, intermedius* und *medialis*. Der *Ramus lateralis* innerviert den M. iliocostalis lumborum und Rückenhaut, der *Ramus intermedius* den M. longissimus lumborum und der *Ramus medialis* die Mm. multifidi und die Mm. intertransversarii lumborum. L 7 besitzt nur einen Ramus intermedius und medialis.

Zusammenfassung der Innervationsgebiete der Lendennerven

Nerv	im wesentlichen segmental	
	motorisch	sensibel
Dorsaläste **Rami mediales**	dorsale Lendenmuskulatur	
Rami laterales		**als** *Nn. clunium craniales*: Haut der Lenden-, Kreuz- und Hüfthöcker- sowie der vorderen Kruppen- und Oberschenkelgegend
Ventraläste	*Wurzeln des Lendengeflechtes* *Plexus lumbalis*	

Lendengeflecht, Plexus lumbalis, und seine Nerven für die Hintergliedmaße

Das Lendengeflecht liegt, von den Mm. psoas major und minor bedeckt, ventrolateral von der Lendenwirbelsäule und gibt kleine Zweige an die Psoasmuskulatur und den M. quadratus lumborum ab. Die 6 – 7 aus ihm hervorgehenden Nerven versorgen einerseits die Bauchwand und Teile des Geschlechtsapparates sowie des Euters und andererseits bestimmte Muskel- und Hautgebiete der Hintergliedmaße.

Zum **Lendengeflecht** werden gerechnet:

1. Der **N. iliohypogastricus** (*Schwein*: 165/1; *Rind*: 166/1; 167/1; *Pferd*: 170/2; 171/2) geht aus dem Ventralast des 1. Lendennerven hervor und ist strenggenommen kein Plexusnerv (s. S. 269). Er tritt zwischen M. psoas major und M. quadratus lumborum unter das Bauchfell.

Bei Tieren mit 7 Lendenwirbeln (z. B. *Fleischfresser*) liefert der 1. Lendennerv den **N. iliohypogastricus cranialis** (*Katze*: 11/20; *Hund*: 158/1; 197/2) und der 2. Lendennerv den **N. iliohypogastricus caudalis** (*Katze*: 11/20'; *Hund*: 158/2; 197/3), die sich im weiteren Verlauf grundsätzlich gleich verhalten.

Bald nach seinem Austritt unter das Bauchfell teilt sich der *N. iliohypogastricus* in den tiefen **Ramus medialis** (134/6'; 167/1; 171/2), der subperitoneal zur Leistengegend zieht, und den oberflächenwärts verlaufenden **Ramus lateralis** (134/6''). Dieser tritt zwischen die Bauchmuskeln ein, gibt kleinere Zweige an den M. transversus abdominis und den M. obliquus internus abdominis ab, versorgt aber vor allem den M. obliquus externus abdominis und gabelt sich dann in den Ramus cutaneus lateralis und ventralis.

Der *Ramus cutaneus lateralis* (134/6'''; *Hund*: 135/16; *Rind*: 142/8; *Pferd*: 150/7) versorgt als 2. Hautast ein schmales Hautfeld, das sich von der Flankengegend bis zur craniolateralen Fläche des Kniegelenkes ausdehnt (151/25), während der *Ramus cutaneus ventralis* (134/6^{IV}) zunächst zwischen den tieferen Bauchmuskeln und ihren Aponeurosen nach ventral zieht, um dann nach Abgabe von Zweigen an den M. rectus abdominis als **3. Hautast** der Lendennerven (142/8') die ventrale Bauchhaut, das Präputium (außer beim *Kater*) bzw. das Euter und meist auch die Haut an der medialen Fläche des Oberschenkels mit zu innervieren (151/28).

2. Der **N. ilioinguinalis** (*Katze*: 11/21; *Hund*: 158/3; 159/1; 197/4; *Schwein*: 165/2; *Rind*: 166/2; 167/2; *Pferd*: 170/3; 171/3) ist überwiegend kein Plexusnerv (s. S. 269). Er bildet die Fortsetzung des Ventralastes des 2. oder 3. (als Plexusnerv des 2. und 3.) Lendennerven und verhält sich im weiteren Verlauf wie der N. iliohypogastricus. Das Hautfeld seines *Ramus cutaneus lateralis* (*Hund*: 135/17; *Rind*: 142/9; *Pferd*: 150/8; 151/26) schließt caudal an dasjenige des *N. iliohypogastricus* an und dehnt sich als schmaler Streifen von der Hungergrube über die Vorderfläche des Oberschenkels bis zur Lateralseite des Kniegelenkes aus. Das Innervationsgebiet des *Ramus cutaneus ventralis* fällt weitgehend mit demjenigen des

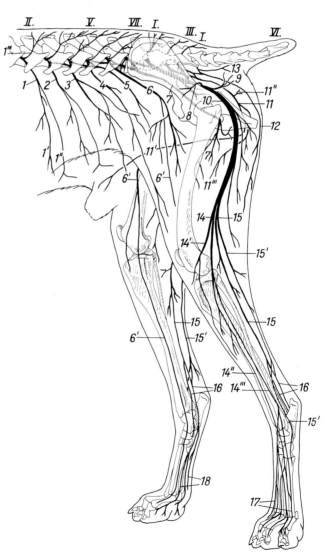

Abb. 158. Halbschematische Übersichtsdarstellung der Nerven der Hintergliedmaße des Hundes.

I. – VII. entsprechende Lenden-, Kreuz-
und Schwanzwirbel

1 N. iliohypogastricus cranialis, 1' sein Ramus lateralis, 1'' sein Ramus medialis, 1''' Ramus dorsalis; 2 N. iliohypogastricus caudalis; 3 N. ilioinguinalis; 4 N. cutaneus femoris lateralis; 5 N. genitofemoralis; 6 N. femoralis, 6' N. saphenus; 7 N. obturatorius; 1 – 7 Äste des *Plexus lumbalis*; 8 N. glutaeus cranialis; 9 N. glutaeus caudalis; 10 N. ischiadicus; 11 N. pudendus, 11' N. dorsalis penis, 11'' N. rectalis caudalis, 11''' N. perinealis superficialis; 12 N. cutaneus femoris caudalis; 13 Rami musculi coccygei et musculi levatoris ani; 8 – 13 Äste des *Plexus sacralis*; 14 N. fibularis communis, 14' N. cutaneus surae lateralis, 14'' N. fibularis profundus, 14''' N. fibularis superficialis; 15 N. tibialis, 15' N. cutaneus surae caudalis; 16 Nn. plantares; 17 dorsale Zehennerven; 18 plantare Zehennerven

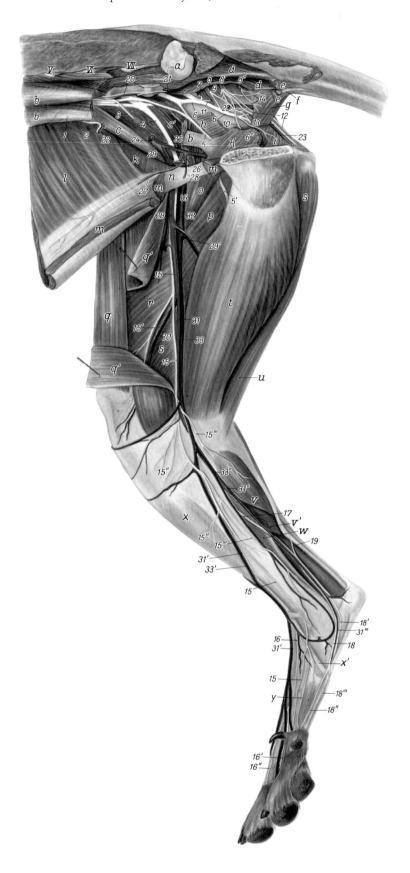

entsprechenden Astes des N. iliohypogastricus zusammen (151/28). Gelegentlich verlieren sich die Fasern des *N. ilioinguinalis* im M. psoas major, und er scheint dann zu fehlen.

3. Der **N. genitofemoralis** (*Katze*: 11/22; *Hund*: 158/5; 159/3; 197/6, 6'; *Schwein*: 165/3; *Rind*: 166/3; 167/3; *Pferd*: 170/4; 171/4) bezieht seine Wurzeln zur Hauptsache aus dem Ventralast des 3. Lendennerven, übernimmt bei den *Wiederkäuern* und beim *Pferd* aber meist auch noch Fasern von L 2 und L 4 oder führt, wie bei der *Katze*, vor allem Fasern von L 4.

Während sich der N. genitofemoralis beim *Menschen* regelmäßig in einen Ramus femoralis, der die Lacuna vasorum passiert und an die mediale Fläche des Oberschenkels tritt, und einen Ramus genitalis, der durch den Leistenspalt zu den äußeren Genitalorganen zieht, aufteilt, ist bei den *Haussäugetieren* eigentlich nur der *Ramus genitalis* ausgebildet.

Der *N. genitofemoralis* entspringt beim *Hund* aus dem 3. und 4., beim *Schwein* oft nur aus dem 4. Lendensegment, und stellt bei beiden Tierarten proximal einen einheitlichen Nervenstrang dar.

Beim **Hund** durchstößt der *N. genitofemoralis* den M. psoas major nahe der Aorta (159/3; 197/6, 6') und zieht, nachdem er sich meist in zwei Äste aufgeteilt hat, lateral von der A. iliaca externa zum inneren Leistenring. Er passiert die Bauchdecke durch den Leistenspalt, wobei er beim *Rüden* dem Samenstrang caudomedial anliegt (161/1) und bei der *Hündin* das Ligamentum teres uteri begleitet. Beim *Rüden* versorgt er, indem er sich in einen medialen (161/1'') und einen lateralen Ast (161/1') teilt, den Samenstrang, die Scheidenhäute des Hodens und das Präputium (der N. genitofemoralis innerviert vermutlich allgemein nicht das Scrotum), bei der *Hündin* die Haut der Schamgegend und die inguinalen Komplexe des Gesäuges mit sensiblen Fasern und gibt solche schließlich bei beiden Geschlechtern auch an das vom N. iliohypogastricus und N. ilioinguinalis innervierte Hautfeld medial am Oberschenkel ab. Ferner liefert er zarte Muskeläste an den M. obliquus internus abdominis und den M. cremaster. Bei der **Katze** besteht der *N. genitofemoralis* gewöhnlich auch aus zwei Ästen, von denen der laterale aber fehlen kann.

Bei den **Wiederkäuern** und beim **Pferd** durchbohrt der *N. genitofemoralis* den M. psoas minor und teilt sich dann gewöhnlich in zwei dünne Äste, die unter dem Peritonaeum über die A. und V. circumflexa ilium profunda und den N. cutaneus femoris lateralis hinweg zur Leistengegend ziehen, sich bei den *Wiederkäuern* aber äußerst variabel verhalten.

Beim **Pferd** (171/4) gibt der craniale Ast Zweige an den M. obliquus internus abdominis (171/4') ab und geht oft Verbindungen mit dem N. ilioinguinalis ein oder zieht selbständig

◄ Abb. 159. Nerven der rechten Hintergliedmaße eines Deutschen Schäferhundes, Medialansicht.

1 N. ilioinguinalis; 2 N. cutaneus femoris lateralis; 3 N. genitofemoralis; 4 N. femoralis; 5 N. obturatorius, 5' sein Ast zum M. adductor; 6 Truncus lumbosacralis, 6' N. ischiadicus, 6'' sein Ast zum M. obturatorius internus; 7 N. glutaeus cranialis; 8 erster, 8' zweiter, 8'' dritter Kreuznerv; 9 Stumpf eines Eingeweideastes; 10 Ramus musculi levatoris ani; 11 N. glutaeus caudalis; 12 N. cutaneus femoris caudalis; 13 N. pudendus; 14 Rami musculi coccygei; 15 N. saphenus, 15' sein Ast zum Kniegelenk, 15'' seine cranialen, 15''' seine caudalen Hautäste am Unterschenkel; 16 N. fibularis superficialis, 16' N. digitalis dorsalis communis II, 16'' N. digitalis dorsalis communis III; 17 N. tibialis; 18 N. plantaris medialis, 18' N. plantaris lateralis, 18'' N. digitalis plantaris communis I, 18''' N. digitalis plantaris communis III; 19 Verbindungsast des N. cutaneus surae caudalis; 20 Lendenteil des Truncus sympathicus; 21 A. sacralis mediana; 22 A. circumflexa ilium profunda; 23, 23' A. pudenda interna; 24 A. iliaca externa; 25 A. profunda femoris; 26 Truncus pudendoepigastricus; 27 A. epigastrica caudalis; 28 A. pudenda externa; 29 A. femoralis, 29' A. caudalis femoris proximalis; 30 A. genus descendens; 31 A. saphena, 31' ihr Ramus cranialis, 31'' ihr Ramus caudalis, 31''' A. plantaris medialis; 32 V. femoralis; 33 V. saphena medialis sive magna, 33' ihr Ramus cranialis, 33'' ihr Ramus caudalis

a Facies auricularis des linken Iliosacralgelenkes; b M. psoas minor, b' seine Endsehne; c Aufsicht, c' Schnittfläche des M. psoas major; d M. sacrococcygeus ventralis lateralis; e Stümpfe des M. sacrococcygeus ventralis medialis; f Stumpf des M. rectococcygeus; g M. coccygeus; h M. iliocaudalis, h' M. pubocaudalis des M. levator ani; i M. obturatorius internus; k M. obliquus internus abdominis; l M. transversus abdominis; m M. rectus abdominis; n Ligamentum inguinale; o M. pectineus; p M. adductor; q cranialer, q' caudaler Bauch des M. sartorius; r M. vastus medialis; s M. semimembranosus; t M. gracilis; u M. semitendinosus; v M. gastrocnemius, v' M. flexor digitorum superficialis; w M. flexor hallucis longus; x M. tibialis cranialis (von der Fascia cruris bedeckt), x' seine Sehne; y Sehne des M. extensor hallucis longus

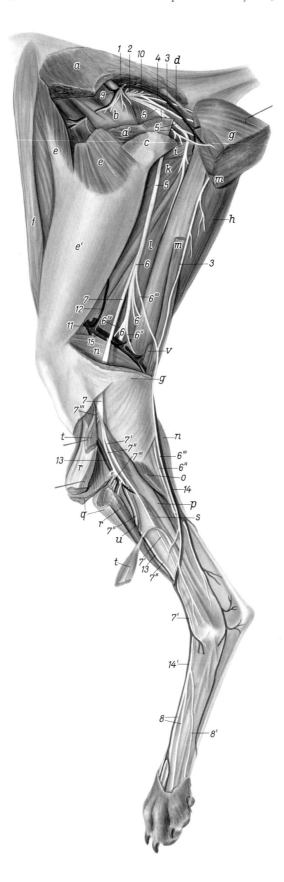

zum Leistenspalt und innerviert, nachdem er die Bauchwand passiert hat, Präputium bzw. das Euter und, zusammen mit den Rami cutanei ventrales der beiden ersten Lendennerven, die Haut medial am Oberschenkel. Der caudale Ast verläßt die Bauchhöhle beim *Hengst* mit dem Samenstrang durch den Leistenspalt, gibt Zweige an die Tunica vaginalis des Hodens und Samenstrangs und an den M. cremaster und verbreitet sich, wie der craniale Ast, auch im Präputium. Bei weiblichen Tieren gelangt er mit der A. pudenda externa zum Euter.

Beim **Rind** (167/3 – 3'') verlaufen die beiden Äste, nachdem sie meist Verbindungszweige vom N. ilioinguinalis erhalten haben, eng benachbart der A. iliaca externa entlang zum Leistenspalt und verhalten sich in ihrer Endaufteilung im Prinzip wie beim *Pferd.*

Abb. 160. Nerven der linken Hintergliedmaße eines Greyhounds, Lateralansicht.

1 Äste des N. glutaeus cranialis; 2 Äste des N. glutaeus caudalis; 3 N. cutaneus femoris caudalis; 4 N. pudendus; 5 N. ischiadicus, 5' Rami musculares proximales; 6 N. tibialis, 6' Rami musculares distales, 6'' N. cutaneus surae caudalis, 6''' sein lateraler Ast, 6^{IV} Ast für das Kniegelenk; 7 N. fibularis communis, 7' N. fibularis superficialis, 7'' N. fibularis profundus, 7''' Rami musculares; 8 Nn. digitales dorsales communes III et IV, 8' N. digitalis dorsalis V abaxialis; 9 A. glutaea cranialis; 10 A. glutaea caudalis; 11, 12' A. caudalis femoris distalis; 12 Ramus anastomoticus; 13 A. tibialis cranialis; 14 V. saphena lateralis sive parva, 14' ihr Ramus cranialis; 15 V. caudalis femoris distalis

a Schnittfläche durch den M. glutaeus medius, a' sein Endstumpf; b M. glutaeus profundus; c Endstumpf des M. glutaeus superficialis; d Ligamentum sacrotuberale; e M. tensor fasciae latae, e' Fascia lata; f cranialer Bauch des M. sartorius; g Stümpfe des M. biceps femoris; h M. semitendinosus; i M. quadratus femoris; k M. adductor magnus et brevis; l M. semimembranosus; m Stümpfe des M. adductor cruris caudalis; n M. gastrocnemius; o M. flexor digitorum superficialis; p M. flexor digitorum profundus; q M. tibialis cranialis; r M. extensor digitorum longus; s M. extensor digitorum lateralis; t Stümpfe des M. fibularis longus; u M. extensor hallucis longus; v Ln. popliteus superficialis

4. Der **N. cutaneus femoris lateralis** (*Katze*: 11/23; *Hund*: 158/4; 159/2; 197/5; *Schwein*: 165/4; *Rind*: 166/4; 167/4; *Pferd*: 170/5; 171/5) geht aus den Ventralästen des 3. und 4., oft auch des 5. Lendennerven hervor, tritt zwischen dem M. psoas major und minor unter das Bauchfell und verläuft mit der A. circumflexa ilium profunda zunächst etwas cranioventral, wobei er bei *Rind* und *Pferd* vom N. genitofemoralis und N. ilioinguinalis überkreuzt wird. Er gibt an den M. psoas major einen Muskelzweig ab und verläßt schließlich die Bauchhöhle mit dem caudalen Ast der A. circumflexa ilium profunda, um an der medialen (*Pferd*) bzw. craniolateralen Seite (*Fleischfresser, Wiederkäuer*) des M. tensor fasciae latae kniegelenkwärts zu ziehen und die Haut an der cranialen, zum Teil aber auch an der medialen Seite des Oberschenkels und des Kniegelenkes zu innervieren (*Hund*: 135/18; *Rind*: 142/10; *Pferd*: 150/8'; 151/27).

5. Der **N. femoralis** (*Katze*: 11/24; *Hund*: 155/6; 159/4; *Schwein*: 165/5; *Rind*: 166/5; 167/5; *Pferd*: 170/6; 171/6) ist der stärkste Nerv des Lendengeflechtes, der beim *Hund* von L 4 – L 6, beim *Schwein* von L 5 – L 6, beim *Rind* von L 4 – L 6 und beim *Pferd* von L 3 – L 6 seinen Ursprung nimmt. Er verläuft als kräftiger Nervenstrang zwischen M. psoas minor und M. sartorius einerseits und dem M. iliopsoas andererseits, beim *Hund* und beim *Rind* caudolateral, beim *Pferd* cranial von der A. iliaca externa, vor dem Beckeneingang zur Lacuna vasorum, wobei er an die genannten Muskeln *Rami musculares* abgibt.

Nach Abgang des *N. saphenus* verläßt der *N. femoralis* craniolateral von der A. iliaca externa die Bauchhöhle durch die Muskelpforte und tritt, indem er sich in mehrere Äste aufteilt, zwischen M. vastus medialis und M. rectus femoris in die Quadricepsgruppe ein, die er wie auch den M. sartorius innerviert. Es werden aber auch noch Zweige an den M. pectineus und M. gracilis entsandt. Bei Quetschung des N. femoralis in der Leistengegend am vorderen Beckenrand kommt es zur charakteristischen Femoralislähmung.

Der **N. saphenus** (*Hund*: 158/6'; 159/15 – 15'''; *Schwein*: 165/5''; *Rind*: 166/5'; 167/5'; 168/1 – 1''; *Pferd*: 170/6'; 171/6', 6'') tritt mit der A. femoralis in den Schenkelspalt und gibt,

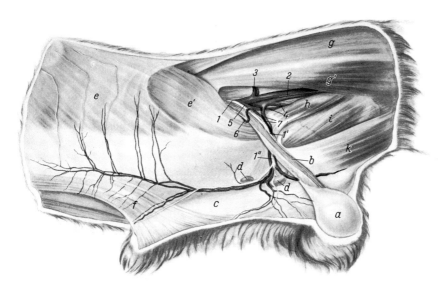

Abb. 161. Extraabdominaler Verlauf des N. genitofemoralis beim Rüden.

1 N. genitofemoralis beim Austritt aus dem Leistenspalt, 1 sein Ramus lateralis, 1'' sein Ramus medialis; 2 A. und V. femoralis; 3 A. und V. circumflexa femoris lateralis; 4 A. und V. profunda femoris; 5 Truncus pudendoepigastricus; 6 A. epigastrica caudalis; 7 A. und V. pudenda externa

a Processus vaginalis mit Hoden und Nebenhoden; b M. cremaster; c Penis im Präputialsack; d Lnn. inguinales superficiales; e M. obliquus externus abdominis, e' M. obliquus internus abdominis; f M. praeputialis cranialis; g cranialer, g' caudaler Bauch des M. sartorius; h M. pectineus; i M. vastus medialis; k M. gracilis

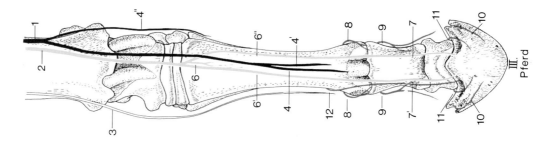

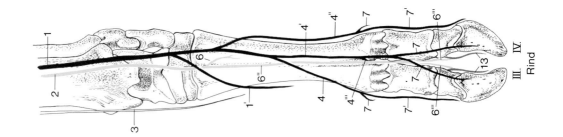

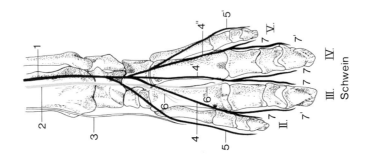

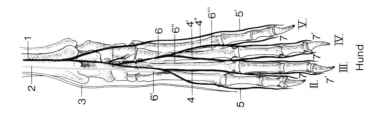

Abb. 162. Vergleichende Darstellung der Nerven an der Dorsalfläche des linken Hinterfußes vom Hund, Schwein, Rind und Pferd (schematisch).

Schwarz: N. fibularis superficialis; *grün:* N. fibularis profundus; *weiß:* N. saphenus; *violett:* Äste der plantaren Zehennerven.

1 N. fibularis superficialis, 1' medialer Hautast (am Metatarsus); 2 N. fibularis profundus; 3 N. saphenus; 4 N. digitalis dorsalis communis II, 4' N. digitalis dorsalis communis III, 4'' N. digitalis dorsalis communis IV, 4''' Ramus communicans; 4, 4', 4'' beim *Pferd:* bis zum Metatarsus reichende Hautäste; 5 N. digitalis dorsalis II abaxialis, 5' N. digitalis dorsalis V abaxialis; 6 Rami musculares des N. fibularis profundus, 6' N. metatarseus dorsalis II, 6'' N. metatarseus dorsalis III, 6''' N. metatarseus dorsalis IV (*Rind:* Rami communicantes mit den Nn. digitales plantares proprii III und IV axiales); 7 Nn. digitales dorsales proprii axiales, 7' Nn. digitales dorsales proprii abaxiales (beim *Pferd:* Nn. digitales dorsales laterales und medialis); 8 Rami dorsales phalangis proximalis; 9 Rami dorsales phalangis mediae; 10 Rami dorsales phalangis distalis; 11 Rami coronales; 12 Ramus dorsalis des N. metatarseus plantaris medialis; 13 Nn. digitales plantares proprii axiales

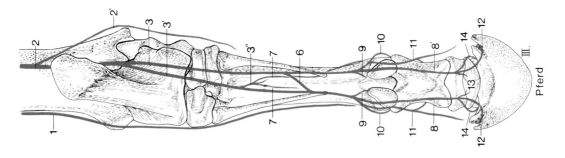

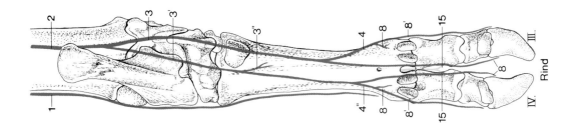

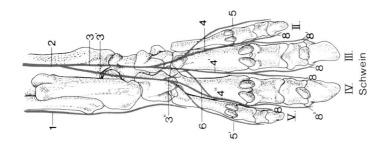

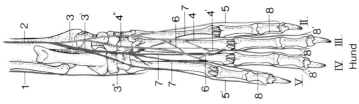

Abb. 163. Vergleichende Darstellung der Nerven an der Plantarfläche des linken Hinterfußes vom Hund, Schwein, Rind und Pferd (schematisch).

Violett: Äste des N. tibialis; *grün:* Äste des N. fibularis profundus

1 N. cutaneus surae caudalis; 2 N. tibialis, 2' Ramus cutaneus tarsalis medialis (*Pferd*); 3 N. plantaris medialis, 3' N. plantaris lateralis, 3'' Ramus profundus des N. plantaris lateralis (mit Rami musculares); 4 N. digitalis plantaris communis II, 4' N. digitalis plantaris communis III, 4'' lateraler Ast des N. plantaris medialis bzw. N. digitalis plantaris communis IV; 5 N. digitalis plantaris II abaxialis, 5' N. digitalis plantaris V abaxialis; 6 Rami communicantes; 7 Nn. metatarsei plantares; 8 Nn. digitales plantares proprii axiales, 8' Nn. digitales plantares proprii abaxiales (beim *Pferd:* Nn. digitales palmares lateralis und medialis); 9 Rami tori metacarpei (Sporniäste); 10 Rami dorsales phalangis proximalis; 11 Rami dorsales phalangis mediae; 12 Rami dorsales phalangis distalis; 13 Rami tori digitalis (tori ungulae); 14 Rami coronales; 15 Rami communicantes des N. metatarseus dorsalis III

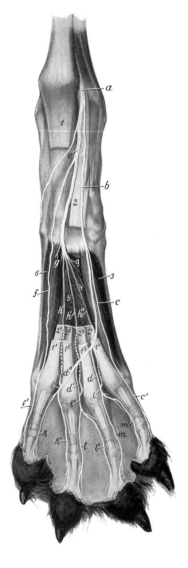

Abb. 164. Nerven der plantaren Seite des linken Hinterfußes eines Hundes.

a N. tibialis; b N. plantaris medialis; c, c' N. digitalis plantaris II abaxialis; d N. digitalis plantaris communis II, d' N. digitalis plantaris communis III, d" N. digitalis plantaris communis IV; e N. plantaris lateralis; f, f' N. digitalis plantaris V abaxialis; g Rami musculares; h N. metatarseus plantaris IV, h' N. metatarseus plantaris III, h" N. metatarseus plantaris II; i, i', i" gemeinsames Zwischenstück der plantaren Zehen- und Mittelfußnerven; k, l, l', m Nn. digitales plantares proprii axiales; k', m Nn. digitales plantares proprii abaxiales
1 oberflächliche Beugesehne, $1^1 - 1^4$ ihre Endschenkel; 2 tiefe Beugesehne, $2^1 - 2^4$ ihre Endschenkel; 3 – 6 Mm. interossei

mit Ausnahme des *Hundes*, wo er wie beim *Menschen* ein rein sensibler Nerv ist, Zweige an den M. sartorius, M. pectineus und M. gracilis ab. Etwa in der Mitte des Oberschenkels kommt er in Begleitung der A. und V. saphena an die Oberfläche, durchbohrt die mediale Oberschenkelfascie und verläuft beim *Hund* und *Pferd* unter Abgabe mehrerer Seitenzweige über die mediale Fläche des Ober- und Unterschenkels, des Sprunggelenkes und Hintermittelfußes bis zum 1. Zehengelenk (162/3), während er beim *Schwein* und *Wiederkäuer* proximal am Metatarsus sein Ende findet. Bald nach seinem Ursprung aus dem N. femoralis entsendet der *N. saphenus* einen Zweig an den Gelenksack des Femoropatellar- und den medialen Gelenksack des Femorotibialgelenkes (159/15', 170/6", 6'") und wird nach seinem Austritt aus dem Schenkelspalt schließlich auch bei den *Huftieren* zum reinen Hautnerven, der stärkere Äste vor allem an die mediale Seite des Kniegelenkes und Unterschenkels abzweigt (135/25; 142/24; 150/18; 151/35).

6. Der **N. obturatorius** (*Katze*: 11/25; *Hund*: 158/7; 159/5, 5'; *Schwein*: 165/6, 6'; *Rind*: 166/6; 167/6; *Pferd*: 170/7; 171/7) entspringt aus den Ventralästen des 4. – 6. (7.) Lendennerven, steht aber auch mit der vordersten Wurzel des Kreuzgeflechtes in Verbindung und trägt damit zur Bildung eines zusammenhängenden *Plexus lumbosacralis* bei.

Er ist ein vorwiegend motorischer Nerv von mittlerer Stärke, der in schräg caudoventraler Richtung, beim *Pferd* zwischen der A. und V. obturatoria, der Darmbeinsäule entlang zum Foramen obturatum zieht und durch dieses aus der Beckenhöhle tritt. Er teilt sich in einen *Ramus cranialis* und *caudalis*, bei der *Katze* in 4 oder mehr Äste, und versorgt den M. pectineus, M. gracilis, die Mm. adductores und den M. obturatorius externus, beim *Schwein* und bei den *Wiederkäuern* aber auch den M. obturatorius internus. Die Einwärtszieher des Oberschenkels werden also zum Teil vom N. femoralis *und* vom N. obturatorius innerviert.

Beim *Pferd* innerviert der N. obturatorius zusammen mit dem N. saphenus das Femorotibialgelenk. Mitunter besitzt er einen Hautast für die mediale Seite der Kniegegend. Der N. obturatorius ist also zumindest beim *Pferd*, wie beim *Menschen*, kein rein motorischer Nerv.

Zusammenfassung der Innervationsgebiete des Lendengeflechtes

Nerv	motorisch	sensibel
Seitenzweige des Lendengeflechtes	M. psoas minor M. iliopsoas M. quadratus lumborum	
N. iliohypogastricus **Ramus medialis** **Ramus lateralis**	M. transversus abdominis M. obliquus internus abdominis M. rectus abdominis M. obliquus externus abdominis	Peritonaeum vor Leistengegend
Ramus cutaneus lateralis		Haut der Flankengegend und craniolateral am Oberschenkel bis Kniegelenk
Ramus cutaneus ventralis		Haut der ventralen Bauchgegend im Bereich von Praeputium (außer *Katze*) und Euter sowie medial am Oberschenkel
N. ilioinguinalis **Ramus medialis** **Ramus lateralis**	Bauchmuskeln wie N. iliohypogastricus	Peritonaeum in Leistengegend
Ramus cutaneus lateralis		Haut anschließend an Hautfeld des N. iliohypogastricus von Hungergrube bis Lateralfläche des Kniegelenkes
Ramus cutaneus ventralis		fällt mit Innervationsgebiet des N. iliohypogastricus zusammen
N. genitofemoralis	M. obliquus internus abdominis M. cremaster	beim ♂: Tunica vaginalis von Samenstrang und Hoden, Praeputium beim ♀: inguinale Komplexe des Gesäuges bzw. Euter bei ♂ und ♀: gemeinsam mit den Nn. iliohypogastricus und ilioinguinalis: Haut medial am Oberschenkel
N. cutaneus femoris lateralis	M. psoas major	Haut an der craniomedialen Seite des Oberschenkels und des Kniegelenkes

Nerv	motorisch	sensibel
N. femoralis	M. psoas minor M. iliopsoas M. sartorius M. articularis coxae M. quadriceps femoris vorderes Randgebiet des: M. pectineus und M. gracilis	
N. saphenus	Zweige an: M. sartorius ⎫ M. pectineus ⎬ mit Aus- M. gracilis ⎭ nahme des *Hundes*	Kniegelenk Haut an medialer Seite des Unterschenkels und Sprung- gelenkes; bei *Hund* und *Pferd* auch Haut medial am Metatarsus bis 1. Zehengelenk
N. obturatorius	M. pectineus M. gracilis Mm. adductores M. obturatorius externus bei *Schwein* und *Wiederkäuer*: M. obturatorius internus	*Pferd*: Kniegelenk

Kreuznerven, Nervi sacrales

Die Anzahl der Kreuznerven entspricht der Zahl der Kreuzwirbel. Sie entspringen dicht aufgeschlossen aus dem hinteren Rückenmarksende, verlaufen zunächst mit diesem parallel im Wirbelkanal und tragen so zur Bildung der *Cauda equina* bei. Ihre Aufteilung in Dorsal- und Ventraläste erfolgt bereits innerhalb des Wirbelkanals.

1. Die schwachen **Rami dorsales** verlassen den Canalis vertebralis durch die Foramina sacralia dorsalia und durch das Foramen intervertebrale zwischen letztem Kreuz- und 1. Schwanzwirbel. Während ihre **Rami mediales** die hintersten Zacken der Mm. multifidi und die dorsalen Schwanzmuskeln innervieren, werden die **Rami laterales** zu den **Nn. clunium medii**, die sich in der Haut der hinteren Kruppengegend, über dem Hüftgelenk und an der Seitenfläche des Oberschenkels verbreiten (135/S1 - S3; 142/S1 - S5; 150/S1 - S5; 151/16).

2. Die bedeutend stärkeren **Rami ventrales** treten durch die Foramina sacralia ventralia bzw. zwischen letztem Kreuz- und 1. Schwanzwirbel aus dem Wirbelkanal und bilden, zusammen mit dem Ventralast des letzten Lendennerven, das **Kreuzgeflecht, Plexus sacralis** (*Katze*: 11/26 – 29; *Hund*: 158/8 – 13; *Schwein*: 165/7 – 13; *Rind*: 166/7 – 12; *Pferd*: 170/8 – 13). Am mächtigsten sind die Radices plexus der 2 – 3 ersten Kreuznerven, die in Verbindung mit denjenigen der ein bis zwei letzten Lendennerven den *Truncus lumbosacralis* (159/6) bilden, aus dem der besonders starke *N. ischiadicus* hervorgeht.

Zusammenfassung der Innervationsgebiete der Kreuznerven

Nerv	motorisch	sensibel
Dorsaläste **Rami mediales**	hinterste Zacken der Mm. multifidi dorsale Schwanzmuskeln	
Rami laterales		als *Nn. clunium medii*: Haut der hinteren Kruppen- und Oberschenkelgegend
Ventraläste	*Wurzeln des Kreuzgeflechtes* *Plexus sacralis*	

Kreuzgeflecht, Plexus sacralis, und seine Nerven für die Hintergliedmaße und die Beckenorgane

Das **Kreuzgeflecht** liegt, abgesehen von seinen vordersten Wurzeln, innerhalb der Beckenhöhle und ist bei den *Huftieren* dem breiten Beckenband innen unmittelbar angelagert. Nur die breite Nervenplatte des *Truncus lumbosacralis* tritt gleich nach ihrer Bildung über die Darmbeinsäule hinweg durch das Spatium ischiadicum majus aus der Beckenhöhle und gibt die aus ihr hervorgehenden Nerven an der Außenseite des breiten Beckenbandes ab. Dazu gehören: die *Nn. glutaeus cranialis* und *caudalis*, der *N. cutaneus femoris caudalis* und der *N. ischiadicus*. Aus den caudalen Anteilen des Plexus sacralis gehen der *N. pudendus* und die *Nn. rectales caudales* hervor. Ferner gibt jeder Kreuznerv einen *Ramus communicans* an den Beckenteil des *Truncus sympathicus* (171/40) und der 2. und 3. bzw. der 3. und 4. Sacralnerv Zweige (159/9) an das vegetative Beckengeflecht, den *Plexus pelvinus*, ab (s. S. 380).

Aus dem Plexus sacralis isolieren sich folgende Nerven der Hintergliedmaße und einzelner Beckenorgane:

1. Der **N. glutaeus cranialis** (*Katze*: 11/27; *Hund*: 158/8; 159/7; 160/1; *Schwein*: 165/7; *Rind*: 166/7; 167/7; 169/2'; *Pferd*: 170/8; 171/8; 172/1, 1') zweigt cranial vom Truncus lumbosacralis ab und zieht mit der A. glutaea cranialis zu den Gesäßmuskeln, von denen er den M. glutaeus medius und profundus und den M. tensor fasciae latae sowie den M. piriformis der *Fleischfresser*, die Piriformiszacke des M. glutaeus medius der *Huftiere* und die craniale Portion des M. glutaeus superficialis des *Pferdes* innerviert.

2. Der **N. glutaeus caudalis** (*Katze*: 11/28'; *Hund*: 158/9; 159/11; 160/2; *Schwein*: 165/8; *Rind*: 166/8; 167/8; 169/2; *Pferd*: 170/9; 171/9; 172/2) geht caudal aus dem Truncus lumbosacralis hervor und versorgt beim *Menschen* den M. glutaeus maximus.

Bei den *Haussäugetieren* ist das Innervationsgebiet seiner verschiedenen Muskeläste recht variabel:

So versorgt der *N. glutaeus caudalis* bei den *Fleischfressern* den M. glutaeus superficialis und die craniale Portion des M. biceps femoris sowie den M. glutaeofemoralis der *Katze*; beim *Schwein* den M. glutaeus superficialis und die noch undeutlich mit ihm zum M. glutaeobiceps verschmolzene craniale Portion des M. biceps femoris sowie den Wirbelkopf des M. semitendinosus; bei den *Wiederkäuern* den M. glutaeobiceps und beim *Pferd* die caudale Portion des M. glutaeus superficialis, den M. biceps femoris, bis auf seinen caudalen Endast, der vom N. tibialis innerviert wird, sowie den Wirbelkopf des M. semitendinosus.

Auf Grund dieser Innervationsverhältnisse werden all diese vom *N. glutaeus caudalis* versorgten Muskeln der Haussäugetiere mit dem M. glutaeus maximus des *Menschen* homologisiert.

3. Der **N. cutaneus femoris caudalis** (*Katze*: 11/28; *Hund*: 158/12; 159/12; 160/3; *Schwein*: 165/9; *Rind*: 166/9; 167/10; 169/3; *Pferd*: 170/10; 171/10; 172/3, 4) macht sich bei den *Huftieren* ventral vom N. glutaeus caudalis vom hinteren Rand des Truncus lumbosa-

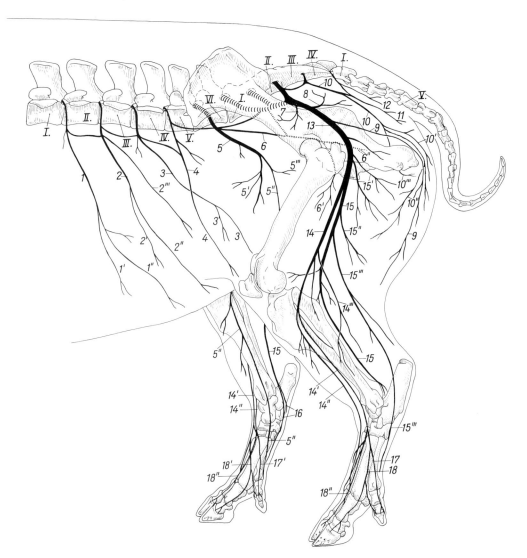

Abb. 165. Halbschematische Übersichtsdarstellung der Nerven der Hintergliedmaße des Schweines.

I. – VI. entsprechende Lenden-, Kreuz- und Schwanzwirbel.

1 N. iliohypogastricus, 1' sein Ramus medialis, 1" sein Ramus lateralis; 2 N. ilioinguinalis, 2' sein Ramus medialis, 2" sein Ramus lateralis, 2"' sein Ramus muscularis; 3 N. genitofemoralis, 3' sein Ramus muscularis; 4 N. cutaneus femoris lateralis; 5 N. femoralis, 5' Rami musculares für M. quadriceps femoris, 5" N. saphenus, 5"' Rami musculares für M. iliopsoas; 6 N. obturatorius, 6' Rami musculares für Einwärtszieher, 6" Ramus muscularis für M. obturatorius internus; 1 – 6" Äste des *Plexus lumbalis*; 7 N. glutaeus cranialis; 8 N. glutaeus caudalis; 9 N. cutaneus femoris caudalis; 10 N. pudendus, 10' sein Ramus cutaneus proximalis, 10" sein Ramus cutaneus distalis, 10"' N. dorsalis clitoridis; 11 Ramus musculi levatoris ani; 12 Ramus musculi coccygei; 11 und 12 Nn. rectales caudales; 13 N. ischiadicus; 7 – 13 Äste des *Plexus sacralis*: 14 N. fibularis communis, 14' N. fibularis superficialis, 14" N. fibularis profundus, 14"' N. cutaneus surae lateralis; 15 N. tibialis, 15' seine Rami musculares proximales, 15" sein Ramus muscularis distalis, 15"' N. cutaneus surae caudalis; 16 Nn. plantares; 17 N. digitalis dorsalis V abaxialis, 17' N. digitalis dorsalis II abaxialis; 18 N. digitalis dorsalis communis IV, 18' N. digitalis dorsalis communis II, 18" N. digitalis dorsalis communis III

cralis frei, während er bei den *Fleischfressern* im allgemeinen isoliert aus den Ventralästen der Kreuznerven hervorgeht.

Er zieht caudoventral gegen den Sitzbeinausschnitt, wobei er mit dem N. pudendus Fasern austauscht und beim *Pferd* auch einen zarten Zweig an den Wirbelkopf des M. semitendinosus abgibt. Beim *Hund* entsendet er ferner *Rami perineales*, die aber nicht den Analbereich des Perineums innervieren.

Der Hauptast des *N. cutaneus femoris caudalis* zieht bei den *Huftieren* außen am breiten Beckenband, bei den *Fleischfressern* innen am Ligamentum sacrotuberale caudal und gelangt auf der Höhe des Sitzbeinhöckers zwischen M. biceps femoris und M. semitendinosus an die Oberfläche, um sich in der Haut der Hinterbackengegend in mehreren Ästen *(Nn. clunium caudales)* zu verbreiten (*Hund*: 135/24; *Rind*: 142/19; *Pferd*: 150/14; 151/29). Da der *N. cutaneus femoris caudalis* aus den gleichen Segmenten entspringt wie der *N. glutaeus caudalis* und, im Gegensatz zu dem beim *Menschen*, Muskeläste abgibt, kann er auch als dessen Hautast angesprochen werden.

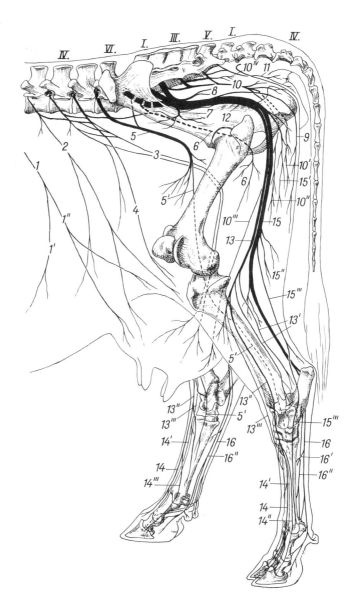

Abb. 166. Halbschematische Übersichtsdarstellung der Nerven der Hintergliedmaße des Rindes.

I. – VI. entsprechende Lenden-, Kreuz- und Schwanzwirbel

1 N. iliohypogastricus, 1' sein Ramus medialis, 1'' sein Ramus lateralis; 2 N. ilioinguinalis; 3 N. genitofemoralis; 4 N. cutaneus femoris lateralis; 5 N. femoralis, 5' N. saphenus; 6 N. obturatorius; 1 – 6 Äste des *Plexus lumbalis*; 7 N. glutaeus cranialis; 8 N. glutaeus caudalis; 9 N. cutaneus femoris caudalis; 10 N. pudendus, 10' sein Ramus cutaneus proximalis, 10'' sein Ramus cutaneus distalis, 10''' sein Ramus mammarius, 10^IV Ramus musculi coccygei et musculi levatoris ani; 11 N. rectalis caudalis; 12 N. ischiadicus; 7 – 12 Äste des *Plexus sacralis*; 13 N. fibularis communis, 13' N. cutaneus surae lateralis, 13'' N. fibularis superficialis, 13''' N. fibularis profundus; 14 N. digitalis dorsalis communis III, 14' N. metatarseus dorsalis III, 14'' N. digitalis dorsalis communis IV, 14''' N. digitalis dorsalis proprius III abaxialis; 15 N. tibialis, 15' seine Rami musculares proximales, 15'' seine Rami musculares distales, 15''' N. cutaneus surae caudalis; 16 N. plantaris lateralis, 16' sein Zweig für den M. interosseus medius, 16'' N. plantaris medialis

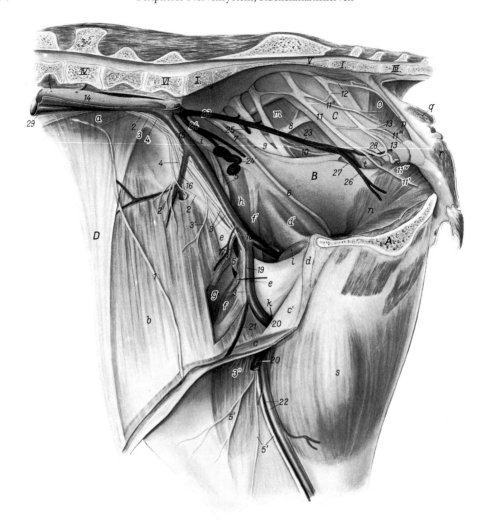

Abb. 167. Äste des rechten Plexus lumbosacralis eines älteren weiblichen Rindes, Medialansicht.

In der Leisten- und Schamgegend sowie im Beckenbereich sind das Bauchfell sowie die Fascia transversa und pelvis entfernt.

A Schnitt durch den Beckenboden; B Aufsicht auf die Spina ischiadica; C breites Beckenband; D Peritoneum
I. – VI. entsprechende Lenden-, Kreuz- und Schwanzwirbel

1 Ramus medialis des N. iliohypogastricus; 2 Ramus medialis des N. ilioinguinalis, 2' seine Rami musculares; 3 N. genitofemoralis, 3' sein Ramus muscularis, 3" seine Endzweige; 4 N. cutaneus femoris lateralis; 5 N. femoralis, 5' Äste des N. saphenus; 6 N. obturatorius; 1 – 6 Äste des *Plexus lumbalis*; 7 N. glutaeus cranialis; 8 N. glutaeus caudalis; 9 N. ischiadicus; 10 N. cutaneus femoris caudalis; 11 N. pudendus, 11' N. dorsalis clitoridis, 11" gemeinsamer Stamm des Ramus musculi coccygei und Ramus musculi levatoris ani, 11"' Ramus cutaneus proximalis, 11IV gemeinsamer Stamm des N. perinealis superficialis und Ramus cutaneus distalis; 12 Nn. rectales caudales; 13 Äste des N. perinealis profundus; 7 – 13 Zweige des *Plexus sacralis*; 14 A. iliaca externa (angeschnitten); 15 A. iliaca externa; 16 A. circumflexa ilium profunda; 17 A. femoralis; 18 A. profunda femoris; 19 Truncus pudendoepigastricus; 20 A. pudenda externa; 21 A. und V. epigastrica caudalis; 22 A. saphena und V. saphena medialis; 23 A. iliaca interna; 24 A. umbilicalis, 24' A. uterina; 25 A. glutaea cranialis; 26 A. vaginalis; 27 A. glutaea caudalis; 28 A. pudenda interna; 29 V. cava caudalis (die Venen sind sonst größtenteils entfernt)

a Zacke des M. psoas major; b M. transversus abdominis; c M. rectus abdominis, c' seine Sehne; d Querschnitt, d' Aufsicht vom Ligamentum pubicum craniale; e Ligamentum inguinale, durchschnitten; f M. sartorius, in der Leistengegend angeschnitten und zurückgeklappt, f' seine Ursprungssehne; g M. vastus medialis; h M. iliopsoas; i Endsehne des M. psoas minor; k Zugang zum tiefen Leistenring; l M. pectineus; m M. glutaeus medius; n M. obturatorius externus, Pars intrapelvina; o M. coccygeus; p M. rectococcygeus; q M. sphincter ani externus; r M. constrictor vulvae; s M. gracilis; t Ln. ischiadicus, im Foramen ischiadicum minus sichtbar

Beim *Rind* ist der *N. cutaneus femoris caudalis* ein kleiner Nerv, mit einem schmalen Innervationsgebiet. Beim *Schaf* fehlt der Nerv völlig. Er wird hier, wie überwiegend beim *Rind*, durch Hautäste des *N. pudendus* ersetzt.

Die direkte Fortsetzung des *Truncus lumbosacralis* bildet der mächtige **N. ischiadicus**, der den ganzen distalen Teil der Hintergliedmaße versorgt. Er soll im Anschluß an die Schilderung der kleineren, auf das Beckengebiet, die After- und Perinealgegend sowie die Genitalorgane beschränkten Nerven des Kreuzgeflechtes beschrieben werden. Dazu gehören der *N. pudendus* und die *Nn. rectales caudales*.

4. Der **N. pudendus** entspringt beim *Hund* vom 1. bis 3., bei der *Katze* und beim *Schwein* vom 2. und 3., bei den *Wiederkäuern* vom 2. – 4. und beim *Pferd* vom 3. und 4. Kreuznerven und innerviert die inneren und äußeren Geschlechtsorgane und den Mastdarm sowie verschiedene Muskeln der Anal- und Perinealgegend und die Haut im Bereich des Afters und Dammes, wobei tierartlich zum Teil beträchtliche Unterschiede bestehen.

Beim **Hund** ist der *N. pudendus* (158/11; 159/13; 160/4) verhältnismäßig stark und verläuft schief caudoventral gegen den Beckenausgang. Er liegt lateral vom M. coccygeus und

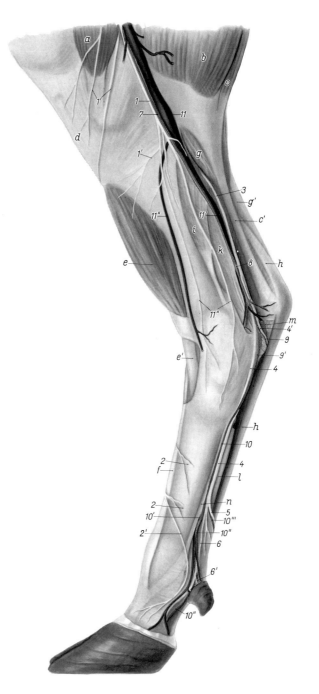

Abb. 168. Nerven am distalen Teil der rechten Hintergliedmaße eines weiblichen Rindes, Medialansicht.

1 N. saphenus, 1' seine proximalen, 1" seine distalen Äste; 2 mediale Zweige des N. fibularis superficialis, 2' N. digitalis dorsalis communis III abaxialis; 3 N. tibialis; 4 N. plantaris medialis, 4' N. plantaris lateralis; 5 N. digitalis plantaris communis III axialis; 6 N. digitalis plantaris communis II, 6' Zweig für die mediale Afterklaue (N. digitalis plantaris proprius II axialis); 7 A. saphena; 8 ihr Ramus caudalis, 8' A. tarsea medialis; 9 A. plantaris lateralis, 9' A. plantaris medialis; 10 Ramus superficialis der A. plantaris medialis, 10' Verbindungsast zu den Aa. metatarseae plantares, 10" A. digitalis plantaris communis II, 10''' A. digitalis plantaris communis III; 11 V. saphena medialis sive magna, 11' ihr Ramus caudalis, 11" ihr Ramus cranialis

a M. sartorius; b M. gracilis; c M. semitendinosus, c' seine Fersenbeinsehne; d mittleres gerades Kniescheibenband; e M. fibularis tertius, e' seine Sehne; f Sehne des M. extensor digitalis longus, medialer Bauch; g M. gastrocnemius, g' seine Sehne; h Sehne des M. flexor digitalis superficialis; i M. flexor digitalis longus; k M. flexor hallucis longus; l tiefe Beugesehne; m Schnittfläche durch das Ligamentum plantare longum; n M. interosseus medius

dorsal von der A. pudenda interna und tritt am hinteren Rand des M. glutaeus superficialis an die Oberfläche. Kurz vor oder nach dem Austritt an die Oberfläche gibt der N. pudendus die *Nn. perineales* ab, von denen der **N. perinealis superficialis** (158/11''') die Haut und Schleimhaut des Afters sowie die Haut des Dammes versorgt. Seine Endäste innervieren als *Nn. scrotales dorsales* den Hodensack bzw. als *Nn. labiales* die Schamlippen.

Der in mehreren kleinen Ästen vom N. pudendus abgehende **N. perinealis profundus** innerviert den M. ischiocavernosus und M. bulbospongiosus sowie den glatten M. retractor penis und den M. urethralis. Am hinteren Rand des M. levator ani entläßt der N. pudendus den kurzen **N. rectalis caudalis** (158/11'') für den M. sphincter ani externus.

Der fortlaufende Ast des N. pudendus zieht dann, indem er sich beim *Rüden* um den Arcus ischiadicus herumschlägt, an der Dorsalseite des Penis neben der A. dorsalis als **N. dorsalis penis** (158/11'; 197/12) bis zum Präputium und zur Glans penis, in deren Schleimhaut er endigt.

Bei der *Hündin* wird das bedeutend schwächere Ende des N. pudendus zum **N. dorsalis clitoridis**.

Der N. pudendus ist also der wichtigste sensible Nerv der Begattungsorgane und wird darum auch als „Wollustnerv" bezeichnet.

Beim **Schwein** zweigen vom N. pudendus (165/10) ein **Ramus cutaneus proximalis** und **distalis** (165/10', 10'') ab, die, zusammen mit dem N. cutaneus femoris caudalis, die Haut der Hinterbackengegend versorgen, wobei der distale Hautast auch den *N. perinealis superficialis* liefert. Im übrigen verhält sich der N. pudendus wie beim *Hund*.

Auch beim **Rind** gibt der relativ kräftige N. pudendus (166/10; 167/11) einen **Ramus cutaneus proximalis** und **distalis** (142/18, 18'; 166/10', 10''; 167/11''', 11^{IV}) ab, welche die Haut der Hinterbacke, anschließend an das Feld des N. cutaneus femoris caudalis innervieren. Wie beim *Schwein* geht der *N. perinealis superficialis* aus dem *Ramus cutaneus distalis* (167/11^{IV}) hervor, der bei weiblichen Tieren auch einen *Ramus mammarius* (166/10''') an die Schenkelviertel des Euters sendet.

Der fortlaufende Ast des N. pudendus zieht schräg caudoventral medial über das breite Beckenband und das Foramen ischiadicum minus hinweg, geht Verbindungen mit dem kräftigen *N. rectalis caudalis* (166/11; 167/12) ein und teilt sich beim *Bullen*, nachdem er sich um den Arcus ischiadicus herumgeschlagen hat, in den **N. dorsalis penis** und den **Ramus praeputialis et scrotalis** auf. Bei der *Kuh* wird er zum **N. dorsalis clitoridis** (167/11'). Die Äste des *N. perinealis profundus* (167/13) isolieren sich mit dem *Ramus cutaneus proximalis* (167/11''') vom N. pudendus, wobei sie sich mit den *Nn. rectales caudales* (167/12) verbinden können.

Der N. pudendus des **Pferdes** (170/11; 171/12) ist verhältnismäßig stark, zieht innen am breiten Beckenband gegen den Sitzbeinausschnitt, tauscht Fasern mit dem *N. cutaneus femoris caudalis* aus und folgt dann der A. pudenda interna. Noch innerhalb des Beckens zweigt der gemeinsame Stamm der **Nn. perineales superficialis** und **profundus** (170/11', 11''; 171/12') ab, deren Versorgungsgebiet im Prinzip das gleiche ist wie beim *Hund*, wobei der *N. perinealis superficialis* bei der *Stute* aber auch noch einen *Ramus mammarius* ans Euter sendet.

Der Hauptast des N. pudendus verläßt am Arcus ischiadicus das Becken und wird bei der *Stute* zum **N. dorsalis clitoridis**, der die Clitoris und die Vestibularschleimhaut innerviert. Beim *Hengst* teilt er sich wie beim *Bullen* in den **N. dorsalis penis** (170/11^{IV}) und einen **Ramus praeputialis et scrotalis** (170/11''') auf. Der *N. dorsalis penis* verläuft mehr oder weniger geschlängelt in der dorsalen Rinne des Penis, gibt zahlreiche Zweige an das Corpus cavernosum penis und die Urethra ab und endigt mit zarten Ästchen im Corpus spongiosum glandis.

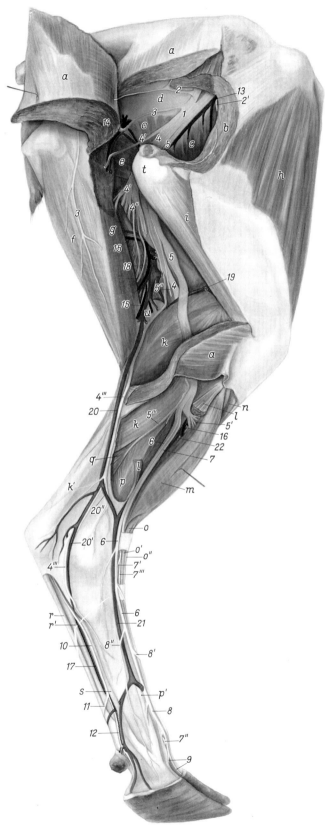

Abb. 169. Nerven der rechten Hintergliedmaße eines Rindes, Lateralansicht.

1 N. ischiadicus; 2 N. glutaeus caudalis, 2' N. glutaeus cranialis; 3 N. cutaneus femoris caudalis; 4 N. tibialis, 4' seine Rami musculares proximales, 4" seine Rami musculares distales, 4'" N. cutaneus surae caudalis; 5 N. fibularis communis, 5' Rami musculares, 5" Stumpf des N. cutaneus surae lateralis, 5'" Ramus cutaneus; 6 N. fibularis superficialis; 7 N. fibularis profundus, 7' sein Ast für den M. extensor digitalis brevis, 7" Ramus communicans zwischen N. metatarseus dorsalis III (7'") und N. digitalis dorsalis communis III; 8 N. digitalis dorsalis communis III, 8' N. digitalis dorsalis communis II, 8" N. digitalis dorsalis communis IV; 9 Nn. digitales dorsales proprii III et IV axiales; 10 N. digitalis plantaris communis IV; 11 N. digitalis plantaris proprius IV axialis; 12 N. digitalis plantaris communis IV; 13 A. glutaea cranialis; 14 A. glutaea caudalis; 15 Äste der A. caudalis femoris distalis; 16 A. tibialis cranialis; 17 Ramus superficialis der A. plantaris lateralis; 18 Ast der V. caudalis femoris distalis; 19 V. poplitea; 20 V. saphena lateralis sive parva, 20' ihr Ramus caudalis, 20" ihr Ramus cranialis; 21 V. digitalis dorsalis communis III; 22 V. tibialis cranialis

a Stümpfe des M. glutaeobiceps (größtenteils abgetragen); b Schnittfläche des M. glutaeus medius; c M. glutaeus profundus; d Ligamentum sacrotuberale latum; e M. obturatorius externus; f M. semitendinosus; g M. semimembranosus; h M. tensor fasciae latae; i M. vastus lateralis; k M. gastrocnemius, k' Fersensehnenstrang; l Stümpfe des M. fibularis longus; m M. fibularis tertius; n M. tibialis cranialis; o Sehne des M. extensor digitorum longus, o' gemeinsame Strecksehne, o" besondere Strecksehne der III. Zehe; p M. extensor lateralis, p' seine Sehne; q M. flexor hallucis longus; r oberflächliche, r' tiefe Beugesehne; s M. interosseus medius; t Trochanter major; u Ln. popliteus

5. Die **Nn. rectales caudales** (*Hund*: 158/11''; *Schwein*: 165/11, 12; *Rind*: 166/11; 167/12; *Pferd*: 170/12; 171/13) stellen die hintersten Äste des Kreuzgeflechtes dar. Es sind ein oder zwei Nerven, die beim *Schwein* aus dem 4., bei *Rind* und *Pferd* aus dem 4. und 5. Kreuznerven hervorgehen oder wie beim *Hund* vom *N. pudendus* abzweigen, mit dem sie oft durch einen *Ramus communicans* verbunden sind. Die *Nn. rectales caudales* versorgen den

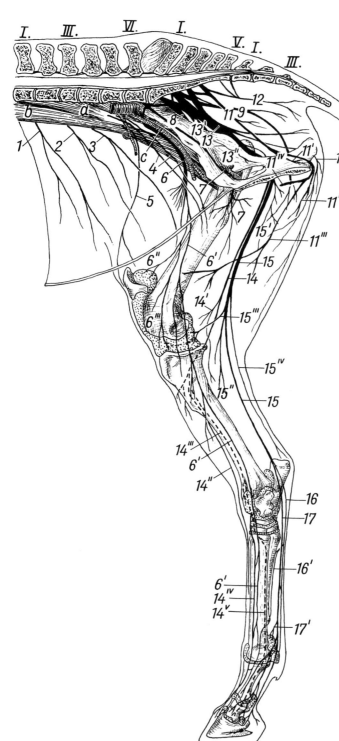

Abb. 170. Halbschematische Übersichtsdarstellung der Nerven der rechten Hintergliedmaße des Pferdes.

I. – VI. entsprechende Lenden-, Kreuz- und Schwanzwirbel

1 letzter Brustnerv; 2 N. iliohypogastricus; 3 N. ilioinguinalis; 4 N. genitofemoralis; 5 N. cutaneus femoris lateralis; 6 N. femoralis, 6' N. saphenus, 6'' sein Ast zum Femoropatellargelenk, 6''' sein Ast zum Femorotibialgelenk; 7 N. obturatorius; 2 – 7 Äste des *Plexus lumbalis*; 8 N. glutaeus cranialis; 9 N. glutaeus caudalis; 10 N. cutaneus femoris caudalis; 11 N. pudendus, 11' N. perinealis profundus, 11'' N. perinealis superficialis, 11''' Ramus praeputialis et scrotalis, 11[IV] N. dorsalis penis; 12 N. rectalis caudalis; 13 N. ischiadicus, 13' seine Zweige zum M. glutaeus profundus, 13'' seine Zweige zum M. obturatorius internus; 8 – 13 Äste des *Plexus sacralis*; 14 N. fibularis communis, 14' N. cutaneus surae lateralis, 14'' N. fibularis superficialis, 14''' N. fibularis profundus, 14[IV] N. metatarseus dorsalis medialis, 14[V] N. metatarseus dorsalis lateralis; 15 N. tibialis, 15' sein Ramus muscularis proximalis, 15'' sein Ramus muscularis distalis, 15''' sein Ast zum Femorotibialgelenk, 15[IV] N. cutaneus surae caudalis; 16 N. plantaris lateralis, 16' N. metatarseus plantaris medialis; 17 N. plantaris medialis, 17' Zweig für die Kapsel des Fesselgelenkes

a M. psoas minor; b M. psoas major; c A. iliaca externa

hinteren Teil des Mastdarms, den M. sphincter ani externus und die Haut der Aftergegend (151/18), können sich bei *Schwein* und *Rind* aber auch in benachbarten Hautbezirken des Oberschenkels (bei weiblichen Tieren auch der Scham) ausbreiten. Beim *Pferd* werden zudem *Rami musculares* an den Wirbelkopf des M. semimembranosus abgegeben.

Beim *Hund* haben die Nn. rectales caudales keinen Hautast.

Zu den *Nn. rectales caudales* können schließlich auch der *Ramus musculi coccygei* und der *Ramus musculi levatoris ani* gerechnet werden, die beim *Hund* (159/10, 14) als selbständige Äste vom 1. bzw. 3. Kreuznerven abgehen, während sie beim *Schwein* und beim *Pferd* von den Nn. rectales caudales direkt geliefert werden und bei den *Wiederkäuern* als einheitlicher Nervenstamm (167/11'') entweder aus S 3 und S 4 oder aus dem *N. pudendus* oder *N. rectalis caudalis* hervorgehen.

Der gesamte distale Teil der Hintergliedmaße wird vom *N. ischiadicus* und seinen Ästen versorgt:

6. Der **N. ischiadicus** (*Katze*: 11/26; *Hund*: 158/10; 159/6'; 160/5; *Schwein*: 165/13; *Rind*: 166/12; 167/9; 169/1; *Pferd*: 170/13; 171/11; 172/5) stellt die direkte Fortsetzung des *Truncus lumbosacralis* dar und ist der stärkste Nerv des Körpers. Er gelangt über die Incisura ischiadica major an den Oberschenkel, wobei er bei den *Huftieren* das Spatium ischiadicum majus passiert und außen am breiten Beckenband zwischen Trochanter major ossis femoris und Spina ischiadica caudal über den Hals des Femurkopfes hinweg (bei operativen Eingriffen am Hüftgelenk zu beachten!) zur Incisura ischiadica minor zieht, wo er auf die Mm. gemelli und die Sehne des M. obturatorius internus (*Fleischfresser, Pferd*) zu liegen kommt.

Auf diesem Verlauf gibt der N. ischiadicus *Rami musculares* an den M. glutaeus profundus, der aber auch Fasern vom N. glutaeus cranialis erhält, an die Mm. gemelli und den M. quadratus femoris sowie bei den *Fleischfressern* und beim *Pferd* auch an den M. obturatorius internus ab, bei der *Katze* außerdem an den M. abductor cruris caudalis. Ferner entsendet er zwischen M. glutaeus profundus und Spina ischiadica Zweige zur Kapsel des Hüftgelenkes.

Beim *Pferd* schon auf der Höhe des Hüftgelenkes, bei den *übrigen Haussäugetieren* etwa in der Mitte des Oberschenkels, pflegt sich der N. ischiadicus in die beiden Hauptnerven der distalen Teile der Hintergliedmaße, den *N. fibularis* und den *N. tibialis*, aufzuteilen, die, zunächst eng miteinander verbunden, zwischen M. biceps femoris und M. semitendinosus in der Tiefe der Hinterbacke zur Kniekehle verlaufen, wo sie sich dann endgültig voneinander trennen.

7. Der schwächere **N. fibularis (peronaeus) communis** (*Hund*: 158/14; 160/7; *Schwein*: 165/14; *Rind*: 166/13; 169/5; *Pferd*: 170/14; 172/10) gibt zunächst den **N. cutaneus surae lateralis** (*Hund*: 135/26; 158/14'; *Schwein*: 165/14'''; *Rind*: 142/21; 166/13'; 169/5''; *Pferd*: 150/17; 151/30; 170/14'; 172/11) ab, der zwischen der cranialen und caudalen Bicepsportion unter die Haut tritt und sich in ihr lateral am Kniegelenk und Unterschenkel verbreitet. Beim *Hund* entsendet er ferner einen *Ramus muscularis* zum M. abductor cruris caudalis.

Der *N. fibularis communis* zieht sodann über die laterale Seite des M. gastrocnemius hinweg zur Lateralfläche des Unterschenkels, wo er zwischen den Endästen der cranialen und caudalen Portion bzw. zwischen mittlerem und caudalem Endast *(Pferd)* des M. biceps femoris an die Oberfläche gelangt und wenig distal des Fibulakopfes palpierbar ist. Kurz vor oder nach seinem Auftauchen an der Oberfläche des Unterschenkels teilt sich der *N. fibularis communis* in den *N. fibularis superficialis* und den *N. fibularis profundus*, die sich dann tierartlich verschieden verhalten:

a. Der **N. fibularis superficialis** verläuft beim **Hund**, vorerst bedeckt vom M. fibularis longus, in der distalen Tibiahälfte, entlang dem lateralen Rand des M. extensor digitorum longus, zur Beugeseite des Tarsalgelenkes (135/27; 158/14'''; 160/7'; 162/1). Hier teilt er sich in einen lateralen Ast, der zum *N. digitalis dorsalis V abaxialis* (160/8'; 162/5') wird, und in einen medialen Ast, der Zweige an das Sprunggelenk abgibt und sich dann in die *Nn. digitales dorsales communes II – IV* (160/8; 162/4 – 4") und den *N. digitalis dorsalis II abaxialis* (162/5) teilt. Diese dorsalen Zehennerven vereinigen sich auf der Höhe des ersten Zehengelenkes mit den Nn. metatarsei dorsales II – IV des N. fibularis profundus (162/6' – 6"') und gabeln sich schließlich in die *Nn. digitales dorsales proprii axiales* und *abaxiales* (162/7, 7').

Bei der **Katze** teilt sich der laterale Ast in den *N. digitalis dorsalis V abaxialis* und den *N. digitalis dorsalis communis IV*. Aus dem medialen Ast entspringen der *N. digitalis dorsalis II abaxialis* und die *Nn. digitales dorsales communes II* und *III*.

Beim **Schwein** wird fast die ganze Dorsalseite des Hinterfußes vom *N. fibularis superficialis* (162/1; 165/14') versorgt. Er teilt sich an der Beugefläche des Sprunggelenkes in den *N. digitalis dorsalis II abaxialis* (162/5) und in die *Nn. digitales dorsales communes II – IV* (162/4 – 4") sowie den *N. digitalis dorsalis V abaxialis* (162/5'), wobei aber Variationen häufig sind. In den Nerven des Hinterfußes des *Schweines* gibt es eine besonders große Variabilität. Sie ist in den Dorsalnerven noch größer als in den Plantarnerven. Zur Klauenanaesthesie ist deshalb eine zirkuläre Umspritzung des Mittelfußes notwendig.

Beim **Rind** gibt der verhältnismäßig starke *N. fibularis communis* schon vor seiner Aufteilung in die *Nn. fibulares superficialis* und *profundus* ein bis zwei kräftige *Rami cutanei* (169/5"') an die laterale Fläche des Unterschenkels und Sprunggelenkes ab und tritt dann zwischen M. fibularis longus und M. extensor digitalis lateralis in die Tiefe. Der hier abzweigende, stärkere *N. fibularis superficialis* (142/22'; 166/13"; 169/6) zieht dem besonderen Strecker der 4. Zehe entlang gegen das Sprunggelenk und verläuft neben dem Ramus cranialis der V. saphena lateralis über die Beugeseite zur dorsolateralen Fläche des Metatarsus, die er mit Hautnerven (162/1') versorgt. Proximal am Mittelfuß entläßt er den *N. digitalis dorsalis communis IV* (162/4"; 166/14"; 169/8") und teilt sich etwa in der Mitte des Metatarsus in die *Nn. digitales dorsales communes II* und *III* (162/4, 4'; 166/14; 169/8).

Der N. dorsalis communis II sowie der N. dorsalis communis IV entlassen jeweils proximal am Fesselgelenk einen Zweig zur medialen bzw. lateralen Afterklaue als *N. digitalis dorsalis proprius II* bzw. *V axialis* (162/7) und ziehen als *Nn. digitales dorsales proprii III* bzw. *IV abaxiales* (162/7') bis zum Klauenbein. Der *N. digitalis dorsalis communis III* (162/4'; 166/14; 169/8) tritt am Zwischenzehenspalt durch einen *Ramus communicans* (162/4"'; 169/7") mit dem *N. metatarseus dorsalis III* (162/6") in Verbindung und endigt schließlich in den *Nn. digitales dorsales proprii axiales* (162/7; 169/9) der III. und IV. Zehe.

Beim **Pferd** zweigt der N. fibularis superficialis (150/17'; 151/30'; 170/14"; 172/12) in der Höhe des Fibulakopfes vom N. fibularis communis ab und verläuft oberflächlich zwischen M. extensor digitalis lateralis und M. extensor digitalis longus unter Abgabe von Hautästen distal. Oberhalb des Sprunggelenkes gibt er einen lateralen Hautast ab, der dem *N. digitalis dorsalis communis IV* (162/4"; 172/12') entspricht. Der fortlaufende Ast zieht als dorsaler Hautast (172/12") über die Beugeseite des Tarsus zum Metatarsus, teilt sich in 2 Endäste, die den *Nn. digitales dorsales communes II* und *IV* (162/4, 4") entsprechen und die sich entlang der Sehne des langen Zehenstreckers bis zum Fesselgelenk verfolgen lassen.

b. Der **N. fibularis profundus** des **Hundes** (158/14"; 160/7"; 162/2) gibt kurz nach seiner Isolierung mehrere *Rami musculares* (160/6) an die Beuger des Tarsalgelenkes und die langen Zehenstrecker (M. tibialis cranialis, M. extensor digitalis longus, M. extensor digitalis lateralis, M. extensor hallucis longus und M. fibularis brevis) ab.

Bei der **Katze** wird der M. fibularis brevis vom *N. fibularis communis* oder *superficialis* innerviert. Der *N. fibularis profundus* verläuft sodann, anfänglich von diesen Muskeln bedeckt, mit der A. tibialis cranialis zur Beugeseite des Tarsus und teilt sich hier in zwei Äste. Der mediale Ast wird zum *N. metatarseus dorsalis II* (162/6'), während der laterale Ast einen Zweig für den M. extensor digitalis brevis abgibt (162/6) und sich dann in die *Nn. metatarsei* *dorsales III* und *IV* (162/6'', 6''') aufteilt. Alle dorsalen Mittelfußnerven vereinigen sich am Zehengrundgelenk mit den gleichzähligen Nn. digitales dorsales communes II – IV des N. fibularis superficialis (162/4 – 4'').

Beim **Schwein** gibt der *N. fibularis profundus* (162/2; 165/14'') ebenfalls einen Zweig (162/6) an den kurzen Zehenstrecker ab und verbindet sich dann als *N. metatarseus dorsalis III* (162/6'') mit dem N. digitalis dorsalis communis III (162/4').

Der *N. fibularis profundus* des **Rindes** (162/2; 166/13'''; 169/7) versorgt zunächst alle Muskeln an der craniolateralen Seite des Unterschenkels (M. tibialis cranialis, M. fibularis longus, M. fibularis tertius, M. extensor digitalis longus, M. extensor digitalis lateralis) mit Muskelzweigen (169/5') und zieht dann als verhältnismäßig dünner Nerv in die Tiefe zwischen langem und seitlichem Zehenstrecker gegen das Sprunggelenk, an das er einen Gelenkzweig abgibt. Am lateralen Rand der langen Strecksehne verläuft er mit dieser unter den Haltebändern hindurch über die Beugeseite des Tarsus zum Mittelfuß, wo er erst ein Ästchen an den M. extensor digitalis brevis abzweigt (162/6; 169/7') und dann in der dorsalen Rinne des Metatarsus als *N. metatarseus dorsalis III* (162/6''; 169/7'') zum Zwischenzehenspalt zieht. Hier tritt er zunächst durch einen *Ramus communicans* (162/4'''; 169/7'') mit dem *N. digitalis dorsalis communis III* (162/4'; 169/8) in Verbindung, um sich dann in zwei *Rami communicantes* zu teilen (162/6'''), die in der Tiefe des Zehenspaltes mit den *Nn. digitales plantares proprii axiales* der III. und IV. Zehe (162/13; 163/8) kommunizieren.

Der starke *N. fibularis profundus* des **Pferdes** (162/2; 170/14'''; 172/13) hat sich schon am distalen Rand des lateralen Gastrocnemiuskopfes vom N. fibularis communis getrennt und tritt distal des Fibulakopfes zwischen langem und seitlichem Zehenstrecker in die Tiefe, wo er seine *Rami musculares* (172/13') an die craniolateralen Unterschenkelmuskeln (M. tibialis cranialis, M. fibularis tertius, M. extensor digitalis longus und lateralis) abgibt. Dann verläuft er, von den Zehenstreckern bedeckt, cranial auf dem M. tibialis cranialis zur Beugefläche des Sprunggelenkes, wo er, nach Abgabe mehrerer Zweige an die Gelenkkapseln, zwischen langer Strecksehne und A. dorsalis pedis unter den Haltebändern und der seitlichen Strecksehne hindurch zur dorsolateralen Seite des Mittelfußes zieht. Einer der Gelenkzweige gelangt mit der A. tarsea perforans in den Sinus tarsi und versorgt damit auch die distale Tarsalknochenreihe. Proximal am Hauptmittelfußknochen teilt sich der N. fibularis profundus in einen medialen und einen lateralen Ast, von denen der laterale Ast den kurzen Zehenstrecker innerviert (162/6) und mit der A. metatarsea dorsalis lateralis unter der seitlichen Strecksehne hindurch zur Rinne zwischen Mt 3 und Mt 4 zieht. Als *N. metatarseus dorsalis III* (162/6''; 172/13'') verläuft er dann bis zur lateralen Fläche des Fesselgelenkes, um hier in den *N. digitalis dorsalis lateralis* (162/7') überzugehen, dessen Endzweige bis in die Kron- und Wandlederhaut gelangen können. Der mediale Ast gibt ebenfalls Zweige an die Kapsel des Tarsalgelenkes, zieht unter der langen Strecksehne hindurch nach medial und verläuft als *N. metatarseus dorsalis II* (162/6'; 171/18) zwischen Strecksehne und medialem Griffelbein zehenwärts. Auf der Höhe des Fesselgelenkes steht er durch eine Nervenschleife mit dem *N. metatarseus plantaris medialis* (171/18', 18'') in Verbindung und geht sodann in den *N. digitalis dorsalis medialis* (162/7') über.

8. Der **N. tibialis** (*Hund*: 158/15; 160/6; *Schwein*: 165/15; *Rind*: 166/15; 169/4; *Pferd*: 170/15; 172/6) ist der stärkere Ast des *N. ischiadicus* und hält sich in seinem Verlauf an die caudale und plantare Seite des Unterschenkels und Hinterfußes. Er gibt zunächst mehrere kräftige *Rami musculares proximales* (*Hund*: 160/5'; *Schwein*: 165/15'; *Rind*: 166/15'; 169/4'; *Pferd*: 170/15'; 172/6') an die Hinterbackenmuskulatur (caudale Portion des M. biceps femoris, M. semitendinosus, außer Wirbelkopf bei *Schwein* und *Pferd*, M. semimembranosus, außer Wirbelkopf beim *Pferd*) sowie den *N. cutaneus surae caudalis* (*Hund*: 135/28';

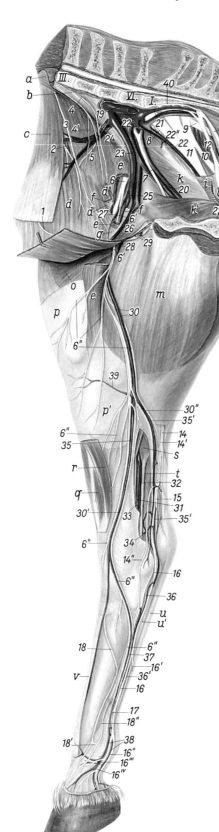

Abb. 171. Nerven der rechten Hintergliedmaße eines männlichen Pferdes, Medialansicht.

I. – VI. entsprechende Lenden-, Kreuz- und
Schwanzwirbel

1 Ramus medialis des letzten Brustnerven;
2 Ramus medialis des N. iliohypogastricus;
3 Ramus medialis des N. ilioinguinalis; 4 N. genitofemoralis, 4' sein
Zweig für den M. obliquus internus abdominis; 5 N. cutaneus
femoris lateralis; 6 N. femoralis, 6' N. saphenus; 6" seine Endäste;
7 N. obturatorius; 8 N. glutaeus cranialis; 9 N. glutaeus caudalis;
10 N. cutaneus femoris caudalis; 11 N. ischiadicus; 12 N. pudendus,
12' gemeinsamer Stamm der Nn. perinealis superficialis und profundus, 12" Stamm des N. dorsalis penis und Ramus praeputialis et
scrotalis; 13 N. rectalis caudalis; 14 N. tibialis, 14' N. cutaneus
surae caudalis, 14" Ramus cutaneus tarsalis medialis; 15 N. plantaris lateralis; 16 N. plantaris medialis, 16' Ramus communicans,
16" N. digitalis plantaris medialis, 16'" sein Ramus dorsalis phalangis proximalis, 16^{IV} sein Ramus dorsalis phalangis mediae;
17 Fesselgelenksast; 18 N. metatarseus dorsalis II n. fibularis profundi, 18' seine Verbindung zum N. metatarseus plantaris medialis
(18"); 19 A. iliaca interna sinistra (abgeschnitten); 20 A. und
V. obturatoria; 21 A. und V. glutaea caudalis; 22 A. und V. pudenda
interna, 22' A. umbilicalis, 22" A. prostatica; 23 A. und V. iliaca
externa; 24 A. und V. circumflexa ilium profunda; 25 A. profunda
femoris; 26 Truncus pudendoepigastricus; 27 A. circumflexa femoris lateralis; 28 A. femoralis; 29 V. pudenda externa; 30 A. saphena und V. saphena medialis; 30' Ramus cranialis, 30" Ramus
caudalis der V. saphena medialis sive magna; 31 A. tibialis caudalis;
32 V. tibialis caudalis; 33 A. malleolaris caudalis lateralis; 34 Ramus
anastomoticus cum A. saphena; 35 Ramus cranialis der A. saphena,
35' Ramus caudalis der A. saphena; 36 A. plantaris medialis, 36' ihr
Ramus superficialis; 37 A. metatarsea plantaris II; 38 A. und
V. digitalis plantaris propria III medialis; 39 V. genus descendens;
40 Kreuzteil des Truncus sympathicus

a M. psoas major; b M. psoas minor; c M. transversus abdominis;
d M. obliquus internus abdominis, d' sein freier Rand am tiefen
Leistenring, d" Stumpf des M. cremaster; e M. sartorius, teilweise
entfernt; f Ligamentum inguinale, aus dem ein Stück herausgeschnitten ist; g Beckensehne des M. obliquus externus abdominis,
die den äußeren Leistenring begrenzt; h M. sacrococcygeus ventralis medialis, h' M. coccygeus; i Stumpf des M. levator ani;
k Darmbeinsäulenportion, k' Schambeinsitzbeinportion des M. obturatorius internus; l Rest des breiten Beckenbandes; m M. gracilis; n M. semimembranosus; o M. vastus medialis; p Fascia femoris
medialis, p' Fascia cruris; q M. extensor digitalis longus; r M. tibialis
cranialis; s M. flexor digitalis longus; t M. flexor hallucis longus;
u oberflächliche, u' tiefe Beugesehne; v lange Strecksehne; w Anschnitt des Bulbus penis

158/15'; 160/6", 6'''; *Schwein*: 165/15'''; *Rind*: 142/20'; 166/15'''; 169/4'''; *Pferd*: 150/15'; 170/15^{IV}; 171/14'; 172/7) ab, der die Haut an der Caudalseite des Unterschenkels und lateral am Tarsus und Metatarsus versorgt (151/31, 31', 33). Ferner entsendet er einen Zweig zur lateralen Kapsel des Femorotibialgelenkes (160/6^{IV}; 170/15''').

Der **N. cutaneus surae caudalis** zweigt etwa in der Mitte des Oberschenkels vom Tibialis ab, trennt sich aber erst in der Kniekehle von ihm und zieht dann mit der V. saphena lateralis (parva) lateral über den M. gastrocnemius hinweg der Achillessehne entlang gegen den Fersenhöcker, bzw. über die laterale Fläche von Tarsus und Metatarsus zehenwärts. Beim *Hund* kann der N. cutaneus surae caudalis (160/6") in der Kniekehle abgehen, ein nach lateral ziehender Ast (160/6'''), von ihm getrennt, schon in der Oberschenkelmitte abzweigen, zwischen M. biceps femoris und M. semitendinosus an die Oberfläche des Unterschenkels treten und sich mit dem *N. cutaneus femoris caudalis* verbinden (160/3).

In der Kniekehle senkt sich der N. tibialis, unter Abgabe der *Rami musculares distales* (*Hund*: 160/6'; *Schwein*: 165/15"; *Rind*: 166/15"; 169/4; *Pferd*: 170/15"; 172/6") an die Strecker des Sprunggelenkes und die Beuger der Zehengelenke (M. gastrocnemius, M. soleus, Mm. flexores digitorum superficialis und profundus) sowie an den M. popliteus, zwischen die beiden Mm. gastrocnemii ein. Er gelangt dann, von diesen Muskeln eingeschlossen, an die mediale Seite des Unterschenkels, wo er zwischen der Achillessehne und dem tiefen Zehenbeuger bzw. dessen Sehne zum Sprunggelenk verläuft (*Hund*: 135/28; 159/17; *Rind*: 142/20"; 168/3; *Pferd*: 150/15; 171/14). Er teilt sich schließlich am distalen Ende des Unterschenkels in die beiden **Plantarnerven** auf. Diese verhalten sich tierartlich wieder der Gestaltung des Autopodium entsprechend verschieden:

Beim **Hund** ist der **N. plantaris medialis** (159/18; 163/3; 164/b) schwächer als der laterale Plantarnerv. Er teilt sich am Tarsus in einen medialen Ast, der sich proximal am Metatarsus in den *N. digitalis plantaris II abaxialis* (163/5; 164/c, c') und die *Nn. digitales plantares communes II* und *III* (163/4, 4'; 164/d, d') aufspaltet sowie in einen lateralen Ast, der sich in den *N. digitalis plantaris communis IV* (163/4"; 164/d") fortsetzt. Die Plantarnerven sind durch eine wechselnde Zahl von *Rami communicantes* (163/6) verbunden.

Bei der **Katze** teilt sich der *N. plantaris medialis* lediglich in einen *N. digitalis plantaris II abaxialis* und die *Nn. digitales plantares communes II* und *III*.

Der stärkere **N. plantaris lateralis** (163/3'; 164/e) verläuft zwischen den beiden Beugesehnen zehenwärts, gibt zunächst einen Ramus profundus (163/3") ab und zieht als *N. digitalis plantaris V abaxialis* (163/5'; 164/f, f') weiter. Bei der **Katze** gabelt sich der N. plantaris lateralis nach Abgabe eines Ramus profundus in den *N. digitalis plantaris V abaxialis* und den *N. digitalis plantaris communis IV*. Der **Ramus profundus** entläßt zunächst *Rami musculares* (163/3"; 164/g) an die gemeinsamen und besonderen kurzen Zehenmuskeln des Hinterfußes. Dann teilt er sich in die *Nn. metatarsei plantares II, III* und *IV* (163/7; 164/h – h"), die sich wenig proximal des Zehengrundgelenkes mit den *Nn. digitales plantares communes II, III* und *IV* (163/4 – 4"; 164/d – d") vereinigen. Aus diesen gehen dann die *Nn. digitales plantares proprii axiales* und *abaxiales* (163/8, 8'; 164/k – m, k' – m') hervor.

Der N. tibialis des **Schweines** spaltet sich schon proximal vom Tarsus in die beiden Plantarnerven, von denen der **N. plantaris medialis** (163/3) sich in den *N. digitalis plantaris II abaxialis* (163/5) und in die *Nn. digitales plantares communes II* und *III* (163/4, 4') aufgabelt und durch einen *Ramus communicans* (163/6) mit dem **N. plantaris lateralis** (163/3') in Verbindung steht. Dieser gibt den **Ramus profundus** (163/3") *mit Rami musculares* an die plantaren Zehenmuskeln ab und teilt sich dann in den *N. digitalis plantaris V abaxialis* (163/5') und den *N. digitalis plantaris communis IV* (163/4"). Die Nn. digitales plantares communes II – IV spalten sich wieder in die Nn. digitales plantares proprii II – V axiales (163/8) bzw. abaxiales (163/8').

Beim **Rind** teilt sich der N. tibialis am distalen Ende des Unterschenkels in die *Nn. plantares lateralis* und *medialis* (166/16, 16''). Der **N. plantaris medialis** (163/3; 168/4) verläuft mit der A. plantaris medialis ziemlich oberflächlich über die mediale Seite des Sprunggelenkes und zieht dann, begleitet vom Ramus superficialis der A. plantaris medialis, zwischen Hauptmittelfußknochen und Beugesehnenpaket zehenwärts. Etwas unterhalb der Mitte des Metatarsus teilt er sich in den *N. digitalis plantaris communis II* (163/4; 168/6), der einen Zweig an die mediale Afterklaue als *N. digitalis plantaris proprius II axialis* (163/8; 168/6') abgibt und selbst als *N. digitalis plantaris proprius III abaxialis* (163/8') weiterläuft sowie in den *N. digitalis plantaris proprius III axialis* (163/8; 168/5). Dieser tritt in der Tiefe des Zwischenzehenspaltes mit dem *Ramus communicans* des *N. fibularis profundus* in Verbindung (162/6'''; 163/15).

Der **N. plantaris lateralis** (163/3'; 168/4'; 169/10) zieht an der Caudalseite des Fersenbeins unter den Beugesehnen hindurch nach lateral und verläuft mit dem Ramus superficialis der A. plantaris lateralis am lateralen Rand der Beugesehnen nach distal. Er gibt den **Ramus profundus** als Muskelast (163/3''; 166/16') an den M. interosseus medius ab und teilt sich im distalen Drittel des Mittelfußes in gleicher Weise in den *N. digitalis plantaris proprius IV axialis* (163/8; 169/11) sowie den *N. digitalis plantaris communis IV* (163/4''), die sich weiterhin gleich verhalten wie die an der medialen Zehe.

Beim **Pferd** geht der **N. cutaneus surae caudalis** etwa eine Handbreit proximal des Fersenhöckers eine Verbindung mit einem Ast des *N. fibularis superficialis* ein, wodurch sein Hautfeld an der lateralen Seite des Sprunggelenkes und Mittelfußes bis zum Fesselgelenk eine Doppelinnervation erfährt (151/33). Im Bereich des Unterschenkels gibt der N. tibialis verschiedene kleinere Hautäste, u. a. den *Ramus cutaneus tarsalis medialis* (163/2'; 171/14'') ab, der die Haut an der medialen Fläche des Sprunggelenkes und zum Teil auch des Mittelfußes versorgt (151/32).

Im distalen Drittel des Unterschenkels teilt sich der *N. tibialis* in die beiden Plantarnerven, die mit der tiefen Beugesehne und der A. plantaris medialis über das Sustentaculum tali hinweg zum Mittelfuß ziehen.

Der **N. plantaris medialis** (163/3; 170/17; 171/16) verläuft, begleitet vom Ramus superficialis der A. plantaris medialis, am dorsomedialen Rand der tiefen Beugesehne zehenwärts und gibt etwa in der Mitte des Metatarsus einen *Ramus communicans* (163/6; 171/16') plantar über die Beugesehnen an den lateralen Plantarnerven ab. Dieser Verbindungsast ist schwächer als an der Vordergliedmaße und kann gelegentlich auch fehlen.

Der **N. plantaris lateralis** (163/3'; 170/16; 172/8) tritt zwischen den beiden Beugesehnen auf die laterale Seite und entläßt proximal am Metatarsus den *Ramus profundus* (163/3''), der einen Muskelzweig für den M. interosseus medius abgibt und sich dann in die beiden tiefen Plantarnerven, die *Nn. metatarsei plantares laterales* und *mediales* (163/7), aufteilt. Der fortlaufende laterale Plantarnerv begleitet den Ramus superficialis der A. plantaris lateralis und zieht in der Rinne zwischen den Beugesehnen und dem M. interosseus medius zum Fesselgelenk.

Proximal vom Fesselgelenk entlassen die beiden Plantarnerven jeweils einen schwachen Ast für den Sporn, *Ramus tori metatarsei* (163/9), und gehen in die *Nn. digitales plantares mediales* und *laterales* (163/8, 8'; 171/16''; 172/8''') über. Diese geben jeweils *Rami dorsales phalangis proximalis* (163/10; 171/16'''; 172/8'), *phalangis mediae* (163/11) und *Rami coronales* (163/14) ab. Diese Äste entspringen häufig jederseits als einheitlicher Dorsalast, weisen im übrigen aber zahlreiche Verzweigungsvarianten auf. Sie gelangen zur dorsomedialen bzw. -lateralen Fläche der Zehe bis zum Kronwulst.

Der N. digitalis plantaris medialis bzw. lateralis verläuft plantar von der Zehenarterie hufwärts, gibt seine Zweige ans Ballenpolster, *Rami tori digitalis* (163/13), und an die

Abb. 172. Nerven der rechten Hintergliedmaße
eines Pferdes, Lateralansicht.

1 Ast des N. glutaeus cranialis für den M. tensor
fasciae latae, 1' Zweig des N. glutaeus cranialis für
den M. glutaeus medius; 2 Zweige des N. glutaeus
caudalis für die Mm. semitendinosus und biceps
femoris; 3, 4 Äste des N. cutaneus femoris caudalis; 5 N. ischiadicus; 6 N. tibialis, 6' seine Rami
musculares proximales, 6" sein Ramus muscularis
distalis; 7 N. cutaneus surae caudalis; 8 N. plantaris lateralis, 8' Ramus dorsalis phalangis proximalis, 8" Ramus dorsalis phalangis mediae, 8"' N.
digitalis plantaris lateralis; 8IV Ramus communicans; 9 N. metatarseus plantaris lateralis (fehlt meistens); 10 N. fibularis communis; 11 N. cutaneus
surae lateralis; 12 N. fibularis superficialis, 12' lateraler Hautast, 12" dorsaler Hautast; 13 N. fibularis profundus, 13' seine Rami musculares, 13"
N. metatarseus dorsalis III; 14 Ramus superficialis
der A. und V. circumflexa ilium profunda; 15
Zweige der A. und V. glutaea cranialis; 16 Zweige
der A. und V. iliacofemoralis; 17 A. und V. glutaea
caudalis; 18 V. pudenda interna, 18' Anastomose
zur V. obturatoria; 19 Anastomose zwischen V.
obturatoria und V. caudalis femoris distalis; 20 V.
saphena lateralis; 21 Äste der A. und V. circumflexa femoris medialis; 22 Äste der A. und V.
caudalis femoris distalis; 23 Muskelzweige der V.
tibialis cranialis; 24 Äste der V. poplitea; 25 Ramus
superficialis der V. plantaris lateralis; 26 A. metatarsea dorsalis III; 27 Ramus superficialis der A.
plantaris lateralis; 28 A. und V. digitalis plantaris
propria III lateralis

a Stümpfe des M. glutaeus superficialis; b Stümpfe
des M. tensor fasciae latae, b' Fascia lata; c Stümpfe
des M. glutaeus medius, c' Stümpfe des M. piriformis, c" Fascia glutaea; d M. glutaeus accessorius; e M. glutaeus profundus; f breites Beckenband; g Sehnen des M. obturatorius internus und
der Mm. gemelli; h M. quadratus femoris; i M. iliacus lateralis, von Lamina iliaca bedeckt; k Wirbelkopf, k' Beckenkopf, k" caudaler, k"' mittlerer,
kIV cranialer Ast des M. biceps femoris, kV seine
Verbindung zum M. semitendinosus; l M. semitendinosus; m M. rectus femoris, m' M. vastus
lateralis des M. quadriceps femoris; n M. gastrocnemius, n' Achillessehne, n" M. soleus; o Fersenbeinsehne des M. biceps femoris; p Tendo plantaris des M. flexor digitalis superficialis, p' oberflächliche Beugesehne; q M. flexor hallucis longus;
r M. extensor digitalis longus, r' seine Sehne; s
M. extensor digitalis lateralis, s' seine Sehne;
t M. extensor digitalis brevis; u M. tibialis cranialis;
v Tendo femorotarseus (M. fibularis tertius); w laterales Seitenband des Kniegelenkes; x Fascia cruris; y Bauchdecke; z Lnn. poplitei

A Trochanter major caudalis, A' Trochanter tertius des Os femoris

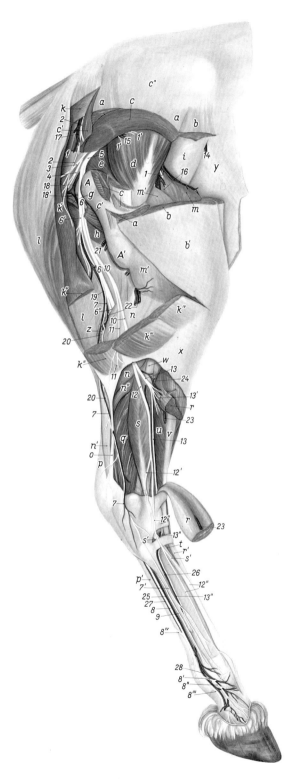

Fesselbeugesehnenscheide ab und tritt axial vom Hufknorpel in die Tiefe des Hufes, wo er die Bursa podotrochlearis, das Hufgelenk, die Sohlenlederhaut und mit seinem durch das Astloch ziehenden *Ramus dorsalis phalangis distalis* (163/12) von der Wandrinne aus auch die Wandlederhaut mit sensiblen Fasern versorgt. In ihrem Verlauf geben die Zehennerven auch Zweige an die Kapseln des Fessel- und Krongelenkes ab.

Von den **tiefen Plantarnerven** zieht der *N. metatarseus plantaris lateralis* (163/7) zwischen Hauptmittelfußknochen und lateralem Griffelbein nach distal, verliert sich aber meist bald im Periost. In seltenen Fällen tritt er caudal vom Griffelbein hervor und verläuft dann zwischen ihm und der V. metatarsea plantaris III bzw. lateralis bis in die Nähe des Fesselgelenkes (172/9). Der stärkere *N. metatarseus plantaris medialis* (163/7; 171/18") verläuft zwischen M. interosseus medius und medialem Griffelbein zehenwärts, tritt am Griffelbeinknöpfchen nach medial (163/7) und steht auf der Höhe des Fesselgelenkes durch eine dünne Schleife (171/18') mit dem *N. metatarseus dorsalis medialis* (162/6'; 171/18) des *N. fibularis profundus* in Verbindung. Seine Endzweige lassen sich bis zum Kronwulst verfolgen. Im Bereich der Fesselgegend und des Kronwulstes wird die Haut also sowohl von Ästen des N. fibularis profundus wie von solchen des N. tibialis innerviert (151/34).

Zusammenfassung der Innervationsgebiete des Kreuzgeflechtes

Nerv	motorisch	sensibel
N. glutaeus cranialis	M. glutaeus medius M. piriformis M. glutaeus profundus M. tensor fasciae latae craniale Portion des M. glutaeus superficialis (*Pferd*)	
N. glutaeus caudalis	*Fleischfresser:* M. glutaeus superficialis craniale Portion des M. biceps femoris M. caudofemoralis (*Katze*) *Schwein:* M. glutaeus superficialis und die mit ihm verschmolzene craniale Portion des M. biceps femoris Wirbelkopf des M. semitendinosus *Wiederkäuer:* craniale Portion des M. glutaeobiceps *Pferd:* caudale Portion des M. glutaeus superficialis craniale Portion des M. biceps femoris Wirbelkopf des M. semitendinosus und M. semimembranosus	
N. cutaneus femoris caudalis		als *Nn. clunium caudales:* Haut der Hinterbackengegend

Nerv	motorisch	sensibel
N. pudendus **N. perinealis** **superficialis**		Haut der After- und Perineal-gegend bei ♂: als *Nn. scrotales dorsales*: Haut des Hodensacks (*Fleischfresser, Schwein*) bei ♀: als *Nn. labiales*: Schamlippen als *Ramus mammarius*: Haut caudal am Euter (*Wiederkäuer, Pferd*)
bei *Schwein* und *Rind*: **Ramus cutaneus** **proximalis** **Ramus cutaneus** **distalis** mit N. perinealis superficialis **N. perinealis** **profundus** **fortlaufender Ast** **des N. pudendus**	M. ischiocavernosus M. bulbospongiosus M. urethralis M. retractor penis	Haut der Hinterbackengegend anschließend an N. cutaneus femoris caudalis als *N. dorsalis clitoridis*: Clitoris und Vestibulum vaginae als *N. dorsalis penis*: Penis, Glans penis, Praeputium, Scrotum als *Ramus praeputialis* *et scrotalis*: Praeputial- und Scrotalhaut (*Rind, Pferd*)
Nn. rectales caudales **Ramus musculi** **coccygei** **Ramus musculi** **levatoris ani**	M. sphincter ani externus M. coccygeus medialis und lateralis M. levator ani	hinterer Teil des Mastdarms, Haut der Aftergegend
N. ischiadicus	M. glutaeus profundus (mit N. glutaeus cranialis) Mm. gemelli M. quadratus femoris M. obturatorius internus (*Fleischfresser, Pferd*) M. abductor cruris caudalis (*Katze*)	Hüftgelenk

Nerv	motorisch	sensibel
N. fibularis communis	M. abductor cruris caudalis (*Hund*) M. fibularis brevis (*Katze*)	als *N. cutaneus surae lateralis*: Haut lateral am Kniegelenk und Unterschenkel
N. fibularis super-ficialis		Sprunggelenk Haut dorsolateral am Sprunggelenk, Mittelfuß und dorsal an den Zehen
N. fibularis profundus	M. tibialis cranialis M. extensor digitalis longus M. extensor digitalis lateralis M. extensor digiti I longus (*Fleischfresser, Schwein*) M. fibularis longus (*Fleischfresser, Schwein, Wiederkäuer*) M. fibularis brevis (*Hund*) M. fibularis tertius (*Schwein, Wiederkäuer, Pferd*) M. extensor digitalis brevis	Sprunggelenk z. T. mit Ästen des *N. fibularis superficialis*: Haut dorsal an den Zehen
N. tibialis **Rami musculares proximales**	caudale Portion (Beckenkopf) des M. biceps femoris Beckenkopf des M. semitendinosus Beckenkopf des M. semimembranosus	Kniegelenk
N. cutaneus surae caudalis		Haut an Hinterseite des Unterschenkels zusammen mit *N. fibularis superficialis*: Haut lateral am Sprunggelenk und Mittelfuß
Ramus cutaneus tarsalis medialis (Pferd)		Haut an medialer Fläche des Sprunggelenkes und proximal am Mittelfuß
Rami musculares distales	M. gastrocnemius M. soleus M. popliteus M. flexor digitalis superficialis M. flexor digitalis profundus gemeinsame und besondere kurze Zehenmuskeln	
Nn. plantares mediales et laterales		Zehengelenke Haut an plantarer Seite des Mittelfußes und der Zehen

Schwanznerven, Nervi caudales sive coccygei

Während sich beim *Menschen* nur 1 – 2 Paar **Nn. caudales** nachweisen lassen, besitzen die *Katze* 7 – 8, der *Hund* 5, *Schwein, Rind, Schaf* und *Pferd* 5 – 6 und die *Ziege* 4 Schwanznervenpaare. Diese entspringen dicht aufgeschlossen aus dem *Conus medullaris* des Rückenmarkes und verlaufen als gebündelte Nervenstränge der *Cauda equina*, das Filum terminale rings umschließend, durch den Wirbelkanal des Kreuzbeins schwanzwärts. Der 1. Schwanznerv tritt zwischen dem 1. und 2. Schwanzwirbel aus und teilt sich, wie auch die folgenden *Nn. caudales*, in einen *dorsalen* und einen *ventralen* Ast.

Die Dorsal- und Ventraläste der Schwanznerven stehen durch Schlingen miteinander und mit den entsprechenden Ästen der letzten Kreuznerven in Verbindung, und von den Ventralästen werden auch zarte *Rami communicantes* an den Schwanzteil des *Truncus sympathicus* abgegeben. Auf diese Weise entsteht jederseits ein dorsales und ein ventrales Nervengeflecht, **Plexus caudalis dorsalis** und **ventralis**, das die Aa. caudales dorsolateral und ventrolateral begleitet.

Der *Plexus caudalis dorsalis* liegt zwischen dem langen Heber des Schwanzes und den Mm. intertransversarii dorsal von den Querfortsätzen und läßt sich bis zur Schwanzspitze verfolgen. Seine Äste versorgen die Mm. sacrococcygei dorsales und intertransversarii sowie die Haut an der Dorsalseite des Schwanzes.

Die Nervenstränge des *Plexus caudalis ventralis* sind kräftiger als diejenigen des dorsalen Geflechtes. Sie liegen nahe dem Wirbelkörper zwischen dem langen Niederzieher und den Mm. intertransversarii und geben Zweige an diese Muskeln und die Haut der Schwanzunterseite ab.

Gehirnnerven, Nervi craniales

Allgemeines

In herkömmlicher Weise werden 12 paarige **Gehirnnerven, Nn. craniales**, unterschieden, die in rostrocaudaler Richtung gezählt und mit den römischen Ziffern I – XII numeriert werden. Die Nn. craniales besitzen jedoch alle eine individuelle Bezeichnung, die charakteristische funktionelle, morphologische oder topographische Beziehungen berücksichtigt. Danach werden die folgenden Gehirnnerven unterschieden:

I *Nn. olfactorii*, II *N. opticus*, III *N. oculomotorius*, IV *N. trochlearis*, V *N. trigeminus*, VI *N. abducens*, VII *N. facialis*, VIII *N. vestibulocochlearis*, IX *N. glossopharyngeus*, X *N. vagus*, XI *N. accessorius*, XII *N. hypoglossus*.

Die Gehirnnerven unterscheiden sich in einigen Merkmalen wesentlich von den Rückenmarksnerven. Während sich die *Nn. spinales* in ihrem Ursprung (segmentale Anlage, getrennte sensible und motorische Wurzel), in ihrem Aufbau (charakteristische Merkmale peripherer cerebrospinaler Nerven) und ihrer Qualität (gemischte Nerven) im Prinzip alle gleich verhalten, zeigen die 12 *Nn. craniales* im einzelnen erhebliche Unterschiede. So stellen z. B. die beiden ersten Gehirnnerven nach Genese und Aufbau keine eigentlichen peripheren Nerven dar.

Die **Riechnerven, Nn. olfactorii (I)**, bestehen aus einer Anzahl von Bündeln markloser Fasern, die als Axone der Riechzellen bezeichnet werden und die Riechschleimhaut mit dem Riechkolben des Endhirns (Bulbus olfactorius) verbinden. Die zarten Faserbündel vereinigen sich nicht zu einem einheitlichen Nerven, sondern ziehen als selbständige Fäden *(Fila olfactoria)* zum Riechkolben.

Diese Sonderstellung des I. Gehirnnerven wird heute dahingehend erweitert, daß die Riechzelle nicht als Neuron, sondern als Receptorzelle im Sinne eines *Paraneurons* (s. S. 22f.) angesehen wird; das erste Neuron der Riechbahn beginnt danach in den Glomerula olfactoria (s. S. 144).

Der **Sehnerv, N. opticus (II)**, ist wie die Retina entwicklungsgeschichtlich eine Ausstülpung des Zwischenhirns (s. S. 409) und würde deshalb richtiger als *Fasciculus opticus* bezeichnet werden müssen.

Die **eigentlichen Gehirnnerven (III – XII)** zeichnen sich gegenüber den Rückenmarksnerven vor allem durch ihren uneinheitlichen Fasergehalt aus (vgl. 173).

Während der *N. trochlearis (IV)*, der *N. abducens (VI)*, der *N. accessorius (XI)* und der *N. hypoglossus (XII)* nur efferente, motorische Fasern führen und der *N. vestibulocochlearis (VIII)* als reiner Sinnesnerv (ebenso wie die Nn. olfactorii und der N. opticus) nur afferente, sensorische Fasern enthalten, sind am Aufbau des *N. trigeminus (V)*, *N. facialis (VII)*, *N. glossopharyngeus (IX)* und *N. vagus (X)* sowohl sensible oder sensorische wie auch motorische Fasern beteiligt.

Parasympathische Fasern führen: der sonst rein motorische *N. oculomotorius (III)* sowie die *Nn. facialis, glossopharyngeus* und *vagus*. *Sympathische Fasern* werden den Gehirnnerven ausschließlich vom *Ganglion cervicale craniale* (173/39) aus zugeführt, und sie erreichen die einzelnen Nerven auf zum Teil komplizierten Umwegen (vgl. Abb. 173) erst in einer gewissen Distanz von der Gehirnoberfläche, meist erst außerhalb der Schädelhöhle.

Der für die Rückenmarksnerven so charakteristische Ursprung mit einer dorsalen und einer ventralen Wurzel, wie auch die Aufteilung jedes einzelnen Truncus n. spinalis in einen Dorsal- und einen Ventralast und das damit verbundene metamere Gliederungsprinzip ihrer peripheren Innervationsgebiete, fehlt den Gehirnnerven. Diese nehmen ihren Weg zur Peripherie im allgemeinen auch unabhängig vom Verlauf der Blutgefäße und zeigen keine Tendenz zu größeren Plexusbildungen.

Entsprechend den besonderen Verhältnissen der Gehirnnerven hinsichtlich ihres Ursprungs und ihrer Faserqualitäten fehlt diesen Nerven auch die Regelmäßigkeit in der Ausbildung von Ganglien. *Sensible (sensorische) Ganglien* sind in den Verlauf des N. trigeminus, N. facialis, N. vestibulocochlearis, N. glossopharyngeus und N. vagus eingeschaltet. *Sympathische Ganglien* gibt es in den Gehirnnerven überhaupt nicht, *parasympathische Ganglien* treten im N. oculomotorius, N. facialis, N. glossopharyngeus und N. vagus auf.

Im übrigen gilt auch für die Gehirnnerven das über periphere Nerven Gesagte (s. S. 21 f.).

Die Gehirnnerven dienen, zusammen mit den größtenteils direkt an sie angeschlossenen Sinnesorganen, immer irgendwelchen Funktionen des Gesamtorganismus, z. B. Orientierung im Raum, der Nahrungsaufnahme, Nahrungsverarbeitung und -weiterbeförderung, der Atmung, dem Kreislauf, dem Ausdrucksvermögen und beim *Menschen* der Sprache.

Die **drei reinen Sinnesnerven**, 1. die Riechnerven, *Nn. olfactorii (I)*, 2. der Sehnerv, *N. opticus (II)* und 3. der Gehör- und Gleichgewichtsnerv, *N. vestibulocochlearis (VIII)* werden im Zusammenhang mit der Schilderung der betreffenden Sinnesorgane näher besprochen (Riechnerven s. S. 402; Sehnerv s. S. 428; Gehör-und Gleichgewichtsnerv s. S. 468).

Von den **übrigen 9 Gehirnnerven** werden die **Augenmuskelnerven** zusammengefaßt: *N. oculomotorius (III)*, *N. trochlearis (IV)* und *N. abducens (VI)*. Die **restlichen 6 Gehirnnerven** werden in der Reihenfolge *N. trigeminus (V)*, *N. facialis (VII)*, *N. glossopharyngeus (IX)*, *N. vagus (X)*, *N. accessorius (XI)* und *N. hypoglossus (XII)* besprochen.

Die zuletzt genannten Nerven (außer N. hypoglossus) werden auch als *Kiemenbogennerven* bezeichnet. Die Betrachtung des „Kiemen"darmes bei Säugetieren ist gegenwärtig einem Wandel unterworfen (pharyngealer Abschnitt des primitiven Darmrohres; s. Lehrbücher der Embryologie); im übrigen ist nicht der gesamte N. trigeminus ein visceromotorischer Nerv, und der N. accessorius ist zum großen Teil ein Halsnerv. Vor diesem Hintergrund ist die Bezeichnung „Kiemenbogennerv" im folgenden zu verstehen.

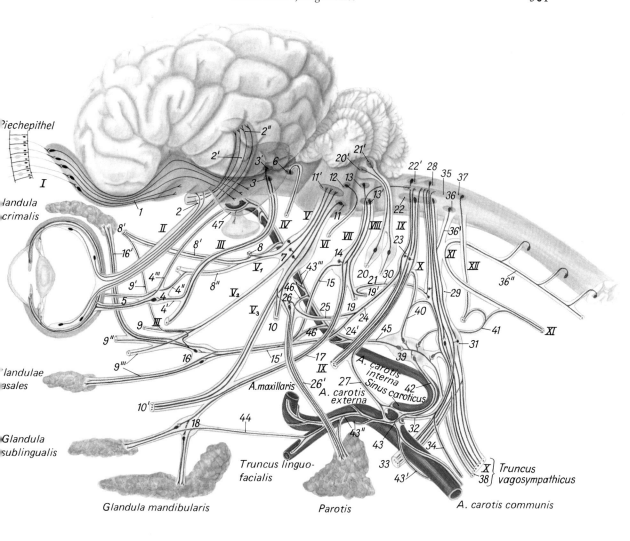

Abb. 173. Funktionelles Schema der Kopfnerven, in Anlehnung an GRAU, 1943.

Grün: sensible oder sensorische; *rot*: motorische; *violett*: parasympathische; *blau*: sympathische Neurone; *schwarz*: Binnen-Neurone

I *Nn. olfactorii*: 1 zentrale Riechbahn; II *N. opticus*: 2 Chiasma opticum, 2' Tractus opticus, 2" Corpus geniculatum laterale; III *N. oculomotorius*: 3 Nucleus motorius, 3' Nuclei parasympathici n. oculomotorii; 4 Ganglion ciliare, 4' Radix oculomotoria, 4" Ramus communicans cum n. nasociliari, 4'" Ramus sympathicus ad ganglion ciliare; 5 Nn. ciliares breves; IV *N. trochlearis*: 6 Nucleus motorius n. trochlearis; V *N. trigeminus*: 7 Ganglion trigeminale; V₁ *N. ophthalmicus*: 8 N. frontalis, 8' N. lacrimalis, 8" N. nasociliaris,; V₂ *N. maxillaris*: 9 N. zygomaticus, 9' Ramus communicans cum n. lacrimali, 9" N. infraorbitalis, 9'" N. pterygopalatinus; V₃ *N. mandibularis*: 10 N. pterygoideus, 10' N. lingualis; 11 Nucleus motorius, 11' Nucleus sensibilis pontinus n. trigemini; VI *N. abducens*: 12 Nucleus motorius n. abducentis; VII *N. facialis*: 13 Nucleus parasympathicus, 13' Nucleus motorius n. facialis; 14 Ganglion geniculi; 15 N. petrosus major, 15' N. canalis pterygoidei (VIDIscher Nerv); 16 Ganglion pterygopalatinum, 16' seine Rami orbitales; 17 Chorda tympani; 18 Ganglion mandibulare; 15–18 Teile des N. intermedius; 19 N. facialis, 19' Ramus auricularis internus; VIII *N. vestibulocochlearis*: 20 N. cochlearis mit Ganglion spirale, 20' Nuclei cochleares; 21 N. vestibularis, 21' Nuclei vestibulares; IX *N. glossopharyngeus*: 22 Nucleus ambiguus, 22' Nucleus parasympathicus n. glossopharyngei, 23 Ganglion distale; 24 N. tympanicus, 24' sein Zweig zum N. petrosus major; 25 N. petrosus minor; 26 Ganglion oticum, 26' Ramus parotideus; 27 Ramus sinus carotici; X *N. vagus*: 28 Nucleus ambiguus, 28' Nucleus parasympathicus n. vagi; 29 Ganglion proximale; 30 Ramus auricularis; 31 Ganglion distale; 32 Ramus caroticus; 33 N. laryngeus cranialis; 34 N. depressor; 35 Nucleus tractus solitarii; XI *N. accessorius*: 36 Nucleus motorius n. accessorii (caudaler Teil des Nucleus ambiguus), 36' Radices craniales, 36" Radices spinales n. accessorii; XII *N. hypoglossus*: 37 Nucleus motorius n. hypoglossi

N. sympathicus: 38 Stamm des Halssympathicus; 39 Ganglion cervicale craniale; 40 N. jugularis; 41 Ramus communicans griseus für N. accessorius und N. hypoglossus; 42 N. caroticus externus; 43 Plexus caroticus, 43' Plexus caroticus communis, 43" Plexus caroticus externus, 43'" Plexus caroticus internus; 44 Ramus sympathicus des Ganglion mandibulare; 45 N. caroticus internus; 46 N. petrosus profundus, 46' Zweig des N. caroticus internus zum Ganglion oticum (N. petrosus profundus minor); 47 Plexus cavernosus

Augenmuskelnerven

Die **Augenmuskelnerven** innervieren motorisch die vier geraden und die zwei schiefen Augenmuskeln sowie den M. retractor bulbi und sorgen durch ihre fein abgestimmte Koordination für die Bewegungen des Augapfels und das subtile Zusammenspiel beider Augen bei ihrer Einstellung in eine bestimmte Blickrichtung. Der N. oculomotorius gibt außerdem motorische Fasern an die glatten M. sphincter pupillae und M. ciliaris ab. Während der N. oculomotorius und der N. trochlearis aus dem Mittelhirn hervorgehen, hat der N. abducens seinen Ursprung im verlängerten Mark.

Nervus oculomotorius (III)

Der **N. oculomotorius (III)** bezieht seine Fasern aus dem *Nucleus motorius* und den *Nuclei parasympathici n. oculomotorii* (44/9, 18; 45/7, 15; 173/3, 3'), die nahe beieinander im dorsolateralen Bereich der Mittelhirnhaube (57/8) liegen (Näheres s. S. 115). Motorisch innerviert er alle Mm. bulbi, mit Ausnahme des M. obliquus dorsalis und M. rectus lateralis sowie des lateralen Teils des M. retractor bulbi. Er innerviert außerdem den M. levator palpebrae superioris. *Parasympathisch* versorgt er über das *Ganglion ciliare* (173/4) den M. sphincter pupillae und den M. ciliaris und ist somit an der Steuerung des Pupillarmechanismus und der Linsenakkomodation beteiligt.

Seine Fasern treten in mehreren Bündeln an der Unterseite der Großhirnschenkel im Sulcus n. oculomotorii an die Gehirnoberfläche und vereinigen sich hier zu einem relativ kräftigen Nerven (33/III), der, zusammen mit dem N. ophthalmicus und dem N. abducens von einer gemeinsamen Durascheide umhüllt, nach rostral zieht (109/m). Er verläßt durch die Fissura orbitalis bzw. das Foramen orbitorotundum die Schädelhöhle und tritt in die Augenhöhle ein (188/22). Hier teilt er sich in einen *Ramus dorsalis* und einen *Ramus ventralis*. Beim *Rind* ist der N. oculomotorius stärker als beim *Pferd*.

Der **Ramus dorsalis** (*Hund*: 174/1; *Schwein*: 178/1; *Rind*: 179/1; *Pferd*: 183/1'; 188/22') besteht nur aus motorischen Fasern, die er nach kurzem Verlauf an den M. rectus dorsalis, den M. levator palpebrae superioris und den M. retractor bulbi abgibt. Der stärkere und längere **Ramus ventralis** (*Hund*: 174/1'; *Schwein*: 178/1'; *Rind*: 179/1'; *Pferd*: 183/1; 188/22'') führt neben motorischen auch parasympathische Fasern. Der motorische Anteil versorgt die Mm. rectus medialis und ventralis und mit einem kräftigen, dem M. rectus ventralis aufliegenden Ast den M. obliquus ventralis (*Hund*: 176/3; *Rind*: 182/6; *Pferd*: 187/5; 188/22'''). Der *parasympathische Anteil* des Ramus ventralis tritt durch die *Radix oculomotoria* (173/4') mit dem *Ganglion ciliare* in Verbindung.

Das **Ganglion ciliare** (173/4; 188/23) liegt am *Ramus ventralis n. oculomotorii*, dort, wo der Ast für den M. obliquus bulbi ventralis abzweigt, und ist beim *Hund* und *Schwein* etwa hirsekorngroß, beim *Pferd* eher etwas kleiner, beim *Rind* etwas größer und bei der *Katze* absolut und relativ am größten. Beim *Pferd* und bei der *Katze* ist die *Radix oculomotoria* (173/4') oft so kurz, daß das Ganglion mit dem Ventralast des Oculomotorius verschmolzen scheint.

Über diese Wurzel werden dem Ganglion ciliare die präganglionären parasympathischen Oculomotoriusfasern zugeführt. Die postganglionären Fasern der Nervenzellen des Ganglion ciliare gelangen als *Nn. ciliares breves* (173/5; 188/23') zum Bulbus (s. S. 377). Über den *Ramus communicans cum n. nasociliari* (173/4''; 188/23'') erhält das Ganglion ciliare aber auch sensible und über den *Ramus sympathicus ad ganglion ciliare* sympathische Fasern (173/4'''), die aus dem *Ganglion cervicale craniale* entweder über den *N. nasociliaris* oder den

N. canalis pterygoidei, oder aber über den *Plexus cavernosus* (173/47) zum Ganglion ciliare gelangen und zur Bildung der *Nn. ciliares breves* beitragen.

Bei der *Katze* soll das *Ganglion ciliare* weder eine sympathische noch eine sensible Wurzel besitzen (s. S. 377). Für den *Hund* sind im Ganglion ciliare neben parasympathischen Oculomotoriusfasern Trigeminusfasern sowie sympathische Nerven nachgewiesen worden.

Die Charakterisierung des *N. oculomotorius* als motorischer Nerv läßt außer acht, daß die Skeletmuskulatur immer auch sensibel innerviert wird. Die afferenten proprioceptiven Fasern sind ein Teil eines Regelkreises, der für den Tonus verantwortlich ist und Kontraktionen auslöst. Das gilt auch für die Augenmuskeln, zumal diese besonders reich an Muskelspindeln sind. Es kann davon ausgegangen werden, daß sich die afferenten Fasern dem *N. ophthalmicus* anschließen und im *Nucleus tractus mesencephalici n. trigemini* enden.

Es muß allerdings hinzugefügt werden, daß die Aussagen darüber keineswegs einheitlich sind. So wird auch diskutiert, daß die Proprioception der Augenmuskeln über die entsprechenden Nerven selbst geleitet wird.

Nervus trochlearis (IV)

Der **N. trochlearis (IV)** nimmt seinen Ursprung im *Nucleus motorius n. trochlearis* (44/10; 45/8; 173/6) der Mittelhirnhaube (s. S. 115) und tritt nach Bildung der *Decussatio nervorum trochlearium* am hinteren Rand der Vierhügelplatte im Bereich des vorderen Marksegels an die Oberfläche (96/IV). Er ist der schwächste Gehirnnerv und der einzige, der den Hirnstamm an der Dorsalseite verläßt.

Nach seinem Austritt schlägt er sich in ventrolateraler Richtung um den Pedunculus cerebellaris rostralis herum und verläuft, nachdem er die Dura im Bereich der ventralen Verspannung des häutigen Kleinhirnzeltes durchbohrt hat, lateral von den Trigeminusästen nach rostral. Beim *Pferd* (183/IV; 187/3) zieht er durch die schmale Trochlearisrinne des Keilbeins und verläßt die Schädelhöhle durch ein eigenes Foramen trochleare oder gelangt wie beim *Hund* (174/IV; 176/1) durch die Fissura orbitalis in die Augenhöhle. Beim *Schwein* (178/IV) und bei den *Wiederkäuern* (179/IV) tritt er, zusammen mit dem N. oculomotorius, abducens, ophthalmicus und maxillaris durch das Foramen orbitorotundum in die Augenhöhle, an deren medialer Wand er dann direkt zum M. obliquus dorsalis zieht.

Auch den motorischen Fasern des *N. trochlearis* müssen proprioceptive Afferenzen entsprechen. Es wird der beim N. oculomotorius beschriebene Weg angenommen. Das bedeutet, daß die Perikaryen der sensiblen Fasern im Mittelhirn gelegen sind. Allerdings sollen bei *Schwein* und *Schaf,* nicht aber bei der *Katze,* die entsprechenden Zelleiber im Ganglion trigeminale liegen, was aber nur für den N. trochlearis und N. abducens, nicht aber für den N. oculomotorius gelten soll. Beim *Schwein* ist überdies eine Verbindung zwischen der mesencephalen Wurzel des N. trigeminus und dem N. trochlearis beschrieben worden.

Nervus abducens (VI)

Der ebenfalls rein motorische **N. abducens (VI)** innerviert den M. rectus lateralis und die laterale Portion des M. retractor bulbi. Er entspringt im *Nucleus motorius n. abducentis* (43/9; 44/12; 45/10; 173/12) der Brückenhaube (s. S. 84) und tritt am Corpus trapezoideum lateral von den Pyramiden an die Oberfläche (32/VI; 33/VI). In einer gemeinsamen Durascheide zieht er mit dem N. oculomotorius und dem N. ophthalmicus durch die Fissura orbitalis *(Fleischfresser, Pferd)* bzw. das Foramen orbitorotundum *(Schwein, Wiederkäuer)* in die Orbita, wo er sich in einen kürzeren und einen längeren Ast aufteilt, von denen der erstere zum M. retractor bulbi, der letztere zum M. rectus lateralis zieht (*Hund:* 174/VI; *Schwein:* 178/VI; *Rind:* 179/VI; *Pferd:* 183/VI; 188/24).

Über den sensiblen Anteil des N. abducens gilt das für den N. trochlearis Gesagte.

Zusammenfassung der Innervationsgebiete der Augenmuskelnerven

Nerv	motorisch	sensibel bzw. sensorisch	parasympathis
N. oculomotorius (III)	M. rectus dorsalis M. rectus ventralis M. rectus medialis M. obliquus ventralis M. retractor bulbi (außer laterale Portion) M. levator palpebrae superioris		über *Ganglion ciliare*: M. ciliaris M. sphincter pupillae
N. trochlearis (IV)	M. obliquus dorsalis		
N. abducens (VI)	M. rectus lateralis laterale Portion des M. retractor bulbi		

Die Gehirnnerven V, VII und IX – XII

Während sich für die motorischen Augenmuskelnerven ohne Mühe Gemeinsamkeiten feststellen lassen (Innervation der Augenmuskeln; Vergleichbarkeit mit den Ventralwurzeln der Rückenmarksnerven; kein erkennbarer sensibler Anteil), gilt für die übrigen hier zu besprechenden Gehirnnerven eine wesentlich differenziertere Betrachtungsweise. Wie bereits erwähnt, werden herkömmlicherweise die Gehirnnerven V, VII, IX, X und XI als „Kiemenbogennerven" bezeichnet, da sie Muskeln innervieren, die embryonal den „Kiemenbögen" entstammen (viscerale Muskulatur). Diese Nerven haben außer dem motorischen einen sensiblen Anteil und, wie die Radix dorsalis der Spinalnerven, ein sensibles Ganglion. Die Gehirnnerven XI und XII sind teilweise oder ganz Halsnerven, deren Ursprung also im Cervicalmark und nicht im Gehirn liegt. Die Nerven enthalten außerdem teilweise einen parasympathischen Anteil, so daß die an sich einheitliche Wurzel gemischt ist. Nach diesen Gesichtspunkten lassen sich die hier zu besprechenden Nerven wie folgt charakterisieren:

Der **N. trigeminus (V)** enthält einen motorischen Anteil, den *N. mandibularis*, der im 1. Pharyngealbogen entsteht und die daraus abgeleitete viscerale Muskulatur (Kaumuskulatur) innerviert. In den sensiblen Anteil ist das *Ganglion trigeminale* (sive semilunare GASSERI) eingeschaltet. Ein zweites sensibles Ganglion ist im Mittelhirn verblieben (s. u. und S. 115).

Der **N. facialis (VII)** ist der Nerv des 2. Pharyngealbogens, der die mimische Muskulatur innerviert. Der periphere sensible Anteil enthält das *Ganglion geniculi*. Eine parasympathische Komponente ist im *N. intermedius* enthalten, der außerdem Geschmacksfasern führt.

Der **N. glossopharyngeus (IX)** entsteht im 3. Pharyngealbogen und innerviert Pharynxmuskulatur. Das *Ganglion distale* enthält die Perikaryen der sensiblen Afferenzen, die neben den parasympathischen Fasern einen wesentlichen Teil des Nerven ausmachen.

Der **N. vagus (X)** wird als Nerv des 4. Pharyngealbogens bezeichnet. Er hat nur eine geringe motorische Komponente *(N. laryngeus cranialis)*, in seinem sensiblen Anteil liegt das *Ganglion distale*, seine parasympathischen Fasern ziehen bis in die Bauchhöhle. Ein weiterer motorischer Anteil *(N. laryngeus recurrens)* wird in seinem Wurzelgebiet dem *N. accessorius* zugeschlagen *(Radix cranialis)*.

Der **N. accessorius (XI)** entspringt aus dem Halsmark (bis C 7) und erhält seine Zuordnung zu den „Kiemenbogennerven" aus der Tatsache, daß seine craniale Wurzel sich dem Vagus anschließt und vor allem den Kehlkopf motorisch innerviert. Die Zuordnung ist aber eher dadurch gerechtfertigt, daß der N. accessorius den M. trapezius und M. sternocephalicus innerviert, die aus dem 5. Pharyngealbogen abgeleitet werden.

Der **N. hypoglossus (XII)** ist ein Halsnerv, dessen Ursprung in die Medulla oblongata einbezogen worden ist. Sein sensibler Anteil (Ganglien) ist weitgehend verlorengegangen. Der N. hypoglossus innerviert viscerale Muskeln, die nicht den Pharyngealbögen entstammen.

Nervus trigeminus (V)

Der **N. trigeminus (V)** tritt als mächtigster Gehirnnerv caudolateral an den Brückenarmen mit einer stärkeren *Radix sensoria* und einer schwächeren *Radix motoria* an die Gehirnoberfläche (32/V; 33/V', V"). Die beiden Wurzeln ziehen, eng miteinander verbunden, nach rostral, wobei sie beim *Hund* den Canalis n. trigemini des Felsenbeins passieren, und durchbohren nach kurzem Verlauf die Dura mater.

Unmittelbar nach dem Durchtritt durch die harte Hirnhaut, aber noch innerhalb der Schädelhöhle, ist der *Radix sensoria* das große, grau-rötliche, vor allem beim *Menschen* halbmondförmige *Ganglion trigeminale* eingelagert (47/V), das in die beim *Pferd* besonders deutliche Impressio n. trigemini des Felsenbeins eingebettet liegt. Das *Ganglion trigeminale* (48; 173/7) enthält alle Perikaryen der afferenten, sensiblen Trigeminusfasern mit Ausnahme von proprioceptiven Fasern, die mit der Radix motoria zunächst ins Rautenhirn ziehen, ihre Zelleiber jedoch im *Nucleus tractus mesencephalici n. trigemini* des Mittelhirns haben. Da der N. trigeminus der Kopfnerv mit dem größten sensiblen Innervationsfeld ist, wird auch die zunächst überraschende Größe seines Ganglions verständlich. Der *Plexus caroticus internus* steht durch zarte Fäden mit dem Ganglion trigeminale in Verbindung, wodurch den Trigeminusästen auch sympathische Fasern zugeführt werden.

Vom *Ganglion trigeminale* zweigen die drei Hauptäste des *N. trigeminus* ab: der **N. ophthalmicus (V1)**, der **N. maxillaris (V2)** und der **N. mandibularis (V3)**, von denen jeder zunächst *Rami meningei* an die Dura mater entsendet. Die *Radix motoria*, die auch afferente, proprioceptive Fasern enthält, kreuzt das *Ganglion trigeminale* medial und verbindet sich rostral von ihm mit einem Ast der *Radix sensoria* zum *N. mandibularis*, der damit ein gemischter Nerv ist, während der *N. ophthalmicus* und der *N. maxillaris* rein sensiblen Charakter besitzen.

Marklose Nervenfasern in der motorischen Wurzel des N. trigeminus werden insbesondere als Afferenzen (Schmerzfasern) gedeutet, die von pialen Blutgefäßen kommen, zunächst die motorische Wurzel begleiten, dann aber einen bogenförmigen Verlauf nehmen und ins Ganglion trigeminale ziehen. Außerdem kommen als Erklärung serotoninerge Fasern aus dem Hirnstamm in Frage, die über die Trigeminuswurzel piale Blutgefäße erreichen.

Über die Lage und Ausdehnung der recht umfangreichen sensiblen Endkerne und des motorischen Ursprungskerns des N. trigeminus im Rauten- und Mittelhirn sowie über die zentralen Leitungsbahnen s. S. 86, 96 und 115 sowie Abb. 48.

Als mächtigster sensibler Nerv des Kopfgebietes versorgt der N. trigeminus den größten Teil der Kopfhaut sowie sämtliche Schleimhäute des Kopfes (mit Ausnahme des Schlund- und Kehlkopfes) und die Wurzeln der Zähne im Ober- und Unterkiefer (vgl. 189; 190), während die motorischen Fasern des *N. mandibularis* vor allem die Kaumuskeln innervieren.

Über die sich einzelnen Trigeminusästen beigesellenden *parasympathischen Fasern* soll jeweils bei der Schilderung der drei Hauptnerven berichtet werden.

Der **N. ophthalmicus (V1)** verläuft, zunächst eng mit dem N. maxillaris verbunden, zusammen mit dem III. und VI., oft aber auch mit dem IV. Gehirnnerven in einer Durascheide (109/m; 115/17) seitlich an der Hypophyse vorbei zur Fissura orbitalis bzw. zum Foramen orbitorotundum, wo er die Schädelhöhle (*Hund*: 174/V1; *Schwein*: 178/V1; *Rind*: 179/V1; *Pferd*: 183/V1; 188/18) verläßt. Schon vorher teilt er sich in drei Äste und empfängt proprioceptive Fasern aus den Augenmuskeln.

Die drei Ophthalmicusäste sind: 1. der N. frontalis, 2. der N. lacrimalis und 3. der N. nasociliaris.

1. Der **N. frontalis** (*Hund*: 174/2; 175/3; 176/2; 177/10; *Schwein*: 178/4; *Rind*: 179/5; 182/5; *Pferd*: 183/4; 184/7; 187/2; 188/19) zieht als selbständiger Nerv über die caudomediale Fläche der Augenmuskelpyramide, zunächst innerhalb und dann außerhalb der Periorbita, zum dorsalen Rand der Orbita.

Bei den *Fleischfressern*, beim *Schwein* und bei den *Wiederkäuern* schlägt er sich um den knöchernen Rand der Orbita herum und verbreitet sich als *N. supraorbitalis* in der Haut und im Bindegewebe im mittleren Bereich des oberen Augenlides und in der Stirnhaut. Beim *Pferd* tritt er durch das Foramen supraorbitale bzw. ebenfalls direkt über den Orbitarand an

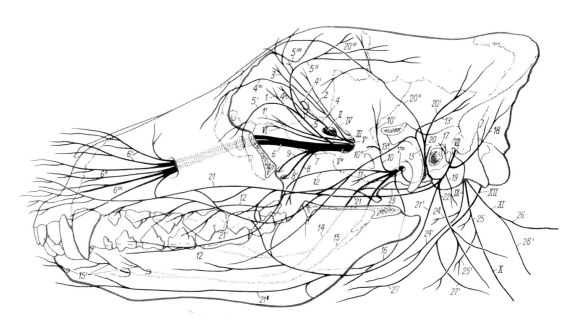

Abb. 174. Halbschematische Übersichtsdarstellung der Nerven des Kopfes vom Hund.

II *N. opticus*; III *N. oculomotorius*, 1 Ramus dorsalis, 1' Ramus ventralis; IV *N. trochlearis*; V *N. trigeminus*, V' *N. ophthalmicus*, 2 N. frontalis; 3 N. lacrimalis; 4 N. nasociliaris, 4' N. ethmoidalis, 4'' N. ciliaris longus, 4''' N. infratrochlearis; V'' *N. maxillaris*, 5 N. zygomaticus, 5' Ramus zygomaticofacialis, 5'' Ramus zygomaticotemporalis, 5''' Ast zur Glandula lacrimalis; 6 N. infraorbitalis, 6' Rami nasales externi, 6'' Rami nasales interni, 6''' Rami labiales superiores; 7 N. pterygopalatinus; 8 N. palatinus minor, 8' N. palatinus major; 9 N. nasalis caudalis; V''' *N. mandibularis*, 10 N. masticatorius, 10' Nn. temporales profundi, 10'' N. massetericus; 11 N. pterygoideus; 12 N. buccalis; 13 N. auriculotemporalis, 13' caudaler Ast (Nn. auriculares rostrales), 13'' rostraler Ast (Ramus transversus faciei); 14 N. lingualis; 15 N. alveolaris inferior, 15' Äste des N. mentalis; 16 N. mylohyoideus; VI *N. abducens*; VII *N. facialis*, 17 Ramus auricularis internus; 18 N. auricularis caudalis; 19 Ramus digastricus; 20 N. auriculopalpebralis, 20' Ramus auricularis rostralis, 20'' Ramus zygomaticus, 20''' Plexus auricularis rostralis; 21 Ramus buccalis dorsalis, 21' Ramus buccalis ventralis; 22 Ramus colli; 23 Chorda tympani; IX *N. glossopharyngeus*, 24 Ramus pharyngeus, 24' Ramus lingualis; X *N. vagus*, 25 Ramus pharyngeus, 25' N. laryngeus cranialis; XI *N. accessorius*, 26 Ramus dorsalis, 26' Ramus ventralis; XII *N. hypoglossus*, 27 Ramus lingualis, 27' cranialer Teil der Ansa cervicalis

die Stirnfläche (vgl. 189). Hier beteiligt er sich, zusammen mit dem *N. lacrimalis* und Zweigen des *N. auriculopalpebralis*, an der Bildung des *Plexus auricularis rostralis* (*Hund*: 174/20'''; *Pferd*: 183/21''; 184/7'). Beim *Schwein*, bei den *Wiederkäuern* und beim *Pferd* gibt er den *N. sinuum frontalium* (182/5') ab, dessen Zweige durch ein oder mehrere Löcher in die Stirnhöhle eindringen und deren Schleimhaut innervieren (vgl. 190). Beim *Rind* kann dieser Nerv auch vom *Ramus zygomaticotemporalis* des N. zygomaticus (s. N. maxillaris) abzweigen.

Beim *Schwein* ist ein *N. supratrochlearis* beschrieben, der über den Rand der knöchernen Orbita in die Haut und Bindehaut des medialen Augenwinkels gelangt und sich auch an der Innervation des oberen Augenlids beteiligt.

2. Der **N. lacrimalis** (*Hund*: 174/3; 176/5; *Schwein*: 178/3; *Rind*: 179/3 – 3''; 181/14, 14'; 182/4'; *Pferd*: 183/3; 186/20; 187/1; 188/21) zieht unter der Periorbita lateral über die Augenmuskeln zur Tränendrüse und zum oberen Augenlid und versorgt hier die Haut und Bindehaut im Bereich des lateralen Augenwinkels (vgl. 189). Beim *Pferd* ist er meistens doppelt angelegt, und beim *Rind* lassen sich immer ein relativ kräftiger lateraler und ein dünnerer medialer Teil unterscheiden, die sich aber noch innerhalb der Orbita, nachdem sie einen Ast zur Glandula lacrimalis (179/4; 182/4'') abgegeben haben, wieder vereinigen. Dieser fortlaufende Stamm wird als *Ramus zygomaticotemporalis* des *N. zygomaticus* bezeichnet (s. u.).

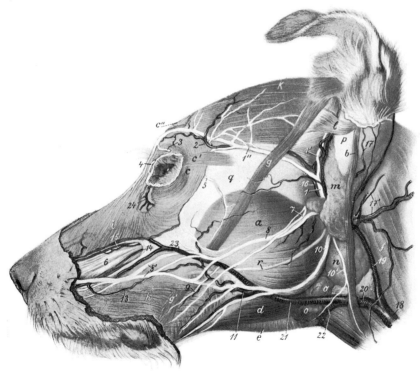

Abb. 175. Oberflächliche Nerven und Gefäße am Kopf eines Hundes.

a M. masseter; b M auricularis ventralis; c M. orbicularis oculi, c' M. retractor anguli oculi lateralis; c'' M. levator anguli oculi medialis; d M. digastricus; e M. mylohyoideus; f M. brachiocephalicus; g, g' M. zygomaticus; h Backenmuskulatur; i M. levator nasolabialis; k M. frontoscutularis; l M. zygomaticoauricularis; m Glandula parotis; n Glandula mandibularis; o Lnn. mandibulares; p Ohrmuschelgrund; q Arcus zygomaticus; r Ductus parotideus
1 N. auriculopalpebralis, 1' sein Ramus auricularis rostralis; 1'' sein Ramus zygomaticus; 2 Ramus zygomaticotemporalis n. zygomatici; 3 N. frontalis; 4 N. infratrochlearis; 5 Ramus zygomaticofacialis n. zygomatici; 6 N. infraorbitalis; 7 Ramus transversus faciei des N. auriculotemporalis; 8, 8' Ramus buccalis dorsalis n. facialis; 9 N. buccalis; 10 Ramus buccalis ventralis, 10' Ramus colli n. facialis; 11 A. facialis; 13 A. labialis superior; 14 A. infraorbitalis; 15 A. lateralis nasi; 16 A. temporalis superficialis; 17, 17' Zweige der A. auricularis caudalis; 18 V. jugularis externa; 19 V. maxillaris; 20 V. linguofacialis; 21 V. facialis; 22 Arcus hyoideus; 23 V. facialis; 24 A. malaris

Wegen der engen topographischen Verbindung zwischen dem *N. lacrimalis (N. ophthalmicus)* und *N. zygomaticus (N. maxillaris)* und vor allem wegen des bedeutenden *Ramus communicans cum n. lacrimali* des *N. zygomaticus* ist aus den Präparaten bzw. Abbildungen nicht ohne weiteres abzulesen, welcher Nerv sich als Stamm fortsetzt und welcher als Ast anzusprechen ist. Deshalb kann der Ramus zygomaticotemporalis auch als N. lacrimalis bzw. als ein Teil von diesem dargestellt werden. Nach der offiziellen Nomenklatur ist er jedoch ein Teil des N. zygomaticus.

Beim *Hund* ist der N. lacrimalis ein sehr zarter Nerv, der aus dem N. frontalis entspringt und am lateralen Rand des M. rectus dorsalis direkt zur Tränendrüse zieht.

Dem N. lacrimalis werden vom *Plexus caroticus internus* (173/43''') sympathische und über den *N. canalis pterygoidei* (VIDISCHER NERV) und das *Ganglion pterygopalatinum* (173/16) parasympathische Fasern zugeführt, die ihm vom N. zygomaticus aus durch den *Ramus communicans cum n. lacrimali* (173/9'; 179/7'; 182/10'; 183/5; 187/4') zugeleitet werden, und die dann, zusammen mit den *Rami orbitales* (173/16') des Ganglion pterygopalatinum, die Tränendrüse und die MEIBOMsche Drüse des oberen Augenlides mit sekretorischen Fasern versorgen.

3. Der **N. nasociliaris** (*Hund*: 174/4; *Schwein*: 178/2; *Rind*: 179/2; *Pferd*: 183/2; 188/20) ist der stärkste Ast des N. ophthalmicus, der zunächst lateral vom N. opticus liegt, dann aber über diesen hinweg und zwischen den Bündeln des M. retractor bulbi hindurch zur medialen Orbitawand zieht und sich dabei in den *N. ethmoidalis* und den *N. infratrochlearis* aufteilt. Schon vorher hat er aber einen oder mehrere *Nn. ciliares longi* (174/4'') abgegeben, die als zarte Nerven mit dem N. oculomotorius und dem N. opticus zur Hinterfläche des Augapfels ziehen und die Sclera in der Nähe des Sehnervenaustritts mit den *Nn. ciliares breves* durchbohren. Ihre Fasern verlaufen zwischen Choroidea und Sclera, oft unter Netzbildung bis zum Irisrand und geben zarteste Fäden an die Iris, den M. ciliaris und die Cornea ab (s. S. 440).

Vor seiner Aufteilung zweigt vom N. nasociliaris ferner die *Radix sensibilis* des *Ganglion ciliare* bzw. der *Ramus communicans cum ganglio ciliari* ab (173/4''; 188/23''), der diesem parasympathischen Ganglion des Oculomotorius sensible Fasern zuführt, die das Ganglion aber nur durchlaufen, um dann als sensible Anteile der *Nn. ciliares breves* dem Sehnerven entlang zum Augapfel zu gelangen.

Der *N. ethmoidalis* (*Hund*: 174/4' *Schwein*: 178/2'; *Rind*: 179/2'; *Pferd*: 183/2') biegt, gewissermaßen als direkte Fortsetzung des N. nasociliaris nach medial ab und zieht zwischen den Faserbündeln des M. retractor bulbi zum Foramen ethmoidale, wo er in die Schädelhöhle eintritt und epidural bis zum medialen Rand der Siebbeinplatte verläuft, um diese durch ein größeres Loch zu passieren und in die Nasenhöhle zu gelangen. Er versorgt die Riechschleimhaut mit sensiblen Fasern und teilt sich dann in einen *Ramus nasalis lateralis* und *medialis*. Der *Ramus nasalis lateralis* verzweigt sich in der Schleimhaut des dorsalen Nasengangs und der dorsalen Nasenmuschel und gibt beim *Pferd Rami sinus frontalis* an die Stirnbeinhöhle ab (vgl. 190). Der *Ramus nasalis medialis* versorgt die Schleimhaut in der oberen Hälfte der Nasenscheidewand sowie des Nasenhöhlendaches und gibt bei den *Fleischfressern* auch *Rami nasales externi* an die Haut im Bereich der Nasenknorpel und des Nasenspiegels ab.

Der *N. infratrochlearis* (*Hund*: 174/4'''; 175/4; *Schwein*: 178/2''; *Rind*: 179/2''; 180/9; *Pferd*: 183/2''; 184/8) zieht als schwächerer Ast des N. nasociliaris der Orbitawand entlang zum medialen Augenwinkel und gibt zunächst Zweige an die Bindehaut, an die Tränenkarunkel und an die Nickhaut sowie an die Nickhautdrüse ab. Er verbreitet sich auch im Tränensack und in den Tränenröhrchen. Etwas oberhalb des medialen Augenwinkels verläßt er, beim *Pferd* durch die Incisura n. infratrochlearis, die Augenhöhle und verzweigt sich in der Haut nahe dem medialen Augenwinkel und am Nasenrücken (vgl. 189). Bei den horntragenden *kleinen Wiederkäuern* entsendet der N. infratrochlearis auch einen Zweig an die Haut des Hornzapfens. Beim *Pferd* werden nach dem Austritt aus der Orbita in der Nähe des Zugangs zum knöchernen Tränenkanal zarte Fäden ans Stirnbein abgegeben, die als *Rami sinus frontalis* die Schleimhaut an der lateralen Wand des vorderen Stirnhöhlenabschnittes innervieren (vgl. 190).

Der **N. maxillaris (V2)** ist bedeutend stärker als der N. ophthalmicus, mit dem er anfänglich verbunden ist. Er verläßt mit diesem die Schädelhöhle durch die Fissura orbitalis bzw. das Foramen orbitorotundum, zieht dann aber ventral von der Augenhöhle zur Fossa pterygopalatina (188/25). Hier teilt er sich in: 1. den *N. zygomaticus*, 2. den *N. pterygopalatinus* und 3. den *N. infraorbitalis*, von denen der letztere die direkte Fortsetzung des N. maxillaris und damit den stärksten Anteil darstellt. Auf seinem intracranialen Verlauf gibt der N. maxillaris einen *Ramus meningeus* an die Dura mater ab, und im Bereich des Sinus cavernosus empfängt er sympathische Fasern vom *Plexus caroticus internus* (s. S. 357).

    1. Schon vor dem Eintritt in die Fossa pterygopalatina zweigt der relativ schwache **N. zygomaticus** (*Hund*: 174/5; *Rind*: 182/10) ab, der die Periorbita durchbohrt und zunächst durch den *Ramus communicans cum n.lacrimali* (*Schwein*: 178/5'; *Rind*: 179/7'; 182/10'; *Pferd*: 183/5; 187/4') mit dem *N. lacrimalis* in Verbindung tritt und diesem aus dem *Ganglion pterygopalatinum* stammende sekretorische Fasern für die Tränendrüse zuführt (173/9'). Außerdem übermittelt dieser Verbindungsast dem N. lacrimalis aber auch sensible Fasern des N. zygomaticus, die sich dann nach kurzem, gemeinsamem Verlauf vom N. lacrimalis trennen und, in caudodorsaler Richtung abbiegend, unter dem Processus zygomaticus des Frontale hinweg als *Ramus zygomaticotemporalis* (*Hund*: 174/5''; 175/2; *Schwein*: 178/3'; *Rind*: 179/6; 180/8; *Pferd*: 183/3'; 184/6; 185/8) zur Schläfengrube ziehen. Hier verbindet sich dieser Ast des N. zygomaticus mit Zweigen des N. frontalis und N. auriculopalpebralis zum *Plexus auricularis rostralis* (174/20'''; 184/7') und trägt so zur Innervation der Haut der Schläfen- und Scheitelgegend (vgl. 189) bei.

    Beim *Hund*, dem ein Ramus communicans cum n. lacrimali fehlt, wird die Tränendrüse durch einen Ast des *R. zygomaticotemporalis* (174/5'') direkt innerviert.

    Beim *Rind* ist der Ramus zygomaticotemporalis besonders stark. Sein Hauptanteil zieht als *Ramus cornualis* am unteren Rand der Crista frontalis externus, bedeckt von der Scutularmuskulatur, bis zum Genickkamm und versorgt vor allem die Haut des Hornzapfens (179/6'; 180/8'; 182/10'''). Beim *Rind* isoliert sich ferner ein zarter Nervenfaden vom oberen Rand des Maxillarisstammes, der außerhalb der Periorbita zum medialen Augenwinkel zieht und die Tränenkarunkel und den Tränensack innerviert.

Der *Ramus zygomaticotemporalis* wird beim *Rind* als Fortsetzung der zwei sich vereinigenden Anteile des N. lacrimalis angesehen. Wie bereits auf S. 307 bei der Beschreibung dieses Nerven angemerkt, ist vom Objekt her diese Deutung möglich.

Der fortlaufende Ast des N. zygomaticus verläuft bei den *Huftieren* als dünner Nerv ventrolateral von den Augenmuskeln zum lateralen Augenwinkel, schlägt sich über den unteren Orbitarand nach außen und verzweigt sich als *Ramus zygomaticofacialis* (*Schwein*: 178/5; *Rind*: 179/7; 180/10; 182/10''; *Pferd*: 183/5'''; 184/9; 187/4; 188/26') im unteren Augenlid, der Tränendrüse und einem kleinen Hautbezirk ventral vom unteren Augenlid (vgl. 189).

    Beim *Hund* jedoch teilt sich der N. zygomaticus bald nach seinem Ursprung in den *Ramus zygomaticotemporalis* (174/5''; 175/2; 176/4; 177/9') und den *Ramus zygomaticofacialis* (174/5'; 175/5; 176/4'; 177/9), die unter der Periorbita lateral von der Augenmuskelpyramide gegen den Augapfel ziehen.

Der dorsale *Ramus zygomaticotemporalis* verläuft gegen die Tränendrüse und gibt einen Ast (174/5''') an sie ab, tritt dann aber, nachdem er den caudalen Rand des Ligamentum orbitale durchbohrt hat, medial vom Jochbogen an die Oberfläche und vereinigt sich hier mit Ästen des N. frontalis und N. auriculopalpebralis zum *Plexus* bzw. *Ramus auricularis rostralis* (174/20'''; 175/1').

Der mehr ventral gelegene *Ramus zygomaticofacialis* zieht gegen den lateralen Augenwinkel, tritt hier über den ventralen Orbitarand hinweg, verteilt sich in der Haut und Bindehaut des unteren Augenlides und gibt schließlich auch sekretorische Fasern an die untere Lidranddrüse ab.

2. Der **N. pterygopalatinus** (*Hund*: 174/7; 176/7; *Pferd*: 183/5'; 188/27) isoliert sich vom unteren Rand des N. maxillaris und zieht bei den *Huftieren* dem Flügelfortsatz des Keilbeins und der Lamina sagittalis des Gaumenbeins entlang, bei den *Fleischfressern* über

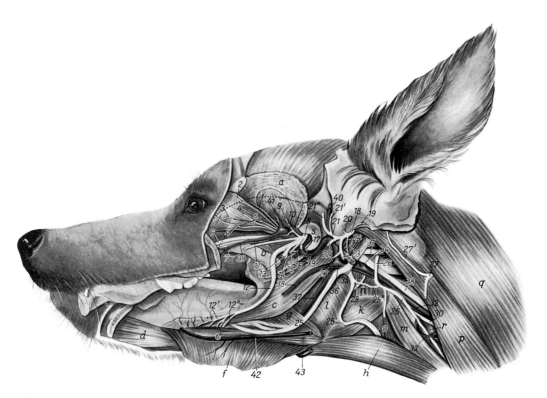

Abb. 176. Nerven am Kopf eines Deutschen Schäferhundes, tiefere Schicht (nach Abtragung der linken Unterkieferhälfte).

1 N. trochlearis; 2 N. frontalis; 3 Ramus ventralis n. oculomotorii; 4 Ramus zygomaticotemporalis, 4' Ramus zygomaticofacialis n. zygomatici; 5 N. lacrimalis; 6 N. infraorbitalis; 7 N. pterygopalatinus; 8 N. mandibularis; 9 N. temporalis profundus; 10 N. massetericus; 11 N. buccalis; 12 N. lingualis, 12' N. sublingualis, 12'' Rami linguales; 13 N. alveolaris inferior; 14 N. mylohyoideus; 15 N. pterygoideus; 16 Chorda tympani; 17 N. auriculotemporalis; 18 N. facialis; 19 N. auricularis caudalis; 20 Ramus auricularis internus; 21 N. auriculopalpebralis, 21' sein Ramus auricularis rostralis, 21'' sein Ramus zygomaticus; 22 Ramus buccalis dorsalis; 23 Ramus buccalis ventralis, 23' Ramus colli; 24 Ramus digastricus; 25 N. hypoglossus, 25' sein ventraler, 25'' sein dorsaler Verbindungsast zum 1. Halsnerven (Ansa cervicalis); 26 Ventralast des 1. Halsnerven; 27 Ventralast des 2. Halsnerven, 27' N. auricularis magnus; 28 Truncus vagosympathicus; 29 N. laryngeus cranialis; 30 N. laryngeus recurrens; 31 Ramus externus des N. accessorius; 32A. carotis communis; 33 A. thyreoidea cranialis; 34 A. carotis interna; 35 A. occipitalis; 36 A. carotis externa; 37 A. lingualis; 38 A. facialis; 39 A. maxillaris; 40 A. temporalis superficialis; 41 A. temporalis profunda rostralis; 42 V. sublingualis; 43 Arcus hyoideus

a Schnittfläche durch den M. temporalis; b M. pterygoideus; c M styloglossus; d M. genioglossus; e M. geniohyoideus; f M. mylohyoideus; g M. hyoglossus; h M. sternohyoideus; i caudaler Stumpf des M. digastricus; k M. thyreohyoideus; l M. hyopharyngeus; m M. sternothyreoideus; n M. thyreopharyngeus; o M. cricothyreoideus; p M. sternooccipitalis; q Pars cervicalis des M. cleidocephalicus; r Schilddrüse; s Fossa mandibularis des Kiefergelenkes

den M. pterygoideus hinweg, nach rostral, wobei er sich in den *N. nasalis caudalis*, den *N. palatinus major* und den *N. palatinus minor* aufteilt.

Medial vom N. maxillaris und mit ihm und dem N. pterygopalatinus durch zarte Fäden verbunden, liegt der **Plexus** bzw. das **Ganglion pterygopalatinum** (173/16). Beim *Hund* stellt das Ganglion ein einheitliches, länglich-abgeplattetes Gebilde dar, das rostromedial vom N. pterygopalatinus dem M. pterygoideus medial aufliegt. Es kommt nur beim *Fleischfresser* in der Einzahl vor. Beim *Wiederkäuer* und beim *Schwein* sind 4 – 10, beim *Pferd* 4 – 5 kleine Ganglien ausgebildet.

Beim *Rind* und beim *Pferd* ist dem kräftigen N. pterygopalatinus dorsal ein zartes Nervengeflecht, der *Plexus pterygopalatinus* (188/27') angelagert, in dem die Ganglien eingestreut sind. Diesen Ganglien werden vom *Ganglion geniculi* (173/14) des N. facialis über den *N. petrosus major* (173/15; 188/8) parasympathische und vom *Plexus caroticus internus* (173/43''') über den *N. petrosus profundus* (173/46; 188/5') sympathische Fasern zugeführt. Die beiden Faserzüge vereinigen sich im *N. canalis pterygoidei* (VIDIscher Nerv) (173/15'; 188/8'), der sie dann zum Ganglion pterygopalatinum weiterleitet. Von hier gelangen diese sekretorischen Fasern mit den Ästen des N. pterygopalatinus zu den Drüsen der Nasen- und Gaumenschleimhaut und durch den *Ramus orbitalis* (173/16') sowie den *Ramus communicans cum n. lacrimali* (173/9') des N. zygomaticus zur Tränendrüse.

Der kräftige *N. nasalis caudalis* (*Hund*: 174/9; *Schwein*: 178/6; *Pferd*: 183/8; 187/9; 188/27'') tritt durch das Foramen sphenopalatinum in die Nasenhöhle. Er gibt Zweige ab, welche die Lamina sagittalis des Gaumenbeins durchbohren und sich in der Schleimhaut der Gaumen- und der Kieferhöhle verbreiten. In der Nasenhöhle teilt er sich in einen lateralen und einen medialen Ast.

Der mediale Ast zieht dem Vomer entlang submucös nach rostral und versorgt die ventrale Hälfte der Nasenscheidewand mit Ausnahme ihres vordersten Abschnittes. Er gibt außerdem einen Zweig an das JACOBSONsche Organ ab (s. S. 403). Sein Endast gelangt durch den harten Gaumen in die Mundhöhle und innerviert als *N. nasopalatinus* einen kleinen Schleimhautbezirk hinter den oberen Schneidezähnen.

Der laterale Ast des N. nasalis caudalis versorgt die Schleimhaut der ventralen Nasenmuschel, mit Ausnahme ihres rostralen Endes sowie die Schleimhaut des mittleren und ventralen Nasengangs, mit Ausnahme des Nasenbodens (vgl. 190).

Der *N. palatinus major* (*Hund*: 174/8'; *Schwein*: 178/7; *Rind*: 179/9'; 182/9; *Pferd*: 183/7; 186/18; 187/8; 188/28) tritt als mittlerer Ast des N. pterygopalatinus in das Foramen palatinum caudale, durchzieht mit der A. palatina major den Gaumenkanal und innerviert die Schleimhaut des harten Gaumens mit Ausnahme ihres vordersten Abschnittes (s. o.). Dabei bildet er ein Geflecht, das die A. palatina major umspinnt und mit demjenigen der anderen Seite Verbindungen aufnimmt sowie Äste abgibt, die mit Arterienzweigen das knöcherne Gaumendach durchstoßen und sich in der Schleimhaut des Nasenhöhlenbodens und der angrenzenden Teile der lateralen Wand des ventralen Nasengangs verzweigen (vgl. 190).

Der meist aus mehreren, dünnen Ästchen bestehende *N. palatinus minor* (*Hund*: 174/8; *Schwein*: 178/7'; *Rind*: 179/9; 182/9'; *Pferd*: 183/6; 186/17; 187/7; 188/28') zieht in rostroventraler Richtung mit der A. palatina minor zum Gaumensegel, dessen Schleimhaut er beidseitig innerviert (vgl. 190).

3. Der starke **N. infraorbitalis** (*Hund*: 174/6; 175/6; 176/6; 177/8; *Schwein*: 178/8; *Rind*: 179/10; 180/12; 181/13; 182/7; *Pferd*: 183/5''; 186/19; 187/10; 188/26) durchzieht in geradem Verlauf die Fossa pterygopalatina und gelangt durch das Foramen maxillare in den Canalis infraorbitalis, den er durch das Foramen infraorbitale verläßt, um sich dann sofort büschelartig in seine Endäste aufzuteilen.

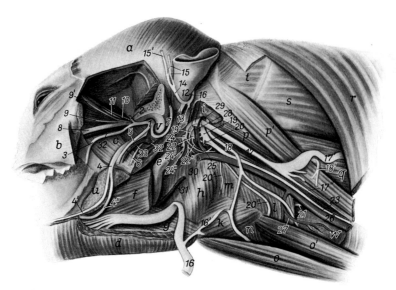

Abb. 177. Nerven des Kopfes eines Deutschen Schäferhundes, tiefste Schicht.

1 N. mandibularis; 2 N. masticatorius; 3 N. buccalis; 4 N. lingualis, 4' N. sublingualis, 4" Rami linguales;
5 N. alveolaris inferior; 6 N. mylohyoideus; 7 N. auriculotemporalis; 8 N. infraorbitalis; 9 Ramus zygomaticofacialis,
9' Ramus zygomaticotemporalis n. zygomatici; 10 N. frontalis; 11 Ramus dorsalis n. oculomotorii; 12 N. facialis;
13 Stümpfe der Rami buccales; 14 N. auriculopalpebralis; 15 Rami auriculares rostrales, 15' Ramus zygomaticus;
16 N. hypoglossus (durchschnitten und zurückgeschlagen), 16' Ansa cervicalis; 17 Ramus externus des N. accessorius, 17' sein Ramus dorsalis, 17" sein Ramus ventralis; 18 Ramus ventralis des 1. Halsnerven, 18' Ramus ventralis
des 2. Halsnerven; 19 Ganglion distale, 19' Ramus pharyngeus n. vagi; 20 N. laryngeus cranialis, 20' sein Ramus
internus, 20" sein Ramus externus; 21 N. laryngeus caudalis; 22 Ganglion cervicale craniale n. sympathici,
22' N. caroticus externus; 23 Truncus vagosympathicus; 24 N. glossopharyngeus, 24' seine Rami pharyngei, 24" sein
Ramus lingualis; 25 Ramus sinus carotici; 26 A. carotis communis; 27 A. thyreoidea cranialis; 28 A. carotis interna mit
Sinus caroticus; 29 A. occipitalis; 30 A. carotis externa; 31 A. lingualis; 32 A. maxillaris; 33 A. alveolaris inferior
a M. temporalis; b M. masseter; c M. pterygoideus; d M. mylohyoideus; e Zungenbein; f M. styloglossus;
g M. hyoglossus; h M. hyopharyngeus; i Stumpf des M. digastricus; k M. thyreohyoideus; l M. cricopharyngeus;
m M. thyreopharyngeus; n M. cricothyreoideus; o M. sternohyoideus; o' M. sternothyreoideus; p Pars mastoidea,
p' Pars occipitalis des M. sternocephalicus; q M. omotransversarius; r Pars cervicalis des M. cleidocephalicus;
s M. splenius; t M. obliquus capitis cranialis; u rostraler Teil der Glandula sublingualis monostomatica; v Fossa
mandibularis des Kiefergelenkes; w Schilddrüse

Diese versorgen als *Rami nasales externi* die Haut des Nasenrückens, als *Rami nasales interni* die Haut- und Schleimhaut des Nasenloches und Nasenhöhleneingangs und als *Rami labiales superiores* die Haut und Sinneshaare der Oberlippe (vgl. 189; 190). Ferner gibt der N. infraorbitalis die *Rami alveolares superiores caudales, medii* und *rostrales* an die Backen-zähne, den Eckzahn und die Schneidezähne des Oberkiefers ab.

Die *Rami alveolares superiores caudales* (182/7'; 183/9) zweigen schon in der Fossa pterygopalatina vom Stamm des N. infraorbitalis ab, durchdringen in mehreren, feinen Löchern den Oberkieferknochen und gelangen von der Kieferhöhle aus zu den Wurzeln der hinteren Backenzähne. Die *Rami alveolares superiores medii* (183/9') durchstoßen die Wand des Infraorbitalkanals, versorgen die Schleimhaut des Sinus maxillaris (beim *Pferd* der großen und kleinen Kieferhöhle) sowie die Alveolen der vorderen Molaren und hinteren Prämola-ren. Die *Rami alveolares superiores rostrales* (183/9") ziehen zu den Zahnfächern der vorderen Prämolaren, durchlaufen den engen Canalis alveolaris, der unmittelbar vor dem Foramen infraorbitale vom Infraorbitalkanal abzweigt, und gelangen so zu den Alveolen des Caninus und der Incisivi (183/9"'). Über den Zahnwurzeln bilden die Alveoläräste des N. infraorbi-talis im Knochen den *Plexus dentalis*, von dem die *Rami dentales* an die Zahnwurzeln und die *Rami gingivales* ans Zahnfleisch abgegeben werden.

Die aus dem Foramen infraorbitale austretenden, beim *Schwein* besonders mächtigen Endäste des N. infraorbitalis sind von der Gesichtsmuskulatur größtenteils überdeckt. Die *Rami nasales externi* (*Hund*: 174/6'; *Schwein*: 178/8'; *Rind*: 179/10'; 180/12'; *Pferd*: 183/10; 184/10) biegen zum Teil stirnwärts ab und versorgen vor allem die Haut des Nasenrückens und beim *Pferd* der Nasentrompete. Die *Rami nasales interni* (*Hund*: 174/6''; *Schwein*: 178/8''; *Rind*: 179/10''; 180/12''; *Pferd*: 183/10'; 184/10') ziehen zur Wand des Nasenloches und zur Oberlippe und biegen mit mehreren Zweigen in die Nasenhöhle ein, wo sie sich in der Schleimhaut des Nasenvorhofes und des rostralen Endes der ventralen Nasenmuschel verzweigen (vgl. 190). Die kräftigen, meist reichverzweigten *Rami labiales superiores* (*Hund*: 174/6'''; *Schwein*: 178/8'''; *Rind*: 179/10'''; 180/12'''; *Pferd*: 183/10''; 184/10'') gehen mit dem Ramus buccalis dorsalis des N. facialis Verbindungen ein, durchdringen die Lippenmuskulatur und verbreiten sich in der Haut der Oberlippe bis zum Mundwinkel, wobei sie auch feinste Nervenfasern an die Tasthaare abgeben.

Der dritte Hauptast des N. trigeminus, der **N. mandibularis (V3)** (*Hund*: 176/8; 177/1; *Rind*: 181/5; 182/2; *Pferd*: 186/7; 187/11; 188/11), ist mindestens ebenso stark wie der N. maxillaris. Er verläßt die Schädelhöhle bei den *Fleischfressern* und den *Wiederkäuern* durch das Foramen ovale, beim *Schwein* und beim *Pferd* durch die Incisura ovalis des Foramen lacerum und kommt damit unmittelbar medial vom Kiefergelenk zu liegen. Hier teilt er sich sofort in mehrere Äste auf, nachdem er schon innerhalb der Schädelhöhle einen *Ramus meningeus* an die Dura mater abgegeben hat.

Die Hauptäste des N. mandibularis sind : 1. der *N. masticatorius*, 2. die *Nn. pterygoidei*, 3. der *N. buccalis*, 4. der *N. auriculotemporalis*, 5. der *N. alveolaris inferior* und 6. der *N. lingualis*.

1. Der motorische **N. masticatorius** (*Hund*: 174/10; 177/2; *Schwein*: 178/9; *Rind*: 179/11; 181/6; *Pferd*: 183/11; 188/13) zweigt vom vorderen Rand des N. mandibularis ab und teilt sich nach kurzem Verlauf in den *N. massetericus* und die *Nn. temporales profundi*.

Während der *N. massetericus* (*Hund*: 174/10''; 176/10; *Schwein*: 178/9'; *Rind*: 179/11''; *Pferd*: 183/11''; 185/10; 186/9; 187/13; 188/13'') zwischen Processus muscularis und Processus articularis des Unterkiefers nach lateral zieht und den M. masseter versorgt, biegen die dünnen *Nn. temporales profundi* (*Hund*: 174/10'; 176/9; *Schwein*: 178/9''; *Rind*: 179/11'; *Pferd*: 183/11'; 186/10; 187/14; 188/13') dorsomedial gegen die Schläfengrube ab und innervieren den M. temporalis.

2. Ventromedial entläßt der N. mandibularis die meist dünnen **Nn. pterygoideus medialis** und **lateralis** (*Hund*: 174/11; 176/15; *Schwein*: 178/10; *Rind*: 179/12; *Pferd*: 183/12; 186/11; 187/15; 188/14), welche die gleichnamigen Muskeln innervieren, gleichzeitig aber auch einen zarten, rückläufigen Ast, den *N. tensoris tympani* (188/9), abgeben, der neben der Hörtrompete in die Paukenhöhle zum M. tensor tympani zieht. Vom N. tensoris tympani zweigt ferner der *N. tensoris veli palatini* ab, der aber vermutlich keine motorischen Fasern führt, da bei Trigeminuslähmungen keine Gaumensegellähmung zu beobachten ist.

An der Wurzel des N. pterygoideus liegt unterhalb des N. tensoris tympani das kleine, beim *Pferd* etwa hirsekorngroße, oft aber auch plexusartige, parasympathische **Ganglion oticum** (173/26; 188/10), das durch feine Fäden mit den Nn. pterygoidei, buccalis und auriculotemporalis verbunden ist. Beim *Rind* besitzt das Ganglion oticum eine Länge von ca. 10 mm. Von ihm kann ein kleiner Teil an den Ventralast des N. buccalis abgesprengt sein. Beim *Hund* ist das Ganglion oticum ein plexusartiges Gebilde mit eingestreuten Ganglien, das enge Beziehungen zur A. maxillaris besitzt. Das Ganglion oticum erhält präganglionäre, parasympathische Fasern des *N. glossopharyngeus (IX)*, die ihm über den *N. tympanicus* (173/24; 188/7) und dessen Fortsetzung, den *N. petrosus minor* (173/25; 188/7'), zugeführt

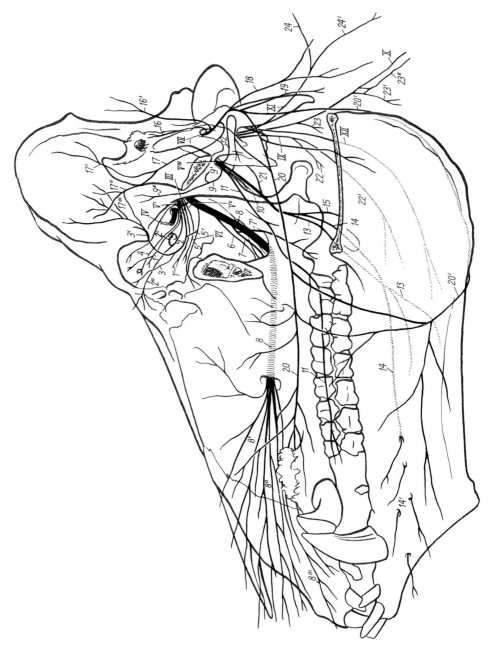

Abb. 178. Halbschematische Übersichtsdarstellung der Nerven am Kopf des
Schweines.

II *N. opticus;* III *N. oculomotorius;* 1 Ramus dorsalis, 1' Ramus ventralis; IV *N.
trochlearis;* V *N. trigeminus;* V' *N. ophthalmicus;* 2 N. nasociliaris, 2' N. ethmoidalis, 2'' N. infratrochlearis; 3 N. lacrimalis, 3' Ramus zygomaticotemporalis
des N. zygomaticus; 4 N. frontalis; V''
N. maxillaris; 5 Ramus zygomaticofacialis, 5' Ramus communicans cum n.
lacrimali des N. zygomaticus; 6 N. nasalis caudalis; 7 N. palatinus major,7' N.
palatinus minor; 8 N. infraorbitalis, 8'
Rami nasales externi, 8'' Rami nasales
interni, 8''' Rami labiales superiores; V'''
N. mandibularis; 9 N. temporalis profundus; 10 N. pterygoideus; 11 N. buccalis; 12 N. auriculotemporalis; 13 N.
lingualis; 14 N. alveolaris inferior, 14'
Nn. mentales; 15 N. mylohyoideus; VI
N. abducens; VII *N. facialis;* 16 Ramus
auricularis internus, 16' N. auricularis
caudalis; 17 N. auriculopalpebralis, 17'
Rami auriculares rostrales, 17'' Ramus
zygomaticus, 17''' Plexus auricularis rostralis; 18 Ramus colli; 19 Ramus digastricus; 20 Ramus buccalis dorsalis,
20' Ramus buccalis ventralis; 21 Chorda
tympani; IX *N. glossopharyngeus;* 22 Ramus pharyngeus, 22' Ramus lingualis; X
N. vagus; 23 Ramus pharyngeus, 23' N.
laryngeus cranialis, 23'' N. depressor; XI
N. accessorius; 24 Ramus dorsalis, 24'
Ramus ventralis; XII *N. hypoglossus*

werden, und sympathische Fasern vom *Plexus caroticus internus*, die hier als N. petrosus profundus minor (173/46') bezeichnet werden (s. S. 357 und 378).

3. Der kräftige **N. buccalis** (*Hund*: 174/12; 176/11; 177/3; *Schwein*: 178/11; *Rind*: 179/14; 181/7; 182/2'''; *Pferd*: 183/14; 185/11; 186/12; 187/16; 188/17) zieht zwischen M. pterygoideus lateralis und M. temporalis nach rostral und gelangt zwischen Tuber maxillae und Muskelfortsatz der Mandibula in die Backengegend, wo er am unteren Rand des M. depressor labii inferior in die Backenschleimhaut tritt und diese als sensibler Nerv innerviert (vgl. 190). Mit seinen ihm vom *Ganglion oticum* zugeführten vegetativen Fasern versorgt der N. buccalis aber auch die Backendrüsen sowie die Drüsen der Backenschleimhaut.

Beim *Rind* gibt der N. buccalis einen *Ramus parotideus* (179/14'; 180/13) ab, der am unteren Rand des M. masseter an die Oberfläche tritt und rückläufig mit dem Ductus parotideus zur Ohrspeicheldrüse zieht.

4. Der überwiegend sensible **N. auriculotemporalis** (*Hund*: 174/13; *Schwein*: 178/12; *Rind*: 179/13; *Pferd*: 183/13) entspringt am hinteren Rand des N. mandibularis und wurde bisher bei den *Huftieren* als *N. temporalis superficialis* bezeichnet, weil bei ihnen der aurikuläre Anteil im Gegensatz zu den *Fleischfressern* nur schwach entwickelt ist. Er schlägt sich ventral um den Gelenkfortsatz der Mandibula und caudal um ihren hinteren Rand herum und tritt dann an die Oberfläche, wobei er sich in einen dorsalen und einen ventralen Ast aufteilt.

Beim *Hund* ist der zwischen Hinterrand des M. masseter und Ohrmuschelgrund unmittelbar vor dem N. auriculopalpebralis n. facialis auftauchende *N. auriculotemporalis* (176/17) größtenteils von der Ohrspeicheldrüse bedeckt. Er gabelt sich in einen caudalen (174/13') und rostralen (174/13'') Ast. Ersterer zieht am rostralen Rand des knorpeligen Gehörgangs nach dorsal zur Ohrmuschel und versorgt mit den *Nn. auriculares rostrales* (174/13') deren Haut an ihrer vorderen Innenfläche sowie an der Muschelbasis.

Der rostrale Ast (174/13'') gibt zunächst den *N. meatus acustici externi* an die Haut des äußeren Gehörgangs sowie den *Ramus membranae tympani* an das Stratum cutaneum des Trommelfells ab. Sodann entsendet er *Rami parotidei* zur Ohrspeicheldrüse, die dieser sekretorische Fasern aus dem *Ganglion oticum* zuführen. Schließlich tritt er als *Ramus transversus faciei* (175/7) unter der Ohrspeicheldrüse hervor und zieht, den Ramus buccalis dorsalis des N. facialis überkreuzend, gegen den Mundwinkel. Er versorgt die Gesichtshaut und die Tasthaare der Backengegend mit sensiblen Fasern und gibt solche an den *Ramus buccalis dorsalis* des *Facialis* ab.

Auch bei den *Huftieren* gibt der N. auriculotemporalis am halsseitigen Rand des Unterkieferastes *Nn. auriculares rostrales* ab, die aber relativ schwächer sind als beim *Hund*. Sie innervieren die Haut zwischen Kiefergelenk und Ohrmuschel und entsenden Zweige an den äußeren Gehörgang und ans Trommelfell. Ebenso liefert der N. auriculotemporalis *Rami parotidei* für die Ohrspeicheldrüse.

Beim *Schwein*, bei den *Wiederkäuern* und beim *Pferd* schlägt sich der Hauptstamm des N. auriculotemporalis um den Hinterrand des Gelenkfortsatzes der Mandibula herum und teilt sich, noch unterhalb der Ohrspeicheldrüse, in einen schwächeren dorsalen und einen stärkeren ventralen Ast.

Der dorsale Ast zieht beim *Pferd* als *Ramus transversus faciei* (184/5; 185/9) mit der gleichnamigen Arterie ventral vom Kiefergelenk, an das er Zweige abgibt, gegen die Gesichtsleiste und versorgt die Haut in der Kiefergelenks- und dorsalen Massetergegend. Beim *Rind* ist dieser dorsale Ast sehr schwach entwickelt und tritt oberflächlich kaum in Erscheinung.

Der ventrale Ast verbindet sich in unterschiedlicher Weise, beim *Pferd* meist schon unter dem Vorderrand der Ohrspeicheldrüse, als *Ramus communicans cum n. faciali* (186/8) mit dem *Ramus buccalis ventralis* oder *dorsalis n. facialis*, wodurch diesen motorischen Facialisästen sensible Trigeminusfasern zugeführt werden, welche die Gesichtshaut in einem diagonalen Feld, das vom Kiefergelenk bis zum Mundwinkel reicht, versorgen (vgl. 189).

Der **fortlaufende Stamm des N. mandibularis** zieht zwischen M. pterygoideus lateralis und medialis (186/l, l') mundhöhlenwärts, wobei er die A. maxillaris beim *Rind* (181/24) medial, beim *Pferd* (186/37) lateral kreuzt, während sich die Oberkieferarterie beim *Hund* (176/39) caudal um den N. mandibularis herumschlägt. Der Mandibularisstamm teilt sich sodann in den *N. alveolaris inferior* und den *N. lingualis.*

5. Der **N. alveolaris inferior** führt zunächst gemischte, nach Abgabe des *N. mylohyoideus* nur noch sensible Fasern.

Der *N. mylohyoideus* (*Hund*: 174/16; 176/14; 177/6; *Schwein*: 178/15; *Rind*: 179/17; 181/9; *Pferd*: 183/15'; 186/16) zweigt kurz vor dem Eintritt des N. alveolaris inferior in den Canalis mandibulae ab und zieht nach ventral gegen den Kehlgang. Er innerviert den M. mylohyoideus und den Bauch des M. digastricus sowie die Haut im vorderen Bereich des Kehlgangs.

Der N. alveolaris inferior (*Hund*: 174/15; 176/13; 177/5; *Schwein*: 178/14; *Rind*: 179/16; 181/10; *Pferd*: 183/16; 185/12; 186/15) gelangt durch das Foramen mandibulae in den Unterkieferkanal, wo er die *Rami alveolares inferiores caudales, medii* und *rostrales* (183/16') an die Backenzähne sowie weitere Äste durch den Canalis alveolaris an die Eck- und Schneidezähne entsendet (183/16''). Diese Alveoläräste bilden unter den Zahnfächern den *Plexus dentalis inferior,* von dem die *Rami gingivales inferiores* ans Zahnfleisch des Unterkiefers abgegeben werden.

Der Endast des *N. alveolaris inferior* verläßt den Unterkieferkanal durch das Foramen mentale *(Wiederkäuer, Pferd)* oder mit mehreren Zweigen durch die Foramina mentalia *(Fleischfresser, Schwein)* und versorgt als *N. mentalis* (*Hund*: 174/15'; *Schwein*: 178/14'; *Rind*: 179/16'; *Pferd*: 183/16'''; 184/11; 185/12') die Haut und Schleimhaut der Unterlippe sowie des Kinns (vgl. 189; 190).

6. Der **N. lingualis** (*Hund*: 174/14; 176/12; 177/4; *Schwein*: 178/13; *Rind*: 179/15; 181/11; 182/2''; *Pferd*: 183/15; 186/13) verläuft zunächst lateral vom Stylohyoid und tritt dann an die mediale Seite des M. mylohyoideus, wo er sich in den *N. sublingualis* (176/12'; 181/11'; 186/13') und die *Rami linguales* (176/12''; 181/11''; 186/13'') aufteilt. Vorher gibt er die zarten *Rami isthmi faucium* an die Schleimhaut der seitlichen Partien des Gaumensegels und des Arcus palatoglossus ab, die sich mit Aufzweigungen der Rami linguales n. glossopharyngei verbinden.

Der *N. sublingualis* liegt zwischen der Schleimhaut der Zungenseitenfläche und dem M. styloglossus. Er zieht, begleitet vom Ductus mandibularis, medial von der Glandula sublingualis polystomatica, an die er Zweige abgibt, zum präfrenulären Mundboden und verbreitet sich in dessen Schleimhaut bis zu den Schneidezähnen sowie in der Schleimhaut der Zungenseitenfläche und des Cavum sublinguale laterale.

Der stärkere, tiefe Ast des N. lingualis schlägt sich um den unteren Rand des M. styloglossus herum und gelangt zwischen diesem und dem M. genioglossus in die Tiefe der Zungenmuskulatur, wo er die *Rami linguales* an die Schleimhaut des Zungenkörpers und der Zungenspitze abgibt. Im vorderen Bereich der Zunge finden sich *Rami communicantes cum n. hypoglosso.* Der N. lingualis ist in erster Linie der wichtige, sensible Innervator der Zunge sowie der Schleimhaut des Mundhöhlenbodens und des Isthmus faucium (vgl. 190).

Da nun aber unmittelbar nach dem Abgang des N. alveolaris inferior die **Chorda tympani** (*Hund*: 174/23; 176/16; *Schwein*: 178/21; *Rind*: 179/22; 181/12; 182/3; *Pferd*: 183/24; 186/14; 187/18; 188/6'), d. h. der Intermediusanteil des N. facialis (VII), Anschluß an den N. lingualis findet, werden ihm über das *Ganglion geniculi* (173/14, 17) auch parasympathische und sensorische Fasern zugeführt.

Die *Chorda tympani* ist ein dünner, saitenartiger Nervenstrang, der aus der Fissura petrotympanica des Felsenbeins austritt und medial von der A. maxillaris in rostroventraler Richtung zum N. lingualis zieht. Die sensorischen Fasern versorgen die Geschmacksknospen der Zungenschleimhaut rostral der Papillae vallatae und dienen der Geschmacksleitung. Die parasympathischen Fasern stammen vom *Nucleus parasympathicus n. intermedii* (s. S. 91) und ziehen als präganglionäre Fasern durch das Ganglion geniculi hindurch über die Chorda tympani und den N. lingualis zum *Ganglion mandibulare* (173/18) sowie zum *Ganglion sublinguale* der *Fleischfresser*.

Das **Ganglion mandibulare** liegt medial von der Glandula sublingualis polystomatica am unteren Rand des N. sublingualis inmitten eines zarten Nervengeflechtes, ist makroskopisch aber meist nicht sichtbar. Durch seine *Radix sympathica* oder über die Chorda tympani werden ihm auch sympathische Fasern vom *Plexus caroticus externus* bzw. *internus* zugeleitet. Diese vegetativen Fasern des Ganglion mandibulare innervieren die Glandulae sublinguales und die Glandula mandibularis sowie die Gefäße der Zunge und der Schleimhaut des Mundhöhlenbodens.

Beim *Hund* findet sich an der Abgangsstelle des N. sublingualis ein sehr kleines *Ganglion sublinguale*, während das *Ganglion mandibulare* am Hilus der Unterkieferspeicheldrüse liegt und durch den *Ramus communicans cum n. linguali*, dem Ductus mandibularis entlang, mit dem hinteren Rand des N. lingualis in Verbindung steht.

Zusammenfassung der Innervationsgebiete des N. trigeminus

Nerv	motorisch	sensibel bzw. sensorisch	parasympathisch
N. trigeminus (V)		alle sensiblen Trigeminusfasern verlaufen über das **Ganglion trigeminale**	
N. ophthalmicus (V1)		über *Ramus meningeus*: Dura mater encephali	
N. frontalis		Haut im mittleren Bereich des oberen Augenlides und der Stirnfläche; Teile der Stirnhöhlenschleimhaut	
N. lacrimalis		Haut und Bindehaut im Bereich des lateralen Augenwinkels	über *Ganglion pterygopalatinum* und *Ramus communicans cum n. lacrimali* des *N. zygomaticus*: Tränendrüse und Lidranddrüse des oberen Augenlides
N. nasociliaris		über *Nn. ciliares longi et breves*: Iris, Cornea und M. ciliaris;	

Nerv	motorisch	sensibel bzw. sensorisch	parasympathisch
		über *N. ethmoidalis*: Riechschleimhaut, Schleimhaut des dorsalen Nasenganges und der dorsalen Nasenmuschel und Teile der Stirn- höhlenschleimhaut; über *N. infratrochlearis*: Bindehaut, Nickhaut, Tränkenkarunkel, Trä- nensack und Tränen- röhrchen sowie Haut im Bereich des medialen Augenwinkels, des Nasenrückens und Teile der Stirnhöhlen- schleimhaut sowie Hornzapfen der *kleinen Wiederkäuer*	
N. maxillaris (V2)		über *Ramus meningeus*: Dura mater encephali	
N. zygomaticus		über *Ramus communi- cans cum n. lacrimali* und den vom *N. lacri- malis* abgehenden *Ramus zygomatico- temporalis*: Haut der Schläfen- und Scheitelgegend sowie als *Ramus cornu- alis*: Hornzapfen des *Rindes*; über den *Ramus zygomaticofacialis*: Haut und Bindehaut im Bereich des unteren Augenlides	
N. pterygopalatinus		über *N. nasalis caudalis*: Gaumen- und Kiefer- höhlenschleimhaut, Schleimhaut des ven- tralen und mittleren Nasengangs sowie der ventralen Nasen muschel; über *N. palatinus major*: Schleimhaut des har- ten Gaumens und des Nasenhöhlenbodens; über *N. palatinus minor*: Schleimhaut des Gaumensegels	über Verbindungsäste zum *Ganglion pterygo- palatinum* und post- ganglionäre Fasern des *N. facialis (VII)*: Drüsen der Nasen- und Gaumenschleim- haut sowie Tränen- drüse

Nerv	motorisch	sensibel bzw. sensorisch	parasympathisch
N. infraorbitalis		über *Rami alveolares superiores*: Alveolen der Oberkieferbackenzähne und der Kieferhöhlenschleimhaut; über *Äste im Canalis alveolaris*: Alveolen der Eck- und Schneidezähne des Oberkiefers; über *Rami nasales externi*: Haut des Nasenrückens und der Nasenseitenwand; über *Rami nasales interni*: Haut im Bereich des Nasenloches und Nasenvorhofs sowie Schleimhaut des rostralen Endes der ventralen Nasenmuschel; über *Rami labiales superiores*: Haut der Oberlippe	
N. mandibularis (V3)		über *Ramus meningeus*: Dura mater encephali	
N. masticatorius	über *N. massetericus*: M. masseter über *Nn. temporales profundi*: M. temporalis		
N. pterygoideus lateralis et medialis	M. pterygoideus lateralis M. pterygoideus medialis über *N. tensoris tympani*: M. tensor tympani		
N. buccalis		Backenschleimhaut	über Verbindungsäste zum *Ganglion oticum* und postganglionäre Fasern des *N. glossopharyngeus (IX)*: Backendrüsen und Drüsen der Backenschleimhaut;

Nerv	motorisch	sensibel bzw. sensorisch	parasympathisch
			über *Ramus parotideus (Rind)*: Ohrspeicheldrüse
N. auriculotemporalis		Kiefergelenk über *Nn. auriculares rostrales*: Haut an der vorderen Innenfläche der Ohrmuschel; über *N. meatus acustici externi* bzw. *Ramus membranae tympani*: Haut des äußeren Gehörgangs und des Trommelfells; über *Ramus transversus faciei (Hund)*: Gesichtshaut im Bereich der Backengegend; über *Ramus transversus faciei (Pferd)*: Haut in Kiefergelenk- und oberer Massetergegend; über *Ramus communicans cum n. faciali*: Haut in Masseter- und Backengegend bis Mundwinkel	
N. alveolaris inferior	über *N. mylo-: hyoideus*: M. mylo-hyoideus, rostraler Bauch des M. digastricus	über *Rami alveolares inferiores*: Alveolen der Unterkieferbackenzähne; über *Äste im Canalis alveolaris*: Alveolen der Eck- und Schneidezähne des Unterkiefers; über *N. mentalis*: Haut und Schleimhaut der Unterlippe und des Kinns	
N. lingualis		über *N. sublingualis*: Schleimhaut des seitlichen und präfrenulären Mundhöhlenbodens und der Rachenenge; über *Rami linguales*: Zungenschleimhaut; über	über *Chorda tympani* des *N. facialis (VII)* und *Ganglion mandibulare* bzw. *sublinguale (Fleischfresser)*: Glandulae sublinguales Glandula mandibularis

Nerv	motorisch	sensibel bzw. sensorisch	parasympathisch
		Chorda tympani und *Ganglion geniculi* des *N. facialis (VII)*: Geschmacksknospen des Zungenkörpers und der Zungenspitze	

Nervus facialis (VII)

Der **N. facialis (VII)** besteht aus 2 funktionell verschiedenwertigen Komponenten, die auch unterschiedlich bezeichnet werden:

1. einem **motorischen Anteil**, dem *N. facialis* (im engeren Sinne) und
2. einem **sensorischen** und **parasympathischen Anteil**, dem *N. intermedius.*

Deshalb wurde der VII. Gehirnnerv auch eine Zeitlang *N. intermediofacialis* benannt.

Die beiden Nerven entspringen am hinteren Rand der Brücke aus der Medulla oblongata (32/VII; 33/VII). Sie sind nur beim *Wiederkäuer* und beim *Schwein*, wie beim *Menschen*, an ihrem Ursprung voneinander getrennt und bilden bei diesen Species erst im Meatus acusticus internus einen einheitlichen Stamm.

Der N. facialis hat enge topographische Beziehungen zum N. vestibulocochlearis (VIII) und zieht mit diesem zum Meatus acusticus internus, an dessen Grunde er in den Canalis facialis des Felsenbeins eintritt (113/VII). Im Canalis facialis (188/6; 247/12) wendet sich der N. facialis fast senkrecht nach caudal und bildet so das periphere Facialisknie, Geniculum n. facialis. In diesem Knick liegt das Ganglion geniculi (247/18). Der N. facialis verläßt das Felsenbein und damit die Schädelhöhle durch das Foramen stylomastoideum.

Beim *Hund* besitzen der N. facialis und der N. vestibulocochlearis im Meatus acusticus internus eine gemeinsame Durascheide. Auch im Canalis facialis bleibt der N. facialis in engem Kontakt mit dem dorsalen Ast des N. vestibularis, durch eine transversale Knochenlamelle von den anderen Nerven getrennt.
Im Bereich des Ganglion geniculi und der Pars superior des Ganglion vestibulare gibt der N. facialis einen Verbindungsast zum N. vestibularis. Allerdings ist diese Bildung nicht regelmäßig zu beobachten, ihre Bedeutung ist unbekannt. Es ist auch nicht zu entscheiden, ob die Verbindung der jüngst bei der *Ziege* im Meatus acusticus internus beschriebenen entspricht.

Das **Ganglion geniculi** (173/14) enthält die Perikaryen pseudounipolarer *afferenter Neurone*, die die Geschmacksknospen der vorderen zwei Drittel der Zunge innervieren. Die Fasern laufen zunächst mit dem *N. lingualis* und erreichen dann über die *Chorda tympani* den N. facialis. Die Afferenzen, die den überwiegenden Anteil des *N. intermedius* ausmachen, finden in der Medulla oblongata Anschluß an den *Tractus solitarius* (44/5'; 46/3). Das erste Neuron endet im *Nucleus tractus solitarii* (44/5; 45/6) (s. S. 88f.). Ob die Chorda tympani auch proprioceptive (aus der Facialismuskulatur) und andere somatoviscerale Afferenzen (Haut, Schleimhaut) enthält, muß offengelassen werden, obwohl mit neueren Techniken aberrante Nervenzellen im N. facialis nachgewiesen wurden, die im Dienste der Hautsensibilität stehen sollen.

Im Facialiskanal gibt der N. facialis ab:

a. den *N. petrosus major* (173/15; 188/8; 247/19), der am Facialisknie aus dem Ganglion geniculi hervorgeht und efferente, parasympathische Fasern (Intermediusanteil) aus dem *Nucleus parasympathicus n. intermedii* (44/20; 45/17) führt. Er zieht zunächst durch den Canalis petrosus, wo er einen Verbindungszweig zum *N. tympanicus* entsendet, danach

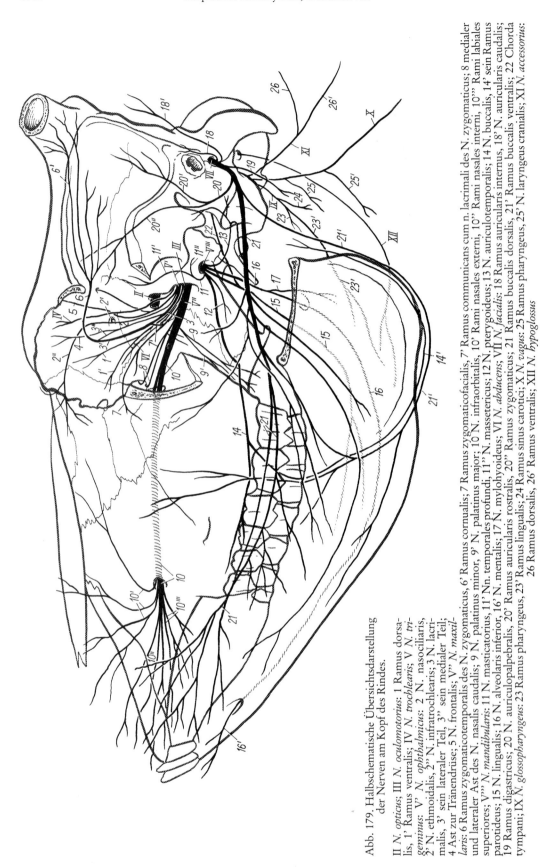

Abb. 179. Halbschematische Übersichtsdarstellung
der Nerven am Kopf des Rindes.

II N. *opticus*; III N. *oculomotorius*: 1 Ramus dorsalis, 1' Ramus ventralis; IV N. *trochlearis*; V N. *trigeminus*: V' N. *ophthalmicus*: 2 N. nasociliaris, 2' N. ethmoidalis, 2'' N. infratrochlearis; 3 N. lacrimalis, 3' sein lateraler Teil, 3'' sein medialer Teil; 4 Ast zur Tränendrüse; 5 N. frontalis; V'' N. *maxillaris*: 6 Ramus zygomaticotemporalis des N. zygomaticus, 6' Ramus cornualis; 7 Ramus communicans cum n. lacrimali des N. zygomaticus, 7' Ramus zygomaticofacialis, 7' Ramus zygomaticus; 8 medialer und lateraler Ast des N. nasalis caudalis; 9 N. palatinus minor, 9' N. palatinus major; 10 N. infraorbitalis; 10' Rami nasales externi, 10'' Rami nasales interni, 10''' Rami labiales superiores; V''' N. *mandibularis*: 11 N. masticatorius, 11' Nn. temporales profundi, 11'' N. massetericus; 12 N. pterygoideus; 13 N. auriculotemporalis; 14 N. buccalis, 14' sein Ramus parotideus; 15 N. lingualis; 16 N. alveolaris inferior, 16' N. mentalis; 17 N. mylohyoideus; VI N. *abducens*; VII N. *facialis*: 18 Ramus auricularis internus, 18' N. auricularis caudalis; 19 Ramus digastricus; 20 N. auriculopalpebralis, 20' Ramus zygomaticus, 20'' Ramus auricularis rostralis, 21 Ramus buccalis dorsalis, 21' Ramus buccalis ventralis; 22 Chorda tympani; IX N. *glossopharyngeus*: 23 Ramus pharyngeus, 23' Ramus lingualis; 24 Ramus sinus carotici; X N. *vagus*: 25 Ramus pharyngeus, 25' N. laryngeus cranialis; XI N. *accessorius*: 26 Ramus dorsalis, 26' Ramus ventralis; XII N. *hypoglossus*

zwischen Tuba auditiva und Keilbein nach rostral gegen den Flügelkanal, in den er, nachdem er die sympathischen Fasern des *N. petrosus profundus* (173/46; 188/5') vom *N. caroticus internus* (173/45; 188/5) aufgenommen hat, als *N. canalis pterygoidei* (VIDIscher Nerv) (173/15'; 188/8') eintritt und diese nunmehr vegetativ gemischten Fasern dem *Ganglion pterygopalatinum* (173/16; 188/27') zuführt (s. auch S. 377).

    b. den *N. stapedius* (247/20) für den M. stapedius des Mittelohrs;

    c. einen *Ast zur Fenestra vestibuli*;

    d. einen *Ramus communicans* zum *N. petrosus minor* (188/7'; 247/23);

    e. die *Chorda tympani* oder Paukensaite (173/17; 188/6'; 247/21), die zwischen Hammerstiel und langem Amboßschenkel durch die Paukenhöhle zieht, das Felsenbein durch die Fissura petrotympanica verläßt und sich mit dem *N. lingualis* verbindet. Als Bestandteil des *N. intermedius* führt sie präganglionäre, parasympathische Fasern zum *Ganglion mandibulare* und afferente Geschmacksfasern zum *Ganglion geniculi* (s. auch S. 399f.).

Diese innerhalb des Facialiskanals vom N. facialis abzweigenden Nerven repräsentieren den **N. intermedius.** Sie versorgen also einerseits die vorderen zwei Drittel der Zunge mit sensorischen Geschmacksfasern und andererseits alle Drüsen des Kopfes, mit Ausnahme der Ohrspeicheldrüse, mit sekretorischen, parasympathischen Fasern. Die sekretorischen Parasympathicusanteile verkörpern präganglionäre Fasern, die dem *Ganglion pterygopalatinum* über den *N. petrosus major* und dem *Ganglion mandibulare* über die *Chorda tympani* zugeführt werden.

Nach dem Austritt aus dem Foramen stylomastoideum führt der nunmehr eigentliche **N. facialis** (*Hund*: 174/VII; 176/18; 177/12; *Schwein*: 178/VII; *Rind*: 179/VII; 180/1; 181/1; 182/1; *Pferd*: 183/VII; 184/1; 185/1; 186/1) im wesentlichen nur noch motorische Fasern. Nachdem er bereits im Facialiskanal den *N. stapedius* an den gleichnamigen Muskel des Mittelohrs abgegeben hat (s. o.), innerviert er die gesamte mimische Muskulatur des Kopfes (oberflächliche Facialismuskulatur) sowie den caudalen Bauch des M. digastricus mit der Pars occipitomandibularis *(Pferd)* und den M. stylohyoideus (tiefe Facialismuskulatur). Alle motorischen Fasern stammen aus dem *Nucleus motorius n. facialis* (44/13; 45/11) und erreichen die Oberfläche des verlängerten Markes, nachdem sie zunächst das innere Facialisknie um den Abducenskern gebildet haben (s. S. 83).

Bald nach dem Austritt aus dem Foramen stylomastoideum zweigt der *Ramus auricularis internus* (*Hund*: 174/17; 176/20; *Schwein*: 178/16; *Rind*: 179/18; 180/4; *Pferd*: 183/17; 186/3) ab und zieht caudal um den äußeren Gehörgang herum zur Ohrmuschel. Er innerviert zunächst die kleinen Muskeln am Muschelrücken und dringt dann unter dem langen Dreher durch ein Loch des Muschelknorpels ins Innere der Ohrmuschel. Der *Ramus auricularis internus* führt Fasern des N. facialis, die sich beim *Pferd* kurz vor dem Austritt aus dem Facialiskanal mit solchen des *Ramus auricularis n. vagi* (188/3') verbinden, die aus dem *Ganglion proximale* des *N. vagus* kommend, durch den Canaliculus mastoideus in den Canalis facialis gelangen. Dieser aus Facialis- und Vagusfasern bestehende *Ramus auricularis internus* versorgt die Haut im Bereich des Muschelgesäßes und an der Innenfläche der Ohrmuschel. Beim *Rind* wird dieses Gebiet nur vom *Ramus auricularis n. vagi* innerviert, und beim *Hund* durchbohren der *Ramus auricularis internus n. facialis* und der *Ramus auricularis n. vagi* getrennt die Ohrmuschel.

Vom hinteren Rand des N. facialis isoliert sich ferner der beim *Hund* doppelte **N. auricularis caudalis** (*Hund*: 174/18; 176/19; *Schwein*: 178/16'; *Rind*: 179/18'; 180/5; 181/4; *Pferd*: 183/18; 185/3; 186/2) und zieht, von der Parotis bedeckt, in caudodorsaler Richtung zur Genickgegend, wo er sich mit den Dorsalästen der ersten zwei Halsnerven zu einem *Plexus auricularis caudalis* verbindet. Von hier werden der M. cervicoscutularis, die Auswärtszieher und Heber, der mittlere Einwärtszieher und der kleine Dreher der Ohrmuschel sowie der M. styloauricularis innerviert, während die sensiblen Fasern der 1. und 2. Halsnerven die Haut des Ohrmuschelrückens versorgen (s. S. 235). Bei den *Fleischfressern* werden auch Zweige an das Platysma abgegeben.

Noch von der Ohrspeicheldrüse bedeckt, entspringt sodann am unteren Rand des Facialisstammes der dünne *Ramus digastricus* (*Hund*: 174/19; 176/24; *Schwein*: 178/19; *Rind*: 179/19; 180/6; *Pferd*: 183/19; 185/6'; 186/4'), der sich, beim *Pferd* die sog. Digastricusschleife (185/6; 186/4) bildend, um die A. auricularis caudalis herumschlägt und sich zunächst wieder mit dem Stamm des Facialis verbindet. Er zieht dann unter der Ohrspeicheldrüse nach ventral und innerviert den caudalen Bauch des M. digastricus sowie dessen Pars

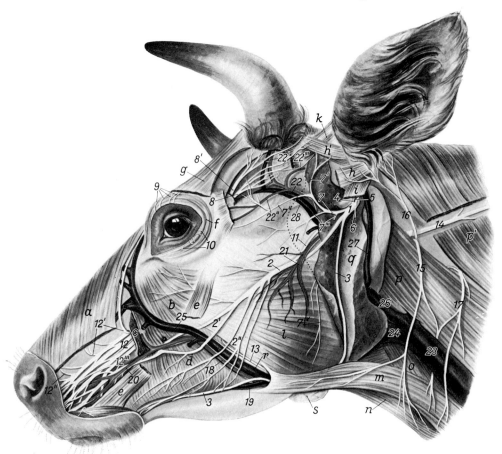

Abb. 180. Oberflächliche Nerven und Gefäße am Kopf eines Rindes.

1 N. facialis; 2 Ramus buccalis dorsalis, 2' seine Dorsaläste, 2'' seine Ventraläste; 3 Ramus buccalis ventralis; 4 Ramus auricularis internus; 5 N. auricularis caudalis; 6 Ramus digastricus; 7 N. auriculopalpebralis, 7' Ramus auricularis rostralis, 7'' Ramus zygomaticus, 7''' Äste des Plexus parotideus, 7IV Ast für den Gesichtshautmuskel; 8 Ramus zygomaticotemporalis, 8' Ramus cornualis des N. zygomaticus; 9 Zweige des N. infratrochlearis; 10 Zweige des Ramus zygomaticofacialis; 11 Ramus communicans cum n. faciali des N. auriculotemporalis; 12 N. infraorbitalis, 12' Rami nasales externi, 12'' Rami nasales interni, 12''' Rami labiales superiores; 13 Ramus parotideus n. buccalis; 14 Ramus dorsalis n. accessorii; 15 N. transversus colli des N. cervicalis II; 16 N. auricularis magnus; 17 Ventralast des N. cervicalis III; 18 A. facialis; 19 A. labialis inferior; 20 A. labialis superior; 21 A. transversa faciei; 22 A. temporalis superficialis, 22' A. cornualis, 22'' A. palpebralis inferior lateralis, 22''' Ramus cornualis; 23 V. jugularis externa; 24 V. linguofacialis; 25 V. facialis; 26 V. maxillaris; 27 V. auricularis caudalis; 28 V. temporalis superficialis

a M. levator nasolabialis; b M. malaris; c Schnittfläche der Mm. levator labii superioris, caninus und depressor labii superioris; d M. buccinator; e Stümpfe des M. zygomaticus; f M. orbicularis oculi; g M. frontalis; h äußerer, h' oberer Einwärtszieher; i Niederzieher; k kurzer Heber der Ohrmuschel; l M. masseter; m Pars mandibularis des M. sternocephalicus; n M. sternohyoideus; o Pars mastoidea des M. sternocephalicus; p Pars mastoidea des M. cleidocephalicus, p' Pars occipitalis des M. cleidocephalicus; q Glandula parotis (zum Teil abgetragen); r Ductus parotideus; s Glandula mandibularis

occipitomandibularis *(Pferd)*. Ferner gibt er den beim *Hund* selbständig entspringenden *Ramus stylohyoideus* an den gleichnamigen Muskel und den M. occipitohyoideus ab.

Die ebenfalls ventral abgehenden *Rami parotidei* bilden mit den entsprechenden Ästen des N. auriculotemporalis den *Plexus parotideus* (180/7'''), der beim *Rind* zum Teil auch von Ästen des N. auriculopalpebralis gebildet wird (180/7).

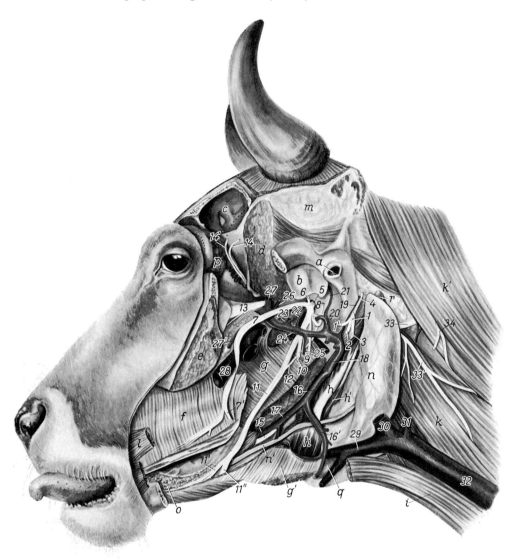

Abb. 181. Mittlere Schicht der Kopfnerven eines Rindes.

1 N. facialis, 1' Stumpf des N. auriculopalpebralis; 2 Stumpf des Ramus buccalis dorsalis; 3 Stumpf des Ramus buccalis ventralis; 4 N. auricularis caudalis; 5 N. mandibularis; 6 Stumpf des N. masticatorius; 7 N. buccalis, 7' Stumpf seines Ramus parotideus; 8 N. auriculotemporalis; 9 N. mylohyoideus; 10 N. alveolaris inferior; 11 N. lingualis, 11' N. sublingualis, 11'' Rami linguales; 12 Chorda tympani; 13 N. infraorbitalis; 14 lateraler, 14' medialer Ast des N. lacrimalis; 15 N. hypoglossus; 16 Truncus linguofacialis; 16' A. facialis; 17 A. lingualis; 18 A. carotis externa; 19 A. auricularis caudalis; 20 A. temporalis superficialis; 21 Ramus meningeus; 22 caudaler Reteast; 23 A. temporalis profunda caudalis; 24 A. maxillaris; 25 A. alveolaris inferior; 26 rostraler Reteast; 27 A. ophthalmica externa, 27' A. buccalis; 28 V. buccalis; 29 V. linguofacialis; 30 V. maxillaris; 31 V. occipitalis; 32 V. jugularis externa; 33 Ramus dorsalis, 33' Ramus ventralis n. accessorii; 34 Ventralast des N. cervicalis II

a äußerer Gehörgang; b Kiefergelenksfläche; c eröffnete Stirnhöhle; d M. temporalis; e M. masseter; f M. buccinator; g M. pterygoideus, g' M. mylohyoideus; h M. digastricus, h' M. stylohyoideus; i Pars mandibularis des M. sternocephalicus; k Pars mastoidea, k' Pars occipitalis des M. cleidocephalicus; l Stumpf des M. zygomaticus; m Fettpolster der Ohrmuschel; n Glandula mandibularis, n' Ductus mandibularis; o Glandula sublingualis polystomatica; p Glandula lacrimalis; q Ln. mandibularis; r Ln. retropharyngeus lateralis

Vom dorsalen Rand des N. facialis zweigt unter dem Ohrmuschelgesäß der relativ kräftige **N. auriculopalpebralis** (*Hund*: 174/20; 175/1; 176/21; 177/14; *Schwein*: 178/17; *Rind*: 179/20; 180/7; *Pferd*: 183/21; 185/7; 186/6) ab, der sich, anfänglich von der Parotis bedeckt, in rostrodorsaler Richtung um den Muschelgrund herumschlägt und über den Jochbogen hinweg zwischen M. temporalis und der Ohrmuskulatur zur Scheitelgegend zieht. Der N. auriculopalpebralis spaltet sich (besonders deutlich beim *Hund*) in den *Ramus auricularis rostralis* (*Hund*: 174/20'; 175/1'; 176/21'; *Schwein*: 178/17'; *Rind*: 179/20'; 180/7'; *Pferd*: 183/21'), der am rostromedialen Rand des Muschelknorpels scheitelwärts zieht, und den *Ramus zygomaticus* (*Hund*: 174/20''; 175/1''; 176/21''; *Schwein*: 178/17''; *Rind*: 179/20''; 180/7''; *Pferd*: 184/4; 185/7'), der über den Jochbogen hinweg zum Tuber frontale und zu den Augenlidern verläuft. Die *Rami auriculares rostrales* wie auch die Zweige des *Ramus zygomaticus* verbinden sich mit dem *N. auriculotemporalis* des *Trigeminus* zum *Plexus auricularis rostralis* (*Hund*: 174/20'''; *Schwein*: 178/17'''; *Pferd*: 183/21''; 184/7') (s. S. 309). Von

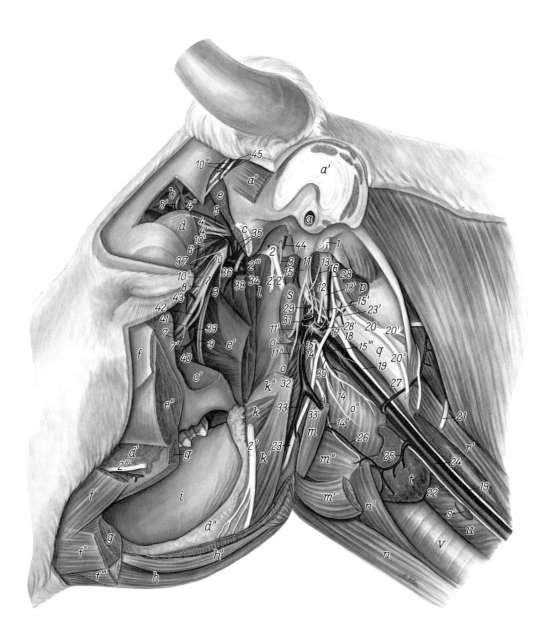

den Trigeminusfasern wird die Haut der Schläfengegend innerviert, während die *Rami auriculares rostrales* des Facialis den M. interscutularis, den oberen, unteren und äußeren Einwärtszieher, den großen Dreher und die kleinen, an der Ohrmuschel selbst gelegenen Muskeln versorgen. Der *Ramus zygomaticus* verbindet sich in der Gegend des Augenbogens auch mit Ästen des *N. frontalis* und zieht beim *Hund* bis zu den Muskeln des Nasenrückens. Er gibt Zweige an den M. frontoscutularis sowie an die Mm. orbicularis oculi und levator anguli oculi medialis ab.

Gegenüber der Abgangsstelle des N. auriculopalpebralis entspringt am unteren Rand des N. facialis (mit Ausnahme von *Rind* und *Schaf*, denen dieser Ast fehlt) der *Ramus colli* (*Hund*: 174/22; 175/10'; 176/23'; *Schwein*: 178/18; *Pferd*: 183/20; 184/12; 185/5). Beim *Hund* jedoch zweigt er vom *Ramus buccalis ventralis* ab. Er zieht durch die Ohrspeicheldrüse hindurch in caudoventraler Richtung zur Drosselrinne und verbindet sich mit Zweigen der Ventraläste des 2. und oft auch noch weiterer Halsnerven (184/13'). Er verästelt sich in der Parotis- und Kehlgangsgegend und innerviert den M. auricularis ventralis und, wahrscheinlich zusammen mit den Halsnerven, die Gesichts- und Halshautmuskulatur. Beim *Rind* wird anstelle des Ramus colli ein Ast des *N. auriculopalpebralis* an den Gesichtsmuskel abgegeben (180/7^{IV}).

Nach rostral teilt sich der Stamm des N. facialis in die **Rami buccales**, die sich tierartlich verschieden verhalten:

Beim **Hund** erfolgt die Aufgabelung in den *Ramus buccalis dorsalis* und *ventralis* noch unter der Ohrspeicheldrüse. Der *Ramus buccalis ventralis* (174/21'; 175/10; 176/23) zieht, nachdem er den Ramus colli abgegeben hat (s. o.), dem hinteren und unteren Rand des Masseter entlang zum Gefäßausschnitt und zur Backengegend, wo er sich mit dem Ramus buccalis dorsalis verbindet und verschiedene Äste zur Backen- und Lippenmuskulatur abgibt. Der *Ramus buccalis dorsalis* (174/21; 175/8, 8'; 176/22) tritt unter dem Vorderrand der Parotis hervor, überquert den M. masseter, wobei er sensible Fasern des *N. auriculotemporalis* aufnimmt, und vereinigt sich im hinteren Backenbereich mit dem Ramus buccalis

---

◄

Abb. 182. Tiefe Schicht der Kopfnerven eines Rindes.

1 N. facialis; 2 N. mandibularis, 2' N. alveolaris inferior, 2'' N. lingualis, 2''' N. buccalis; 3 Chorda tympani; 4 medialer, 4' lateraler Teil des N. lacrimalis, 4'' Ast zur Glandula lacrimalis; 5 N. frontalis, 5' N. sinuum frontalium; 6 Ast des N. oculomotorius für den M. obliquus ventralis; 7 N. infraorbitalis, 7' sein Ramus alveolaris superior caudalis; 8 N. nasalis caudalis; 9 N. palatinus major, 9' Stumpf des N. palatinus minor; 10 N. zygomaticus, 10' Ramus communicans cum n. lacrimali, 10'' Ramus zygomaticofacialis, 10''' Äste des Ramus cornualis; 11 N. glossopharyngeus, 11' sein Ramus pharyngeus, 11'' sein Ramus lingualis; 12 Rami sinus carotici; 13 N. vagus, 13' sein Ganglion distale sive nodosum; 14 N. laryngeus cranialis, 14' sein Ramus internus, 14'' sein Ramus externus; 15 Ganglion cervicale craniale, 15' N. caroticus externus, 15'' Plexus caroticus externus, 15''' Plexus caroticus communis; 16 Ramus pharyngeus n. vagi; 17 Rami laryngopharyngei des Ganglion cervicale craniale; 18 Stamm des Halssympathicus; 19 Truncus vagosympathicus; 20 Ramus externus des N. accessorius, 20' sein Ramus dorsalis, 20'' sein Ramus ventralis; 21 Ventralast des N. cervicalis III; 22 N. laryngeus recurrens; 23 N. hypoglossus, 23' Stumpf der Ansa cervicalis; 24 A. carotis communis; 25 A. thyreoidea cranialis; 26 Ramus pharyngeus der A. laryngea cranialis; 27 Ramus muscularis; 28 A. occipitalis, 28' Sinus caroticus; 29 A. pharyngea ascendens; 30 Ramus pharyngeus; 31 Stumpf der A. carotis externa; 32 Truncus linguofacialis; 33 A. lingualis, 33' A. facialis; 34 Stumpf der A. maxillaris; 35 rostrale Reteäste; 36 A. ophthalmica externa; 37 A. palpebralis inferior lateralis; 38 A. buccalis; 39 A. palatina descendens; 40 A. palatina major; 41 A. sphenopalatina; 42 A. infraorbitalis; 43 A. malaris; 44 Ramus meningeus; 45 A. cornualis

a äußerer Gehörgang, a' Fettpolster der Ohrmuschel mit Ohrmuskelquerschnitten, a'' Stumpf des M. frontoscutularis; b eröffnete Stirnhöhle; c Schnittfläche durch größtenteils abgetragenen Jochbogen, c' eröffnete Kieferhöhle; d Glandula lacrimalis, d' Glandulae buccales dorsales, d'' Glandula sublingualis polystomatica; e M. temporalis, e' M. pterygoideus, e'' M. masseter; f M. malaris, f' M. zygomaticus, f'' Lippenanteil des M. cutaneus faciei, f''' M. depressor labii inferioris; g M. buccinator; h oraler, h' caudaler Teil des M. mylohyoideus; i Seitenfläche der Zunge; k M. hyoglossus, k' M. styloglossus, k'' Stylohyoid; l M. levator veli palatini; m M. stylohyoideus, m' M. omohyoideus, m'' M. thyreohyoideus; n M. sternohyoideus; n' M. sternothyreoideus; o M. hyopharyngeus, o' M. stylopharyngeus caudalis, o'' M. thyreopharyngeus; p Schnittfläche des caudalen Bauches des M. digastricus; q M. longus capitis; r Pars occipitalis, r' Pars mastoidea des M. cleidocephalicus; s Ln. retrophayngeus medialis, s' Ln. cervicalis profundus cranialis; t Glandula thyreoidea; u Oesophagus; v Trachea

ventralis zu einem *Plexus buccalis*. Seine *Rami buccolabiales* gehen mit den Endästen des N. infraorbitalis Verbindungen ein.

Beim **Schwein** verläuft der *Ramus buccalis ventralis* (178/20') durch den Kehlgang zum Gefäßausschnitt, um dann am vorderen Rand des M. masseter unter Abgabe von *Rami buccolabiales* an Backe und Unterlippe nach dorsal anzusteigen und sich mit dem über den Masseter hinwegziehenden *Ramus buccalis dorsalis* (178/20) zu einem *Plexus buccalis* zu verbinden.

Beim **Rind** zieht der bedeutend schwächere *Ramus buccalis ventralis* (179/21'; 180/3), größtenteils von der Ohrspeicheldrüse und der Glandula mandibularis bedeckt, ähnlich wie beim *Hund* dem hinteren und unteren Masseterrand entlang zum Gefäßausschnitt, wo er mit der A. und V. facialis zwischen den Endästen der Pars mandibularis des M. sternocephalicus an die Backe tritt und mit seinem Hauptast am unteren Rand des M. buccinator und depressor labii mandibularis zur Unterlippe gelangt. In den meisten Fällen entsendet er einen am Vorderrand des M. masseter nach dorsal abbiegenden *Ramus communicans* zum Ramus buccalis dorsalis.

Der kräftige *Ramus buccalis dorsalis* (179/21; 180/2) tritt am Vorderrand der Ohrspeicheldrüse ventral von der A. transversa faciei auf die Lateralfläche des M. masseter, wo ihm der ebenso starke *Ramus communicans cum n. faciali* (180/11) des *N. auriculotemporalis* (N. temporalis superficialis) sensible Fasern zuführt. Er zieht schräg über den Masseter hinweg nach rostral und gibt zahlreiche zartere Dorsal- und Ventralzweige (180/2, 2') an die Gesichtsmuskulatur und die Haut ab. In der Gegend des Tuber malare bildet er eine geschlossene Schleife um die A. und V. facialis und verläuft dann, indem er sich in mehrere Äste aufspaltet, die sich zum Teil mit Zweigen des Infraorbitalis verbinden, gegen die Oberlippe, das Flotzmaul und das Nasenloch.

Beim **Pferd** schlägt sich der N. facialis, von der Ohrspeicheldrüse bedeckt, unterhalb des Kiefergelenkes um den Hinterrand des Unterkieferastes auf die laterale Fläche des M. masseter, wo er durch die Haut palpierbar und darum auch leicht verletzbar ist (Facialislähmung!). Dem N. facialis, und zwar in der Regel seinem Ramus buccalis ventralis, werden durch den *Ramus communicans cum n. faciali* (186/8) des *N. auriculotemporalis*, meist schon hinter dem halsseitigen Rand der Mandibula, sensible Trigeminusfasern zugeführt. Oft werden sie aber auch an den Ramus buccalis dorsalis abgegeben, oder es bestehen Verbindungen zwischen ihm und dem *Ramus transversus faciei* (s. auch S. 315).

Die Aufteilung des Facialisstammes in seinen *Ramus buccalis dorsalis* und *ventralis* erfolgt erst auf der Außenfläche des M. masseter. Der *Ramus buccalis dorsalis* (183/22; 184/2) zieht parallel zur Gesichtsleiste zur Backengegend und steht durch einen oder mehrere, individuell stark variierende *Rami communicantes* mit dem Ramus buccalis ventralis in Verbindung. Im Backenbereich gabelt sich der Ramus buccalis dorsalis in einen stärkeren dorsalen Ast, der mit der A. labialis superior zu den Muskeln der Oberlippe und der Nase sowie zum M. levator labii superioris zieht, wobei er sich mit Ästen des N. infraorbitalis verbindet, und einen schwächeren ventralen Zweig, der die Backen- und Lippenmuskeln versorgt.

Der *Ramus buccalis ventralis* (183/22'; 184/3) verläuft etwas mehr unterkieferwärts über die Massetergegend. Im Backenbereich kann er mit dem ventralen Zweig des Ramus buccalis dorsalis eine Schlinge bilden; meist aber verzweigt er sich einfach in den Muskeln der Backe und der Unterlippe, wobei er sich am M. depressor labii inferioris mit Zweigen des N. buccalis n. mandibularis verbindet.

Der ursprünglich rein motorische *N. facialis* führt in seinen Endästen auch sensible Fasern für das in deren Bereich gelegene Hautgebiet (vgl. 189), die ihm vor allem durch den Ramus communicans cum n. faciali des N. auriculotemporalis zugeführt werden. Er gibt aber andererseits auch motorische Fasern an sonst rein sensible Trigeminusäste, wie den N. infraorbitalis, ab.

Zusammenfassung der Innervationsgebiete des N. facialis (VII)

Nerv	motorisch	sensibel bzw. sensorisch	parasympathisch
N. facialis	über *N. stanpedius*: M. stapedius des Mittelohrs; über *Ramus auricularis internus*: kleine, an Ohrmuschel selbst gelegene Ohrmuskeln; über *N. auricularis caudalis* und *N. auriculopalprebralis*: alle Scutular- und übrige Ohrmuskulatur; über *Ramus colli*: Niederzieher der Ohrmuschel sowie Gesichts- und Halshautmuskeln; über *Ramus digastricus*: caudaler Bauch des M. digastricus und dessen Pars occipitomandibularis (*Pferd*), M. occipitohyoideus und M. stylohyoideus; über *Ramus zygomaticus* des *N. auriculopalpebralis*: M. orbicularis oculi, M. levator anguli oculi medialis; über *Rami buccales dorsales et ventrales*: alle übrigen Gesichtsmuskeln (gesamte oberflächliche Facialismuskulatur)	über die dem *Ramus auricularis internus n. facialis* über den *Ramus auricularis n. vagi* zugeführten sensiblen Fasern: Haut im Muschelgesäß und an Innenfläche der Ohrmuschel	
N. intermedius		über *Ganglion geniculi, Chorda tympani* und *N. lingualis*: Geschmacksknospen im Bereich des Zungenkörpers und der Zungenspitze	über *N. petrosus major, N. canalis pterygoidei, Ganglion pterygopalatinum, N. zygomaticus* und dessen *Ramus communicans cum n. lacrimali* sowie über Äste des *N. pterygopalatinus*: Tränendrüse, Drüsen der Nasen- und Gaumenschleimhaut; über *Chorda tympani, N. lingualis* und *Ganglion mandibulare*: Glandulae sublinguales, Glandula mandibularis

Nervus glossopharyngeus (IX)

Der **N. glossopharyngeus (IX)** steht mit dem *N. vagus (X)* und durch diesen auch mit dem *N. accessorius (XI)* auf mancherlei Weise in enger Verbindung, weshalb diese drei Gehirnnerven auch unter dem Begriff der „Vagusgruppe" zusammengefaßt werden.

Die Ursprungs- und Endkerne, namentlich des N. glossopharyngeus und des N. vagus, liegen im gleichen Bezirk der Medulla oblongata, und auch peripher stehen die beiden Nerven durch verschiedene Geflechtsbildungen, z. B. den *Plexus pharyngeus*, eng miteinander in Verbindung, so daß in ihren Versorgungsgebieten zum Teil Doppelinnervationen vorliegen. Da dem N. vagus kurz nach seinem Austritt aus dem verlängerten Mark der größte Teil seiner motorischen Fasern vom *N. accessorius* zugeführt wird (N. accessorius vagi), trägt schließlich auch der XI. Gehirnnerv wesentlich zur Bildung der Vagusgruppe bei.

Der **N. glossopharyngeus** (173/IX; 174/IX; 178/IX; 179/IX; 183/IX) ist ein gemischter Nerv, der sensible bzw. sensorische (Geschmacksfasern), motorische und parasympathische Fasern führt.

Die afferenten, somatosensiblen oder sensorischen Wurzelzellen liegen im **Ganglion distale n. glossopharyngei** (173/23), das durch zarte Fasern mit dem Ganglion proximale n. vagi in Verbindung steht. Ein kleineres, intracraniales **Ganglion proximale n. glossopharyngei** kommt beim *Menschen*, aber auch bei der *Katze*, beim *Schwein* und bei den *Wiederkäuern* regelmäßig vor, während es beim *Hund* und beim *Pferd* vom Ganglion distale meist nicht getrennt ist. Die in die Medulla oblongata eintretenden Fortsätze aus den Ganglien bilden zusammen mit afferenten Fasern des N. facialis (Geschmacksfasern) den *Tractus solitarius* und endigen mit einem kürzeren auf- und einem längeren absteigenden Ast im *Nucleus tractus solitarii* (44/5; 45/6) sowie zum Teil auch im *Nucleus tractus spinalis n. trigemini* (46/IX) (s. S. 88). Die aus den sensiblen Endkernen hervorgehenden sekundären Neurone zeigen im Prinzip das gleiche Verhalten wie die zentralen Trigeminusbahnen (s. S. 96 und Abb. 48).

Die motorischen Wurzelzellen des Glossopharyngeus liegen im rostralen Teil des *Nucleus ambiguus* (44/14, 15; 45/12, 12'; 46/IX; 173/22) und bilden mit ihren Axonen wie die motorischen Wurzelfasern aller sog. Kiemenbogennerven (s. S. 304) vor ihrem Austritt ein inneres Knie (s. S. 91).

Die parasympathischen Fasern entspringen aus dem *Nucleus parasympathicus n. glossopharyngei* (44/21; 45/18; 46/IX; 173/22') und werden in zum Teil mikroskopisch kleinen peripheren Ganglien umgeschaltet, die in die Äste des N. glossopharyngeus eingestreut sind.

Die **disseminierten Ganglien** scheinen ein Charakteristikum des N. glossopharyngeus zu sein, vergleichbar mit den Organganglien des N. vagus in den Brust- und Baucheingeweiden. Sie sind vor allem auffällig in der Zunge. Der *Ramus lingualis* besitzt ein besonders großes Ganglion, das *Ganglion lateropharyngeum* (s. S. 334). Da es nicht möglich ist, die mikroskopisch kleinen Ganglien einem bestimmten Nerven durch präparatorische Darstellung zuzuordnen, war die Natur dieser Nervenzellansammlungen lange Zeit umstritten. Wie Markierungstechniken (retrograder HRP-Transport) ergeben haben, scheint es sich bei den „Ganglia lingualia" tatsächlich um parasympathische Neurone zu handeln, die sich der Chorda tympani bzw. dem N. glossopharyngeus anschließen und in den entsprechenden Kernen der Medulla oblongata enden.

Der N. glossopharyngeus tritt hinter dem VIII. Gehirnnerven mit einzelnen Faserbündeln, die sich von den caudal unmittelbar anschließenden Wurzelfasern des N. vagus nicht scharf trennen lassen, ventrolateral aus dem verlängerten Mark (32/IX; 33/IX), durchbohrt nach Vereinigung seiner Bündel die Dura mater und verläßt die Schädelhöhle durch das Foramen jugulare *(Fleischfresser, Wiederkäuer)* bzw. das Foramen lacerum caudale *(Schwein, Pferd)*. An der Austrittsstelle aus dem Schädel liegt das kleine, gewöhnlich schlecht isolierbare *Ganglion distale* (173/23).

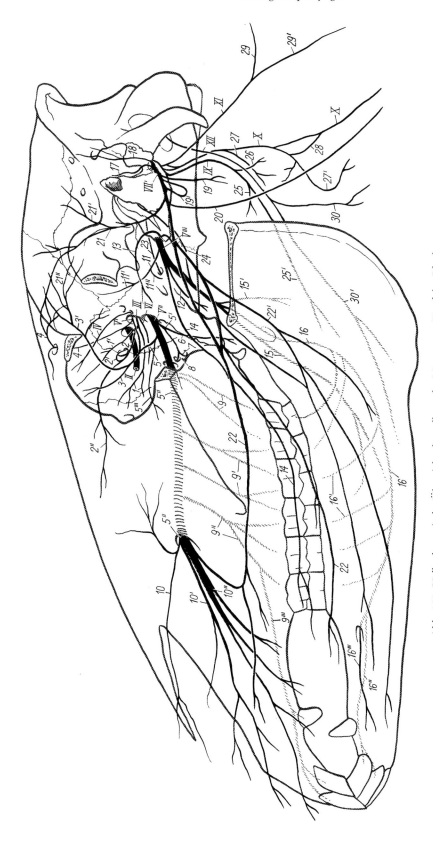

Abb. 183. Halbschematische Übersichtsdarstellung der Nerven am Kopf des Pferdes.

II N. *opticus;* III N. *oculomotorius:* 1 Ramus ventralis, 1' Ramus dorsalis; IV N. *trochlearis;* V N. *trigeminus; V' N. ophthalmicus:* 2 N. nasociliaris, 2' N. ethmoidalis, 2'' N. infratrochlearis; 3 N. lacrimalis, 3' Ramus zygomaticotemporalis des N. zygomaticus; 4 N. frontalis; *V'' N. maxillaris:* 5 Ramus communicans cum n. lacrimali des N. zygomaticus, 5' N. pterygopalatinus, 5'' N. infraorbitalis, 5''' Ramus zygomaticofacialis; 6 N. palatinus minor; 7 N. palatinus major; 8 N. nasalis caudalis; 9 Rami alveolares superiores caudales; 9' Rami alveolares superiores medii, 9'' Rami alveolares superiores rostrales, 9''' Äste zu Caninus und Incisivi; 10 Rami nasales interni, 10'' Rami nasales externi, 10''' Rami labiales superiores; *V''' N. mandibularis:* 11 N. masticatorius, 11' N. temporalis profundus, 11'' N. massetericus; 12 N. pterygoideus; 13 N. auriculotemporalis; 14 N. buccalis; 15 N. lingualis, 15' N. mylohyoideus; 16 N. alveolaris inferior, 16' Rami alveolares inferiores rostrales, 16'' Äste zu Caninus und Incisivi, 16''' N. mentalis; VI N. *abducens;* VII N. *facialis:* 17 Ramus auricularis internus; 18 N. auricularis caudalis; 19 Ramus digastricus, 19' Digastricusschleife; 20 Ramus colli; 21 N. auriculopalpebralis, 21' Ramus auricularis rostralis, 21'' Plexus auricularis rostralis; 22 Ramus buccalis dorsalis, 22' Ramus buccalis ventralis; 23 N. petrosus major; 24 Chorda tympani; IX N. *glossopharyngeus:* 25 Ramus pharyngeus, 25' Ramus lingualis; 26 Ramus sinus caroti; X N. *vagus:* 27 Ramus pharyngeus, 27' N. laryngeus cranialis; 28 N. depressor; XI N. *accessorius:* 29 Ramus dorsalis, 29' Ramus ventralis; XII N. *hypoglossus:* 30 Ramus superficialis, 30' Ramus profundus

Vom Ganglion distale n. glossopharyngei zieht der dünne *N. tympanicus* (173/24; 247/22) durch einen engen Spalt in die Paukenhöhle, an deren Schleimhaut er zarte Fasern abgibt, um dann in den *N. petrosus minor* (173/25; 188/7'; 247/23) überzugehen. Mit ihm treten feine Zweige des N. facialis und N. petrosus major in Verbindung, die mit den aus dem *Plexus caroticus internus* in die Paukenhöhle gelangenden sympathischen *Nn. caroticotympanici* (188/5''') zusammen den *Plexus tympanicus* (247/22 – 23) bilden helfen.

Vom Plexus tympanicus wird ein *Ramus tubarius* an die Schleimhaut des Ductus pharyngotympanicus abgegeben, und der *N. petrosus minor* zieht, nachdem er die Wand der Paukenhöhle durchbohrt hat, zum *Ganglion oticum* (173/26; 188/10). *N. tympanicus* und

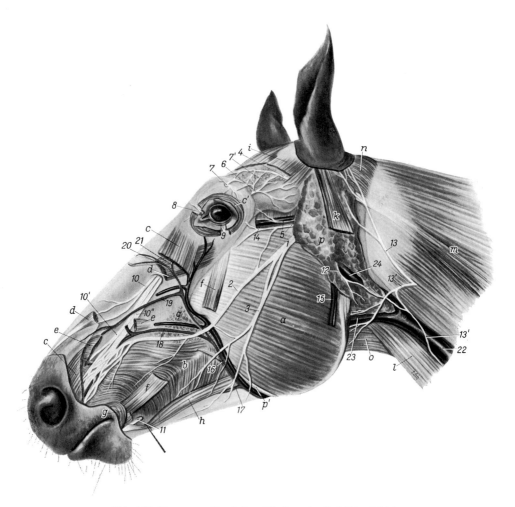

Abb. 184. Nerven am Kopf eines Pferdes, oberflächliche Schicht.

1 N. facialis; 2 Ramus buccalis dorsalis; 3 Ramus buccalis ventralis; 4 Ramus zygomaticus des N. auriculopalpebralis; 5 Ramus transversus faciei des N. auriculotemporalis; 6 Ramus zygomaticotemporalis des N. zygomaticus; 7 N. frontalis, 7' Plexus auricularis rostralis; 8 N. infratrochlearis; 9 Endäste des N. zygomaticofacialis; 10 Rami nasales externi, 10' Rami nasales interni, 10'' Rami labiales superiores des N. infraorbitalis; 11 N. mentalis; 12 Ramus colli des N. facialis; 13 N. auricularis magnus, 13' N. transversus colli des N. cervicalis II; 14 A. transversa faciei; 15 Ramus massetericus der A. carotis externa; 16 A. facialis; 17 A. labialis inferior; 18 A. labialis superior; 19 A. lateralis nasi; 20 A. dorsalis nasi; 21 A. angularis oculi; 22 V. jugularis externa; 23 V. linguofacialis; 24 V. maxillaris

a M. masseter; b M. buccinator; c Stümpfe des M. levator nasolabialis, c' M. orbicularis oculi; d Stümpfe des M. levator labii superioris; e Stümpfe des M. caninus; f Stümpfe des M. zygomaticus; g M. orbicularis oris; h M. depressor labii inferioris; i Stümpfe der Scutularmuskeln; k Stumpf des M. auricularis ventralis; l Pars mandibularis des M. sternocephalicus; m Nackenmuskulatur; n M. obliquus capitis cranialis; o M. omohyoideus; p Glandula parotis, p' Ductus parotideus; q Glandula buccalis dorsalis

N. petrosus minor stellen als sog. JACOBSONsche Schlinge eine direkte Verbindung zwischen dem *Ganglion distale n. glossopharyngei* und **Ganglion oticum** her, durch die letzterem parasympathische Glossopharyngeusfasern zugeführt werden (s. auch S. 378). Möglicherweise verlaufen über diese Schlinge aber auch afferente Geschmacksfasern zum verlängerten Mark.

Dem N. glossopharyngeus werden unmittelbar distal vom Ganglion distale durch den dünnen, grauen Nervenzweig des *N. jugularis* (173/40; 187/30) schließlich auch postganglionäre sympathische Fasern des *Ganglion cervicale craniale* (173/39; 187/28) zugeleitet, womit der IX. Gehirnnerv seine maximale Fasermischung erhält.

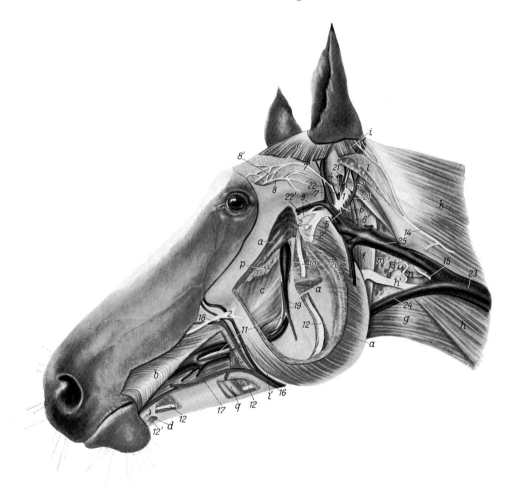

Abb. 185. Nerven am Kopf eines Pferdes nach teilweiser Abtragung der Parotis und des M. masseter und nach Eröffnung des Canalis mandibulae.

1 N. facialis; 2 Ramus buccalis dorsalis, 2' Ramus buccalis ventralis; 3 N. auricularis caudalis; 4 Ramus auricularis internus; 5 Ramus colli; 6 Digastricusschleife, 6' Ramus digastricus; 7 N. auriculopalpebralis, 7' sein Ramus zygomaticus; 8 Ramus zygomaticotemporalis des N. zygomaticus, 8' Plexus auricularis rostralis; 9 Ramus transversus faciei des N. auriculotemporalis; 10 N. massetericus; 11 N. buccalis; 12 N. alveolaris inferior; 12' N. mentalis; 13 ventraler Endzweig des 1. Halsnerven; 14 N. auricularis magnus des 2. Halsnerven; 15 Ramus ventralis des N. accessorius; 16 A. und V. facialis; 17 A. labialis inferior; 18 A. labialis superior; 19 A. und V. buccalis; 20 Rami masseterici; 21 A. auricularis caudalis, 21' A. auricularis profunda; 22 A. und V. auricularis rostralis, 22' A. und V. transversa faciei; 23 V. jugularis externa; 24 V. linguofacialis; 25 V. maxillaris

a M. masseter; b Pars buccalis, c Pars molaris des M. buccinator; d Stumpf des M. depressor labii inferioris; e Scutularmuskulatur; f Pars occipitomandibularis des M. digastricus; g M. omohyoideus; h Pars mandibularis des M. sternocephalicus, h' seine Sehne; i Stumpf des M. auricularis ventralis; k Nackenmuskulatur; l Rest der Glandula parotis, l' Ductus parotideus; m Glandula mandibularis; n Glandula thyreoidea; o Epithelkörperchen; p Glandula buccalis dorsalis; q 4. Prämolar

Der **fortlaufende Stamm des N. glossopharyngeus** (*Hund*: 174/IX; 177/24; *Schwein*: 178/IX; *Rind*: 179/IX; 182/11; *Pferd*: 183/IX; 186/21; 187/20) zieht als relativ dünner Nerv caudoventral vom großen Zungenbeinast, durch lockeres Bindegewebe mit dem N. *vagus* und N. *hypoglossus* sowie dem großen *Ganglion cervicale craniale* (*Hund*: 177/22; *Rind*: 182/15; *Pferd*: 187/28) zunächst eng verbunden und beim *Pferd* in die Hinterwand des Luftsackes eingebettet, nach rostroventral. Nachdem er Fasern mit dem vorderen Halsganglion und dem Vagus ausgetauscht und die Aufgabelung der A. carotis externa medial überkreuzt hat, teilt sich der Stamm des N. glossopharyngeus in einen *Ramus pharyngeus* und einen *Ramus lingualis*.

Vorher aber gibt er den dünnen *Ramus sinus carotici* (173/27; 177/25; 182/12; 187/20''') an den *Plexus caroticus* (173/43; 182/15''; 187/32) im Bereich der pressoreceptorischen Zone des Sinus caroticus (177/28; 182/28'; 187/39) der A. carotis interna *(Hund, Pferd)* bzw. der Abgangsstelle der A. occipitalis *(Schwein, Wiederkäuer)* und an das chemoreceptorische *Paraganglion intercaroticum (Glomus caroticum)* (s. S. 497) ab. Die afferenten Fasern des Ramus sinus carotici leiten Erregungen, die bei erhöhter Wandspannung infolge Blutdrucksteigerung bzw. bei Änderung des Blutchemismus entstehen, zu den Vasomotorenzentren des verlängerten Markes.

Etwa auf halber Länge des großen Zungenbeinastes zweigen ein oder mehrere *Rami pharyngei* (*Hund*: 174/24; 177/24'; *Schwein*: 178/22; *Rind*: 179/23; 182/11'; *Pferd*: 183/25; 187/20') ab, die medial vom Stylohyoid zur hinteren Rachenwand ziehen und Zweige an den *Plexus pharyngeus* abgeben. Ferner versorgt ein *Ramus n. stylopharyngei caudalis* den gleichnamigen Muskel der Rachenwand, und es bestehen auch Verbindungen zum *Plexus parotideus*.

Der stärkere *Ramus lingualis* (*Hund*: 174/24'; 177/24''; *Schwein*: 178/22'; *Rind*: 179/23'; 182/11''; *Pferd*: 183/25'; 187/20'') zieht, größtenteils vom Stylohyoid bedeckt, zwischen diesem und dem Truncus linguofacialis bzw. der A. lingualis zungenwärts, entsendet Zweige an den Schlundkopf und das Gaumensegel und teilt sich im Winkel zwischen Stylo- und Epihyoid in einen dorsalen und einen ventralen Ast. Vor dieser Aufgabelung findet sich bei *Rind*, *Schaf* und *Katze*, vermutlich aber auch bei den anderen Haussäugetieren, ein relativ großes *Ganglion lateropharyngeum*. Über disseminierte Zungenganglien s. S. 330.

Der dorsale Ast versorgt die Schleimhaut des Gaumensegels, wahrscheinlich aber auch motorisch die Mm. levator und tensor veli palatini. Der ventrale Ast zieht zur Schleimhaut der Zungenwurzel, gibt die *Rami tonsillares* sowie Zweige an die Papillae vallatae und foliatae ab und steht lateral an der Zunge auch mit dem N. lingualis in Verbindung.

Das Innervationsgebiet des N. glossopharyngeus umfaßt vor allem die Zunge und den Pharynx (vgl. 190).

Seine sensorischen Fasern dienen der Geschmacksleitung von den Geschmacksknospen im hinteren Drittel der Zunge sowie der hinteren Abschnitte der Mundhöhle und des Schlundkopfes. Aus den vorderen zwei Dritteln der Zunge gelangen Geschmacksempfindungen über den N. lingualis, die Chorda tympani und das Ganglion geniculi des N. facialis zum verlängerten Mark (s. S. 323). Infolge der zahlreichen Verbindungen zwischen N. glossopharyngeus und N. vagus besteht schließlich aber auch die Möglichkeit, daß Geschmacksempfindungen über den N. vagus zentral geleitet werden.

Die sensiblen Fasern des N. glossopharyngeus vermitteln Berührungs-, Temperatur- und Schmerzempfindungen aus dem Gebiet der Zungenwurzel, des Gaumensegels, der hinteren und seitlichen Rachenwand und der Tonsillen sowie aus der Paukenhöhle, der Innenseite des Trommelfells und dem Ductus pharyngotympanicus.

Motorisch innerviert der N. glossopharyngeus den M. stylopharyngeus caudalis und wahrscheinlich auch die Mm. levator und tensor veli palatini. Da am *Plexus pharyngeus* aber Glossopharyngeus- und Vagusfasern beteiligt sind, ist das motorische Innervationsgebiet des

IX. Gehirnnerven nicht eindeutig abgeklärt. Meist wird der N. vagus als der wichtigste Innervator der Pharynxmuskulatur angesehen.

Die parasympathischen Fasern des N. glossopharyngeus und die ihm durch den N. jugularis zugeführten postganglionären Sympathicusfasern versorgen die Blutgefäße und die Schleimhautdrüsen seines Innervationsgebietes sowie über das *Ganglion oticum* und die *Rami parotidei* des N. mandibularis die Glandula parotis.

Nervus vagus (X)

Der **N. vagus (X)** ist ein gemischter Nerv, der an der Innervation der meisten Eingeweide beteiligt ist und von allen Gehirnnerven das ausgedehnteste Versorgungsgebiet besitzt. Darauf bezieht sich die Bezeichnung „Nervus vagus", was „der umherschweifende Nerv" bedeutet.

Nach dem Abgang des *N. laryngeus recurrens* führt der N. vagus hauptsächlich nur noch parasympathische und viscerosensible Fasern für das Herz, den Atmungsapparat, die Milz, Leber, Bauchspeicheldrüse, Niere, Nebenniere und den Magen-Darm-Trakt, mit Ausnahme von Colon descendens und Rectum. Er kann deshalb als Hauptrepräsentant des cranialen Teiles des parasympathischen Systems (s. S. 376 ff.) betrachtet werden. Es ist jedoch falsch, den Vagus als den Vertreter des parasympathischen dem sympathischen System gegenüberzustellen. Im übrigen muß darauf hingewiesen werden, daß der N. vagus außerhalb des Kopfgebietes überwiegend ein sensibler Nerv ist. Der cervicale Vagusstamm enthält nur zu einem Drittel bis einem Viertel efferente Fasern.

Die sensiblen Wurzelzellen des N. vagus liegen vor allem im **Ganglion proximale** (173/29), zum Teil aber auch im **Ganglion distale** (173/31). Während das *Ganglion proximale* baulich und funktionell einem Spinalganglion entspricht, kommen im *Ganglion distale* vereinzelt multipolare Nervenzellen vor, die dem benachbarten Sympathicusganglion (Ganglion cervicale craniale) entstammen. Sie spielen für die Funktion des Ganglion distale keine Rolle. Es ist wie das Ganglion proximale ein sensibles Ganglion.

Die afferenten Wurzelfasern teilen sich nach ihrem Eintritt ins verlängerte Mark in auf- und absteigende Äste, die im *Nucleus tractus solitarii* (44/5; 45/6; 46/X) und im *Nucleus tractus spinalis n. trigemini* (45/1'; 46/X) endigen. Die aus diesen sensiblen Endkernen hervorgehenden sekundären Neurone verhalten sich wie die der übrigen sog. Kiemenbogennerven (s. S. 88 und 96).

Die motorischen Wurzelfasern des N. vagus stammen aus dem hinteren Teil des *Nucleus ambiguus* (44/15; 45/12'; 46/X; 173/22) und bilden vor ihrem Austritt aus der Medulla oblongata ein inneres Knie. Einen wesentlichen Teil seines motorischen Anteils übernimmt der N. vagus jedoch von den *Radices craniales n. accessorii* (s. S. 344), die deshalb auch als N. accessorius vagi zusammengefaßt werden.

Die Frage des Ursprungs der motorischen Komponente des N. vagus berührt das Problem des *N. accessorius*, der mit einem cranialen und einem spinalen Anteil beschrieben wird und scheinbar somatische Muskeln innerviert. Die komplizierten phylogenetischen Zusammenhänge und das noch nicht geklärte ontogenetische Zustandekommen der Verlagerung des Ursprungskernes eines Gehirnnerven in das Cervicalmark kann hier nicht weiter erörtert werden. Auf die Besprechung des N. accessorius (s. S. 343) sei aber verwiesen. Was den N. vagus angeht, muß jedoch gesagt werden, daß der sog. bulbäre Teil des *N. accessorius* (*Radices craniales* mit *Ramus internus*) im caudalen Abschnitt des *Nucleus ambiguus* entspringt, in dem Kern, der auch die motorischen Zentren für den N. glossopharyngeus und N. vagus beherbergt. Dieser Kern ist räumlich von dem spinalen Ursprungskern des N. accessorius getrennt. Der aus dem Nucleus ambiguus kommende *Ramus internus* des *N. accessorius* schließt sich dem N. vagus an. Deshalb ist es schon theoretisch naheliegend, ihn dem Vagus zuzurechnen (N. vagus accessorius). Es hat sich aber zudem erwiesen, daß sich der Ramus internus n. accessorii als *N. laryngeus recurrens* fortsetzt, also der wesentliche motorischen Ast des N. vagus

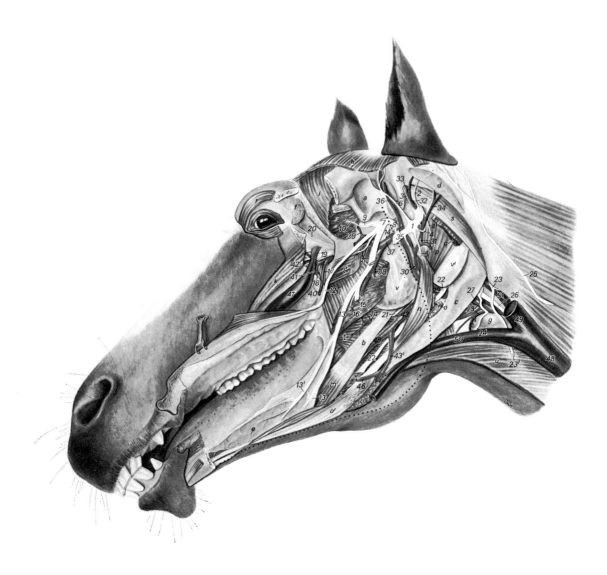

Abb. 186. Nerven am Kopf eines Pferdes, nach Abtragung der linken Mandibula, mittlere Schicht.

1 N. facialis; 2 N. auricularis caudalis; 3 Ramus auricularis internus; 4 Digastricusschleife, 4' Ramus digastricus; 5 Ramus colli (des N. facialis); 6 N. auriculopalpebralis; 7 N. mandibularis; 8 N. temporalis superficialis bzw. Ramus communicans cum n. faciali; 9 N. massetericus; 10 N. temporalis profundus; 11 N. pterygoideus; 12 N. buccalis; 13 N. lingualis, 13' N. sublingualis, 13'' Rami linguales; 14 Chorda tympani; 15 Stumpf des N. alveolaris inferior; 16 N. mylohyoideus; 17 N. palatinus minor; 18 N. palatinus major; 19 N. infraorbitalis mit N. pterygopalatinus und N. nasalis caudalis; 20 Äste des N. lacrimalis (durch die Orbitalfascie hindurchschimmernd); 21 N. glossopharyngeus; 22 N. hypoglossus; 23 N. accessorius, 23' sein Ramus ventralis; 24 ventraler Endzweig des 1. Halsnerven; 25 N. auricularis magnus des 2. Halsnerven; 26 Truncus vagosympathicus; 27 A. carotis communis; 28 A. thyreoidea cranialis; 29 A. carotis·externa; 30 Stumpf des Ramus massetericus; 31 A. auricularis caudalis; 32 A. auricularis profunda; 33 Ramus auricularis intermedius; 34 Ramus auricularis lateralis; 35 Stumpf der A. transversa faciei; 36 A. temporalis superficialis; 37 A. maxillaris; 38 A. alveolaris inferior; 39 A. temporalis profunda caudalis; 40 A. buccalis; 41 A. palatina major; 42 A. infraorbitalis; 43 Truncus linguofacialis, 43' A. facialis; 44 A. palatina ascendens; 45 A. lingualis; 46 A. sublingualis; 47 V. profunda faciei; 48 V. jugularis externa; 49 V. maxillaris; 50 V. linguofacialis; 51 V. occipitalis

a Fossa mandibularis des Kiefergelenkes; b Stylohyoid; c Glandula mandibularis; d Rest der Glandula parotis; e Glandula sublingualis polystomatica; f Glandula lacrimalis; g Thyreoidea; h Scutularmuskulatur; i M. temporalis; k M. masseter; l M. pterygoideus medialis, l' M. pterygoideus lateralis; m M. styloglossus; n. M. stylohyoideus; o Stumpf des aboralen, o' oraler Bauch des M. digastricus; p M. occipitohyoideus; q Stumpf der Pars occipitomandibularis des M. digastricus; r M. orbicularis oculi; s M. obliquus capitis cranialis; t M. palatopharyngeus; u M. omohyoideus; v laterale Bucht, v' caudoventrale Aussackung der medialen Bucht des Luftsackes

punktiert: Rand der abgesetzten linken Unterkieferhälfte

im Sinne spezieller Visceroefferenzen (im Gegensatz zu den allgemeinen Visceroefferenzen des parasympathischen Anteils des N. vagus) ist. Sowohl Durchschneidungsversuche (mit markierenden Degenerationen) als auch die HRP-Technik haben bestätigt, daß die Larynxmuskeln von Fasern innerviert werden, die im Nucleus ambiguus ihren Ursprung haben.

Die parasympathischen Wurzelzellen liegen im hinteren Abschnitt des *Nucleus parasympathicus n. glossopharyngei et n. vagi* (44/22; 45/18; 46/X; 173/22', 28). Ihre Axone endigen als präganglionäre Fasern in den intramuralen oder prävertebralen Eingeweideganglien der Brust- und Bauchhöhle und zeichnen sich deshalb gewöhnlich durch besondere Länge aus. Obwohl er der Hauptvertreter des parasympathischen Nervensystems ist, führt der N. vagus auch sympathische Fasern, die ihm im Kopfbereich vom *Ganglion cervicale craniale* über den *N. jugularis* (173/40; 187/30) und andere Verbindungsäste zugeleitet werden.

Der N. vagus enthält verstreut multipolare Nervenzellen, die hinsichtlich ihrer Quantität und Topographie bei *Hund* und *Katze* näher untersucht worden sind. Beim *Hund* wurden im Stamm und in den Ästen des Vagus auf einer Seite 200 – 300, bei der *Katze* 400 – 600 Nervenzellen einzeln, in Gruppen oder in mikroskopisch kleinen Ganglien gefunden. Da sie insbesondere im N. laryngeus cranialis, N. laryngeus recurrens sowie in trachealen, bronchialen und pulmonalen Ästen vorkommen (nicht in Ästen für das Herz und den Verdauungsapparat), werden sie als extramurale Ganglien des Atmungsapparates gedeutet.

Im Hinblick auf das ausgedehnte Verbreitungsgebiet des **N. vagus** pflegt man einen Kopf-, Hals-, Brust- und Bauchteil zu unterscheiden.

Kopfteil, Pars cranialis: Zum Kopfteil, Pars cranialis, des N. vagus rechnet man den Abschnitt von den Wurzelbündeln bis zur Abgangsstelle des N. laryngeus cranialis. Da dieser Nerv z. B. beim *Pferd* erst in Höhe der Aufteilung der A. carotis communis den Vagusstamm verläßt, ist der Kopfteil tierartlich unterschiedlich lang.

Der **N. vagus** (32/X; 33/X) verläßt die Medulla oblongata ventrolateral vom Pedunculus cerebellaris caudalis mit mehreren Faserbündeln unmittelbar anschließend an die Wurzelfasern des N. glossopharyngeus, von denen er nicht scharf zu trennen ist. Dem aus den Wurzeln hervorgehenden Stamm des N. vagus legt sich der *Ramus internus (Radices craniales) n. accessorii* (173/36') an. Beide durchbohren gemeinsam die Dura mater und verlassen die Schädelhöhle zusammen mit dem N. glossopharyngeus durch das Foramen lacerum caudale *(Schwein, Pferd)* bzw. das Foramen jugulare *(Fleischfresser, Wiederkäuer)*.

Innerhalb dieser Durchtrittsöffnung ist dem Stamm des N. vagus lateral das kleine *Ganglion proximale* (173/29) eingelagert. Aus ihm entspringen zunächst der rückläufige *Ramus meningeus* für die Dura mater sowie der *Ramus auricularis* (173/30; 188/3'), der durch den Canaliculus mastoideus in den Facialiskanal eindringt und sich unmittelbar vor dem Austritt des N. facialis aus dem Foramen stylomastoideum mit diesem verbindet (s. S. 323). Ferner werden zarte Faserbündel an den *N. glossopharyngeus* und das *Ganglion distale n. glossopharyngei (Ramus communicans cum n. glossopharyngeo)* abgegeben, und es wird ein Zweig des *N. jugularis* übernommen, der dem Vagus postganglionäre Sympathicusfasern zuführt.

Der **fortlaufende Stamm des N. vagus** geht bei den *Fleischfressern* nach sehr kurzem Verlauf in das verhältnismäßig große, spindelförmige *Ganglion distale* (177/19) über, das caudal von der A. carotis interna und hinter dem rostral unmittelbar benachbarten *Ganglion cervicale craniale* (177/22) liegt. Dieses distale Vagusganglion, das sich immer vor der Abgangsstelle des *N. laryngeus cranialis* in den Nervenstamm eingefügt findet, ist auch beim *Schwein* und bei der *Ziege* deutlich ausgebildet, während es bei *Schaf, Rind* und *Pferd* aus diffus eingestreuten Nervenzellen besteht und makroskopisch kaum in Erscheinung tritt.

Beim **Rind** (182/13) zieht der N. vagus ohne direkte Berührung mit dem mächtigen, rostral von ihm gelegenen *Ganglion cervicale craniale* (182/15) des Grenzstranges, am

Vorderrand der A. occipitalis (182/28), die er medial überkreuzt, halswärts. Nahe der Schädelbasis zweigt der *Ramus pharyngeus* (182/16) ab, der medial vom Ganglion cervicale craniale und Ln. retropharyngeus medialis (182/s) zur Rachenwand verläuft. Nachdem er den *N. laryngeus cranialis* (182/14) abgegeben hat, zieht der Stamm des Vagus medial an der

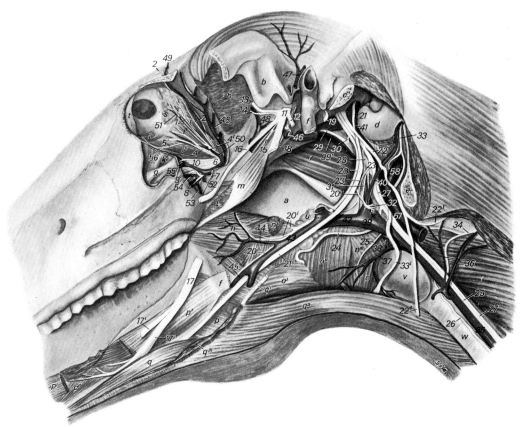

Abb. 187. Nerven am Kopf eines Pferdes, tiefste Schicht.

1 N. lacrimalis; 2 N. frontalis; 3 N. trochlearis; 4 Ramus zygomaticofacialis, 4' Ramus communicans cum n. lacrimali des N. zygomaticus; 5 Ast des N. oculomotorius zum M. obliquus ventralis (i'''); 6 N. maxillaris; 7 N. palatinus minor; 8 N. palatinus major; 9 N. nasalis caudalis; 10 N. infraorbitalis; 11 N. mandibularis; 12 N. auriculotemporalis; 13 N. massetericus; 14 N. temporalis profundus; 15 N. pterygoideus; 16 N. buccalis; 17 N. lingualis, 17' Stumpf des N. sublingualis; 17'' Rami linguales; 18 Chorda tympani; 19 N. facialis; 20 N. glosso-pharyngeus, 20' Rami pharyngei; 20'' Ramus lingualis, 20''' Ramus sinus carotici; 21 N. hypoglossus; 22 Ramus externus des N. accessorius, 22' sein Ramus dorsalis, 22'' sein Ramus ventralis; 23 N. vagus, 23' sein Ramus pharyngeus; 24 N. laryngeus cranialis; 25 Ramus externus des N. laryngeus cranialis, direkt aus dem N. vagus entspringend; 26 N. laryngeus recurrens; 27 Halssympathicus; 23 und 27 Truncus vagosympathicus; 28 Ganglion cervicale craniale; 29 N. caroticus internus; 30 N. jugularis; 31 Nn. carotici externi; 32 Plexus caroticus externus; 33 Ventralast des 1. Halsnerven, 33' sein ventraler Endzweig; 34 Ventralast des 2. Halsnerven; 35 A. carotis communis; 36 Rami musculares; 37 A. thyreoidea cranialis; 38 A. pharyngea ascendens; 39 Sinus caroti-cus der A. carotis interna (39'); 40 A. occipitalis; 41 A. condylaris; 42 A. carotis externa; 43 Truncus linguo-facialis; 44 A. palatina ascendens; 45 A. lingualis; 46 A. maxillaris; 47 A. temporalis superficialis; 48 A. tem-poralis profunda caudalis, 48' A. temporalis profunda rostralis; 49 A. supraorbitalis; 50 A. ophthalmica externa; 51 A. lacrimalis; 52 A. buccalis; 53 A. palatina minor; 54 A. sphenopalatina; 55 A. infraorbitalis; 56 A. malaris; 57 V. maxillaris; 58 V. occipitalis

a mediale Wand des linken Luftsackes, der im übrigen entfernt ist; b Fossa mandibularis des Kiefergelenkes; c Stumpf des Processus jugularis; d Condylus occipitalis; e Schnittfläche durch den Atlasflügel; f Stylohyoid (zur Hauptsache entfernt); g Canalis infraorbitalis (im eröffneten Sinus maxillaris major sive caudalis); h M. temporalis; i M. rectus dorsalis, i' M. rectus lateralis, i'' M. rectus ventralis, i''' M. obliquus ventralis; k Periorbita; l Stumpf des M. pterygoideus medialis; m M. tensor veli palatini; n M. palatopharyngeus, n' Stumpf des M. stylopharyngeus caudalis, n'' M. thyreopharyngeus, n''' M. cricopharyngeus; o M. cricothyreoideus, o' M. thyreohyoideus; p M. hyoglossus, p' M. styloglossus, p'' M. genioglossus; q M. geniohyoideus, q' Sehne des M. stylohyoideus, q'' M. omohyoideus, q''' Schnittfläche des M. mylohyoideus; r M. longus capitis; s Glandula lacrimalis; t Nickhaut; u Ln. retropharyngeus medialis; v Thyreoidea; w Trachea

A. occipitalis vorbei und verbindet sich caudal von ihr mit dem N. sympathicus zum *Truncus vagosympathicus* (182/19).

Beim **Pferd** liegt der Stamm des N. vagus (187/23) anfänglich zwischen den Nn. glosso-pharyngeus (187/20) und accessorius (187/22), kreuzt dann den N. hypoglossus (187/21) medial und schmiegt sich eng an das der A. carotis interna (187/39') caudal anliegende Ganglion cervicale craniale (187/28) und das craniale Ende des Grenzstranges. Mit diesem kreuzt er die A. occipitalis (187/40) medial, um dann auf der Höhe der Aufteilung der A. carotis communis den *N. laryngeus cranialis* (187/24) abzugeben und sich mit dem N. sympathicus zum *Truncus vagosympathicus* (187/23 + 27) zu vereinigen. Den *Ramus pharyngeus* (187/23'), der die A. carotis interna lateral überkreuzt, hat er bereits auf der Höhe des Ganglion cervicale craniale abzweigen lassen. Diese ganze Gruppe von Gefäßen und Nerven liegt beim *Pferd* in einer Falte der hinteren Luftsackwand (186/v') eingebettet.

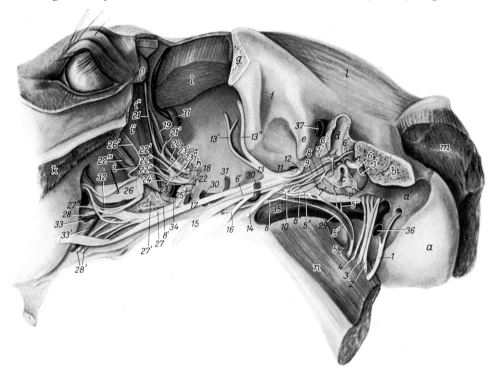

Abb. 188. Nerven an der linken Seite der Schädelbasis eines Pferdes bei eröffneter Paukenhöhle.

1 *N. hypoglossus*; 2 *N. accessorius*; 3 *N. vagus*, 3' sein Ramus auricularis zum N. facialis; 4 *N. glossopharyngeus*; 5 N. caroticus internus des *N. sympathicus*, 5' N. petrosus profundus, 5" N. petrosus profundus minor, 5''' Nn. caroticotympanici; 6 *N. facialis* im eröffneten Facialiskanal, 6' Chorda tympani; 7 N. tympanicus, 7' N. petro-sus minor, 7" Verbindungszweig des N. facialis zum Plexus tympanicus; 8 N. petrosus major, 8' N. canalis pterygoi-dei (VIDIscher Nerv), 8" Verbindungszweig zum Plexus tympanicus; 9 N. tensoris tympani; 10 *Ganglion oticum*; 11 *N. mandibularis*; 12 N. auriculotemporalis; 13 N. masticatorius, 13' N. temporalis profundus, 13" N. masseteri-cus; 14 N. pterygoideus; 15 N. lingualis; 16 N. alveolaris inferior; 17 N. buccalis; 18 *N. ophthalmicus*, durchschnitten und zurückgeschlagen; 19 N. frontalis; 20 N. nasociliaris; 21 N. lacrimalis, 21' Ramus zygomaticotemporalis; 22 *N. oculomotorius*, 22' sein Ramus dorsalis, 22" sein Ramus ventralis, 22''' sein Ast zum M. obliquus ventralis; 23 Ganglion ciliare, 23' Wurzel der Nn. ciliares breves, 23" Ramus communicans cum n. nasociliari; 24 *N. abducens*; 25 *N. maxillaris*, teilweise reseziert; 26 N. infraorbitalis, 26' Ramus zygomaticofacialis n. zygomatici; 27 N. pterygo-palatinus, 27' Plexus pterygopalatinus mit *Ganglion pterygopalatinum*, 27" N. nasalis caudalis; 28 N. palatinus major, 28' Äste des N. palatinus minor; 29 A. carotis interna; 30 A. maxillaris; 31 A. temporalis profunda caudalis; 32 A. infraorbitalis; 33 A. palatina major, 33' A. palatina minor; 34 V. ophthalmica externa ventralis; 35 Sinus petrosus ventralis mit durchschimmernder A. carotis interna; 36 V. occipitalis; 37 V. emissaria foraminis retroarticularis

a Condylus occipitalis, a' Fossa condylaris ventralis; b Stumpf des abgesetzten Processus jugularis; c Innenwand des eröffneten Cavum tympani, c' Hammer; d Meatus acusticus externus; e Processus retroarticularis; f Fossa mandibu-laris des Kiefergelenkes; g Stumpf des größtenteils abgetragenen Jochbogens; h Ansatzstelle der abgetragenen Crista pterygoidea; i M. rectus ventralis, i' M. rectus lateralis, i" M. rectus dorsalis; k M. masseter; l M. temporalis; m Schnittfläche durch besondere Kopfbeweger; n M. longus capitis; o Glandula lacrimalis

Die *Rami pharyngei* (*Hund*: 177/19') verlaufen in rostroventraler Richtung gegen die hintere und seitliche Rachen- und Schlundkopfwand, wobei sie mit dem N. hypoglossus Verbindungen eingehen, und versorgen die Mm. constrictores pharyngis mit motorischen, die Rachen- und Schlundkopfschleimhaut mit sensiblen Fasern (vgl. 190). Dabei vereinigen sie sich mit Zweigen des N. glossopharyngeus, des N. accessorius (Vagusanteil), der Nn. hypoglossus, laryngeus cranialis und sympathicus sowie des 1. Halsnerven zum Schlundkopfgeflecht, *Plexus pharyngeus*, das sich beim *Pferd* auch auf die Schleimhaut des Luftsackes ausdehnt.

Vom *Plexus pharyngeus* geht ein *Ramus oesophageus* an das Vestibulum oesophagei ab, der die Mm. crico- und thyreopharyngeus sowie die vorderen zwei Drittel oder die ganze Halsportion der Speiseröhre innerviert und sich beim *Pferd* bis zum Brusteingang verfolgen läßt. Beim *Rind* sind die *Rami pharyngei* des *Ganglion cervicale craniale* (182/17) besonders kräftig. Der Plexus pharyngeus steht ferner mit den in die Schlundkopfwand zwischen die Muskelschichten und in die Submucosa eingebauten, intramuralen Ganglien (Plexus myentericus und Plexus submucosus) in Verbindung.

Sensibel, und zum Teil auch motorisch, werden Schlundkopf- und Rachenwand aber vom N. glossopharyngeus *und* vom N. vagus innerviert (vgl. 190).

Halsteil, Pars cervicalis: Der Halsteil, Pars cervicalis, des N. vagus beginnt distal vom Ganglion distale bzw. an der Abgangsstelle des N. laryngeus cranialis und besteht im wesentlichen aus einem kräftigen Nervenstrang, der mit dem Halssympathicus bindegewebig zum **Truncus vagosympathicus** (*Hund*: 176/28; 177/23; *Rind*: 182/19; Bd. II: 132/38; 352/29; *Pferd*: 187/23 + 27) verbunden ist. Dieser zieht am dorsomedialen Rand der A. carotis communis zum Brusthöhleneingang, wo sich die beiden Nerven wieder voneinander trennen.

Aus dem *Ganglion distale n. vagi* oder unmittelbar distal davon zweigt der gemischte **N. laryngeus cranialis** (173/33; *Hund*: 174/25'; 177/20; *Schwein*: 178/23'; *Rind*: 179/25'; 182/14; *Pferd*: 183/27'; 187/24) ab. Dieser kreuzt medial die A. carotis communis, erhält Fasern vom *Ganglion cervicale craniale* des Sympathicus, entsendet Ästchen an die caudalen Schlundkopfschnürer und teilt sich dann in einen *Ramus externus* und einen *Ramus internus*.

Der *Ramus externus* (*Hund*: 177/20''; *Rind*: 182/14'') verläuft nach caudoventral über den M. thyreopharyngeus hinweg, gibt einen Ast zum M. cricothyreoideus, den er innerviert, und endigt in der Gegend der Schilddrüse. Der Ramus externus entspringt häufig auch direkt aus dem Vagusstamm (187/25).

Der *Ramus internus* des N. laryngeus cranialis (*Hund*: 177/20'; *Rind*: 182/14') zieht in cranioventraler Richtung zum Vorderrand des Schildknorpels und tritt durch die Fissura thyreoidea ins Innere des Kehlkopfes, wo er sich in der Kehlkopfschleimhaut verzweigt und diese rostral bis zu den Stimmlippen sensibel innerviert. Der Ramus internus führt auch Geschmacksfasern für die Gegend des Kehldeckels und die Plica aryepiglottica sowie parasympathische Fasern für die Kehlkopfdrüsen.

Kurz nach seinem Ursprung gibt der N. laryngeus cranialis ein zartes Faserbündel ab, das weiter halswärts meist durch eine zweite Wurzel aus dem Vagusstamm ergänzt wird und als **N. depressor** (173/34; 178/23''; 183/28) zum Brusteingang zieht, sich aber gewöhnlich (beim *Schwein* bleibt er meist isoliert) nach kurzem Verlauf dem Truncus vagosympathicus wieder anschließt. In der Gegend der Apertura thoracis cranialis gehen seine Fasern Verbindungen mit dem *Ganglion cervicale caudale* des Grenzstranges ein und ziehen dann zum *Plexus cardiacus* an der Herzbasis, wo sie am Aortenbogen und der A. pulmonalis feinste Nervennetze bilden. Der N. depressor führt afferente, viscerosensible Fasern, die den Vasomotorenzentren des Hirnstammes (s. S. 92) bei Blutdruckanstieg Erregungen zuleiten. Das löst den Depressorenreflex aus, wodurch das Herz und die Arterien vor zu starker Belastung geschützt werden. Der N. depressor des Vagus und der *Ramus sinus carotici* des Glossopharyngeus (s. S. 334) werden darum auch als „Blutdruckzügler" bezeichnet.

Schließlich besteht eine Kommunikation zwischen dem Ramus internus n. laryngei cranialis und dem N. laryngeus caudalis *(Ramus communicans cum n. laryngeo caudali)*, beim *Hund* mit dem *N. pararecurrens* (s. S. 342).

Brustteil, Pars thoracica: Der Brustteil, Pars thoracica, des N. vagus trennt sich beim *Hund* am *Ganglion cervicale medium* (196/19), bei den *übrigen Haussäugetieren* (*Katze*: 194/2) aber schon vorher, vom Halsteil des Sympathicus und tritt dann unter der A. subclavia hindurch ins Spatium mediastini ein. Rechterseits steigt er zur Trachea auf und zieht über diese und die Lungenwurzel hinweg zur Speiseröhre, wo er sich in einen dorsalen und einen ventralen Ast aufteilt (*Rind*: Bd. II: 352/35 – 35"). Linkerseits verläuft er dorsolateral über den Truncus brachiocephalicus und den Aortenbogen zur Bifurcatio tracheae, um sich hier ebenfalls in einen Dorsal- und einen Ventralast aufzuspalten (*Rind*: Bd. II: 132/43 – 43"; Bd. II: 351/29, 29'; *Katze*: 194/14 – 14"; *Hund*: 196/18 – 18").

Kurz nach der Trennung vom Sympathicus gibt der N. vagus beiderseits 2 – 3 *Rami cardiaci craniales* (*Hund*: 196/22") ab, die mit den *Nn. cardiaci cervicales* des Ganglion cervicale caudale bzw. des Ganglion cervicothoracicum sive stellatum zum Herzen ziehen und hier, zusammen mit den *Rami cardiaci caudales* (*Hund*: 196/22''') des N. laryngeus recurrens und den *Nn. cardiaci thoracici* des N. sympathicus, den **Plexus cardiacus** bilden.

Diese parasympathischen und sympathischen Herznervenäste bilden, nachdem sie den Herzbeutel durchbohrt haben und entlang den großen Arterien- und Venenstämmen zur Herzbasis gelangt sind, subepicardial, vor allem im Bereich der Vorkammern, aber auch der Kammern, ein äußerst zartes Nervennetz, in dessen Maschenwerk zahlreiche, kleine Ganglien eingestreut sind. Die Vagusanteile dieses Nervengeflechtes verlangsamen den Rhythmus der Herzaktion, die Sympathicusanteile beschleunigen ihn.

Ein weiterer Ast der Pars thoracica des N. vagus ist der **N. laryngeus recurrens** (*Rind*: Bd. II: 352/36), der rechterseits dicht caudal von der Ansa subclavia (Bd. II: 352/32) (s. S. 364) vom Stamm des Vagus abzweigt und sich um den Truncus costocervicalis (Bd. II: 352/7) (*Schwein, Wiederkäuer, Pferd*) bzw. um diesen und die A. vertebralis thoracica (*Hund*: 195/k) herumschlägt, um dann an der ventrolateralen Fläche des Truncus bicaroticus (*Wiederkäuer, Pferd*) und der Trachea und schließlich ventral von der A. carotis communis wieder kopfwärts zu ziehen.

Linkerseits dagegen zweigt der N. laryngeus recurrens (*Rind*: Bd. II: 351/30; *Hund*: 196/22, 22'; *Katze*: 194/14^{IV}) erst über der Herzbasis vom Vagusstamm ab, schlägt sich um das Ligamentum arteriosum (embryonal um die 6. Kiemenbogenarterie) und um die Aorta herum und verläuft medial von den großen Arterienstämmen im lockeren Bindegewebe des Mittelfellspaltes zum Brusteingang, von wo er ebenfalls an der ventrolateralen Fläche der A. carotis communis wieder kopfwärts zieht (*Hund*: 176/30; *Rind*: 182/22; *Pferd*: 187/26).

Die beiden Nn. laryngei recurrentes gelangen lateral an der Trachea zum Kehlkopf und innervieren als *Nn. laryngei caudales* alle Kehlkopfmuskeln mit Ausnahme des M. cricothyreoideus und sensibel die Kehlkopfschleimhaut caudal der Stimmbänder. Recurrenslähmungen führen infolge meist einseitiger Erschlaffung der Stimmlippen beim *Pferd* zum klinischen Bild des Kehlkopfpfeifens, auch als Rohren (vgl. englisch: roaring) bezeichnet.

Vor seinem Austritt aus der Brusthöhle entsendet der N. laryngeus recurrens noch *Rami cardiaci caudales* zum Herzgeflecht, *Rami tracheales* zur Trachea im präcardialen Mittelfellspalt und *Rami oesophagei* zum Oesophagus. Über das Ganglion cervicale caudale steht der N. laryngeus recurrens mit dem N. sympathicus in Verbindung, und im Halsgebiet gibt er jederseits Rami tracheales und Rami oesophagei ab, welche die Schleimhaut und die Muskulatur von Luft- und Speiseröhre versorgen (vgl. 190).

Beim *Hund* trennen sich die den Halsabschnitt von Trachea und Oesophagus innervierenden Vagusäste unmittelbar am Ursprung des N. laryngeus recurrens und verlaufen als selbständiger Nerv dorsolateral an der Trachea oder, was offensichtlich seltener vorkommt, mit dem N. laryngeus recurrens in einer bindegewebigen Scheide. Der Nerv wird als *N. pararecurrens* bezeichnet (195/w). Er setzt sich cranial in den Ramus communicans cum n. laryngeo caudali des N. laryngeus cranialis (GALENsche Anastomose) fort, über den er vor allem sensible Fasern aus der Trachea kopfwärts führt.

An der Lungenwurzel entläßt der Vagusstamm die *Rami bronchales*, die zusammen mit Zweigen des Ganglion cervicothoracicum und Ästen der vorderen Brustganglien des Grenzstranges den dorsal und ventral von den Stammbronchen gelegenen *Plexus pulmonalis* bilden. Von ihm werden die Bronchen und die Gefäße der Lunge versorgt.

Hinter der Lungenwurzel teilt sich der **fortlaufende Vagusstamm** jederseits in einen dorsalen und ventralen Ast, die beiderseits die Speiseröhre im Mittelfell begleiten, durch Rami communicantes in Verbindung stehen und so den weitmaschigen *Plexus oesophageus* bilden.

Vor ihrem Durchtritt durch das Zwerchfell am Hiatus oesophageus vereinigen sich die beiden Dorsaläste und die beiden Ventraläste zu je einem kräftigen Nervenstrang, dem **Truncus vagalis dorsalis** und dem **Truncus vagalis ventralis**, die dann dorsal und ventral von der Speiseröhre mit dieser in die Bauchhöhle eintreten.

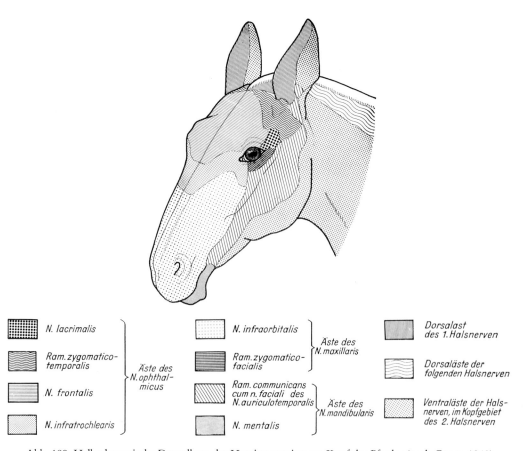

Abb. 189. Halbschematische Darstellung der Hautinnervation am Kopf des Pferdes (nach GRAU, 1943).

Bauchteil, Pars abdominalis: Der Bauchteil des N. vagus wird im Kapitel über das vegetative Nervensystem geschildert (s. S. 378 ff.).

Nervus accessorius (XI)

Der **N. accessorius (XI)** wird zur Gruppe der sog. Kiemenbogennerven (s. S. 300 und 304) gerechnet. Er liefert den motorischen Hauptanteil des N. vagus (s. S. 335) und innerviert Muskulatur, die dem primitiven Pharynx entstammt (M. trapezius, M. sternocephalicus, M. cleidocephalicus). Sein Ursprung (44/16, 16'; 45/13, 13'; 46/6, 6') liegt im caudalen Abschnitt des *Nucleus ambiguus*, unmittelbar an den Vagusursprung anschließend (Vagusanteil), außerdem in einer langgestreckten Zellsäule, die in der Medulla oblongata beginnt und, zwischen Dorsal- und Ventralhorn gelegen, bis zum 6. – 7. Halssegment des Rückenmarkes reicht (spinaler Accessorius). Es lassen sich deshalb auch *Radices craniales* und *Radices spinales* unterscheiden.

Die Faserbündel der *Radices spinales* treten dorsal vom Ligamentum denticulatum seitlich aus dem Rückenmark und vereinigen sich zu einem kopfwärts immer stärker werdenden Nervenstrang, **Ramus externus** (33/XI'; 122/XI'; 123/XI'), der zwischen den Dorsal- und Ventralwurzeln der Halsnerven nach cranial zieht und durch das Foramen occipitale magnum in die Schädelhöhle tritt, wo er sich dann mit den Radices craniales zum N. accessorius vereinigt.

Die *Radices craniales* bestehen ebenfalls aus mehreren Bündeln, die, nachdem ihre Fasern in der Medulla oblongata das innere Knie gebildet haben, anschließend an die Wurzelbündel

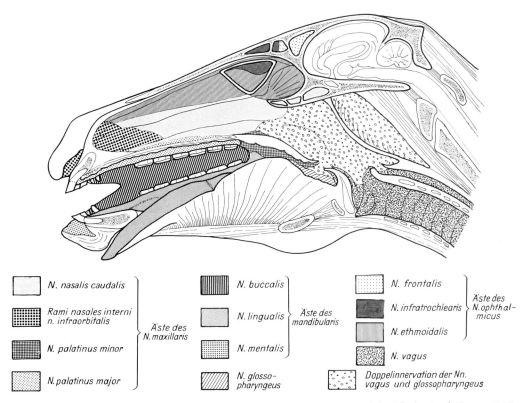

N. nasalis caudalis		N. buccalis	N. frontalis	
Rami nasales interni n. infraorbitalis	Äste des N. maxillaris	N. lingualis	Äste des mandibularis	N. infratrochlearis	Äste des N. ophthalmicus
N. palatinus minor		N. mentalis	N. ethmoidalis	
N. palatinus major		N. glosso-pharyngeus	N. vagus	
			Doppelinnervation der Nn. vagus und glossopharyngeus	

Abb. 190. Halbschematische Darstellung der Schleimhautinnervation am Kopf des Pferdes (nach Grau, 1943).

des N. vagus aus dem verlängerten Mark austreten und sich zum **Ramus internus** (33/XI; 96/XI) vereinigen. Am *Ganglion proximale n. vagi* legt sich der N. accessorius dem N. vagus dicht an. Beide Nerven verlassen die Schädelhöhle in einer gemeinsamen Durascheide durch das Foramen jugulare bzw. das Foramen lacerum caudale. Unmittelbar nach Verlassen der Schädelhöhle erhält der N. accessorius noch sympathische Zuflüsse vom *Ganglion cervicale craniale*. Danach schließt sich der Ramus internus dem N. vagus endgültig an, erst in loser Verbindung, dann untrennbar, und liefert die motorischen Fasern für die Pharynx- und Larynxmuskulatur (s. S. 335). An der gleichen Stelle verläßt der *Ramus externus* die Nervengemeinschaft. Er besitzt Verbindungen zum N. hypoglossus und zu Halsnerven.

In der Flügelgrube des Atlas teilt sich der **Ramus externus** (*Hund*: 176/31; 177/17; *Rind*: 182/20; *Pferd*: 187/22) des Accessorius in einen *Ramus dorsalis* und einen *Ramus ventralis*, die oft durch eine Nervenschlinge miteinander verbunden sind.

Der *Ramus dorsalis* (*Hund*: 174/26; 177/17'; *Schwein*: 178/24; *Rind*: 179/26; 180/14; 181/33; 182/20'; *Pferd*: 183/29; 187/22') zieht zwischen M. cleidocephalicus und M. splenius capitis caudodorsal, gibt einen Zweig an die Pars cervicalis des M. cleidocephalicus, die nur beim *Fleischfresser* ausgebildet ist (und wegen dieser Innervation auch als Pars clavicularis des M. trapezius bezeichnet wird), während der Stamm des Nerven zum M. trapezius weiterzieht. Er innerviert sowohl die Pars cervicalis als auch die Pars thoracalis dieses Muskels.

Der *Ramus ventralis* (*Hund*: 174/26'; 177/17''; *Schwein*: 178/24'; *Rind*: 179/26'; 181/33'; 182/20''; *Pferd*: 183/29'; 185/15; 186/23'; 187/22'') zieht in caudoventraler Richtung brustwärts und versorgt alle Teile des M. sternocephalicus und überdies die Pars mastoidea und Pars occipitalis des M. cleidocephalicus.

Beide Endäste des N. accessorius erhalten Verbindungszweige von den Halsnerven (C 1 – C 5), tierartlich aus unterschiedlichen Segmenten. Beim *Wiederkäuer* und beim *Schwein* fehlt eine Verbindung des Ramus ventralis mit Halsnerven.

Über die Halsnerven (C 2 – C 5) werden die proprioceptiven Afferenzen des Versorgungsgebietes des Ramus externus n. accessorii dem Rückenmark zugeführt. Daneben können aberrante Nervenzellen im N. accessorius vorkommen, die die gleiche Funktion haben. Proprioceptive Fasern aus dem M. trapezius gelangen auch in thoracale Spinalganglien.

Im N. accessorius nachgewiesene unmyelinisierte Fasern sind für Vasomotoren bestimmt und/oder sensible Fasern für die Pia mater.

Nervus hypoglossus (XII)

Der **N. hypoglossus (XII)** nimmt insofern eine Sonderstellung unter den Gehirnnerven ein, als er eigentlich ein etwas modifizierter, in den Schädelraum einbezogener und damit an das hintere Ende des verlängerten Markes angeschlossener Rückenmarksnerv ist, der bei den *Fischen* und *Amphibien* noch durchaus den Charakter eines Spinalnerven zeigt.

Da die Zungenmuskulatur entwicklungsgeschichtlich als ein Teil der ventralen Rumpfmuskulatur aufzufassen ist, die frühembryonal in die Mundhöhle einwanderte, und die Sklerotome der 3 – 4 ersten Segmente dem Cranium zugeschlagen werden, ist der dieses Gebiet ursprünglich versorgende, vorderste Halsnerv sekundär zum hintersten Gehirnnerven geworden. Von einem echten Spinalnerven unterscheidet der **N. hypoglossus** sich aber vor allem durch die Rückbildung seiner sensiblen Anteile und damit durch seinen im wesentlichen rein motorischen Charakter. Seine Übergangsstellung zwischen Gehirn- und Halsnerven kommt aber auch darin zum Ausdruck, daß der N. hypoglossus mit dem

1. Halsnerven durch die *Ansa cervicalis* verbunden ist und so auch an der Bildung des *Plexus cervicalis ventralis* (s. S. 237) teilhat.

Der N. hypoglossus innerviert nur die eigentlichen Zungenmuskeln (Binnenmuskeln, M. genio-, stylo- und hyoglossus), während die kurzen und langen Zungenbeinmuskeln über die Ansa cervicalis vom Ventralast des 1. Halsnerven versorgt werden.

Die Wurzelzellen des N. hypoglossus bilden den langgestreckten *Nucleus motorius n. hypoglossi* (44/17; 45/14; 46/XII; 173/37) unter dem Trigonum n. hypoglossi der Rautengrube (s. S. 86) und stehen mit Kollateralen des *Tractus solitarius* und *Tractus spinalis n. trigemini* in Verbindung, über die reflektorische Zungenbewegungen durch Receptoren in der Mund- und der Zungenschleimhaut ausgelöst werden können.

Die Wurzelfasern des N. hypoglossus treten in mehreren Bündeln lateral von der Pyramide aus dem verlängerten Mark (32/XII; 33/XII), wobei sich ihnen zarte, vom Pedunculus cerebellaris caudalis kommende Fäden beigesellen, in die ein kleines Ganglion oder Ganglienzellgruppen eingelagert sein können (einstiger Spinalnerv!).

Die Faserbündel der Hypoglossuswurzel vereinigen sich, nachdem sie die Dura mater durchstoßen haben, zu einem kräftigen Nervenstamm, der die Schädelhöhle durch den Canalis bzw. das Foramen n. hypoglossi verläßt (*Hund*: 174/XII; 176/25; 177/16; *Schwein*: 178/XII; *Rind*: 179/XII; 182/23; *Pferd*: 183/XII; 186/22; 187/21). Er zieht zwischen N. vagus und N. accessorius hindurch rostroventral, wobei er die beiden Nerven kreuzt, und geht dabei Verbindungen mit dem *Ramus pharyngeus n. vagi* und dem *Ganglion cervicale craniale* ein, von dem ihm sympathische Fasern zugeführt werden. Ferner gibt er einen Verbindungsast, die *Ansa cervicalis* (176/25', 25''; 177/16'; 182/23'), an den Ventralast des 1. Halsnerven ab, die beim *Hund* relativ kräftig ist und einen dorsalen und einen ventralen Schenkel aufweist.

Der **fortlaufende Stamm des N. hypoglossus** kreuzt sodann die A. carotis externa lateral und zieht am ventralen Rand des Truncus linguofacialis und der A. lingualis zur Zungenwurzel, wo er am unteren Rand des M. styloglossus unter Aufteilung in einen oberflächlichen und einen tiefen Ast *(Rami linguales)* in die Zungenmuskulatur eintritt. Der medial vom N. lingualis verlaufende tiefe Ast geht nahe der Zungenspitze mit dem *N. lingualis* eine schlingenförmige Verbindung ein *(Ramus communicans cum n. hypoglosso des N. lingualis).*

Mit der Charakterisierung des N. hypoglossus als Halsnerv einerseits und rein motorischer Nerv andererseits wird gleichzeitig ausgedrückt, daß die sensible Dorsalwurzel dieses Nerven fehlt. Diese allgemeine Feststellung geht allerdings an der Wirklichkeit vorbei, da sehr wohl dorsale Wurzelfasern des N. hypoglossus vorkommen, die auch kleine Ganglien enthalten können. Sie sind allerdings nicht konstant und außerdem von der Tierart abhängig ausgebildet. Das *Pferd* soll sehr selten eine dorsale Wurzel besitzen, die *Ziege* nur fetal. Mehrere kleine Ganglien oder aberrante Nervenzellen sollen auch im Verlauf des Nerven vorkommen können *(Katze, Hund, Kalb).*

Die Frage nach einer dorsalen Hypoglossuswurzel berührt aber noch ein anderes Problem, nämlich ob dieser Nerv überhaupt afferente Fasern besitzt. Es ist nicht möglich, aus der durchaus umfangreichen Literatur über dieses Thema eine zutreffende Antwort abzuleiten. Zwar wird überwiegend eine proprioceptive Leitung im Hypoglossus in Abrede gestellt, vielmehr sollen entsprechende Fasern sich dem N. lingualis (über das Ganglion trigeminale) oder N. vagus anschließen oder über Halsnerven (Ansa cervicalis) dem Rückenmark zugeführt werden. Andererseits sprechen die aberranten Nervenzellen oder Ganglien im N. hypoglossus für einen afferenten Anteil dieses Nerven.

Auch ein weiterer interessanter Befund kann das Problem nicht lösen: in der Zunge der *Katze* soll es, mindestens in der Binnenmuskulatur, keine Muskelspindeln geben. Andere Berichte sprechen von einer Armut an Dehnungsreceptoren, verglichen mit *Primaten* und dem *Menschen*. So können tierartliche Unterschiede für die divergierenden Aussagen verantwortlich sein. Allerdings ist auch bei der *Katze* ein Reflex nachgewiesen worden, dessen Afferenz über den N. lingualis, dessen Efferenz über den N. hypoglossus läuft. Er soll die proprioceptive Bahn des N. hypoglossus ersetzen. Das Strukturäquivalent des Receptors ist allerdings nicht bekannt.

Zusammenfassung der Innervationsgebiete des N. glossopharyngeus (IX), N. vagus (X), N. accessorius (XI) sowie des N. hypoglossus (XII)

Nerv	motorisch	sensibel bzw. sensorisch	parasympathisch
N. glossopharyngeus (IX)		über *Ganglion distale*, *N. tympanicus* und *Plexus tympanicus*: Schleimhaut der Paukenhöhle, Innenseite des Trommelfells und Schleimhaut des Ductus pharyngotympanicus	über *N. tympanicus* und *N. petrosus minor* (JACOBSONsche Schlinge) sowie *Ganglion oticum*: Schleimhautdrüsen der Rachenhöhle, des Schlundkopfes und des Zungengrundes; über *Ganglion oticum* und *Rami parotidei* des *N. mandibularis*: Glandula parotis über *Ganglion oticum* und *N. buccalis*: Backendrüsen und Drüsen der Backenschleimhaut
Ramus pharyngeus	rostrale und mittlere Schlundkopf-schnürer	über *Ganglion distale* und *Plexus pharyngeus* (gemeinsam mit Vagus-ästen): Rachenschleimhaut und Tonsillen	
Ramus lingualis		über *Ganglion distale*: Schleimhaut des Gaumensegels, der Rachenwand und des Schlundkopfes sowie des hinteren Drittels der Zunge mit den Geschmacksknospen der Papillae vallatae und foliatae sowie den Geschmacksknospen im hinteren Bereich der Mundhöhle und des Schlundkopfes	
Ramus sinus carotici		über *Plexus caroticus* und *Ganglion distale*: Sinus caroticus und Glomus caroticum	
Ramus m. stylo-pharyngei caudalis	M. stylopharyngeus caudalis		
N. vagus (X) Pars cranialis		über *Ganglion proximale n. vagi* und *Ramus meningeus*: Dura mater encephali; über *Ganglion proximale n. vagi* und *Ramus auricularis*: Haut im Muschelgesäß und an Innenfläche der Ohrmuschel	

Nerv	motorisch	sensibel bzw. sensorisch	parasympathisch
Rami pharyngei und *Plexus pharyngeus*	alle Schlundkopf-schnürer; über *Ramus oesophageus*: Halsportion der Speiseröhre	über *Ganglion proximale et distale n. vagi* (zusammen mit *Rami pharyngei n. glosso-pharyngei*): Rachen- und Schlund-kopfschleimhaut sowie Luftsack (*Pferd*)	über *Ganglion distale n. vagi* sowie *intra-murale Ganglien*: Drüsen der Rachen- und Schlundkopf-schleimhaut
Pars cervicalis *N. laryngeus cranialis*	über *Ramus externus*: M. cricothyreoideus	über *Ramus internus* und *Ganglion distale et proximale n. vagi*: Kehlkopfschleimhaut;	über *Ramus internus* und *Ganglion distale n. vagi*: Kehlkopf-drüsen
N. depressor Truncus vago-sympathicus		über *Ganglion distale et proximale n. vagi*: Aortenbogen und A. pulmonalis	
Pars thoracica *Rami cardiaci craniales*			über *Plexus cardiacus* und *Organeigengan-glien*: Herzmuskulatur
N. laryngeus recurrens	über *Nn. laryngei caudales*: Kehlkopfmuskulatur außer M. crico-thyreoideus	über *Rami tracheales* und *Rami oesophagei* sowie *Ganglion distale et proximale n. vagi*: Schleimhaut der Luft- und Speiseröhre	über *Rami cardiaci caudales, Plexus car-diacus* und *Organ-eigenganglien*: Herzmuskulatur; über *Rami tracheales*: Schleimhautdrüsen und Muskulatur der Trachea; über *Rami oesophagei*: Schleimhautdrüsen und Muskulatur der Speiseröhre
Stamm des N. vagus			über *Rami bronchales* und *Plexus pulmonalis*: Schleimhautdrüsen und Muskeln des Bronchalbaumes
dorsaler und ventraler Ast			über *Rami oesophagei*: Schleimhautdrüsen und Muskulatur der Speiseröhre

Nerv	motorisch	sensibel bzw. sensorisch	parasympathisch
Pars abdominalis *bei* **Fleischfresser, Schwein** *und* **Pferd:** *Truncus vagalis dorsalis* (nach Vereinigung des linken und rechten dorsalen Astes der Pars thoracica)			über *Rami coeliaci, Plexus coeliacus, Plexus gastricus caudalis* und *Plexus mesentericus cranialis:* Magen, Leber, Milz, Pankreas, Dünn- und Dickdarm (außer Colon descendens), Nieren und Nebennieren; über *Plexus intermesentericus, Plexus mesentericus caudalis* und *Plexus testicularis* bzw. *ovaricus:* Colon descendens und Keimdrüsen
Truncus vagalis ventalis (nach Vereinigung gung des linken und rechten ventralen Astes der Pars thoracica)			über *Plexus gastricus cranialis, Ramus pyloricus, Rami duodenales* und *Rami hepatici:* Magen, Duodenum, Pankreas und Leber
bei den **Wieder-:** **käuern:** *Truncus vagalis dorsalis*			über *Rami coeliaci, Plexus coeliacus, Plexus mesentericus cranialis, Plexus intermesentericus, Plexus mesentericus caudalis* und *Plexus testicularis* bzw. *ovaricus:* Milz, Pankreas, Dünn- und Dickdarm, Nieren, Nebennieren, und Keimdrüsen; über *Rami atriales ruminis, Ramus ruminalis dexter et sinister, Rami omasiales, Ramus omaso-abomasialis sinister* und *Rami reticulares caudales:* Pansenvorhof, Pansen, Netz-, Blätter- und Labmagen

Nerv	motorisch	sensibel bzw. sensorisch	parasympathisch
Truncus vagalis ventralis			über *Rami atriales ruminis, Rami reticulares craniales, Ramus omaso-abomasialis dexter* und *Rami hepatici et duodenales*: Pansenvorhof, Netzmagen, Blättermagen, Labmagen, Leber, Duodenum
N. accessorius (XI) **Ramus internus**	Accessoriusanteil des N. vagus (N. accessorius vagi)		
Ramus externus *Ramus dorsalis*	M. trapezius* (Pars thoracalis, Pars cervicalis, Pars clavicularis)		
Ramus ventralis	M. sternocleidomastoideus* (M. sternocephalicus und Pars mastoidea des M. cleidocephalicus)		
N. hypoglossus (XII)	Binnenmuskulatur der Zunge M. genioglossus M. styloglossus M. hyoglossus		

* Einzelpublikationen, Lehrbuchdarstellungen und die Nomenklatur (NAV) divergieren in der Benennung der vom **N. accessorius** innervierten Muskeln ganz erheblich. Die Pars clavicularis des M. trapezius wird auch als M. cleidocervicalis (*Fleischfresser*), M. cleidooccipitalis (*Schwein, Wiederkäuer*) und M. cleidomastoideus (*Pferd*) bzw. als Pars cervicalis, Pars occipitalis und Pars mastoidea des M. cleidocephalicus bezeichnet. Der M. sternocleidomastoideus setzt sich zusammen aus dem M. sternocephalicus und der Pars mastoidea des M. cleidocephalicus (außer *Pferd*).

Vegetatives Nervensystem,
Systema nervosum autonomicum

Allgemeines

Das **vegetative Nervensystem** repräsentiert den idiotropen Teil des peripheren Nervensystems (s. auch S. 228). Es besteht aus im ganzen Körper verteilten Nerven oder Nervengeflechten, in die größere oder kleinere, aber auch eine Vielzahl mikroskopisch kleiner Ganglien eingestreut sind. Sofern letztere sich in den Wänden von Hohlorganen befinden, werden sie auch als intramurale Ganglien bezeichnet. Alle vegetativen Nerven sind über Gehirn- und Rückenmarksnerven an das Zentralnervensystem angeschlossen. Auch das vegetative Nervensystem ist wie das gesamte periphere Nervensystem morphologisch und funktionell auf das engste mit dem Zentralnervensystem verbunden.

Das vegetative Nervensystem sorgt für das harmonische Zusammenspiel der einzelnen Teile des Körpers und schließt damit die Einzelfunktionen der inneren Organe im Dienste der Lebenserhaltung zu einem sinnvollen Ganzen zusammen. Die Bezeichnungen „vegetatives Nervensystem" oder „Lebensnervensystem" sind insofern wohlbegründet, als diesem Teil des Nervensystems die Regelung der Atmung, des Blutkreislaufs, der Verdauung, des Stoffwechsels, der Sekretion, des Wasserhaushaltes, der Körpertemperatur, der Fortpflanzung usw., d. h. also durchweg Funktionen zufallen, die der Erhaltung des Lebens dienen.

Das vegetative Nervensystem arbeitet weitgehend selbständig und ist, anders als das animalische Nervensystem, bewußten Eingriffen weitgehend entzogen. Das bedeutet, daß die unter der Kontrolle des vegetativen Nervensystems sich abspielenden Lebensvorgänge auch bei ausgeschaltetem Bewußtsein, z. B. in tiefer Narkose, im Schlaf oder bei Bewußtlosigkeit, weiterlaufen. Wegen der in funktioneller Hinsicht gewissen Selbständigkeit wird das vegetative Nervensystem auch als **autonomes Nervensystem** bezeichnet.

Diese Autonomie ist allerdings relativ. Durch seine Verbindungen mit dem Zentralnervensystem steht das vegetative Nervensystem unter der Kontrolle von Gehirn und Rückenmark und ist auch von daher in mannigfaltiger Weise beeinflußbar. Nur dank dieser engen Wechselbeziehung mit dem oikotropen Nervensystem vermag das vegetative Nervensystem einer seiner Hauptaufgaben, die Tätigkeit der inneren Organe den ständig wechselnden Umweltbedürfnissen und Umweltsituationen jeweils anzupassen, gerecht zu werden. Auf dieser Wechselbeziehung zwischen animalischem und vegetativem Nervensystem basiert auch die bekannte Erfahrungstatsache, daß sich rein vegetative Vorgänge, wie die Herzaktion, die Innervation der Vasomotoren, die Atmung, die Drüsen-, Harnblasen- und Darmtätigkeit usw. durch verschiedene Affekte, wie Angst, Freude, Wut, agressive Stimmung, psychisch beeinflussen lassen. Andererseits können sich Vorgänge, die im vegetativen Nervensystem ablaufen, und Empfindungen, die aus dem Körper stammen (z. B. Hunger, Durst, Müdigkeit), auf das Gefühlsleben und die Stimmungen des Individuums auswirken oder bestimmte Erregungen der Sinnesorgane die Tätigkeit vegetativ innervierter Organe (Tonus der glatten Muskulatur, Sträuben der Haare, Speichelsekretion) beeinflussen. Von besonderer Bedeutung sind die optischen Erregungen, weil durch sie auch die vegetativen Zentren im Zwischenhirn (s. S. 125, 444) gesteuert werden.

Das vegetative Nervensystem innerviert die Eingeweide im weitesten Sinne, nämlich auch sämtliche Drüsen und die glatte Muskulatur. Es moduliert ferner das autonome Erregungsleitungssystem im Herzen und reguliert die Druckverhältnisse im Gefäßsystem. Das vegetative Nervensystem wird deshalb auch als **viscerales Nervensystem** bezeichnet und dem somatischen System (die willkürlich arbeitende Muskulatur) gegenübergestellt. In seiner

egetative Nervensystem von den endokrinen Drüsen (s. S. 473 ff.) unter-
…omen Lebensprozesse vor allem auf dem Blutwege regulieren.

…piel zwischen beiden Organsystemen ist weit umfangreicher und inniger,
…mliche Aufzählung der endokrinen Drüsen und ihrer Wirkungen aus-
…lich neben den organhaften Hormondrüsen eine Vielzahl verstreuter
…einzeln gelegener Zellen, die endokrin sezernieren (z. B. gastrointestinales-
…dokrines System, s. S. 474 f.). Eine große Gruppe dieser Zellen produziert
…Neuropeptide, die als Transmitter auch in Neuronen vorkommen. Die
…ußerdem receptorisch tätig sein und werden insgesamt in das Konzept der
…gegliedert. Die bisherige Feststellung, daß vegetatives Nervensystem und
…en sich zu einem Funktionssystem ergänzen, kann nach neueren Erkenntnis-
…t werden: einzelne peptidhormon-produzierende Zellen sind vermutlich als
Interneurone in das vegetative Nervensystem eingeschaltet.

Die **Bauelemente des vegetativen Nervensystems** sind die gleichen wie im allgemeinen
Kapitel (s. S. 17 ff.) beschrieben. Die Nervenzellen der vegetativen Ganglien sind multipolar,
wobei die Dendriten sehr lang sein können. Die Nissl-Substanz ist körnig. Die Mantelzellen
sind unregelmäßig angeordnet, bilden aber wie bei den Cerebrospinalganglien eine lücken-
lose Hülle um die Nervenzellen. Die Ganglien sind in die peripheren Nerven als makroskopisch erkennbare oder mikroskopisch kleine Knötchen eingefügt. In den Ganglien enden
Neurone, wo sie synaptisch mit weiteren Nervenzellen verknüpft sind. Andere Fasern
(Axone) ziehen ohne Unterbrechung durch das Ganglion hindurch. Immer aber besteht ein
efferenter vegetativer Nerv aus einer Kette von 2 Neuronen. Im Ort der Umschaltung
unterscheiden sich Sympathicus und Parasympathicus (191). Allgemein gilt jedoch, daß die
präganglionären Fasern markhaltig, die postganglionären (umgeschalteten) Fasern marklos
sind. Entsprechend sind die rückenmarksnahen Nerven (an der Wirbelsäule) weiß, die
organnahen Nerven grau.

In den Erfolgsorganen bilden die vegetativen Nerven netzartige Strukturen, in denen man
lichtmikroskopisch (Fluoreszenzmikroskopie, Silberimprägnation) sogar Knotenpunkte zu
erkennen glaubt. Es bleibt aber auch hier der neuronale Aufbau gewahrt. Die Axone zeigen
varicöse Auftreibungen, die den synaptischen Bereich repräsentieren und in einem Axon
auch mehrfach hintereinander vorkommen können.

Die vegetativen Nerven enthalten auch afferente Fasern, die markhaltig sind. Sie haben
ihren Ursprung in Eingeweidereceptoren, die denen der Oberflächensensibilität entsprechen
(s. S. 395 f.). Sie vermitteln Druck- und Dehnungsreize der Eingeweide und des Gefäßsy-
stems, können Schmerz-, Hunger- und Durstempfindungen auslösen und auf chemische
Reize ansprechen. Abgesehen von lokalen Reflexbogen, in denen die afferenten Fasern die
Eingeweide nicht verlassen, ziehen die afferenten visceralen Fasern (192) mit den sympathischen bzw. parasympathischen Nerven zu den sensorischen Ganglien am Rückenmark
(Spinalganglien) bzw. am Kopf (Ganglien des V., VII., IX., X. Gehirnnerven) und von da in
das Rückenmark bzw. in das Gehirn. Da, anders als bei den Efferenzen, bei den afferenten
Fasern keine Spezifität im Sinne des sympathischen oder parasympathischen Systems besteht, spricht man auch einfach von visceroafferenten Fasern.

Bauplan und Einteilung des vegetativen Nervensystems

Das vegetative oder autonome Nervensystem ist als idiotroper Teil des gesamten Nervensystems eng mit dessen oikotropem Teil, repräsentiert durch das animalische oder cerebrospi-

nale Nervensystem, verknüpft (s. S. 3). So ist auch die Darstellung eines eigenen vegetativen Nervensystems letztlich die willkürliche Ausgliederung eines Funktionssystems, das in jeder Hinsicht mit dem cerebrospinalen System eng verbunden ist. Mit diesem Vorbehalt besteht das vegetative Nervensystem aus übergeordneten, im Zwischenhirn lokalisierten **Zentren** (s. S. 384), aus primären Zentren im Mittelhirn und in der Medulla oblongata sowie in der Pars intermedia der grauen Substanz des Rückenmarkes (s. S. 381) und schließlich aus dem **peripheren vegetativen System**. Hier werden drei funktionelle Teile unterschieden, das intramurale, das sympathische und das parasympathische System, die im folgenden zunächst besprochen werden sollen.

Intramurales System

Das **intramurale System (Wandnervensystem)** besteht aus feinen Nervennetzen, die in Organen bzw. in Organwänden gelegen sind und zahlreiche mikroskopisch kleine Ganglien enthalten. Diese terminalen Plexus und Ganglien sind zwar nicht ausschließlich, aber doch überwiegend Umschaltstellen vom 1. auf das 2. Neuron im parasympathischen System. Sympathische Fasern haben Kontakt zu den Netzen. Das Zusammenspiel zwischen beiden Systemen ist im Sinne einer Impulsmodulation zu verstehen, wobei auch lokale Afferenzen existieren, die kurze, im Organ lokalisierte oder bis zu den Prävertebralganglien des Sympathicus reichende Reflexbogen herstellen. Das intramurale System im weiteren Sinne ist in den meisten Eingeweiden verbreitet. Im engeren Sinne wird darunter allerdings die Lokalisation im Verdauungstrakt verstanden. Der *Plexus entericus* mit seinen Ganglien liegt in mehreren miteinander in Verbindung stehenden Schichten als *Plexus submucosus* (MEISSNER), *Plexus myentericus* (AUERBACH) und evtl. *Plexus subserosus* in der Wand des Magen-Darm-Traktes, in reduzierter Ausbildung bereits im Oesophagus, und stellt einen weitgehend selbständigen Reflexapparat dar (134/13, 14, 15). Die Plexus verleihen diesen Organen eine gewisse Autonomie (z. B. Kontraktionen des frisch exenterierten Darmes bei Schlachtungen), werden aber intra vitam, ähnlich wie das Reizleitungssystem des Herzens, den Bedürfnissen des Gesamtorganismus entsprechend vom Sympathicus und Parasympathicus gesteuert.

Das intramurale System ist als terminaler Bereich letztlich der entscheidende Teil des vegetativen Nervensystems. Entsprechend eingehend ist es untersucht worden, und die Typen und Strukturen der Nervenzellen und ihrer Fortsätze, ihrer Kontakte, Transmitter und Anordnung sind in zahllosen Einzelpublikationen und Übersichten dargestellt worden. Grobe Informationen geben die Lehrbücher der Histologie. Da das intramurale System gemeinhin als eine besondere Struktur des Magen-Darm-Traktes genannt und dort beschrieben wird, sei an dieser Stelle darauf hingewiesen, daß sich Oesophagus und Vormägen von den Verhältnissen im Magen und Darm unterscheiden. In beiden Abschnitten ist der Plexus submucosus nicht bzw. nur unvollständig ausgebildet. Er enthält keine Ganglien. Die differenzierte Motorik der Vormägen, ihre unterschiedliche Aktivität in einzelnen Kompartimenten, wird durch eine ungleichmäßige Verteilung intramuraler Neurone erreicht, die mit Vagusendigungen in Kontakt stehen.

Adrenerge Nerven modulieren im Gastrointestinaltrakt hauptsächlich Reflexaktivitäten. Sie wirken auf die Wandmuskulatur (außer in den Sphincteren) im Sinne einer Erschlaffung. Es ist seit fast 100 Jahren bekannt, daß es im vegetativen Nervensystem mehr als die beiden klassischen Transmitter Acetylcholin und Adrenalin (Noradrenalin) gibt. Die vermutlich purinergen Neurone (nicht-cholinerg, nicht-adrenerg) haben eine noch stärkere inhibitorische Wirkung und ermöglichen damit die Passage durch den Verdauungskanal, öffnen Sphincteren, tragen zur Erweiterung des Magens und zur Ausdehnung des Darmes vor dem Bolus bei. Auf die Verknüpfung des vegetativen Nervensystems mit dem endokrinen System (Neuropeptide, Paraneurone) wurde bereits hingewiesen (s. S. 351).

Sympathisches und parasympathisches System

Die Nerven und Ganglien des sympathischen und parasympathischen Systems stellen die Verbindung zwischen den vegetativen Zentren und den Erfolgsorganen her. Beide Systeme sind nach ihrem Ursprung, dem Verlauf und der Umschaltung ihrer Fasern verschieden und auch funktionell selbständig. Nach der chemischen Natur der Transmittersubstanzen, Adrenalin bzw. Noradrenalin beim sympathischen und Acetylcholin beim parasympathischen System, werden die beiden Systeme auch als adrenerg bzw. cholinerg bezeichnet. Der vielfach zu beobachtende Antagonismus und ein pharmakodynamisch verschiedenes Verhalten rechtfertigen es, vor allem bei klinischen Bezügen, einfach von *Sympathicus* und *Parasympathicus* zu sprechen.

Eine strenge Bindung des Sympathicus an die Transmittersubstanz Adrenalin besteht jedoch nicht. So sind die präganglionären Sympathicusneurone cholinerg, die postganglionären adrenerg. Darüber hinaus sind auch die postganglionären Sympathicusfasern, die die Schweißdrüsen und die Piloarrectoren der Haut innervieren, cholinerg, was lange Zeit zur Annahme eines spinalen Parasympathicus verführt hat.

In der Wirkungsweise des Sympathicus und Parasympathicus steht ein *Antagonismus* im Vordergrund. Als Beispiele seien angeführt:

Erfolgsorgan	Wirkung des	
	Sympathicus	Parasympathicus
Pupille	Erweiterung	Verengung
Bronchen	Erweiterung	Verengung
Herz	Beschleunigung der Herztätigkeit	Verlangsamung der Herztätigkeit
Magen und Darm	Hemmung der Peristaltik	Anregung der Peristaltik
Leber	Glykogenabbau	Glykogenaufbau
Harnblase	Harnverhaltung	Harnentleerung

Sympathicus und Parasympathicus können aber auch als Synergisten wirken, wie in den Speicheldrüsen, wo beide eine Sekretion anregen, allerdings für eine unterschiedliche Speichelzusammensetzung sorgen.

Schließlich gibt es auch die Innervation durch nur ein System, wie z. B. die der Schweißdrüsen, Piloarrektoren und Gefäße der Haut durch den Sympathicus, ohne eine ergänzende oder gegensätzliche Wirkung des Parasympathicus. Eine solche einseitige vegetative Innervation ist für manche Organe umstritten (z. B. Uterus, Harnblase).

Die antagonistische Wirkung von Sympathicus und Parasympathicus äußert sich auch in ihrem unterschiedlichen pharmakodynamischen Verhalten. So erregen z. B. Adrenalin und andere, pharmakologisch verwandte Substanzen sowohl die fördernden als auch die hemmenden Sympathicusfasern, wodurch es zu Pulsbeschleunigung, Blutdrucksteigerung, Pupillenerweiterung, Hemmung der Magen- und Darmtätigkeit usw. kommt, während eine Erregung des Parasympathicus durch Acetylcholin, Pilocarpin oder Physostigmin die Pulsfrequenz verlangsamt, den Blutdruck senkt und die Pupille verengt.

Weder eine Betonung des *Antagonismus* zwischen Sympathicus und Parasympathicus noch eine Hervorhebung bestimmter Wirkungen dieser Systeme im Sinne einer Excitation oder Inhibition z. B. auf die glatte Muskulatur ist angezeigt. Es läßt sich nämlich in dieser Hinsicht kein Schema anlegen bzw. System errichten, was bei der Betrachtung der Gefäßinnervation besonders deutlich wird. Die nervale Kontrolle der Gefäßmuskulatur (insbesondere der Arteriolen) läuft mit wenigen Ausnahmen über den Sympathicus, der sowohl konstriktorisch (über α-Receptoren), als auch dilatatorisch (β-Receptoren) wirkt. Da die Anzahl dieser Receptoren in den Organgefäßen sehr unterschiedlich ist, kommt eine differenzierte Wirkung des Sympathicus zustande. Die β-Receptoren der Skeletmuskulatur reagieren darüber hinaus weniger auf nervale Reize als auf im Blut zirkulierendes Adrenalin. Der Parasympathicus erweitert Gefäße in der Glandula mandibularis und in der Parotis, ebenso in den Genitalien (Erection). Cholinerge Sympathicusfasern wirken allgemein dilatatorisch auf die Gefäßmuskulatur, adrenerge Fasern allgemein konstriktorisch oder dilatatorisch, dagegen nur konstriktorisch in der Haut.

Das Beispiel soll deutlich machen, daß die Gliederung in Sympathicus und Parasympathicus weder eine generelle morphologische noch generelle funktionelle Einteilung des vegetativen Nervensystems bedeutet.

Auch ein bestehender Antagonismus zwischen Sympathicus und Parasympathicus bedeutet, daß beide Systeme gleichzeitig wirken. Sie befinden sich in einem wechselnden Gleichgewicht, und jedes Wirken des einen Teiles ist mit entsprechenden Regulationen des anderen Teiles verbunden.

Die allgemein biologische Bedeutung dieses Zusammenspiels von Sympathicus und Parasympathicus wird durch die Begriffe „ergotropes" und „trophotropes" System gekennzeichnet. Der Sympathicus sorgt durch Beschleunigung der Herzaktion, Steigerung des Blutdruckes, Intensivierung der Atmung, Erhöhung des Grundumsatzes und der motorischen Funktionen, Erweiterung der Pupille usw. für eine Steigerung der körperlichen Leistungen und eine Erhöhung der Energieentfaltung (Flucht- und Aggressionsbereitschaft) und verkörpert somit das ergotrope System (Arbeitssystem, nach W. R. Hess). Der Parasympathicus bewirkt eine Verlangsamung des Herzschlages und der Atmung, eine Senkung des Blutdruckes, eine Erniedrigung des Grundumsatzes, eine Beschleunigung der Darmtätigkeit, indirekt eine Erweiterung der Gefäße und eine Verengung der Pupille. Er sorgt also für die Restitution, Regeneration und Erholung der Körperkräfte (Ruhe, Schlaf) und stellt damit das trophotrope System (Ernährungssystem, nach W. R. Hess) dar. Die beiden funktionell so verschieden wirksamen Systeme ergänzen sich also gegenseitig sinnvoll im Dienste des Gesamtorganismus.

Sympathicus und Parasympathicus sind somit vielmehr physiologische als anatomische Begriffe, obwohl sich mindestens der Sympathicus auch morphologisch definieren läßt (s. S. 355), während der Parasympathicus keine anatomische Einheit darstellt. Seine Fasern entspringen zwar aus selbständigen Kernen des Hirnstammes und Rückenmarkes, schließen sich dann aber bestimmten Hirn- und Rückenmarksnerven an, so daß der Parasympathicus nicht oder nur teilweise präparatorisch darstellbar ist.

Auch im sympathisch-parasympathischen System bildet zwar der Leitungsbogen das konstruktive Bauelement (vgl. 25). Für den afferenten Schenkel besteht allerdings, sofern dieser das Gehirn oder Rückenmark erreicht, keine Spezifität im Sinne des sympathischen oder parasympathischen Systems. Die visceralen Afferenzen verhalten sich morphologisch und funktionell im Prinzip wie die somatischen (cerebrospinalen) Afferenzen (25/1).

Hingegen zeichnet sich der efferente Schenkel des vegetativen Leitungsbogens dadurch aus, daß die aus den Wurzelzellen des Zentralnervensystems hervorgehenden Nervenfasern nie ohne Unterbrechung zum Erfolgsorgan gelangen, sondern immer in einem sympathischen oder parasympathischen Ganglion mindestens einmal eine Umschaltung auf ein weiteres Neuron erfahren (vgl. 25; 191). Der efferente Schenkel des vegetativen Leitungsbogens setzt sich also stets aus mindestens zwei hintereinander geschalteten Neuronen, dem präganglionären (25/4'; 191 ausgezogen) und dem postganglionären Neuron (25/4''; 191 gestrichelt), zusammen, von denen sich dann das letztere mit dem Erfolgsorgan bzw. den intramuralen Endgeflechten in Verbindung setzt. Die präganglionären Fasern sind markhaltig, die postganglionären dagegen markarm oder marklos. Die aus postganglionären Fasern bestehenden dünnen, von einem zarten Perineurium umhüllten, vegetativen Nerven erscheinen darum, obwohl sie immer auch einzelne markhaltige Fasern enthalten, grau (z. B. Ramus communicans griseus). Gelegentlich sind auch Nervenzellen eingestreut.

Spezielle Beschreibung des sympathischen Systems

Die **präganglionären Fasern des sympathischen Systems** (25/4') werden von Axonen der Wurzelzellen in der *Substantia intermedia*, insbesondere des *Nucleus intermediolateralis* (2 5/4) im Seitenhorn des Brust- und Lendenmarkes (*Fleischfresser*: Th 1/2 – L 5; *Wiederkäuer*: Th 2 – L 4; *Pferd*: Th 2 – L 2; *Mensch*: C 8 – L 3) gebildet (s. S. 48), weshalb das sympathische System auch als *thoracolumbales System* bezeichnet wird (vgl. 191). Die markhaltigen Fasern verlassen das Rückenmark über die Ventralwurzel zusammen mit den somatomotorischen Fasern und isolieren sich am *Truncus n. spinalis* zu selbständigen Faserbündeln, die dann als *Rami communicantes albi* (25; 133/8; 134/8) Anschluß an die Ganglienkette des Grenzstranges, *Truncus sympathicus*, finden (25; 133/9; 134/9).

Bei der *Katze* wurden die präganglionären Neurone des Sympathicus ipsilateral in der Lamina VII des Rückenmarkes lokalisiert.
　　Die Zuordnung der sympathischen Wurzelfasern zu bestimmten Segmenten kann nicht nach der üblichen Orientierung an einem Foramen intervertebrale vorgenommen werden. Die Fasern verlaufen nämlich über viele Segmente intra- und extraspinal, bevor sie sich einem Spinalnerven anschließen. Beim *Hund* können die Fasern intraspinal über 12 Segmente verlaufen, bevor sie über eine Radix ventralis das Rückenmark verlassen. Der intraspinale Weg ist gekreuzt oder ungekreuzt. Thoracale Sympathicuswurzeln stammen von ipsilateralen, lumbale von bilateralen präganglionären Neuronen.

Der **Grenzstrang, Truncus sympathicus** (11/18; 193/7 – 7''; 194/1 – 1'; 196/24; 197/15 – 15''), liegt als paariger Strang im Brust-, Lenden-, Kreuz- und Schwanzbereich ventrolateral den Wirbelkörpern an, dehnt sich aber insgesamt von der Schädelbasis bis zum Schwanz aus. Er besteht jederseits aus einer Kette symmetrisch und segmental angeordneter, kleiner Knoten, den *Ganglia trunci sympathici* (25; 133/9; 134/9; 191/1; 192/1^{IV}; 193/7, 10; 194/1; 196/24; 197/15), die auch als **Paravertebralganglien** bezeichnet werden. Die Ganglien sind in der Längsrichtung durch *Rami interganglionares* (191/1'; 193/7''; 194/1''; 197/15'') und zum Teil auch transversal, nach Art einer Strickleiter, durch *Rami transversarii* (134/10) verbunden. Im Schwanzbereich werden die beiden Grenzstränge schließlich meist durch ein *Ganglion impar* (199/1) miteinander vereinigt.

Die *Rami interganglionares* können doppelt ausgebildet sein. Beim *Pferd* gibt es im lumbalen Bereich eine partielle Spaltung des Grenzstranges, im sacralen Bereich eine Trennung in einen medialen und lateralen Ast. Bei der *Katze* liegen die beiden Stränge vom Kreuzbein an dicht nebeneinander und vereinigen sich mitunter. Das gilt auch für die anderen *Haussäugetiere*, beim *Hund* schon ab L 7. Beim *Hund* sind auch lumbale Ganglien mitunter verschmolzen.

Die die Grenzstrangganglien mit dem Stamm der Spinalnerven und dadurch mit dem Rückenmark verbindenden *Rami communicantes albi* (25; 133/8; 193/7''; 194/1'; 196/26; 197/15') teilen sich relativ häufig, so vor allem im Lendenbereich, in mehrere Äste auf und können darum nicht nur mit den Grenzstrangganglien des betreffenden Segmentes, sondern auch mit den nächsthöheren oder nächsttieferen Ganglien Verbindungen eingehen oder sich an der Bildung der Rami interganglionares beteiligen.
　　Die sympathischen Wurzelzellen des Rückenmarkes (präganglionäres Neuron, 25/4'; 191) endigen teilweise schon in den Grenzstrangganglien, wo sie meist mit mehreren Nervenzellen (postganglionäre Neurone; 25/4''; 191) Kontakt haben, deren Axone als postganglionäre Fasern die Verbindung mit den Erfolgsorganen herstellen. Die Axone des präganglionären Neurons können aber die Ganglia trunci sympathici, auch ohne umgeschaltet zu werden, durchziehen und ihre Umschaltung auf das postganglionäre Neuron erst in einem der peripheren vegetativen Ganglien, *Ganglia autonomica* (25; 134/11; 191/2, 2', 2''', 3 – 3''), erfahren. Da die präganglionären Fasern in der Regel mit mehreren postganglionären

Neuronen gekoppelt sind, ist die Zahl der letzteren stets größer als diejenige der präganglionären Neurone.

Bei der *Katze* enthält das Ganglion cervicale craniale ca. 120.000 Nervenzellen, die mit ca. 9.000 präganglionären Fasern (Verhältnis 32 : 1) in Verbindung stehen.

Die marklosen postganglionären Fasern des Grenzstranges finden zu einem Großteil als
Rami communicantes grisei (25; 133/8'; 134/8'; 191), entweder getrennt oder mit den Rami
communicantes albi verbunden, wieder Anschluß an die Spinalnerven des betreffenden
Segmentes. Mit diesen gelangen die sympathischen Fasern dann in die Körperwand und zu
den Gliedmaßen, wo sie die Gefäße des Stammes und der Extremitäten sowie die Haut mit
den Haarbalgmuskeln und Drüsen innervieren.

Von den Ganglien des Grenzstranges gehen ferner die zarten *Rami vasculares* und *Rami
viscerales* ab, die sich aber meist nach kurzem Verlauf zu dem für das sympathische System so
charakteristischen, dichten Nervengeflechten, den *Plexus autonomici*, an der Ventralfläche
der Wirbelsäule oder der Aorta und ihren Ästen vereinigen (25/6; 134/12; 194/22; 197/22;
198/20). In diese Nervengeflechte sind kleinere *Ganglia plexuum autonomicorum* eingestreut,
oder sie stehen mit den größeren *Ganglia autonomica* (25; 134/11) in Verbindung. Im
Unterschied zu den Grenzstrangganglien *(Paravertebralganglien)* werden die organnahen
sympathischen Ganglien als **Prävertebralganglien** bezeichnet. Selbständige sympathische
Nerven [z. B. *Nn. splanchnici* (191/6, 6', 7, 8), *N. hypogastricus* (191/7'), *N. vertebralis*
(191/4)] sind deshalb selten; in der Regel handelt es sich vielmehr um zarte Nervengeflechte,
die sich mit Vorliebe über das Aortengeflecht als *Plexus periarteriales* (25/6; 134/12) den
Arterien anschließen und so den Weg zu den Erfolgsorganen finden.

Die vegetativen Nervengeflechte führen aber nicht nur sympathische, sondern meist auch
parasympathische (25/7) und, was oft zu wenig beachtet wird, immer auch afferente,
viscerosensible Fasern (25/2; 192), deren Nervenzellen in den Spinalganglien liegen. Auf dem
Wege dorthin schließen sich die afferenten Fasern insbesondere dem Sympathicus an.

Da sich der **Grenzstrang** vom Kopf bis zum Schwanz ausdehnt, pflegt man 1. einen Kopf-
und Halsteil, *Pars cephalica et cervicalis*, 2. einen Brustteil, *Pars thoracica*, 3. einen Bauchteil,
Pars abdominalis, und 4. einen Becken- und Schwanzteil, *Pars pelvina et caudalis*, zu unterscheiden.

Kopf- und Halsteil des Sympathicus

Der **Kopf- und Halsteil, Pars cephalica et cervicalis**, des Sympathicus unterscheidet sich
von den übrigen Teilen des Grenzstranges vor allem dadurch, daß er der Wirbelsäule nicht
mehr unmittelbar anliegt und auch keine segmentale Gliederung erkennen läßt, sondern am
dorsomedialen Rand der A. carotis communis bindegewebig mit dem Halsteil des *N. vagus*
zum **Truncus vagosympathicus** verbunden (s. S. 340) kopfwärts zieht (177/23; 182/19;
187/23, 27; 193/33; 194/4).

An Stelle der kleinen segmentalen Grenzstrangganglien treten zwei größere Knoten, das
Ganglion cervicale medium (191/2'; 193/1') und das *Ganglion cervicale craniale* (191/2''';
193/1).

Kopfteil, Pars cephalica

Das graurötliche **Ganglion cervicale craniale** (173/39; 177/22; 182/15; 187/28; 191/2''';
193/1; 194/5) bildet das vordere Ende des Grenzstranges und verkörpert, zusammen mit

seinen zahlreichen Nervenästen, den Kopfteil des sympathischen Systems. Es liegt ventral vom Hinterhauptsbein in engster Nachbarschaft zu den hier aus der Schädelhöhle austretenden Gehirnnerven IX – XII. Das Ganglion cervicale craniale besitzt eine beträchtliche Größe (*Pferd*: 2 – 3 cm lang, 3 – 7 mm dick; *Rind*: 2,5 cm lang; *Schwein*: 10 × 4 mm; *Katze*: 6 × 3 mm), hat plump-ovale bis spindelförmige Gestalt und ist beim *Pferd* mit der A. carotis interna, der es eng anliegt, und den Nn. vagus, glossopharyngeus und hypoglossus in eine Falte der hinteren Luftsackwand eingebettet (187/28). Beim *Rind* (182/15) und beim *Hund* (177/22) liegt das im allgemeinen plumpere Ganglion der Schädelbasis näher als beim *Pferd*, und es ist weniger eng mit den benachbarten Nerven und Gefäßen verbunden.

Die aus dem Ganglion cervicale craniale entspringenden Nerven führen ausnahmslos postganglionäre Fasern (vgl. 191). Die präganglionären Neurone liegen vor allem in den thoracalen Rückenmarkssegmenten 2 – 5, in geringem Maße in Th 1 und bilden den Halsteil des N. sympathicus (191/2"; 193/2). Die vom Ganglion cervicale craniale abgehenden postganglionären Faserbündel entsprechen also, soweit sie sich mit Gehirn- und Halsnerven verbinden und ihnen sympathische Fasern zuführen, den *Rami communicantes grisei*. Zu einem Großteil folgen sie aber unter Bildung von *Plexus perivasculares* den Blutgefäßen, besonders den Arterien (vgl. 173).

Einer der stärksten Äste ist der aus dem Vorderende des Ganglions hervorgehende, häufig doppelte **N. caroticus internus** (173/45; 187/29; 188/5; 193/3'), welcher der A. carotis interna unter Bildung des *Plexus caroticus internus* (173/43''') (bei den *Wiederkäuern* nur im jugendlichen Alter) bis in die Schädelhöhle folgt und hier in der Gegend des Sinus cavernosus einen *Plexus cavernosus* (173/47; 193/4) bildet.

Vom **N. caroticus internus** werden abgegeben:

a. der *N. petrosus profundus* (173/46; 188/5'; 193/4'), der sich mit dem *N. petrosus major* (Intermediusanteil des N. facialis) (173/15; 188/8) zum *N. canalis pterygoidei* (173/15'; 188/8') verbindet (s. S. 323) und damit dem *Ganglion pterygopalatinum* (173/16; 188/27') sympathische Fasern zuführt, die dann mit den Zweigen dieses Ganglions zur Augen- und Nasenhöhle sowie über die Gaumennerven zur Mundhöhle gelangen.

b. die *Nn. caroticotympanici* (188/5'''), die in die Paukenhöhle eintreten und dem N. tympanicus (188/7) sympathische Fasern beigeben (s. S. 332).

c. ein Zweig zum Ganglion oticum (173/26; 188/10), der der Parotis sympathische Fasern zuführt (s. S. 315) und mit der nicht offiziellen Bezeichnung N. petrosus profundus minor (173/46'; 188/5'') belegt werden soll.

d. Vom *Plexus cavernosus* gelangen feine, perivasculäre Geflechte als Vasomotoren mit den Blutgefäßen ins Gehirn und zarte Zweige zur Hypophyse. Vom Plexus cavernosus werden ferner Fasern an die Äste des *N. trigeminus*, die Augenmuskelnerven sowie der *Ramus sympathicus (ad ganglion ciliare)* (173/4'') abgegeben, der über das Ganglion ciliare (173/4; 188/23) (s. S. 302f.) zum Bulbus oculi und zum M. dilatator pupillae zieht.

Bei der *Katze* soll das *Ganglion ciliare* weder eine sympathische Wurzel besitzen, noch sollen sympathische Fasern das Ganglion passieren. Die Nn. ciliares breves enthalten nur postganglionäre parasympathische Fasern. Durch sorgfältige Entfernung des Ganglion ciliare wird die sympathische Innervation des Auges kaum beeinträchtigt. Beim *Hund* ist ein sympathischer Anteil am Ganglion bestätigt worden.

Weitere aus dem **Ganglion cervicale craniale** hervorgehende Nerven sind:

a. der dünne *N. jugularis* (173/40; 187/30; 193/3), der sich nach kurzem, kopfwärts gerichtetem Verlauf in zwei Äste gabelt, von denen der eine zum *Ganglion proximale* des N. vagus (173/29), der andere zum *Ganglion distale des* N. glossopharyngeus (173/23) zieht, wodurch diesen Gehirnnerven sympathische Fasern beigesellt werden (s. S. 333, 337). Beim *Rind* soll auch ein Ästchen an den *N. accessorius* abgegeben werden.

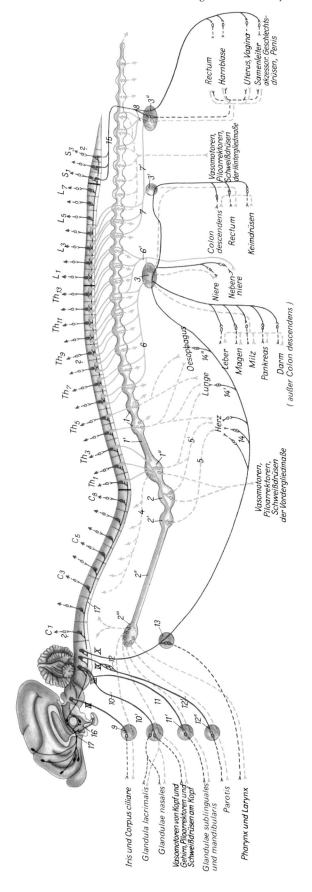

Abb. 191. Schematische Darstellung der efferenten sympathischen und parasympathischen Bahnen.

C₁ – C₈, Th₁ – Th₁₃, L₁ – L₇, S₁ – S₃ entsprechende Cervical-, Thoracal-, Lumbal- und Sacralsegmente des Rückenmarkes

blau: sympathische, *rot:* parasympathische Bahnen, *schwarz:* zentrale, visceroefferente Projektionsbahnen (nur teilweise bekannt)

Sympathisches System: ausgezogen: präganglionäre Neurone, *gestrichelt:* postganglionäre Neurone, von denen die durch *Pfeile* markierten die Rami communicantes grisei darstellen, die über die entsprechenden Rückenmarksnerven das Hautgebiet des Stammes versorgen.

1 Paravertebralganglien, 1' Rami interganglionares, 1'' Ganglion cervicale caudale; 1'' + 2 Ganglion cervicothoracicum sive stellatum; 2' Ganglion cervicale medium, 2'' Halssympathicus, 2''' Ganglion cervicale craniale; 1 – 2''' Truncus sympathicus, Grenzstrang; 3 Ganglion coeliacum und Ganglion mesentericum craniale, 3' Ganglion mesentericum caudale, 3'' Ganglia pelvina des Plexus pelvinus; 3 – 3'' Prävertebralganglien; 4 N. vertebralis; 5' Nn. cardiaci cervicalis, 5' Nn. cardiaci thoracici; 6 N. splanchnicus major, 6' N. splanchnicus minor; 7 Nn. splanchnici lumbales, 7' N. hypogastricus; 8 Nn. splanchnici sacrales

Parasympathisches System: III N. oculomotorius; VII N. facialis; IX N. glossopharyngeus; X N. vagus

9 Ganglion ciliare; 10 N. petrosus major; 10' Ganglion pterygopalatinum; 11 Chorda tympani; 11' Ganglion mandibulare; 12 Plexus tympanicus, 12' N. petrosus minor, 12'' Ganglion oticum; 13 Ganglion distale; 14 Rami cardiaci, 14' Ramus oesophageus; 15 Nn. pelvini; 16 neurosekretorische Zelle; 17 zentrale, visceroefferente Projektionsbahnen

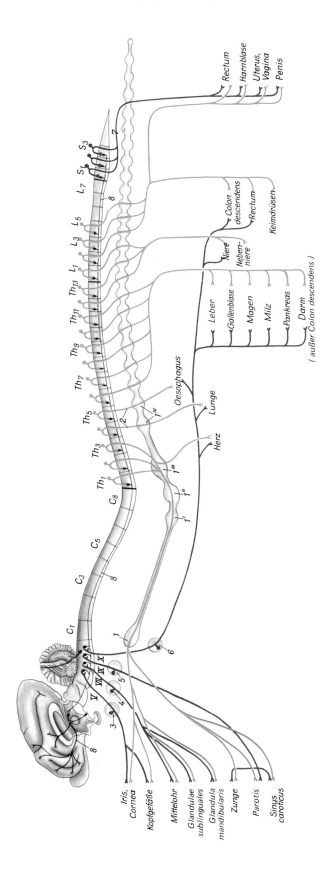

Abb. 192. Schematische Darstellung der visceroafferenten Bahnen (in Anlehnung an MONNIER, 1963).

C_1 – C_8, Th_1 – Th_{13}, L_1 – L_7, S_1 – S_3 entsprechende Cervical-, Thoracal-, Lumbal- und Sacralsegmente des Rückenmarkes

grün: sympathische, *violett:* parasympathische und somatosensible, *schwarz:* zentrale, viscerosensible Leitungs- und Projektionsbahnen. *Sympathisch* und *parasympathisch* bedeutet hier, daß die afferenten Bahnen mit den vegetativen Efferenzen verlaufen. Im Kopfbereich enthalten die dargestellten sympathischen Nerven ausschließlich Efferenzen.

1 Ganglion cervicale craniale, 1' Ganglion cervicale medium, 1'' Ganglion cervicale caudale, 1''' Ganglion thoracicum, 1^{IV} Grenzstrangganglion (Paravertebralganglion); 2 visce-rosensible Bahnen, die über die Rami communicantes albi und Spinalganglien Anschluß an das Rückenmark finden; V N. trigeminus; VII N. facialis; IX N. glossopharyngeus; X N. vagus; 3 Ganglion trigeminale; 4 Ganglion geniculi; 5 Ganglion distale; 6 Ganglion proximale bzw. Ganglion distale; 7 viscerosensible Bahn der Nn. pelvini; 8 zentrale, visceroafferente Projektionsbahnen (im einzelnen nicht genau bekannt)

b. die *Nn. carotici externi* (173/42; 182/15'; 187/31), die, oft auch nur als Einzelnerv, halswärts aus dem Ganglion hervorgehen und zur Carotisgabelung verlaufen, um dann als *Plexus caroticus externus* (173/43"; 182/15"; 193/3") die A. carotis externa und als *Plexus caroticus communis* (173/43'; 182/15"') die A. carotis communis zu umspinnen. Von diesen periarteriellen Nervengeflechten ziehen sympathische Fasern teils über das *Ganglion mandibulare* (173/18), teils direkt zu den großen Speicheldrüsen des Kopfdarms, und mit den Gefäßen gelangen sie schließlich zu fast allen Teilen des Kopfes.

c. *Rami communicantes grisei* (173/41; 193/2') zum *N. accessorius* und *N. hypoglossus* sowie zum *1.* und meist auch zum *2. Halsnerven.*

d. *Rami laryngopharyngei*, die sich dem *Plexus pharyngeus* und beim *Pferd* auch dem *Luftsackgeflecht* anschließen.

Halsteil, Pars cervicalis

Der Halsteil, Pars cervicalis, des Sympathicus (173/38; 191/2"; 193/2) wird von jenem relativ kräftigen Nervenstrang gebildet, der aus dem *Ganglion cervicale medium* hervorgeht und, mit dem N. vagus zum **Truncus vagosympathicus** verbunden, dorsomedial von der A. carotis communis kopfwärts zieht, und im *Ganglion cervicale craniale* endet. Er besteht nur aus präganglionären Fasern (191/2"), die in den ersten 5 Brustsegmenten des Rückenmarkes entspringen und gewissermaßen, über die Grenzstrangganglien hinaus, die Fortsetzung der zu einem Nervenstamm vereinigten *Rami communicantes albi* verkörpern. Halsteil des Sympathicus und N. vagus sind beim *Hund* und bei der *Ziege* innig, bei der *Katze*, beim *Schaf* und beim *Pferd* nur lose miteinander verbunden, während sie bei *Schwein* und *Rind*, von einer zarten Bindegewebsscheide umhüllt, zu einem kräftigen *Truncus vagosympathicus* vereint werden. Beide Nerven trennen sich am *Ganglion cervicale medium* oder in dessen Nähe wieder voneinander. Rein morphologisch geht der Halssympathicus aus dem *Ganglion cervicale caudale* (191/2; 193/6) hervor.

Die Variabilität im Verlauf der Nerven und in der Ausbildung und Lage von vegetativen Ganglien steht einer allgemein gültigen Darstellung des *Truncus sympathicus* am Brusteingang entgegen. Neben tierartlichen Unterschieden gibt es individuelle Variationen, die zusätzlich einen Vergleich entsprechender Untersuchungsergebnisse erschweren. Vollends kompliziert werden die topographischen Verhältnisse jedoch dadurch, daß die A. subclavia in der Entwicklung den Sympathicusstamm (Grenzstrang) durchbohrt und auf diese Weise eine Nervenschleife, die *Ansa subclavia*, entsteht.

Tatsächlich entstehen die Segmentalarterien vor der Ausbildung des Grenzstranges, so daß das nervale Material die Gefäße umwächst. Die Bildung der Ansa subclavia bei den einzelnen *Haussäugetieren* harrt noch einer gültigen Darstellung.

Den unten gegebenen Beschreibungen der Situation bei den einzelnen *Haussäugetieren* seien folgende allgemeine Bemerkungen vorausgeschickt.

Der Halssympathicus besitzt am Brusteingang zwei Ganglien. Die Benennung des vor der A. subclavia am Brusteingang liegenden Ganglions ist nicht einheitlich. Tierartliche Unterschiede werden so herausgestellt, daß das fragliche Ganglion einmal als Ganglion cervicale medium, das andere Mal als Ganglion cervicale caudale angesprochen werden müßte. Ohne die Diskussion hierüber zu vertiefen, was im übrigen auch das sehr komplizierte Problem des sog. Halsgrenzstranges berühren würde, wird in diesem Buch eine Darstellung gegeben, die sich auf verschiedene, auch divergierende Aussagen in der Literatur und auf eigene Anschauung stützt.

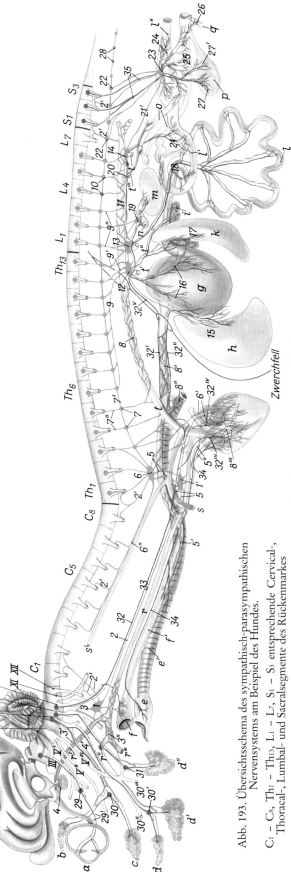

Abb. 193. Übersichtsschema des sympathisch-parasympathischen
Nervensystems am Beispiel des Hundes.

C₁ – C₈, Th₁ – Th₁₃, L₁ – L₇, S₁ – S₃ entsprechende Cervical-,
Thoracal-, Lumbal- und Sacralsegmente des Rückenmarkes

blau: sympathisches System; *rot:* parasympathisches System

a Auge, speziell Iris und Ciliarkörper; b Glandula lacrimalis; c Glandulae nasales; d Glandula sublingualis; d' Glandula mandibularis; d'' Glandula parotis; e Larynx, e' Trachea; f Pharynx; f' Oesophagus; g Magen; h Leber; i Pankreas; k Milz; l Dünndarm; l' Dickdarm, l'' Mastdarm; m Niere; n Nebenniere; o Uterus; p Harnblase; q Clitoris; r A. carotis communis sinistra, r' A. carotis interna, r'' A. maxillaris, r''' A. lingualis; s A. subclavia sinistra, s' A. vertebralis sinistra; t Aorta descendens, t' A. coeliaca, t'' A. mesenterica cranialis, t''' A. mesenterica caudalis, tᴵⱽ A. ovarica sinistra, tⱽ A. renalis sinistra; III N. oculomotorius; V N. trigeminus, V' N. ophthalmicus, V'' N. maxillaris, V''' N. mandibularis; VII N. facialis; IX N. glossopharyngeus; X N. vagus; XI N. accessorius; XII N. hypoglossus

Sympathisches System: 1 Ganglion cervicale craniale, 1' Ganglion cervicale medium, 1'' Ganglion cervicale caudale (1 – 1'' Prävertebralganglien); 2 *Pars cervicalis* des Grenzstranges, 2' Rami communicantes grisei; 3 N. jugularis, 3' N. caroticus internus, 3'' Plexus caroticus externus der Nn. caroti externi; 4 Plexus cavernosus, 4' N. petrosus profundus; 5 Ansa subclavia, 5' Plexus oesophageus, 5'' Nn. cardiaci cervicales; 6 Ganglion cervicale caudale und Ganglion thoracicum I – III), 6' Nn. cardiaci thoracici, 6'' N. vertebralis; 7 Ganglia thoracica (Paravertebralganglien), 7'' Rami interganglionaris, 7''' Rami communicantes albi der *Pars thoracica* des Grenzstranges; 8 Plexus aorticus thoracicus, 8' Plexus oesophageus, 8'' Plexus pulmonalis, 8''' Plexus cardiacus; 9 Nn. splanchnicus major, 9'' Nn. splanchnici minores, 9''' Nn. splanchnici lumbales; 10 Ganglia lumbalia der *Pars abdominalis* des Grenzstranges (Paravertebralganglien); 11 Plexus aorticus abdominalis; 12 Ganglion coeliacum; 13 Ganglion mesentericum craniale; 14 Ganglion mesentericum caudale (12 – 14 Prävertebralganglien); 15 Plexus hepaticus; 16 Plexus gastricus; 17 Plexus lienalis; 18 Äste des Plexus mesentericus cranialis; 19 Ganglion suprarenale mit Plexus renalis und suprarenalis; 20 Plexus ovaricus; 21 Äste des Plexus mesentericus caudalis, 21' N. hypogastricus; 22 Ganglia sacralia der *Pars pelvina* des Grenzstranges (Paravertebralganglien) (können beim *Hund* auch zu einem Ganglion verschmolzen sein); 23 Ganglien des Plexus pelvinus; 24 Plexus rectalis; 25 Plexus uterovaginalis; 26 Nn. corporis cavernosi clitoridis; 27 Plexus vesicalis cranialis, 27' Plexus vesicalis caudalis; 28 Ganglia caudalia der *Pars caudalis* des Grenzstranges

Parasympatisches System: 29 Ganglion ciliare, 29' Nn. ciliares breves; 30 Ganglion pterygopalatinum, 30' Ganglion mandibulare, 30'' N. lingualis, 30''' N. pterygoideus; 31 Ganglion oticum; 32 Halsteil des N. vagus, 32' Ramus dorsalis, 32'' Ramus ventralis n. vagi, 32''' Rami cardiaci craniales, 32ᴵⱽ Rami cardiaci caudales, 32ⱽ Ramus coeliacus; 33 Truncus vagosympathicus; 34 N. laryngeus recurrens; 35 Nn. pelvini

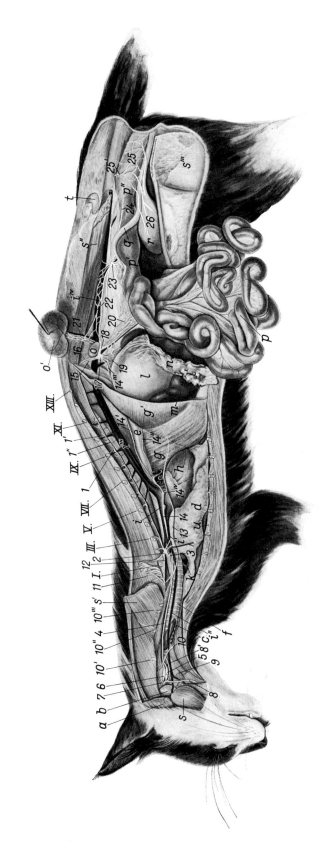

Abb. 194. Übersichtsdarstellung des sympathisch-parasympathischen Nervensystems einer Katze.

1 Ganglion trunci sympathici; 1' Ramus communicans albus; 1'' Ramus interganglionaris der Pars thoracica des Grenzstranges; 2 Ganglion cervicothoracicum; 3 Ganglion cervicale medium; 4 Truncus vagosympathicus; 5 Ganglion cervicale craniale; 6 Ganglion distale; 7 N. accessorius; 8 N. hypoglossus; 8' sein Ramus communicans zum Ventralast des 1. Halsnerven; 9 N. laryngeus cranialis; 10 Ventralast des 1., 10' des 2., 10'' des 3., 10''' des 4. Halsnerven; 11 Äste des Plexus brachialis; 12 N. vertebralis; 13 N. phrenicus; 14 N. vagus, 14' Ramus dorsalis, 14'' Ramus ventralis n. vagi, 14''' N. laryngeus recurrens; 15 N. splanchnicus major; 16 Äste des N. splanchnicus minor; 17 Ganglion coeliacum; 18 Ganglion mesentericum craniale; 19 Plexus coeliacus; 20 Plexus mesentericus cranialis; 21 Plexus renalis; 22 Plexus aorticus abdominalis; 23 Ganglion mesentericum caudale; 24 N. hypogastricus; 25 Plexus pelvinus; 25' Ast vom Ganglion sacrale II an den Plexus pelvinus; 26 Plexus vesicalis

a Ohrmuschelgrund; b Glandula mandibularis; c Glandula thyreoidea; d Thymus; e Oesophagus; f Trachea; g Lobus accessorius der rechten Lunge (vom Mediastinum überdeckt), g' Zwerchfell; h Herz (im Herzbeutel); i A. subclavia sinistra, i' A. brachiocephalica, i'' A. carotus communis sinistra, i''' Aorta thoracica, i^{IV} Aorta abdominalis; k V. axillaris; l Magen, l' Teil des großen Netzes; m Leber; n Milz; o Nebenniere, o' Niere; p Dünndarmschlingen, p' Colon descendens, p'' Mastdarmampulle; q linkes Uterushorn; r Harnblase; s M. masseter; s' Stumpf der Pars cervicalis des M. serratus ventralis, s'' M. psoas major, s''' M. gracilis; t Facies auricularis des Kreuzbeins; u Brustbein

I. – XIII. Querschnitte durch die 1. – 13. Rippe

Zunächst muß festgestellt werden, daß die Verhältnisse in der Säugetierreihe durchaus unterschiedlich sind und vor allem der *Mensch* nicht als Grundlage einer Beschreibung herangezogen werden kann.

An der Trennungsstelle zwischen N. vagus und Truncus sympathicus, unmittelbar dahinter oder an der A. subclavia ist im *Truncus sympathicus* ein Ganglion eingelagert, das als deutliches Knötchen imponiert, doppelt ausgebildet oder auch nur mikroskopisch klein ist. Von diesem Ganglion gibt es bei den *Haussäugetieren* im Gegensatz zum *Menschen* keine Rami communicantes grisei zu spinalen Halsnerven. Das Ganglion kommt in irgendeiner Form bei allen *Haussäugetieren* vor und ist das **Ganglion cervicale medium**.

Ein zweites Ganglion liegt im Brusteingang medial von der 1. – 3. Rippe und lateral von der Trachea. Es ist das **Ganglion cervicale caudale** (191/2; 193/6), das in der Regel mit dem *Ganglion thoracicum I*, meist auch mit den *Ganglia thoracica II* und *III*, eventuell auch *IV*, zu einem größeren, dem M. longus colli seitlich aufliegenden, abgeplatteten Knoten verschmolzen ist und deshalb als **Ganglion cervicothoracicum** oder wegen seiner strahlenförmig abgehenden Äste als *Ganglion stellatum* bezeichnet wird (193/6; 194/2; 196/19 + 21). Als ein Kriterium für das Ganglion cervicale caudale wird angesehen, daß es einen *Ramus communicans griseus* an den 8. Halsnerven bzw. an weitere Halsnerven über den *N. vertebralis* entläßt.

Der *Ramus interganglionaris* zwischen dem *Ganglion cervicale medium* und *caudale (Ganglion cervicothoracicum)* ist doppelt ausgebildet. Die beiden Äste umgreifen schlingenartig die

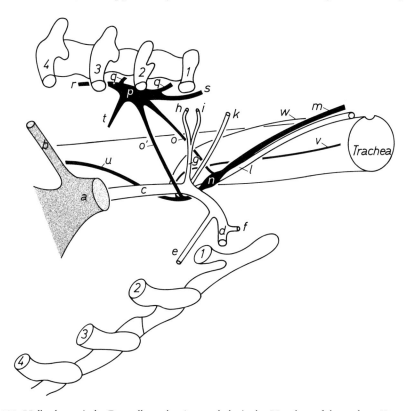

Abb. 195. Halbschematische Darstellung der Ansa subclavia des Hundes auf der rechten Körperseite.

1, 2, 3, 4 1. – 4. Rippe

a V. cava cranialis; b V. azygos; c A. subclavia dextra; d A. axillaris; e A. thoracica interna; f A. cervicalis superficialis; g Truncus costocervicalis; h A. cervicalis profunda; i A. scapularis dorsalis; k A. vertebralis thoracica; l A. carotis communis; m Truncus vagosympathicus; n Ganglion cervicale medium; o medialer (cranialer) Schenkel, o' lateraler (caudaler) Schenkel der Ansa subclavia; p Ganglion cervicothoracicum; q Ramus communicans albus; r Ramus interganglionaris; s N. vertebralis; t N. cardiacus thoracicus; u N. vagus; v N. laryngeus recurrens; w N. para-recurrens

A. subclavia und bilden so die **Ansa subclavia**. Der caudale (laterale) Ast ist in der Regel kräftiger als der craniale (mediale). Wegen der topographischen Unterschiede in der Gefäßsituation und in der Lage des Ganglion cervicale medium auf der rechten und linken Seite ist der caudale Ast rechts meist wesentlich länger als links (195). Im caudalen Schleifenschenkel können zusätzlich Ganglien vorkommen. Das mittlere Halsganglion liegt vor dem caudalen oder dicht unter ihm. In letzterem Falle ist der craniale Ast der Ansa subclavia sehr kurz und kann in Form eines breiten Bandes ausgebildet oder fast mit dem Ganglion cervicothoracicum verschmolzen sein.

Für eine Deutung der komplizierten Verhältnisse des Halssympathicus, der Definition und Zuordnung einzelner Abschnitte und vor allem des schwer verständlichen Begiffes „Halsgrenzstrang" bedarf es nicht nur des vergleichenden Studiums seiner Entwicklung, sondern auch einer detaillierten Faseranalyse. Außerdem ist bei Zweifeln über die Zuordnung der Ganglien auf Grund abweichender Befunde zu berücksichtigen, daß die Variationsbreite in der Ausbildung peripherer Nerven und ihrer Ganglien auch diesen Bereich betrifft.

Das platte, 3 – 4 mm breite, unregelmäßig sternförmige *Ganglion cervicothoracicum* der **Katze** (194/2) enthält außer dem Ganglion cervicale caudale die Ganglia thoracica I – IV, wobei die Rami communicantes albi III und IV lang ausgezogen sind. Es liegt meist auf der Höhe des 1. Intercostalraumes seitlich dem M. longus colli auf und steht durch die beiden Äste der Ansa subclavia mit dem im Bereich des Brusteinganges gelegenen, spindelförmigen, etwa 2,5 mm langen Ganglion cervicale medium (194/3) in Verbindung.

Beim **Hund** liegt das *Ganglion cervicothoracicum* (193/6; 196/21) in Höhe der zweiten Rippe und seitlich dem M. longus colli auf. Die Ansa subclavia (193/5; 196/20) ist konstant ausgebildet. Das beim mittelgroßen Hund ca. 12 mm lange und 3 mm dicke Ganglion cervicale medium (193/1'; 196/19) ist rechts craniodorsal und links meist medial von der A. subclavia, kurz vor der Aufteilung des Truncus vagosympathicus gelegen. Bei der Präparation ist es links von der A. subclavia sinistra verdeckt.

Beim **Schwein** ist das Ganglion cervicale caudale in etwa 50 % der Fälle mit dem Ganglion thoracicum primum zum *Ganglion cervicothoracicum* verbunden, das medial an der 1. Rippe gelegen ist. Eine Ansa subclavia ist nur rechts ausgebildet, links fehlt der caudale Ast. Ganglion cervicale medium und caudale können durch einen kurzen breiten Ramus interganglionaris verbunden oder auf der linken Seite auch verwachsen sein. Das Ganglion cervicale medium ist mitunter doppelt ausgebildet. Der caudale Ansa-Ast kann weitere Ganglien enthalten.

Bei den **kleinen Wiederkäuern** liegen die Verhältnisse ähnlich wie bei der *Katze*. Das mehr oder weniger dreieckige Ganglion cervicothoracicum liegt medial von der 1. Rippe dem M. longus colli auf und ist durch die Ansa subclavia mit einem 3 – 4 mm langen, ovalen, etwa 3 cm vor der ersten Rippe an der Trennungslinie zwischen N. vagus und Truncus sympathicus gelegenen Ganglion cervicale medium verbunden.

Bei der **Ziege** schwankt die Lage des *Ganglion cervicothoracicum* von cranial von der 1. Rippe bis zum 1. Intercostalraum. Bei der Ziege gibt es außer dem Ganglion cervicale medium ein weiteres größeres Ganglion unmittelbar cranial von diesem, das als *Ganglion cervicale intermedium* bezeichnet wird.

Beim **Rind** ist das Ganglion cervicale caudale eng mit dem Ganglion thoracicum I zum *Ganglion cervicothoracicum* (Bd. II: 351/26; 352/33) verbunden. Zu einer Verschmelzung soll es nicht kommen. Das Ganglion cervicothoracicum liegt medial von der 1. Rippe ventrolateral am M. longus colli und tritt durch die Ansa subclavia (Bd. II: 352/32) mit dem cranial der A. subclavia gelegenen Ganglion cervicale medium (Bd. II: 352/31), an dem sich beim Rind Vagus und Sympathicus trennen, in Verbindung.

Beim **Pferd** ist das *Ganglion cervicothoracicum* ein plattes, 3 – 4 cm langes und 5 – 8 mm breites graurötlich gefärbtes und unregelmäßig geformtes Gebilde, das medial von der

1. Rippe liegt, rechts etwas mehr cranial als links. Das Ganglion cervicale caudale ist durch eine breite Brücke mit dem Ganglion thoracicum primum verbunden. Eine Verschmelzung der beiden ist beim Pferd am wenigsten ausgeprägt. Auch sind keine weiteren Brustganglien in das Ganglion cervicothoracicum einbezogen, so daß es beim Pferd insgesamt 18 thoracale Grenzstrangganglien gibt.

Es besteht beim Pferd außerdem eine breite Verbindung zum Ganglion cervicale medium, die gleichzeitig den kurzen cranialen Schenkel der Ansa subclavia darstellt, während der caudale Schenkel im langen Bogen caudal um die A. subclavia zum Ganglion cervicothoracicum (cervicale caudale) zieht.

Die Verhältnisse des Sympathicus des *Pferdes* am Brusteingang haben auch andere Interpretationen erfahren. So wird von einer dorsalen und ventralen Etage des Ganglion cervicothoracicum gesprochen. Die dorsale Etage repräsentiert nach der hier gegebenen Definition das Ganglion cervicale caudale, das den N. vertebralis entläßt, die ventrale Etage das Ganglion cervicale medium, von dem aus sich kopfwärts der Truncus sympathicus (Halsgrenzstrang) fortsetzt.

Das *Ganglion cervicothoracicum* tritt durch *Rami interganglionares* mit den übrigen Brustganglien des Grenzstranges und mit *Rami communicantes* albi mit dem 1. *(Pferd)* bzw. 1. – 4. Brustsegment des Rückenmarkes in Verbindung.

Der Ursprung der Rami communicantes albi in einem bestimmten Rückenmarkssegment gibt nicht die genaue Lokalisation der Wurzelzellen wieder. Bei der *Katze* wurde mit retrograder Markierung festgestellt, daß die zum Ganglion cervicothoracicum ziehenden Axone zwischen C 8 und Th 8 gelegen sind, also zunächst intraspinal verlaufen, bevor sie sich einer bestimmten Ventralwurzel anschließen.

Vom **Ganglion cervicothoracicum** werden ferner abgegeben:

a. *Rami communicantes grisei* (193/2') an die ersten 4 Brustnerven und den 8. (7.) Halsnerven.

b. der *N. vertebralis* (191/4; 193/6"; 194/12; 196/23), der mit der A. und V. vertebralis durch den Canalis transversarius der Halswirbelsäule kopfwärts zieht und an den Zwischenwirbellöchern je einen *Ramus communicans griseus* an die 2. – 6. (7.) Halsnerven abzweigt.

Wenn auch der *N. vertebralis* allgemein als ein Sammelstamm für Rami grisei zu den Halsnerven bezeichnet wird, läßt sich diese Vorstellung nicht pauschal auf alle *Haussäugetiere* übertragen. Bei den *Fleischfressern* werden nur C 6 und C 7 vom N. vertebralis versorgt, die Herkunft der Rami grisei der übrigen Halsnerven ist unbekannt. Für die *Wiederkäuer* gilt die Versorgung der Halsnerven 2 – 7 mit sympathischen Fasern durch den N. vertebralis.

c. die *Nn. cardiaci thoracici* (191/5'; 193/6'; 196/20'; Bd. II: 351/28), die außerdem von der Ansa subclavia und beim *Hund* linkerseits auch vom Ganglion cervicale medium abgehen und als *Nn. accelerantes* die Herzaktion beschleunigen. Wie die Rami cardiaci des N. vagus führen sie auch afferente Fasern.

d. einen oder mehrere Verbindungszweige zum *N. laryngeus recurrens*.

e. *Rami perivasculares* an die benachbarten Gefäße im Bereich des Brusteinganges, insbesondere an die A. subclavia und damit an die Arterien der Vordergliedmaße.

Das **Ganglion cervicale medium** steht einerseits durch Rami interganglionares *(Ansa subclavia)* mit dem Ganglion cervicale caudale (Ganglion cervicothoracicum) und andererseits direkt mit dem kopfwärts ziehenden Halssympathicus in Verbindung. Außerdem gibt es zarte Faserbündel an die *Plexus perivasculares* der benachbarten Gefäße und den *Plexus oesophageus cranialis* (193/5') sowie die *Nn. cardiaci cervicales* (191/5; 193/5") an den *Plexus cardiacus* (193/8''') ab.

Das **Herzgeflecht, Plexus cardiacus**, wird von den *Nn. cardiaci cervicales* und *thoracici* des *Sympathicus* und den *Rami craniales* und *caudales* (193/32''', 32^{IV}; 196/22'', 22''') des

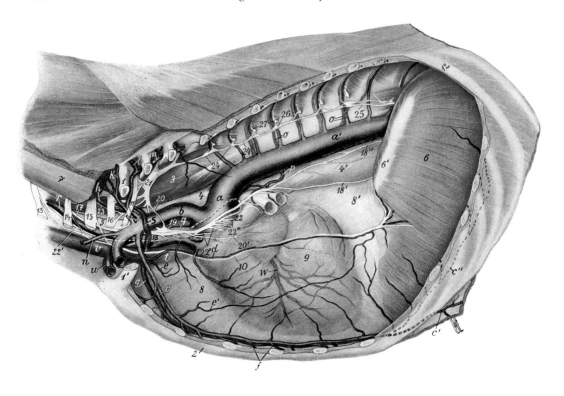

Abb. 196. Nerven und Gefäße der linken Brusthöhle eines Hundes.

1, 1' erste Rippe; 2 Brustbein; 3 M. longus colli; 4, 4' Oesophagus; 5 Trachea; 6, 6' Zwerchfell; 7 M. scalenus; 8, 8' Mediastinum; 9 Herz im Herzbeutel; 10 N. phrenicus; 11 Ventralast des 1. Brustnerven; 12 12. Rippe; 13 – 16 Ventraläste des 5. – 8. Halsnerven; 17 Truncus vagosympathicus; 18 N. vagus sinister, 18' sein Ramus ventralis, 18'' sein Ramus dorsalis; 19 Ganglion cervicale medium (unter der A. subclavia gelegen); 20 Ansa subclavia, 20' N. cardiacus thoracicus n. sympathici; 21 Ganglion cervicothoracicum; 22, 22' N. laryngeus recurrens, 22'' Rami cardiaci craniales, 22''' Rami cardiaci caudales n. vagi; 23 N. vertebralis; 24 Ganglia thoracica (Paravertebralganglien), 24' Ramus interganglionaris des Grenzstranges; 25 N. splanchnicus major; 26 Rami communicantes albi; 27 Nn. intercostales

a Arcus aortae, a' Aorta thoracica; b A. subclavia sinistra; c A. thoracica interna, c' A. epigastrica cranialis, c'' A. musculophrenica; d A. pericardiacophrenica; e, e' Aa. mediastinales craniales; f Rami perforantes mit Rami sternales; g V. thoracica interna; h A. vertebralis; i Truncus costocervicalis; k A. scapularis dorsalis; l A. cervicalis profunda; m A. vertebralis thoracica; n A. cervicalis superficialis; o Aa. und Vv. intercostales dorsales; p A. broncho-oesophagea; q Truncus brachiocephalicus; r A. carotis communis sinistra; s V. costocervicalis; t V. cava cranialis; u V. axillaris; v V. jugularis externa; w Ramus interventricularis paraconalis der A. coronaria sinistra

Vagus (s. S. 341) gebildet, wobei zwischen diesen sympathischen und parasympathischen Herznerven die verschiedensten Verbindungen bestehen und die Zweige des Herzgeflechtes darum auch meist beiderlei Fasern führen.

Es lassen sich eine oberflächliche und eine tiefe Schicht des Herzgeflechtes unterscheiden. Der oberflächlich gelegene Teil des Plexus cardiacus findet sich an der konkaven Seite des Aortenbogens und an der Aufgabelung der A. pulmonalis, während der tiefe Abschnitt zwischen Aortenbogen und Bifurcatio tracheae, d. h. also mehr rechts gelegen ist. Die beiden Schichten des Herzgeflechtes stehen unter sich und mit den Vorkammer- und Kammerwandungen sowie der Aorta ascendens in Verbindung und haben mehrere kleine, meist subepicardial gelegene Herzeigenganglien, *Ganglia cardiaca*, eingelagert.

Bei der *Katze* liegen die *intracardialen Ganglien* im Fettgewebe um den intracardialen Teil der A. pulmonalis sowie um den Aortenursprung, subepicardial am rechten Atrium in der Nähe des Sinusknotens, am linken Atrium in einer Ausdehnung bis zur V. cava caudalis, im Myocardbindegewebe in der Nähe des Atrioventricularknotens sowie im Fettgewebe zwischen Aorta und A. pulmonalis und im Septum interatriale caudal der rechten Lungenarterie. Am reichsten innerviert sind der Sinus- und Atrioventricularknoten. Adrenerge Nerven kommen in den Vasa vasorum, in geringem Ausmaß in den Coronararterien vor. Dichte Plexus dieser Fasern gibt es in den Segelklappen und in den Taschenklappen der A. pulmonalis, weniger in jenen der Aorta.

Mit dem Herzgeflecht in direktem Zusammenhang stehen auch die Nervengeflechte, die als *Plexus aorticus thoracicus* (193/8) und *Plexus pulmonalis* (193/8") die großen Gefäße und als *Plexus coronarius* die Kranzgefäße begleiten, und es bestehen Verbindungen zum *Plexus trachealis* und *Plexus pulmonalis* des *N. vagus*.

Durch das fein abgestimmte Zusammenspiel des sympathischen und parasympathischen Anteils des *Plexus cardiacus* bzw. des Sympathicus und Vagus wird die Herztätigkeit den ständig wechselnden Bedürfnissen und physiologischen Bedingungen des Gesamtorganismus angepaßt. Erregungen des Sympathicus haben eine Frequenzsteigerung sowie Verkürzung der Überleitungzeit, Steigerung der Erregbarkeit und Zunahme der Kontraktionsgröße des Herzmuskels, d. h. also eine Aktivierung der Herztätigkeit zur Folge, während der Parasympathicus entgegengesetzte Wirkungen auslöst, d. h. eine Drosselung der Herzaktion und damit die Schonung des Herzens. Die beiden Antagonisten ergänzen sich also sinnvoll.

Brustteil des Sympathicus

Der **Brustteil, Pars thoracica,** des Sympathicus stellt einen relativ dünnen, abgeplatteten Nervenstrang dar, der caudal aus dem *Ganglion cervicothoracicum* (194/2) hervorgeht und aus den *Ganglia thoracica* und den sie verbindenden *Rami interganglionares* besteht (194/1, 1"; 196/24, 24'; Bd. II: 351/27; 352/34). Er zieht jederseits den Rippenköpfchengelenken entlang zwischen Wirbelkörpern und Pleura bauchhöhlenwärts. Am Köpfchengelenk jeder Rippe ist ein *Ganglion thoracicum* (133/9; 194/1; 196/24) eingelagert. Die ersten 3 – 4 Brustganglien sind mit dem Ganglion cervicale caudale zum *Ganglion cervicothoracicum* verschmolzen (s. S. 363). Die übrigen *Ganglia thoracica* sind sehr klein, abgeplattet und makroskopisch häufig undeutlich erkennbar.

Jedes Brustganglion erhält ein bis drei *Rami communicantes albi* (133/8; 194/1'; 196/26) aus dem Rückenmark über die entsprechenden Spinalnerven und gibt Zweige an die *Plexus perivasculares* der Intercostalgefäße und der Aorta ab. Vom 1. bis etwa zum 6. Brustganglion werden Äste ans Herz *(Rami cardiaci thoracici)*, an die Lunge *(Rami pulmonales)*, an den Oesophagus, an die Trachea und Aorta (vgl. 191; 193), an die großen Venenstämme und den Ductus thoracicus sowie bei jungen Tieren an den Thymus abgegeben, die aber zu einem Großteil über das Ganglion cervicothoracicum verlaufen. Zuammen mit den Fasern des N. vagus bilden diese Zweige des Brustsympathicus den *Plexus cardiacus* (193/8"'), den *Plexus pulmonalis* (193/8"), den *Plexus aorticus thoracicus* (193/8) und den *Plexus oesophageus* (193/8').

Vom 6., 7. oder 8. Brustganglion zweigt der **N. splanchnicus major** (191/6; 193/9; 194/15; 196/25; 197/16; 198/18) ab, der zunächst medial und parallel vom Grenzstrang verläuft und von jedem Ganglion thoracicum, mit Ausnahme der 2 – 3 letzten, Fasern erhält. Er trennt sich erst im hintersten Abschnitt endgültig vom Brustteil des Grenzstranges (bei der *Katze* caudal von der letzten Rippe oder am ersten Lendenwirbel, bei *Hund* und *Schaf* auf der Höhe der 13. Rippe, beim *Rind* unmittelbar vor den Zwerchfellspfeilern und beim *Pferd* im Bereich der 16. Rippe) und tritt als jetzt gut isolierbarer Nerv zwischen Zwerchfellspfeiler und medialem Rand des M. psoas minor durch das Zwerchfell in die Bauchhöhle, um dann im *Ganglion coeliacum* oder im *Plexus coeliacus* (193/12; 194/17; 197/18; 198/15) zu enden. In dem großen Eingeweidenerv findet sich ein kleines, intermediäres *Ganglion splanchnicum* eingelagert.

Beim *Schaf* entspringen 70 – 80 % der efferenten Fasern des N. splanchnicus major aus den Paravertebral-ganglien Th 5 – Th 12, 20 – 30 % werden erst im Ganglion coeliacum umgeschaltet. Die afferenten Fasern ziehen zu den Spinalganglien Th 4 – Th 13.

Zwei bis drei kleinere Nerven, die bei den *Fleischfressern* aus den ersten drei Lendenganglien, bei den *Wiederkäuern* aus den Ganglia lumbalia I und II und beim *Pferd* aus den 2 – 3 letzten Ganglia thoracica hervorgehen und getrennt vom N. splanchnicus major verlaufen, zum Teil aber auch Fasern mit ihm austauschen, werden zusammenfassend als **N. splanchnicus minor** (191/6'; 193/9'; 194/16; 197/17; 198/19) bezeichnet. Seine Äste gelangen mit dem N. splanchnicus major in die Bauchhöhle und ziehen teils zum *Plexus coeliacus*, teils zum *Plexus renalis* (193/19; 194/21; 197/21; 198/16'). Ein Zweig des N. splanchnicus minor setzt sich als *Ramus renalis* direkt mit dem Plexus renalis in Verbindung. Entspringt dieser Zweig, wie beim *Pferd*, als selbständiger Ast aus dem letzten Brustganglion, dann wird er auch *N. splanchnicus imus* (der untere bzw. hintere N. splanchnicus) genannt.

Die *Nn. splanchnici* bestehen aus markhaltigen, präganglionären Fasern (191/6, 6'), die die Paravertebralganglien des Grenzstranges ohne Unterbrechung durchziehen und erst in den großen, prävertebralen oder in den intramuralen Ganglien umgeschaltet werden. Die Einge-weidenerven führen aber auch afferente Fasern (vgl. 192), die einerseits Empfindungen und Schmerzen aus den Bauchorganen vermitteln und andererseits den afferenten Schenkel visceraler Reflexbogen bilden.

Nach Abgabe der Nn. splanchnici tritt der bedeutend dünner gewordene Grenzstrang durch den Hiatus aorticus des Zwerchfells in die Bauchhöhle und wird damit zur *Pars abdominalis*.

Bauchteil des Sympathicus

Der **Bauchteil, Pars abdominalis**, des sympathischen Systems besteht aus der bauchhöh-lenseitigen Fortsetzung des Grenzstranges und zahlreichen zwischen ihn und die Bauchor-gane eingeschobenen, zarten Nervengeflechten sowie den in sie eingestreuten kleineren und größeren Prävertebralganglien.

Die **Pars abdominalis des Grenzstranges** (193/10; 197/15 – 15'') ist schwächer als die Pars thoracica und von rundlichem Querschnitt. Sie liegt, bedeckt vom M. psoas minor, an den Körpern der Lendenwirbel und hat im allgemeinen an jedem Wirbel ein kleines *Ganglion lumbale* (197/15) eingelagert. Beim *Pferd* gibt es 5 – 9 Ganglien, wobei sowohl Verschmel-zungen als auch intermediäre Bildungen vorkommen. Auch beim *Rind* ist die Zahl nicht konstant. In der Regel sind 6 Ganglien ausgebildet, durch Fusion kommen jedoch auch weniger, durch Aufspaltung mehr Ganglia lumbalia vor. Bei den *kleinen Wiederkäuern*, beim *Schwein* und bei den *Fleischfressern* entspricht die Zahl der Ganglien der der Lendenwirbel mit den genannten Variationen.

Die Lendenganglien stehen unter sich durch häufig doppelte Rami interganglionares (197/15'') und durch zahlenmäßig ebenfalls variierende Rami communicantes albi (197/15') mit den entsprechenden Lendennerven in Verbindung und geben Zweige an die Aa. und Vv. lumbales ab. Ferner entsenden sie stärkere Äste, die über die V. cava caudalis und die Aorta abdominalis hinweg nach medial ziehen und den *Plexus aorticus abdominalis* (193/11; 194/22; 197/22; 198/20) bilden bzw. als *Nn. splanchnici lumbales* (193/9'') direkt an den *Plexus coeliacus* und den *Plexus mesentericus cranialis* Anschluß finden. Diese beiden Nerven-geflechte und ihre Ganglien liegen an den Abgangsstellen der A. coeliaca (193/t'; 197/27; 198/3) und A. mesenterica cranialis (193/t''; 197/28; 198/4) der Aorta abdominalis ventral

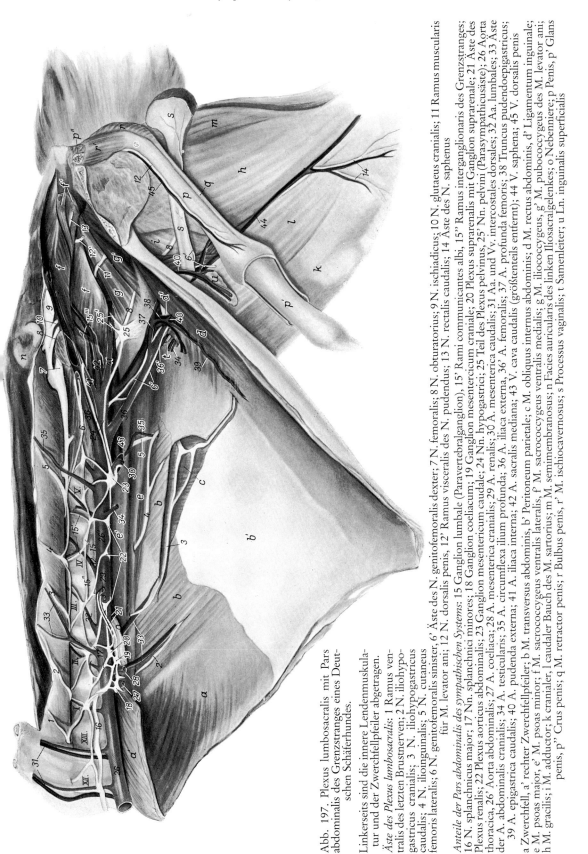

Abb. 197. Plexus lumbosacralis mit Pars abdominalis des Grenzstranges eines Deutschen Schäferhundes.

Linkerseits sind die innere Lendenmuskulatur und der Zwerchfellpfeiler abgetragen.

Äste des Plexus lumbosacralis: 1 Ramus ventralis des letzten Brustnerven; 2 N. iliohypogastricus cranialis; 3 N. iliohypogastricus caudalis; 4 N. ilioinguinalis; 5 N. cutaneus femoris lateralis; 6 N. genitofemoralis sinister; 6′ Äste des N. genitofemoralis dexter; 7 N. femoralis; 8 N. obturatorius; 9 N. ischiadicus; 10 N. glutaeus cranialis; 11 Ramus muscularis für M. levator ani; 12 N. dorsalis penis; 12′ Ramus visceralis des N. pudendus; 13 N. rectalis caudalis; 14 Äste des N. saphenus

Anteile der Pars abdominalis des sympathischen Systems: 15 Ganglion lumbale (Paravertebralganglion); 15′ Rami interganglionaris des Grenzstranges; 15″ Rami communicantes albi; 15‴ Ramus intergangliaris mit Ganglion suprarenale; 21 Äste des Plexus suprarenalis; 16 N. splanchnicus major; 17 Nn. splanchnici minores; 18 Ganglion coeliacum; 19 Ganglion mesentericum craniale; 20 Plexus suprarenalis mit Ganglion suprarenale; 21 Äste des Plexus renalis; 22 Plexus aorticus abdominalis; 23 Ganglion mesentericum caudale; 24 Nn. hypogastrici; 25 Teil des Plexus pelvinus; 25′ Nn. pelvini (Parasympathicusäste); 26 Aorta thoracica, 26′ Aorta abdominalis; 27 A. coeliaca; 28 A. mesenterica cranialis; 29 A. renalis; 30 A. mesenterica caudalis; 31 Aa. und Vv. intercostales dorsales; 32 Aa. lumbales; 33 Äste der A. abdominalis cranialis; 34 A. testicularis; 35 A. circumflexa ilium profunda; 36 A. iliaca externa, 36′ A. profunda femoris; 38 Truncus pudendoepigastricus; 39 A. epigastrica caudalis; 40 A. pudenda externa; 41 A. iliaca interna; 42 A. sacralis mediana; 43 V. cava caudalis (größtenteils entfernt); 44 V. saphena; 45 V. dorsalis penis

a Zwerchfell, a′ rechter Zwerchfellpfeiler; b M. transversus abdominis, b′ Peritoneum parietale; c M. obliquus internus abdominis; d M. rectus abdominis, d′ Ligamentum inguinale; e M. psoas major, e′ M. psoas minor; f M. sacrococcygeus ventralis lateralis, f′ M. sacrococcygeus ventralis medialis; g M. iliococcygeus, g′ M. pubococcygeus des M. levator ani; h M. gracilis; i M. adductor; k cranialer, l caudaler Bauch des M. sartorius; m M. semimembranosus; n Facies auricularis des linken Iliosacralgelenkes; o Nebenniere; p Penis, p′ Glans penis, p″ Crus penis; q M. retractor penis; r Bulbus penis, r′ M. ischiocavernosus; s Processus vaginalis; t Samenleiter; u Ln. inguinalis superficialis

auf und stehen unter sich und mit dem *Plexus aorticus abdominalis* sowie durch diesen auch mit dem *Plexus mesentericus caudalis* in Verbindung.

Der **Plexus coeliacus** mit dem **Ganglion coeliacum** (193/12; 194/17, 19; 197/18; 198/15; 261/11) und der **Plexus mesentericus cranialis** mit dem **Ganglion mesentericum craniale** (193/13; 194/18, 20; 197/19; 198/16; 261/12) sind miteinander zum größten, einheitlichen, vegetativen Nerven- und Gangliengeflecht des Bauchraumes vereinigt, das die Gekrösewurzel strahlenförmig umgibt und von den alten Anatomen darum als Sonnengeflecht, Plexus solaris, bezeichnet und gleichzeitig mit dem „Sitz der Seele" bedacht wurde.

An diesen Plexus, insbesondere den Plexus coeliacus, finden auch Zweige des *Truncus vagalis dorsalis* (193/32'; 194/14'''; 198/17; 261/10) Anschluß, so daß die von diesen primär sympathischen Geflechten abzweigenden Nerven neben sympathischen auch parasympathische Fasern führen.

Die *Ganglia coeliacum* und *mesentericum craniale* sind links und rechts am Ursprung der A. coeliaca (261/2, 2', 2'') bzw. A. mesenterica cranialis (261/3) oder zwischen diesen beiden Gefäßen gelegen und unter sich, wie mit denen der Gegenseite, durch kräftige *Rami interganglionares* verbunden. Sie können aber auch jederseits zu einem einheitlichen Ganglion verschmolzen sein. In den Ganglien endigen die Mehrzahl der *Nn. splanchnici* sowie die *Rami coeliaci des N. vagus* (193/32^V; 200/2).

Beim **Pferd** kommt es in der Regel zu dieser Verschmelzung, wodurch dann der Stamm der A. mesenterica cranialis jederseits von einem mächtigen, halbmondförmigen Knoten umfaßt erscheint. Bei den **Wiederkäuern** besitzt das kleinere Ganglion coeliacum rundliche bis ovale, das größere, caudal von der gleichnamigen Arterie gelegene Ganglion mesentericum craniale längliche Gestalt. Unter sich und mit denen der Gegenseite sind die beiden Ganglien durch nervenzellreiche Stränge zu einem knotenartigen Geflecht verbunden. Bei den **Fleischfressern** ist das Ganglion coeliacum gewöhnlich größer als das Ganglion mesentericum craniale; gelegentlich können die beiden Ganglien auch verschmolzen sein (vgl. 194; 197; 198). Beim **Hund** können individuell verschieden jeweils 2 Ganglia coeliaca und mesenterica craniales oder 2 Ganglia coeliaca und 1 Ganglion mesentericum craniale ausgebildet sein.

Aus dem großen Bauchgeflecht entspringen eine Reihe weiterer Nervengeflechte mit eingestreuten Ganglien, die sich auf dem Weg zu den von ihnen versorgten Organen im allgemeinen an die entsprechenden Arterien halten.

Mit dem **Plexus coeliacus** stehen in Verbindung:

a. das Magengeflecht, *Plexus gastricus* (193/16), das entlang der A. gastrica sinistra zum Magen zieht und sich bei *Fleischfresser, Schwein* und *Pferd* gemäß der Aufteilung der A. gastrica sinistra in die *Plexus gastrici cranialis* und *caudalis* gliedert, mit denen sich immer auch Zweige des *N. vagus* (261/10') verbinden (s. S. 379).

Abb. 198. Nerven und Gefäße in der Bauchhöhle einer Hündin nach Entfernung der Organe des Magen-Darm-Traktes. ►

a, a^1 Zwerchfellpfeiler, a^2 Pars costalis, a^3 Pars sternalis der Zwerchfellmuskulatur, a^4 Zwerchfellspiegel, a^5 Trigonum lumbocostale; b Foramen venae cavae; c Hiatus oesophageus; d Hiatus aorticus; e rechte, e' linke Niere; f linker Harnleiter; g M. psoas minor; h M. iliopsoas; i seitliche Bauchwand; k, k^1 Lnn. iliaci mediales; l Harnblase; m Uteruskörper; n, n^1 Uterushörner; o rechte Bursa ovarica; p rechtes Ligamentum latum uteri; q Mesovarium
1 V. cava caudalis; 2 Aorta abdominalis; 3 A. coeliaca; 4 A. mesenterica cranialis; 5 linke A. renalis; 6 rechte A. renalis; 7 rechte A. ovarica; 8 linke A. und V. circumflexa ilium profunda; 9 A. mesenterica caudalis; 10 linke A. und V. iliaca externa; 11 rechte A. iliaca interna; 12 A. sacralis mediana; 13 linke A. profunda femoris; 14 linke A. uterina; 15 Ganglion coeliacum; 16 Ganglion mesentericum craniale, 16^1 Ganglion und Plexus renalis; 17 Rami coeliaci des Truncus vagalis dorsalis; 18 N. splanchnicus major; 19 N. splanchnicus minor; 20 Plexus aorticus abdominalis; 21 Ganglion mesentericum caudale, 21^1 Nn. hypogastrici; 22 N. iliohypogastricus cranialis; 23 N. iliohypogastricus caudalis; 24 N. ilioinguinalis; 25 N. cutaneus femoris lateralis; 26 N. genitofemoralis; 27 A. phrenica caudalis; 28 A. abdominalis cranialis

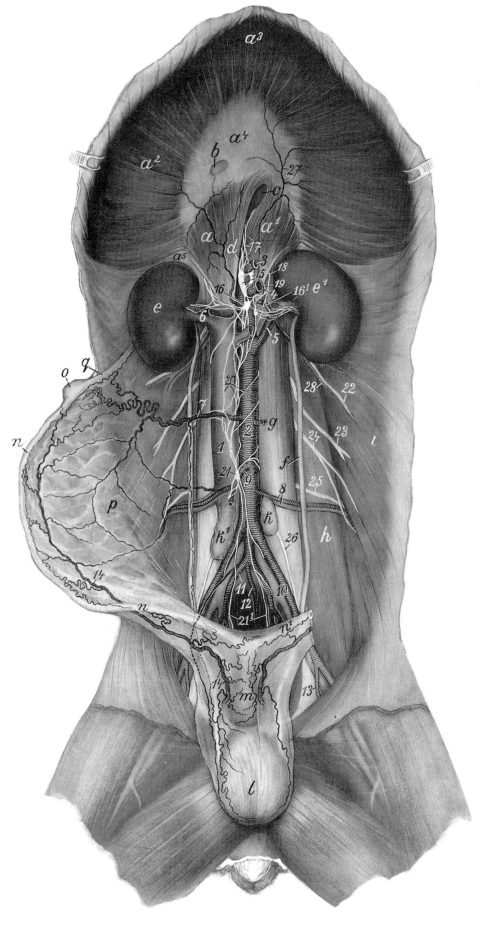

Bei den *Wiederkäuern* wird neben dem Plexus gastricus ein *Plexus ruminalis dexter* und *sinister* unterschieden. Der *Plexus ruminalis dexter* versorgt die rechte Pansenfläche und die Bauchspeicheldrüse und steht zwischen dem dorsalen und ventralen Endblindsack mit dem *Plexus ruminalis sinister* in Verbindung. Dieser tritt zwischen den Anfangsblindsäcken auf die linke Pansenfläche und versorgt gleichzeitig auch die Haube und die Milz.

Der *Plexus gastricus* dagegen innerviert bei den *Wiederkäuern* Haube, Psalter und Labmagen und läßt sich in ein dorsales und ein ventrales Geflecht unterteilen. Über die Aufteilung der Vagusäste am Wiederkäuermagen s. S. 379 f.

b. das Lebergeflecht, *Plexus hepaticus* (193/15), das der A. hepatica communis und ihren Ästen folgt, die Leber versorgt, aber auch Zweige an die Curvatura major des Magens und das Duodenum abgibt sowie den *Plexus pancreaticus* an die Bauchspeicheldrüse abzweigt.

c. das Milzgeflecht, *Plexus lienalis* (193/17), das die A. lienalis zur Milz begleitet, aber auch Zweige an die große Curvatur des Magens und an das Pankreas entsendet.

Beim *Schwein* und bei den *Wiederkäuern* finden sich im Verlauf der A. phrenica caudalis kleine *Ganglia phrenica*, die durch zarte Nervenfäden mit dem *Ganglion coeliacum* verbunden sind.

Der **Plexus mesentericus cranialis** steht einerseits mit dem *Plexus coeliacus* und andererseits mit dem *Plexus aorticus abdominalis* und dem *Plexus mesentericus caudalis* in Verbindung und umspinnt den Stamm und die Äste der A. mesenterica cranialis. Von ihm bzw. dem **Ganglion mesentericum craniale** gelangen die gemischten vegetativen Nerven (193/18; 194/20) mit den entsprechenden Arterien zum Dünndarm, Blinddarm, Colon ascendens, Colon transversum und zum Anfangsteil des Colon descendens. Diese Darmnerven verteilen sich mit den Gefäßen in den Gekröseplatten, gehen zum Teil Verbindungen miteinander ein und endigen im *Plexus entericus* (Plexus subserosus, myentericus und submucosus) der Darmwand (134/13, 14, 15).

An den Plexus mesentericus cranialis seitlich angeschlossen sind die **Plexus renalis** und **suprarenalis** (193/19; 194/21; 197/20, 21; 198/16'; 261/13, 14) mit den den Abgangsstellen der Aa. renales aufliegenden *Ganglia aorticorenalia* und den den Nierenarterien entlang eingestreuten *Ganglia renalia*. An diese Nervengeflechte finden die *Nn. splanchnici minores* und *splanchnici lumbales* zum Teil direkt Anschluß. Ihre Fasern verbreiten sich in den Nieren und Nebennieren, stehen aber auch mit dem den Harnleiter umspinnenden *Plexus uretericus* in Verbindung.

Nach caudal geht der *Plexus mesentericus cranialis* in den **Plexus aorticus abdominalis** (193/11; 194/22; 197/22; 198/20; 261/15) über, der die Ventralfläche der Aorta überzieht und mit dem die Wurzel der A. mesenterica caudalis umgebenden *Plexus mesentericus caudalis* in Verbindung tritt. Dieses zwischen vordere und hintere Gekrösearterie eingeschaltete Stück des Aortengeflechtes wird auch als der *Plexus intermesentericus* bezeichnet. Der Plexus aorticus abdominalis erhält Zuflüsse aus allen Ganglia lumbalia über die Nn. splanchnici lumbales sowie von den Ganglia coeliacum und aorticorenale.

Das Zentrum des **Plexus mesentericus caudalis** ist das **Ganglion mesentericum caudale** (193/14; 194/23; 197/23; 198/21; 261/16). Es stellt in der Regel ein Verschmelzungsprodukt des linken und rechten Prävertebralganglions am Stamm der A. mesenterica caudalis (261/6) dar, dem es cranial oder caudal anliegt.

Bei der *Katze* kommen 1 – 4, beim *Hund* häufig, beim *Rind* in der Regel 2 Ganglia mesenterica caudalia vor. Beim *Schwein* und beim *Pferd* ist das Ganglion mesentericum caudale mit dem Ganglion des *Plexus testicularis* bzw. *ovaricus*, die am Ursprung der entsprechenden Arterien liegen, verschmolzen.

Das Ganglion mesentericum caudale erhält Zuflüsse über die in den lumbalen Paravertebralganglien entspringenden *Nn. splanchnici lumbales*. Es ist über den *Plexus aorticus abdomi-*

nalis, der aus 2 deutlichen Nervenstämmen oder feinen Fasern besteht *(Plexus intermesentericus)*, mit dem *Plexus mesentericus cranialis* bzw. *coeliacus* verbunden. Beim *Pferd* ist außerdem ein *Plexus colicus* ausgebildet, der sich zwischen die Plexus mesentericus cranialis und caudalis im Gekröse des Colon descendens ausbreitet.

Die *Nn. splanchnici lumbales* führen afferente und efferente zum bzw. über das Ganglion mesentericum caudale laufende Fasern. Bei der *Katze* wurden insgesamt 4.600 afferente, 4.600 präganglionäre und 2.800 postganglionäre Neurone gezählt.

Die Fasern des *Plexus intermesentericus* können außerordentlich zart oder in Form von Strängen ausgebildet sein, so daß die Bezeichnung „Plexus" zu falschen Vorstellungen führen kann. Es sei an dieser Stelle darauf hingewiesen, daß „Plexus" qualitativ etwas sehr Unterschiedliches aussagen kann. „Plexus" bedeutet ein Geflecht, das durch richtungsverschiedene Zu- und Abflüsse sowie einen Faseraustausch peripherer Nerven in einem umgrenzten Bereich (z. B. Plexus brachialis, Plexus mesentericus cranialis) ausgebildet ist. Es bedeutet aber auch einen funktionellen Abschnitt, in dem sensorische (afferente) und motorische (efferente) Neurone zu einem Reflexapparat verknüpft sind (z. B. Plexus entericus).

Vom *Plexus intermesentericus* bzw. *mesentericus caudalis* und seinem Ganglion werden vegetative Nervengeflechte abgegeben, die bei männlichen Tieren als **Plexus testicularis** die A. testicularis umspinnen und Hoden und Nebenhoden versorgen, während sie bei weiblichen Tieren der A. ovarica folgen und als **Plexus ovaricus** (193/20) Eierstock, Eileiter und craniales Uterushornende innervieren. Die zugehörigen Ganglien können an der Abgangsstelle der A. testicularis bzw. ovarica liegen oder im Verlauf der Nervengeflechte eingestreut sein. Sie sind beim *Schwein* und beim *Pferd* mit dem Ganglion mesentericum caudale verschmolzen.

Die präganglionären sympathischen Fasern für Ovar und Eileiter entspringen bei der *Kuh* aus L 2 – L 3, beim *Schwein* aus L 1 – L 3. Sie werden in den entsprechenden Paravertebralganglien umgeschaltet. Postganglionäre Fasern kommen aus dem Ganglion mesentericum caudale, den Paravertebralganglien Th 14 – L 4 sowie aus dem Plexus intermesentericus und Neuronen des N. hypogastricus. Die parasympathischen Kerne für Ovar und Eileiter liegen im Bereich des Obex der Medulla oblongata und in S 2 des Rückenmarkes *(Schwein)*. Afferente Fasern aus diesen Organen werden über Spinalganglien von Th 9 – Th 13 (beim *Schwein* Th 10 – L 3) in das Rückenmark geleitet.

Aus dem Plexus mesentericus caudalis gehen ferner der **Plexus colicus sinister** für das Colon descendens und der **Plexus rectalis cranialis** für den Mastdarm hervor. Schließlich sind auch die *Plexus iliaci* und der *Plexus femoralis*, die den entsprechenden Arterien folgen, an das Geflecht und das Ganglion der hinteren Gekrösewurzel angeschlossen.

Am hinteren Rand des *Ganglion mesentericum caudale* entspringen Nervenäste, die jederseits zu einem relativ kräftigen einheitlichen Nerven, dem **N. hypogastricus** (191/7'; 193/21'; 197/24; 198/21'; 261/17), vereinigt sind und, ohne Begleitung von Gefäßen, nach caudal divergierend zur dorsolateralen Wand der Beckenhöhle ziehen, wo sie sich dann retroserös in ihre Endäste aufspalten und, zusammen mit den parasympathischen *Nn. pelvini* (193/35; 194/25'), an der Bildung des **Beckengeflechtes, Plexus pelvinus** (193/23; 194/25; 197/25), beteiligen.

Der *N. hypogastricus* führt nicht nur postganglionäre Fasern. Abgesehen davon, daß beim *Hund* in der gesamten Ausdehnung des Nerven Nervenzellen und, in Ganglionnähe, zusätzlich chromaffine Zellen festgestellt wurden, liegen von der *Katze* auch quantitative Angaben über seine Faserzusammensetzung vor. In jedem N. hypogastricus wurden 1.300 afferente Neurone (aus L 3 – L 5), 1.700 präganglionäre (aus L 4) und 17.000 postganglionäre Neurone (aus Ganglia lumbalia III – V) gezählt. Andere Untersuchungen sprechen von einem Ursprung der präganglionären Hypogastricusfasern der *Katze* in L 2 – L 5, die Afferenzen ziehen zu den Spinalganglien Th 12 – L 5.

Neuere Untersuchungen mit retrogradem Transport (HRP-Technik) haben eine Markierung von Hypogastricus-Fasern bis zu Sacralbezirken ergeben, in denen präganglionäre parasympathische Neurone gelegen sind. Der N. hypogastricus scheint also auch parasympathische Fasern zu führen.

Becken- und Schwanzteil des Sympathicus

Der **Becken- und Schwanzteil, Pars pelvina et caudalis,** des Grenzstranges tritt dorsal von der A. iliaca interna und der V. iliaca communis an die ventrolaterale Fläche des Kreuzbeins und verhält sich im weiteren Verlauf von Tierart zu Tierart, aber auch innerhalb einer Art individuell recht unterschiedlich.

Bei der **Katze** verläuft die **Pars pelvina** (199/S 1 – S 3) des Grenzstranges medial von den Foramina sacralia pelvina schwanzwärts. Er hat jederseits 3 kleine, spindelförmige oder rundliche *Ganglia sacralia* eingelagert, die unter sich durch zarte Rami transversi verbunden sind. Das 1. und 2. Ganglienpaar können aber auch zu je einem größeren, unpaaren Ganglion verschmolzen sein. Alle Ganglien stehen durch Rami communicantes mit den zugehörigen Kreuznerven und durch feine *Nn. splanchnici sacrales* (191/8) mit dem *Plexus pelvinus* in Verbindung, wobei vor allem das *Ganglion sacrale II* einen relativ kräftigen Ast (194/25') an das Beckengeflecht abgibt.

Die **Pars caudalis** (199/Ca 1 – Ca 7) läßt sich in Form zweier zarter Nervenfäden, die beidseitig von der A. caudalis mediana und von den Mm. sacrocaudales ventrales mediales gelegen sind, bis zum 7. oder 8. Schwanzwirbel verfolgen. In diese Nervenfäden findet sich eine entsprechende Anzahl schwanzspitzenwärts immer kleiner werdender Ganglienpaare eingelagert.

Beim **Hund** konvergieren die Rami interganglionares zwischen letztem Lenden- und erstem Kreuzknoten der **Pars pelvina** stark, indem das *Ganglion sacrale I* immer, die *Ganglia sacralia II* und *III* meistens, zu je einem unpaaren Ganglion verschmolzen (199/S 1 – S 3) und durch nahe beisammenliegende Rami interganglionares verbunden sind. Gewöhnlich lassen sich auch beim Hund direkte Verbindungen zwischen den Kreuzknoten des Grenzstranges und dem Beckengeflecht im Sinne der *Nn. splanchnici sacrales* feststellen.

Die **Pars caudalis** des Grenzstranges verhält sich im Prinzip wie bei der *Katze*, nur daß die 5 – 6 feststellbaren *Ganglia caudalia* der entsprechenden Segmente miteinander verschmelzen (199/Ca 1 – Ca 6).

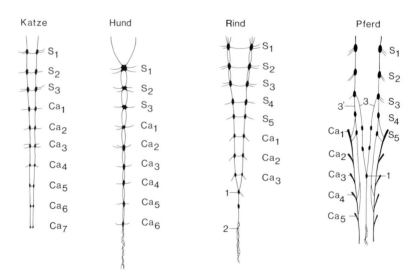

Abb. 199. Schematische Darstellung der häufigeren Varianten des Becken- und Schwanzteils des Grenzstranges von Katze, Hund, Rind und Pferd.

S₁ - S₅ 1. – 5. Kreuzsegment; Ca₁ - Ca₇ 1. – 7. Schwanzsegment bzw. beim *Pferd* 1. – 5. Schwanznerv
1 Ganglion impar; 2 Plexus caudalis ventralis; 3 medialer, 3' lateraler Ast des Beckenteils

Beim **Schwein** wird die **Pars pelvina** des Truncus sympathicus zunehmend dünner und tendiert dazu, caudal zu konvergieren. Die *Ganglia sacralia* sind sehr variabel in Größe und Form. Die sich den *Nn. pelvini* anschließenden sympathischen Fasern für den *Plexus pelvinus* kommen aus S 2 und S 3.

In der **Pars caudalis** liegt das *Ganglion impar* bei Ca 6. Sie ist sehr zart und kaum zu verfolgen. Die eingestreuten Ganglien sind sehr klein. Im übrigen sollen sich Becken- und Schwanzteil des Grenzstranges ähnlich wie beim Rind verhalten.

Beim **Rind** finden sich in der **Pars pelvina** des Grenzstranges immer 5 Paar *Ganglia sacralia* (199/S 1 – S 5), die alle in unmittelbarer Nähe der Foramia sacralia ventralia liegen und darum durch sehr kurze Rami communicantes mit den entsprechenden Ventralästen der Kreuznerven verbunden sind. Der *Plexus pelvinus* erhält Zuflüsse *(Nn. splanchnici sacrales)* aus den *Ganglia sacralia III* und *IV* (evtl. auch II und V) in Form feiner Fasern, die sich den *Nn. pelvini* anschließen. Die *Ganglia pelvina* eines Segmentes sind meist durch Rami transversi verbunden und die Rami interganglionares häufig ein- oder beidseitig verdoppelt. Der verhältnismäßig lange Ramus interganglionaris zwischen letztem Lenden- und erstem Kreuzknoten ist breit und abgeplattet, nicht selten aber auch dreigeteilt.

Die **Pars caudalis** (199/Ca 1 – Ca 4) des Sympathicus variiert beim Rind individuell sehr stark. In den meisten Fällen lassen sich bis zum 4. oder 5. Schwanzwirbel makroskopisch paarige *Ganglia caudalia* feststellen, die unter sich durch zarte Rami transversi verbunden sind. Nicht selten können die Ganglien des 2. oder 3. Segmentes zu einem unpaaren Knoten verschmelzen und der Grenzstrang dann als einheitliches Faserbündel zum kleinen *Ganglion impar* (199/1) weiterziehen. Letzteres kann im Bereich des 3., 4. oder 5. Schwanzwirbels gelegen sein. Distal vom Ganglion impar oder der ganglienlosen Vereinigung der beiden Grenzstränge umspinnen deren Fasern die A. caudalis mediana als *Plexus caudalis ventralis* (199/2) netzförmig.

Beim **Schaf** sind 4 *Ganglia sacralia* ausgebildet; die **Pars caudalis** des Grenzstranges enthält ein *Ganglion impar* bzw. ein paariges und ein unpaares Ganglion. Der *Plexus pelvinus* bekommt sympathische Zuflüsse aus S 2 – S 4.

Bei der **Ziege** liegt ein *Ganglion impar* auf dem 5. Kreuzwirbel. Von da an setzt sich die **Pars caudalis** des Grenzstranges als einheitlicher Stamm fort. Die Paravertebralganglien S 3 und S 4 (S 2) entlassen sympathische Fasern zum *Plexus pelvinus*.

Auch beim **Pferd** lassen sich in der **Pars pelvina** 5 spindelförmige Ganglienpaare nachweisen (199/S 1 – S 5), die aber nicht durch Rami transversi verbunden sind. Am 3. Kreuzknoten spaltet sich der Grenzstrang jederseits in einen lateralen und einen medialen Ast. Der stärkere laterale Ast (199/3') verläuft der A. caudalis lateralis entlang, gibt Rami communicantes an die Ventraläste der Kreuznerven ab und verbindet sich schließlich mit den Ventralästen der ersten 5 – 6 Schwanznerven. Die beiden dünneren Medialäste (199/3) biegen unter gegenseitiger Annäherung nach medial ab und liegen der Ventralfläche des Kreuzbeins direkt auf.

Diese beiden, am 3. Kreuzknoten abzweigenden Medialäste, werden dann zur **Pars caudalis** und ziehen entweder getrennt beidseitig von der A. caudalis mediana als feine, mehrere *Ganglia caudalia* enthaltende Nervenfäden schwanzspitzenwärts, oder sie verbinden sich unter Einschaltung eines *Ganglion impar* (199/1) zwischen 2. und 3. Schwanzwirbel miteinander. Vom Ganglion impar läßt sich an der Unterseite der ventralen Schwanzarterie ein feiner Nervenfaden, der einige kleinste Ganglien enthalten kann, noch ein Stück weit nach distal verfolgen.

Aus den Endästen der *Nn. hypogastrici* des Ganglion mesentericum caudale, den *Nn. splanchnici sacrales* (191/8) der Pars pelvina des Grenzstranges und den parasympathischen Nn. pelvini der ersten Kreuznerven bildet sich das ausgedehnte, retroserös der seitlichen Beckenwand und der Mastdarmampulle anliegende **Beckengeflecht, Plexus pelvinus** (193/

23; 194/25; 197/25). An den Knotenpunkten dieses Nervennetzes finden sich zahlreiche kleinere oder größere Ganglien, die *Ganglia pelvina*, eingestreut, bei denen es sich sowohl um sympathische als auch um parasympathische Ganglien handelt.

Das **Beckengeflecht** läßt sich nach seiner Lage und dem Innervationsgebiet in verschieden benannte Abschnitte untergliedern:

1. die *Plexus rectales medii* und *caudales* (193/24). Sie liegen seitlich dem Rectum direkt auf und innervieren das Darmende und die Analgegend. Die gemischt vegetativen Nerven regulieren die Füllung und Entleerung des Rectum.

2. die *Plexus vesicales*, die sich in einen cranialen und caudalen Abschnitt einteilen lassen. Der *Plexus vesicalis cranialis* (193/27) ist ein perivasculäres Nervengeflecht, das vom *Plexus iliacus internus* mit der A. vesicalis cranialis über das seitliche Harnblasenband zum Scheitel der Blase zieht. Der wesentlich stärkere *Plexus vesicalis caudalis* (193/27') führt der Harnblase und dem Harnblasenhals sympathische und parasympathische Fasern vom *Plexus pelvinus* zu. Die beiden Plexus vesicales steuern die Füllung und Entleerung der Harnblase.

3. der *Plexus deferentialis*, der den Samenleiter innerviert.

4. der *Plexus prostaticus*, der die Prostata versorgt und die *Nn. corporis cavernosi penis* an den Penisschwellkörper abgibt.

5. der *Plexus uterovaginalis* (193/25), der teils über das breite Gebärmutterband, größtenteils aber retroserös zur Gebärmutter gelangt und die *Nn. vaginales* an Scheide und Scheidenvorhof sowie die *Nn. corporis cavernosi clitoridis* (193/26) abgibt.

Spezielle Beschreibung des parasympathischen Systems

Nach dem Ursprung der präganglionären Neurone im Gehirn und Sacralmark wird das parasympathische System auch als craniosacrales System bezeichnet.

Der Nachweis von cholinergen Fasern in der Haut (Schweißdrüsen, Piloarrektoren) hat zu der Vorstellung geführt, daß parasympathische Fasern im gesamten Rückenmark entspringen und die Spinalnerven begleiten. Es handelt sich jedoch um sympathische Fasern, deren postganglionäre Anteile im Hautbereich cholinerg sind. Ein allgemeines spinales parasympathisches System gibt es nicht.

Das **parasympathische System** besteht aus einem cranialen Teil, dessen Ursprungszellen im Mittelhirn und im verlängerten Mark gelegen sind, und einem sacralen Teil, der in der Substantia intermedia des Sacralmarkes entspringt. Die Axone der präganglionären Neurone können außerordentlich lang sein (z. B. *N. vagus*) und finden ihre Umschaltung erst in den vom Zentralnervensystem relativ weit abliegenden parasympathischen Ganglien bestimmter Gehirnnerven oder in den Plexus und Eingeweideganglien der Bauch- und Beckenhöhle. Der craniale Teil versorgt alle Kopforgane sowie die Organe der Brust- und Bauchhöhle mit parasympathischen Fasern, während der sacrale Teil die Beckenorgane und den Geschlechtsapparat parasympathisch innerviert (vgl. 191).

Der Ursprung des **spinalen Parasympathicus** beschränkt sich nicht nur auf das intermediomediale Grau des Rückenmarkes, sondern dehnt sich hinter L 6 – S 1 auch auf dessen lateralen Abschnitt aus. Anders als beim Sympathicus (s. S. 355) scheinen die präganglionären parasympathischen Neurone keinen langen intraspinalen Weg zurückzulegen, bevor sie über die Ventralwurzel das Rückenmark verlassen.

Kopfteil, Pars cranialis, des Parasympathicus

Der **Kopfteil, Pars cranialis,** des parasympathischen Systems besteht aus dem parasympathischen Faseranteil des *N. oculomotorius*, der im Nucleus parasympathicus n. oculomotorii des Mittelhirns seinen Ursprung nimmt, und den parasympathischen Fasern der *Nn. facialis, glossopharyngeus* und *vagus*, die aus den Nuclei parasympathici dieser Nerven im verlängerten Mark entspringen.

1. Die präganglionären parasympathischen Fasern des **N. oculomotorius** gelangen mit dessen Ramus ventralis über die Radix oculomotoria (173/4') zum **Ganglion ciliare** (173/4; 193/29) (Näheres s. S. 302), das bei den *Fleischfressern* und beim *Schwein* in der Regel, bei *Rind* und *Ziege* gelegentlich, in zwei Knoten aufgeteilt ist. Hier erfolgt die Umschaltung auf die postganglionären Neurone, deren Axone über die *Nn. ciliares breves* (173/5; 193/29') zum Augapfel gelangen, wo sie den M. ciliaris und den M. sphincter pupillae innervieren und damit der Akkomodation der Linse und der Verengung der Pupille dienen.

Die sehr zarten *Nn. ciliares breves* (188/23') gehen aus dem *Plexus ciliaris* hervor, an dem neben den efferenten, parasympathischen Fasern des *Ganglion ciliare* und den das Ganglion lediglich durchlaufenden sensiblen und sympathischen Fasern der entsprechenden Wurzeln (s. S. 302 und 440) auch Fasern des *Ganglion pterygopalatinum* sowie des 1. und 2. Astes des *N. trigeminus* beteiligt sind. Diese, bezüglich Fasergehalt also gemischten *Nn. ciliares breves* durchbohren in der Umgebung des Sehnervenaustrittes die Sclera und breiten sich zwischen ihr und der Choroidea bis zur Iris aus, wo dann feinste Fasern an den Ciliarmuskel, die Iris, die Cornea und die Conjunctiva bulbi abgegeben werden.

2. Die parasympathischen Fasern des **N. facialis** bilden den vegetativen Anteil des *N. intermedius* (s. S. 321). Sie durchlaufen das *Ganglion geniculi* (173/14) (s. S. 323) und ziehen dann:

a. über die *Chorda tympani* (173/17) zum *N. lingualis* und gelangen schließlich als präganglionäre Fasern zum **Ganglion mandibulare** (173/18; 193/30') bzw. **sublinguale** *(Fleischfresser)*, von wo aus postganglionäre Fasern an die Glandulae mandibulares und sublinguales abgegeben werden;

b. als *N. petrosus major* (173/15) (s. S. 321) und, nachdem sich dieser mit dem sympathischen *N. petrosus profundus* (173/46) vereinigt hat, als *N. canalis pterygoidei* (VIDIscher Nerv) (173/15') zum *Ganglion pterygopalatinum* (173/16; 193/30) (s. S. 311), wo die präganglionären Fasern ihre Umschaltung erfahren.

Das parasympathische **Ganglion pterygopalatinum** oder der bei *Pferd* und *Rind* an seine Stelle tretende *Plexus pterygopalatinus* (188/27') mit den darin eingestreuten 2 – 3 (4 – 5) kleinen Ganglien liegt medial vom N. maxillaris dorsomedial am *N. pterygopalatinus* und wird lateral vom N. infraorbitalis und zum Teil vom N. pterygoideus lateralis überdeckt. Vom *N. pterygopalatinus* werden ihm auch sensible Fasern zugeführt. Bei den *Wiederkäuern* sitzen die Ganglia pterygopalatina dem N. nasalis caudalis auf. Der Plexus pterygopalatinus steht durch zarte Fäden mit dem N. ethmoidalis, der Periorbita und dem Plexus ciliaris (s. o.) in Verbindung.

Ein Teil der postganglionären Fasern des Ganglion pterygopalatinum gelangt über den *N. zygomaticus* und dessen *Ramus communicans cum n. lacrimali* (s. S. 309) zum *N. lacrimalis* und mit diesem, oder dem Ramus lacrimalis des Ramus zygomaticotemporalis *(Hund)*, zur Tränendrüse. Der andere Teil zieht mit den Ästen des *N. pterygopalatinus* (s. S. 311) zu den Drüsen und Gefäßen der Nasen-und Mundhöhle, vor allem des Gaumens.

3. Die parasympathischen Bahnen des **N. glossopharyngeus** gelangen, nachdem sie das Ganglion distale passiert haben, über den *N. tympanicus* (173/24; 188/7) und dessen Fortset-

zung, den *N. petrosus minor* (173/25; 188/7') (s. S. 332 f.), zum **Ganglion oticum** (173/26; 188/10; 193/31), wo sie als präganglionäre Fasern endigen. Dem an der Wurzel des *N. pterygoideus* gelegenen kleinen, oft auch plexusartigen Ganglion oticum werden vom *N. mandibularis* sensible und durch Zweige vom *N. caroticus internus*, hier N. petrosus profundus minor (173/46'; 188/5') genannt, auch sympathische Fasern (sensible und sympathische Wurzeln des Ganglion) zugeführt. Vom Ganglion oticum werden postganglionäre, parasympathische Fasern an den *N. pterygoideus* und seine Zweige und über einen Verbindungsast zum N. auriculotemporalis Rami parotidei an die Ohrspeicheldrüse abgegeben.

4. Der im Hinblick auf sein ausgedehntes Wirkungsgebiet bedeutsamste „parasympathische Nerv" ist der **N. vagus.** Der X. Gehirnnerv führt neben den parasympathischen auch reichlich somatomotorische und sensible sowie sympathische Fasern (s. S. 335, 337), so daß die Gleichsetzung Vagus = Parasympathicus keineswegs berechtigt ist. Selbst nach Abgang des *N. laryngeus recurrens* in der Brusthöhle enthält der N. vagus nur einen geringen Anteil an präganglionären, parasympathischen Fasern.

Die *Pars cervicalis* des *N. vagus* enthält bei der *Katze* nur ca. 20 – 30 % efferente Fasern. Von den 6.000 Fasern der Bronchialnerven sind nur etwa 1.000 efferent, von den 31.000 Fasern des N. vagus am Zwerchfell sind weniger als 10 % efferent.

Über Verlauf, Verzweigung und Innervation des Kopf-, Hals- und Brustteils des N. vagus s. S. 337 ff.

Während die präganglionären, parasympathischen Fasern der *Nn. oculomotorius, facialis* und *glossopharyngeus* in je einem eigenen, an Zweigen des *N. trigeminus* angeschlossenen Ganglion (*Ganglion ciliare, Ganglion pterygopalatinum* und *Ganglion oticum* mit jeweils parasympathischer, sensibler und sympathischer Wurzel) umgeschaltet werden, liegen die Umschaltstellen des N. vagus nicht in Ganglien, die an andere Nerven angeschlossen sind. Das 2. parasympathische Neuron des N. vagus beginnt vielmehr in kleineren Ganglien oder Nervenzellanhäufungen innerhalb seines Stammes (z. B. *Ganglion distale,* 173/31; 194/6) oder seiner Äste, in den prävertebralen Ganglien und Nervengeflechten der Brust- und Bauchhöhle (z. B. Plexus cardiacus, Plexus coeliacus) oder erst in den intramuralen Ganglien.

In der Peripherie finden die präganglionären Vagusfasern meist Anschluß an die sympathischen Nervengeflechte (s. S. 356), so daß die beiden Faseranteile dort nicht mehr präparatorisch voneinander zu trennen sind. Die cholinergen postganglionären Vagusneurone lassen sich jedoch mit histochemischen Methoden darstellen.

Der aus dem *Truncus vagalis dorsalis* und *ventralis* des Brustteils (s. S. 342) hervorgehende **Bauchteil, Pars abdominalis, des N. vagus** verhält sich bei den *Wiederkäuern* beträchtlich anders als bei den Tieren mit einhöhligem Magen *(Fleischfresser, Schwein, Pferd).*

Bei den **Fleischfressern**, beim **Schwein** und beim **Pferd** tritt der **Truncus vagalis ventralis** (vgl. 193) an die Curvatura minor des Magens und verbreitet sich mit den periarteriellen Geflechten der A. gastrica sinistra als *Plexus gastricus cranialis* an der Zwerchfellsfläche des Magens. Von ihm ziehen die *Rami gastrici parietales* zur vorderen Magenwand, der *Ramus pyloricus* zur Pförtnergegend, die *Rami duodenales* zum Zwölffingerdarm und Pankreas und die *Rami hepatici* zum *Plexus hepaticus.*

Der kräftigere **Truncus vagalis dorsalis** (261/10) gibt den größten Teil seiner Fasern an die *Rami coeliaci* (193/32^V; 194/14'''; 261/10'') ab, die entlang der A. gastrica sinistra zum *Plexus coeliacus* ziehen und von hier in Begleitung der Arterien mit Ästen des Sympathicus zur Bauchspeicheldrüse, Leber und Milz sowie zum Dünn- und Dickdarm bis einschließlich Colon transversum gelangen. Ferner werden *Rami renales* an Niere und Nebenniere abgegeben.

Der *Truncus vagalis dorsalis* steht durch einen *Ramus communicans* aber auch mit dem ventralen Vagusast in Verbindung und entsendet *Rami gastrici viscerales* an die Eingeweidefläche des Magens, wo sie den *Plexus gastricus caudalis* bilden, dessen Zweige sich vor allem in der Cardiagegend ausbreiten.

Bei den **Wiederkäuern** stehen der *Truncus vagalis dorsalis* und *ventralis* schon vor ihrer Aufteilung durch einen links vom Oesophagus gelegenen *Ramus communicans* (200/1") miteinander in Verbindung. Der **Truncus vagalis dorsalis** (200/1) gibt zunächst die *Rami coeliaci* (200/2) an den *Plexus* und das *Ganglion coeliacum* (200/3) ab. Die aus dem Plexus coeliacus hervorgehenden Vagusfasern verhalten sich im Prinzip wie bei den übrigen Haussäugetieren (s. o.).

Beim **Schaf** zweigen vom **dorsalen Vagusstamm** ab:

1. der *Ramus ruminalis dexter* (200/4), der mit der gleichnamigen Arterie der rechten Längsfurche des Pansens entlang zieht und mehrere Dorsal- und Ventraläste (200/4', 4") an die rechte Pansenwand abgibt.

2. der *Ramus ruminalis sinister* (200/5), der ventral über den Sulcus transversus cranialis mit der gleichnamigen Arterie an die linke Pansenwand gelangt.

3. die *Rami atriales ruminis* (200/6), die sich nach ventral in der Wand des Pansenvorhofs verzweigen.

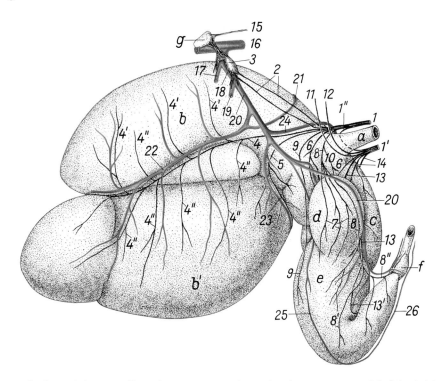

Abb. 200. Halbschematische Darstellung der Vagusäste und Arterien des Magens vom Schaf, in Anlehnung an R. E. HABEL, 1956 (Ansicht von rechts, Blätter- und Labmagen nach vorn geschlagen).

a Oesophagus; b dorsaler, b' ventraler Pansensack; c Haube; d Blättermagen; e Labmagen; f Pylorus; g rechte Nebenniere

1 Truncus vagalis dorsalis, 1' Truncus vagalis ventralis, 1" Ramus communicans; 2 Rami coeliaci; 3 Ganglion coeliacum; 4 Ramus ruminalis dexter, 4' seine Dorsaläste, 4" seine Ventraläste; 5 Ramus ruminalis sinister; 6 Rami atriales ruminis; 7 Rami omasiales; 8 Ramus omaso-abomasialis sinister, 8' Rami abomasiales viscerales, 8" Ramus pyloricus; 9 Ramus ad curvaturam majorem abomasi; 10 Rami reticulares caudales; 11 Ramus pyloricus longus; 12 Ramus hepaticus; 13 Ramus omaso-abomasialis dexter, 13' Ramus ad curvaturam minorem abomasi, Rami pylorici; 14 Rami reticulares craniales; 15 N. splanchnicus; 16 Aorta abdominalis; 17 A. mesenterica cranialis; 18 A. coeliaca; 19 A. hepatica; 20 A. gastrica sinistra; 21 A. lienalis; 22 A. ruminalis dextra; 23 A. ruminalis sinistra; 24 A. reticularis; 25 A. gastroepiploica sinistra; 26 A. gastroepiploica dextra

4. die *Rami ad sulcum ventriculi* für die Magenrinne.

5. der *Ramus omasoabomasialis sinister* (200/8), der zunächst die *Rami reticulares caudales* (200/10) abgibt, dann die *Rami omasiales* (200/7) für den Blättermagen entläßt und sich schließlich linkerseits über den Psalter und die kleine Curvatur des Labmagens bis zum Pylorus ausdehnt. Im Bereich des Labmagens zweigen von ihm die *Rami abomasiales viscerales* (200/8') sowie die *Rami pylorici* (200/8'') ab.

6. der *Ramus ad curvaturam majorem abomasi* (200/9), der zur großen Curvatur des Labmagens zieht.

Der **Truncus vagalis ventralis** gibt folgende Äste ab:

1. *Rami atriales ruminis* (200/6).
2. *Rami reticulares craniales* (200/14), für die vordere und linke Haubenwand.
3. einen *Ramus pyloricus longus* (200/11), für den Pförtner des Labmagens.
4. *Rami hepatici* (200/12) *et duodenales.*
5. *Rami ad sulcum ventriculi* für die Magenrinne.
6. einen *Ramus omasoabomasialis dexter* (200/13), der rechterseits über die Haube und den Psalter hinwegzieht, *Rami abomasiales parietales* abgibt und entlang der kleinen Curvatur des Labmagens den Pylorus (*Rami pylorici*, 200/13') erreicht. Der Endast kann auch auf geradem Wege zum Pylorus gelangen, wo er mit dem *Ramus pyloricus longus* des dorsalen Vagusstammes kommuniziert.

Beim *Rind* liegen die Verhältnisse im Prinzip gleich. Der *Truncus vagalis dorsalis* setzt sich jedoch zunächst in einen kräftigen *N. ruminis* fort, der rechterseits über den Pansenvorhof hinweg zur rechten Längsfurche zieht und sich hier nach Abgabe des *Ramus ruminalis sinister* und eines *Ramus lienalis* in den dorsalen *Ramus ruminalis dexter* und den ventralen *Ramus ruminalis accessorius* gabelt.

Kreuzteil, Pars sacralis, des Parasympathicus

Der **Kreuzteil, Pars sacralis,** des parasympathischen Systems besteht aus präganglionären Fasern, die in den Kreuzsegmenten (*Katze* S 2, S 3; *Rind* S 2 – S 4) des Rückenmarkes entspringen, sich den Ventralwurzeln der entsprechenden Spinalnerven anschließen und mit diesen zunächst im Wirbelkanal als Bestandteil der Cauda equina verlaufen. Sie verlassen den Wirbelkanal mit den Ventralästen der entsprechenden Rückenmarksnerven, trennen sich danach von diesen und vereinigen sich retroserös als **Nn. pelvini** (191/15; 193/35) mit den sympathischen Fasern des *N. hypogastricus* im **Plexus pelvinus.** Die Nn. pelvini führen außerdem sympathische Fasern aus den sacralen Paravertebralganglien *(Nn. splanchnici sacrales)* zum Plexus pelvinus.

Der parasympathische Kern im Sacralmark besitzt eine viscerotopische Organisation. Die auch morphologisch differenten Ursprungsneurone für die Innervation des Colons liegen z. B. vor allem dorsal, die für die Harnblase lateral.

Das 1. Neuron wird in den in den Plexus eingestreuten *Ganglia pelvina* oder in den intramuralen Ganglien der Beckenorgane (s. S. 376) umgeschaltet. Das 2. Neuron innerviert das gesamte Colon, Harnblase, Uterus und Vagina sowie die accessorischen Geschlechtsdrüsen parasympathisch und repräsentiert die Vasodilatatoren *(Nn. erigentes)* für die Schwellkörper des Penis und der Clitoris.

Vom distalen Ende des Colon transversum bis zum proximalen Ende des Colon ascendens ist der Anteil der *Nn. pelvini* deutlich geringer. Dieser Bereich wird außerdem von den Endästen des *N. vagus* innerviert.
    Die im Sexualzyklus und in der Trächtigkeit augenfällig werdende hormonelle Beeinflussung des weiblichen Genitaltraktes hat zunächst die Frage aufkommen lassen, inwieweit dieser überhaupt einer nervalen

Kontrolle unterliegt. Nun sind sowohl im Ovar als auch im Uterus und in der Vagina im ganzen reichlich vegetative Nerven zu finden. Aber insbesondere die Innervation des Uterus sowohl mit sympathischen als auch mit parasympathischen Fasern scheint angesichts der strengen hormonellen Kontrolle der Trächtigkeit widersinnig, und der Mechanismus der konkurrierenden Systeme (Nervensystem, Hormonsystem) ist vor allem hinsichtlich des Parasympathicus nicht geklärt. Immerhin konnte gezeigt werden, daß die Sympathicusfasern während der Gravidität degenerieren, so daß bei der Geburt das Myometrium praktisch frei von sympathischen Fasern ist. Der negative Einfluß der Ovarektomie auf Nervenzellen der Uteruswand ist bereits seit langem bekannt. Vermutlich stehen also auch die vegetativen Nerven (Ganglien) unter dem Einfluß der Sexualhormone. Für die Aktivität cholinerger Nerven ist das beim *Schwein* nachgewiesen worden: die geringsten Mengen von Acetylcholinesterase sind bei den höchsten Konzentrationen von Oestrogen im Blut zu finden.

Zentrale Anteile des vegetativen Nervensystems

Wie bereits erwähnt, ist das Zentralnervensystem am Ablauf des nervösen Geschehens im peripheren vegetativen System direkt oder indirekt immer mitbeteiligt. In den zentralen Anteilen des vegetativen Nervensystems im Rückenmark und im Hirnstamm werden die afferenten Erregungen aus den inneren Organen und aus der Körperoberfläche integriert und der afferente mit dem efferenten Schenkel des vegetativen Leitungsbogens gekoppelt, wodurch in der Regel überhaupt erst das Zustandekommen visceraler Reflexe ermöglicht wird. Diese primären Zentren geben aber auch Erregungen an die übergeordneten vegetativen Zentren im Zwischen- und Endhirn weiter und können von diesen Impulse empfangen.

Primäre vegetative Zentren

Die primären vegetativen Zentren liegen in den sympathischen und parasympathischen Kernbezirken der Substantia intermedia der grauen Substanz des Rückenmarkes (s. S. 48) sowie in den parasympathischen Kernarealen des Mittel- und Rautenhirns, insbesondere des verlängerten Markes (s. S. 86 ff.). Sie bilden die wichtigsten Reflexzentren des vegetativen Nervensystems.

Das vegetative Nervensystem wird allgemein als ein **System von Efferenzen** dargestellt. Die Visceroafferenzen werden bei der Besprechung der Sinnesorgane abgehandelt. Nun entsprechen tatsächlich die bewußt wahrnehmbaren Informationen aus den Eingeweiden im weiteren Sinne denen des somatischen Nervensystems (s. Oberflächen- und Tiefensensibilität, S. 393 ff.). Diese Afferenzen werden im Versorgungsgebiet des N. vagus über diesen Nerven und sein Ganglion distale geleitet, im übrigen schließen sich die entsprechenden Fasern bevorzugt den sympathischen Nerven an und gelangen über die Spinalganglien ins Rückenmark. Der Anteil an afferenten Fasern in den als typisch effektorisch angesehenen vegetativen Nerven ist sehr hoch. Im N. vagus ist mit 80 – 90 %, in den Nn. splanchnici mit mehr als 50 % und in den Nn. pelvini mit ca. 30 % afferenten Fasern zu rechnen.
   Die Zuordnung der Afferenzen einzelner Organe zu bestimmten Rückenmarkssegmenten ist heute weitgehend bekannt. In den Eingeweiden im weiteren Sinne können aber auch spezielle Sinnesorgane ausgebildet sein, wie in der Riechschleimhaut und in den Geschmacksknospen. Darüber hinaus gibt es jedoch Afferenzen, die im Dienste lokaler Reflexe stehen. Die afferenten Neurone schließen den Reflexbogen in intramuralen Ganglien, in Eingeweideganglien oder im Rückenmark. Experimentell ist z. B. der Nachweis geführt worden, daß in den Ganglia pelvina ein synaptischer Kontakt zwischen sensorischen und vegetativen Nervenzellen besteht. Auch die Beteiligung an autonomen Reflexen durch primäre viscerale Afferenzen aus den Beckenorganen, die an parasympathischen präganglionären Neuronen im Sacralmark enden, gilt als gesichert. Sofern das Rückenmark in den Reflexbogen einbezogen ist, kann man davon ausgehen, daß höhere Zentren an den Vorgängen beteiligt sind, die diese im Sinne einer Erregung oder Hemmung beeinflussen.

Die über die vegetativen Leitungsbogen ablaufenden Reflexe zeichnen sich gegenüber den somatischen Reflexen durch die Langsamkeit ihres Ablaufes und durch die Tendenz zur generalisierenden Ausbreitung aus (Markarmut oder Marklosigkeit der postganglionären

Fasern, vielfache Umschalt- und Kombinationsmöglichkeiten). Die Wurzelzellen der präganglionären sympathischen und parasympathischen Fasern empfangen ihre Erregung einerseits aus der Körperperipherie sowie aus den inneren Organen und den Gefäßen, andererseits aus den übergeordneten, vegetativen Zentren. Die spinalen vegetativen Reflexe sind
nach Rückenmarksdurchtrennung besonders ausgeprägt, da dann die Hemmung durch
höhere Zentren entfällt.

Die **über das Rückenmark verlaufenden vegetativen Leitungsbogen** lassen sich in
visceroviscerale und in gemischte Reflexbogen unterteilen.

Bei einem **visceroviscerale Leitungsbogen** werden die wesentlichen Aktivitäten durch
Erregung oder Hemmung von glatter Muskulatur über den Sympathicus oder Parasympathicus ausgelöst.

Für die **Darmmuskulatur** wird ein Antagonismus von Sympathicus und Parasympathicus so beschrieben,
daß der Parasympathicus Kontraktionen auslöst, die Sympathicuswirkung in einer Erschlaffung (Dilatation)
der Darmwand besteht. Bei einer differenzierten Betrachtung steht zunächst ebenfalls der excitatorische Einfluß des Parasympathicus auf die glatte Muskulatur des Darmes im Vordergrund. Präganglionäre cholinerge
Fasern regen über den Plexus entericus die Peristaltik an, die über Darmwandreceptoren und Prävertebralganglien segmental kontrolliert wird. Daneben sind nicht-adrenerge, nicht-cholinerge intrinsische Neurone
in dem Plexus lokalisiert, die Impulse von vagalen und sacralen parasympathischen Fasern bekommen und
Komponenten eines inhibitorischen Reflexbogens darstellen. Vor dem wandernden Bolus kommt es zu einer
Erweiterung des Darmes. Bei einem Fehlen dieser Neurone bleibt vor dem Bolus die Dilatation aus. Es
kommt zu einer Stenose mit einer hypertrophischen Dilatation des Colon vor dem Konstriktionsbezirk,
was als Megacolon bezeichnet wird. Das Fehlen dieser Neurone ist das morphologische Merkmal der
HIRSCHSPRUNGschen Krankheit beim *Menschen*. In den intrinsischen Neuronen sind Substanzen nach-
gewiesen worden, die auch als Transmitter bekannt sind (Dopamin, Serotonin, Neuropeptide). Ihre Funk-
tion als Transmitter an dieser Stelle ist jedoch nicht zweifelsfrei gesichert.
Der Sympathicus inhibiert intrinsische cholinerge Neurone und reduziert auf diese Weise peristaltische
Reflexe. Er innerviert außerdem den M. sphincter ani internus. Die Kontraktion dieses Muskels und die
Aussetzung der Peristaltik sind Voraussetzungen für die Füllung des Rectum. Für die Entleerung des Rectum
(Defäkation) werden über Dehnungsreize peristaltikfördernde Neurone über cholinerge Fasern des Plexus
pelvinus sowie hemmende Receptoren an der glatten Muskulatur des Analkanals stimuliert (Mastdarm-
reflex). Die Peristaltik des Darmes befördert zusammen mit der unterstützenden Skeletmuskulatur (Bauchpresse) die Faeces durch den dilatierten Analkanal nach außen.
Darüber hinaus ist die adrenerge Innervation von Drüsen, Epithel und Lymphgefäßen des Darmtraktes
spärlich oder sie fehlt. Die Rolle des Sympathicus besteht vor allem in einer Reduzierung der Darmmotilität
durch Inhibierung der Acetylcholinfreisetzung und durch Kontraktion der Sphincteren. Ein wesentlicher
Einfluß des Sympathicus besteht aber darin, daß durch Gefäßkonstriktion sowohl die Sekretion als auch die
Absorption im Darmkanal herabgesetzt werden kann.
Auch die glatte Muskulatur von Harnblase und Harnröhre wird vom Sympathicus und Parasympathicus
innerviert. Ihr Zusammenspiel wird beim **Mictionsreflex** deutlich.
Das sympathische Reflexzentrum sitzt im Lendenmark, bei *Hund* und *Katze* in L 1 – L 4. Über den
N. hypogastricus (191/7') und den Plexus pelvinus (191/3'') (mit den Nn. pelvini, 191/15) geleitete Fasern
innervieren den M. sphincter urethrae internus im Sinne einer Kontraktion. α-Receptoren im Trigonum
vesicae und am Blasenhals werden erregt, β-Receptoren inhibieren und setzen die Muskelerregbarkeit der
übrigen Harnblasenwand herab. Die Wirkung des Sympathicus besteht also in einer Füllung der Harnblase
und einem Zurückhalten des Harns.
Das parasympathische Reflexzentrum liegt im Sacralmark, bei *Hund* und *Katze* in S 1 – Ca 1. Über die
Nn. pelvini wird die Harnblasenmuskulatur (M. detrusor vesicae) kontrahiert. Gleichzeitig erschlafft der
M. sphincter urethrae internus. Diese gegenseitige Beeinflussung der glatten Muskulatur in der Harnblasen-
wand und am Anfang der Urethra ist durch die Anordnung der Muskulatur bedingt. Die Wirkung des
Parasympathicus besteht in einer Entleerung der Harnblase.
Bei dem Vorgang der Miction bzw. Harnblasenfüllung ist auch Skeletmuskulatur beteiligt (insbesondere
der M. urethralis), die durch den N. pudendus innerviert wird.
Die Afferenzen des Mictionsreflexes gelangen über die Nn. pelvini in die Spinalganglien und über die
Dorsalwurzeln in die entsprechenden Segmente des Sacralmarkes. Dieses primäre Reflexzentrum (vgl. 192)
steht mit höheren Abschnitten des Zentralnervensystems in Verbindung und wird durch diese beeinflußt.
Über den Funiculus dorsalis wird die Medulla oblongata und anschließend der Thalamus erreicht. Efferenzen
nehmen ihren Ausgang von Mesencephalon, Pons und Medulla oblongata, werden über den Tractus
reticulospinalis lateralis geleitet und lösen Kontraktion der Harnblasenmuskulatur aus. Aus der dorsomedia-

len Formatio reticularis der Medulla oblongata wird über den Tractus reticulospinalis ventralis die Relaxation der Muskulatur, aus rostralem Pons über den gleichen Tractus der M. sphincter urethrae externus im Sinne einer tonischen Erregung erreicht.

Außerdem sind der Hypothalamus, das Septum pellucidum, Corpus amygdaloideum und der Cortex cerebri an der Kontrolle der Miction beteiligt.

Bei einem **gemischten Leitungsbogen** sind ein somatischer und ein visceraler Schenkel beteiligt, wobei beide sowohl die Afferenzen als auch Efferenzen sein können.

Ein Beispiel für einen solchen gemischten Reflex ist die Auslösung der Miction bei neugeborenen *Katzen* durch Reizung der perigenitalen Haut. Lecken durch das Muttertier reizt Afferenzen, die über den N. pudendus in das Rückenmark gelangen (Lenden- und Kreuzmark), dort auf die efferenten Nn. pelvini umgeschaltet werden und die Blasenwand zur Kontraktion bringen. Dieser Reflex erlischt etwa 5 – 7 Wochen post partum (Absetz-Termin) infolge einer sich entwickelnden bulbospinalen inhibitorischen Kontrolle, kann aber mit sensitiven Techniken auch beim Adulten noch ausgelöst werden.

Mit einer segmentalen Verschaltung visceraler und somatischer Efferenzen sind Erscheinungen zu erklären, bei denen Erkrankungen innerer Organe von Hautreaktionen begleitet werden und umgekehrt über die Haut beeinflußt werden können.

Ein **viscerocutaner Reflex** liegt der Beobachtung zugrunde, daß bei Erkrankungen innerer Organe das vom gleichen Rückenmarkssegment innervierte Hautareal gerötet ist. Visceroafferenzen werden auf sympathische Efferenzen (Gefäßinnervation) umgeschaltet. Umgekehrt ermöglicht ein cutovisceraler Reflex, daß eine Erwärmung der Haut (z. B. durch Umschläge) über Thermoreceptoren (Afferenzen) sympathische Efferenzen im Rückenmark erreicht, die z. B. eine Hemmung der Darmmotorik und damit eine Schmerzlinderung bewirken.

Der viscerocutane Reflex kann mit einer Überempfindlichkeit (Schmerzhaftigkeit, Hyperämie, Sträuben der Haare) einhergehen. Diese Reaktion in den einem inneren Organ entsprechenden Segmentzonen der Haut (sog. HEADsche Zonen) wird so erklärt, daß durch Visceroafferenzen das 2. Neuron der betroffenen somatoafferenten Bahn bereits so stark depolarisiert ist, daß es lediglich einer Berührung der Haut bedarf (somatische Afferenz), um starke Schmerzempfindungen auszulösen. Diese Reaktion spielt z. B. bei der durch Fremdkörper verursachten Reticulitis des *Rindes* eine Rolle, wo ein Hautbezirk unmittelbar hinter dem Widerrist im Gebiet des 6. – 8. Brustwirbels überempfindlich ist.

Bei einem **viscerosomatischen Reflex** sind Afferenzen aus erkrankten Eingeweiden mit Motoneuronen des gleichen Segments so verschaltet, daß es zur Kontraktion von Skeletmuskulatur kommt. Gespannte Bauchdecken im Verlaufe innerer Erkrankungen sind damit zu erklären.

Bei den **Sexualreflexen** besteht der afferente Schenkel aus dem N. dorsalis penis bzw. N. clitoridis und den Hautästen des N. pudendus, die im Sacralmark auf den Parasympathicus (Erektionszentrum) umgeschaltet werden. Über die Nn. pelvini, die Ganglia pelvina und die postganglionären Nn. erigentes kommt es zur Vasodilatation an den Schwellkörpern des Penis bzw. der Clitoris (Erektionsreflex). Auch bei den Tieren spielen Sinneseindrücke (olfactorische, visuelle, akustische) für die Auslösung des Erektionsreflexes eine Rolle. Während des Sexualaktes werden Afferenzen erregt, die auf dem gleichen Wege wie die für die Erektion geleitet werden, aber die sympathischen Kerne im Lumbalmark erreichen (Ejakulationszentrum). Über die Sympathicuswurzel, das Ganglion mesentericum caudale, den N. hypogastricus und den Plexus pelvinus wird die glatte Muskulatur von Nebenhoden, Samenleiter und accessorischen Geschlechtsdrüsen kontrahiert, wodurch Spermien und Drüsensekrete in die Harnröhre befördert werden. Anschließend wird, wiederum reflektorisch, die Skeletmuskulatur im Bereich der Genitalorgane (M. ischiocavernosus, M. bulbocavernosus) zur rhythmischen Kontraktion gebracht (Ejakulation).

Die **über den Hirnstamm verlaufenden vegetativen Leitungsbogen** sind recht komplexer Natur und im einzelnen nur zum Teil bekannt, immer aber an die vegetativen Regulationsareale und die parasympathischen Kernbezirke des Hirnstammes gebunden.

Von den vegetativen Regulationsarealen der Medulla oblongata werden nicht nur verschiedene, einfache Reflexe, wie z. B. der Tränenreflex, der Speichelreflex oder die reflektorischen Reaktionen des Vestibularapparates, gesteuert, sondern auch komplexe Vorgänge, wie die Atmung, die Herztätigkeit, die Vasomotorik und der Stoffwechsel sowie das Zusammenspiel von visceralen und somatischen Funktionen, z. B. das Schlucken, Husten oder Erbrechen geregelt. Vor allem die Vorgänge im Verdauungstrakt, wie das Öffnen und Schließen des Pylorus, der Ructus und die Rejection sowie das Schließen der Schlundrinne bei *Wiederkäuern* werden durch reflektorische Aktionen des vegetativen Nervensystems bestimmt, wobei die motorischen Vaguskerne in der Medulla oblongata im Mittelpunkt des Geschehens stehen.

Das sog. **Atemzentrum** besteht aus einem inspiratorischen und einem exspiratorischen Zentrum, die sich aus mehreren, über die Formatio reticularis der Medulla oblongata verstreuten Zellgruppen aufbauen. Die Zellen des Inspirationszentrums liegen ventral und caudal in der Formatio reticularis über der Olive und aktivieren die costale Inspirationsmuskulatur und das Zwerchfell, während die Zellgruppen des Exspirationszentrums mehr dorsal und rostral in der Formatio reticularis gelegen sind und neben der Hemmung des Inspirationszentrums, vor allem bei forcierter Atmung, die Exspirationsmuskulatur innervieren. Das Atemzentrum wird durch die chemische Beschaffenheit und die Temperatur des Blutes erregt, wobei die Atemmotorik durch Reize, die aus der Lunge, dem Herzen oder der Haut stammen, mannigfach modifiziert werden kann. Für die sog. „Selbststeuerung der Lunge" spielen die aus ihr kommenden, afferenten Vagusfasern die Hauptrolle.

Das **Vasomotorenzentrum** nimmt weitgehend das gleiche Gebiet der Formatio reticularis ein wie das Atemzentrum und besteht ebenfalls aus zwei Zellbezirken: dem rostrolateral gelegenen Vasoconstrictoren- und dem caudomedialen Vasodilatatorenzentrum, die zur Regelung des Gefäßtonus insofern zusammenarbeiten, als eine Erregungssteigerung des einen eine Hemmung des anderen bedingt.

Die über die Gehirnnerven und ihre Kerne im verlängerten Mark und Mittelhirn verlaufenden, größtenteils gemischten Leitungsbogen, welche die Tränen-, Nasendrüsen- und Speichelsekretion regulieren und die komplizierten Saug-, Schluck-, Husten- und Brechvorgänge und den Pupillarmechanismus steuern, sowie die dazu notwendigen Koordinationsapparate wurden in den Kapiteln über die Leitungslehre des Rauten- und Mittelhirns (s. S. 86 ff., 115 f.) und die Gehirnnerven (s. S. 299 ff.) bereits geschildert.

Übergeordnete vegetative Zentren

Auf die Tatsache, daß das **Zwischenhirn**, insbesondere der Hypothalamus, Sitz des obersten Regulationszentrums aller vegetativen Funktionen ist, die im Dienste der Erhaltung des einzelnen Individuums wie auch der Art stehen, wurde bei der Beschreibung des Hypothalamus und seiner Beziehung zur Hypophyse bereits hingewiesen (s. S. 122). Aus dieser engen Verbindung zwischen Hypothalamus und Hypophyse erwächst die Möglichkeit einer direkten Einflußnahme bestimmter Hypothalamuskerne, sei es auf neurosekretorischem oder nervösem Wege, auf das innersekretorische System, dessen Produkte dann ihrerseits wieder die nervösen Vorgänge teils anregend, teils hemmend beeinflussen.

Wie zahlreiche experimentelle Untersuchungen sowie das Studium umschriebener, pathologischer Prozesse im Hypothalamusbereich gezeigt haben, werden vom Zwischenhirn, zum Teil in Zusammenarbeit mit der Hypophyse, Eiweiß-, Fett- und Kohlenhydratstoffwechsel, Wärmeregulation, Wasserhaushalt, Vasomotorik, Herzaktion, Atemfrequenz, Blutbildung und Fortpflanzung gesteuert, aber auch bestimmte motorische Funktionen, wie Defäkations- und Urinierstellung, Freß- und Kaubewegungen, Erbrechen oder sogar emotional getönte, triebhafte Verhaltensweisen, wie Flucht- und Aggressionsreaktionen, ausgelöst (s. S. 126).

Von den vegetativen Zentren im Zwischenhirn (Hypothalamus) ziehen Bahnen in das Tegmentum des Mittel- und Rautenhirns sowie in die Substantia intermedia des Rückenmarkes. Damit werden direkt oder über Relaisstationen die visceralen Zentren der Formatio reticularis und die vegetativen Kerne des Rückenmarkes erreicht (s. auch S. 61).

Die übergeordneten **sympathischen Bahnen** verlaufen von der Medulla oblongata aus kreuzend im Ventralstrang des Rückenmarkes bzw. ipsilateral im dorsolateralen und ventralen Strang, wobei diese Fasern erst in den primären Zentren des Sympathicus (Thoracolumbalsegmente) auf die Gegenseite ziehen.

Innerhalb des Rückenmarkes besteht eine innige Verflechtung visceraler und somatischer Kerne, an denen auch neuropeptidhaltige Neurone beteiligt sind.

Daß schließlich auch die **Großhirnrinde** direkt oder indirekt an den vegetativen Vorgängen mitbeteiligt ist, wissen wir vor allem auf Grund experimenteller Untersuchungen, z. B. der zahlreichen Versuche PAWLOWS und seiner Schule über die bedingten Reflexe beim *Hund*, und aus der persönlichen Erfahrung des *Menschen*.

Unter physiologischen Bedingungen pflegen sich die in den inneren Organen ablaufenden Vorgänge größtenteils unbewußt abzuspielen. Trotzdem dürften auch die *Tiere* den Füllungsgrad der Harnblase oder der Mastdarmampulle realisieren und Hunger- und Durstgefühle sowie die Kontraktion der Muskulatur im Bereich der Geschlechtsorgane als Orgasmus empfinden. Schmerzen, unter Umständen sogar sehr intensive, werden durch starke Dehnung oder Kontraktion der glatten Muskulatur der Hohlorgane des Verdauungs- und Harn-Geschlechtsapparates sowie der Gefäße ausgelöst (z. B. verschiedene Koliken, Geburtswehen usw.) und im wesentlichen durch Afferenzen, die sich sympathischen Nerven anschließen, übermittelt (s. S. 351). Sehr schmerzempfindlich scheint das Peritonaeum parietale zu sein.

Die aus dem Rückenmark zum Gehirn aufsteigenden Leitungsbahnen, die die Organempfindungen vermitteln, sind im einzelnen nicht näher bekannt, dürften aber zur Hauptsache im phylogenetisch alten Ventrolateralstrang verlaufen (192/8). Es ist im übrigen auch der humorale Weg als Afferenz für Organempfindungen in Erwägung zu ziehen. So soll z. B. ein Sättigungsgefühl über die Freisetzung von Bombesin ausgelöst werden können.

Wenn wir auch über die Lokalisation *vegetativer Rindenfelder* noch wenig wissen, so haben doch die Untersuchungen über bedingte Reflexe sowie die Erfahrungen im Umgang mit unseren Tieren einwandfrei gezeigt, daß das vegetative Geschehen auch von der psychischen Seite und damit von der Großhirnrinde her beeinflußbar ist (z. B. Schweißausbruch, Durchfall, Pupillenerweiterung, Pulsbeschleunigung, Blutdrucksteigerung usw. im Zustand der Angst). Durch Reizversuche in bestimmten Rindenbezirken, insbesondere des Frontalhirnbereiches, konnten Änderung der Herzaktion, Erweiterung oder Verengung der Gefäße, Änderung der Pupillenweite, Anregung der Schweiß- und Verdauungsdrüsensekretion sowie der Darm- und Blasenmotorik ausgelöst werden. All diese experimentellen Untersuchungen, insbesondere die über die bedingten Reflexe (z. B. der Speicheldrüsensekretion), haben also gezeigt, daß die vegetative Regulation der Körperorgane auch von der Großhirnrinde aus mitgesteuert wird (vgl. auch Abb. 93 mit der hier in den Areae sensoriae eingezeichneten *Area splanchnica*).

Sinnesorgane, Organa sensuum

Allgemeines

Die Sinnesorgane sind die Empfangsapparate für physikalische und chemische Reize, die aus der Umwelt oder dem Körper auf den Organismus einwirken. Die dadurch vermittelten Empfindungen und Wahrnehmungen sind psychische Erscheinungen und besitzen einen subjektiven Charakter. Sie lassen sich deshalb qualitativ und quantitativ schon beim *Menschen* nur zum kleinen Teil, beim Tier erst recht kaum erfassen. Wie *Tiere* Reize erleben, denen sie ausgesetzt sind, können sie uns nicht durch die Sprache mitteilen und verständlich machen.

Wir sind deshalb bei Tieren hinsichtlich der Sinnesempfindungen auf Analogieschlüsse angewiesen. Das ist zunächst legitim und auch erfolgversprechend. Denn ein Vergleich morphologischer Gegebenheiten bei *Haustieren* mit den entsprechenden des *Menschen* wird mindestens Rückschlüsse auf die Existenz und den Grad der Entwicklung eines Sinnesorgans erlauben. Genaugenommen kann daraus allerdings nur gefolgert werden, daß die morphologischen Voraussetzungen für eine Sinneswahrnehmung gegeben sind. Eine zweite objektive Grundlage für die Beurteilung der Leistung eines Sinnesorgans ist die Erfassung elektrischer Phänomene in den Nerven, die mit seiner Funktion verknüpft sind. Gerade dieses Gebiet ist von Physiologen experimentell außerordentlich intensiv bearbeitet worden. Die Kenntnisse über Lage, Verteilung und Qualität von Mechanoreceptoren, beispielsweise in den Eingeweiden, beruhen fast ausschließlich auf solchen experimentellen Untersuchungen. Die entsprechenden morphologischen Substrate, d. h. die Mechanoreceptoren selbst, sind zum größten Teil unbekannt. Obwohl auf ähnliche Weise auch festgestellt worden ist, welche Schallfrequenzen in welchem Bereich der Großhirnrinde wahrgenommen werden (tonotopische Gliederung der Großhirnrinde) – die Empfindung, die der Sinnesreiz hervorruft, müssen wir letztlich dem Verhalten der Tiere entnehmen. Es sind viele Faktoren heranzuziehen, um eine Annäherung an den Sinnesbereich unserer Haustiere zu erlangen. Dabei ist nicht zu verkennen, daß häufig der umgekehrte Weg beschritten wird: eine bekannte Sinnesleistung wird durch morphologische und physiologische Daten erklärt. Der große Bulbus olfactorius, die relative Ausdehnung der Riechschleimhaut und die Reaktion auf verdünnte Gerüche im Experiment machen uns das enorme Riechvermögen des *Hundes* verständlich. So einfach liegen die Zusammenhänge allerdings nicht immer. Die Frage nach dem Farbsehvermögen der *Haussäugetiere* ist z. B. auch unter Berücksichtigung verschiedenster Untersuchungen nur unvollkommen zu beantworten.

Die für die Beurteilung einer Sinnesempfindung bei Tieren notwendigen Analogieschlüsse sind insgesamt sehr kritisch anzuwenden. Die gleiche Zurückhaltung ist aber auch gegenüber dem entscheidenden Kriterium für die Perception von Sinnesreizen, die sich im Verhalten der Tiere äußert, geboten. Denn die Deutung eines Verhaltens ist ein besonders schwieriges Unterfangen. Wenn man zunächst nur zwischen Lust- und Unlustgefühlen unterscheiden will: welches sind die Parameter dafür? In jüngerer Zeit spielt das für die Haltung von Tieren eine besondere Rolle. Wieviel Raum braucht ein Tier, um sich „wohl" zu fühlen? Ist das regelmäßige Eierlegen ein Zeichen für „Wohlbefinden"?

Ein weiteres aktuelles Problem ist die Schmerzempfindlichkeit. Sie ist nicht objektiv erfaßbar, sondern nur durch Analogieschlüsse näherungsweise zu bestimmen. Vom *Menschen* her ist bekannt, daß der psychische Zustand über lokale Durchblutungsänderungen die Schmerzschwelle herabsetzen kann. Das berührt ein Gebiet, das aus Erfahrungsberichten im Umgang mit Tieren und einem großen Teil Spekulationen besteht, nämlich das „Bewußtsein" von Tieren. D. h. das Thema 'Sinnesorgane' kann durch die Ethologie wesentlich ergänzt werden.

Wir müssen uns auf die morphologische Seite des Themas beschränken. Es wird sich zeigen, daß die Vielfalt von Sinnesorganen, wie sie die individuellen Äußerungen des *Menschen* so nachhaltig beeinflussen, auch bei *Tieren* gegeben ist. Wie die Sinneseindrücke verarbeitet werden, das drückt sich – und damit schließt sich der Kreis – im Verhalten aus.

Der Begriff 'Sinnesorgane' assoziiert, auch nach den bisherigen Ausführungen, die klassischen 5 Sinne: Gesichts-, Gehör-, Geruchs-, Geschmacks- und Haut- oder Tastsinn.

Das sind die Sinne, die in das Bewußtsein des *Menschen* dringen und seine Empfindungen und Wahrnehmungen von der Umwelt bestimmen. Dabei sind die Sinne durchaus nicht gleichwertig. Beim *Menschen* dominiert der Gesichtssinn, eine Eigenschaft, die er mit den Vögeln teilt. Wir wissen, daß bei den *Haussäugetieren*, insbesondere bei *Hunden*, der Geruchssinn eine besondere Rolle spielt. Bei Fledermäusen und anderen Nacht- und Dämmerungstieren kommt dem Gehörsinn die Hauptbedeutung zu.

Für die Verhaltensforschung spielt die Kenntnis der Sinnesorgane und des percipierenden Zentralnervensystems eine bedeutende Rolle. Flucht- und Abwehrreaktionen, die Nahrungssuche, das Erkennen von Geschlechtspartnern, von Feind und Freund, letztlich die Art- und Selbsterhaltung wird durch Sinnesempfindungen bestimmt, die durch von Sinnesorganen übermittelte Umweltreize ausgelöst werden.

Die Sinnesorgane sind so angeordnet und gebaut, daß sie die adäquaten Reize günstig aufnehmen können. Sie sind mit Hilfsapparaten ausgestattet, die inadäquate Reizwirkungen fernhalten, als Filter für spezifische Reize dienen und adäquate Reize spezifisch umformen.

Die Receptoren für die verschiedenen physikalischen und chemischen Reize sind morphologisch außerordentlich vielgestalt, wenn man allein die Struktur betrachtet, die den adäquaten Reizen direkt ausgesetzt ist. Da die entscheidende Komponente in der Vermittlung eines Reizes die ableitende (afferente) Nervenzelle (Neuron) ist, hat die Frage, inwieweit dieses Neuron in die Reception des Reizes eingeschaltet ist, von jeher besonderes Interesse gefunden und zu einer Unterscheidung der Receptoren in primäre (das sind Neurone) und sekundäre (das sind nur Reize vermittelnde Strukturen) Sinneszellen geführt.

Bei der Besprechung der einzelnen Sinnesorgane werden die Receptoren und ihre Besonderheiten aufgeführt. Vorausgeschickt werden soll hier eine Betrachtungsweise der *sensorischen Neurone*, die eine Verbindung von Struktur und Funktion herstellt und vor allem die leidige Frage erledigt, wie der periphere Fortsatz einer Spinalganglienzelle zu bezeichnen ist. Die Darstellung basiert auf dem „generalisierten Neuron" von BODIAN (1962). Die Ausdehnung dieses Konzeptes auf alle sensorischen Neurone gelingt mühelos, wenn die Erkenntnisse des letzten Jahrzehnts über die Charakteristika von *Paraneuronen* berücksichtigt werden. Zur Erläuterung dieses Konzeptes wird auf die Legende zur Abb. 201 verwiesen.

Die oben gegebene Aufzählung der 5 Sinne ist sehr oberflächlich und bedarf mehrerer Ergänzungen. Zunächst wird mit dem Gehörsinn der in unmittelbarer Nachbarschaft der entsprechenden Receptoren im Innenohr gelegene Gleichgewichtsapparat mit abgehandelt. Die vermittelten Empfindungen dieses zweiten Sinnesorgans im Innenohr gelangen zwar zeitweilig ebenfalls drastisch ins Bewußtsein, der größte Teil der Informationen wird jedoch über Stellreflexe unbewußt verarbeitet. Die Receptoren, deren auslösende Reize aus dem Körperinneren bzw. aus Körperaktionen selbst (Bewegungen) stammen, werden als Proprioceptoren den Exteroceptoren der Umweltreize gegenübergestellt.

Es ist ferner zu ergänzen, daß Receptoren der Haut (Mechanoreceptoren) nicht auf dieses Organ beschränkt sind. Abgesehen davon, daß auch Schmerz- und Temperaturempfindungen vermittelt werden, gibt es auch in den Eingeweiden entsprechende Empfindungen. Was mit dem Begriff „Haut"- oder Oberflächensensibilität bezeichnet wird, ist nur ein kleiner Teil einer umfassenden somatoviszeralen Sensibilität, die auch eine Tiefensensibilität einschließt.

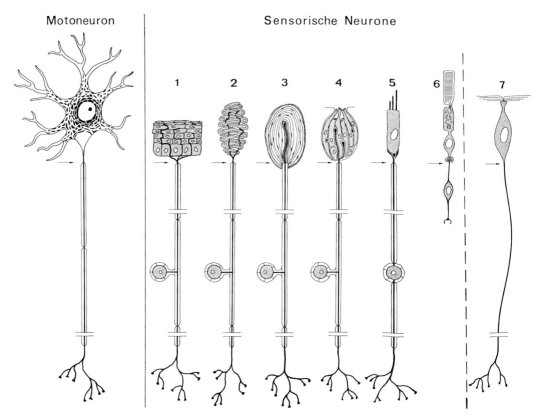

Abb. 201. Halbschematische Darstellung sensorischer Neurone nach dem Neuronenkonzept von BODIAN (1962).

Ausgehend von der Struktur und den funktionellen Abschnitten eines **Motoneurons** wird der receptive Teil der Zelle (nicht-konduktiler Bereich des Plasmalemms) als *dendritische Zone* bezeichnet. Am Initialsegment des Axons (Beginn der konduktilen Membran) entsteht das Aktionspotential, das bis an das Telodendron geleitet wird. Der Cytoplasmabezirk des Perikaryons ist das *trophische Zentrum* des Neurons, wobei es für die am Plasmalemm ablaufenden Receptor-, Leitungs- und Übertragungsfunktionen unerheblich ist, an welcher Stelle es innerhalb des Neurons gelegen ist.

Auf **sensorische Neurone** übertragen, bedeutet das eine relativ kleine dendritische Zone als *Receptor* (1–3) oder an einer *Receptorzelle* (4–6). Die Perikaryen des ersten Neurons der entsprechenden afferenten Bahnen können telodendronnah (z. B. Geschmacksknospen), näher der dendritischen Zone (z. B. CORTIsches Organ) oder in der Mitte der Zelle (Retina) liegen. Die Riechzelle nimmt eine Sonderstellung ein, als sie (scheinbar) das einzige sensorische Neuron ist, bei dem das Perikaryon in die dendritische Zone einbezogen ist. Diese „Nervenzelle" hat außerdem einen direkten Kontakt mit der Außenwelt, und sie ist regenerationsfähig. Eine gut zu begründende Eingliederung der Riechzelle in die Gruppe der Paraneurone (s. S. 22) beseitigt diese Sonderstellung und bringt sie in eine Reihe mit den Haarzellen des Innenohres und den Photoreceptoren, die ebenfalls Paraneurone sind. Die Riechbahn enthält danach nur ein Neuron, das in den Glomerula olfactoria beginnt.

1–3 *Mechanoreceptoren*: 1 freie Nervenendigungen im Epithel; 2 bulboide Nervenendigung (MEISSNERsches Körperchen); 3 eingekapselte Nervenendigung (VATER-PACINIsches Lamellenkörperchen)

4–6 *Receptorzellen*: 4 Geschmackszellen; 5 Haarzelle im Innenohr; 6 Photoreceptor

7 Riechzelle

→ Beginn des Axon

Damit sind weitere Proprioceptoren gemeint, die weitgehend unabhängig vom Bewußtsein über Reflexe die Körperhaltung, Gelenkstellung, den Muskeltonus und ähnliche Funktionen regeln.

Ist dieses 'Sinnesorgan' noch zu erfassen, so ist es fast nicht möglich, alle Strukturen zu nennen, die Receptorfunktionen erfüllen und zu entsprechenden Antworten führen. Die Grenze zu den endokrinen Drüsen verwischen sich auf dieser Ebene immer mehr, indem einzelne Zellen auf einen adäquaten Reiz hin mit einer Ausschüttung eines Hormons oder Neuropeptids antworten. Nicht berücksichtigt bei der Schilderung der Sinnesorgane sind auch die Receptoren in den Eingeweiden, die über kurze und kürzeste lokale Reflexbogen (z. B. noch innerhalb der Darmwand) die Funktion von Organen steuern. Hinsichtlich der außerhalb der klassischen Sinnesorgane vorkommenden Receptoren sei auf die Darstellung des vegetativen Nervensystems sowie der Paraneurone und disseminierten endokrinen Drüsen verwiesen.

Die reflektorische Beantwortung von Reizen betrifft aber auch die bekannten Sinnesorgane, d. h. nicht alle Erregungen gelangen in die Großhirnrinde und damit ins Bewußtsein. Andererseits laufen wahrgenommene Sinnesreize auch Zentren an, die unbewußte Funktionen regeln (z. B. Pupillarreflex, Spannung des Trommelfells).

Die Receptoren unterscheiden sich in ihrer Ansprechbarkeit durch besonders wirksame Reize, adäquate Reize. Diese Spezifität der Receptoren läßt ihre Klassifizierung in Mechano-, Thermo-, Chemo- und Photoreceptoren zu. Ungeachtet der Spezialisierung innerhalb dieser 4 Gruppen, wird durch einen Receptortyp immer die gleiche Sinnesqualität zu den Zentren geleitet. Auch ein unspezifischer Reiz, z. B. ein Schlag auf das Auge, löst eine spezifische Sinnesempfindung, nämlich die Wahrnehmung von Licht aus. Das Gesetz der spezifischen Sinnesenergien ist bereits vor 150 Jahren von dem Physiologen und Anatomen Johannes MÜLLER erkannt worden.

Organe der somatovisceralen Sensibilität

Vorbemerkung. Die häufig getroffene Unterscheidung zwischen sensiblen Nerven für die somatoviscerale Sensibilität und sensorischen Nerven für die übrigen Sinnesorgane (Geruch, Geschmack, Gehör, Gleichgewicht und Sehen) ist nicht gerechtfertigt. Es wäre richtig, im Zusammenhang mit den Sinnesorganen nur von sensorischen Nerven zu sprechen. Wenn in diesem Buch, wie in deutschsprachigen Lehrbüchern allgemein (im Englischen gibt es nur 'sensory'), beide Ausdrücke verwendet werden, so sind sie als Synonyme zu verstehen. Eine weitere synonyme Bezeichnung, die sich auf die Leitungsrichtung zum Zentralnervensystem bezieht, ist 'afferent'. Keiner der drei Begriffe berücksichtigt im übrigen einen wirklichen Unterschied in der Sinneswahrnehmung, nämlich die Tatsache, daß nicht alle über die Sinnesreceptoren übermittelten Reize zu einem bewußten Empfinden führen.

Die somatoviscerale Sensibilität umfaßt eine Reihe unterschiedlicher Empfindungen (Berührung, Druck, Schmerz, Wärme, Kälte) und schließt Informationen über Spannungszustände und Lageverhältnisse der einzelnen Komponenten des Bewegungsapparates ein. Sie ist also nicht wie die sog. 'höheren Sinne' Geruch, Geschmack, Sehen, Hören und Gleichgewicht in einem umschriebenen Organ lokalisiert, sondern über die äußere und innere Körperoberfläche verstreut, in Organwänden sowie an Knochen, Gelenken und in Muskeln und Sehnen gelegen. Entsprechend vielgestaltig sind die Receptoren. Wegen ihres gleichen oder ähnlichen Baues ist es trotz der letztlich sehr unterschiedlichen Sinne aber gerechtfertigt, sie zusammen

MECHANOREZEPTOREN

Morphologische Klassifizierung nach HALATA (1979)

INTRAEPITHELIALE NERVENENDIGUNGEN

Axone ohne Hüllen

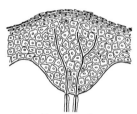

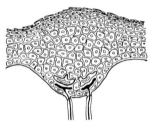

Freie Nervenendigungen   MERKEL-Zell-Axon-Komplex

BULBOIDE NERVENENDIGUNGEN

Axone mit Hülle aus SCHWANNschen Zellen

mit oder ohne Myelin

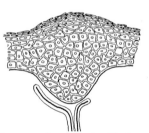

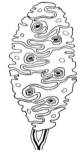

Freie Nervenendigungen des Bindegewebes   MEISSNERsches Körperchen
(auch palisaden- und lanzettförmige Endigungen,
RUFFINIsche, DOGIELsche und Genitalkörperchen)

EINGEKAPSELTE NERVENENDIGUNGEN

Axone mit Hülle aus SCHWANNschen Zellen

und Perineuralepithel

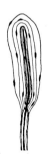

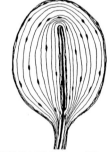

Einfaches Endkörperchen mit Innenkolben   VATER-PACINIsches Körperchen
(auch KRAUSEscher Endkolben,
GOLGI-MAZZONIsches Körperchen u.a.)

Abb. 202. Einteilung der Mechanoreceptoren nach HALATA (1979).

darzustellen. Im Anschluß an die Beschreibung der Morphologie werden funktionelle Gesichtspunkte für eine Gliederung der somatovisceralen Sensibilität herangezogen.

Die **Receptoren** der somatovisceralen Sensibilität sind neben freien Nervenendigungen sekundäre Sinneszellen und besonders gestaltete Endkörperchen, die Kontakt zur *dendritischen Zone afferenter Nervenfasern* (s. S. 388) haben. Sie sind im Bereich der äußeren Haut in ihrer Vielfalt besonders reichlich ausgebildet und insbesondere als **Mechanoreceptoren** morphologisch wie funktionell gut charakterisiert.

Es hat in jüngerer Zeit nicht an Versuchen gefehlt, die **Mechanoreceptoren** zu klassifizieren. Dabei ist auch die Funktion insofern berücksichtigt worden, als eine langsame und schnelle Adaptation der Nervenendigungen vorrangig als Einteilungskriterium herangezogen wurde. Da diese Funktionen aber offensichtlich nicht zwingend aus der Struktur abzuleiten sind, wird der folgenden Darstellung die sehr klare morphologische Klassifikation von HALATA (1975) zugrunde gelegt.

Nach den Erkenntnissen aus ultrastrukturellen Untersuchungen können 3 Gruppen von Mechanoreceptoren unterschieden werden (Abb. 202).

Freie Nervenendigungen (202; 205/1) sind nackte Axonenden, die nur im Epithel vorkommen und dort in direktem Kontakt zu den Zellen stehen. Auf welche Weise das Receptorpotential (Generatorpotential) im Axonende ausgelöst wird, ist nicht hinreichend geklärt. Zwar fehlen spezielle Kontaktstrukturen, eine chemische Übertragung des Reizes (Acetylcholin, Kinine) ist jedoch nicht auszuschließen. Deshalb ist es nicht abwegig, auch hier von Synapsen zu sprechen (s. S. 23 ff.). In einer modifizierten Form verbreitert sich das Axonende in der Epidermis napfförmig und umfaßt eine basal gelegene, besonders gestaltete und im Lichtmikroskop auffallend helle Zelle, die nach ihrem Entdecker MERKEL-Zelle genannt wird. Diese Receptorzelle enthält osmiophile Granula und bildet spezielle Kontaktzonen zu den Axonen aus, wodurch auch morphologisch das Bild einer Synapse entsteht (MERKEL-Zell-Axon-Komplex; 205/2)). Als Transmitter werden Neuropeptide angenommen. Gegenwärtig wird eine neuroendokrine Funktion der MERKEL-Zellen favorisiert. Die Vorstellung geht dahin, daß durch einen mechanischen Reiz über synaptische oder nichtsynaptische Mechanismen das Axonende erregt wird. Ein zweiter Funktionsweg ist in Form der Parakrinie denkbar, daß nämlich durch die Neuropeptide die umgebenden Epithelzellen, subepitheliale Nervenendigungen, Nervenfasern (auch vegetative), Blutgefäße (Permeabilität und Tonus) sowie Mastzellen (Abgabe von Histamin) beeinflußt werden. Schließlich kommt auch eine Abgabe des Sekretes in das Gefäßsystem im Sinne einer hormonellen Aktion in Betracht.

Bei **bulboiden Nervenendigungen** (202) besitzt das Axon eine Hülle aus SCHWANNschen Zellen. Sie werden auch als die 'freien Nervenendigungen' im Bindegewebe (205/3) bezeichnet. Dazu gehören einfache bulboide Endigungen im Stratum papillare des Corium, lanzettförmige Endigungen (Sandwich-Struktur), die palisadenartig um Haare und Sinushaare angeordnet sind (205/4), wobei die Axone teilweise in direktem Kontakt zur Basalmembran der Haarwurzelscheide stehen, und schließlich kolbenförmige Nervenendigungen, in denen SCHWANNsche Zellen ein lamelläres System bilden und die als MEISSNERsche Körperchen (202; 205/5) bekannt sind. Letztere kommen in Formvarianten vor und sind lichtmikroskopisch als RUFFINIsche Körperchen, DOGIELsche Körperchen und Genitalkörperchen beschrieben.

Die bulboiden Nervenendigungen haben meist eine bindegewebige Hülle, die außer den modifizierten SCHWANNschen Zellen auch Kollagenfibrillen einschließt. Das Axon kann außerdem außerordentlich stark verzweigt sein, wie bei den RUFFINIschen Körperchen. In jüngerer Zeit wurde bei diesen Nervenendformationen auch eine unvollständige Hülle aus Perineuralepithel gefunden.

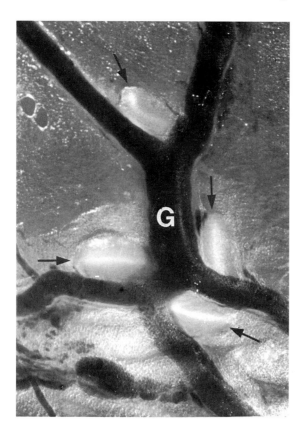

Abb. 203. Lamellenkörperchen (VATER-PACINI-sche Körperchen) im Mesocolon der Katze (frisch, ungefärbt) (15x).

Die Pfeile weisen auf 4 der reiskornförmigen, ca. 1,5 mm langen Körperchen, die bevorzugt in Gefäß(G)gabelungen liegen. Ihr Innenkörper markiert sich durch eine weiße Farbe.

Das Perineurium ist ein wesentlicher Bestandteil der **eingekapselten Nervenendigungen** (202), die zudem eine Hülle aus SCHWANNschen Zellen besitzen. Ihrer Form nach sind es Kolben- oder Lamellenkörperchen (205/6), die sich vor allem in der Größe unterscheiden, sonst aber grundsätzlich den gleichen Aufbau besitzen. Sie bestehen aus einem zylindrischen oder kugeligen Innenkolben, gebildet aus Fortsätzen von SCHWANNschen Zellen, die das Axonende umhüllen, und aus einer wechselnden Zahl von Lamellen aus Perineuralepithel, die den Innenkolben konzentrisch umgeben und flüssigkeitsgefüllte Spalträume einschließen. So gebaut sind die KRAUSEschen Endkolben (202). Der auffälligste Vertreter dieser Endkörperchen ist jedoch das VATER-PACINIsche Lamellenkörperchen (202; 203; 205/7), das einen Durchmesser von bis zu 2 mm besitzt und mit bloßem Auge sichtbar ist. Wesentlich kleiner sind die in der Wachshaut des Schnabels und in der Zunge vieler Vögel vorkommenden HERBSTschen Körperchen, ebenso wie die GOLGI-MAZZONIschen Lamellenkörperchen.

Die genannten Strukturen sind als **Mechanoreceptoren** eindeutig charakterisiert, d. h. sie vermitteln Berührungs- und Druckempfindungen nach mechanischen Reizen. Für die anderen Sinnesqualitäten, die gemeinhin dem (mißverständlichen) Begriff „Hautsinn" zugerechnet werden, nämlich die Temperatur- und Schmerzempfindungen, sind die Receptorstrukturen so eindeutig nicht bekannt. Gesichert scheint zu sein, daß die **Schmerzreceptoren (Nociceptoren)** in den freien Nervenendigungen im Epithel und in den ihnen entsprechenden, mit einer Lage SCHWANNscher Zellen umgebenden Axonenden im Bindegewebe (bulboide Nervenendigungen) zu sehen sind. Das Spezifische für diese Sinnesqualität liegt in einem besonders hohem Schwellenwert. Erfahrungsgemäß ist die Schmerzempfindlichkeit tierartlich und individuell recht verschieden ausgeprägt. So zeichnen sich beispielsweise *Rind* und *Schaf* durch eine geringe, *Katzen*, *Hunde*, *Schweine*, *Ziegen* und *Pferde* im allgemeinen durch eine beträchtliche Schmerzempfindlichkeit aus, die aber individuell schwankt und sich bei jungen Tieren meist weniger deutlich zeigt.

Die Temperatur (Wärme, Kälte) recipierenden Strukturen (**Thermoreceptoren**) sind nur teilweise bekannt. Als Kältereceptor haben sich freie Nervenendigungen erwiesen, die sich auf eine kurze Strecke in die basale Epithelschicht der Epidermis hineinschieben. Die Natur des Wärmereceptors liegt bei *Säugetieren* noch im Bereich von Spekulationen.

Das ursprüngliche Konzept, das jeder Sinnesqualität einen spezifischen Receptor zuzu-ordnen versuchte, ist aufgegeben worden. Auch moderne Techniken vermochten nicht, das morphologische Korrelat einer spezifischen Funktion zu finden. Selbst die submikroskopi-sche und histochemische Organisation der Receptoren ist nicht mit einer Diskrimination der Reizqualitäten verbunden, sondern nur mit einer Umformung von Reizen in Nervenim-pulse. Es scheint allerdings die Organisation der Nervenendigungen und die Textur des umgebenden Gewebes für die Reception unterschiedlicher Reize mitverantwortlich zu sein.

Gestützt wird diese Vorstellung durch die Beobachtung, daß die Receptoren nach ihrer Lage zur Oberfläche unterschiedlich gebaut sind: die freien Nervenendigungen liegen im Epithel, die kompliziert gebauten Lamellenkörperchen in tiefen Schichten (205). Außerdem sind die Receptorformen in der behaarten und unbehaarten Haut verschieden. Diese Tatsa-che wird in der Klassifizierung der Mechanoreceptoren von KLAUER (1986) berücksichtigt. Dabei spielt außer dem Grad der Axonverzweigung die Einbeziehung nicht-neuronaler Elemente eine Rolle. Vermutlich gelangen die äußeren Reize über einen Receptorkomplex differenziert an das Axonende.

Als **Receptoren der Hautsensibilität** kommt die ganze Vielfalt der beschriebenen Ner-venendigungen in Betracht.

Die **Oberflächensensibilität** vermittelt Tast-, Schmerz- und Temperaturempfindungen, die durch direkt auf die äußere (äußere Haut) und innere Körperoberfläche (Schleimhäute, seröse Häute) einwirkenden Reize ausgelöst werden. Die Verteilung der einzelnen Sinne über die äußere und innere Körperoberfläche ist verschieden. Neben Stellen hoher Empfind-lichkeit gibt es solche mit geringer oder gar fehlender Oberflächensensibilität (innere Ober-flächen). Besonders hoch entwickelt ist die Oberflächensensibilität im Bereich der Lippen, der Zunge und der Nasenlöcher sowie an den Zehen- und Sohlenballen der *Fleischfresser* und an den wenig behaarten Hautstellen.

Die Receptoren sind nicht gleichmäßig über die Körperoberfläche verteilt und liegen meist in Gruppen zusammen. Das erklärt auch die vom *Menschen* her bekannte Tatsache, daß die äußere Haut für mechanische und thermische Reize nicht überall gleich empfindlich ist, sondern daß sich regional in wechselnder Dichte sog. Druck-, Wärme- und Kältepunkte unterscheiden lassen, während die dazwischenliegenden Hautstellen für die entsprechenden Reize unempfindlich sind.

Freie Nervenendigungen liegen im Bereich der äußeren Haut in der Epidermis (205/1). Sie finden sich außerdem im Epithel der cutanen Schleimhäute und in der Cornea. Imprägna-tionsbilder, die solche Endigungen auch in verschiedenen anderen Epithelien (epitheliale Wurzelscheide des Haares, Schleimhaut des Atmungs- und Verdauungstraktes) zeigen, konnten bisher elektronenmikroskopisch nicht bestätigt werden.

Die MERKEL-Zellen (MERKEL-Zell-Axon-Komplexe) sind weit verbreitet in der Epi-dermis und in der äußeren epithelialen Wurzelscheide des Haares (205/2). Sie kommen in besonders großer Zahl in den tiefen Epidermisschichten der Rüsselscheibe des *Schweines* vor.

Die MERKEL-Zellen sind auch die Receptorzellen in umschriebenen, sich kuppelartig vorwölbenden Bezirken der behaarten Haut, die reich vaskularisiert sind und sich durch eine verdickte Epidermis auszeichnen. Bereits anfangs dieses Jahrhunderts wurden die 'Haarscheiben' benannten Gebilde (204; 205/g) wegen der reichlichen Innervation als ein 'Hautsinnesorgan' angesehen. Neuere Untersuchungen haben ergeben, daß nicht immer eine Beziehung zu Haaren und vor allem keine funktionelle Verbindung zu diesen besteht. Deshalb ist in vielen Publikationen auch der Begriff 'Haarscheibe' aufgegeben und durch verschiedene, beschreibende Formulierungen ersetzt worden, die nicht immer erkennen lassen, daß sie die gleiche Sache meinen (Toruli tactiles, touch domes, tactile domes, dome shaped swellings).

Die *bulboiden Nervenendigungen* kommen im Stratum papillare des Corium und um Haare und Sinushaare vor (205/3, 4). Sie recipieren vorrangig Berührungsempfindungen unmittelbar am Ort der mechanischen Reizung. In besonderer Weise sind dazu die im Kopfgebiet (an der Ober- und Unterlippe, in der Backen- und Kehlgangsgegend) reichlich vorkommenden Sinushaare geeignet (205/e). Die Wände der im bindegewebigen Haarbalg gelegenen Blutsinus sind besonders reichlich mit sensorischen Fasern des N. trigeminus versorgt. Sie finden sich bei allen *Haussäugetieren* (s. Bd. III). Mit Hilfe der hochempfindlichen, auch als Sinnes-oder Tasthaare (Pili tactiles) bezeichneten Gebilde, scheinen Tiere im Dunkeln feste Hindernisse schon auf eine gewisse Distanz wahrnehmen zu können. Die *Katze* besitzt ein Büschel solcher Tasthaare oberhalb der Carpus medial am Unterarm, die sogenannten Carpalvibrissen, die vom N. ulnaris innerviert werden.

Die *Ruffinischen Körperchen* werden als tiefe Schmerzreceptoren angesehen. Sie finden sich im Zehenballen der *Fleischfresser* und in der Huflederhaut.

Die *eingekapselten Nervenendigungen* sind in Form der Krauseschen Endkolben im Corium und in der Propria angrenzender Schleimhäute, insbesondere in der Conjunctiva und in der Zunge zu finden. Die Vater-Pacinischen Körperchen (205/7) kommen in der Subcutis, in der Huf- und Klauenlederhaut, in den Sohlenballen der *Fleischfresser*, im Flotzmaul, Periost, in der Umgebung der Gelenke, im Mesenterium (203) und bei der *Katze* auch im Pankreas vor. Beim *Hund* sollen sie in den Eingeweiden fehlen.

Untersuchungen der **Hautinnervation** werden zunehmend systematischer und funktionsbezogen geführt. Sie ergänzen allerdings erst sehr unvollkommen die durch elektrophysiologische Untersuchungen gewonnenen Erkenntnisse über qualitative und quantitative Daten der Hautinnervation.

Eine Vorstellung von der Reichhaltigkeit der Hautinnervation vermittelt der Befund an Sinushaaren der *Katze*. Ein solches Haar enthält ca. 800 Merkel-Zellen, 200 lanzettförmige Endigungen und 4 – 6 einfache eingekapselte Endigungen.

Die unterschiedliche Innervation von behaarter und unbehaarter Haut ist eindrucksvoll in der Nasenhaut der *Katze* nachgewiesen worden. In der behaarten Haut kommen in der Epidermis niemals Nervenendigungen vor, wohl aber im unmittelbar anschließenden unbehaarten Bereich (vgl. 205).

Auch das Vorkommen von **Haarscheiben** ist inzwischen systematisch untersucht worden, wobei auch **Haussäugetiere** einbezogen wurden. Sie sind zu finden bei der *Katze* an Ohr, Oberlid, Nasenrücken, Backe, Lippe, Rücken, Bauch, Hodenhülle, Vulva, Krallentasche und Vola manus; beim *Hund* an Augenlid, Oberlippe, Unterlippe, Nasenrücken, Pfotenrücken, Anus und Schwanzwurzel; bei der *Ziege* in der Nähe

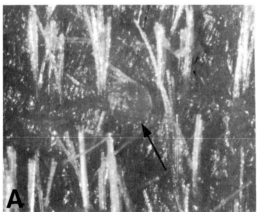 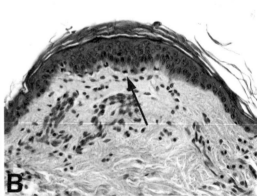

Abb. 204. Haarscheiben aus der Rückenhaut der Katze.
A Lupenvergrößerung, ca. 15x.
Die Haare sind kurz abgeschnitten, eine Haarscheibe ist mit einem Pfeil markiert.
B Mikroskopisches Bild, HE; ca. 150x.
Die Epidermis ist verdickt. In ihrer basalen Zellage sind Merkel-Zellen zu erkennen, von denen eine mit einem Pfeil markiert ist.

des Hornansatzes, an den Augenlidern, am Infraorbitalorgan und an der Backe; beim *Schaf* an Unterlippe, Infraorbitalorgan, Präputium, Supracaudalorgan, Subcaudalorgan; beim *Rind* an Augenlid, Lippe, Euterumgebung; beim *Pferd* an Augenlid, Nasenrücken und Zehenbeuge.

Eine weitere systematische Untersuchung betrifft die Verteilung von einfachen Lamellenkörperchen (KRAUSEsche Endkolben) in der behaarten Haut des *Schweines*. Die Organe liegen an der Grenze Corium – Subcutis bzw. unter dem Corium und sind sehr zahlreich in der Haut der Schnauze, des Ohres, der Analregion, der Flanken und des mittleren und hinteren Teiles des Rückens. Weniger häufig kommen sie in der Schulterhaut, im vorderen Teil des Rückens und in der Kruppe vor. Sehr gering in der Zahl sind sie in der Bauchhaut, an der Gliedmaßeninnenseite, im Gesicht und im Scrotum. Unmittelbare funktionelle Schlußfolgerungen lassen sich aus diesen Befunden zwar nicht ableiten, doch sind die engen Beziehungen der Endkörperchen zu kleinen Blutgefäßen schon im Sinne eines Mechanismus gedeutet worden, der Änderungen im lokalen Blutstrom registriert.

Obwohl die Haut das in der Ausdehnung größte und der Zahl seiner Empfindungsqualitäten vielseitigste Sinnesorgan ist, beschränkt sich das Vorkommen ihrer charakteristischen Receptoren nicht auf die Körperoberfläche. Die beschriebenen Nervenendigungen (s. S. 391f.) bzw. die registrierten Empfindungen (Mechanoreceptoren, Nociceptoren, Thermoreceptoren) sind auch in den Eingeweiden im weitesten Sinne zu finden und vermitteln die entsprechenden Empfindungsqualitäten. Es ist deshalb berechtigt, von einem somatovisceralen System zu sprechen.

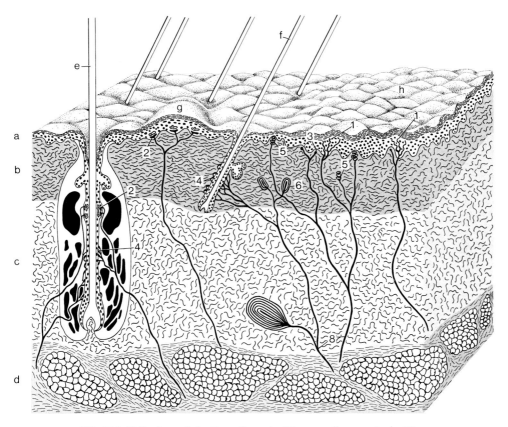

Abb. 205. Halbschematische Darstellung der Nervenendigungen in der Haut.
a Epidermis; b Stratum superficiale des Coriums; c Stratum profundum des Coriums; d Subcutis; e Sinushaar (bei den *Fleischfressern* mit Ringsinus); f Fellhaar; g Haarscheibe; h haarlose Haut mit dicker Epidermis
intraepitheliale Nervenendigungen: 1 freie Nervenendigung; 2 MERKEL-Zell-Axon-Komplex
bulboide Nervenendigungen: 3 freie Nervenendigung im Bindegewebe; 4 lanzettförmige Endigungen an der Haarwurzel; 5 MEISSNERsches Körperchen
eingekapselte Nervenendigungen: 6 einfaches Lamellenkörperchen; 7 VATER-PACINIsches Körperchen
8 afferente Axone

Die *Receptoren in den Eingeweiden* stehen vor allem im Dienste einer funktionellen Regulation. Dehnungsreceptoren sind direkt oder indirekt in den Reflexbogen zur Steuerung des Öffnens und Schließens von Sphincteren eingeschaltet (Oesophagus, Darm). In der Vormagenschleimhaut gefundene intraepitheliale und bulboide Nervenendigungen werden für das Funktionieren der reticuloruminalen Reflexe verantwortlich gemacht. Die reichliche Ausstattung des Urogenitaltraktes mit Lamellenkörperchen soll das Lustgefühl beim Coitus auslösen. Es können allerdings noch nicht alle Befunde (z. B. Dehnungsreceptoren in der Trachea) funktionell gedeutet werden.

Für diese vielfältigen reflektorischen Vorgänge in den Eingeweiden müssen Mechanoreceptoren verschiedener Qualitäten angenommen werden, die jedoch morphologisch nicht oder nicht mit Sicherheit identifiziert werden konnten. Nach experimentellen Untersuchungen sind die Perikaryen solcher Afferenzen in den cerebrospinalen, in prävertebralen und intramuralen Ganglien lokalisiert, wobei der adäquate Reiz in den meisten Fällen in einer Dehnung der Organwand besteht.

Wie an anderen Stellen dargelegt, laufen viele Organfunktionen reflektorisch, also automatisch, ab (s. S. 388 f.), wobei der afferente Schenkel im allgemeinen physiologisch gut charakterisiert, morphologisch aber kaum bekannt ist. Daneben gibt es jedoch viscerale Empfindungen, die ins Bewußtsein gelangen. Dazu gehören Atemlosigkeit bei Bewegungen, Reizungen der oberen Luftwege, das Sättigungsgefühl für Hunger und Durst sowie die Harnblasen- und Rectumfüllung. Die Receptoren dafür sind J-Receptoren (juxtapulmonary capillary receptors), bisher unbekannte epitheliale Receptoren in den oberen Luftwegen, Dehnungsreceptoren im Magen sowie Mechanoreceptoren in der Harnblase und im Rectum.

Abgesehen davon, daß solche Empfindungen bei den *Haustieren* im Analogieschluß nur vermutet werden können, wird der Tierarzt im wesentlichen mit einer Empfindungsäußerung konfrontiert, die keine normale Sinnesqualität ist, nämlich mit dem **Schmerz**. Der Eingeweideschmerz ist eine Begleiterscheinung von Erkrankungen bzw. Eingriffen, die eine bestimmte Reizschwelle überschreiten.

Schmerzempfindungen werden in den inneren Organen vor allem durch Dehnungsreize (Magen-Darm-Motorik, Spannungen von Organkapseln) ausgelöst. Insbesondere spastische Kontraktionen der glatten Muskulatur können dramatische Folgen haben (Koliken).

Hinweise auf schmerzempfindliche Organe oder Organteile auf Grund fehlender Nervenendigungen werden dadurch erheblich relativiert, als sich intra vitam diese Unempfindlichkeit kaum isoliert ausdrückt. So ist beispielsweise das Zentralnervensystem zwar frei von Schmerzreceptoren, dafür sind die Gefäßwände und die Meningen besonders gut innerviert.

Die dafür anzunehmenden Nociceptoren konnten bisher ebensowenig morphologisch identifiziert werden, wie verschiedene Imprägnationsbilder von Strukturen funktionell nicht gedeutet werden konnten. Diese Kenntnislücke kann jedoch vermutlich insofern relativiert werden, als es keine besonderen Nociceptoren gibt, daß vielmehr eine funktionelle Homogenität der spinalen afferenten visceralen Neurone besteht. D. h. Schmerz und andere Empfindungen werden in denselben Neuronen durch unterschiedliche Entladungen codiert.

Der Schmerz ist nicht nur eine objektiv erfaßbare Empfindung (ein bestimmter Reiz, eine bestimmte Reizstärke, eine definierte Leitung und Projektion in den Cortex cerebri), sondern auch eine Angelegenheit der Erfahrungen. Wiederholte Stimuli lassen einen Schmerz stärker verspüren, eine Verbindung mit angenehmen oder unangenehmen Emotionen beeinflusst die Schmerzempfindung. Obwohl bei *Tieren*, wie beim *Menschen*, objektive Schmerzreaktionen registriert werden können, wie Blutdrucksteigerung, Pulsbeschleunigung und Pupillenerweiterung, kann aus fehlenden emotionalen Reaktionen nicht sicher geschlossen werden, daß *Tiere* keinen Schmerz empfinden. Die oben erwähnte Erfahrungskomponente bei der Schmerzempfindung ist vermutlich auch bei *Tieren* zu berücksichtigen.

Experimente beim *Menschen* haben diese Erfahrungskomponente sehr eindrucksvoll demonstriert. Eine Ischämie an Gliedmaßen verursacht ein Prickeln, Brennen, ein Gefühl von Nadelstichen und Taubheit, so wie es für „eingeschlafene" Gliedmaßen allgemein bekannt ist. Eine Schmerzempfindung ist damit nicht verbunden. Bei Probanden, die einen Myocardinfarkt erlebt haben, erzeugen die gleichen Versuche Schmerzen mit den charakteristischen Empfindungen, die mit einem Infarkt einhergehen.

Die Afferenzen der Eingeweidesensibilität begleiten sowohl sympathische als auch parasympathische Nerven. Obwohl sich die visceralen Afferenzen nicht in dem Sinne von den somatischen unterscheiden, wie es bei den vegetativen Efferenzen der Fall ist, scheint doch eine gewisse Differenzierung in der Leitung zum Gehirn bzw. Rückenmark zu bestehen. Die normale viscerale Sensibilität, die also Schmerzempfindungen nicht einschließt (Hunger, Sättigung, Blasendehnung), läuft in parasympathischen Nerven (vor allem N. vagus, Nn. pelvini), die Schmerzfasern aus den Eingeweiden sind Bestandteil des Sympathicus. Diese Neurone können nur durch Noxen stimuliert werden, wobei pathologische Zustände, wie Oedeme, Hyperämie, Ischämie, zum Erreichen der relativ hohen Reizschwelle beitragen. Insgesamt sollen die visceralen Afferenzen weniger als 7 % aller zum Rückenmark führenden Afferenzen ausmachen und an somatischen Neuronen mit nociceptivem Eingang in der Lamina I und V (nicht II) des Rückenmarkes enden.

Eine künstliche Magenfistel nach Oesophagusverschluß (Verbrühung) wurde beim *Menschen* zur Prüfung der Schmerzempfindlichkeit genutzt. Berührung wurde nicht wahrgenommen, aber Druck, Temperaturen (unterhalb von 18°C als Kältereiz, über 40°C als Wärmereiz). Schmerzempfindungen durch elektrische Reizung, durch Alkohol, Salzsäure, Natronlauge oder starken Druck konnten nur ausgelöst werden, wenn die Schleimhaut hyperämisch und geschwollen war, was sich psychologisch beeinflussen ließ. Starke Kontraktionen des Magens lösten ebenfalls Schmerzen aus.

Der echte *viscerale Schmerz* ist tief, dumpf und schlecht abgrenzbar, da wenige Afferenzen diffus projizieren. Der Schmerz wird über den Tractus spinothalamicus zum Thalamus geleitet, von wo aus die Projektion auf die Großhirnrinde erfolgt. Sowohl die Leitung als auch die Umschaltung und die Perceptionsfelder sind eher diffus und entbehren der detaillierten topographischen Organisation, die dem Lemniscus-System zu eigen ist. Die ungenaue Lokalisation des Eingeweideschmerzes rührt zudem bereits daher, daß die afferenten Fasern mit ihren verzweigten Endigungen größere Gebiete innervieren.

Die Besonderheit des Eingeweideschmerzes wird ergänzt durch eine Erscheinung, die insgesamt als „*übertragener Schmerz*" (im Englischen abweichend „referred pain") bezeichnet wird und bedeutet, daß schmerzhafte Zustände innerer Organe in Hautbezirken bzw. somatischen Bereichen empfunden werden.

Der Mechanismus des übertragenen Schmerzes liegt vermutlich in verschiedenen Verschaltungen begründet. Zunächst besteht eine viscerosomatische Konvergenz, d. h. viscerale und somatische (cutane) Afferenzen laufen im gleichen Neuron zusammen. Das Gehirn lokalisiert den Schmerz in einem „bekannten", weil detailliert projizierten Hautbereich, statt in dem nicht genau abgrenzbaren und lokalisierbaren inneren Organ.

Eine noch einfachere Erklärung für das Phänomen des übertragbaren Schmerzes könnte darin bestehen, daß das periphere Axon einer Spinalganglienzelle sich verzweigt und ein Ast zu einem inneren Organ, der andere in die Muskulatur oder Haut zieht.

Ferner schaffen die visceralen Afferenzen in dem betreffenden Rückenmarkssegment einen empfindlichen Herd. Die cutanen Afferenzen treffen auf eine gewissermaßen bereits sensibilisierte, von Erregungen betroffene Zone, was sich in einer gesteigerten Schmerzempfindlichkeit (Hyperalgesie) des betreffenden Hautbezirks (Dermatom, HEADsche Zone) äußert.

Eine weitere Verschaltung besteht zu Motoneuronen. Über viscerale Afferenzen wird reflektorisch z. B. eine Muskelkontraktion ausgelöst, wodurch ein echter Schmerz in dem betreffenden Haut-Wandgebiet entsteht (gespannte Bauchdecken über entzündeten inneren Organen).

Schließlich werden Visceroafferenzen auch auf sympathische Fasern umgeschaltet, die den efferenten Schenkel eines Reflexbogens darstellen und über die Gefäßinnervation (?) Hautbezirke erreichen und dort eine Empfindlichkeitssteigerung bzw. Schmerzen auslösen.

Die Oberflächensensibilität schließt, wie dargelegt, die viscerale Sensibilität im weitesten Sinne mit ein. Daneben gibt es auch den Begriff der **Tiefensensibilität**. Darunter wird der Stellungs-(Gelenklage-), Bewegungs- und Kraftsinn verstanden. Die Lage und die Stellung der Extremitätenabschnitte zueinander, ohne visuelle Kontrolle, vermittelt der **Stellungssinn**. Bei Änderung der Gelenkstellung gibt der **Bewegungssinn** Richtung und Geschwindigkeit der Bewegung an. Schließlich läßt der **Kraftsinn** die Muskelkraft abschätzen, die für die Durchführung einer Bewegung oder die Beibehaltung einer Gelenkstellung gegen Widerstand aufzubringen ist.

Da im Gegensatz zur bisher besprochenen Sensibilität die Reize für diese Sinne nicht aus der Umwelt, sondern aus dem Körper selbst kommen, wird diese Form der Reception auch als **Proprioception** bezeichnet.

Die Receptoren gehören zunächst zur Gruppe der bekannten Mechanoreceptoren. VATER-PACINIsche, RUFFINIsche und GOLGI-MAZZONIsche Körperchen sowie freie Nervenendigungen in der Gelenkkapsel, in den Gelenkbändern und im Periost recipieren die Stellung von Gelenkteilen zueinander und ermöglichen das bewußte Erfassen der Lage von Körperteilen. Daneben gibt es besondere Receptoren für die Tiefensensibilität, die Muskel- und Sehnenspindeln.

Muskelspindeln sind 2 – 10 mm lang und 0,5 mm dick. Eine bindegewebige Kapsel umgibt einen flüssigkeitsgefüllten Hohlraum, der außerdem Skeletmuskelfasern, Kapillaren, Fibrocyten sowie marklose und markhaltige Nerven enthält. Efferente Axone enden mit motorischen Endplatten an den Faserenden. Afferente Axone haben Kontakt zu dem mittleren, kernhaltigen Faserbereich. Die sensorischen Nervenendigungen wirken als Dehnungsreceptoren und registrieren den Spannungszustand eines Muskels. Die efferenten Fasern bewirken durch die Auslösung von Kontraktionen eine Steigerung bzw. Herabsetzung der Receptorempfindlichkeit. Sie können außerdem aktiv über den Dehnungsreflex eine Längenänderung des Muskels bewirken.

Sehnenspindeln sind etwa 0,5 mm lang und 0,1 mm dick und liegen am muskelnahen Ende einer Sehne. Sie sind ebenfalls von einer Kapsel (Perineurium) umgeben und enthalten Kollagenfibrillen, die in Kontakt zu afferenten Nervenendigungen stehen. Die Sehnenspindeln wirken ebenfalls als Dehnungsreceptoren und ergänzen die Kontrolle der Muskelspindeln über den Spannungszustand der Muskulatur. Sehnen- und Muskelspindeln scheinen bei der *Katze* etwa im Verhältnis 1 : 3 bis 2 : 5 vorzukommen.

Die Receptoren der Tiefensensibilität werden entsprechend als **Proprioceptoren** bezeichnet. Sie vermitteln insgesamt Informationen über die wechselnden Spannungszustände und Lageverhältnisse der einzelnen Komponenten des aktiven und passiven Bewegungsapparates und dienen damit in erster Linie der Koordination der Bewegungsmechanismen. Im strengen Sinne gehört auch der Vestibularapparat (Gleichgewichtsorgan) zu den Proprioceptoren (s. S. 463 ff.).

Über die Funktion der Receptoren der Tiefensensibilität haben wir Kenntnis durch eine eingehende Untersuchung am Kniegelenk der *Katze*. Das GOLGI-Sehnenorgan gibt die exakte Gelenkposition und die Bewegungsrichtung an, die RUFFINI-Körperchen registrieren die Bewegung selbst, die VATER-PACINIschen Körperchen schließlich sind sensitiv für schnelle Bewegungen und Vibrationen und damit Beschleunigungsreceptoren.

Über die zentralen Leitungsbahnen der Oberflächen- und Tiefensensibilität s. S. 56.

Geschmacksorgan, Organum gustus

Wie die Oberflächensensibilität dient der **Geschmackssinn** der Wahrnehmung von Umweltreizen – in diesem Fall vorwiegend chemischer Natur -, die direkt auf den Organismus bzw. auf dessen spezifische Receptoren, die Geschmackszellen, einwirken. Diese kommen bei niederen Tieren an verschiedenen Stellen der Körperoberfläche vor, sie beschränken sich bei höheren Wirbeltieren, den *Haussäugetieren* und dem *Menschen*, aber im wesentlichen auf die Mund- und Rachenhöhle und die hier ins Deckepithel eingebauten Geschmacksknospen.

Bei erwachsenen Tieren finden sich **Geschmacksknospen** an den *Papillae fungiformes*, vor allem aber an den Seitenwänden der spaltartigen Oberflächeneinstülpungen der *Papillae vallatae* und *foliatae* der Zunge. Vereinzelt kommen sie aber auch am Gaumensegel, der hinteren Rachenwand, im Schlundkopfbereich und an der Kehlkopfskrone vor.

Die nur im histologischen Schnitt erkennbaren Geschmacksknospen bestehen aus langen, senkrecht zur Oberfläche angeordneten Epithelzellen, die mit Microvilli ausgestattet sind (206/3). Diese lichtmikroskopisch als „Geschmacksstiftchen" imponierenden apicalen Zelldifferenzierungen ragen in eine Aussparung des umgebenden mehrschichtigen Plattenepithels, den *Geschmacksporus* (206/2), über den die Geschmacksknospe mit der Mundhöhle in Verbindung steht. Außer kleineren basalen Zellen (206/4), die als Ersatzzellen angesehen werden, haben alle hohen Epithelzellen Kontakt zu Nervenendigungen (206/5). Die Geschmackszellen sind Chemoreceptoren. Da der Interzellularspalt apical durch Schlußleisten verschlossen ist, kommt eine direkte Erregung der Nervenendigungen nicht in Betracht.

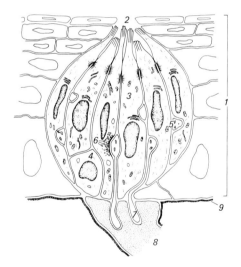

Abb. 206. Halbschematische Darstellung einer Geschmacksknospe (nach MURRAY, umgezeichnet).

1 mehrschichtiges Plattenepithel; 2 Geschmacksporus; 3 Geschmackszelle (sekundäre Sinneszelle) mit Geschmacksstiftchen im Geschmacksporus; 4 Basalzelle; 5 Kontakt Axonende – Geschmackszelle; 6 synaptische Vesikel; 7 Axon; 8 *Schwann*sche Zelle; 9 Basalmembran

Eine Unterscheidung in Geschmacks- und Stützzellen scheint nach den ultrastrukturellen Befunden nicht gerechtfertigt. Zwar können danach ebenfalls verschiedene Zelltypen unterschieden werden; da diese aber alle Kontakt zu Nervenendigungen haben, in einem Falle mit den charakteristischen synaptischen Vesikeln (206/6), werden sie als funktionell gleichwertig angesehen, wobei lediglich die Reizübermittlung mehr diffus oder direkt sein kann.

In der Umgebung der Papillae vallatae und foliatae münden seröse Drüsen (VON EBNERsche Spüldrüsen), die Nahrungsreste aus den Geschmacksporen schwemmen.

Die **ableitenden Nervenfasern** der Geschmacksknospen des vorderen Zungenbereiches finden zunächst Anschluß an den *N. lingualis* und gelangen dann über die *Chorda tympani* und das *Ganglion geniculi* des *N. facialis* zur Medulla oblongata, wo sie sich dem *Tractus* *solitarius* (s. S. 88 f., 321) beigesellen. Von den Geschmacksknospen des Zungengrundes und Schlundkopfes werden die nervösen Erregungen durch Fasern des *N. glossopharyngeus* über dessen Ganglion distale zentral geleitet (s. S. 334), wo diese ebenfalls an den Tractus solitarius Anschluß finden. An der Ableitung aus dem Bereich des Schlundkopfes sind auch Fasern des *N. vagus* (mit Ganglion distale) beteiligt.

Im *Nucleus tractus solitarii* endet das 1. Neuron. Eine Umschaltung erfolgt auf die parasympathischen Kerne des VII., IX. und X. Gehirnnerven, wobei die Speichel- und Magendrüsen erreicht werden, ebenso auf den motorischen *Nucleus ambiguus* (N. glossopharyngeus und N. vagus). Die enge Verknüpfung mit dem parasympathischen System, über Zwischenbahnen auch mit den spinalen Sympathicuskernen, verleiht dem Geschmackssinn eine besondere Bedeutung für das vegetative Nervensystem, so daß er auch als dessen sensorische Komponente angesehen werden kann. Das 2. Neuron schließt sich offensichtlich nicht dem medialen Lemniscus (Somatosensorik) an, sondern zieht über die Brücke und das dorsomediale Tegmentum zum Thalamus (Nucleus ventralis caudalis der Nuclei laterales thalami). Anders als die somatosensorische Bahn wird die Geschmacksbahn im Pons unterbrochen. Vom Thalamus aus erfolgt eine Verbindung mit der Stria terminalis, dem Hypothalamus und dem Corpus amygdaloideum. Geschmacksempfindungen werden also, anders als andere Sinnesbahnen, aber wie die Riechbahn, in das limbische System eingeleitet. Die Perception der Geschmacksreize erfolgt im Bereich der Inselrinde (s. S. 171).

Die Erfahrung lehrt, daß Geschmacksempfindungen auch bei der Futteraufnahme der *Tiere* eine wichtige Rolle spielen. Vom *Menschen* her wissen wir, daß die während des Kauens der aufgenommenen Nahrung percipierten Geschmackswahrnehmungen auf dem Zusammenspiel von Geschmacks-, Geruchs-, Tast- und Temperaturempfindungen beruhen.

Die vom *Menschen* her bekannten Geschmacksempfindungen süß, sauer, salzig und bitter sind auch bei den *Haustieren* geprüft worden. Die Registrierung der Nervenerregungen hat ergeben, daß außer den bekannten Geschmacksqualitäten bei Haustieren eine Wahrnehmungsfähigkeit für Wasser (0,03 M NaCl) besteht. Diese fehlt dem *Rind*, *Schaf* und der *Ziege*, ebenso wie dem *Menschen*, der *Ratte* und *Fischen*. Die *Katze* hat offensichtlich keine Receptoren für süß, sie besitzt aber eine niedrige Schwelle für bitter. Im Gegensatz dazu liegt der Schwellenwert für bitter bei der *Ziege* sehr hoch. Der N. glossopharyngeus leitet vom caudalen Drittel der Zunge beim *Hund* nur Reize für sauer, bei den *Wiederkäuern* für süß, bitter und sauer. Die Chorda tympani führt bei *Rind*, *Schaf* und *Ziege* nur Fasern für salzig und sauer.

Geruchsorgan, Organum olfactus

Der Geruchssinn spricht auf flüchtige Substanzen in Gasform an, die unterschiedlicher Herkunft sind und entsprechend unterschiedliche Empfindungen und Reaktionen auslösen. Innerhalb des Tierreichs dient der Geruchssinn der Orientierung in der Umgebung, dem Auffinden und Erkennen der Nahrung, dem Wittern der Beute, der Identifizierung von Freund und Feind sowie des Geschlechtspartners.

Sog. „Augentiere", zu denen *Vögel*, *Primaten* und der *Mensch* gehören, orientieren sich in ihrer Umwelt in erster Linie mit Hilfe des Gesichtssinnes. Für sie ist der Geruchssinn von untergeordneter Bedeutung. Sie werden deshalb als *Mikrosmatiker* bezeichnet. Im Gegensatz dazu spielt für die meisten Säugetiere und für alle *Haussäugetiere* der Geruchssinn die Hauptrolle. Die „Nasentiere" sind *Makrosmatiker*. Daß sich die unterschiedlichen Sinnesleistungen in der Größe der entsprechenden Gehirnabschnitte ausdrücken, macht z. B. der Vergleich des Bulbus olfactorius eines *Hundes* mit dem eines *Menschen* deutlich.

Die Hervorhebung des Geruchssinnes für unsere Haustiere soll aber nicht die Bedeutung des Gesichts- und Gehörsinnes zur Umweltorientierung ignorieren.

Abb. 207. Schematische Darstellung eines Querschnittes durch das Siebbein des Hundes mit den von Riechschleimhaut (gestrichelte Linie) überzogenen Wand- und Muschelanteilen (nach WIELAND, 1938).

I – IV Endoturbinalia; 1 – 6 Ectoturbinalia

a Lamina perpendicularis; b Dachplatte, b' Seitenplatte, b'' Bodenplatte der Lamina externa des *Siebbeins*; c Lamina externa des Stirnbeins; d Sinus frontalis medialis, d' Sinus frontalis lateralis

gestrichelte Linie: Riechschleimhaut

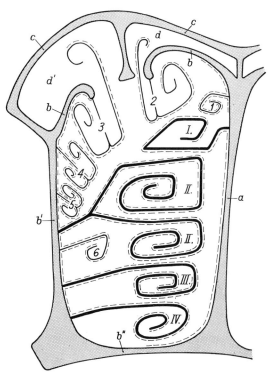

Abb. 208. Halbschematische Darstellung der Riechfeldausdehnung bei einem Airedaleterrier (nach WIELAND, 1938).

a vordere, a' hintere Grenze des Riechfeldes, d. h. der von Riechschleimhaut bekleideten Anteile der Nasen- und Siebbeinmuscheln; b Endoturbinale I und Concha nasalis dorsalis; c Endoturbinale II und Concha nasalis media; d Endoturbinale III und Concha nasalis media; d Endoturbinale III; e Endoturbinale IV; f Ectoturbinale 1; g Ectoturbinale 2; h Ectoturbinale 3; i Concha nasalis ventralis

1 gerade Falte; 2 Flügelfalte; 3 Bodenfalte; 4 Basallamelle der Concha nasalis dorsalis, aboraler Teil; 5 Sinus frontalis

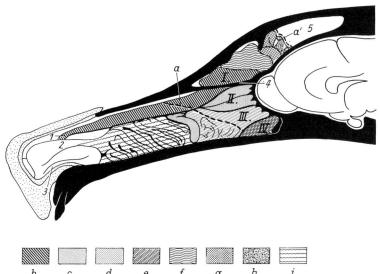

Die Receptoren des Geruchssinnes sind in der **Riechschleimhaut** lokalisiert, die eine tierartlich verschieden große Oberfläche der Siebbein- und Nasenmuscheln sowie der Wandungen des Siebbeins im Fundus nasi überziehen (vgl. 207; 208). Die von der Riechschleimhaut bedeckte Oberfläche bildet das sog. Riechfeld, das, für beide Nasenhöhlen errechnet, z. B. beim *Menschen* 5 cm², beim *Schwein* 4,8 cm², beim *Dackel* 75 cm², beim *Airdale-Terrier* 83,5 cm², beim *Deutschen Schäferhund* 150 cm² und bei der *Katze* 4 cm² einnimmt.

Die Riechschleimhaut besitzt ein mehrstufiges Epithel, das aus *Basalzellen* (209/3), mehreren Reihen von *Riechzellen* (209/2) und einer Reihe oberflächlich gelegenen *Stützzellen* (209/1) besteht. Die Stützzellen sind leicht pigmentiert, was der Regio olfactoria einen

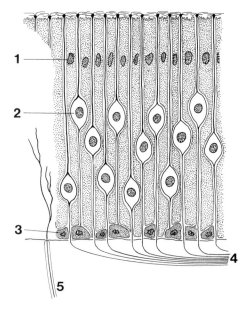

Abb. 209. Schematische Darstellung des Riechepithels.
1 Stützzelle; 2 Riechzelle mit Riechhärchen; 3 Basalzelle;
4 Fila olfactoria; 5 sensible Trigeminusfaser

gelblichen Farbton verleiht. Im Riechepithel beider Nasenhöhlen sollen beim *Menschen* ca. 20 Millionen Riechzellen vorkommen. Beim *Dackel* wurden 125.000.000, beim *Foxterrier* 147.000.000 und beim *Schäferhund* 225.000.000 Zellen gezählt (ca. 15.000 Zellen/mm²). Die Riechzellen besitzen einen runden Zelleib mit einem großen runden Kern und einem oberflächenwärts gerichteten Fortsatz, der sich knopfartig vorwölbt und 6 – 8 lange Cilien (Riechhärchen) trägt, die der Schleimhaut aufliegen. Der basale Fortsatz durchdringt die Basalmembran und zieht als *Filum olfactorium* (209/4) zur Lamina cribrosa des Siebbeins und durch deren Öffnungen in die Schädelhöhle zum Bulbus olfactorius, wo er in einem Glomerulum olfactorium endet (s. S. 144). Die Fila olfactoria bilden die **Nn. olfactorii**, die als I. Gehirnnerv angesprochen werden (s. S. 299). Über die zentrale Riechbahn s. S. 146.

Die Riechzellen werden als primäre Sinneszellen bezeichnet, was bedeuten soll, daß es sich um als Receptor fungierende Nervenzellen handelt. Da diese Zellen direkten Kontakt zur Außenwelt haben und im Gegensatz zu den nicht mehr teilungsfähigen Nervenzellen ständig durch die Basalzellen erneuert werden, muß die Riechzelle mindestens als eine einzigartige Zellpopulation im Nervensystem angesehen werden. Allerdings gibt es auch Zweifel, ob die Riechzellen tatsächlich als echte Nervenzellen anzusprechen sind. Vielmehr lassen sie sich zwanglos in die Gruppe der *Paraneurone* (s. S. 22 f.) einreihen.

Für die Reception von Duftstoffen ist eine Lösung der chemischen Substanzen in einer Flüssigkeit erforderlich. Die in der Propria der Riechschleimhaut gelegenen Drüsen, *Glandulae olfactoriae* (BOWMANsche Drüsen), produzieren ein dünnflüssiges Sekret, das die Schleimhautoberfläche überzieht und in das die Riechhärchen eingebettet sind.

Für die Auslösung einer Erregung der Riechzellen ist eine Mindestkonzentration des Duftstoffes erforderlich. Dieser Riechschwellenwert ist sowohl für die chemische Substanz als auch für die Species sehr unterschiedlich. Das vielzitierte Beispiel, daß männliche *Seidenspinner* ihre Weibchen über eine Entfernung von 11 km (!) wahrnehmen können, findet sicher bei *Säugetieren* nichts Vergleichbares. Die außerordentliche Riechleistung des *Hundes* ist jedoch allgemein bekannt und wird zum Auffinden von spezifischen Duftmarken (Fährten, Rauschgift u. a.) genutzt. Die für den *Hund* ermittelte minimale Duftstoffmenge pro ml Luft, die gerade noch wahrgenommen wird, beträgt für Buttersäure $1,3 \times 10^{-18}$ g und für Essigsäure $5,0 \times 10^{-17}$ g. Der *Hund* wittert noch 1 mg Buttersäure in rund 1 Milliarde Kubikmeter Luft. Er nimmt Buttersäure in einer millionenfach, Essigsäure in einer 100-millionenfach geringeren Konzentration wahr als der *Mensch*.

Neben diesen durch den Vergleich so imponierenden Leistungen des Geruchssinnes bei *Säugetieren*, insbesondere bei *Hunden*, gibt es streng artspezifische olfactorische Wahrnehmungen, die sich, auch wegen der Unkenntnis über die chemische Struktur des Reizauslösers, einer vergleichenden Beurteilung entziehen und allein für sich als erstaunliche Tatsachen registriert werden müssen. Dazu gehört das bereits genannte Beispiel des Seidenspinners, aber ebenso die Erfahrung, daß *Rüden* eine läufige *Hündin* über große Entfernungen wahrzunehmen vermögen. Diese Leistungen sind bei *Säugetieren* offensichtlich nicht oder nicht allein an den Geruchssinn, d. h. an die Riechzelle und ihre Verknüpfung über die Fila olfactoria mit dem Bulbus olfactorius gebunden. Vielmehr betreffen die Reizauslöser die sog. Pheromone, die Reception und Ableitung das Vomeronasalorgan mit dem N. vomeronasalis bzw. dem N. terminalis (s. u.).

Im Epithel der Riechschleimhaut gibt es auch Endigungen afferenter Fasern des N. trigeminus (*N. nasociliaris* des *N. ophthalmicus*) (209/5), die auf stark irritierende Komponenten von Duftstoffen ansprechen und die Geruchswahrnehmung durch zusätzliche Sinnesempfindungen (z. B. das stechende Gefühl, das den Geruch von Formaldehyd begleitet) ergänzen. Dadurch können Reaktionen bzw. Schutzreflexe (Husten, Niesen, Tränen der Augen, reflektorischer Atemstillstand) ausgelöst werden. Die Trigeminusafferenzen können aber in gewissem Ausmaße auch Geruchsempfindungen selbst übermitteln. Vom *Menschen* ist bekannt, daß anosmotische Individuen Gerüche wahrnehmen können, was offensichtlich auf Komponenten von Duftstoffen zurückzuführen ist, die vom Trigeminus erfaßt werden.

Eine drastische Trigeminusstimulierung kann die Geruchswahrnehmung total unterdrükken, umgekehrt läßt sich die Trigeminuswahrnehmung nicht in gleichem Ausmaß inhibieren.

Riechschleimhaut kleidet auch das **Organum vomeronasale** (Jacobsonsches Organ) aus. Das am Boden der Nasenhöhle beidseitig direkt neben der Scheidewand unter der Nasenschleimhaut liegende Organ (Nasenbodenorgan) wurde bereits im Band II, S. 230, beschrieben.

Das röhrenförmige Vomeronasalorgan wird von einer knorpeligen oder knöchernen, dem Vomer zugehörigen Hülle gestützt. Es endet caudal blind und steht rostral über den *Ductus incisivus* mit der Mund-und Nasenhöhle, beim *Pferd* nur mit der Nasenhöhle in Verbindung. Es ist etwa strohhalmdick und reicht beim *Pferd* bis zum 2. Prämolaren (P2), beim *Rind* bis zu P1, beim *Schaf* bis P4, bei der *Ziege* bis P2, beim *Schwein* bis zum Incisivus 3, beim *Hund* bis P2 – 3 und bei der *Katze* bis P1. Die Schleimhaut entspricht der Riechschleimhaut mit der Ausnahme, daß die Riechhärchen keine Cilienstruktur besitzen, sondern sehr lange Microvilli sind. Die basalen Fortsätze der nervenzellartigen Epithelzellen (Paraneurone) sammeln sich analog den Fila olfactoria und bilden den *N. vomeronasalis*, der mit jenen durch die Lamina cribrosa in die Schädelhöhle zieht, dann aber einen eigenen Weg zu dem dorsomedialen Bereich des Bulbus olfactorius nimmt, der wegen seiner Struktur als Bulbus olfactorius accessorius bezeichnet wird (s. S. 146).

Wie die Riechschleimhaut ist auch das Vomeronasalorgan von Trigeminusfasern innerviert, die vom *N. nasalis caudalis (N. maxillaris)* (s. S. 311) stammen.

Das beim *Menschen* embryonal angelegte, später aber meist zurückgebildete Vomeronasalorgan kommt bei den *Haussäugetieren* regelmäßig vor. Seine Funktion glaubte man bei niederen Wirbeltieren als Wassergeruchsorgan erkannt zu haben. Auf Säugetiere übertragen, sah man im Vomeronasalorgan auch auf Grund der Morphologie ein accessorisches Geruchsorgan (Mundgeruch, Witterung). In den letzten Jahren sind die Kenntnisse über die Funktion des Organs bedeutend erweitert worden. Sie bestätigen im wesentlichen die früheren Vermutungen, daß nichtflüchtige Duftstoffe, die die Riechschleimhaut nicht erreichen, im Epithel des Organs einen Receptor finden.

Die Funktion des Vomeronasalorgans scheint mit dem Flehmen einherzugehen. Damit sollen nicht nur nichtflüchtige Substanzen in das Organ transportiert werden, sondern durch das Hochschieben der Oberlippe wird offensichtlich die Nasenhöhle verschlossen und der Geruchssinn ausgeschaltet, was die Wahrnehmung durch das Vomeronasalorgan begünstigt.

Neben der Reception nichtflüchtiger Duftstoffe werden über die nervalen Verbindungen mit dem Gehirn hormonelle und Verhaltensreaktionen ausgelöst. Voraussetzungen dafür sind Receptoren für bestimmte chemische Signale, insbesondere für die *Pheromone*. Für die Leitung zum Gehirn scheint der N. terminalis eine besondere Rolle zu spielen.

Der **N. terminalis** gehört streng genommen in die Reihe der Gehirnnerven. Da der Nerv beim *Menschen* zunächst nicht als selbständiges Gebilde erkannt worden ist, hat man ihn bei der Zählung nicht berücksichtigt. Er kommt bei den Wirbeltieren mit Ausnahme der Vögel, bei einigen Säugern nur embryonal, regelmäßig vor und hat dort auch eine erst in jüngster Zeit in ihrem Ausmaß erkannte Bedeutung.

Der *N. terminalis* hat seinen Namen nach seinem Ursprung im rostralsten Abschnitt des Prosencephalon erhalten. Ihn als 0. Gehirnnerven zu bezeichnen, ist überflüssig, da nicht nur wegen der fragwürdigen Benennung der Fila olfactoria und des „N. opticus" als I. und II. Gehirnnerven die bestehende Zählung einer kritischen und vergleichenden Betrachtung innerhalb der Wirbeltierreihe nicht standhält. Das Festhalten an der bestehenden Numerierung ist aus didaktischen Gründen zu rechtfertigen.

Der *N. terminalis* breitet sich mit seinen Endigungen sowohl im Vomeronasalorgan als auch in der Nasenschleimhaut aus. Er besteht überwiegend aus marklosen Fasern, in die bipolare und multipolare Nervenzellen verstreut oder in Ganglien konzentriert eingebettet sind. Der außerordentlich dünne, mit dem bloßen Auge nicht sichtbare Nerv verläuft zwischen den Bulbi olfactorii und den frontalen Hemisphärenpolen und entspringt in der *Area praecommissuralis* der Pars septalis rhinencephali (s. S. 137) und soll zum Corpus amygdaloideum, zum Nucleus interpeduncularis sowie zum Hypothalamus und zur Retina projizieren.

Die multipolaren Nervenzellen wurden als Zeichen eines vegetativen efferenten Nerven gedeutet. Dafür gibt es aber bisher keine funktionelle Stütze. Vielmehr scheinen Erregungen afferent geleitet zu werden, die den Teil des olfactorischen Sinnes betreffen, der hormonelle und Verhaltensreaktionen auslöst.

Die die entsprechenden Reize auslösenden chemischen Verbindungen werden als Exkrete in die Umgebung abgesondert und vermögen Kommunikationen zwischen Artgenossen herzustellen. Sie wurden zunächst als Ektohormone oder Sozialhormone, später als **Pheromone** bezeichnet. Die streng artspezifischen Substanzen werden in Hautdrüsen, in der Tränendrüse, in Speicheldrüsen, im Hoden und in accessorischen Geschlechtsdrüsen gebildet. Sie wirken olfactorisch, oral oder percutan. Im Recipienten lösen sie über dessen Hormonsystem bestimmte physiologische Reaktionen aus (Primer-Pheromone), bewirken eine unmittelbare reversible Verhaltensänderung (Releaser-Pheromone) oder führen präpuberal zu einer permanenten Determination bestimmter Verhaltensmuster beim Adulten.

Der Mechanismus dieser Wirkungen ist noch nicht geklärt. Es sind eine Reihe von Befunden erhoben worden, die sehr vorsichtig gedeutet werden müssen. In Axonen des N. terminalis ist mit cytochemischen Methoden das Releasing-Hormon für das Luteinisierungshormon (LHRH) nachgewiesen worden. Afferente Fasern scheinen das LHRH als Neurotransmitter zu enthalten. An eine Freisetzung des Hormons in den Liquor cerebrospinalis bzw. an cerebrale Gefäße ist zu denken.

Es ist zu erwarten, daß das Receptor-, Leitungs- und Wirkungssystem der Pheromone und damit auch der N. terminalis und seine Verbindungen weiterhin größte Aufmerksamkeit auf sich ziehen werden. Die Aufklärung dieses biologischen Systems berührt nicht nur solche interessanten Phänomene wie das individuelle Erkennen bei Säugetieren oder die brunstauslösende bzw. -synchronisierende Wirkung eines *Schafbockes* in einer Herde von Muttertieren, sondern auch die Tatsache, daß es auch beim *Menschen* ein geschlechtsabhängiges Geruchsvermögen gibt (z. B. nehmen mehr Frauen als Männer den Ebergeruch wahr) und unser Sexualhormonstatus offensichtlich dem Einfluß von Pheromonen unterliegt.

Sehorgan, Organum visus

Allgemeine Übersicht

Das auf Lichtreize (im Wellenbereich von 700 – 400 nm) ansprechende Sehorgan besteht aus: 1. dem eigentlichen Sinnesorgan, dem Auge, *Oculus*, das vom Augapfel, *Bulbus oculi*, gebildet wird, 2. dem Sehnerven, *N. opticus*, 3. den zentralen Sehbahnen und 4. den Sehzentren, der *Area optica* bzw. der Sehrinde des Occipitallappens der Großhirnhemisphären. Das Auge ermöglicht die optische Nah- und Fernorientierung. Entsprechend dem innerhalb des Tierreiches recht unterschiedlichen Bau (von den Pigmentbecherozellen über das Grübchen-, Linsen- und Facettenauge bis zum hochdifferenzierten Auge der Wirbeltiere) und der sehr verschiedenen Leistungsfähigkeit des Sehorgans (vom Hell-Dunkelsehen über das Bewegungssehen bis zum Formen- und Farbensehen) wird sich auch die optisch realisierbare Umwelt der Tiere sehr verschieden präsentieren und ein durchaus artspezifisches Gepräge besitzen.

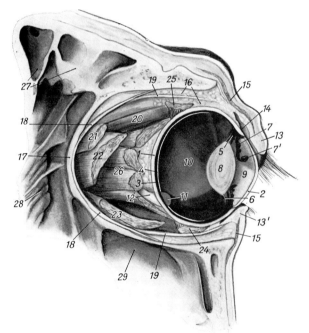

Abb. 210. Schiefgeführter Transversalschnitt durch das linke Auge eines Pferdes in situ, Ansicht von vorn.

1 Sclera; 2 Cornea; 3 Choroidea; 4 Retina; 5 Ciliarkörper; 6 Zonula ciliaris; 7 Iris; 7' Traubenkorn; 8 Linse; 9 vordere Augenkammer; 9' hintere Augenkammer; 10 Glaskörperraum (Glaskörper entfernt); 11 Discus n. optici; 12 N. opticus; 13 oberes, 13' unteres Augenlid mit Wimperhaaren; 14 Bindehautsack; 15 Querschnitte durch den M. orbicularis oculi; 16 Orbitalfett; 17 knöcherne Orbitalwand; 18 Periorbita; 19 Fascia orbitalis superficialis; 20 M. levator palpebrae superioris; 21 M. rectus dorsalis; 22 M. rectus medialis; 23 M. rectus ventralis; 24 M. obliquus ventralis; 25 M. obliquus dorsalis; 26 Stümpfe des M. retractor bulbi; 27 Nischen der Stirnhöhle; 28 Lamina orbitalis des Siebbeins; 29 Kieferhöhle

Der als optischer Apparat funktionierende Augapfel sowie der ihn mit dem Gehirn verbindende Sehnerv sind bei den *Säugetieren* mit verschiedenen Schutz- und Hilfseinrichtungen ausgestattet. So ruht der Bulbus oculi in einer bei den *Haussäugetieren* gegen die Schläfengrube hin offenen Knochenhöhle, der *Orbita* (210/17), auf einem weichen Fettpolster, dem *Corpus adiposum orbitae* (210/16). Die hirnseitigen oder proximalen Teile des Bulbus sind, zusammen mit seinen Muskeln, Gefäßen, Nerven und Drüsen sowie dem intraorbitalen Fettpolster, von einer am Rande der Augenhöhle entspringenden, derben Bindegewebshaut, der *Periorbita* (210/18), trichterartig umhüllt. Der in der Lidspalte frei an der äußeren Oberfläche liegende, vordere oder distale Teil des Augapfels ist durch die Augenlider, *Palpebrae* (210/13, 13'), und eine die Hinterfläche des oberen und unteren Augenlides und die Vorderfläche des Bulbus überziehende Schleimhaut, die Bindehaut, *Tunica conjunctiva*, sowie durch den Tränenapparat, *Apparatus lacrimalis*, geschützt. Die von den Tränendrüsen, *Glandulae lacrimales*, in den Bindehaut- oder Konjunktivalsack (210/14) ausgeschiedene Tränenflüssigkeit hält die Bulbusvorderfläche feucht und trägt, unterstützt durch die Wischbewegung des oberen Augenlides, zu ihrer Reinigung von Fremdkörpern bei. Die Tränenflüssigkeit wird am medialen Augenwinkel gesammelt und durch den Tränenkanal, *Ductus nasolacrimalis*, in die Nasenhöhle abgeleitet. Der Lidschlußreflex schützt das Auge vor mechanischen, optischen oder chemischen Einflüssen, die das Auge schädigen können.

Als Hilfsorgan des Auges im Sinne eines Bewegungsapparates dienen die äußeren Augenmuskeln, die den Bulbus in die verschiedenen Blickrichtungen einzustellen und zu bewegen vermögen (210/21 – 26).

Der **Augapfel** stellt eine Hohlkugel dar, deren Wand aus drei konzentrischen Häuten aufgebaut ist:

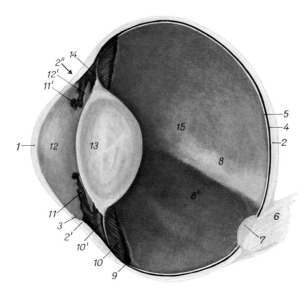

Abb. 211. Vertikalschnitt durch das linke Auge eines Rindes (Aufsicht auf die mediale Bulbushälfte nach Entfernung des Glaskörpers).

1 Cornea; 2 Sclera, 2' Scleralwulst, 2'' Sulcus sclerae; 3 Corneoscleralfalz; 4 Choroidea; 5 Pars optica retinae; 6 N. opticus; 7 Discus n. optici; 8 Tapetum lucidum, 8' Tapetum nigrum; 9 Ora serrata; 10 Orbiculus ciliaris; 10' Corona ciliaris; 10 + 10' Corpus ciliare; 11 Iris, 11' Granula iridica; 12 vordere, 12' hintere Augenkammer; 13 Linse; 14 Zonula ciliaris; 15 Glaskörperraum

1. Die **äußere Augenhaut, Tunica fibrosa bulbi,** ist eine derb-fibröse Bindegewebshaut, die dem Bulbus seine Form verleiht. Sie besteht aus der undurchsichtigen, seine Hinterwand bildenden weißen Augenhaut oder Lederhaut, *Sclera* (210/1; 211/2), und der in die Bulbusvorderfläche eingefügten, durchsichtigen Hornhaut, *Cornea* (210/2; 211/1).

2. Die **mittlere Augenhaut, Tunica vasculosa bulbi (Uvea),** stellt eine dünne, gefäß- und pigmenthaltige Bindegewebshaut dar, die auch die glatten, inneren Augenmuskeln führt. Während sie im hinteren Teil des Bulbus die Aderhaut, *Choroidea* (210/3; 211/4), bildet, verdickt sie sich kurz vor der Übergangsstelle der Sclera in die Cornea zu einer Art Ringwulst, dem Strahlenkörper, *Corpus ciliare* (210/5; 211/10, 10'), um dann im vordersten Bulbusabschnitt, anschließend an den Ziliarkörper, das Stroma der Regenbogenhaut, *Iris* (210/7; 211/11), zu liefern. Diese umgrenzt als verstellbare Blende das Sehloch oder die *Pupille*.

3. Die äußerst zarte **innere Augenhaut, Tunica interna bulbi** oder die **Netzhaut, Retina** (210/4; 211/5), verkörpert den optisch reizbaren Teil des Auges und ist entwicklungsgeschichtlich als eine spezifische Modifikation der embryonalen Vorderhirnwand aufzufassen. Gemäß ihrer Anlage besteht die innere Augenhaut aus zwei Blättern: dem äußeren, einschichtigen Pigmentblatt, dem Pigmentepithel, *Stratum pigmentosum*, und dem inneren, mehrschichtigen Nervenblatt, dem *Stratum nervosum*. Die Netzhaut läßt sich in die lichtempfindliche *Pars optica* und die optisch nicht reizbare *Pars caeca*, die Ziliarkörper und Iris an

deren inneren Oberflächen überzieht, einteilen. Die aus der *Pars optica retinae* hervorgehenden afferenten Nervenfasern vereinigen sich konvergierend am Augenhintergrund zum *Discus n. optici* (Papilla optica) (210/11; 211/7) und bilden, nachdem sie die *Area cribrosa sclerae* passiert haben, die kräftigen Faserbündel des *N. opticus* (210/12; 211/6).

Den Inhalt des Hohlraums im Augapfel bilden teils wässerige, teils weich-elastische, teils gallertige, lichtbrechende Medien, welche die Hauptmasse des Bulbus ausmachen und wesentlich zu einer Formgebung beitragen, da sie sich intra vitam stets unter einem gewissen Druck befinden.

Die hinter der Pupille durch die *Zonula ciliaris* (210/6; 211/14) am Ziliarkörper befestigte Linse, *Lens* (210/8; 211/13), trennt die im vorderen Bulbusabschnitt gelegenen und mit Kammerwasser, *Humor aquosus*, gefüllten Augenkammern vom Glaskörperraum, *Camera vitrea bulbi* (210/10; 211/15), der den größten Teil des Binnenraums der Hohlkugel einnimmt und vom gallertigen Glaskörper, *Corpus vitreum*, ausgefüllt wird. Die vordere Augenkammer, *Camera anterior bulbi* (210/9; 211/12), liegt zwischen Cornea und Vorderfläche der Iris und kommuniziert über die Pupille mit der hinteren Augenkammer, *Camera posterior bulbi* (210/9'; 211/12'), die zwischen der Irishinterfläche und der Linse bzw. der Zonula ciliaris gelegen ist.

Äußere Gestalt des Bulbus oculi sowie Lage- und Richtungsbezeichnungen am Augapfel

Im Verhältnis zur Körpergröße besitzt unter den *Haussäugetieren* die *Katze* den größten Bulbus, dann folgen der *Hund*, das *Schaf*, das *Pferd*, das *Rind* und das *Schwein*, während beim *Menschen* die relative Bulbusgröße etwa zwischen *Pferd* und *Rind* gelegen ist. Infolge der verschiedenen Krümmungsradien von Cornea und Sclera zeigt der Augapfel keine reine Kugelgestalt. Ihr am nächsten kommt der Bulbus des *Menschen* sowie derjenige der *Fleischfresser*.

So verhalten sich der mittlere *Längsdurchmesser* (Länge der äußeren Augenachse) zum mittleren *Querdurchmesser* (in Höhe des Bulbusäquators) zum mittleren *Vertikaldurchmesser* (in Höhe des vertikalen Hauptmeridians, s. u.): bei der **Katze** wie 21,3 : 20,1 : 20,2 mm; bei *kleinen* **Hunden** wie 20,0 : 19,7 : 18,7 mm; bei *großen Hunden* wie 24,2 : 24,0 : 23,0 mm; beim **Schwein** wie 24,6 : 25,0 : 26,5 mm; beim **Pferd** wie 42,4 : 49,8 : 45,0 mm.

Bei den *Fleischfressern* besitzt der Augapfel also nahezu Kugelgestalt, während er beim *Schwein* höher als breit und lang und beim *Pferd* breiter als lang und hoch erscheint.

Bei der *Kuh* ist der Querdurchmesser kleiner als der Längsdurchmesser (40 – 41 mm : 41 – 42 mm), beim *Bullen* dagegen sind die beiden Diameter fast gleich groß (43 – 43,5 mm), was auch für das *Schaf* zutrifft (30,5 – 31 mm). Der Augapfel des *Rindes* ist also kleiner als derjenige des *Pferdes*. Beim *Pferd* besitzt der Bulbus ein Volumen von 38,0 – 57,7 cm³, beim *Rind* ein solches von 29 – 34 cm³, wobei der Augapfel des Bullen größer ist als der der Kuh. Überraschend wirkt allgemein die Größe des Augapfels im Vergleich mit der Größe des Gehirns (vgl. 212).

Um sich am Auge besser orientieren zu können, kommen besondere **Lage- und Richtungsbezeichnungen** zur Anwendung, denen in der Ophthalmologie auch praktische Bedeutung zukommt. So spricht man von einem corneaseitigen, vorderen oder distalen und einem hirnseitigen, cerebralen, hinteren oder proximalen Augenpol. Die Verbindungslinie zwischen vorderem und hinterem Augenpol wird als äußere Augenachse, *Axis bulbi externus*, die Entfernung zwischen Corneahinterfläche und Netzhautinnenfläche am proximalen Augenpol als innere Augenachse, *Axis bulbi internus*, bezeichnet. Unter der optischen Achse, *Axis opticus*, dagegen verstehen wir jene Linie, die durch die Mittelpunkte der verschiedenen lichtbrechenden Medien des Auges (Hornhaut, Linse und Glaskörper) hindurch projiziert auf die Netzhaut des Augenhintergrundes fällt. Je nach der Lage und Stellung des Auges weichen die Seh- und Augenachsen mehr oder weniger voneinander ab.

Die außen an den Bulbus angelegten Verbindungslinien zwischen proximalem und distalem Augenpol werden als *Meridiane* bezeichnet, und man unterscheidet einen vertikalen und einen horizontalen Hauptmeridian (216/c, d). Dadurch läßt sich der Augapfel in vier Quadranten einteilen.

Im Hinblick auf die schiefe Stellung des Bulbus im Schädel der *Haussäugetiere* pflegt man an Stelle von „medial" die Richtungsbezeichnung „nasal" und an Stelle von „lateral" die Bezeichnung „temporal" zu gebrauchen und darum z. B. vom „dorsonasalen" oder vom „ventrotemporalen" Quadranten zu sprechen. Die Kreislinie, die man sich senkrecht zur Augenachse um den größten Umfang des Bulbus gelegt denkt, stellt den *Äquator* des Auges dar.

Durch eine seichte, an der Grenze zwischen Cornea und Sclera rings um den Hornhautbezirk verlaufende Furche, den *Sulcus sclerae* (211/2"), kann der Augapfel in zwei Kugelsegmente von recht unterschiedlicher Größe und Wölbung unterteilt werden. Das kleinere, vordere oder distale Segment hat einen kleineren Krümmungsradius und erscheint darum stärker gewölbt. Seine Wand wird von der durchsichtigen Cornea gebildet, die Einblick in die vordere Augenkammer gestattet und so auch die Irisvorderfläche und die Pupille überblicken läßt. Das bedeutend größere, hintere oder proximale Segment besitzt den größeren Krümmungsradius und ist deshalb flacher gewölbt. Seine Wand ist undurchsichtig (Sclera), und es beinhaltet die wichtigsten Teile des optischen Apparates.

Da die beiden Orbitae bei den meisten Tieren nicht frontal, sondern mehr oder weniger lateral orientiert sind, pflegen auch die Augenachsen nicht wie bei den *Primaten* und beim *Menschen* annähernd parallel, sondern mehr oder weniger divergierend zu verlaufen. Da-

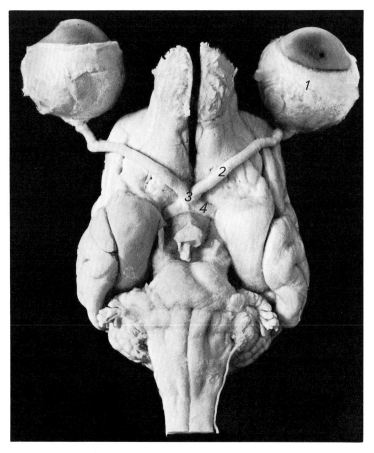

Abb. 212. Ventralansicht des Gehirns eines Hundes mit den dazugehörenden Augäpfeln und Sehnerven zur Darstellung des Größenverhältnisses zwischen Bulbus oculi und Gehirn.

1 Bulbus oculi; 2 N. opticus; 3 Chiasma opticum; 4 Tractus opticus

durch wird das binokulare Gesichtsfeld entsprechend verkleinert und das räumliche Sehen mehr oder weniger erschwert.

Die *Divergenz der Augenachsen* beträgt bei der *Katze* 20°, beim *Hund* je nach Rasse 30 – 50°, beim *Schwein* 66°, beim *Pferd* 90°, beim *Schaf* 100°, beim *Rind* 104° und beim *Hasen* 170°.

Während also die *Raubtiere* über ein besseres Formsehen verfügen, was sie für das Erkennen und Fangen der Beute benötigen, sind die ursprünglich stets von Feinden bedrohten *Pflanzenfresser* in der Lage, einen größeren Ausschnitt ihrer Umwelt gleichzeitig zu überblicken und damit einen nahenden Feind frühzeitiger zu erfassen. So kann also z. B. der *Hase*, ohne den Kopf zu wenden, auch nach hinten sehen. Der Sehakt der *Pflanzenfresser* ist demnach vorwiegend monokular, und das Bewegungssehen spielt für sie offenbar eine größere Rolle als das Formsehen.

Entwicklung des Auges

Während die Receptorzellen der Sinnesorgane im allgemeinen aus dem (Haut-)Ektoderm stammen, entwickeln sich die optisch reizbaren Elemente des Auges, d. h. die innere Augenhaut, *Retina*, aus dem Neurektoderm. Die Retina ist ein Stück ursprünglich gebliebene Gehirn-(Hirnbläschen-)wand.

Nach Schluß der Neuralrinne zum Neuralrohr gehen aus den Augengruben am Boden des noch unpaaren Vorderhirnbläschens zwei seitlich gerichtete Ausstülpungen, die beiden *Augenblasen* (213/2) hervor, deren Hohlraum als Sehventrikel, *Ventriculus opticus* (213/3), bezeichnet wird, da er durch den ebenfalls hohlen *Augenblasenstiel* (213/3') noch mit dem Binnenraum der Gehirnanlage in Verbindung steht.

Die seitlich gegen den Kopfektoblasten auswachsenden Augenblasen induzieren hier jederseits eine Ektodermverdickung, die *Linsenplatte* (213/5), die sich als sog. *Linsengrübchen* (213/6) gegen die Augenblasenwand einzustülpen beginnt, sich zum *Linsenbläschen* (213/7) schließt und vom Oberflächenepithel abschnürt. Die Linse ist das einzige Organ des gesamten Körpers, das ausschließlich aus Epithelgewebe besteht.

Die mitotischen Teilungen sind im distalen Pol der Augenblasenwand, dort, wo Kontakt zum Ektoderm besteht, besonders zahlreich, so daß es zu einer Einstülpung der Blase von der Linsenanlage her kommt und ein doppelwandiger Becher entsteht.

Das *äußere Blatt* (213/8) des nunmehr zweiblättrigen Augenbechers bleibt einschichtig und wird zum Pigmentblatt bzw. zum Pigmentepithel der Retina, während sich sein *inneres Blatt* (213/9) zum mehrschichtigen Nervenblatt, d. h. zum lichtempfindlichen Teil der Netzhaut entwickelt. Die beiden Blätter der Becherwand legen sich aneinander, so daß der Ventriculus opticus verschwindet. Die freien Ränder des Augenbechers umgreifen das Linsenbläschen und bilden die spätere Begrenzung der Pupille.

Der ventrale Rand des Augenbechers bleibt im Wachstum erheblich zurück, so daß ein Spalt entsteht, der sich als Rinne auf den Augenbecherstiel (213/10) fortsetzt und dessen Lumen schließlich zum Verschwinden bringt. Durch den Begriff „Augenbecher" wird insofern eine falsche Vorstellung vermittelt, als der Becher kein geschlossenes Gefäß darstellt, sondern einen senkrechten Spalt aufweist.

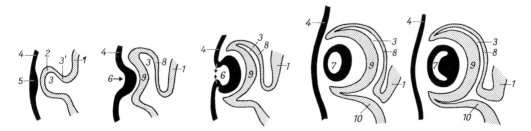

Abb. 213. Schematische Darstellung der Entwicklung des Augenbechers und der Linse.

1 Vorderhirnwand; 2 Augenblase; 3 Sehventrikel, 3' Augenblasenstiel; 4 Ektoblast; 5 Linsenplatte; 6 Linsengrube; 7 Linsenblase; 8 äußeres Blatt des Augenbechers, das zum Pigmentblatt der Netzhaut wird; 9 inneres Blatt des Augenbechers, das zum Nervenblatt der Netzhaut wird; 10 Augenbecherstiel, der zum Sehnerven wird

In dem *Augenbecherspalt* bzw. in der *Augenstielrinne* liegen zunächst Blutgefäße, die im Sehnerven zur A. und V. centralis retinae und in der Höhle des Augenbechers zur A. hyaloidea werden. Augenbecherspalt und Augenstielrinne verschwinden, indem ihre Ränder ohne Narbenbildung miteinander verschmelzen. Tritt dies nicht ein, dann entsteht eine Hemmungsmißbildung, die in unterschiedlicher Ausdehnung die Iris, die Retina und den Sehnerven betreffen kann und als *Colobom* bezeichnet wird.

Im Innenblatt des Augenbechers differenzieren sich, abgesehen vom Becherrand, die Photoreceptoren und 2 nachgeschaltete Neurone der *Pars optica retinae* sowie die Stützzellen. Die Axone des inneren Neurons laufen über den Rand des Augenbecherspaltes zum Augenbecherstiel und bilden dort den *N. opticus*. Daraus wird klar, daß nur durch das temporäre Auftreten des Augenbecherspaltes die Retina als inneres Blatt des Augenbechers Anschluß an das Gehirn bekommt. Die mittlere und äußere Augenhaut werden von dem den Augenbecher umhüllenden Mesoderm gebildet. Hinter der Linse legt sich der Glaskörper der Becherinnenwand an. Über nähere Einzelheiten der Organogenese des Auges wird auf die Lehrbücher der Embryologie verwiesen.

Augapfel, Bulbus oculi

Äußere Augenhaut, Tunica fibrosa bulbi

Die **äußere Augenhaut, Tunica fibrosa bulbi**, besitzt eine derb-elastische Konsistenz und wird durch den Bulbusinnendruck in Spannung gehalten, wodurch der Augapfel seine arttypische Gestalt erhält. Sie besteht aus dichtgefügtem, kollagenfaserigem Bindegewebe und wird in 2 Abschnitte gegliedert, in die proximale, undurchsichtige *Sclera* und in die distale, durchsichtige *Cornea*. Beide gehen am *Sulcus sclerae* (211/2"; 214/1") ineinander über. Dabei pflegt die Sclera, sich distal in einer schrägen Linie verjüngend, den Rand der Cornea zu übergreifen. Diese beim *Menschen* falzartige Verbindung der beiden Anteile der äußeren Augenhaut wird bei den Tieren als Corneoscleralfalz bezeichnet (211/3; 214/5; 217/c).

Die undurchsichtige, gefäßarme, **weiße Augenhaut, Sclera** (214/1; 217/b; 225/e), nimmt etwa ⅘ der Bulbusoberfläche ein und besteht aus derben, vorwiegend kollagenen Fibrillenbündeln, die aber auch von elastischen Fasern und Pigmentzellen durchsetzt und unter der Wirkung des Innendruckes und des Zuges der Augenmuskeln zu einem sich schichtweise durchflechtenden, funktionellen System geordnet sind. Im Bereich des Äquators ist die Sclera dünn, so daß hier das Pigment der Choroidea bläulich durchschimmert, in der Gegend des hinteren Augenpols dagegen besonders dick (z. B. beim *Pferd*: Dicke der Sclera am Äquator 0,3 – 0,5 mm, in der Nähe der Cornea 1,3 mm, am proximalen Augenpol 1,9 mm). Bei den *Wiederkäuern* erscheint die Sclera infolge des reichlicheren Eigenpigmentes insgesamt bläulich gefärbt.

Im Randbezirk der Cornea ist die Sclera zu dem bei den *Fleischfressern* besonders deutlichen Scleralwulst (211/2'; 214/1'; 217/b') verdickt. Diesem liegt innen, kurz vor dem Corneoscleralfalz, der aus zirkulären, kollagenen und elastischen Fasern bestehende, beim *Schwein* und bei den *Fleischfressern* aber schwach ausgebildete Grenzring, *Anulus sclerae* (214/1'''; 217/o), an. Zwischen ihm und dem Scleralwulst findet sich der dem Sinus venosus sclerae (SCHLEMMscher Kanal) des *Menschen* entsprechende *Plexus venosus sclerae* (214/2; 217/p), der dem Abfluß des Kammerwassers dient und damit zur Regulation des Bulbusinnendruckes beiträgt.

Im ventrotemporalen (bei der *Katze* im ventronasalen) Quadranten des Augenhintergrundes wird die Sclera von den Faserbündeln des Sehnerven sowie von Gefäßen und Nerven der Choroidea durchbohrt, wodurch ein siebartig durchlöchertes Feld, die *Area cribrosa sclerae* (214/3; 215; 225/a'), entsteht. Nach außen geht die Sclera in die lockere, gefäßreiche *Lamina episcleralis* über, und am hirnseitigen Pol des Bulbus steht sie mit der

Durascheide des Sehnerven (214/30; 225/h) in Verbindung. Soweit der distale Teil des Augapfels in den Bindehautsack vorragt, ist die Sclera von der *Tunica conjunctiva bulbi* (214/31; 217/d) überzogen.

Die ebenfalls derb-elastische, aber durchsichtige **Hornhaut, Cornea** (211/1; 214/4 – 4"; 217/a – a"'), ist stärker gewölbt als die Sclera. Die durchfallenden Lichtstrahlen erfahren eine

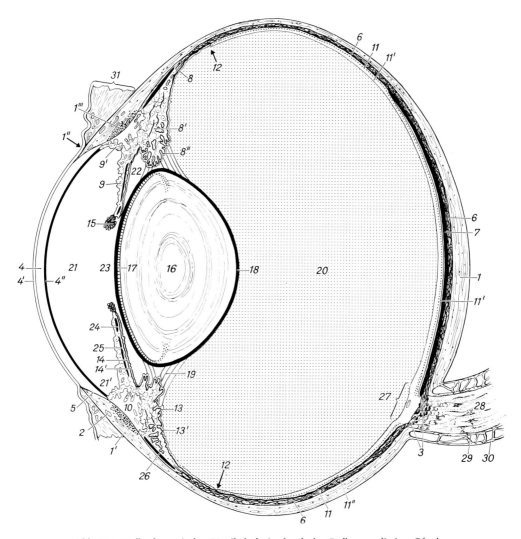

Abb. 214. Halbschematischer Vertikalschnitt durch den Bulbus oculi eines Pferdes.

Äußere Augenhaut: 1 weiße Augenhaut, *Sclera*, 1' Scleralwulst, 1" Sulcus sclerae, 1''' Grenzring, Anulus sclerae; 2 Gefäße des Plexus venosus sclerae; 3 Area cribrosa sclerae; 4 Eigenschicht (Substantia propria corneae), 4' Corneaepithel (Epithelium anterior corneae), 4" DESCEMETsche Membran (Lamina limitans posterior) der Hornhaut, *Cornea* (4 – 4"); 5 Corneoscleralfalz

Mittlere Augenhaut: 6 Aderhaut, *Choroidea*; 7 Tapetum lucidum; 8 Orbiculus ciliaris, 8' Corona ciliaris, 8" Processus ciliares; 8 – 8" Ziliarkörper, *Corpus ciliare*; 9 Irisstroma, 9' Irisfortsatz; 9 – 9' Regenbogenhaut, *Iris*; 10 Spatia anguli iridocornealis

Innere Augenhaut: 11 Pigmentepithel (Außenblatt, im Tapetumbereich unpigmentiert, 11'), 11" Nervenblatt (Innenblatt) der *Pars optica retinae*; 12 Ora serrata; 13 pigmenthaltiges Außenblatt, 13' pigmentloses Innenblatt der *Pars ciliaris retinae*; 14 Außenblatt (Myoepithel mit pigmenthaltigen Kernbezirken), 14' pigmentiertes Innenblatt der *Pars iridica retinae*; 13 – 14' *Pars caeca retinae*; 11 – 14' Netzhaut, *Retina*

15 Traubenkorn (Granulum iridis); 16 *Linse*; 17 Linsenepithel; 18 Linsenkapsel; 19 Zonula ciliaris; 20 Glaskörper, Corpus vitreum im Glaskörperraum (Camera vitrea bulbi); 21 vordere Augenkammer, 21' Iriswinkel (Angulus iridocornealis); 22 hintere Augenkammer; 23 Pupille; 24 M. sphincter pupillae; 25 M. dilatator pupillae; 26 M. ciliaris; 27 Discus n. optici; 28 N. opticus; 29 Piascheide; 30 Arachnoidea- und Durascheide; 31 Tunica conjunctiva bulbi

der cornealen Krümmung entsprechende Brechung. Die Dicke der Hornhaut ist am zentralen *Vertex corneae* etwas geringer als am peripheren *Limbus corneae*. Während die innere (gegen die vordere Augenkammer liegende) Umrandung der Cornea bei allen Tieren nahezu kreisrund ist, erscheint die äußere Begrenzung und damit die Außenfläche der Hornhaut nur bei den *Fleischfressern* und beim *Menschen* rund. Bei den *Huftieren* besitzt sie dagegen (wie die Pupille) quer-ovale bzw. eiförmige Gestalt (216/a), wobei der stumpfe Pol nasal, der spitze temporal liegt und der Cornearand dorsal und ventral von der Sclera stärker überlappt wird als nasal und temporal.

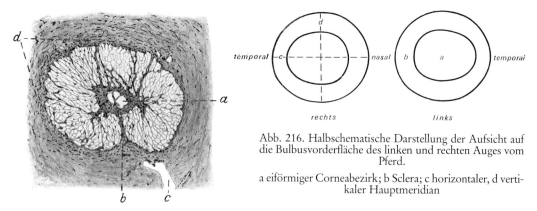

Abb. 216. Halbschematische Darstellung der Aufsicht auf die Bulbusvorderfläche des linken und rechten Auges vom Pferd.

a eiförmiger Corneabezirk; b Sclera; c horizontaler, d vertikaler Hauptmeridian

Abb. 215. Area cribrosa sclerae im Querschnitt durch den endoscleralen Teil des Sehnerven vom Rind (nach ZIETZSCHMANN, 1906).

a Querschnitte durch Äste der A. und V. centralis retinae; b mit den Gefäßen einstrahlendes Bindegewebsseptum; c eine V. ciliaris posterior brevis; d zirkulär verlaufende Faserzüge der Sclera

Die mächtigste Schicht der Hornhaut ist die Eigenschicht, *Substantia propria corneae* (214/4; 217/a). Sie besteht aus mehreren Lagen oberflächenparallel angeordneter Lamellen, die ihrerseits aus parallel verlaufenden Fibrillen aufgebaut sind, deren Anordnung von Lamelle zu Lamelle wechselt. Die Faserbündel sind in eine Grundsubstanz eingebettet, die den gleichen Brechungsindex wie die Fasern hat. Zwischen den Lamellen liegen abgeplattete, fortsatzreiche Bindegewebszellen. An ihrer Vorderfläche, *Facies anterior*, ist die Hornhaut von einem mehrschichtigen, aber nicht verhornenden Plattenepithel, dem Corneaepithel, *Epithelium anterius corneae* (214/4'; 217/a'), überzogen, das am Anulus conjunctivae als einzige Schicht der Tunica conjunctiva bulbi auf die Cornea übertritt. Beim *Menschen* und bei *Primaten* sitzt das Corneaepithel einer homogenen Membran, *Lamina limitans anterior* (BOWMANsche Membran) aus verdichtetem Propriabindegewebe auf. Diese fehlt den *Haussäugetieren*. An der *Facies posterior* ist die Propria durch eine glasklare, homogene Schicht, die *Lamina limitans posterior* (DESCEMETsche Membran 214/4''; 217/a'') begrenzt, der ein einschichtiges Plattenepithel, *Epithelium posterius corneae*, aufliegt. Dieses Epithel ist bindegewebiger Herkunft und wird als Endothel der vorderen Augenkammer bezeichnet (217/a''').

Abgesehen von einem zarten Randschlingennetz (237/9) am Limbus corneae, das von Zweigen der *Rami ciliares* der Lamina episcleralis gespeist wird, ist die Hornhaut frei von Blutgefäßen. Lymphgefäße fehlen ebenfalls. Die für die Durchsichtigkeit der Cornea wichtige Durchfeuchtung sowie ihre Ernährung erfolgen auf dem Wege der Diffusion sowie durch die Tränenflüssigkeit und das Kammerwasser. Dagegen ist die Hornhaut reich mit sensiblen Nerven versorgt, die geflechtartig alle Schichten durchsetzen.

Mittlere Augenhaut, Tunica vasculosa bulbi

Die **mittlere Augenhaut, Tunica vasculosa bulbi**, ist eine zarte, locker strukturierte Bindegewebshaut, die reich an Blutgefäßen, Pigmentzellen, elastischen Fasern und Nerven ist. Präpariert man die Sclera vorsichtig ab, dann erhält man eine an der Pupille offene, am Sehnerven hängende Kugel, die einer dunklen Weinbeere ähnlich sieht (vgl. 218), weshalb die mittlere Augenhaut auch Traubenhaut, *Uvea*, genannt wird, eine Bezeichnung, die bei entzündlichen Prozessen in ihrem Bereich (Uveitis) noch gebräuchlich ist. Der Pigmentreichtum der Tunica vasculosa macht das Innere des hinteren Kugelsegmentes des Augapfels zur *Camera obscura*.

Die mittlere Augenhaut gliedert sich in die Choroidea, den Ziliarkörper und die Iris.

Die **Aderhaut, Choroidea** (211/4; 214/6; 218/b; 225/d), überzieht als dünnes, infolge des reichen Pigmentgehaltes braunschwarz gefärbtes Häutchen, zwischen Pars optica retinae und Sclera eingefügt, den Augenhintergrund. Mit der Sclera steht sie durch die *Lamina suprachoroidea* in loser Verbindung. Diese besteht aus elastischen Fasernetzen und pigmentierten Bindegewebszellen, die zu zarten, locker unter sich verbundenen Lamellen angeordnet sind und wegen ihres Pigmentreichtums auch als *Lamina fusca sclerae* bezeichnet werden. Zwischen diesen Lamellen finden sich saftreiche Spalträume, *Spatia perichoroidea*. Eine festere Verbindung der Choroidea mit der Sclera liegt nur im Bereich des Sehnervenkopfes vor.

Die mächtigste Schicht der Choroidea ist ihre *Lamina vasculosa*. Diese besteht aus einem lamellären, von Pigmentzellen durchsetzten Bindegewebsgerüst, in das dichte Gefäßgeflechte eingebaut sind. Daran beteiligen sich von außen nach innen ziehende, arterielle Gefäßschlingen, die dann über die *Lamina choroidocapillaris* (237/10) in von innen nach außen verlaufende Venen übergehen. Diese vereinigen sich an vier bis sechs Stellen wirbelförmig zu je einer *V. vorticosa* (218/i; 237/14), die die Sclera im Ansatzbereich des M. retractor bulbi durchbohren.

Zwischen die Lamina vasculosa und die Netzhaut schieben sich ein dichtes Kapillarnetz, die Lamina choroidocapillaris sowie eine aus Basalmembran und elastischen Fasern bestehende *Lamina vitrea* (BRUCHsche Membran) ein.

Dorsal vom *Discus n. optici* findet sich in der Choroidea der *Fleischfresser*, der *Wiederkäuer* und des *Pferdes* ein dreieckig bis plump halbmondförmiges, gefäßloses, besonders strukturiertes Feld, das sich durch charakteristische Licht- und Farbeffekte auszeichnet und darum als **Tapetum lucidum** (211/8; 214/7; 225/f) bezeichnet wird. Es fehlt dem *Schwein* und dem *Menschen*. Im Tapetumbereich ist das Außenblatt der Netzhaut pigmentlos (225/c').

Das *Tapetum lucidum* der *Fleischfresser* besteht aus mehreren Lagen abgeplatteter Zellen (*Tapetum cellulosum*), die als hochspezialisierte Melanocyten anzusehen sind. Bei den *Wiederkäuern* und beim *Pferd* ist es aus wellig verlaufenden, vorwiegend konzentrisch angeordneten Faserbündeln (*Tapetum fibrosum*) aufgebaut. Die einfallenden Lichtstrahlen werden vom Tapetum reflektiert und in ihre einzelnen Komponenten zerlegt (Interferenz), wodurch der tierartlich verschiedene, schillernde Farbeffekt am Augenhintergrund (vgl. 226) sowie das Aufleuchten des Auges bei einfallendem Licht im Dunkeln zustande kommen. Für die gelbgrüne Fluoreszenz des Tapetum der *Katze* wird Riboflavin verantwortlich gemacht. Die Reflexion des Lichtes reizt die Photoreceptoren der Retina zusätzlich. Tiere mit einem Tapetum lucidum sehen darum in der Dämmerung und im Dunkeln besser, weil sie das ins Auge einfallende Licht besser auszuwerten vermögen.

Bei der **Katze** erscheint das halbmondförmige oder dreieckige *Tapetum*, dessen unterer Rand den Discus n. optici ventral umgreift, gelbgrünlich oder goldgelb mit blaugrünlichem Rand, beim **Hund** metallisch schillernd goldgrün mit Übergängen zu graublau oder weiß (beträchtliche Rassenunterschiede), beim **Schaf** dunkelblau, beim **Rind** in einem leuchtenden Blaugrün bis Azurblau und beim **Pferd** vorwiegend schillernd grün bis blaugrün (vgl. 226). Beim *Pferd* verläuft die Basis des *Tapetum lucidum* immer dorsal vom Discus n. optici (227/b).

Gegen den Rand hin werden die Schichten des Tapetum allmählich dünner, und das Außenblatt der Netzhaut wird wieder pigmenthaltig. Dieses Randgebiet des Tapetum lucidum ist dunkel schwarzbraun gefärbt und wird als *Tapetum nigrum* (211/8') bezeichnet.

Beim *Schwein* ist der Bereich, in dem das Tapetum lucidum bei den anderen *Haussäugetieren* ausgebildet ist, sowohl im Pigmentepithel als auch in der Choroidea geringer pigmentiert als im übrigen Fundus. Außerdem besteht hier die Choroidea hauptsächlich aus mehreren Lagen parallel zur Oberfläche orientierter Kollagenfibrillen, und die Zahl der Blutgefäße ist reduziert. Funktionell ist dieser Bereich nicht mit dem Tapetum lucidum zu vergleichen, von der Struktur her bestehen gewisse Ähnlichkeiten.

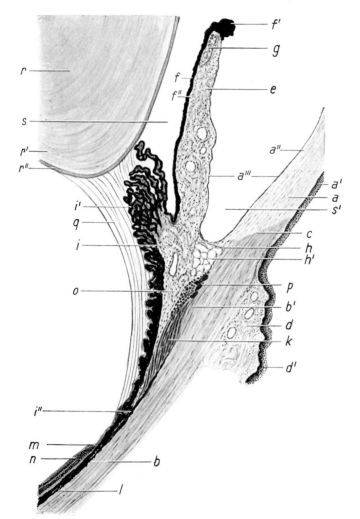

Abb. 217. Meridionalschnitt durch einen unteren Quadranten des vorderen Bulbusabschnittes, sogenannter Iriswinkel, einer Ziege (nach ZIETZSCHMANN, 1906).

a Eigenschicht, Substantia propria corneae, a' Corneaepithel, a'' Lamina limitans posterior (DESCEMETsche Membran), a''' Endothel der vorderen Augenkammer; b Sclera, b' Scleralwulst; c Corneoscleralfalz; d Tunica conjunctiva bulbi, d' Konjunktivalepithel; e Irisstroma; f Pars iridica retinae, f' Granulum iridis, f'' M. dilatator pupillae; g M. sphincter pupillae; h Irisfortsatz, h' Spatia anguli iridocornealis; i Corona ciliaris, i' Processus ciliares, i'' Orbiculus ciliaris; k M. ciliaris; l Choroidea; m Ora serrata; n Pars optica retinae; o Grenzring; p Plexus venosus sclerae; q Zonula ciliaris; r kernlose, r' kernhaltige Linsenfasern, r'' Linsenkapsel; s hintere, s' vordere Augenkammer

Der **Strahlenkörper, Corpus ciliare** (211/10, 10'; 214/8 – 8''; 217/i – i''; 219/5, 6), stellt die distale Fortsetzung der Choroidea dar und schiebt sich zwischen sie und die Iris ein. Er bildet einen im Grenzgebiet zwischen hinterem und vorderem Bulbussegment gelegenen, dem Scleralwulst aufsitzenden Ring, der mit seinen Fortsätzen zwischen Glaskörperraum und hinterer Augenkammer gegen das Bulbusinnere vorragt und als Aufhängevorrichtung der Linse dient.

Die Gesamtübersicht des Ziliarkörpers erhält man, wenn man ihn vom Glaskörperraum aus betrachtet, nachdem der Bulbus äquatorial durchschnitten und der Glaskörper entfernt wurde (vgl. 219). Er beginnt an der Grenze zwischen der Pars optica und der Pars caeca retinae mit einer beim *Menschen* gezackten, bei den *Haussäugetieren* leicht gewellten Linie, der *Ora serrata* (214/12; 217/m; 219/4), und steigt dann als *Orbiculus ciliaris* (214/8; 217/i'; 219/5), feine Fältchen bildend, allmählich zur *Corona ciliaris* (214/8'; 217/i; 219/6) an.

Orbiculus und *Corona ciliaris* bilden die Grundplatte des Ziliarkörpers, der dann an der Corona die radiär strahlenförmig um die Linse gruppierten Ziliarfortsätze, *Processus ciliares* (214/8''; 217/i'; 219/6), aufsitzen. Diese gehen aus zarten Leistchen des Orbiculus hervor und wachsen an der Corona ciliaris beim *Hund* zu 70 – 80, beim *Rind* und *Pferd* zu mehr als 100 selbständigen, sekundär gefälteten Fortsätzen aus, die bis nahe an den Linsenäquator heranreichen und im histologischen Meridionalschnitt ein kompliziertes Faltengewirr entstehen lassen. Die Basis der bei den *Fleischfressern* schlanken, bei den *Huftieren* wulstigen Ziliarfortsätze sitzt der Corona ciliaris auf, kann aber auch auf die Hinterfläche der Iris übergreifen.

Während der Ziliarkörper bei den *Fleischfressern* und beim *Menschen* einen annähernd kreisrunden Ring um die Linse bildet, besitzt er bei Tieren mit querovaler Pupille (*Wiederkäuer, Pferd*) asymmetrische Form, indem er vor allem nasal, in geringerem Grade aber auch ventral, verschmälert erscheint (vgl. 219). Infolge dieser starken Verkürzung des Ziliarkörpers, insbesondere des Orbiculus ciliaris, der nasal beinahe vollständig fehlt, rückt die Pars optica retinae in der nasalen Bulbushälfte weiter distal vor, wodurch das Sehfeld dieser Tiere für von hinten kommende optische Reize vergrößert wird.

In der Grundplatte des Corpus ciliare, dem Scleralwulst innen angelagert, findet sich der der Akkomodation der Linse dienende, glatte *M. ciliaris* (214/26; 217/k).

Der Feinbau des Ziliarkörpers stimmt im Prinzip mit dem der Choroidea überein. Das Stroma der Grundplatte wie auch der Ziliarfortsätze, die *Pars ciliaris uveae*, besteht aus einem zarten, an kollagenen Fasern und Pigmentzellen reichen Bindegewebe, das von zahlreichen, radiär verlaufenden und bis in die Fortsätze vorstoßenden Blutgefäßen durchzogen wird (237/5). Dagegen fehlt die Lamina choroidocapillaris vollständig, da die Pars optica retinae an der Ora serrata ihr Ende findet.

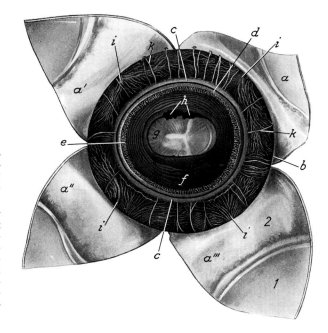

Abb. 218. Rechter Augapfel eines Pferdes, an dem durch Abpräparieren von Cornea und Sclera (nach Kreuzschnitt) die mittlere Augenhaut freigelegt wurde, Ansicht von vorn (nach ZIETZSCHMANN, 1906).

a, a', a'', a''' Zipfel der über den Aequator zurückgeschlagenen äußeren Augenhaut (1 Cornea, 2 Sclera); b Choroidea; c M. ciliaris (in der Grundplatte des Ziliarkörpers); d Grenzring; e Ringzone der abgerissenen Irisfortsätze; f Iris mit Ringfalten bei erweiterter Pupille; g Pupille mit Aufsicht auf die Linsenvorderfläche; h Traubenkörner; i Äste der Vv. vorticosae; k Endzweige der Nn. ciliares

Die innere Oberfläche des Stromas wird durch eine *Lamina basalis* begrenzt. Dieser sitzt eine zweischichtige Epithellage auf, die sich aus dem Randgebiet des zweiblättrigen Augenbechers entwickelt hat und als *Pars ciliaris retinae* (214/13, 13') den proximalen Teil der *Pars caeca retinae* darstellt. Die tiefere, dem Außenblatt des Augenbechers entsprechende Zellschicht bildet die Fortsetzung des Pigmentepithels der Retina, während die oberflächliche, aus pigmentlosen, kubischen oder hochprismatischen Zellen bestehende Schicht dem modifizierten, auf eine Zellage reduzierten Innenblatt des Augenbechers entspricht. Dieser epitheliale Überzug der *Processus ciliares* soll zur Bildung des Kammerwassers beitragen. In der dem Glaskörper zugewandten Basallamina der inneren Zellschicht der Pars ciliaris retinae sind feine Fasern verankert, die als *Zonulae ciliares* (211/14; 214/19; 217/q; 219/7) zum Linsenäquator ziehen.

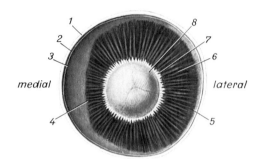

medial lateral

Abb. 219. Vorderer Bulbusabschnitt des rechten Auges eines Pferdes nach Entfernung des Glaskörpers (Ansicht von hinten).

1 Sclera; 2 Choroidea; 3 Pars optica retinae; 4 Ora serrata; 5 Orbiculus ciliaris; 6 Fortsätze der Corona ciliaris; 5 + 6 Ziliarkörper; 7 Zonula ciliaris; 8 Linsenhinterfläche mit durchschimmerndem, vorderem Linsenstern

Der glatte *M. ciliaris* (214/26; 217/k; 218/c) ist beim *Pferd* verhältnismäßig schwach, bei den *Fleischfressern* relativ kräftig entwickelt. Er besteht aus zirkulär und meridional verlaufenden Muskelfasern, die so in ein dreidimensionales, elastisches Fasernetz eingebaut sind, daß der Ziliarkörper zu einem einheitlichen funktionierenden, elastisch-muskulösen System wird, dessen Funktion zusammen mit der elastischen Verformbarkeit der Linse den Vorgang der Akkomodation betrifft. Während der Ziliarmuskel beim *Menschen* vorwiegend aus zirkulären Fasern besteht, kommen bei den *Haussäugetieren* neben den zirkulären auch mehr oder weniger reichlich meridionale Fasern vor.

Die **Regenbogenhaut**, **Iris** (211/11; 214/9, 9'; 217/e, f; 218/f), bildet die Fortsetzung der Grundplatte des Ziliarkörpers und damit das distale Ende der mittleren Augenhaut, die sich etwas proximal vom Corneoscleralfalz von der äußeren Augenhaut abhebt und im spitzen Winkel (Iriswinkel) in das von Kammerwasser erfüllte Hohlraumsystem des distalen Bulbussegmentes hineinragt.

Mit ihrem freien Rand begrenzt die Iris das Sehloch, *Pupilla* (214/23; 218/g), und übernimmt damit als eine Art kontraktiler Vorhang die Rolle einer den Lichteinfall regulierenden Blende des Auges. Die Regenbogenhaut schiebt sich zwischen die geräumigere, zwischen Iris und Cornea gelegene *vordere* und die bedeutend engere, zwischen Iris, Linse und Ziliarkörper liegende *hintere Augenkammer* ein, wobei sie die Linsenvorderfläche meist berührt. Die beiden Augenkammern stehen über die Pupille miteinander in Verbindung.

Wie der Ziliarkörper besteht auch die *Iris* aus einem uvealen und einem retinalen Anteil. Die *Pars iridica uveae* liefert das gefäßreiche, bei den *Fleischfressern* sehr lockere, bei den *Huftieren* kompaktere *Irisstroma* (214/9; 217/e), das aus zarten, vorwiegend radiär verlaufenden Bindegewebsfasern und mehr oder weniger zahlreichen, vielzipfligen Pigmentzellen aufgebaut ist und je einen *Circulus arteriosus iridis major* und *minor* enthält.

Am Margo ciliaris geht das Stroma der Iris direkt in dasjenige des Ziliarkörpers über, tritt hier aber durch zarte, pigmentierte Bindegewebsbalken, die Irisfortsätze (214/9'; 217/h; 218/e), auch mit der Sclera und Cornea in Verbindung und bildet so den Iriswinkel, *Angulus iridocornealis* (214/21'). Dieser ist beim *Schwein* sehr eng, während bei den *Pflanzenfressern* das Maschenwerk, das insgesamt als *Ligamentum pectinatum anguli iridocornealis* bezeichnet wird, besonders gut ausgebildet ist. Die Bindegewebsformation des Kammerwinkels, die besser als Trabekelwerk denn als Ligamentum pectinatum zu bezeichnen wäre, enthält kleine spaltartige Hohlräume, die *Spatia anguli iridocornealis* (FONTANAsche Räume) (214/10; 217/h'). Sie kommunizieren mit der vorderen Augenkammer und enthalten Kammerwasser. Der Kammerwinkel ist deshalb für den Flüssigkeitsabfluß und damit für die Regulation des Binnendruckes im Bulbus von großer Bedeutung.

Der Abfluß des Kammerwassers erfolgt über endothelausgekleidete Spalten in der Sclera, die wegen ihrer Verbindung zu scleralen Venen als *Plexus venosus sclerae* (214/2) bezeichnet werden. Dieser Plexus venosus ist mit Kammerwasser gefüllt. Er ist besonders auffällig beim *Fleischfresser* und entspricht dem beim *Menschen* einheitlichen *Sinus venosus sclerae* (SCHLEMMscher Kanal).

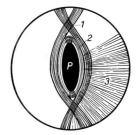

Abb. 220. Schematische Darstellung der Muskelsysteme in der Iris der Katze bei enger Pupille (nach RASELLI, 1923).

P Pupille
1 Zwickel der sich kreuzenden peripheren Fasern; 2 zentrale Fasern des M. sphincter pupillae; 3 M. dilatator pupillae

In der Nähe des *Margo pupillaris* der Iris ist der glatte, aus zirkulären Fasern bestehende *M. sphincter pupillae* (214/24; 217/g) ins Stroma eingebaut. Bei Tieren mit ovaler Pupille (*Katze, Huftiere*) besteht der Schließmuskel neben zentralen, zirkulären Fasern (220/2) aus peripheren, am „spitzen" Pol des Sehloches sich scherengitterartig kreuzenden Fasersystemen (220/1), die dann bei intensivem Lichteinfall die mehr oder weniger stark schlitzförmige Verengung der Pupille (z. B. *Katze*) bedingen (vgl. 221).

Die Vorderfläche der Iris sowie die Irisfortsätze sind vom Endothel der vorderen Augenkammer (217/a''') überzogen, das am Iriswinkel auf die Hinterfläche der Hornhaut übertritt.

Die *Facies posterior* der Iris ist von zwei pigmentierten Epithelzellagen bekleidet, die als Fortsetzung der Pars ciliaris retinae den distalen Anteil der *Pars caeca retinae* bilden und darum als *Pars iridica retinae* (217/f) bezeichnet werden. Sie entsprechen dem Innen- und Außenblatt des Augenbecherrandes und gehen am *Margo pupillaris* ineinander über.

An dieser Umschlagsstelle können sich bei den *Wiederkäuern* und beim *Pferd* sog. Traubenkörner, *Granula iridica* (211/11'; 214/15; 217/f'; 218/h) bilden, die vor allem vom oberen, aber auch vom unteren Pupillarrand her ins Sehloch vorragen. Die Traubenkörner sind immer dunkel pigmentiert, beim *Rind* klein und kompakt, bei den *kleinen Wiederkäuern* und beim *Pferd*, namentlich am oberen Pupillarrand, beträchtlich größer. Bei *Schaf* und *Ziege* enthalten die Traubenkörner große blasige Hohlräume, die von wenig Epithel umkleidet und mit feinfaserigem Bindegewebe und zahlreichen Gefäßanschnitten ausgefüllt sind. Beim *Pferd* bestehen die Traubenkörner überwiegend aus Epithelzellen. Sie enthalten daneben kleine cystische Hohlräume. Nach ihrer Morphologie wird den Traubenkörnern eine Sekretion von Kammerwasser zugeschrieben.

Das oberflächliche bzw. innere Blatt der Pars iridica retinae (214/14') wird von hochprismatischen Zellen gebildet, die im Gegensatz zur entsprechenden Zellschicht des Ziliarkörpers dicht mit Pigmentgranula gefüllt sind, während das tiefere bzw. äußere Blatt (214/14) aus einer Lage von Myoepithelzellen besteht, deren kernhaltiger Teil ebenfalls pigmentiert ist. Die faserartigen, pigmentlosen, kontraktilen Fortsätze der Myoepithelzellen legen sich dicht aneinander und bilden den sich in radiärer Anordnung über die ganze Hinterfläche der Iris ausdehnenden, dünnen *M. dilatator pupillae* (214/25; 217/f''; 220/3).

Das fein abgestimmte Zusammenspiel des *M. sphincter* und *M. dilatator pupillae* ermöglicht den Pupillarmechanismus, der den Lichteinfall ins Auge reguliert und durch Abblendung der Randstrahlen eine Verschärfung des auf die Netzhaut projizierten Bildes erreicht, gleichzeitig aber auch die Form der Pupille entsprechend verändert.

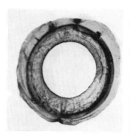 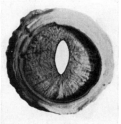

Abb. 221. Iris der Katze bei maximal erweiterter und verengter Pupille (nach RASELLI, 1923).
Ansicht von vorn, nach Entfernung der Cornea.

Bei allen *Haussäugetieren* erscheint die Pupille bei maximaler Erweiterung annähernd rund, sie bleibt dies bei *Hund* und *Mensch* auch bei starker Verengung. Demgegenüber bildet die durch direkte Belichtung maximal verengte Pupille bei der *Katze* einen senkrechten Spalt (vgl. 221), und bei den *Huftieren* mit ihrer ovalen Pupille ein schmales Queroval oder ein längliches, quergestelltes Rechteck (vgl. 222). Während also das Irisgewebe bei *Hund* und *Mensch* beim Pupillenspiel während der Erweiterung bzw. Verengerung ringsum gleichmäßig gerafft oder gedehnt wird, kommt es bei Tieren mit quer- oder vertikal-ovaler Pupille nur entlang den Längsseiten des Sehloches zu beträchtlichen Raffungen oder Dehnungen der Iris. An den schmalen Enden der ovalen Pupille der *Katze*, des *Schweines*, der *Wiederkäuer* und des *Pferdes* verkürzt oder verlängert sich die Iris bei der Erweiterung bzw. Verengerung nur minimal, da sich hier die peripheren Fasern des *M. sphincter pupillae* scherengitterartig kreuzen (220/1).

Die Dicke der Iris wird weitgehend vom Pupillarmechanismus bestimmt. An der Vorderfläche der Regenbogenhaut läßt sich schon bei Pupillenverengerung ein zentraler niedriger *Anulus iridis minor* von einem peripheren, wulstigen *Anulus iridis major* unterscheiden, die durch eine zirkuläre Grenzrinne mehr oder weniger deutlich voneinander getrennt sind. Bei Pupillenerweiterung treten an der Facies anterior infolge der Raffung mehrere, konzentrische Wülste auf (218/f), und die Iris erscheint jetzt, namentlich an ihrer Basis, verdickt.

Die **Farbe der Iris** (vgl. 222), die dem Ausdruck des Auges seinen besonderen Charakter verleiht, schwankt nach Tierart und Rasse, aber auch individuell, beträchtlich. Sie ist wesentlich vom Pigmentgehalt des Irisstromas abhängig.

Je dichter die Pigmentzellen liegen, um so dunkler *braun* ist sie gefärbt (*Rind, Pferd*). Die hell-braune und gelbliche Irisfarbe, wie sie vor allem bei *Hund, Schwein* und *kleinem Wiederkäuer* vorkommt, beruht im wesentlichen auf einem geringeren Pigmentgehalt. Die schillernd gelbe oder gelbgrüne Farbe der Regenbogenhaut der *Katze* wird auf gelöstes Pigment in den Stromazellen zurückgeführt. Einer Blau- oder Graublaufärbung der Iris begegnet man oft beim *Schwein*, der *Ziege*, manchen *Polarhunden* und bei rein weißen *Katzen*. In solchen Fällen fehlt das Stromapigment vollständig, während das Pigment der Pars iridica retinae durch die farblosen Schichten der Stromas hindurchschimmern.

Im albinotischen Auge fehlt das Pigment auch in der Pars iridica retinae sowie in den Schichten des Augenhintergrundes mehr oder weniger vollständig, womit dann infolge der durchschimmernden Blutgefäße die bekannte Rotfärbung zustande kommt.

Bei fibrillärer Verdichtung im pigmentarmen oder pigmentlosen Irisstroma kann es zu einer fleckigen oder totalen Weißfärbung kommen. Finden sich weiße Flecken in einer braunen Iris, dann spricht man von einem Birkauge (223/*Hund*), ist die ganze Iris weiß, dann handelt es sich um ein Glasauge (223/*Pferd*). Birk- und Glasaugen kommen ein- oder beidseitig beim *Pferd* (insbesondere bei Schecken) und bei weiß-schwarz oder -braun gefleckten *Hunderassen* (gefleckte Doggen, Dalmatiner) nicht selten vor. In der Regel besitzen beide Augen die gleiche Irisfarbe. Ungleichmäßig fleckige oder marmorierte Zeichnungen bilden aber keine Seltenheit.

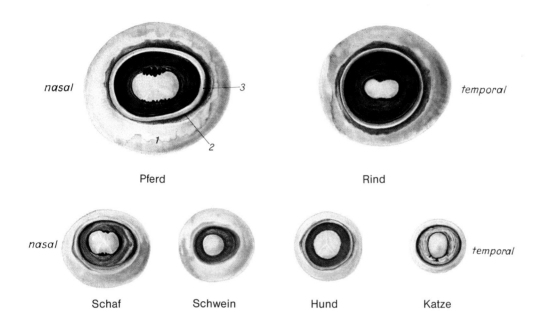

Abb. 222. Aufsicht auf Iris, Pupille und Linsenvorderfläche eines linken Auges von Pferd, Rind, Schaf, Schwein, Hund und Katze nach Abtragung der Hornhaut.
Die Pupille ist mit Ausnahme des Rinderauges stark erweitert. Bei Pferd, Rind und Schaf Traubenkörner am oberen und unteren Pupillarrand.
1 Sclera; 2 Corneoscleralrand; 3 Rest der Cornea
Auf der Linse ist der vordere Linsenstern zum Teil deutlich sichtbar.

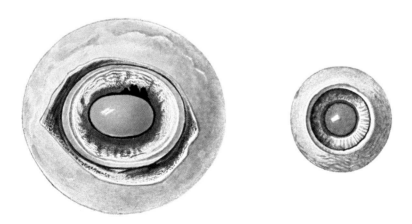

Abb. 223. Glasauge vom Pferd und Birkauge vom Hund nach Abtragung der Cornea (nach ZIETZSCHMANN, 1943).
Beim Pferdeauge ist die den Corneabezirk umgebende Tunica conjunctiva bulbi pigmentiert.

Innere Augenhaut, Retina

Die **innere Augenhaut** wird als **Netzhaut** oder **Retina** bezeichnet. Sie liegt der mittleren Augenhaut auf und kleidet die innere Oberfläche des Augapfels vom Pupillarrand der Iris bis zum Sehnervenaustritt vollständig aus. Dabei lassen sich, wie schon erwähnt, ein lichtempfindlicher Teil, die *Pars optica retinae* (214/11, 11', 11"), von einem lichtunempfindlichen oder blinden Teil, der *Pars caeca retinae* (214/13 – 14'), unterscheiden.

Die **Pars caeca retinae** überzieht als doppelte Epithellage die innere Oberfläche des Ziliarkörpers und der Iris und wird darum in die *Pars ciliaris retinae* (214/13, 13') und die *Pars iridica retinae* (214/14, 14') unterteilt. Diese beiden Abschnitte der *Pars caeca retinae* sind zusammen mit dem Ziliarkörper und der Iris bereits beschrieben worden. Entsprechend ihrer Entwicklung aus der zweiblättrigen Wand des embryonalen Augenbechers (s. S. 409) besteht auch die fertige Netzhaut aus einem Außen- und einem Innenblatt. Über die Beschaffenheit dieser beiden Blätter im Bereich der Pars caeca retinae s. S. 416 ff.

Der **Sehteil**, die **Pars optica retinae**, kleidet den ganzen Augenhintergrund, von der *Ora serrata* (214/12; 217/m; 219/4) bis zum *Discus n. optici*, aus und wird in seiner gesamten Ausdehnung von der Choroidea unterlagert.

Das dem Pigmentblatt des Augenbechers entsprechende **Außenblatt der Retina** wird vom einschichtigen platten bis niedrig kubischen Pigmentepithel, *Stratum pigmentosum retinae* (214/11; 224/1), gebildet, dessen Zellen braune Pigmenteinlagerungen enthalten und, je nach Belichtung, mehr oder weniger lange, pigmenthaltige Cytoplasmafortsätze zwischen die Stäbchen und Zapfen des Innenblattes vorschieben. Nach außen grenzt das Pigmentepithel mit einer dünnen Basalmembran direkt an die Lamina choroidocapillaris der Choroidea. Im Tapetumbereich (214/11'; 225/c') sowie im albinotischen Auge ist der Pigmentgehalt stark reduziert, oder er fehlt vollständig.

Das **Innenblatt der Retina**, *Stratum nervosum*, stellt einen spezifisch umgebauten Teil der embryonalen Hirnwand (Innenblatt des Augenbechers) dar und zeigt auch einen dementsprechenden, mehrschichtigen Feinbau. Das Stratum nervosum besteht aus den Photoreceptoren und zwei nachgeschalteten Neuronen, die in das Stützgerüst modifizierter Neurogliazellen eingebettet sind. Diese als MÜLLERsche Stützzellen oder Radiärfasern (224/f)

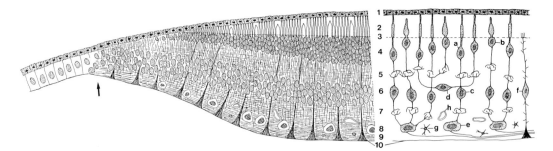

Abb. 224. Halbschematischer Schnitt durch die Retina und Schema des cytologischen Aufbaues ihrer Pars optica.

1 Stratum pigmentosum, Pigmentepithel; 2 Schicht der Stäbchen und Zapfen; 3 Membrana limitans externa (Zonulae adhaerentes zwischen Photoreceptoren und Stützzellen); 4 äußere Körnerschicht (Perikaryen der Photoreceptoren a und b); 5 äußere retikuläre Schicht; 6 innere Körnerschicht, Stratum ganglionare retinae (1. Neuron), Perikaryen der bipolaren Nervenzellen (c), der Horizontalzellen (d) und der amakrinen Zellen (nicht gezeichnet) sowie der Stützzellen (f); 7 innere retikuläre Schicht; 8 Schicht der Opticusganglienzellen, Stratum ganglionare n. optici (2. Neuron); 9 Schicht der Opticusfasern (Axone des 2. Neurons); 10 Membrana limitans interna; 2 – 10 Stratum nervosum

a Stäbchenzelle; b Zapfenzelle; c bipolare Zelle (1. Neuron); d Horizontalzelle; e Opticusganglienzelle (2. Neuron); f MÜLLERsche Stützzelle (Radiärfaser, Neuroglia); g Astrocyt; h Kapillare

Der Pfeil ist auf die Grenze (Ora serrata) zwischen der Pars optica retinae (rechts) und der zweischichtigen Pars caeca retinae (links) gerichtet.

bezeichneten Gliazellen durchziehen senkrecht zur inneren und äußeren Oberfläche alle Schichten des Innenblattes, wobei sie zahlreiche, verschiedengestaltige Fortsätze zwischen die nervösen Elemente abgeben und glaskörperwärts an der inneren Oberfläche der Retina die innere Grenzmembran, *Membrana limitans interna* (224/10), und zwischen äußerer Körner- und Stäbchen- und Zapfenschicht die poröse äußere Grenzmembran, *Membrana limitans externa* (224/3), bilden. Außer den MÜLLERschen Stützzellen kommen in den inneren Schichten der Retina Astrocyten (224/g) vor. Sie liegen vor allem zwischen den Opticusfasern und sind deshalb nahe dem Discus n. optici besonders reichlich anzutreffen.

Im *Stratum nervosum* sind drei Zellen hintereinander so angeordnet, daß die Photoreceptoren infolge der Inversion des Augenbechers vom Licht abgewandt, d. h. nach außen, gegen das Pigmentepithel hin liegen. Zum Glaskörper zu schließen sich zwei Neurone an. Das Axon des inneren Neurons, das die Retina mit dem Gehirn verbindet, ist dem Licht zugewandt.

Die *Photoreceptoren* sind zu lichtempfindlichen Sinneszellen spezialisierte Zellen, die ehemals den Sehventrikel säumten. Diese Oberfläche wird durch die *Membrana limitans externa*, einer Kette von gürtelförmig umlaufenden Zellkontakten (Zonulae adhaerentes), angezeigt und von Fortsätzen überragt, die das charakteristische Tubulussystem (ohne Zentraltubuli) einer Cilie besitzen, im übrigen aber in Form schlanker Stäbchen (224/a) und keulenförmiger Zapfen (224/b) ausgebildet sind und eine hochdifferenzierte Struktur aufweisen. Die Schicht der Stäbchen- und Zapfenzellen (224/2) wird auch als *Stratum neuroepitheliale* bezeichnet. Ihrem Charakter nach handelt es sich bei den Photoreceptoren um *Paraneurone* (s. S. 22).

Die palisadenartig angeordneten, eigentlichen *Photoreceptoren*, die Stäbchen und Zapfen, bestehen aus einem dünnen Außen- und einem mehr oder weniger aufgetriebenen, dickeren Innenglied. Das schlankere und längere Außenglied der Stäbchen führt beim dunkel adaptierten Auge Sehpurpur, der die Lichtempfindlichkeit steigert, bei stärkerer Belichtung aber rasch verbleicht. Die gegenüber den Zapfenzellen weit überwiegenden Stäbchenzellen vermitteln vor allem Helligkeitsunterschiede und sind Träger des Dämmerungssehens, während die Zapfenzellen als Repräsentanten des Form- und Farbsehens aufzufassen sind. Beim *Menschen* soll die Gesamtzahl der Stäbchenzellen zwischen 75 und 150 Millionen schwanken und etwa das 25-fache der Zapfenzellen betragen.

Inwieweit Tiere Farben wahrnehmen, läßt sich naturgemäß nur sehr schwer feststellen. Es sind aber einige Anstrengungen unternommen worden, die Frage nach dem **Farbsehvermögen** von *Haus-* und *Labortieren* zu beantworten. Von der Morphologie her sind die Voraussetzungen zum Farbsehen gegeben. Es sind wie beim *Menschen* Stäbchen und Zapfen in der Retina ausgebildet. Elektrophysiologische Messungen mit monochromatischem Licht haben bei der *Katze* eine Grün- (Erregungsmaximum bei 556 nm) und Blauempfindlichkeit (450 nm), jedoch keine Rotempfindlichkeit ergeben. Aus Verhaltensreaktionen auf farbige Objekte (simultane Mehrfachwahl) ist zu schließen, daß das *Schwein* voll farbsehtüchtig ist, *Pflanzenfresser* partiell farbenblind sind (Wahrnehmungsmängel für Rot und Blau) und *Fleischfresser*, insbesondere *Katzen* nur ein sehr gering ausgeprägtes Farbsehvermögen haben.

Die kernhaltigen Zellkörper der Photoreceptoren (224/4) bilden unter der Membrana limitans externa ein verschieden mächtiges, dicht gefügtes Kernlager, das als *äußere Körnerschicht* (224/4) bezeichnet wird, während ihre kurzen basalen Fortsätze mit den Dendriten bipolarer Nervenzellen in synaptische Verbindung treten und sich dabei zum Faserfilz der *äußeren retikulären Schicht* (224/5) durchflechten.

Die *bipolaren Nervenzellen* der Retina (224/c) beginnen mit ihrem Dendriten in der äußeren retikulären Schicht. Ihre Zellkörper bilden die *innere Körnerschicht* (224/6), ihre Axone verästeln sich in der *inneren retikulären Schicht* (224/7) und treten dabei in synaptischen Kontakt mit den Nervenzellen des Opticusganglion. Die Bipolaren stellen nach den

Photoreceptoren das I. Neuron der Sehbahn dar und repräsentieren in ihrer Gesamtheit das *Stratum ganglionare retinae.* In der inneren Körnerschicht finden sich außerdem Assoziationszellen, die *Horizontalzellen* (224/d) und die sog. *amakrinen Zellen* sowie die Perikaryen der *Stützzellen* (224/f).

Größere und kleinere, multipolare Nervenzellen (224/e) bilden das mehr oder weniger zusammenhängende Lager der *Ganglienzellschicht* (224/8) der Retina. Sie verkörpern das *Stratum ganglionare n. optici* bzw. das II. Neuron der Sehbahn. Ihre Dendriten gehen aus der inneren retikulären Schicht hervor, während sich ihre Axone glaskörperwärts zur *Opticusfaserschicht* (224/9) formieren und aus dem ganzen Bereich der Pars optica retinae konvergierend zum *Discus n. optici* verlaufen, um dann, nachdem sie die Area cribrosa sclerae passiert haben, als Faserbündel des Sehnerven gehirnwärts weiterzuziehen.

Die Retina wird gegen den Glaskörperraum durch Endfüße der Stützzellen abgeschlossen. Diese Neurogliagrenzschicht, die ihre Entsprechung in der Membrana limitans gliae superficialis des Gehirns hat (s. S. 18, 166), wird als *Membrana limitans interna* der Retina bezeichnet. Heute ist in diesem Begriff die aufliegende Basalmembran einbezogen.

Üblicherweise werden in der **Pars optica retinae** 10 Schichten unterschieden. Von außen nach innen sind dies:

Außenblatt oder Stratum pigmentosum:		
	1. Pigmentepithelschicht (224/1)	
	2. Stäbchen- und Zapfenschicht (224/2)	
	3. Membrana limitans externa (224/3)	Photoreceptor
	4. äußere Körnerschicht (224/4)	
Innenblatt oder Stratum nervosum:	5. äußere retikuläre Schicht (224/5)	
	6. innere Körnerschicht (224/6)	
	7. innere retikuläre Schicht (224/7)	I. Neuron
	8. Ganglienzellschicht (224/8)	
	9. Nervenfaserschicht (224/9)	II. Neuron
	10. Membrana limitans interna (224/10)	

Für Einzelheiten über den Feinbau der Netzhaut wird auf die Lehrbücher der Histologie und Physiologie verwiesen.

Das ins Auge einfallende Licht muß zunächst das ganze Stratum nervosum durchdringen, um schließlich die zuäußerst liegenden Photoreceptoren (Stäbchen und Zapfen) erregen zu können. Das wird dadurch begünstigt, daß die inneren Schichten der Netzhaut transparent und ihre Nervenfasern marklos sind. Markscheiden treten erst nach dem Durchtritt durch die Area cribrosa sclerae im Sehnerven auf.

Im Leben ist das Innenblatt der Pars optica retinae deshalb eine durchsichtige, oft leicht rötlich schimmernde Membran, die sich aber nach dem Tode trübt und dann eine weißlichgraue Farbe annimmt. Da der nervale Teil der Retina mit dem Pigmentblatt nur in losem Kontakt steht – es gibt keine Haftstrukturen zwischen den beiden Blättern – und im wesentlichen durch den Binnendruck des Auges in dieser Lage gehalten wird, löst sich das Innenblatt der Retina sehr leicht und fällt nach Eröffnung des Bulbus in den Glaskörperraum vor.

Ihre größte Dicke erreicht die Netzhaut am Augenhintergrund in der Umgebung des Sehnervenaustrittes, während sie distal immer dünner wird, um dann an der Ora serrata plötzlich in das einschichtige Epithel des Innenblattes der Pars ciliaris retinae überzugehen.

Die Austrittsstelle der afferenten Axone des II. Neurons (*Stratum ganglionare n. optici*) am Augenhintergrund wurde – weil sie vor allem beim *Menschen* eine flache Erhebung bildet – allgemein als *Papilla n. optici* bezeichnet, wird jetzt aber im Hinblick auf ihre doch eher flach-scheibenförmige Gestalt Sehscheibe, *Discus n.*

optici, genannt. Da in ihrem Bereich Nervenzellen vollständig fehlen, ist auch vom blinden Fleck, *Macula caeca*, die Rede.

Der **Discus n. optici** (214/27; 225/b) ist bei einer ophthalmoskopischen Untersuchung des Augenhintergrundes als grau-oder gelblichweiße, scharf begrenzte Scheibe mit oft rötlich schimmernden Randbezirken deutlich zu erkennen (vgl. 226). Bei der *Katze* liegt die Sehscheibe noch innerhalb des Tapetum lucidum über dessen Basis, beim *Hund* auf der Höhe der Tapetumbasis, bei den *Wiederkäuern* und beim *Pferd* ventral vom unteren Rand des Tapetum lucidum. Bezogen auf die vier Quadranten des Augenhintergrundes ist der *Discus n. optici* bei der *Katze* meist im ventralen, nasalen Quadranten, beim *Hund* etwa auf der Höhe des vertikalen Hauptmeridians und beim *Schwein*, den *Wiederkäuern* und beim *Pferd* im ventralen, temporalen Quadranten gelegen.

Bei der *Katze* und der *Ziege* besitzt der Discus rundliche, beim *Hund* mehr dreieckige, oft aber auch eine rundliche oder ovale und bei *Schwein*, *Schaf*, *Rind* und *Pferd* eine querovale Form. Die beim *Menschen* deutliche Vertiefung im Zentrum des Discus n. optici, die *Excavatio disci* (225/b), ist bei den *Haussäugetieren* wenig ausgeprägt. Dagegen ragt bei den *Wiederkäuern* und beim *Pferd* als Rest der A. hyaloidea meist ein kleiner, kegelförmiger Fortsatz, der *Processus hyaloideus*, in den Glaskörper vor.

Die vor allem in der Opticusfaserschicht gelegenen und deshalb wenigstens in ihren Hauptästen auch ophthalmoskopisch gut sichtbaren **Blutgefäße der Netzhaut** (vgl. 226) treten im Zentrum oder Randgebiet (*Pferd*, *Katze*) des *Discus n. optici* ein und aus und sind Äste der *A.* und *V. centralis retinae* (237/13). Diese gelangen kurz vor der Bulbushinterfläche in den Sehnerven und ziehen mit dessen Fasern durch die Area cribrosa sclerae (215/a) ins Innere des Augapfels, um sich dann vom Discus n. optici aus als *Rami a. et v. centralis retinae* in weitgehend arttypischer Weise in der Netzhaut zu verteilen.

Beim **Pferd** ist die *A. centralis retinae* schwach entwickelt und die Netzhaut nur in der Umgebung des Discus von einem Kranz zartester Gefäße (237/13') vaskularisiert, die, vom *Circulus vasculosus n. optici* (237/1') der Area cibro-

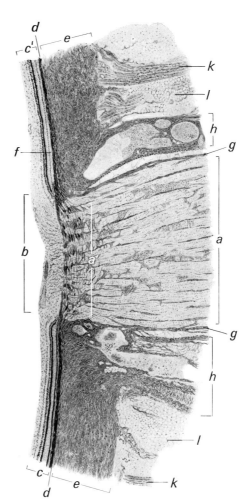

Abb. 225. Vertikalschnitt durch die Sehscheibe und die Austrittstelle des Sehnerven aus dem Bulbus oculi einer Ziege (nach ZIETZSCHMANN, 1906).

a N. opticus, a' Area cribrosa sclerae; b Discus n. optici mit Excavatio disci; c Pars optica retinae mit pigmenthaltigem Pigmentepithel, c' Pars optica retinae im Tapetumbereich mit pigmentlosem Pigmentepithel; d Choroidea; e Sclera; f Tapetum lucidum; g Piascheide des Sehnerven, von der Bindegewebssepten zwischen die Faserbündel des N. opticus einstrahlen; h Arachnoidea- und Durascheide des Sehnerven mit Blutgefäßen; k Bündel des M. retractor bulbi; l Orbitalfett

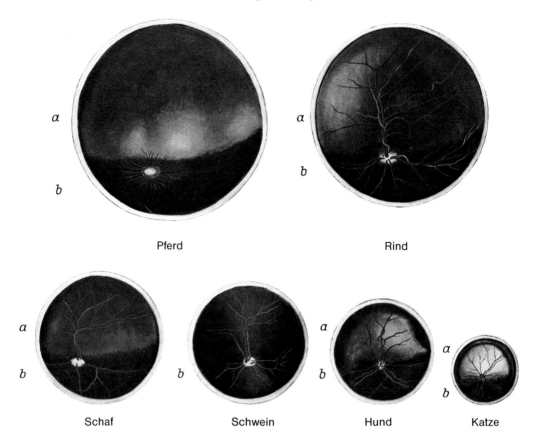

Pferd   Rind

Schaf   Schwein   Hund   Katze

Abb. 226. Augenhintergrund mit Netzhautgefäßen von Pferd, Rind, Schaf, Schwein, Hund und Katze.
a Tapetum lucidum; b Tapetum nigrum
Die tierartlichen Unterschiede der sich vom Discus n. optici aus in der Netzhaut verzweigenden Äste der A. und
V. centralis retinae sind im Text (s. S. 423) näher beschrieben.

cribrosa sclerae kommend, das rötlich gefärbte Randgebiet des Discus durchstoßen, um sich dann strahlenförmig radiär in deren nächsten Umkreis zu verästeln (vgl. 226). Die ganze übrige Netzhaut ist beim Pferd gefäßlos und wird von der *Lamina choroidocapillaris* (237/10) der mittleren Augenhaut ernährt.

Bei den *übrigen Haussäugetieren* ist die Retina bis zur Ora serrata mit Blutgefäßen versorgt, die auch in ihren tieferen Schichten verlaufen. Im allgemeinen lassen sich die dünneren Arterien von den dickeren Venen deutlich unterscheiden.

Bei der **Katze** entspricht das Gefäßbild des Augenhintergrundes noch am ehesten demjenigen des *Pferdes*, indem die *Rami a. et v. centralis retinae* ebenfalls vom Rand des Discus aus radiär in die Netzhaut ausstrahlen, aber sie sind weniger zahlreich und bedeutend stärker (vgl. 226).

Beim **Hund** fallen vor allem drei kräftige, von zarteren Arterien begleitete Venenäste auf, die in Form eines umgekehrten Ypsilons (人) mit dem Zentrum des Discus n. optici in Verbindung stehen. Zwischen ihnen strahlen zahlreiche, bedeutend feinere Gefäßästchen vom Rand des Discus radiär in die Netzhaut ein (vgl. 226). Nasal vom Discus enthält die Retina relativ wenig Gefäße.

Bei den **Wiederkäuern** und beim **Schwein** treten alle gröberen Gefäße im Zentrum des Discus ein und aus. Bei den **Wiederkäuern** verlaufen die Hauptäste mehr oder weniger kreuzförmig (+), wobei die beim *Rind* besonders mächtige, vertikal ansteigende Vene von der zarteren Arterie meist spiralig umwunden wird. Beim **Schwein** treten neben den nach oben aufsteigenden, aber nebeneinander verlaufenden größeren Venen und Arterien vor allem seitlich sich verzweigende Nebenäste auf (vgl. 226).

Am Augenhintergrund findet sich schließlich auch die sog. **Stelle des besten Sehens**, d. h. ein umschriebener, spezifisch umgebauter Netzhautbezirk, der der genaueren Fixation eines Objektes und damit vor allem dem binokularen Sehen dient. Beim *Menschen* ist dieser Bezirk gelblich gefärbt und wird darum *Macula lutea* genannt. Außerdem ist die Netzhaut an dieser Stelle dünner, so daß sich im Bereich des gelben Fleckes eine Eindellung, die *Fovea centralis*, befindet.

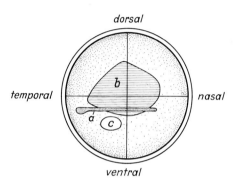

Abb. 227. Halbschematische Aufsicht auf den Augenhintergrund vom Pferd.

Die Area centralis wurde nach den Angaben von HEBEL (1970) eingezeichnet. Der streifenförmige Bezirk (a) markiert den Bereich der größten Zelldichte im Ganglion n. optici (mehr als 3.000 Zellen/mm²). b Tapetum lucidum; c Discus n. optici

Bei den *Haussäugetieren* fehlt dem zentralen Netzhautbezirk sowohl die Gelbfärbung als auch eine Grube. Die Abgrenzung der einfach als *Area centralis retinae* bezeichneten Stellen gründet sich auf das mikroskopische Bild. Die Zahl der Nervenzellen des *Ganglion n. optici* ist hier nämlich vermehrt. Entsprechende Rekonstruktionen haben eine streifenförmige Anordnung ergeben, die zwar tierartlich variiert, aber die Bezeichnung *Area centralis striae-formis* (227) für alle *Haussäugetiere* rechtfertigt. Einen gesonderten runden Bezirk mit vermehrter Nervenzellzahl gibt es nicht.

Die *Area centralis striaeformis* liegt oberhalb des Discus n. optici an der Basis des Tapetum lucidum und ist oft als heller Streifen erkennbar. Bei der *Katze* ist dieser Bezirk besonders reichlich mit Kapillaren ausgestattet.

Augenkammern, Camerae bulbi

Zu den Binnenräumen des Auges gehören die beiden mit einer klaren, wäßrigen Flüssigkeit, dem Kammerwasser, *Humor aquosus*, gefüllten **Augenkammern**, von denen die vordere, **Camera anterior bulbi** (211/12; 214/21), zwischen Cornea, Iriswinkel und Irisvorderfläche liegt, während die hintere, **Camera posterior bulbi** (211/12'; 214/22), zwischen Irishinterfläche, Ziliarkörper, Zonula ciliaris und Linse eingeschoben ist. Die vordere Augenkammer ist relativ geräumig und ophthalmoskopisch übersehbar, die hintere dagegen stellt nur einen ringförmigen Spaltraum dar, und beide kommunizieren durch die Pupille miteinander. Vom Füllungsgrad der Augenkammern wird der Innendruck des Bulbus maßgeblich bestimmt.

Linse, Lens

Das vom Ektoderm sich abschnürende Linsenbläschen wird zur kompakten, bikonvexen **Linse, Lens** (211/13; 214/16; 219/8), von nahezu kreisrundem Umriß.

Die glasklare, durchsichtige Linsensubstanz, *Substantia lentis*, besteht aus einer weicheren Rinde, *Cortex lentis*, und einem konsistenteren Kern, *Nucleus lentis*, der dank seiner Elastizität die Tendenz hat, die Linse zur Kugelform abzurunden. Durch den Zug der Zonula ciliaris (211/14; 214/19; 217/q; 219/7), die den Linsenäquator, *Aequator lentis* (229/2), ringsum an der Corona ciliaris festbindet, wird die Linse jedoch mehr oder weniger stark abgeflacht und damit in ihrer typisch bikonvexen Form gehalten. Der vordere, der Pupille zugekehrte Pol der Linse, *Polus anterior lentis* (229/1), ist flacher, der hintere, dem Glaskörper zugewandte Linsenpol, *Polus posterior lentis* (229/1'), stärker gewölbt. Bei den *Fleischfressern* ist der Wölbungsunterschied zwischen vorderer und hinterer Linsenfläche weniger ausgeprägt als bei den *Huftieren*, da bei jenen der vordere Linsenpol relativ stärker gewölbt erscheint.

Die vom Kammerwasser bespülte vordere Linsenfläche, *Facies anterior lentis*, liegt direkt hinter der Pupille und wird von den Pupillarrändern der Iris berührt. Die hintere Linsenfläche, *Facies posterior lentis*, dagegen liegt in die Linsengrube des Glaskörpers eingebettet. In der Linse kommen weder Blutgefäße noch Nerven vor. Sie ist das einzige Organ des gesamten Organismus, das nur aus Epithelgewebe besteht. Die Ernährung des Linsengewebes erfolgt über das Kammerwasser.

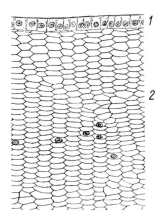

Abb. 228. Linsenepithel und Querschnitte durch Linsenfasern.
1 Linsenepithel; 2 Querschnitte durch Linsenfasern, zum Teil kernhaltig

Die Akkomodation auf kurze Distanz der auf Fernsicht eingestellten Linse wird durch Kontraktion des in die Grundplatte des Ziliarkörpers eingebauten *M. ciliaris* bewerkstelligt, dessen Muskelfasern, wie bereits erwähnt (s. S. 416), teils zirkulär, teils meridional (überwiegend bei den *Haussäugetieren*) verlaufen. Die Kontraktion des M. ciliaris bewirkt eine Verlagerung des Ziliarkörpers gegen die vordere Augenkammer, wodurch der Durchmesser des Aufhängeapparates verkleinert, dieser der Augenachse genähert wird und die Zonulafasern (*Fibrae zonulares*) entspannt werden. Die Linse rundet sich daraufhin dank ihrer Elastizität ab, ein Vorgang, der funktionell die *Akkomodation* bedeutet.

Gut entwickelt ist der *M. ciliaris* bei den *Fleischfressern*, bei denen ein scharfes Sehen auf kurze Distanz vor allem beim Beutefang wichtig ist, während er bei den *Huftieren*, insbesondere beim *Pferd*, nur schwach ausgebildet ist, was darauf hinweist, daß die Akkomodationsfähigkeit für diese Tiere eher untergeordnete Bedeutung besitzt.

Die Linse wird von einer strukturlosen, elastischen Membran, der Linsenkapsel, *Capsula lentis* (214/18; 217/r''), umhüllt, die an der Vorderfläche stärker ist als auf der Hinterseite und mit der Linsensubstanz nur in lockerer Verbindung steht. Unter der Linsenkapsel liegt auf der Vorderfläche das einschichtig kubische Linsenepithel, *Epithelium lentis* (214/17; 228/1), dessen Zellen gegen den Äquator hin an Höhe immer mehr zunehmen, um sich dann an der Hinterfläche in meridionale Reihen zu ordnen und schließlich in die langgezogenen, im Querschnitt sechseckigen, epithelialen Linsenfasern, *Fibrae lentis* (228/2), überzugehen.

Diese sind durch Kittsubstanz miteinander verbunden, können sich aber unter Formveränderung gegenseitig verschieben. Sie sind in konzentrischen, zwiebelschalenartigen Schichten angeordnet. Die peripheren Linsenfasern (217/r') sind kernhaltig und infolge ihres fast flüssigen Inhaltes weich, während die dünneren, kernlosen, zentralen Fasern (217/r) festere Konsistenz besitzen und so den härteren Linsenkern entstehen lassen. Durch oberflächliche Apposition von Linsenfasern nimmt die Linse während des ganzen Lebens allmählich an Größe zu.

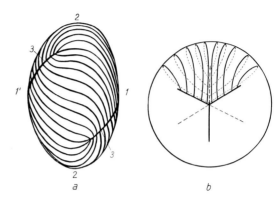

Abb. 229. Schema des Verlaufs der Linsenfasern.

a *Ansicht von rechts*: 1 vorderer, 1' hinterer Linsenpol; 2 Aequator lentis; 3 Radii lentis

b *Ansicht von der Hinterfläche*: die *ausgezogenen Linien* deuten den hinteren Linsenstern und den Verlauf der Linsenfasern auf der Hinterfläche, die *gestrichelten Linien* den vorderen Linsenstern und den Verlauf der Linsen– fasern auf der Vorderfläche der Linse an.

Da die Linsenfasern nie eine volle Hälfte der Linse umfassen, stoßen ihre Enden am vorderen und hinteren Linsenpol aufeinander und sind hier durch vermehrte Kittsubstanz unter sich verbunden. Dadurch entstehen an beiden Linsenpolen je drei Nahtlinien, die *Radii lentis* (229/3), die zu je einem vorderen und einem hinteren, dreischenkligen Linsen- oder Nahtstern (229/b) angeordnet sind. Der vordere Linsenstern besitzt die Form eines umgekehrten, der hintere diejenige eines aufrechtstehenden Ypsilons. Intra vitam sind die Linsensterne nur bei jugendlichen Tieren oder bei Trübungen der Kittsubstanz im Bereich der Radii lentis sichtbar.

Über den Verlauf der Linsenfasern orientiert Abb. 229. Grundsätzlich läßt sich sagen, daß z. B. die zentral am vertikalen Radius des vorderen Linsensterns entspringenden Fasern peripher an den Seitenradien des hinteren Linsensterns endigen und umgekehrt.

Die Aufhängevorrichtung der Linse wird von zarten, sich teilweise kreuzenden, homogenen Fasern, den *Fibrae zonulares*, gebildet, die in der Basalmembran der Pars ciliaris retinae entspringen und, sich pinselartig verzweigend, vor und hinter dem Äquator an der Linsenkapsel anheften. Zwischen ihnen finden sich feinste Spalträume, die *Spatia zonularia*, die unter sich kommunizieren. Der ganze Aufhängeapparat wird als *Zonula ciliaris* (211/14; 214/19; 219/7) bezeichnet.

Glaskörper, Corpus vitreum

Der Glaskörper, *Corpus vitreum*, füllt den zwischen Linse, Zonula ciliaris, Ziliarkörper und dem Sehteil der Netzhaut gelegenen Glaskörperraum, *Camera vitrea bulbi* (211/15; 214/20), vollständig aus. Er besteht aus einer gallertartigen, wasserreichen und klar durchsichtigen Masse, deren Stroma aus einem Gerüstwerk sich durchflechtender, zartester Fibrillen aufgebaut ist, die sich an der Glaskörperoberfläche zur *Membrana vitrea* verdichten. Das Maschenwerk dieses durchsichtigen Fasergeflechtes ist mit einer wässerigen Flüssigkeit, dem *Humor vitreus*, gefüllt. Die Vorderfläche des Glaskörpers wird durch die Linse zur Linsengrube oder *Fossa hyaloidea* eingedellt. Durch die Mitte des Glaskörpers zieht von der Sehscheibe zum hinteren Linsenpol der bei *Fleischfressern*, *Schwein* und *Rind* besonders deutliche *Canalis hyaloideus* mit Resten der einstigen A. hyaloidea.

Vom Quellungszustand des Glaskörpers hängt weitgehend der Binnendruck des Auges ab. Der Glaskörper trägt aber auch wesentlich zur Lageerhaltung der Netzhaut bei. Bei zu geringem Druck kann es darum zur Netzhautablösung, bei Drucksteigerung (z. B. Glaukom) zu Schädigungen der Netzhaut und damit zu Sehstörungen kommen.

Sehnerv, Nervus opticus

Die sich am *Discus n. optici* (225/b) aus dem ganzen Bereich der Pars optica retinae sammelnden, marklosen Axone des *Stratum ganglionare n. optici* (II. Neuron) erhalten, nachdem sie die Lamina cribrosa sclerae passiert haben, Markscheiden und ziehen dann, zu einem kräftigen Nervenfaserstrang zusammengefaßt, als afferente Leitungsbahnen durch die Orbita gehirnwärts.

Als einstiger Augenblasen- und Augenbecherstiel (s. S. 409) stellt dieser Nervenfaserstrang entwicklungsgeschichtlich einen peripher verlagerten Gehirnteil dar und müßte deshalb besser als *Fasciculus* oder *Tractus opticus* bezeichnet werden. Obwohl sich dieser Nervenstrang nicht nur ontogenetisch, sondern auch seinem gröberen und feineren Aufbau nach als modifizierter Gehirnteil erweist, wird er aber üblicherweise Sehnerv, N. opticus, genannt und als II. Gehirnnerv angesprochen.

Der Durchmesser des **N. opticus** (211/6; 214/28; 225/a) schwankt zwischen 5,5 mm beim *Pferd* und 2 bzw. 1,1 mm beim *Hund* und der *Katze*. Der N. opticus besitzt als freiliegende Faserbahn des Gehirns auch dessen bindegewebige Umhüllung, bestehend aus der Dura-, der Arachnoidea- und der Piascheide (214/29, 30; 225/g, h), die unter sich durch zarte Bindegewebsbälkchen verbunden sind. Von der Piascheide, die bei der *Katze* punktförmig pigmentiert sein kann, ziehen Bindegewebssepten zwischen die Fasern des Sehnerven, die diese zu nicht vollkommen getrennten Faserbündeln gruppieren. Innerhalb dieser Faserbündel werden die einzelnen Nervenfasern wie im Zentralnervensystem von Gliazellen umhüllt. In einem in unmittelbarer Nähe des Bulbus von ventral und caudal in den Sehnerven einstrahlenden Bindegewebsstrang verlaufen die in der Achse des N. opticus bulbuswärts ziehende *A.* und *V. centralis retinae* (237/13).

Der Sehnerv läßt sich in einen intraokularen, aus den marklosen Fasern des Stratum ganglionare n. optici bestehenden, und einen markhaltigen orbitalen Abschnitt einteilen, der dann, nachdem er den Canalis opticus passiert hat, schließlich in den intracranialen Teil übergeht und im Chiasma opticum an der Gehirnbasis sein Ende findet.

Im N. opticus kommen sehr unterschiedliche Faserstärken vor, die anders als in peripheren Nerven, wo eine Faserstärke mit einer sensorischen Qualität korreliert werden kann, alle optischen Funktionen übermitteln. Allerdings ziehen die verschiedenen Fasertypen in verschiedene funktionelle Zentren. Phylogenetisch jüngere optische Zentren sind durch dickere Fasern mit der Retina verbunden. Die Axonklassen (1, 2, 3,5 μm Durchmesser) werden auch verschiedenen Größenklassen der Opticusganglienzellen zugeordnet.

Der orbitale Abschnitt des Sehnerven zieht in einer flachen Krümmung, eingebettet zwischen die Faserbündel des M. retractor bulbi und das Orbitalfett, gegen das Foramen opticum der Schädelbasis. Infolge seines gekrümmten Verlaufes kann der Sehnerv, ohne gezerrt zu werden, den Bewegungen des Augapfels folgen.

Von den Hüllen des N. opticus (225/g, h) gehen die Dura mater und die Pia mater im Gebiet der Lamina cribrosa unmittelbar in die Sclera über, während sich die Arachnoidea vorher in einzelne Bindegewebsbalken auflöst.

Nebenorgane des Auges, Organa oculi accessoria

Die **Nebenorgane des Auges** dienen dem empfindlichen Augapfel einerseits zum Schutz und andererseits zur Bewegung. Dazu gehören: die Orbita und das Orbitalfett, die Augenlider, der Tränenapparat sowie die Fascien und die äußeren Augenmuskeln.

Augenhöhle, Orbita

Die **Augenhöhlen,** in die die Augäpfel mit ihren Muskeln, Gefäßen und Nerven eingebettet sind, sind beim *Menschen* und den Primaten frontal orientiert, während sie bei den *Haussäugetieren* mehr seitlich im Gesichtsschädel liegen (vgl. auch Bd. I: 218 – 224). Während die Augenhöhle bei *Mensch, Wiederkäuer* und *Pferd* durch einen geschlossenen, knöchernen Orbitalring begrenzt ist, findet sich bei den *Fleischfressern* und beim *Schwein* zwischen Stirnbein und Jochbogen eine Lücke, die jedoch vom *Ligamentum orbitale* überbrückt wird. Zudem ist beim *Menschen* die ganze Augenhöhle knöchern bewandet, während die *Haussäugetiere* nur medial, dorsal und nasoventral über eine knöcherne Orbitalwand verfügen. Caudal steht die Augenhöhle vielmehr mit der Schläfengrube und der Fossa pterygopalatina in direkter Verbindung.

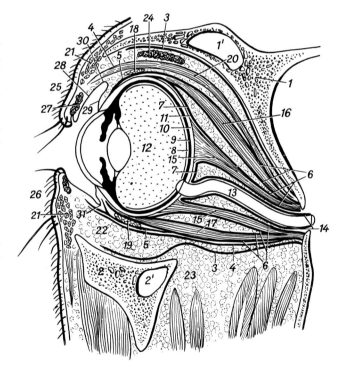

Abb. 230. Halbschematischer, schiefer Querschnitt durch Orbita, Augapfel und seine Nebenorgane vom Schaf (nach einem Gefrierschnitt).

1 Os frontale, 1' Sinus frontalis; 2 Os zygomaticum, 2' Sinus maxillaris; 3 Periorbita; 4 Fascia orbitalis superficialis; 5 Fascia orbitalis profunda; 6 Fasciae musculares; 7 Vagina bulbi (TENONsche Kapsel); 8 Retina; 9 Choroidea; 10 Sclera; 11 Spatium episclerale; 12 Glaskörper; 13 N. opticus; 14 Vagina n. optici; 15 M. retractor bulbi; 16 M. rectus dorsalis; 17 M. rectus ventralis; 18 M. obliquus dorsalis; 19 M. obliquus ventralis; 20 M. levator palpebrae superioris; 21 M. orbicularis oculi; 22 Corpus adiposum intraorbitale; 23 Corpus adiposum extraorbitale; 24 Glandula lacrimalis; 25 Palpebra superior; 26 Palpebra inferior; 27 Glandula tarsalis (MEIBOMsche Drüse); 28 Tunica conjunctiva palpebrarum; 29 Tunica conjunctiva bulbi; 30 Fornix conjunctivae superior; 31 Fornix conjunctivae inferior

Die für die *Haussäugetiere* typische, aber verschiedengradig divergierende Stellung beider Augenhöhlen kommt im recht unterschiedlichen Orbitalachsenwinkel zum Ausdruck. Er beträgt: bei der *Katze* 49°, beim *Hund* im allgemeinen 70°, beim *Schwein* 85°, beim *Rind* 94°, beim *Pferd* 115° und beim *Schaf* 129°. Der Orbital- und der Augenachsenwinkel (s. S. 408 f.) stimmen nicht miteinander überein.

Die Orbita ist mit einer sehr derben Bindegewebshaut, der **Periorbita** (210/18; 230/3), ausgekleidet, die aus dem Periost des Orbitalrings hervorgeht und, sich caudal trichterförmig verjüngend, in der Umgebung des Foramen ethmoideum, Foramen opticum und der Fissura orbitalis bzw. des Foramen orbitorotundum, vor allem aber an der Crista pterygoidea, ansetzt. Unter dem Processus zygomaticus des Stirnbeins ist der Periorbita der leicht gebogene Rollknorpel, *Trochlea* (231/8), eingefügt, welcher der hier abbiegenden Sehne des M. obliquus dorsalis als Gleitfläche dient.

Gegen Druck- und stumpfe Gewalteinwirkung ist der Augapfel durch ein außer- und innerhalb der Periorbita mehr oder weniger reichlich vorkommendes Fettpolster, das *Corpus adiposum extra-* und *intraperiorbitale* (210/16; 230/22, 23), gut geschützt. In dieses Orbitalfett sind innerhalb der Periorbita der Sehnerv sowie die Muskeln, Nerven und Gefäße des Bulbus eingebettet, und außerhalb füllt es den Raum der Schläfengrube zwischen Periorbitatrichter und M. temporalis bis unter die Haut aus.

Fascien und Muskeln des Auges

Fascien

Innerhalb der Periorbita sind der Augapfel, der Sehnerv und die Augenmuskeln von verschiedenen, dünnhäutigen **Fascien** umhüllt.

Es werden unterschieden: 1. die *Fasciae orbitales*, die, soweit sie die Augenmuskeln umscheiden, auch als Fasciae musculares bezeichnet werden, und 2. die *Vagina bulbi* (TENONsche Kapsel), die sich als *Vagina n. optici* auch auf den Sehnerven fortsetzt.

Die *Fascia orbitalis superficialis* (210/19; 230/4) ist eine äußerst zarte Haut, die der Periorbita zum Teil innen direkt aufliegt, die Augenmuskelpyramide umschließt und distal in beide Augenlider ausstrahlt. Retrobulbär gibt sie Septen zwischen die Augenmuskeln ab.

Die *Fascia orbitalis profunda* (230/5) beginnt in den Lidern, teils am Cornealrand der Sclera und spaltet sich dann in mehrere Blätter auf, die als *Fasciae musculares* (230/6) die einzelnen geraden und schiefen Augenmuskeln umscheiden.

Die *Vagina bulbi* (TENONsche Kapsel, 230/7) stellt eine bindegewebige Gleithülle zwischen Augapfel und Orbitalfett dar. In der Umgebung des Sehnervenaustrittes ist sie mit der Sclera verwachsen und corneawärts mit der tiefen Orbitalfascie verschmolzen, während sie sonst durch das *Spatium episclerale* (230/11) von der äußeren Augenhaut getrennt ist. Dadurch erhält der Bulbus eine ähnliche Beweglichkeit wie ein Gelenkkopf in seiner Pfanne. Gehirnwärts setzt sich die Vagina bulbi als *Vagina n. optici* (230/14) auf den Sehnerven fort, verliert sich aber bald in dessen Durahülle. Schließlich tritt sie auf den M. retractor bulbi über, den sie als Fascia muscularis (230/6) bis zum Foramen opticum umhüllt.

Muskeln

Von den **äußeren Augenmuskeln** wurden die extraorbitalen Muskeln der Augenlider im Zusammenhang mit der Gesichtsmuskulatur schon besprochen (s. Bd. I: S. 254). Zu schildern bleiben hier also nur noch die innerhalb der Orbita gelegenen und im wesentlichen der Bewegung des Augapfels dienenden, quergestreiften Muskeln.

Beim *Menschen* wie bei allen *Haussäugetieren* kommen 4 gut isolierbare gerade und 2 schiefe Augenmuskeln vor, zu denen sich bei den Tieren noch ein kräftiger *M. retractor bulbi* gesellt. Ebenfalls intraorbital liegt schließlich der *M. levator palpebrae superioris.*

Die 4 **geraden Augenmuskeln** entspringen dicht beisammen rings um den Sehnerven am Rand des Foramen opticum und der Fissura orbitalis und ziehen als zartfaserige, platte Muskelbänder dorsal, ventral, lateral und medial vom N. opticus und M. retractor bulbi an die entsprechenden Seiten des Augapfels, wo sie dann je in eine platte Sehne übergehen. Diese Sehnen sind nahe der Cornea in der Sclera verankert.

Nach Lage und Verlauf werden die 4 geraden Augenmuskeln als *M. rectus dorsalis* (230/16; 231/5'; 232/1), *M. rectus ventralis* (230/17; 231/5; 232/3), *M. rectus lateralis* (231/6'; 232/2) und *M. rectus medialis* (231/6) bezeichnet. Alle 4 Muskeln sind von Blättern der *Fasciae musculares* umhüllt, und die zwischen ihnen liegenden Spalträume sind mit Orbitalfett gefüllt.

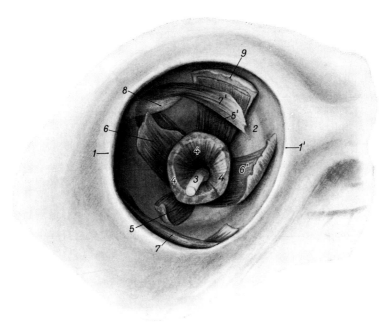

Abb. 231. Augenmuskeln innerhalb der Orbita des linken Auges eines Pferdes nach Entfernung des Bulbus oculi, der Fascien und des Orbitalfettes.
1 nasaler, 1' temporaler Orbitalrand; 2 Orbitalwand; 3 N. opticus; 4 M. retractor bulbi; 5 M. rectus ventralis, 5' M. rectus dorsalis; 6 M. rectus medialis, 6' M. rectus lateralis; 7 M. obliquus ventralis, 7' M. obliquus dorsalis; 8 Trochlea; 9 M. levator palpebrae superior

Der von den geraden Augenmuskeln mantelartig umgebene *M. retractor bulbi* (230/15; 231/4; 232/7) entspringt auch in der Umgebung des Foramen opticum und zieht als kompakte, den Sehnerven in sich schließende Muskelpyramide an die Hinterfläche des Bulbus, wo er mit 4 Zacken endigt. Vor allem bei den *Fleischfressern* läßt er sich ohne besondere Mühe in vier, den 4 Mm. recti entsprechende Portionen aufteilen.

Der *M. obliquus ventralis* (230/19; 231/7; 232/4) geht aus der Fossa muscularis des Tränenbeins (s. Bd. I: S. 123) hervor, umgreift den Bulbus in einem flachen Bogen schief zur Augenachse von ventral und verläuft ventral über den M. rectus ventralis hinweg zur temporalen Fläche des Augapfels, wo er dorsal ansteigend unter der Anheftungsstelle des M. rectus lateralis direkt neben der Cornea an der Sclera endigt.

Der *M. obliquus dorsalis* (230/18; 231/7'; 232/5, 5') entspringt neben dem Foramen ethmoideum und zieht außerhalb der Periorbita zum nasalen Augenwinkel, wo er diese unter dem Augenhöhlendach durchstößt und an die Hinterfläche des Rollknorpels (231/8; 232/6) tritt. Hier biegt er, sehnig werdend und in eine Sehnenscheide, *Vagina synovialis m. obliqui dorsalis*, eingebettet, beinahe rechtwinklig um die *Trochlea* (232/6) herum temporal

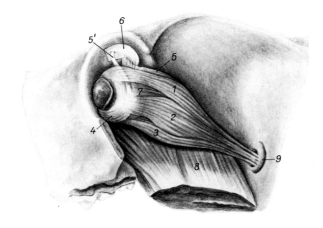

Abb. 232. Äußere Augenmuskeln am linken
Augapfel eines Deutschen Schäferhundes.

1 M. rectus dorsalis; 2 M. rectus lateralis;
3 M. rectus ventralis; 4 M. obliquus ventralis;
5 M. obliquus dorsalis, 5' seine Endsehne;
6 Trochlea; 7 M. retractor bulbi; 8 M. pterygoideus; 9 Fissura orbitalis

ab und verläuft unter der Endsehne des M. rectus dorsalis hindurch quer über den Bulbus
hinweg, um schließlich unter der dünnen Endsehne des M. rectus lateralis an der Sclera zu
inserieren.

Der blasse, dünne *M. levator palpebrae superioris* (230/20; 231/9) nimmt seinen Ursprung
dorsal vom Foramen ethmoideum und verläuft innerhalb der Periorbita dorsal vom M. rectus
dorsalis zum oberen Augenlid, in das er flächenhaft einstrahlt.

Wirkung: Während der *M. levator palpebrae superioris*, wie sein Name besagt, die Rolle
eines Hebers des oberen Augenlides übernimmt, pflegen die geraden und die schiefen
Augenmuskeln durch ein feinkoordiniertes Zusammenspiel, in das auch der *M. retractor
bulbi* einbezogen ist, die beiden Augen weitgehend reflektorisch in die jeweilige Blickrichtung einzustellen. Dabei bewirken die geraden Augenmuskeln, unterstützt durch entsprechende Portionen des *M. retractor bulbi*, Bewegungen des Augapfels in den vier Hauptrichtun-
gen, während die *Mm. obliqui* den Bulbus um die Augenachse zu drehen vermögen und der
M. retractor bulbi bei gleichzeitiger Kontraktion der 4 Mm. recti den Augapfel in die Orbita
zurückzieht.

Innervation: Die motorische Innervation der Augenmuskulatur erfolgt durch den III.,
IV. und VI. Gehirnnerven.

Der M. obliquus dorsalis wird vom *N. trochlearis* (IV), der M. rectus lateralis und die
laterale Portion des M. retractor bulbi vom *N. abducens* (VI) und alle übrigen in der Orbita
gelegenen Muskeln werden vom *N. oculomotorius* (III) versorgt.

Augenlider, Palpebrae, und Bindehaut, Tunica conjunctiva

Neben dem oberen und dem unteren Augenlid, *Palpebra superior* und *Palpebra inferior*,
kommt bei den *Säugetieren* noch ein 3. Augenlid, *Palpebra tertia*, vor, das beim *Menschen* zu
einer Schleimhautfalte, der *Plica semilunaris conjunctivae*, reduziert ist. Die Augenlider sind
bewegliche Haut- oder Schleimhautfalten, die zum Schutz des Auges dienen.

Das **obere** und das **untere Augenlid**, **Palpebra superior** und **Palpebra inferior** (210/13,
13'; 230/25, 26; 233/1, 1'; 234/1, 1'), schmiegen sich der freien Bulbusvorderfläche dicht an
und begrenzen mit ihrem Rand die Lidspalte, *Rima palpebrarum*, die sich dank der Beweglichkeit, namentlich des oberen Augenlides, mehr oder weniger weit öffnen oder reflektorisch schließen läßt. Die Wischbewegungen des oberen Augenlides reinigen die Bulbusvorderfläche von Fremdkörpern, und der Lidschlußreflex stellt einen Schutzmechanismus dar.
Die Bewegungen der Augenlider tragen aber auch wesentlich zum mimischen Ausdrucksvermögen der Tiere bei.

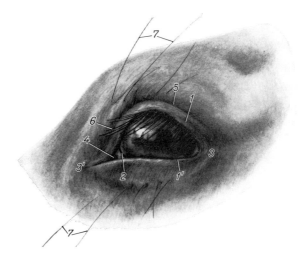

Abb. 233. Linkes Auge eines Pferdes.

1 oberes, 1' unteres Augenlid; 2 Nickhaut, Palpebra III; 3 lateraler oder temporaler, 3' medialer oder nasaler Lidwinkel; 4 Tränenkarunkel; 5 Lidfurche; 6 Wimperhaare; 7 Sinneshaare

Der obere und untere Lidrand gehen nasal und temporal ineinander über und bilden mit der *Commissura palpebrarum medialis* und *lateralis* den abgerundeten medialen und den spitzen lateralen Augenwinkel, *Angulus oculi medialis* und *lateralis* (233/3, 3'). Die *Haussäugetiere* pflegen beim Lidschluß in der Hauptsache nur das obere gegen das untere Lid zu bewegen. Medialer und lateraler Lidwinkel werden durch das bei den *Haussäugetieren* relativ schwache Lidband, *Ligamentum palpebrale mediale* und *laterale*, an die Unterlage fixiert. Die Basis des oberen und unteren Augenlides steht durch eine zum Teil sehnige Bindegewebsplatte, das *Septum orbitale*, mit dem knöchernen Orbitalring in Verbindung.

Die Außenfläche des oberen und unteren Augenlides wird von der zart behaarten äußeren Haut gebildet, in der meist einige grobe Tasthaare (233/7; 234/10) stecken. Bei geöffneten Lidspalten bildet sich vor allem am oberen Augenlid die markante, querverlaufende Lidfurche, *Sulcus palpebralis* (233/5). An der freien Lidkante, *Margo palpebralis*, wird die äußere Haut durch die vordere Lidkante, *Limbus palpebralis anterior*, begrenzt, an der die mehr oder weniger langen, steifen Wimpernhaare, *Cilia* (233/6), sitzen. Diese sind bei den *Haussäugetieren* am oberen Augenlid bedeutend länger als am unteren, wo sie sich nur bei den *Wiederkäuern* deutlich von den Deckhaaren unterscheiden (vgl. 210).

Die Innen- oder Hinterfläche der beiden Augenlider ist von einer spezifischen, drüsenlosen, blaßrosa gefärbten Schleimhaut, der **Bindehaut, Tunica conjunctiva**, überzogen, die an

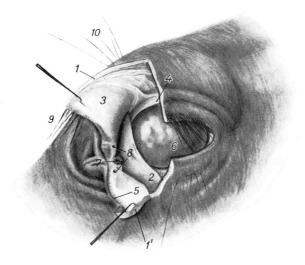

Abb. 234. Linkes Auge eines Pferdes mit eröffnetem Bindehautsack.

1 oberes, 1' unteres Augenlid, gespalten und nach vorn umgeschlagen; 2 Nickhaut, Palpebra III; 3 Tunica conjunctiva palpebrarum; 4 Tunica conjunctiva bulbi; 5 vordere Lidkante, Limbus palpebralis anterior; 6 Cornea; 7 Caruncula lacrimalis; 8 Mündungen des Tränenkanals, Tränenpunkte; 9 Wimperhaare; 10 Tasthaare

der hinteren Lidkante, *Limbus palpebralis posterior*, beginnt, als Lidbindehaut, *Tunica conjunctiva palpebrarum* (230/28; 234/3), zum *Fornix conjunctivae superior* und *inferior* (230/30, 31) zieht, wo sie sich als Augenbindehaut, *Tunica conjunctiva bulbi* (217/d; 230/29; 234/4), auf die Sclera umschlägt und diese bis zum Corneoscleralrand bekleidet. Die Cornea ist nur vom Konjunktivalepithel (214/4') überzogen (s. S. 412). Die Tunica conjunctiva begrenzt den Bindehautsack, in den die freie Vorderfläche des Bulbus hineinragt. In den Bindehautsack münden temporal im Fornix superior mehrere Ausführungsgänge der Tränendrüse.

Gegen den Lidrand hin finden sich im oberen wie im unteren Augenlid die zwischen vorderer und hinterer Lidkante mündenden Tarsaldrüsen, *Glandulae tarsales* (MEIBOMsche Drüse, 230/27), eingelagert (beim *Pferd* 45 – 50 im oberen und 30 – 35 im unteren Lid), die als modifizierte Talgdrüsen mit ihrem salbenartigen Sekret, der sog. Augenbutter, die Lidränder einfetten und so die Tränenflüssigkeit an einem Überfließen hindern. Die die Tarsaldrüsen umhüllende, derbere Bindegewebskapsel verdichtet sich zur Lidplatte, *Tarsus*, die den Lidrändern eine gewisse Festigkeit verleiht. In der bindegewebigen Mittelschicht beider Augenlider sind die zirkulär verlaufenden und zum Teil mit der Haut eng verbundenen Fasern des quergestreiften Schließmuskels der Lidspalte, des *M. orbicularis oculi* (230/21) sowie der der Innenfläche entlang zur Lidplatte ziehende, glatte *M. tarsalis* eingelagert.

Der M. tarsalis ist eine Abspaltung des M. levator palpebrae superioris im oberen Augenlid bzw. des M. rectus ventralis im unteren Augenlid. Seine Faserqualitäten zeigen tierartliche Unterschiede (siehe Tabelle).

	oberes Augenlid	unteres Augenlid
Katze	gemischt	glatt
Hund	glatt	gemischt (überwiegend quergestreift)
Schwein	glatt	glatt
	(sehr kräftiger, eigener Muskel)	(sehr kräftiger, eigener Muskel)
Ziege	glatt	gemischt
Schaf	glatt	gemischt (überwiegend quergestreift)
Rind	glatt	glatt
Pferd	glatt	glatt

Qualität des M. tarsalis bei den Haussäugetieren

Vom **3. Augenlid, Palpebra III** (233/2; 234/2), erkennt man bei geöffneter Lidspalte nur einen schmalen, halbmondförmigen, beim *Pferd* meist pigmentierten Saum, der am medialen Augenwinkel in die Rima palpebrarum vorragt. Es wird von einer nahezu senkrecht stehenden Bindehautfalte (*Plica semilunaris conjunctivae*) gebildet, die von einem Knorpel, dem Blinzknorpel, *Cartilago palpebrae III*, gestützt wird und der Bulbusvorderfläche dicht aufliegt. Bei Druck auf den Augapfel oder, wenn dieser durch Kontraktion des M. retractor bulbi in die Orbita zurückgezogen wird, fällt das dritte Augenlid über die Cornea hinweg passiv vor. Es wird darum auch als Blinz- oder Nickhaut, *Membrana nictitans*, bezeichnet.

Bei der *Katze* geht ein glatter Muskel aus der Fascienscheide des M. rectus bulbi ventralis hervor. Eine Lamelle dieses Muskels zieht ins untere Augenlid, eine zweite in den unteren Teil der Membrana nictitans. In ähnlicher Weise verhält sich ein glatter Muskel, der mit dem M. rectus bulbi medialis in Verbindung steht und zum oberen Augenlid bzw. in den dorsomedialen Teil der Membrana nictitans zieht. Keiner der Muskeln dringt weit in das dritte Augenlid ein. Die Muskeln sind sympathisch (mit Fasern über die Nn. nasociliaris, infratrochlearis und zygomaticus) innerviert und bewirken eine Retraktion der Nickhaut.

Der teils aus hyalinem (*Wiederkäuer, Hund*), teils aus elastischem Knorpel (*Pferd, Schwein, Katze*) bestehende Blinzknorpel besitzt mehr oder weniger ankerförmige Gestalt (vgl. 235).

Sein verschieden langer und tierartlich unterschiedlich geformter Stiel (235/1) ragt über den Grund des Bindehautsackes hinaus tief in die Orbita hinein und erscheint durch die ihn umschließende oberflächliche Nickhautdrüse, *Glandula palpebrae tertiae superficialis* (235/4), einer accessorischen Tränendrüse, kolbenartig verdickt. Beim *Schwein* und bei *Wildruminantiern*, andeutungsweise auch beim *Rind*, kommt außerdem noch eine tiefe Nickhautdrüse, *Glandula palpebrae tertiae profunda* (HARDERsche Drüse) (235/4'), vor. Die Ausführungsgänge dieser Drüsen münden an der Bulbusfläche der Nickhaut, nahe dem Grund des Bindehautsackes.

Der freie Rand der Nickhaut wird durch eine dem distalen Ende des Blinzknorpelstiels aufsitzende anker- (*Schwein, Rind*), mondsichel-(*Fleischfresser, Schaf*) oder pfriemenförmige (*Pferd*) Querleiste gestützt (235/1').

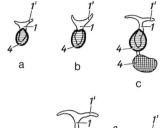

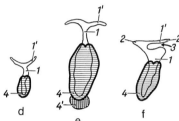

Abb. 235. Halbschematische Darstellung des Blinzknorpels und der Nickhautdrüse von Katze (a), Hund (b), Schwein (c), Schaf (d), Rind (e) und Pferd (f).

1 Stiel, 1' Querleiste des Blinzknorpels; 2 dorsomediale, 2' ventrolaterale Spitze der Querleiste; 3 Knorpeleinschnitt; 4 oberflächliche, 4' tiefe Nickhautdrüse

In der Ausbuchtung des medialen Augenwinkels liegt die bei *Rind* und *Pferd* etwa erbsengroße Tränenkarunkel, *Caruncula lacrimalis* (234/7). Es handelt sich um eine zartbehaarte, pigmentierte, flach hügelartige Erhebung modifizierter Haut mit Talg- und Schweißdrüsen. Unter der Tränenkarunkel liegt beim *Hund* die Karunkeldrüse, *Glandula caruncalae lacrimalis*.

Tränenapparat, Apparatus lacrimalis

Zum **Tränenapparat** gehören die beiden die Tränenflüssigkeit liefernden Drüsen: die Tränendrüse und die Nickhautdrüsen sowie der Tränenkanal.

Die die Bulbusvorderfläche berieselnde Tränenflüssigkeit wird durch den Lidschlag gleichmäßig verteilt und schützt namentlich die Hornhaut vor Austrocknung, sorgt aber auch für die Reinigung der Bindehaut von Fremdkörpern. Sie wird in dem die Tränenkarunkel umgebenden Tränensee, *Lacus lacrimalis*, gesammelt und durch den Tränenkanal, *Ductus nasolacrimalis*, in die Nasenhöhle abgeführt.

Die Tränendrüse, **Glandula lacrimalis** (182/d; 186/f) (über die Nickhautdrüse s. o.), liegt innerhalb der Orbita als abgeplatteter, gelappter Drüsenkörper dem Augapfel und seinen Muskeln dorsotemporal auf, wobei sie sich dem Bulbus dicht anschmiegt und nur wenig gegen den Fornix conjunctivae superior vorragt. Beim *Rind* gliedert sich der Drüsenkörper in einen dickeren und einen schmaleren, dünneren Teil, die häufig voneinander getrennt sind. Bei den *Fleischfressern* ist die Tränendrüse vom Orbitalband, beim *Pferd* vom Processus zygomaticus des Frontale überlagert, an dessen Unterseite sich die seichte Fossa lacrimalis findet.

Die zahlreichen Ausführungsgänge, *Ductuli excretorii* (beim *Pferd* 12 – 16, beim *Rind* 6 – 8 größere und mehrere kleinere), münden nahe dem Fornix in der temporalen Hälfte der

Conjunctiva des oberen Augenlides in den Bindehautsack. Die in der Regel seröse Tränendrüse besitzt beim *Schwein* vorwiegend mucösen Charakter.

Die **ableitenden Tränenwege** beginnen nahe der Tränenkarunkel mit zwei schlitzförmi-
gen, als Tränenpunkte, *Puncta lacrimalia* (234/8), bezeichneten Öffnungen, die dem Limbus
palpebralis posterior (s. S. 434) des oberen und unteren Augenlides benachbart liegen.
Diese beiden Öffnungen gehen in die dünnwandigen Tränenröhrchen, *Canaliculi lacrimales,*
über, die sich nach kurzem, konvergierendem Verlauf zum meist unscharf abgegrenzten
Tränensack, *Saccus lacrimalis* (236/2), vereinigen. Dieser liegt im knöchernen Tränentrichter,
Fossa sacci lacrimalis, am Orbitalrand des Tränenbeins, an dessen Stelle beim *Schwein* zwei auf
der Angesichtsfläche des Lacrimale gelegene Foramina lacrimalia treten.

Der aus dem Tränensack hervorgehende Tränenkanal, *Ductus nasolacrimalis* (236/3 – 3'')
zieht als dünne, häutige Röhre zunächst durch den knöchernen Tränenkanal des Os lacrimale und verläuft dann in der Tränenrinne an der Innenfläche des Oberkieferbeins durch die
Nasenhöhle auf das Nasenloch zu, zeigt im einzelnen aber tierartlich erhebliche Unterschiede.

Bei der **Katze** verläuft der Tränenkanal ununterbrochen bis zum Nasenloch. Beim **Hund**
zeigt der Tränenkanal nicht nur individuell, sondern häufig auch links und rechts erhebliche
Unterschiede. Tränenpunkte, Tränenröhrchen und Tränensack sind immer deutlich ausgebildet, und immer beginnt der Ductus nasolacrimalis im knöchernen Tränenkanal des Os

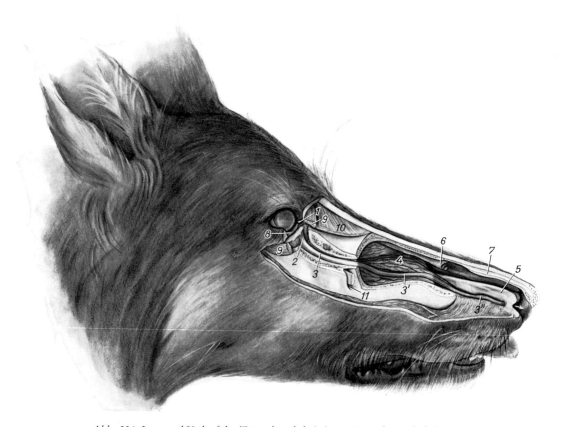

Abb. 236. Lage und Verlauf des Tränenkanals bei einem Deutschen Schäferhund.

1 Caruncula lacrimalis; 2 Saccus lacrimalis; 3 häutiger Ductus lacrimalis im knöchernen Tränenkanal, 3' unter der
Nasenschleimhaut, 3'' am Grund der Flügelfalte; 4 Concha nasalis ventralis; 5 Flügelfalte (längs angeschnitten, um
den an ihrer Basis in sie eingebetteten Tränenkanal freizulegen); 6 Concha nasalis dorsalis; 7 dorsaler Seitenwandknorpel; 8 Nickhaut; 9 M. orbicularis oculi; 10 Stumpf des M. nasolabialis; 11 Foramen infraorbitale mit Stumpf des
N. infraorbitalis

lacrimale (236/3). Dann aber verläuft der häutige Tränenkanal (236/3') entweder ununterbrochen im Sulcus lacrimalis des Oberkieferbeins und dem ventralen Seitenwandknorpel entlang zum Nasenloch (236/3''), wo er an dessen lateraler Wand ventral von der Flügelfalte (236/5) im pigmentierten Schleimhaut- oder im Hautteil des Nasenvorhofes mündet. In etwa 30 % der Fälle eröffnet er sich aber auch kurz nach dem Austritt aus dem knöchernen Tränenkanal unterhalb der ventralen Nasenmuschel in den ventralen Nasengang. Beim Hund ist die distale Mündung des Tränenkanals darum klinisch oft überhaupt nicht zugänglich.

Beim **Schwein** fehlt der Tränenpunkt am unteren Augenlid, weil das ventrale Tränenröhrchen blind endigt. Die beiden durch getrennte Löcher des Tränenbeins verlaufenden Tränenröhrchen vereinigen sich ohne Bildung eines deutlichen Tränensackes zum dickwandigen Tränenkanal. Dieser wird, nachdem er aus dem Tränenbein ausgetreten ist, dünnwandig und mündet am hinteren Ende der ventralen Nasenmuschel in den ventralen Nasengang. Das embryonal angelegte distale Endstück des häutigen Tränenkanals obliteriert, bleibt aber als Rudiment erhalten.

Von den *Wiederkäuern* besitzt nur das **Rind** eine gut entwickelte, bis klein-erbsengroße, pigmentierte und dicht behaarte Tränenkarunkel. Seine Tränenpunkte stellen 2 – 3 mm weite Öffnungen dar, von denen die halbkreisförmig gebogenen Tränenröhrchen zum deutlich ausgebildeten Tränensack ziehen. Der ziemlich gerade verlaufende, anfänglich oft durch ein Septum zweigeteilte Tränenkanal liegt, nachdem er die Knochenröhre des Tränenbeins passiert hat, dünnhäutig direkt unter der Nasenschleimhaut und zieht unmittelbar unterhalb der ventralen Muschelgräte dem Oberkieferbein entlang zum Nasenloch, wobei er erst in seinem Endabschnitt durch je eine Platte des Flügel- und Ansatzknorpels gestützt wird. Seine relativ weite Mündung liegt nahe dem lateralen Flügel des Nasenloches an der medialen Fläche der Flügelfalte der ventralen Nasenmuschel und ist nicht leicht auffindbar.

Beim **Pferd** bilden die Tränenpunkte feine, bis 2 mm lange, schlitzförmige Öffnungen, in die sich dünne Sonden ohne weiteres einführen lassen. Die leicht gebogenen Tränenröhrchen münden in einen trichterförmigen Tränensack, der zunächst unter der Tränenkarunkel und der Pars palpebralis des M. orbicularis oculi, dann aber im weit ausgebuchteten Anfangsteil des knöchernen Tränenkanals liegt. Der ampullenartig erweiterte Anfangsteil des häutigen Tränenkanals zieht, von einer Knorpelplatte bedeckt, im Sulcus lacrimalis des Oberkieferbeins, einen flachen, dorsal konvexen Bogen bildend, dorsal von der ventralen Muschelgräte gegen den oberen Rand des Foramen infraorbitale. Das engere Mittelstück verläuft dann unter der Schleimhaut des mittleren Nasengangs und geht oral vom vordersten Backenzahn in den 1 – 2 cm weiten Endteil über, der sich kurz vor der Mündung wieder auf 4 – 5 mm Durchmesser verengt. In der Flügelfalte der unteren Nasenmuschel bildet der Endabschnitt des Tränenkanals einen ventral konvexen Bogen und mündet schließlich im ventralen Winkel des Nasenloches im Hautteil des Nasenvorhofes mit einer deutlich sichtbaren und gut zugänglichen, rundlichen oder ovalen Öffnung.

Gefäße des Augapfels

Die **Blutgefäße des Augapfels** lassen sich in ein Aderhaut-, ein Netzhaut- und ein Bindehautsystem einteilen.

Arterien

Während der Embryonalentwicklung wird dem Bulbus das Blut durch die *A. ophthalmica interna*, einem Ast der A. carotis interna, zugeführt. Beim *Menschen* bleibt diese dem Sehnerven entlang zum Augapfel ziehende Arterie während des ganzen Lebens das Hauptgefäß zur Versorgung des Bulbus. Bei den *Haussäugetieren* ist dagegen die A. ophthalmica interna zu einem schwachen Gefäß reduziert, das vor allem den Sehnerven vaskularisiert. Die zum ventromedialen Abschnitt der Retina weiterziehende Arterie (A. centralis retinae) wird

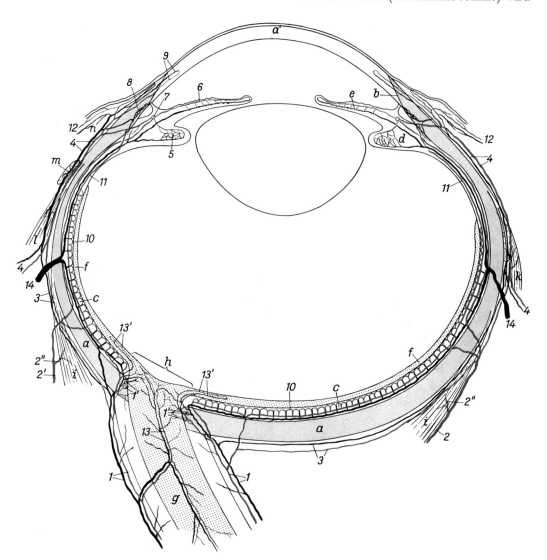

Abb. 237. Schematische Darstellung der Bulbusgefäße beim Pferd, in Anlehnung an ZIETZSCHMANN, 1906 (Horizontalschnitt durch das linke Auge).

a Sclera, a' Cornea; b Corneoscleralfalz; c Choroidea; d Corpus ciliare; e Iris; f Retina; g N. opticus; h Discus n. optici; i M. retractor bulbi; k M. rectus medialis; l M. rectus lateralis; m M. obliquus ventralis; n Tunica conjunctiva bulbi

1 Aa. und Vv. ciliares posteriores breves, 1' Circulus vasculosus n. optici (ZINNscher Gefäßkranz); 2 A. ciliaris posterior longa nasalis, 2' A. ciliaris posterior longa temporalis, 2'' Augenmuskeläste; 3 episclerale Anastomosen; 4 Aa. und Vv. ciliares anteriores; 5 Ziliarkörpergefäße; 6 Irisgefäße; 7 Circulus arteriosus iridis major; 8 Plexus venosus sclerae; 9 Hornhautschlingen; 10 Choroideocapillaris; 11 A. choroidea recurrens; 12 Aa. und Vv. conjunctivales anteriores; 13 A. und V. centralis retinae, 13' ihre Netzhautäste, die sich bei den anderen Haussäugetieren bis zur Ora serrata ausdehnen; 14 Vv. vorticosae

im wesentlichen über eine Anastomose von der A. ophthalmica externa (182/36; 187/50), einem Ast der A. maxillaris, gespeist. Deshalb wird die A. centralis retinae auch als ein Ast der A. ophthalmica externa angesehen.

Das **Gefäßsystem der Choroidea** vaskularisiert diese selbst, den Ziliarkörper und die Iris und besteht insgesamt aus Ästen der *A. ophthalmica externa*. In der Umgebung der Area cribrosa wird die Sclera von den *Aa. ciliares posteriores breves* (237/1) und im Bereich des proximalen, nasalen und temporalen Quadranten von den *Aa. ciliares posteriores longae* (nasales und temporales) durchbohrt (237/2, 2'). Zusammen mit den ableitenden Venen bilden die Zweige dieser Arterien über die *Lamina choroidocapillaris* (237/10) das mehr oder weniger arkadenartige Gefäßnetz der Choroidea. Seitenästchen der *Aa. ciliares posteriores breves* ziehen auch zum Sehnerven und bilden an dessen Austrittsstelle aus dem Bulbus den *Circulus vasculosus n. optici* (ZINNscher Gefäßkranz, 237/1') oder treten, vor allem beim *Pferd*, als episclerale Gefäße (237/3) dorsal und ventral auch mit den *Aa. ciliares anteriores* (237/4) in Verbindung.

Die aus den kurzen und langen Ziliararterien hervorgehenden Hauptstämme verlaufen den Hauptmeridianen entlang zur Irisbasis und bilden hier den mehr oder weniger geschlossenen Ring des *Circulus arteriosus iridis major* (237/7), von dem zarte Ästchen an die Iris (237/6) und den Ziliarkörper (237/5) sowie an den M. ciliaris abgegeben werden. Der Circulus arteriosus iridis major wird aber auch von den *Aa. ciliares anteriores* (237/4) gespeist, die außerhalb der Sclera bis zum Corneoscleralrand verlaufen, wo sie ein Ringgeflecht bilden, von dem, neben den Zweigen an den großen, arteriellen Gefäßring der Iris, die Ästchen für die Randschlingen der Hornhaut (237/9) abgegeben werden.

Das **Gefäßsystem der Netzhaut** wurde bereits beschrieben (s. S. 423). Es wird von den tierartlich sich verschieden verhaltenden Ästchen der *A. centralis retinae* (237/13, 13'), einer Fortsetzung der A. ophthalmica interna (s. S. 438), sowie vom Ramus retinae der A. ophthalmica externa gebildet.

Das **Gefäßsystem der Bindehaut** wird von den *Aa. conjunctivales posteriores*, Ästen der vorderen Ziliararterien, und den *Aa. conjunctivales anteriores* (237/12), Ästen der nasalen und temporalen Lidarterien, gebildet.

Venen

Die Venen des Augapfels verlaufen und verhalten sich im allgemeinen wie die entsprechenden Arterien und werden darum auch wie diese benannt. Eine Ausnahme bilden die ableitenden Hauptäste der Choroidea, die vier *Vv. vorticosae* (218/i; 237/14), die etwa auf der Höhe des Bulbusäquators, aus den aus jedem der vier Quadranten strahlenförmig zusammenfließenden Choroideavenen entstehen, aber auch die Venen der Iris und des Ziliarkörpers aufnehmen, und, nachdem sie die Sclera durchbohrt haben, an den *Plexus ophthalmicus* bzw. die *Vv. ophthalmicae externae* Anschluß finden. Der Abfluß aus dem *Plexus venosus sclerae* (214/2; 217/p; 237/8) dagegen erfolgt über die *Vv. ciliares anteriores*.

Innervation des Auges und seiner Nebenorgane

An der **Innervation des Auges und seiner Nebenorgane** sind der II. – VII. Gehirnnerv sowie Äste des Kopfteils des Sympathicus beteiligt.

Der **N. opticus (II)** ist ein rein sensorischer Nerv und bildet einen Teil der Sehbahn. Die Existenz efferenter Fasern im Sehnerven wird diskutiert, ist aber keineswegs gesichert.

Die **sensible Innervation des Auges und der Augenlider** besorgen vor allem verschiedene Äste des *N. ophthalmicus (VI)*. So versorgt der *N. frontalis* (s. S. 306) das obere Augenlid, der *N. lacrimalis* (s. S. 307) die Haut und die Bindehaut im Bereich des temporalen Augenwinkels und der *N. infratrochlearis* (s. S. 308) die Conjunctiva, die Nickhaut, die Tränenkarunkel und die Haut in der Gegend des nasalen Augenwinkels mit sensiblen Fasern, während die Haut des unteren Augenlids ihre sensiblen Fasern vom *N. zygomaticus* (s. S. 309) des *N. maxillaris (V2)* erhält. Diese verschiedenen Endzweige des *N. trigeminus (V)* bilden den afferenten Schenkel des Lidschluß- und Cornealreflexbogens. Der efferente Schenkel verläuft über den *N. facialis (VII)* (s. S. 326).

Der ebenfalls einen Ophthalmicusast darstellende *N. nasociliaris* (s. S. 308) gibt vor seiner Aufteilung die äußerst zarten *Nn. ciliares longi* (s. S. 308) ab, die, nachdem sie die Sclera durchbohrt haben, mit den *Nn. ciliares breves* (s. S. 377) Choroidea (218/k), Ziliarkörper und Iris sowie die Cornea sensibel innervieren.

Die vom **Ganglion ciliare** (s. S. 302f.) abgehenden *Nn. ciliares breves* (173/5) führen aber nicht nur sensible, sondern auch sympathische und parasympathische Fasern. Während die sensiblen Fasern ebenfalls vom *N. nasociliaris* stammen und dem Ganglion ciliare über den *Ramus communicans cum n. nasociliari* zugeführt werden, handelt es sich bei den parasympathischen um postganglionäre Oculomotoriusfasern (s. S. 302) und bei den sympathischen um postganglionäre Fasern des Ganglion cervicale craniale, die das Ganglion ciliare auf verschiedenen Wegen über den *Ramus sympathicus ad ganglion ciliare* (s. S. 302) erreichen.

Bei der *Katze* soll das Ganglion ciliare weder einen sensiblen noch einen sympathischen Zufluß haben. Siehe Anmerkungen S. 303 und 357.

Mit Hilfe der **vegetativen Faseranteile der Nn. ciliares breves** werden sowohl der *Pupillarreflex* wie auch die *Akkomodation* der Linse gesteuert, wobei der afferente Schenkel des Reflexbogens in beiden Fällen über den N. opticus verläuft. Die parasympathischen Oculomotoriusfasern vermitteln als efferenter Reflexbogenschenkel Impulse zur Kontraktion des M. sphincter pupillae, und damit zur Verengerung der Pupille und regen den M. ciliaris zur Kontraktion an, was zur Abrundung der Linse und damit zu deren Nahakkomodation führt. Die sympathischen Fasern der Nn. ciliares breves dagegen innervieren den M. dilatator pupillae und geben damit die Impulse zur Pupillenerweiterung.

Die Tränendrüsen erhalten ihre parasympathischen Fasern über einen Ast des *N. facialis (VII)*, den *N. petrosus major* (s. S. 321f.) und das *Ganglion pterygopalatinum* (s. S. 311), das seine postganglionären, sekretorischen Fasern durch Vermittlung des *N. zygomaticus* und dessen *Ramus communicans cum n. lacrimali* (s. S. 309) an den *N. lacrimalis* (s. S. 307f.) und durch diesen an die Tränendrüse abgibt, während die Nickhautdrüse durch parasympathische Fasern des *N. infratrochlearis* (s. S. 308) versorgt wird.

Die **motorische Innervation der äußeren Augen- und Lidmuskeln** übernehmen schließlich die *Nn. oculomotorius (III), trochlearis (IV)* und *abducens (VI)* (s. S. 432) sowie der *N. facialis (VII)* für den M. orbicularis oculi und den M. superciliaris.

Sehbahn und optische Reflexbahnen

Die **Sehbahn** läßt sich in einen peripheren und einen zentralen Abschnitt einteilen.

Zum **peripheren Teil der Sehbahn** gehören die zwei Neurone der Retina mit den zum Sehnerven vereinigten Axonen des Stratum ganglionare n. optici.

Nachdem die beiden *Sehnerven* (238/1) in konvergierendem Verlauf den Canalis opticus passiert und die Schädelhöhle erreicht haben, vereinigen sie sich zur Sehnervenkreuzung,

Chiasma opticum (238/2), die vor dem Hypophysenstiel einen Teil des Bodens des III. Ventrikels bildet und jederseits den *Tractus opticus* (238/3) zum Metathalamus entsendet.

Im *Chiasma opticum* erfahren die Fasern der Sehnerven bei den *Säugetieren* nur eine teilweise Kreuzung (ca. 80 – 90 %), während bei allen anderen Wirbeltieren (einschließlich der Vögel) sämtliche Fasern eines Sehnerven nach der Gegenseite kreuzen. Auch bei den *niederen Säugetieren* überwiegen die gekreuzten Fasern noch beträchtlich. Die Zahl der ungekreuzten Fasern hängt weitgehend von der Größe des Augenachsenwinkels (s. S. 408 f.) ab. Je mehr sich die beiden Augenachsen einer Parallelstellung nähern, um so zahlreicher werden die ungekreuzten Fasern (*Mensch*!). Dabei stammen die im Chiasma sich kreuzenden Fasern im Prinzip aus der nasalen und die nicht kreuzenden Fasern aus der temporalen Hälfte der Netzhaut.

Von einigen *Haustieren* ist die mittlere Zahl der Opticusfasern und der Anteil an kreuzenden Fasern bekannt. Das *Pony* besitzt ca. 730.000 Fasern pro Auge (81 % kreuzend), die *Kuh* 1.000.000 (83 %), das *Schaf* 530.000 (89 %) und das *Schwein* 440.000 (88 %). Bei der *Katze* wurden ca. 130.000, beim *Hund* 165.000 myelinisierte Opticusfasern gezählt.

Während der *N. opticus* alle Fasern der Netzhaut des ihm zugehörigen Auges führt, enthält jeder *Tractus opticus* Fasern aus der Retina beider Augen. So vermittelt beispielsweise der rechte Tractus opticus Erregungen, die aus der temporalen Netzhauthälfte des rechten und aus der nasalen Hälfte des linken Auges stammen und die damit von Lichtreizen ausgelöst werden, die von links her ins Auge fallen, und umgekehrt (vgl. 238). Die partielle Kreuzung der Sehnervenfasern führt bei den *Säugetieren* und beim *Menschen* u. a. zu den sog. konsensuellen Reaktionen des Auges.

Bei *Katzen* ist eine abweichende Projektion der Retina in das Corpus geniculatum laterale bekannt. Während bei den normal pigmentierten Rassen alle Neurone der nasalen Hälfte ihre Axone in das kontralaterale, die der temporalen Hälfte überwiegend in das ipsilaterale Corpus geniculatum laterale entsenden, projizieren bei *Siamkatzen* mehr Neurone kontralateral. Der Übergang von der typischen nasalen zur temporalen Hälfte ist ein allmählicher und nicht in der Area centralis gelegen, sondern nach temporal verschoben. Außerdem gibt es in der Area centralis eine anomale Verteilung von weniger Neuronen des Ganglion n. optici als bei anderen Rassen.
Der abweichende Faserverlauf wird offensichtlich von Genen gesteuert, die auch für die Fellfarbe verantwortlich sind. Obwohl die Anomalität bei Siamkatzen auch Auswirkungen auf die Sehrinde und damit auf die optische Wahrnehmung hat, gibt es offensichtlich keine Beeinträchtigung des Sehens. Allerdings kann die abweichende Retinaprojektion mit anderen Anomalitäten (Strabismus, Nystagmus) vergesellschaftet sein.

Die zentripetalen Fasern des *Tractus opticus* endigen – soweit sie der Sehleitung dienen – über dessen *laterale Wurzel* (238/3") (s. S. 127) im lateralen Kniehöcker, *Corpus geniculatum laterale* (238/c) sowie im *Pulvinar thalami* (238/b), das bei den *Haussäugetieren* allerdings nur wenig ausgeprägt ist. In diesen subcorticalen, primären Sehzentren des Thalamus findet die periphere Sehbahn ihr Ende. Das primäre Sehzentrum ist retinotopisch organisiert.

Beim *Fleischfresser* enden die gekreuzten Fasern in der Lamina principalis anterior magnocellularis und parvocellularis, die ungekreuzten Fasern in der Lamina principalis posterior und parvocellularis des Corpus geniculatum laterale.

Das *Corpus geniculatum laterale* bildet die Schaltstelle zwischen Netzhaut und Sehrinde und damit die Durchgangs- und wahrscheinlich auch Verstärkerstation für alle optischen Erregungen, die nunmehr über die **zentrale Sehbahn, Radiatio optica** (238/7), zur Sehrinde des Hirnmantels (238/q) geleitet werden und hier zur bewußten Sehwahrnehmung führen. Daneben stellt der laterale Kniehöcker aber auch ein Glied der optischen Reflexbahnen dar.
Bei den *niederen Wirbeltieren* bildet das sog. *Tectum opticum* des Mittelhirns, das in etwa den vorderen Zweihügeln der *Säugetiere* entspricht, das eigentliche Sehzentrum. Bei den

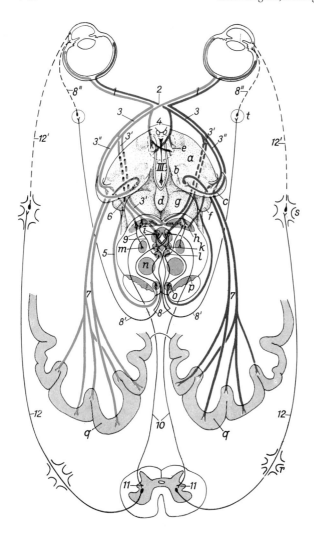

Abb. 238. Schema der Sehbahn und optischen Reflexbahnen.

a Thalamus; b Pulvinar thalami; c Corpus geniculatum laterale; d Epiphyse; e vordere Hypothalamuskerne; f Corpus geniculatum mediale; g Colliculus rostralis; h Griseum der vorderen Zweihügel; i Pupillenzentrum im zentralen Höhlengrau; k Nucleus parasympathicus n. oculomotorii; l Nucleus motorius n. oculomotorii; m Nucleus reticularis tegmenti; n Nucleus ruber; o Endkerne der accessorischen optischen Wurzel; p Substantia nigra; q Sehrinde; r Ganglion stellatum; s Ganglion cervicale craniale; t Ganglion ciliare

III. eröffneter Ventriculus III.

1 N. opticus; 2 Chiasma opticum; 3 Tractus opticus, 3' seine mediale, 3'' seine laterale Wurzel; 4 Radix optica hypothalamica; 5 accessorische optische Wurzel (Tractus cruralis transversus); 6 Tractus geniculotectalis; 7 Radiatio optica (GRATIOLETsche Sehstrahlung); 8 motorische Fasern, 8' präganglionäre, 8'' postganglionäre parasympathische Fasern des N. oculomotorius; 9 Schaltneurone; 10 absteigende Bahn des Pupillenzentrums; 11 Centrum ciliospinale der Hals-Brustschwellung; 12 präganglionäre, 12' postganglionäre Faser der sympathischen Bahn

Säugetieren dagegen übernehmen die *Colliculi rostrales* des Mittelhirndachs mit fortschreitender Entfaltung des Neopallium immer mehr nur noch die Rolle von Schalt- und Koordinationsstellen der optischen Reflexbahnen (s. u.).

Der **zentrale Teil der Sehbahn** der *Säugetiere* geht demnach als 3. Neuron aus den Nervenzellen des Corpus geniculatum laterale hervor und zieht als *Tractus geniculooccipitalis* vom lateralen Kniehöcker zur Rinde des Occipitallappens. Dieses mit Hilfe der Abfaserungsmethode darstellbare Fasersystem wird als Sehstrahlung, *Radiatio optica* (GRATIOLETsche Sehstrahlung) bezeichnet, und verläuft, sich fächerförmig ausbreitend, durch den hintersten Teil der inneren Kapsel zur *Area optica sive striata* (vgl. 93) des Hinterhauptlappens (s. S. 171). Auch in der Sehrinde besteht eine retinotopische Organisation.

Die Projektion der Retina erfolgt in den Nucleus geniculatus lateralis, Pars dorsalis und Pars ventralis, in den Nucleus praetectalis, in den Colliculus rostralis des Mesencephalon und in die accessorischen optischen Kerne im Tegmentum des Mesencephalon.

Die Reizung der Photoreceptoren der Netzhaut vermag aber auch eine Reihe von Reflexen auszulösen, die im Dienste der optischen Orientierung stehen (Akkomodation, Pupilleneinstellung, Augenstellung, reflektorische Kopf- und Halsbewegungen), die zum Teil aber auch das Verhalten zu beeinflussen vermögen.

Die diesen optisch auslösbaren Reflexen zugrunde liegenden Leitungsbahnen werden als **optische Reflexbahnen** bezeichnet.

Als afferenter Schenkel des Leitungsbogens kommen in Frage:

1. Jener Teil der aus dem Corpus geniculatum laterale austretenden Fasern, die nicht an die Sehstrahlung Anschluß finden (etwa 30 %), sondern als *Tractus geniculotectalis* (238/6) über das Brachium colliculi rostralis im Grau der vorderen Zweihügel endigen oder zum Pupillenzentrum in der Area praetectalis (s. S. 116 f.) bzw. im zentralen Höhlengrau des Mittelhirns (238/i) ziehen.

2. Der stammesgeschichtlich alte *Tractus retinotectalis*, dessen Fasern den Tractus opticus als mediale Wurzel (238/3') (s. S. 127) verlassen und zwischen lateralem und medialem Kniehöcker direkt zum *Colliculus rostralis* und zum Pupillenzentrum gelangen. Von ihnen spaltet sich ein zartes Faserbündel ab, das als sog. *accessorische optische Wurzel,* wegen seines Verlaufs über die Hirnschenkel *Tractus cruralis transversus* (238/5; s. S. 127) genannt, den Hirnschenkel umgreift und in der Fossa intercruralis unmittelbar vor dem N. oculomotorius ins Mittelhirn zieht. Die accessorische optische Wurzel endet im mediobasalen Tegmentum (238/o).

3. Die *Fibrae occipitotectales,* welche die Sehrinde mit den Colliculi rostrales in Verbindung bringen.

Das Griseum der vorderen Zweihügel, das Pupillenzentrum des zentralen Höhlengraues und die Endkerne der accessorischen optischen Wurzel, d. h. die Graubezirke, in denen die afferenten Fasersysteme der optischen Reflexbahnen endigen, treten durch verschiedene Schaltneurone mit den motorischen und parasympathischen Oculomotoriuskernen (238/k,l), aber auch mit Kernen der *Formatio reticularis tegmenti* (238/m) und über das mediale Längsbündel (s. S. 55) mit den Trochlearis- und Abducenskernen sowie dem Rückenmark in Verbindung.

In den *Colliculi rostrales* werden die durch die afferenten Systeme zugeführten Erregungen ferner mit den durch den *Tractus nucleotectalis* und *Tractus spinotectalis* (s. S. 116) zugeleiteten proprioceptiven Erregungen aus den Augen- und Nackenmuskeln integriert und die entsprechenden Impulse über die *Tractus tectobulbaris* und *tectospinalis* (s. S. 116) sowie den *Tractus tectoreticularis* an die motorischen Wurzelzellen des Mittel- und Rautenhirns sowie des Rückenmarkes abgegeben. Auf diesen Wegen werden die Einstellungen der Augen in die Blickrichtung, die Linsenakkomodation und die der optischen Orientierung dienenden oder auf optischen Eindrücken basierenden Kopf- und Körperbewegungen gesteuert.

Die Regelung der Pupillenweite hängt vor allem von der Intensität des ins Auge einfallenden Lichtes und den über die afferenten Reflexbahnen den Koordinationszentren des Mittelhirns zugeführten Erregungen ab, kann aber auch durch Affekte (Angst, Wut, intensives Schmerzerlebnis) psychisch beeinflußt werden.

Der efferente Schenkel der parasympathischen Reflexbahn (238/8', 8") für die *Pupillenverengerung* verläuft vom *Nucleus parasympathicus n. oculomotorii* (s. S. 114) über das *Ganglion ciliare* (238/t) zum M. sphincter pupillae.

Die *Pupillenerweiterung* dagegen wird durch die sympathische Reflexbahn bewerkstelligt. Ihre afferenten Fasern verlaufen über die mediale Wurzel des Tractus opticus direkt oder indirekt zum Pupillenzentrum, während ihr efferenter Schenkel (238/10) von hier zunächst über die absteigende Bahn des Pupillenzentrums zum *Centrum ciliospinale* (238/11) der Hals-Brustschwellung des Rückenmarkes und dann über das *Ganglion stellatum* (238/r), den Halssympathicus (238/12), das *Ganglion cervicale craniale* (238/s) und die *Radix sympathica des Ganglion ciliare* schließlich den *M. dilatator pupillae* (238/12') erreicht. Zu einer psychogenen Pupillenerweiterung kommt es aber auch bei einer affektbedingten (Angst, Wut) allgemeinen Sympathicustonisierung.

Eine besondere Rolle fällt der sog. hypothalamischen Opticuswurzel, *Radix optica hypothalamica* (238/4), zu. Sie besteht aus marklosen Fasern, welche die zu Bündeln vereinigten Axone der vegetativen Ganglienzellen des Stratum ganglionare n. optici darstellen dürften. Diese zarten Faserbündel zweigen dorsal vom Chiasma opticum ab, durchbohren die Lamina terminalis und endigen teils in den Nuclei paraventricularis und infundibularis der Wand des III. Ventrikels (s. S. 122), teils ziehen sie durch das Infundibulum in den Hypophysenhinterlappen (s. S. 481).

Auf diesem Wege können Lichtreize direkt oder indirekt durch Vermittlung der Hypophyse das ganze vegetative System beeinflussen (s. auch *Glandula pinealis*, S. 499). Die hypothalamische Opticuswurzel spielt also bei der Steuerung verschiedener Lebensvorgänge durch Lichteinwirkung (tages- und jahreszeitlicher Rhythmus, Stoffwechsel, Keimdrüsenreifung, Periodizität des Sexuallebens) im Sinne einer neuroendokrinen Regulation eine wesentliche Rolle.

Gleichgewichts- und Gehörorgan, Organum vestibulocochleare

Allgemeine Übersicht

Das **Gleichgewichts- und Gehörorgan** (Organum vestibulocochleare) stellt, wie aus seiner Benennung hervorgeht, ein Doppelsinnesorgan dar, das aus einer gemeinsamen Anlage, dem Labyrinthbläschen (Ohrbläschen) hervorgeht. Die Receptoren beider Organe sind in einem kompliziert gebauten Hohlraumsystem auf engstem Raum – bei den *Säugetieren* in der Felsenbeinpyramide des Schläfenbeins – untergebracht. Das auf akustische Umweltreize, d. h. auf Schallwellen verschiedener Intensität und Frequenz ansprechende Gehörorgan, das eigentliche Ohr, *Auris*, vermittelt bewußte Sinnesempfindungen (Geräusche, Töne), während die auf das Gleichgewichtsorgan einwirkenden Reize (Schwerkraft, bzw. Erdanziehung) als solche nicht realisiert, in den entsprechenden Regulationszentren aber registriert und im Sinne einfacher oder zusammengesetzter Reflexe auf die der Erhaltung des Gleichgewichtes und der Lage des Körpers im Raum dienenden motorischen Zentren und Bahnen umgeschaltet werden.

Von diesen beiden Sinnesorganen ist das Gleichgewichtsorgan das stammesgeschichtlich bedeutend ältere. Als einfache *Statocyste* findet es sich schon bei wirbellosen Tieren. Bei den Wirbeltieren tritt dann anstelle der Statocyste das *Labyrinthbläschen* mit den drei an den Utriculus angeschlossenen Bogengängen und deren Ampullen sowie der Sacculus. Die Labyrinthanlage dient in erster Linie dem Lagesinn, d. h. sie orientiert über die Lage des Kopfes und des Gesamtkörpers im Raum, weist jedoch schon bei den Knochenfischen die an den Sacculus angeschlossene *Lagena* auf, die anscheinend bereits Receptoren für akustische Reize enthält und damit die experimentell erwiesene Tatsache erklärt, daß sich Fische auf bestimmte Töne dressieren lassen. Aus der Lagena entwickelt sich dann bei den durch Lungen atmenden Wirbeltieren (über die Amphibien, Reptilien und Vögel) der Schneckengang, *Ductus cochlearis*, der *Säugetiere* und damit das eigentliche Gehörorgan, das biologisch aufs engste mit der artspezifischen Stimmbildung (Kennzeichnung und Auffindung des Geschlechtspartners, akustische Kontaktnahme, soziale Verständigung) verbunden ist.

Morphologisch bilden das Gleichgewichts- und das Gehörorgan jedoch ein einheitliches Ganzes, das mit der Bezeichnung „Ohr" umschrieben wird und sich bei den *Säugetieren* in ein äußeres, ein mittleres und ein inneres Ohr gliedern läßt.

Zum **äußeren Ohr, Auris externa,** rechnet man die freie Ohrmuschel mit den sie bewegenden Ohrmuskeln und dem Scutulum (s. Bd. I: S. 255) sowie den an die Ohrmuschel anschließenden, in die Tiefe führenden, teils knorpelig, teils knöchern bewandeten äußeren Gehörgang.

Das durch das Trommelfell vom Außenohr getrennte **mittlere Ohr, Auris media**, besteht aus der Paukenhöhle, den Gehörknöchelchen und der Hörtrompete mit deren Erweiterung bei den *Equiden*, dem Luftsack.

Das **innere Ohr, Auris interna**, verkörpert das eigentliche, statoakustische Sinnesorgan und setzt sich einerseits aus dem Vorhof mit Utriculus, Sacculus und den Bogengängen, dem Gleichgewichtsorgan, und andererseits aus der an den Sacculus angeschlossenen Schnecke, dem Gehörorgan, zusammen.

Dieses Doppelsinnesorgan wird auch von zwei Nerven versorgt: der *Vestibularapparat* oder das Gleichgewichtsorgan vom *N. vestibularis* und der *Ductus cochlearis* oder das Gehörorgan vom *N. cochlearis*. Beide bilden den VIII. Gehirnnerven, den *N. vestibulococh-learis*. An die Endkerne des N. vestibulocochlearis in der Medulla oblongata schließen sich dann die entsprechenden zentralen Leitungsbahnen an, die auf zum Teil komplizierten Wegen die Verbindungen zur Hörsphäre in der Großhirnrinde und zu den Zentren der Gleichgewichtsregulation im Hirnstamm, Kleinhirn und Rückenmark herstellen.

Die beiden Sinnesorgane sind für die Auseinandersetzung mit der Umwelt von lebenswichtiger Bedeutung, wobei die Leistungsfähigkeit des Hörorgans tierartlich bekanntlich stark variiert. Während der *Mensch* in der Jugend Töne mit Schwingungsfrequenzen von 16 – 20.000 Hz zu hören vermag, wobei die obere Tonfrequenz im Alter bis auf 5.000 Hz abnimmt, liegt die obere Hörgrenze bei der *Maus* bei 30.000 Hz, beim *Hund* zwischen 30.000 und 40.000 und bei der *Katze* bei 50.000 Hz. Zur Abrichtung des *Hundes* haben sich darum die sog. „tonlosen Hundepfeifen" mit hohen, für den *Menschen* auf Distanz nicht mehr hörbaren Frequenzen sehr bewährt.

Äußeres Ohr, Auris externa

Die als Schallauffangtrichter funktionierende Ohrmuschel, *Auricula*, der *Haussäugetiere* ist im Gegensatz zum *Menschen* beweglich und ermöglicht es den Tieren, sich ohne Wenden des Kopfes akustisch zu orientieren. Die beiden Ohrmuscheln können unabhängig voneinander bewegt und damit gleichzeitig in verschiedene Richtungen eingestellt werden. Das Ohrmuschelspiel trägt aber auch wesentlich zum mimischen Ausdrucksvermögen der Tiere bei.

Form und Aufbau der Ohrmuschel unserer Tiere weichen darum stark von der menschlichen Ohrmuschel ab. Trotzdem wird die für das Ohr des *Menschen* geprägte Nomenklatur – selbst wenn die Begriffe, nicht zuletzt im Hinblick auf die tierartlichen Unterschiede, nicht immer verständlich erscheinen – auch für die Ohrmuschel der *Haussäugetiere* verwendet.

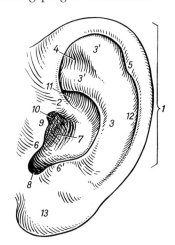

Abb. 239. Linke Ohrmuschel des Menschen.

1 Helix; 2 Crus helicis; 3 Anthelix; 3' Crura anthelicis; 4 Fossa triangularis; 5 Tuberculum auriculae (DARWINI); 6 Tragus, 6' Antitragus; 7 Concha auriculae; 8 Incisura intertragica; 9 Tuberculum supratragicum; 10 Incisura anterior; 11 Cymba conchae; 12 Scapha; 13 Lobulus auriculae

An der **Ohrmuschel des Menschen** bezeichnet man den äußeren, gekrümmten und umgekrempelten Rand als Ohrkrempe oder *Helix* (239/1) und seinen vorderen Endabschnitt, der im Bogen über den Gehöreingang hinweg gegen das Muschelinnere zieht, als Helixschenkel, *Crus helicis* (239/2). Etwa parallel zur Helix verläuft im Inneren der Muschel ein Wulst, die *Anthelix* (239/3), der sich nach vorn-oben in die beiden *Crura anthelicis* (239/3') gabelt, die ihrerseits die *Fossa triangularis* (239/4) begrenzen. Zwischen Helix und Anthelix liegt eine ebenfalls bogenförmig verlaufende Rinne, die *Scapha* (239/12). Am vorderen Muschelrand sitzt ein flacher, die äußere Öffnung des Gehörgangs nach hinten etwas überragender Höcker, der *Tragus* (239/6), der durch die nach vorn-unten einschneidende *Incisura intertragica* (239/8) vom *Antitragus* (239/6') getrennt ist. Dieser geht nach hinten-oben in die Anthelix über. Vom Crus helicis, der Anthelix, dem Tragus und Antitragus begrenzt, liegt die *Concha auriculae* (239/7) mit dem *Cavum conchae*, das in den äußeren Gehörgang einmündet. Zwischen das Crus helicis und das untere Crus anthelicis schiebt sich eine enge Nische ein, die als *Cymba conchae* (239/11) bezeichnet wird. Am unteren Rand der Ohrmuschel findet sich das mehr oder weniger ausgeprägte Ohrläppchen, *Lobulus auriculae* (239/13).

Die Hauptunterschiede zwischen der Ohrmuschel des *Menschen* und derjenigen der *Haussäugetiere* bestehen darin, daß 1. anstelle der Muschelgestalt die Tütenform tritt, indem der vordere Muschelrand den hinteren basiswärts in der Regel übergreift und der Muschelknorpel tüten- oder trichterförmig eingerollt wird; 2. der Muschelrand nicht umgekrempelt, sondern zu einer Spitze ausgezogen und die Scapha flächenhaft verbreitert ist, und 3. die ganze Ohrmuschel tierartlich und rassenmäßig verschieden reich behaart ist.

Während die Ohrmuschel bei allen *Wildtieren*, und damit auch bei den Vorfahren unserer *Haussäugetiere*, als beweglicher, von der Kopfoberfläche abstehender Schallfänger, d. h. als Stehohr, ausgebildet ist, kommt bei verschiedenen *Haustierrassen* (*Hund, Schwein, Schaf, Ziege, Kaninchen*) auch das dem Kopf seitlich mehr oder weniger flach anliegende Hängeohr vor.

Die Grundlage der Ohrmuschel bildet der elastische **Muschelknorpel, Cartilago auriculae**, der ihr auch die art- und rassentypische Gestalt verleiht (vgl. 240). Er unterlagert und formt den freien Teil der Ohrmuschel, bildet den gewölbten Muschelrücken, *Dorsum auriculae*, und die konkave Innenfläche oder die Tütenhöhle, *Scapha* (240/4) sowie den scharfen Muschelrand (240/1 – 1''), an dem sich ein vorderer, nasaler oder medialer, und ein hinterer, temporaler oder lateraler Rand unterscheiden lassen, die dann an der Ohrspitze, *Apex auriculae* (240/1''), ineinander übergehen. Dieser ganze freie Muschelrand wird der Helix des *Menschen* gleichgesetzt. Anstelle des einheitlichen, markanten Crus helicis des *Menschen* finden sich bei den Tieren am Grunde des vorderen Muschelrandes zwei dünne Knorpelleisten, die als *Crus helicis medialis* und *lateralis* bezeichnet werden (240/2, 2'). Beim *Hund* und *Schwein* kann außerdem noch ein *Crus helicis distalis* (240/2'') unterschieden werden. Die *Anthelix* fehlt, oder sie ist, am deutlichsten bei *Hund, Schwein* und *Rind*, im Bereich des Muscheltrichters in Form einer niedrigen Querleiste (240/3) angedeutet, der am Muschelrücken die von Ohrmuskeln überbrückte *Fossa anthelicis* entspricht. Von der beim *Menschen* so charakteristischen *Cymba conchae* kann bei den Tieren darum kaum zu Recht gesprochen werden.

Zum Muschelgrund hin greifen der vordere und hintere Muschelrand übereinander und bilden so den *ventralen Tütenwinkel*, wobei die Haut am vorderen Muschelrand von der tierartlich verschieden geformten Knorpelplatte des *Tragus* (240/6) und, in Verbindung zum hinteren Muschelrand, vom *Antitragus* (240/7, 7') unterlagert wird. Der Antitragus gabelt sich bei *Hund, Schwein* und *Pferd* in einen medialen und einen lateralen Ast. Zwischen Tragus und Antitragus liegt die verschieden tiefe *Incisura intertragica* (240/8), der oberflächlich der ventrale Tütenwinkel entspricht.

Im Bereich des Tragus und Antitragus rollt sich der Muschelknorpel zur trichterförmigen *Concha auriculae* ein, deren schädelwärts enger werdendes Lumen, das *Cavum conchae* (240/5), dann in die Lichtung des knorpeligen, äußeren Gehörgangs, *Meatus acusticus externus cartilagineus* (241/2; 242/A), übergeht. Dieser ist beim *Fleischfresser* und beim

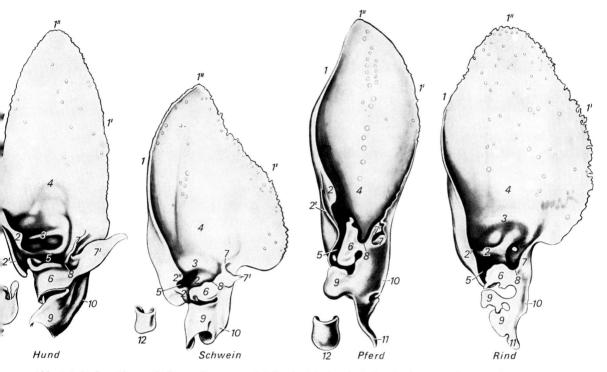

Abb. 240. Linker Ohrmuschelknorpel vom Hund, Schwein, Pferd und Rind nach Abtragung des Hautüberzuges (in Anlehnung an SCHMIDT, 1902).

1 nasaler oder medialer, 1' temporaler oder lateraler Muschelrand, 1" Apex auriculae; 1 – 1" Helix hominis; 2 mediales, 2' laterales Crus helicis, 2" Crus helicis distalis; 3 Querleiste (Anthelix); 4 Scapha; 5 Cavum conchae; 6 Tragus; 7 medialer, 7' lateraler Ast des Antitragus; 8 Incisura intertragica; 9 halbringförmiger Knorpel; 10 Eminentia conchae; 11 Griffelfortsatz; 12 Cartilago anularis, Küraßknorpel

Abb. 241. Äußerer Gehörgang und Mittelohr eines Hundes mit Stehohr (Deutscher Schäferhund), dargestellt an einem etwas schief geführten Querschnitt (Ansicht von hinten).

1 Hinterfläche des Ohrmuschelknorpels; 2 eröffneter, knorpeliger Teil des äußeren Gehörganges, 2' Ohrmuschelgesäß, Eminentia conchae; 3 Querleiste (Anthelix); 4 angeschnittener Cartilago anularis; 5 Felsenbein; 6 Wand der Bulla tympanica; 7 Cavum tympani; 8 Anulus tympanicus; 9 Trommelfell; 10 Hammerstiel; 11 angeschnittene Schnecke; 12 N. facialis; 13 Pons; 14 Wurm, 14' Hemisphäre des Kleinhirns; 15 Occipitallappen der Großhirnhemisphäre; 16 Dura mater; 17 Falx cerebri; 18 Tentorium cerebelli membranaceum; 19 Crista sagittalis externa des Schädeldaches; 20 Sinus sagittalis dorsalis; 21 Sinus transversus; 22 V. emissaria canalis carotici; 23 A. auricularis caudalis

a M. temporalis; b M. interscutularis, b' Septum der Paukenblase; c M. longus capitis; d M. pterygoideus; e M. masseter; f Rachenhöhle

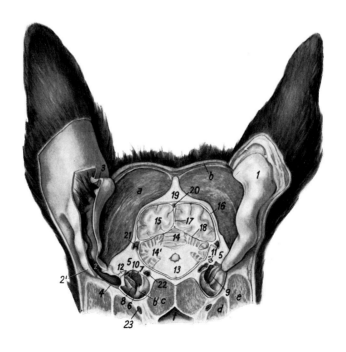

Schwein relativ lang und zeigt, insbesondere beim *Hund*, eine deutliche Knickung. Seine knorpeligen Wandelemente werden vom halbringförmigen Knorpel (240/9), der eine Fortsetzung des Muschelknorpels darstellt, und vom selbständigen *Cartilago anularis* (Küraßknorpel) (240/12) gebildet. Der halbringförmige Knorpel ist eine ringförmig gebogene, nicht aber zum Ring geschlossene Knorpelplatte, die beim *Rind* am Vorderrand in zwei lappenartige Fortsätze aufgeteilt ist.

Am Übergang der Concha auriculae in den halbringförmigen Knorpel liegt das stumpfwinklig abgebogene und mehr oder weniger stark gewölbte Gesäß oder der Grund der Ohrmuschel, *Eminentia conchae* (240/10; 241/2'), das dem M. temporalis lateral aufsitzt und in seinem Inneren das hier etwas ausgeweitete *Cavum conchae* enthält.

Der untere Rand des halbringförmigen Knorpels steht schließlich mit dem Küraßknorpel, *Cartilago anularis* (240/12; 241/4; 242/g), in bindegewebig-elastischer Verbindung. Dieser stellt einen selbständigen Knorpelring dar, der beim *Schwein*, bei den *Wiederkäuern* und beim *Pferd* nicht ganz, bei den *Fleischfressern* jedoch vollständig geschlossen ist und basal der Umrandung des Porus acusticus externus des Schläfenbeins aufsitzt. Lateral am halbringförmigen Knorpel findet sich der beim *Pferd* besonders lange und schlanke, beim *Rind* kurze und plumpe Griffelfortsatz, *Processus styloideus* (240/11), der dem Küraßknorpel caudolateral aufliegt und mit einem von seiner Basis abgehenden und in caudodorsaler Richtung verlaufenden, kurzen Fortsatz ein Loch begrenzt, das dem *N. auricularis internus* zum Durchtritt dient. Beim *Hund* und beim *Schwein* ist der Griffelfortsatz nur angedeutet, oder er fehlt vollkommen.

Das Knorpelgerüst der Ohrmuschel ist an seinem freien Teil außen und innen von behaarter äußerer Haut überzogen, wobei sich zwischen diese und den Muschelknorpel die an der Ohrmuschel inserierenden Ohrmuskeln einschieben.

Die **äußere Muschelhaut** ist je nach Tierart und Rasse kurz und dicht oder – besonders bei vielen Hunderassen – lang und reichlich behaart und führt die größeren Gefäße und Nerven der Ohrmuschel. Sie kann vermehrt (z. B. *Pferd*), oft aber auch vermindert pigmentiert sein (z. B. *Fleischfresser, Schwein, Wiederkäuer*).

Die **innere Muschelhaut** ist ebenfalls unterschiedlich reich behaart und trägt längere, grobe Schutzhaare, *Tragi*, die das Eindringen von Fremdkörpern in den äußeren Gehörgang erschweren. Gegen die Concha auriculae werden die Haare zarter und spärlicher. Im *Cavum*

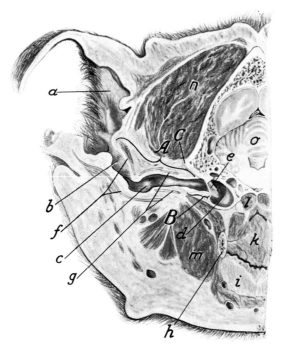

Abb. 242. Querschnitt durch das rechte Außen- und Mittelohr eines Hundes mit Hängeohr, Ansicht von vorn (nach ACKERKNECHT, 1943).

A knorpeliger, B knöcherner äußerer Gehörgang; C Crista temporalis des Schläfenbeins

a Ohrmuschel; b absteigender, c horizontaler Teil des äußeren Gehörganges; d Paukenhöhle; e Trommelfell; f Muschelknorpel; g Cartilago anularis; h Processus angularis des Unterkiefers; i Zungengrund; k Gaumensegel; l M. longus capitis; m M. masseter; n M. temporalis; o Kleinhirn

conchae finden sich nur noch wenige, feine Härchen mit Schweiß- und relativ großen Talgdrüsen. Die innere Muschelhaut bildet verschiedene, von der als Anthelix angesprochenen Querleiste aus gegen die Ohrspitze verlaufende Längsfalten und conchawärts unregelmäßige Querfalten. Sie ist wenig oder gar nicht pigmentiert.

Der **knöcherne äußere Gehörgang, Meatus acusticus externus osseus**, ist tierartlich recht verschieden lang. Bei der *Katze* und beim *Hund* bildet er nur einen Knochenring in der Außenwand der Pars tympanica des Felsenbeins, der beim *Hund* (242/B; 243/1) aber auch zu einer kurzen Röhre ausgezogen sein kann. Bei den *kleinen Wiederkäuern* und beim *Pferd* (247/1) handelt es sich stets um eine kurze, aus der seitlichen Schädelwand etwas vorragende Knochenröhre, während beim *Rind* (245/1) und insbesondere beim *Schwein* (244/1) ein langer, in die benachbarten Schädelknochen mehr oder weniger vollkommen eingebauter, enger Knochenkanal vorliegt. Die Neigung und Verlaufsrichtung des knöchernen Gehörgangs stehen in enger Beziehung zur Stellung der Ohrmuschel. Beim Stehohr fällt er ventromedial ab, beim Hängeohr ist er nach außen und unten geneigt.

Der knöcherne Gehörgang findet am Paukenring, *Anulus tympanicus* (241/8; 246/5), sein inneres, durch das Trommelfell, *Membrana tympani* (241/9; 246/6), paukenhöhlenwärts abgeschlossenes Ende. Er ist mit einer zarten, haar- und meist pigmentlosen, modifizierten Haut ausgekleidet, in deren Corium sich ein tierartlich verschieden verteiltes Lager von Talg- und apokrinen Schweißdrüsen befindet, die ein fett- und pigmenthaltiges Sekret, das Ohrenschmalz, *Cerumen*, produzieren.

Um das Gesäß der Ohrmuschel und zwischen ihr und dem Scutulum findet sich ein mehr oder weniger reichliches Fettpolster, *Corpus adiposum auriculae* (182/a'), das die Beweglichkeit der freien Muschel wesentlich erleichtert.

Die **Ohrmuskulatur** und ihre Innervation sowie das einzelnen Ohrmuskeln zum Ansatz oder Ursprung dienende Schildchen, *Scutulum*, sind im Band I bereits beschrieben worden (s. Bd. I: S. 255).

Tierartliche Besonderheiten des äußeren Ohres: Während die immer stehend getragene, relativ kurze, in eine abgerundete Spitze auslaufende Ohrmuschel der **Katze**, abgesehen von der Behaarung, keine nennenswerten Rassenunterschiede zeigt, zeichnet sich die Ohrmuschel des **Hundes** in Lage, Größe, Form und Haltung durch ganz erhebliche Rassenunterschiede aus. Gerade das Ohr bildet eines der markantesten Rassenkennzeichen.

So unterscheidet man beim **Haushund** z. B.: das ursprüngliche, steife und relativ kurze Stehohr (Spitz, nordische Schlittenhunde), das lange Stehohr (Deutscher Schäferhund), das Fledermausohr (Französische Bulldogge), das Kippohr mit nach vorne gekippter Ohrspitze (Foxterrier, Collie), das Rosenohr mit der nackenwärts anliegenden Ohrspitze (verschiedene Windhunde), das schlaffe Hängeohr unterschiedlicher Breite und Länge (verschiedene Doggen- und Jagdhunderassen), das in Falten gelegte, überlange Hängeohr, sog. Behang (Bloodhounds, verschiedene Laufhunde). Diese verschiedenen Ohrformen hängen wesentlich von der Dicke und Beschaffenheit des Muschelknorpels sowie der Haut und der Stärke und Art der Bemuskelung ab.

Am basalen Ende des vorderen Muschelrandes läßt sich beim *Hund* ein deutlich vorspringendes *Crus helicis distalis* (240/2") unterscheiden. Am hinteren Rand befindet sich eine taschenartige Hautfalte, deren Basis vom besonders langen lateralen Ast des *Antitragus* (240/7') gestützt wird. Die innere Muschelhaut ist im allgemeinen dicht, bei vielen Rassen sogar reich behaart, und an den Rändern und Längsfalten sitzen lange, im Bereich des Tragus dichte, starre Haare, während die Querfalten meist haarlos sind. In den tieferen Abschnitten des Gehörgangs fehlt das Pigment.

Der äußere Gehörgang ist relativ lang und zeigt immer eine charakteristische Knickung, was bei seiner Reinigung zu berücksichtigen ist. Beim Stehohr (vgl. 241) fällt der muschelseitige Teil des Gehörgangs steil zum Muschelgesäß ab, um dann mit einer stumpfwinkligen Knickung in schräg ventromedialer Richtung trommelfellwärts abzubiegen. Beim Hängeohr (vgl. 242) dagegen verläuft der tympanale Abschnitt des Gehörgangs nahezu horizontal, während der muschelseitige Teil weniger steil abfällt.

Auch beim **Schwein** kommen Steh- und Hängeohren vor. Es besitzt verhältnismäßig große, breite und wenig behaarte Ohrmuscheln. Der vordere Muschelrand ist stark konvex und gegen den Tütenwinkel hin eingekrempelt und zeigt hier einen vorspringenden Höcker, der als *Crus helicis distalis* (240/2") bezeichnet wird. Der ventrale Teil des Hinterrandes ist ohrläppchenartig verbreitert. Die beiden Muschelränder überschneiden sich nicht, so daß der Tütenwinkel breit klafft. Der knorpelige wie namentlich der knöcherne Teil des äußeren Gehörgangs (244/l; 251/f) ist lang und eng, und zwischen dem knorpeligen und knöchernen Teil liegt eine Knickung.

Die Ohrmuscheln des **Rindes** (vgl. 180) sind seitlich gestellt, groß, steif und breit löffelförmig. Die innere Muschelhaut bildet vier Längsfalten, die an ihren apikalen Enden lange Haarbüschel tragen. Reich behaart sind auch die Muschelränder sowie der Zugang zur Muschelhöhle. Der knorpelige Teil des äußeren Gehörgangs geht mit einer leichten Knickung in den knöchernen Gehörgang über, der horizontal und etwas nach vorn abgekrümmt zum Mittelohr verläuft. Die ebenfalls seitlich abstehenden Ohrmuscheln der **kleinen Wiederkäuer** sind schlanker als beim *Rind* und zeigen bei gewissen Rassen Übergänge zum Hängeohr.

Das **Pferd** (vgl. 184) besitzt aufrecht stehende, verhältnismäßig lange, schlanke, spitz auslaufende und sehr bewegliche Ohrmuscheln. Der hintere Muschelrand ist stärker konvex als der vordere und wird von diesem am engen Tütenwinkel überlagert. Das Muschelgesäß ist sehr ausgeprägt und stark gewölbt. Während der Muschelrücken von zart behaarter, glatt gespannter äußerer Haut bekleidet ist, bildet die stark pigmentierte innere Muschelhaut mehrere Längs- und Querfalten. An den Muschelrändern, den Längsfalten sowie am Tragus und Antitragus sitzen längere Haare, die jedoch die Ränder und die Ohrspitze nur wenig überragen. Der besonders lange Griffelfortsatz (240/11) des halbringförmigen Knorpels steht durch ein Band mit dem Luftsack in Verbindung. An den ovalen Porus acusticus externus schließt der bedeutend engere, 2,5 – 3,5 cm lange, knöcherne Gehörgang an, der dann in nasoventraler Richtung medial zieht.

Trommelfell, Membrana tympani

Das **Trommelfell** (246/6; 248/2) ist eine in den *Anulus tympanicus* eingespannte, häutige Membran, die den äußeren Gehörgang nach innen und die Paukenhöhle nach außen abschließt und damit das äußere vom mittleren Ohr trennt. Es überträgt die ihm durch den Gehörgang zugeleiteten Schallwellen auf die Gehörknöchelchen, die sie dann an das Innenohr weitergeben.

Das Trommelfell besteht aus drei Schichten: 1. der haar-, drüsen- und pigmentlosen Hautschicht, *Stratum cutaneum*, der ein Papillarkörper fehlt; 2. der bindegewebigen, gefäßlosen Eigenschicht, *Stratum proprium*, die aus einer Radiär- und einer Zirkulärfaserschicht, *Stratum radiatum* und *Stratum circulare*, aufgebaut ist, und 3. der drüsenlosen Schleimhautschicht, *Stratum mucosum*, der Paukenhöhle, die größtenteils von einem einschichtigen Plattenepithel bedeckt ist.

Die Eigenschicht ist durch den *Anulus fibrocartilagineus* am Paukenring, *Anulus tympanicus* (246/5; 248/1), befestigt. Dieser weist dorsal eine Lücke auf, die sich beim *Rind* und *Pferd* als längerer, bei den übrigen *Haussäugetieren* als kürzerer oder nur angedeuteter Einschnitt auf den knöchernen Gehörgang fortsetzt und von der schlaffen *Pars flaccida* (Shrapnellsche Membran) des Trommelfells verschlossen wird. Der übrige, straff gespannte Teil des Trommelfells wird als *Pars tensa* bezeichnet. Das Trommelfell als Ganzes ist tierartlich verschiedengradig schräg ventromedial geneigt und mit seiner Pars tensa stumpf kegelförmig gegen die Paukenhöhle vorgewölbt. Am sog. Trommelfellnabel, *Umbo membranae tympani*, ist der Hammerstiel in der Eigenschicht befestigt.

Bei **Hunden** zeigt das löffelförmige und immer sehr schräg gestellte Trommelfell bezüglich Form und Größe beträchtliche Rassenunterschiede. Bei der **Katze** erscheint es lateral in eine Spitze ausgezogen, beim **Schwein** fast kreisrund, beim **Schaf** länglich und schmal und beim **Rind** ziemlich regelmäßig queroval. Das plumpovale Trommelfell des **Pferdes** soll eine Dicke von 0,2 mm besitzen und mit der Transversalebene des Kopfes einen Winkel von 45° und mit der Gehörgangachse einen solchen von 30° bilden. Als Flächeninhalt des Trommelfells werden angegeben: für die *Katze* 42 mm², für das *Schwein* 45 mm², für den *Hund* 46 mm², für das *Pferd* 75 mm², für den *Menschen* 85 mm² und für das *Rind* 114 mm².

Mittleres Ohr, Auris media

Das **Mittelohr** wird von der in der Pars tympanica der Felsenbeinpyramide gelegenen, zwischen das äußere und das innere Ohr eingeschobenen Paukenhöhle, *Cavum tympani*, gebildet. Zum Mittelohr gehören ferner die der Schallübertragung dienenden, die Paukenhöhle vom Trommelfell zum Innenohr durchquerenden Gehörknöchelchen, *Ossicula auditus*. Durch die Hörtrompete, *Tuba auditiva*, steht das Cavum tympani mit der Rachenhöhle und dadurch mit der Außenwelt in Verbindung, wodurch die Paukenhöhle zu einem von Atemluft durchströmten Hohlraum wird und darum, wenigstens vom klinischen Standpunkt aus, eigentlich mit zu den Nebenhöhlen der Nase zu rechnen wäre (s. auch Bd. I: S. 149; Bd. II: S. 236).

Die Verbindung zwischen Mittelohr und Atmungsrachen findet **entwicklungsgeschichtlich** ihre Erklärung. Während die Ohrmuschel und der äußere Gehörgang auf der Basis des 1. und 2. Pharyngealbogens (Auricularhöcker) und der ektodermal ausgekleideten 1. Pharyngealfurche (äußerer Gehörgang) angelegt werden, entwickeln sich die Paukenhöhle und die Hörtrompete aus der vom Entoderm des sog. Kiemendarms (s. S. 300) gebildeten 1. Pharyngealtasche, und die die 1. Pharyngealfurche von der 1. Pharyngealtasche trennende *Membrana obturatoria* wird zum Trommelfell. Der sich zum Cavum tympani ausweitenden 1. Pharyngealtasche nähert sich dann das lateral des Rautenhirns aus dem Ektoderm abgeschnürte *Labyrinthbläschen*, aus dem schließlich das häutige Labyrinth des inneren Ohrs entsteht. Die umhüllenden Knorpel- und späteren Knochenkapseln des Innen-, Mittel- und Außenohres sowie die Gehörknöchelchen werden primär vom Kopfmesenchym gebildet, wobei Hammer und Amboß Abschnürungen des MECKELschen Knorpels darstellen und der Steigbügel sich vom REICHERTschen Knorpel isoliert. Nähere Einzelheiten sind in den Embryologiebüchern nachzulesen.

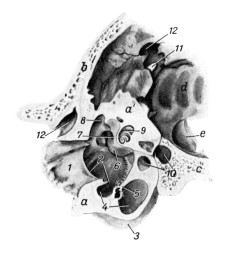

Abb. 243. Rechtes Felsenbein mit benachbarten Teilen der Schädelkapsel eines St. Bernhardshundes.

Durch Transversalschliff sind äußerer Gehörgang, Paukenhöhle und Schnecke eröffnet. Ansicht von vorn.

a Pars tympanica, a' Pars petrosa der Felsenbeinpyramide; b Squama temporalis; c Pars basilaris des Os occipitale; d Fossae cerebellares der Squama occipitalis; e Condylus occipitalis

1 knöcherner, äußerer Gehörgang; 2 Anulus tympanicus; 3 Bulla tympanica; 4 Cavum tympani; 5 niedriges Septum tympanicum, am freien Rand mit kleinen Knochenzähnchen besetzt; 6 Promontorium; 7 Fenestra cochleae; 8 Recessus epitympanicus; 9 Cochlea; 10 Canalis caroticus; 11 Foramen supramastoideum; 12 Canalis temporalis lateralis

Die **Paukenhöhle, Cavum tympani** (241/7; 243/4; 244/3; 245/4; 247/2), wird in drei Abschnitte eingeteilt: 1. in das dorsale *Epitympanicum*, 2. das mittlere, den größten Teil des Hohlraumes einnehmende *Mesotympanicum* und 3. in das ventrale, etwa der Bulla tympanica entsprechende *Hypotympanicum*. Der größte Teil der Wandungen wird von der *Pars tympanica* der Felsenbeinpyramide gebildet. Nur die mediale Wand gehört der *Pars petrosa* an.

Das Dach der Paukenhöhle, *Paries tegmentalis*, begrenzt den *Recessus epitympanicus* (243/8; 244/5; 245/5; 247/6) mit der mehr oder weniger deutlichen *Pars cupularis*, die das *Epitympanicum* repräsentieren. Die mediale Wand des *Mesotympanicum* wird als *Paries labyrinthicus* bezeichnet, da sie gleichzeitig die laterale Wand der das Innenohr beherbergenden Pars petrosa bildet und weil hier das Labyrinth mit dem Mittelohr in Verbindung tritt.

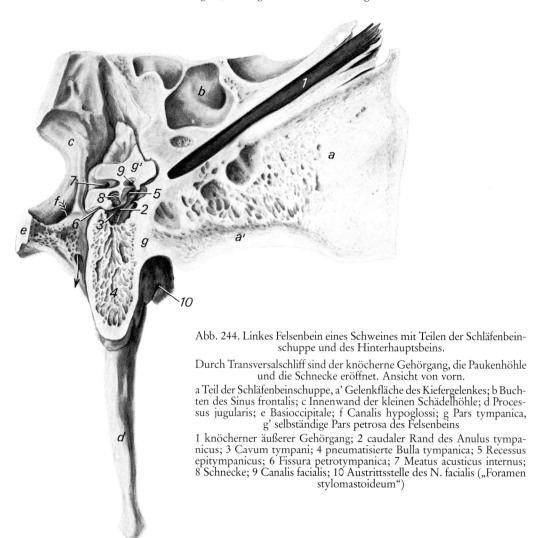

Abb. 244. Linkes Felsenbein eines Schweines mit Teilen der Schläfenbeinschuppe und des Hinterhauptsbeins.

Durch Transversalschliff sind der knöcherne Gehörgang, die Paukenhöhle
und die Schnecke eröffnet. Ansicht von vorn.

a Teil der Schläfenbeinschuppe, a' Gelenkfläche des Kiefergelenkes; b Buchten des Sinus frontalis; c Innenwand der kleinen Schädelhöhle; d Processus jugularis; e Basioccipitale; f Canalis hypoglossi; g Pars tympanica,
g' selbständige Pars petrosa des Felsenbeins

1 knöcherner äußerer Gehörgang; 2 caudaler Rand des Anulus tympanicus; 3 Cavum tympani; 4 pneumatisierte Bulla tympanica; 5 Recessus
epitympanicus; 6 Fissura petrotympanica; 7 Meatus acusticus internus;
8 Schnecke; 9 Canalis facialis; 10 Austrittsstelle des N. facialis („Foramen
stylomastoideum")

Diese mediale Wand der Paukenhöhle besitzt eine im wesentlichen glatte Oberfläche, die als sog. Vorgebirge, *Promontorium* (243/6; 245/7; 247/5; 248/9), etwas in die Lichtung hineinragt. An ihrem oberen Rand findet sich das nasodorsal gelegene, von der Platte des Steigbügels verschlossene Vorhofsfenster, *Fenestra vestibuli* (*sive ovalis*) (247/9; 248/7'), und caudoventral davon das von der *Membrana tympani secundaria* abgeschlossene Schnecken-fenster, *Fenestra cochleae* (*sive rotunda*) (243/7; 245/8; 247/13; 248/8).

An der Bildung der Hinterwand, *Paries mastoideus*, sind bei den *Haussäugetieren* sowohl die Pars mastoidea wie auch die Pars tympanica beteiligt. Die vordere Wand wird als *Paries tubarius* bezeichnet, weil hier der bei den *Haussäugetieren* rinnenförmige, medial an dem bei den *Wiederkäuern* und beim *Pferd* besonders gut entwickelten *Processus muscularis* verlau-fende knöcherne Teil der Hörtrompete, *Pars ossea tubae auditivae* (246/3), mit dem *Ostium tympanicum tubae auditivae* (247/3) in die Paukenhöhle mündet. Die ganze Vorderwand ist eine Bildung der Pars tympanica.

Der Boden und der größte Teil der Seitenwand der Paukenhöhle wird bei den *Haussäugetieren* von der das *Hypotympanicum* verkörpernden *Bulla tympanica* (241/6; 243/3; 244/4; 245/3; 246/1; 247/2") gebildet. Diese stellt eine dünnwandige, tierartlich recht verschieden gestaltete Knochenblase dar, die entweder einen einheitlichen oder einen gekam-merten Hohlraum umschließt.

Abb. 245. Linkes Felsenbein eines Rindes
mit Teilen der Schläfenbeinschuppe.

Durch Transversalschliff sind der knöcherne Gehörgang, die Paukenhöhle und
die Schnecke eröffnet. Ansicht von vorn.
a Teil der Squama temporalis, a' Crista
temporalis, a" Processus retroglenoideus;
b Buchten des Sinus frontalis; c Pars tympanica, c' Pars petrosa, c" angeschliffener
Processus styloideus der Pars mastoidea
des Felsenbeins 1 knöcherner äußerer
Gehörgang; 2 hinterer Rand
des Anulus tympanicus; 3
Bulla tympanica mit Cellulae
tympanicae; 4 Cavum tym-
panicum; 5 Recessus epitympanicus; 6 Fissura petrotympanica; 7 Promontorium; 8
Fenestra cochleae; 9 Cochlea;
10 angeschnittener innerer
      Gehörgang

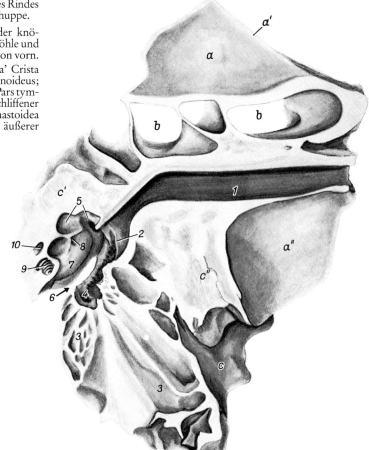

Bei den **Fleischfressern** bildet die *Bulla tympanica* (241/6; 243/3) eine die Schädelbasis
ventral überragende, große, oberflächlich glatte, halbkugelige Blase, deren einheitliche Höhle
bei der **Katze** durch ein an der Vorderwand entspringendes, horizontales Knochenseptum in
eine dorsale und eine ventrale Etage eingeteilt wird, die aber zwischen dem freien Rand des
Septum und dem Paries labyrinthicus miteinander kommunizieren. Beim **Hund** schiebt sich
ein von der nasolateralen Wand ausgehendes, an seinem freien Rand mit kleinen, kegelförmi-
gen Spitzen versehenes Septum (241/b'; 243/5) in die sonst ebenfalls einheitliche Paukenhöhle ein, in die sich das Promontorium kuppelartig vorwölbt.

Das **Schwein** besitzt ein relativ enges Cavum tympani und eine mächtige, die Schädelbasis
stark überragende, kegelförmige *Bulla tympanica* (244/4; 251/a), die von spongiösen Kno-
chenbälkchen in eine große Zahl kleiner *Cellulae tympanicae* unterteilt ist.

Auch das **Rind** hat eine mächtige, aber bilateral komprimierte *Bulla tympanica* (245/3), die
die Schädelbasis erheblich überragt und sich durch einen kräftigen, oroventral gerichteten
Processus muscularis auszeichnet. Sie ist durch größere und kleinere, die Paukenblase unregelmäßig durchsetzende *Cellulae tympanicae* gekammert. Die **kleinen Wiederkäuer** zeichnen
sich dagegen durch eine ungekammerte, glattwandige, einheitliche Paukenblase aus.

Beim **Pferd** treten an der Innenwand der relativ flachen, die Schädelbasis nur wenig
überragenden, durch einen markanten Processus muscularis ausgezeichneten *Bulla tympanica* niedrige, radiär um den Anulus tympanicus angeordnete Knochenlamellen auf, die der
ganzen äußeren und ventralen Blasenwand entlang nischenartige *Cellulae tympanicae* (246/4;
247/2'; 248/3) begrenzen.

Beim *Menschen* sind die in den Boden der Paukenhöhle versenkten Cellulae tympanicae sehr klein, und eine eigentliche Bulla tympanica fehlt. Dagegen ist der über den Recessus epitympanicus und das *Antrum mastoideum* mit der Paukenhöhle in Verbindung stehende Processus mastoideus pneumatisiert und von den lufthaltigen *Cellulae mastoideae* dicht durchsetzt. Die laterale Wand des Cavum tympani wird fast ausschließlich vom Trommelfell gebildet und darum als *Paries membranaceus* bezeichnet.

Die ganze Paukenhöhle mit all ihren Nebenräumen (Cellulae tympanicae und mastoideae) ist mit einer äußerst zarten, spezifischen Schleimhaut ausgekleidet, die größtenteils von einem einschichtigen Plattenepithel, zum Teil aber auch von Flimmerepithel, bedeckt ist und Lymphknötchen eingelagert haben kann. Diese Schleimhaut überzieht auch die Gehörknö-

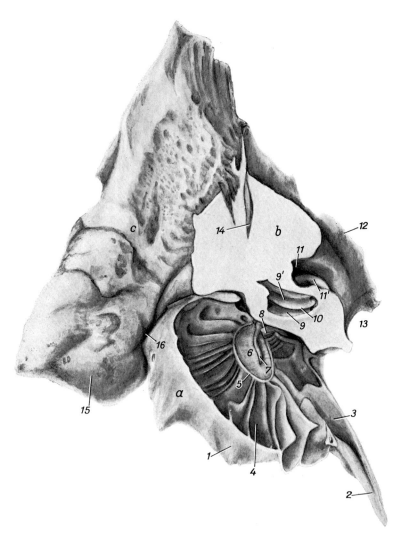

Abb. 246. Linke Felsenbeinpyramide eines Pferdes mit eröffneter Paukenhöhle und bis zur Schnecke schief angeschliffener Pars petrosa (Ansicht von caudoventral).

a Pars tympanica; b Pars petrosa; c Pars mastoidea

1 Bulla tympanica; 2 Processus muscularis; 3 angeschnittene Pars ossea tubae auditivae; 4 Cellulae tympanicae des Cavum tympani; 5 Anulus tympanicus; 6 Trommelfell; 7 Hammerstiel; 8 M. tensor tympani in Fossa muscularis major; 9 Scala vestibuli, 9' Scala tympani eines eröffneten Schneckenganges; 10 Lamina spiralis ossea; 11 Area n. facialis, 11' Crista transversa des Meatus acusticus internus; 12 Crista petrosa; 13 Grube für das Ganglion trigeminale (semilunare) n. trigemini; 14 Aquaeductus vestibuli; 15 Processus mastoideus; 16 Foramen stylomastoideum

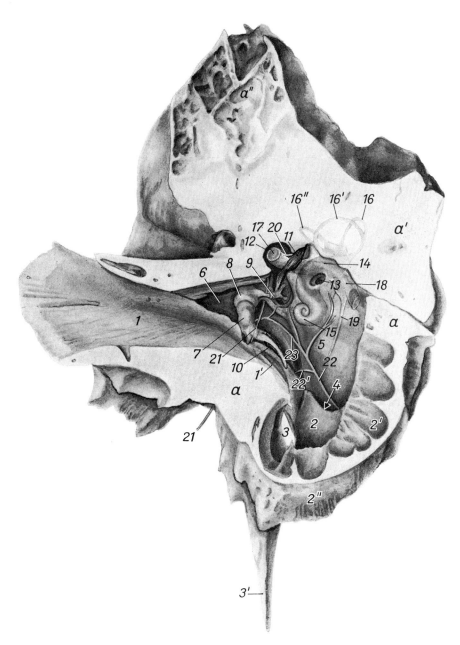

Abb. 247. Transversalschnitt durch die linke Felsenbeinpyramide eines Pferdes mit eröffneter Paukenhöhle und durchscheinend dargestelltem knöchernem Labyrinth (hellblau), Caudalansicht.

a Pars tympanica, a' Pars petrosa, a'' Pars mastoidea der Felsenbeinpyramide

1 knöcherner äußerer Gehörgang, 1' vorderer Rand des Anulus tympanicus; 2 Cavum tympani, 2' Cellulae tympanicae des Hypotympanicum, 2'' Bulla tympanica; 3 Ostium tympanicum tubae auditivae, 3' Processus muscularis; 4 Fissura petrotympanica; 5 Promontorium; 6 Recessus epitympanicus; 7 Hammer (Malleus); 8 Amboß (Incus); 9 Steigbügel (Stapes), dessen Platte das Vorhofsfenster verschließt; 10 M. tensor tympani in der Fossa muscularis major; 11 M. stapedius in der Fossa muscularis minor; 12 halboffener Abschnitt des Canalis facialis; 13 Schneckenfenster (Fenestra cochleae); 14 Vestibulum; 15 Cochlea; 16 Canalis semicircularis anterior, 16' Canalis semicircularis posterior, 16'' Canalis semicircularis lateralis; 14 – 16'' Labyrinthus osseus; 17 N. facialis; 18 Ganglion geniculi (durchscheinend); 19 N. petrosus major (durchscheinend); 20 N. stapedius; 21 Chorda tympani; 22 N. tympanicus, 22' sein Verbindungsast zum N. petrosus major; 23 N. petrosus minor; 22 – 23 Plexus tympanicus

chelchen und deren Muskeln und beteiligt sich an der Bildung der Bänder der Gehörknöchelchen.

Bei seinem Austritt aus der Schädelhöhle passiert der **N. facialis** das Felsenbein, wobei er auch mit der Paukenhöhle in näheren Kontakt kommt. Zusammen mit dem *N. vestibulocochlearis* gelangt er in den *Meatus acusticus internus*, wo er sich vom VIII. Gehirnnerven trennt und in den *Canalis facialis* eintritt. Dieser verläuft unter nahezu rechtwinklig-knieartiger Abbiegung rostral vom Vorhof durch die Pars petrosa gegen die Paukenhöhle, in die er dorsal vom Vorhofsfenster wulstartig vorragt (*Prominentia canalis facialis*) oder sich auf kurzer Strecke auch in sie eröffnet (244/9; 247/12). Zwischen der Pars tympanica und der Pars mastoidea der Felsenbeinpyramide zieht der Facialiskanal dann in caudolateraler Richtung weiter, um schließlich im *Foramen stylomastoideum* (246/16) an der Schädeloberfläche zu münden.

Während seines Verlaufs im Facialiskanal gibt der *N. facialis* verschiedene, zarte Nervenäste ab. Von dem am Facialisknie gelegenen *Ganglion geniculi* (247/18) zweigt der *N. petrosus major* (247/19) ab (s. S. 321), der das Felsenbein durch den *Canalis petrosus* medial von der knöchernen Hörtrompete verläßt, aber auch Fasern an den *Plexus tympanicus* (247/22 – 23) entsendet. In der Gegend der *Fossa muscularis minor*, in der der *M. stapedius* (247/11) entspringt, zweigt der diesen kleinen Muskel versorgende *N. stapedius* (247/20) ab. In der Nähe des Facialisknies isoliert sich die dünne *Chorda tympani* (247/21), die zunächst im Facialiskanal verläuft, diesen dann aber vor dem inneren Ende des äußeren Gehörgangs verläßt, in die Paukenhöhle eintritt und sie zwischen dem langen Schenkel des Ambosses und dem Stiel des Hammers passiert, um dann durch die *Fissura petrotympanica* aus ihr auszutreten (s. S. 323).

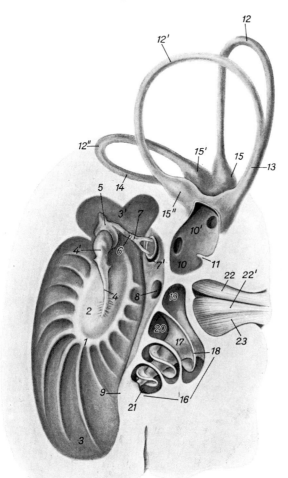

Abb. 248. Halbschematische Darstellung der eröffneten Paukenhöhle und des knöchernen Labyrinthes des Pferdes.

1 Anulus tympanicus; 2 Trommelfell; 3 Hypotympanicum, mit Cellulae tympanicae, 3' Epitympanicum; 4 Stiel, 4' Kopf des Hammers (Malleus); 5 Amboß (Incus); 6 Linsenbeinchen; 7 Steigbügel (Stapes), mit seiner Platte auf der Fenestra vestibuli sive ovalis (7'); 8 Fenestra cochleae sive rotunda; 9 Promontorium; 10 Recessus sphaericus, 10' Recessus ellipticus des Vestibulum; 11 Crista vestibuli; 12 transversaler, vorderer Bogengang (Canalis semicircularis anterior), 12' sagittaler, hinterer Bogengang (Canalis semicircularis posterior), 12" horizontaler, lateraler Bogengang (Canalis semicircularis lateralis); 13 Crus osseum commune; 14 Crus osseum simplex; 15 Ampulla ossea anterior, 15' Ampulla ossea lateralis, 15"Ampulla ossea posterior; 16 Schnecke (Cochlea); 17 Schneckenspindel (Modiolus); 18 Lamina spiralis ossea; 19 Paukentreppe (Scala tympani); 20 Vorhofstreppe (Scala vestibuli); 21 Helicotrema; 22 Pars superior, 22' Pars inferior der Pars vestibularis (N. vestibularis) des N. vestibulocochlearis; 23 Pars cochlearis (N. cochlearis) des N. vestibulocochlearis

Durch eine enge Spalte (*Canaliculus n. tympanici*) gelangt schließlich der aus dem *Ganglion distale (petrosum)* des **N. glossopharyngeus** hervorgehende *N. tympanicus* (247/22) in die Paukenhöhle, zieht im seichten *Sulcus promontorii* über das Promontorium hinweg dorsal und verbindet sich unter Bildung des *Plexus tympanicus* mit dem *N. petrosus minor* (247/23) (s. S. 332, 378).

Die **Gehörknöchelchen, Ossicula auditus,** sind beweglich miteinander verbunden und bilden eine abgewinkelte, zwischen das Trommelfell und das Vorhofsfenster eingespannte Kette, welche die durch Schallwellen verursachten Schwingungen des Trommelfells auf die Perilymphe des Vorhofes und der Schnecke überträgt. Sie bestehen aus: 1. dem Hammer, *Malleus,* 2. dem Amboß, *Incus,* 3. dem Linsenbeinchen, *Os lenticulare* und 4. dem Steigbügel, *Stapes;* die Bezeichnungen ergeben sich aus der Form dieser kleinen Knöchelchen, wie sie sich vor allem beim *Menschen* präsentieren.

Der Hammer, *Malleus* (247/7; 248/4, 4'; 249/1 – 1^IV), ist durch seinen langen, dünnen Stiel, *Manubrium mallei* (248/4; 249/1^IV), in der *Stria mallearis* der Eigenschicht des Trommelfells verankert. Aus ihm geht in einem stumpfen Winkel der etwas eingeschnürte Hals, *Collum mallei* (249/1''), hervor, der den Hammerstiel mit dem dicken, abgerundeten Kopf, *Caput mallei* (248/4'; 249/1), verbindet. Der Kopf des Hammers trägt zwei durch einen Kamm getrennte Gelenksflächen zur Artikulation mit dem Amboß. Am Hammerhals sitzt lateral ein kurzer Fortsatz, *Processus lateralis* (249/1'), der durch das *Ligamentum mallei laterale* mit dem Anulus tympanicus verbunden ist. An der Grenze zwischen Hammerstiel und Hammerhals befindet sich medial der *Processus muscularis* (249/1''') für den Ansatz der Sehne des *M. tensor tympani.* Der Hammerkopf liegt mit dem Amboß im Recessus epitympanicus und ist mit dessen Dach durch das *Ligamentum mallei superius* verbunden. An der Vorderfläche des Hammerhalses sitzt der *Processus rostralis,* der durch das *Ligamentum mallei rostrale* an der Wand des Recessus epitympanicus befestigt ist.

Der Amboß, *Incus* (247/8; 248/5; 249/2 – 2''), liegt, zusammen mit dem Hammerkopf, im Recessus epitympanicus, an dessen Wandungen er ebenfalls durch zarte Bänder aufgehängt ist. Er besteht aus einem plumpen Körper, *Corpus incudis* (249/2), der durch die *Articulatio incudomallearis* (249/3) mit dem Kopf des Hammers in Verbindung steht, und zwei als Schenkel bezeichneten Fortsätzen. Der kurze Schenkel, *Crus breve* (249/2'), liegt nahezu horizontal und ist – wie auch der Amboßkörper – durch ein zartes Bändchen (*Ligamentum incudis*) an der Wand des Epitympanicum befestigt. Der lange Schenkel, *Crus longum* (249/2''), ist nach unten und etwas nach medial abgekrümmt und beim *Hund* durch ein Band mit dem gegenüberliegenden Hammer-

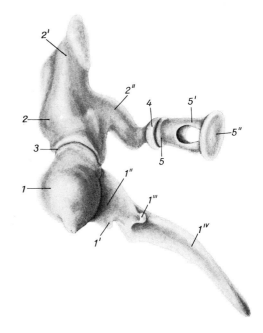

Abb. 249. Linksseitige Gehörknöchelchen eines Pferdes.

1 Kopf, 1' Processus lateralis, 1'' Hals, 1''' Processus muscularis, 1^IV Stiel des Hammers, Malleus; 2 Corpus, 2' Crus breve, 2'' Crus longum des Amboß, Incus; 3 Articulatio incudomalleolaris; 4 Linsenbeinchen, Os lenticulare; 5 Köpfchen, 5' Schenkel, 5'' Fußplatte des Steigbügels, Stapes

hals verbunden. Beim *Rind* erscheint das Crus breve länger und beim *Pferd* erheblich stärker als der lange Schenkel. Mit dem Ende des Crus longum steht das sehr kleine, rundliche Linsenbeinchen, *Os lenticulare* (249/4), in syndesmotischer Verbindung. Beim *Menschen* ist es mit dem langen Schenkel verwachsen (darum *Processus lenticularis*).

Der Steigbügel, *Stapes* (247/9; 248/7; 249/5 – 5''), steht mit seinem Köpfchen, *Caput stapedis* (249/5), mit dem Linsenbeinchen in gelenkiger Verbindung (*Articulatio incudostapedia*). Seinen beiden Schenkeln, *Crura* (249/5'), sitzt die Fußplatte, *Basis stapedis* (249/5''), auf, die in das Vorhofsfenster eingefügt und durch das *Ligamentum anulare stapedis* an dessen Rand befestigt ist. Zwischen den Steigbügelschenkeln und der Fußplatte spannt sich die *Membrana stapedis* aus.

Da die Gehörknöchelchen sub- oder retromucös zur Anlage gelangen, um dann unter Mitnahme der Schleimhaut in die Paukenhöhle verlagert zu werden, sind auch die bereits erwähnten *Ligamenta ossiculorum auditus* „gekröseartig" von der Paukenhöhlenschleimhaut überzogen.

Die Gehörknöchelchen und das Trommelfell bilden eine funktionelle Einheit, den sog. Schalleitungsapparat, der jedoch durch die beiden kleinen **Muskeln der Paukenhöhle** entsprechend ergänzt wird.

Der Spanner des Trommelfells, *M. tensor tympani* (247/10), liegt in einer muldenförmigen Rinne, der *Fossa muscularis major*, im rostromedialen Winkel der Paukenhöhle, dorsal von der Tubenmündung, und endigt mit einer rechtwinklig abgebogenen, schlanken Sehne am Processus muscularis des Hammerstiels. Er besitzt pyramidenförmige oder mehr rundliche (*Fleischfresser*) Gestalt und ist vor allem beim *Schwein, Schaf* und *Pferd* stark von Fett durchsetzt. Der *M. tensor tympani* wird durch einen rückläufigen Ast des N. pterygoideus, den *N. tensoris tympani* (188/9), und damit durch einen Zweig des N. trigeminus innerviert (s. S. 313). Durch seine Kontraktion wird das Trommelfell gespannt und gegen das Innere der Paukenhöhle gezogen, gleichzeitig werden dessen Schwingungsamplituden gedämpft.

Der Steigbügelmuskel, *M. stapedius* (247/11), entspringt zwischen Vorhofsfenster und Facialiskanal in der *Fossa muscularis minor* oder, wie beim *Schwein*, im Facialiskanal selbst. Es ist ein kleiner, aber kräftiger Muskel, dessen Sehne am Köpfchen des Steigbügels ansetzt. Die Innervation erfolgt über den *N. stapedius* (247/20) des N. facialis. Kontraktionen des M. stapedius führen zu einer Schrägstellung der Fußplatte des Steigbügels und damit zu einer Erhöhung der Spannung im schwingenden System, wodurch die Übertragung höherer Frequenzen begünstigt wird. Sein normaler Tonus dagegen wirkt dämpfend auf das Schwingungssystem des Mittelohres.

Diese beiden reflektorisch tätigen Muskeln der Paukenhöhle dienen also einerseits der Anpassung des Gehörorgans an die Schallintensität, übernehmen andererseits aber auch gewisse Schutzfunktionen gegenüber unphysiologischen Schalleinwirkungen.

Die beiden Muskeln des Mittelohres weisen einige Besonderheiten auf, die im einzelnen noch nicht in sinnvolle funktionelle Zusammenhänge gebracht werden können.

Beim *Rind* und *Schwein* ist die eigentliche muskulöse Komponente des M. tensor tympani sehr gering, so daß bei diesen beiden Tierarten der Muskel eher die Funktion eines Ligamentes erfüllt. Bei der *Katze* sind neben 2 Typen von quergestreifter Muskulatur (langsame und schnelle Fasern) auch glatte Muskulatur im M. tensor tympani gefunden worden.

Schließlich lassen sich weder beim M. tensor tympani noch beim M. stapedius die bekannten Muskel- und Sehnenspindeln nachweisen. Daß bisher unbekannte Strukturen deren Funktion erfüllen, kann im Augenblick höchstens vermutet werden.

Die **Ohr- oder Hörtrompete, Tuba auditiva** (Eustachii), verbindet die Paukenhöhle mit der Rachenhöhle und dient der Luftdruckregulation im Mittelohr sowie zum Abfluß von Sekreten, die von den schleimbildenden Becherzellen des Flimmerepithels im Mündungsbereich der Ohrtrompete und von den bei *Fleischfressern* und *kleinen Wiederkäuern* hier vorkommenden gemischten, tubulösen Drüsen stammen.

Die Tuba auditiva besteht aus einem mit dem *Ostium tympanicum tubae auditivae* (247/3) in die Paukenhöhle mündenden knöchernen und einem sich rachenwärts anschließenden knorpeligen Teil. Während die *Pars ossea tubae auditivae* beim *Menschen* eine geschlossene Knochenröhre darstellt, handelt es sich bei den *Haussäugetieren* um eine an der ventromedialen Seite des Processus muscularis der Pars tympanica eingefügte Knochenrinne (247/3'; 251/g), die sich erst in der anschließenden *Pars cartilaginea tubae auditivae* zu einer Röhre schließt.

Der Tubenknorpel, *Cartilago tubae auditivae*, liegt zunächst der Schädelbasis an und besteht aus zwei Knorpelblättchen, die zu einer ventrolateral offenen Rinne abgekrümmt sind. Diese ist mit einer bei den *Fleischfressern*, beim *Schwein* und bei den *Wiederkäuern* nunmehr geschlossenen, aber bilateral komprimierten, im Querschnitt spaltförmigen Schleimhautröhre ausgekleidet, die, gestützt vom Tubenknorpel, in nasoventraler Richtung zum *Pharynx respiratorius* zieht, um an dessen Seiten- oder Hinterwand mit dem *Ostium pharyngeum tubae auditivae* zu münden. Die Ohrtrompete wird darum auch als *Tuba pharyngotympanica* bezeichnet.

Das *Ostium pharyngeum tubae auditivae* ist beim **Hund** sehr eng und liegt neben einem Längswulst, der vom Ende des Tubenknorpels gebildet wird, dorsolateral an der Wand des Atmungsrachens. Beim **Schwein** und bei den **Wiederkäuern** mündet die Tuba auditiva dagegen mehr caudodorsal in die Rachenhöhle (s. Bd. II: 59/14, 60/14, 61/14).

Die Schleimhaut, *Tunica mucosa*, der Tuba auditiva ist mit einem zwei- bis mehrstufigen Flimmerepithel bedeckt, das mehr oder weniger reichlich Becherzellen enthält. In ihrer Propria kommen mucöse und gemischte Drüsen, *Glandulae tubariae*, sowie Lymphknötchen, *Lymphonoduli tubarii*, vor, die sich beim *Schwein* und bei den *Wiederkäuern* am Ostium pharyngeum tubae auditivae zur Tubenmandel, *Tonsilla tubaria*, anreichern können.

Der Ohrtrompete sind bei den *Fleischfressern* und beim *Pferd* die Mm. levator und tensor veli palatini, beim *Schwein* und bei den *Wiederkäuern* nur der M. levator veli palatini lateral angelagert (s. Bd. II: S. 52).

Beim **Pferd** liegen insofern besondere Verhältnisse vor, als sich die Tubenschleimhaut – wie bei allen Equiden – aus der caudoventral schlitzförmig geöffneten Rinne des Tubenknorpels zum **Luftsack, Diverticulum tubae auditivae** (186/v; 187/a), ausbuchtet (s. Bd. II: S. 294 und Abb. 304 und 305). Hier sei nur noch auf die klinisch wichtige Tatsache hingewiesen, daß der dünnen Wand der medialen Luftsackbucht in einer rinnenförmigen, ins Lumen vorragenden Falte die A. carotis interna und das Paket des IX. - XII. Gehirnnerven sowie das Ganglion cervicale craniale des Sympathicus direkt anliegen (vgl. 187). Das *Ostium pharyngeum tubae auditivae* stellt beim *Pferd* (s. Bd. II: 62/14) eine in der Seitenwand des Atmungsrachens gelegene, relativ große, schlitzförmige Öffnung dar, deren Wand durch eine breite Knorpelplatte gestützt wird.

Inneres Ohr, Auris interna

Das **innere Ohr** entwickelt sich aus dem vom Ektoderm abgeschnürten Labyrinthbläschen, das dann sekundär von der erst knorpeligen und dann knöchernen Labyrinthkapsel umschlossen wird. Es besteht darum: 1. aus einem membranösen, kompliziert zusammengesetzten Hohlorgan, dem häutigen Labyrinth, *Labyrinthus membranaceus*, das sowohl die Receptoren für den Gleichgewichtssinn wie auch die für den Gehörsinn enthält, und 2. aus der vom härtesten Teil der Felsenbeinpyramide, der Pars petrosa, gelieferten Knochenkapsel, dem knöchernen Labyrinth, *Labyrinthus osseus*.

Zwischen diesen beiden Anteilen liegen die mit Periost ausgekleideten und mit einer wässerigen Flüssigkeit, der *Perilymphe*, gefüllten *perilymphatischen Räume* (252/7), die über den *Aquaeductus vestibuli* (246/14; 252/6) und den *Aquaeductus cochleae* (251/d; 252/5) mit dem Cavum leptomeningicum der Schädelhöhle in Verbindung stehen.

Knöchernes Labyrinth, Labyrinthus osseus

Das **knöcherne Labyrinth, Labyrinthus osseus**, besteht aus einem zentralen Hohlraum, dem Vorhof, *Vestibulum* (248/10, 10'; 250/3; 252/8), an den caudodorsal die knöchernen Bogengänge, *Canales semicirculares ossei*, und rostroventral die Schnecke, *Cochlea*, angeschlossen sind. Im Vorhof liegen *Utriculus* und *Sacculus*, in den knöchernen Bogengängen die *Ductus semicirculares* und in der Schnecke der *Ductus cochlearis* des häutigen Labyrinthes.

An das knöcherne Labyrinth schließt schädelwärts der bei den *Haussäugetieren* kurze innere Gehörgang, **Meatus acusticus internus** (252/b), an. Im Fundus meatus acustici interni finden sich dorsal und ventral von der *Crista transversa* die Eintrittsöffnungen für den *N. facialis* und den *N. vestibulocochlearis*. Die *Area n. facialis* (Introitus canalis facialis) liegt rostrodorsal, die *Area cochleae* für den *N. cochlearis* rostroventral von der Crista transversa. Die den Fasern des *N. vestibularis* zum Eintritt ins Innenohr dienenden *Areae vestibularis superior sive utriculoampullaris* und *inferior sive saccularis* sind caudodorsal bzw. caudoventral von der Crista transversa gelegen (s. auch Bd. I: S. 120 und Abb. 235 und 236).

Der **Vorhof, Vestibulum**, ist ein beim *Rind* und *Pferd* etwa erbsengroßer Hohlraum, dessen mediale Wand den Grund des inneren Gehörganges bilden hilft und dessen laterale Wand an die Paukenhöhle grenzt. An der medialen Vorhofswand finden sich fein durchlöcherte Knochenfelder, *Maculae cribrosae*, die den Fasern des N. vestibulocochlearis zum Durchtritt dienen sowie eine niedrige ins Lumen vorspringende Knochenleiste, die *Crista vestibuli* (248/11), welche die an sich einheitliche Vorhofshöhle in zwei Nischen unterteilt. In der kleineren, mehr rostral gelegenen, rundlichen Nische, dem *Recessus sphaericus* (248/10), sitzt der *Sacculus*, während die größere, ovale, caudodorsal liegende Nische, der *Recessus ellipticus* (248/10'), den *Utriculus* beherbergt. Eine unter und etwas vor dem Recessus sphaericus gelegene Grube, die das untere Ende des Ductus cochlearis aufnimmt, wird als *Recessus cochlearis* bezeichnet.

Der Hohlraum des Vestibulum steht über das *Vorhofsfenster* (248/7'; 250/5), das durch die Fußplatte des Steigbügels allerdings verschlossen ist, einerseits mit der Paukenhöhle in Verbindung, kommuniziert andererseits aber auch mit der *Scala vestibuli* (248/20; 252/4) der Schnecke und mit den knöchernen Bogengängen durch je ein medial, lateral, dorsal und ventral gelegenes Loch seiner Hinterwand. Schließlich besteht aber auch noch eine Verbindung mit der Schädelhöhle durch einen engen Kanal, den *Aquaeductus vestibuli* (252/6), der caudodorsal vom Porus acusticus internus zwischen der Pars petrosa und Pars mastoidea in die Schädelhöhle mündet und den *Ductus endolymphaticus* enthält.

Die **knöchernen Bogengänge, Canales semicirculares ossei** (248/12 – 12''; 250/1 – 1''; 251/e), werden von drei in halbkreisförmigen Bogen verlaufenden, caudodorsal vom Vorhof im Felsenbein gelegenen Kanälchen gebildet, die am Vestibulum zum Teil mit einer ampullenartigen Erweiterung, *Ampulla ossea*, beginnen.

Es werden unterschieden: 1. ein vorderer oder transversaler Gang, *Canalis semicircularis anterior* (248/12; 250/1''), der etwa senkrecht und quer zur Sagittalebene steht, 2. ein hinterer oder sagittaler Gang, *Canalis semicircularis posterior* (248/12'; 250/1'), der etwa sagittal

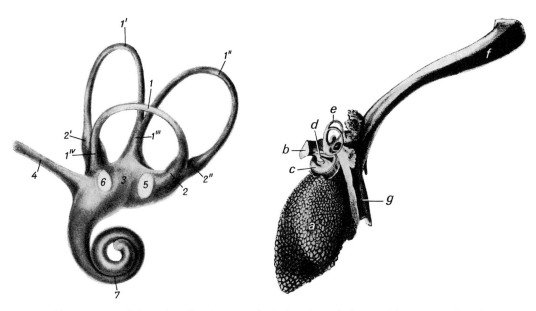

Abb. 250. Ausguß des rechten knöchernen Labyrinthes eines Pferdes (Ansicht von ventrolateral).

1 lateraler, horizontaler (Canalis semicircularis lateralis), 1' hinterer, sagittaler (Canalis semicircularis posterior), 1" vorderer, transversaler Bogengang (Canalis semicircularis anterior), 1'" Crus osseum commune, 1^{IV} Crus osseum simplex; 2 Ampulla ossea lateralis, 2' Ampulla ossea posterior, 2" Ampulla ossea anterior; 3 Vorhof; 4 Aquaeductus vestibuli; 5 Fenestra vestibuli; 6 Fenestra cochleae; 7 Cochlea

Abb. 251. Ausguß des linken Schläfenbeins eines Schweines zur Darstellung des äußeren, mittleren und inneren Ohres. Caudalansicht (nach DENKER, 1899).

a Bulla tympanica; b Meatus acusticus internus; c Cochlea; d Aquaeductus cochleae; e Canales semicirculares ossei; f Meatus acusticus externus; g Pars ossea tubae auditivae

gestellt ist und caudomedial an den vorigen anschließt, und 3. ein lateraler oder horizontaler Gang, *Canalis semicircularis lateralis* (248/12"; 250/1), der sich in etwa horizontaler Lage lateral gegen die mediale Paukenhöhlenwand vorschiebt.

Jeder Bogengang besitzt zwei Schenkel, *Crura ossea*, die entweder unter ampullenartiger Erweiterung oder ohne Ampullenbildung einzeln oder, nach Vereinigung zweier Bogengangschenkel, gemeinsam in den Vorhof münden. So vereinigen sich der rostrale Schenkel des sagittalen und der mediale des transversalen Bogenganges zum gemeinsam und ohne Ampulle mündenden *Crus osseum commune* (248/13; 250/1'"), während der caudale Schenkel des horizontalen Ganges, ebenfalls ohne ampullenartige Erweiterung, als *Crus osseum simplex* (248/14; 250/1^{IV}) isoliert Anschluß an den Vorhof findet. Demgegenüber schließen der laterale Schenkel des transversalen und der rostrale Schenkel des horizontalen Bogenganges direkt nebeneinander sowie der caudale Schenkel des sagittalen Ganges als *Crura ossea ampullaria* mit je einer Ampulle ans Vestibulum an.

Die Stellung der einzelnen Bogengänge hängt weitgehend von der Haltung ab, in der der Kopf normalerweise getragen wird, und zeigt darum tierartlich gewisse Unterschiede. Im wesentlichen sind die Bogengänge so angeordnet, daß der laterale Gang bei der arttypischen Kopfhaltung horizontal, der vordere und der hintere Gang in dazu senkrechten Ebenen, d. h. transversal bzw. sagittal, orientiert sind.

Die **Schnecke, Cochlea** (241/11; 243/9; 244/8; 245/9; 246/9 – 10; 247/15; 248/16; 250/7; 251/c), wird von einem sich spiralig um eine Achsenspindel windenden Knochenkanal gebildet, der ventrolateral im Vorhof beginnt und bei den *kleinen Wiederkäuern* 1¼, beim

Pferd 2½, beim *Fleischfresser* und *Menschen* nahezu 3, beim *Rind* 3½ und beim *Schwein* fast 4 Windungen beschreibt, die durch Zwischenwände der knöchernen Kapsel voneinander getrennt sind. Die erste Windung ist anfänglich leicht S-förmig gekrümmt (am ausgeprägtesten beim *Fleischfresser*) und wölbt dadurch an der medialen Paukenhöhlenwand das Promontorium hervor.

Die Schneckenspindel, *Modiolus* (248/17), bildet die Achse, um die sich der knöcherne Schneckengang, *Canalis spiralis cochleae*, zur Schneckenspitze, *Cupula cochleae*, hochwindet. Der Modiolus stellt eine zierliche, kegelförmige Säule aus spongiöser Knochensubstanz dar, deren Basis, *Basis modioli*, bei den *Haussäugetieren* immer dorsomedial und etwas caudal und deren Spitze ventrolateral und etwas rostral orientiert ist. Die Spindel bildet also die Innenwand des Canalis spiralis cochleae, während seine Außenwand einen bei erwachsenen Tieren meist nicht isolierbaren Teil der Knochenmasse der Pars petrosa darstellt.

Von der Schneckenspindel ragt eine dünne, ebenfalls spiralig verlaufende, senkrecht zur Spindelachse stehende Knochenlamelle, die *Lamina spiralis ossea* (246/10; 248/18), in den knöchernen Schneckengang vor, ohne aber dessen Außenwand und die Schneckenspitze zu erreichen. Diese Spirallamelle beginnt zwischen dem Vorhofs- und dem Schneckenfenster, wird gegen die Spindelspitze immer schmaler und endigt hier mit dem Häkchen, *Hamulus laminae spiralis*. Dadurch wird der Hohlraum des Canalis spiralis cochleae in zwei, an der Außenwand und an der Cupula cochleae miteinander kommunizierende Treppengänge unterteilt: 1. in die im Vorhof beginnende Vorhofstreppe, *Scala vestibuli* (246/9; 248/20; 252/4), und 2. in die am Schneckenfenster mit der Paukenhöhle in Verbindung stehende Paukentreppe, *Scala tympani* (246/9'; 248/19; 252/3). Die Scala vestibuli liegt oberhalb, die Scala tympani unterhalb der Lamina spiralis ossea und ist von der Paukenhöhle durch die *Membrana tympani secundaria* des Schneckenfensters getrennt.

An der Spitze des Modiolus findet sich ein kleiner, trichterförmiger Hohlraum, in dem die beiden Treppengänge ineinander übergehen, der als *Helicotrema* (248/21; 252/4') bezeichnet wird. Dieser dem Promontorium benachbart liegende Hohlraum bildet die kuppelartige Spitze der Schnecke, *Cupula cochleae*, und besitzt elliptische Gestalt, wobei seine Längsachse beim *Schwein* und *Rind* senkrecht, bei den *Fleischfressern* parallel zur Spindelachse steht, während das Helicotrema bei den *kleinen Wiederkäuern* und beim *Pferd* eine mehr kugelige Form hat.

In der Schneckenspindel finden sich feinste Knochenkanälchen, von denen der *Canalis spiralis modioli* an der Basis der Lamina spiralis ossea liegt und das *Ganglion spirale cochleae* enthält, dessen bipolare Nervenzellen ihre peripheren Fortsätze zum Cortischen Organ des Schneckenganges entsenden, während ihre zentralen Axone in den parallel zur Spindelachse verlaufenden *Canales longitudinales modioli* als Fasern des N. cochlearis gesammelt und gehirnwärts geleitet werden.

Die Spindel ist bei den *Fleischfressern* hoch und schmal, beim *Schaf* und *Pferd* (246) kurz und breit, während *Schwein*, *Ziege* und *Rind* diesbezüglich eine Mittelstellung einnehmen. Deshalb erscheint die Schnecke bei den *Fleischfressern* säulen-, bei *Schwein*, *Ziege* und *Rind* kegel- und bei *Schaf* und *Pferd* halbkugelförmig. Der Ausguß des knöchernen Schneckenkanals (250/7) entspricht einem auf dem Rücken liegenden, rechterseits nach rechts, linkerseits nach links aufgewundenen Gehäuse einer Weinbergschnecke.

Häutiges Labyrinth, Labyrinthus membranaceus

Das **häutige Labyrinth, Labyrinthus membranaceus**, ist ein kompliziertes, in das knöcherne Labyrinth eingebautes, dünnwandiges Hohlraumsystem, das die oben besprochenen

Hohlräume seiner Knochenkapsel jedoch nicht vollkommen ausfüllt. Überall dort, wo es der Periostauskleidung der Innenwandungen der knöchernen Labyrinthkapsel nicht unmittelbar angelagert ist, schiebt sich vielmehr der mit *Perilymphe* gefüllte perilymphatische Raum, *Spatium perilymphaticum* (252/7), ein. Dieser Raum ist zum Teil von zarten Bindegewebssträngen durchzogen, welche die Außenwand des häutigen mit der Innenwand des knöchernen Labyrinthes verbinden und den perilymphatischen Raum gekammert erscheinen lassen.

Die Wandungen des häutigen Labyrinthes bestehen aus einer dünnen, bindegewebigen Propria, der Basalmembran und der immer einschichtigen Epithelauskleidung, die dort, wo die Sinnesnerven mit ihr in Beziehung treten, zu spezifischen Receptoren umgebaut wird. Die Hohlräume des häutigen Labyrinthes sind mit *Endolymphe* angefüllt.

Das häutige Labyrinth setzt sich zusammen aus: 1. dem Vorhofs-oder Vestibularapparat, der die Receptoren für den Gleichgewichtssinn enthält und damit das Gleichgewichtsorgan verkörpert, und 2. dem daran angeschlossenen, häutigen Schneckengang, Ductus cochlearis, in dem die Receptoren für die Gehörwahrnehmung eingebaut sind, und der darum den wichtigsten Teil des Gehörorgans darstellt.

Gleichgewichtsorgan, Pars statica labyrinthi

Das **Gleichgewichtsorgan, Pars statica labyrinthi, der Vestibularapparat,** besteht aus den beiden im Vestibulum des knöchernen Labyrinthes gelegenen Vorhofsäckchen, *Utriculus* (252/9) und *Sacculus* (252/10), wobei der Utriculus den *Recessus ellipticus* und der Sacculus den *Recessus sphaericus* des Vorhofes einnimmt, sowie den drei an den Utriculus angeschlossenen häutigen Bogengängen, *Ductus semicirculares* (252/12 – 12"), mit den häutigen Ampullen, *Ampullae membranaceae.*

Während die *Ductus semicirculares* und der *Utriculus* durch das zarte Bindegewebsbalkenwerk der perilymphatischen Räume an den Wandungen des knöchernen Labyrinthes befestigt sind, steht der *Sacculus* durch eine Bindegewebsplatte mit der Wand des Vorhofes in Verbindung. Utriculus und Sacculus sind durch den engen *Ductus utriculosaccularis* (252/11) miteinander verbunden, von dem der *Ductus endolymphaticus* (252/15) abzweigt, der durch den *Aquaeductus vestibuli* (s. S. 460) bis unter die Dura mater der Schädelhöhle zieht, wo er sich beim *Menschen* zum *Saccus endolymphaticus* erweitert. Ductus und Saccus endolymphaticus sollen der Resorption der Endolymphe dienen.

Die drei sehr engen **Ductus semicirculares** liegen und verhalten sich wie die entsprechenden knöchernen Bogengänge (s. S. 460 f.) und lassen darum auch einen *Ductus semicircularis anterior* (252/12), *posterior* (252/12') und *lateralis* (252/12") unterscheiden. Mit ihrem konvexen Rand haften die häutigen Bogengänge an der Wand ihrer Knochenhülle, im übrigen aber sind sie von relativ weiten, perilymphatischen Räumen umgeben, deren lockeres Balkenwerk mit der *Membrana propria ductus semicircularis* in Verbindung steht. Die häutigen Bogengänge sind alle von einem einschichtigen, platten bis kubischen Epithel ausgekleidet.

Von den häutigen Bogengängen weisen nur der laterale Schenkel des *Ductus semicircularis anterior* und der rostrale Schenkel des *Ductus semicircularis lateralis* sowie der caudale Schenkel des *Ductus semicircularis posterior* vor ihrem Anschluß an den Utriculus je eine **Ampulla membranacea** auf, die als *Ampulla membranacea anterior* (252/13), *lateralis* (252/13") und *posterior* (252/13') bezeichnet werden.

Dort, wo die Fasern des *N. vestibularis* Anschluß an die Ampullenwand finden, erhebt sich die Membrana propria zu einer kammartig ins Lumen vorspringenden Leiste, der **Crista ampullaris,** die von einem hochprismatischen Epithel überzogen ist. Dieses besteht aus schlanken, an ihrer Basis verbreiterten Stützzellen und den zwischen sie eingefügten Haarzel-

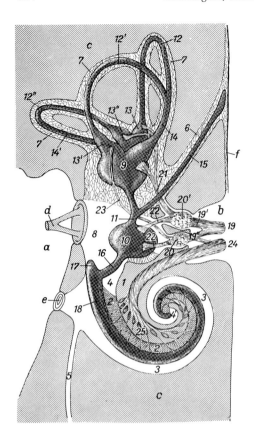

Abb. 252. Schema des häutigen Labyrinthes.

a Paukenhöhle, Cavum tympani; b Meatus acusticus internus; c Knochenkapsel des Labyrinthus membranaceus; d Steigbügel, mit seiner Platte das Vorhofsfenster verschließend; e Membrana tympani secundaria, das Schneckenfenster verschließend; f Dura mater

1 Modiolus; 2 Lamina spiralis ossea; 3 Scala tympani; 4 Scala vestibuli, 4' Helicotrema; 5 Ductus perilymphaticus sive Aquaeductus cochleae; 6 Aquaeductus vestibuli; 7 perilymphatische Räume der Canales semicirculares ossei; 8 Vestibulum; 9 Utriculus; 10 Sacculus; 11 Ductus utriculosaccularis; 12 Ductus semicircularis anterior, 12' Ductus semicircularis posterior, 12'' Ductus semicircularis lateralis; 13 Ampulla membranacea anterior, 13' Ampulla membranacea posterior, 13'' Ampulla membranacea lateralis; 14 Crus membranaceum commune, 14' Crus membranaceum simplex; 15 Ductus endolymphaticus; 9 – 15 Vestibularapparat; 16 Ductus reuniens; 17 Caecum vestibulare; 18 Ductus cochlearis; 19 N. vestibularis, 19' seine Pars superior, 19'' seine Pars inferior; 20 Pars inferior, 20' Pars superior des Ganglion vestibulare; 21 N. utriculoampullaris; 22 N. saccularis; 23 N. ampullaris posterior; 24 N. cochlearis; 25 Ganglion spirale cochleae

len, die an ihrem freien Pol 40–80 steife Sinneshärchen (Microvilli) und 1 Cilie tragen. Den *Cristae ampullares* sitzt eine kegelförmig ins Lumen vorragende, streifig strukturierte Gallertkappe, die *Cupula*, auf, in die Büschel von Sinneshärchen der von marklosen Fasern des N. vestibularis umsponnenen Haarzellen hineinragen.

Bewegungen der Endolymphe der Bogengänge, wie sie bei Lageveränderungen des Kopfes entstehen, bewirken eine Verschiebung und Formveränderung der Cupula und damit auch eine entsprechende Bewegung der Sinneshärchen und somit eine Reizung der Haarzellen.

An der medialen Wand der Vorhofsäckchen, des *Utriculus* und des *Sacculus*, finden sich je eine umschriebene, ovale, flache Erhebung, die **Macula utriculi** und die **Macula sacculi**, die ebenfalls von einem Epithel bekleidet sind. Diese zeigen im Prinzip den gleichen Feinbau wie das der Cristae ampullares. Die Haarbüschel der Receptoren stecken jedoch in einer flachen, gallertartigen Deckschicht, in die kleine, prismatische Kristalle von kohlensaurem Kalk, *Statolithen* oder *Statokonien*, eingelagert sind, und die darum *Statolithenmembran (Membrana statoconiorum)* genannt wird. Die Statolithenmembran ist spezifisch schwerer als die Endolymphe, weshalb positive oder negative Progressivbeschleunigungen zu Druck- und Zugänderungen in der Membran und damit zur Erregung der Receptoren führen.

Bei der *Katze* (auch beim *Löwen*, nicht bei anderen *Haussäugetieren* oder beim *Menschen*) gibt es eine „Crista quarta", ein kleines, flaches, rundes oder ovales Organ am Boden des Utriculus, das in der Epitheldifferenzierung und Innervation einer Crista ampullaris ähnelt, allerdings keine Statokonien besitzt, und als „*Macula neglecta*" (bei der Untersuchung des Labyrinthes zunächst übersehen) bezeichnet wird. Funktionelle Deutungen gibt es bisher nicht.

Funktionelles: Der Vestibularapparat ist ein hochdifferenzierter Sinnesapparat zur Erhaltung des Gleichgewichtes. Die von ihm ausgehenden Erregungen regeln den Tonus der die

Kopf- und Körperhaltung beherrschenden Muskulatur in bezug auf die Wirkung der Schwerkraft und steuern die mit jeder aktiven oder passiven Lageänderung von Kopf und Körper verbundenen reflektorischen Bewegungen der Muskulatur zur Aufrechterhaltung oder Wiederherstellung normaler Körper- und Kopfhaltung. Sie regeln aber auch kompensatorisch die Augenstellung, bezogen auf die Lage des Körpers im Raum.

Innervation: Die das Epithel der *Cristae ampullares* sowie der *Macula utriculi* und *sacculi* versorgenden, sensorischen Fasern stammen vom *N. vestibularis*, einem Teil des VIII. Gehirnnerven (*N. vestibulocochlearis*) (252/19). Im Fundus des inneren Gehörganges liegt das von bipolaren Nervenzellen gebildete **Ganglion vestibulare** (252/20, 20'). Hier teilt sich der *N. vestibularis* in zwei Äste: eine *Pars superior* (252/19') und eine *Pars inferior* (252/19'') mit je einem Anteil des *Ganglion vestibulare*.

Die *Pars superior* tritt durch die Area vestibularis superior in den Vorhof und teilt sich in einen *N. utriculoampullaris* (252/21), der den *N. utricularis* und die *Nn. ampullares* für die vordere und die laterale Ampulle abgibt sowie in einen *N. saccularis* (252/22). Die *Pars inferior* benutzt die Area vestibularis inferior zum Eintritt in den Vorhof und teilt sich in den *N. ampullaris posterior* (252/23) für die Ampulle des Ductus semicircularis posterior und einen *N. saccularis* (252/22). Sie gibt auch einen Verbindungsast an den N. cochlearis ab (s. S. 468). Diese kleinen, intravestibulären Nerven werden von den peripheren Fortsätzen der bipolaren Nervenzellen des Ganglion vestibulare gebildet, während sich deren zentrale Axone zum N. vestibularis vereinigen.

Gehörorgan, Pars auditiva labyrinthi

Das **Gehörorgan, Pars auditiva labyrinthi, die häutige Schnecke oder der Ductus cochlearis** (252/18) steht durch den *Ductus reuniens* (252/16) mit dem Sacculus des Vestibularapparates in Verbindung. Der *Ductus cochlearis* stellt einen sich spiralig um den Modiolus der knöchernen Schnecke windenden, im Querschnitt dreieckigen Schlauch (vgl. 253) dar, der im Vestibulum mit dem *Caecum vestibulare* (252/17) beginnt und an der Schneckenspitze mit dem *Caecum cupulare* blind endigt und das Sinnesepithel für die Gehörwahrnehmung enthält. Auf seinem Weg zur Schneckenspitze wird der Ductus cochlearis dorsal und ventral von je einem relativ weitlumigen, ungekammerten perilymphatischen Gang, der Paukentreppe, *Scala tympani*, und der Vorhofstreppe, *Scala vestibuli* (vgl. 253), begleitet.

Die über der Scala tympani gelegene ventrale Wand des Ductus cochlearis, *Paries tympanicus ductus cochlearis*, sitzt der zwischen dem freien Rand der Lamina spiralis ossea (253/2) und der Außenwand der Schnecke bzw. dem *Ligamentum spirale cochleae* (253/5) ausgespannten, dünnen Bindegewebsplatte, der *Lamina basilaris* (253/3), auf und trägt das der Umwandlung von Schallwellen in nervöse Erregungen dienende *Organum spirale* oder das Cortische Organ (253/7 – 13').

Die dorsale Wand des Schneckenganges, *Paries vestibularis ductus cochlearis*, wird von einer dünnen Membran, der *Membrana vestibularis* (Reissnersche Membran, 253/4), gebildet, die gleichzeitig die Abgrenzung gegenüber der Scala vestibuli darstellt.

Die Außenwand des Schneckenganges, *Paries externus ductus cochlearis*, ist durch das polsterartig verdickte *Ligamentum spirale cochleae* (253/5) mit dem Periost der knöchernen Schneckenkapsel fest verwachsen. An der *Crista basilaris* steht das Ligamentum spirale cochleae auch mit der *Lamina basilaris* (253/3) in Verbindung. Das Spiralband bildet eine in die Lichtung des Ductus cochlearis vorragende, leistenartige Erhebung, die *Prominentia spiralis* (253/5'), in der das *Vas prominens* verläuft. Oberhalb der Prominentia spiralis findet sich in den oberflächlichsten Schichten des Spiralbandes ein stark vaskularisierter Bezirk, die

Stria vascularis (253/6), deren Kapillaren zum Teil bis in das hohe, pigmenthaltige Epithel eindringen. Im Bereich der Stria vascularis wird die Endolymphe abgesondert.

Die beiden Treppengänge sind mit einem einschichtigen platten bis niedrig kubischen Epithel ausgekleidet, das auch die dorsale Wand des Schneckenganges entlang der Membrana vestibularis überzieht.

Der Lamina basilaris des Ductus cochlearis sitzt das hochspezialisierte Epithel des CORTI-schen Organs, **Organum spirale**, auf, das die ganze ventrale Wand des Schneckenganges zwischen Ligamentum spirale cochleae und Lamina spiralis ossea einnimmt.

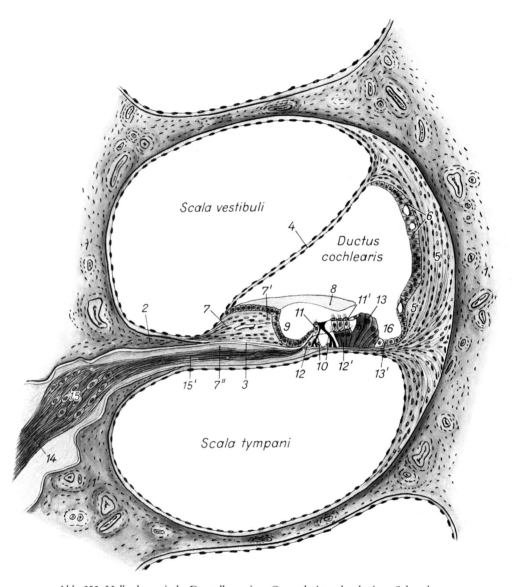

Abb. 253. Halbschematische Darstellung eines Querschnittes durch einen Schneckengang.

1 Außenwand, 1' Teile des Modiolus der knöchernen Schnecke; 2 Lamina spiralis ossea; 3 Lamina basilaris der Membrana spiralis; 4 Membrana vestibularis (REISNERsche Membran); 5 Ligamentum spirale cochleae, 5' Prominentia spiralis mit Vas prominens; 6 Stria vascularis mit intraepithelialen Kapillaren; 7 Limbus laminae spiralis osseae, 7' Labium limbi vestibulare, 7" Labium limbi tympanicum; 8 Membrana tectoria; 9 Sulcus spiralis internus; 10 innere und äußere Pfeilerzelle des CORTIschen Tunnels; 11 innere, 11' äußere Haar- oder Hörzellen; 12 innere, 12' äußere Stütz- oder Phalangenzellen; 13 HENSENsche, 13' CLAUDIUSsche Zellen; 7 – 13' Organum spirale CORTI; 14 Ast der Pars cochlearis (N. cochlearis) n. vestibulocochlearis; 15 Ganglion spirale cochleae, 15' seine peripheren markhaltigen Fasern zur Versorgung des CORTIschen Organs; 16 Sulcus spiralis externus

Am freien Rand der knöchernen Spirallamelle ist das Periost dorsal zum *Limbus laminae spiralis osseae* (253/7) verdickt, dessen oberer Ausläufer als *Labium limbi vestibulare* (253/7') die Ansatzstelle der *Membrana tectoria* (253/8) bildet, und dessen unterer Fortsatz als *Labium limbi tympanicum* (253/7'') die Lamina basilaris modioluswärts unterlagert.

Die gallertartige, streifig strukturierte *Membrana tectoria* überdeckt die Sinneszellen des Cortischen Organs, wobei sie die zarten Sinneshärchen berührt. Das *Labium limbi vestibulare* ist von einem einschichtigen, iso- bis hochprismatischen Epithel überzogen, das den zwischen der Membrana tectoria und dem Spiralorgan gelegenen *Sulcus spiralis internus* (253/9) begrenzt und mit seinen freien Zellkuppen leistenartig in dessen Lichtung vorspringt (sog. „Gehörzähne", *Dentes acustici*).

Das **Spiralorgan, Organum spirale** (Cortisches Organ) besteht, wie die Cristae ampullares und die Maculae utriculi et sacculi, aus *Haarzellen* (Hörzellen) (253/11, 11') und den sie in ihrer Lage erhaltenden, durch Tonofibrillen verstärkten *Stützzellen* (253/12, 12'). Die Haarzellen tragen an ihrer freien Oberfläche feine Sinneshärchen (Microvilli, keine Cilie). Unterhalb der Membrana tectoria bilden zwei zu *Pfeilerzellen* (253/10) umgewandelte Stützzellen mit ihren kräftigen, dachfirstartig gegeneinander geneigten Stützpfeilern aus Tonofibrillen den *inneren Tunnel*.

Die Haar- oder Hörzellen sitzen axial und peripher vom inneren Tunnel und werden darum in *innere* (253/11) und *äußere Haarzellen* (253/11') unterschieden. Sie werden von den inneren und äußeren Stützzellen, den sog. *Phalangen-* oder Deitersschen *Zellen*, in ihrer Lage fixiert. Diese sind ebenfalls durch Tonofibrillen verstärkt und bilden mit ihren Kopfplatten und den Pfeilerzellen die gitterartig durchlöcherte Deckmembran, *Membrana reticularis*, des Cortischen Organs, durch deren Poren die Härchen der Hörzellen an die Oberfläche ragen. An einem Querschnitt durch das Spiralorgan findet sich axial vom inneren Tunnel nur eine innere Hörzelle, während sich peripher von ihm 3 bis maximal 5 äußere Hörzellen anschließen. Innerhalb des Gesamtschneckenganges sind die inneren wie die äußeren Hörzellen zu spiralig verlaufenden Reihen angeordnet. Beim *Menschen* sollen etwa 3.500 innere und etwa 12.000 äußere Hörzellen vorkommen.

Den peripheren Abschluß des Cortischen Organs bilden die hochprismatischen Hensenschen Zellen (253/13), an welche die nahezu kubischen Claudiusschen Zellen (253/13') anschließen. Diese stellen die Verbindung zum Deckepithel des Ligamentum spirale cochleae her und bilden gleichzeitig den Boden des *Sulcus spiralis externus* (253/16).

Weitere Einzelheiten über den Feinbau des häutigen Labyrinthes sind in den Histologiebüchern nachzulesen.

Innervation: Der eigentliche Gehörnerv ist der *N. cochlearis* (252/24). Nachdem seine Fasern den *Tractus spiralis foraminosus* der Area cochleae des inneren Gehörganges passiert haben, treten sie als kräftiger, strickartig spiralig gedrehter Nervenstrang axial in die Schnekkenspindel ein, um sich dann an der Basis der Lamina spiralis ossea, entsprechend deren Verlauf, radiär und fächerförmig in einzelne, markhaltige Fasern und Faserbündel aufzuteilen. Bei diesen Nervenfasern handelt es sich um die zentralen Axone bipolarer Nervenzellen, die am Ansatz der Spirallamelle in einer Reihe als Einzelzellen oder Zellgruppen im Canalis spiralis modioli liegen und das **Ganglion spirale cochleae** (252/25; 253/15) verkörpern. Die peripheren, zunächst ebenfalls markhaltigen Fortsätze dieser Nervenzellen ziehen fächerförmig ausstrahlend unter Plexusbildung an der Unterseite der Lamina spiralis ossea zum Labium limbi tympanicum, wo sie nach Verlust ihrer Markscheiden die *Foramina nervosa* der *Lamina basilaris* passieren und, nachdem sie den inneren Tunnel durchquert haben, die Hörzellen umspinnen.

Der N. cochlearis führt aber auch bei den *Säugetieren* nicht nur sensorische Fasern, die aus dem Cortischen Organ stammen, sondern auch solche, die über den Verbindungsast mit dem N. vestibularis (s. S. 465) vom Vestibularapparat, d. h. von der Crista ampullaris des hinteren Bogenganges und vom Sacculus, kommen, und die sich erst im Rautenhirn wieder von ihm trennen. Dies ist ein weiterer Hinweis dafür, daß das gesamte häutige Labyrinth und damit auch der N. vestibulocochlearis entwicklungsgeschichtlich eine Einheit darstellen.

Funktionelles: Die von der Ohrmuschel aufgefangenen und über das Trommelfell und die Gehörknöchelchen auf das Vorhofsfenster übertragenen Schallwellen erzeugen in der Perilymphe der *Scala vestibuli* Schwingungen, die sich auf die Membrana vestibularis und die Lamina basilaris fortsetzen. Die Membrana tectoria liegt den Microvilli der Haarzellen auf. Bei der durch die Schwingungen verursachten Auslenkung der Lamina basilaris werden die Härchen verbogen. Das ist der adäquate Reiz für eine Erregung der Haarzellen. Die Lehrbücher der Physiologie geben weitere Auskunft über die hervorragende Fähigkeit des Ohrs zur differenzierten Schallfrequenzanalyse.

Gefäße des Mittel- und Innenohrs

Die **Blutgefäße der Ohrmuschel** und des **äußeren Gehörganges** werden im Bd. III beschrieben.

Das **mittlere Ohr** wird durch einen Ast der *A. auricularis caudalis* bzw. der *A. condylaris* (*Schwein*), die *A. stylomastoidea*, vaskularisiert, die durch das gleichnamige Loch den Facialiskanal betritt und über ihn zur Paukenhöhle gelangt.

Dem **Innenohr** wird das Blut durch die *A. labyrinthi* (120/11') zugeführt, die einen Zweig der *A. basilaris* oder der *A. cerebelli caudalis* darstellt. Sie gelangt mit dem N. vestibulocochlearis durch den inneren Gehörgang in den Vorhof und teilt sich hier in die *Rami vestibulares* und den *Ramus cochlearis* auf. Die ableitenden *Vv. labyrinthi* verlassen das Felsenbein ebenfalls durch den Meatus acusticus internus und münden in das basale Blutleitersystem.

Nervus vestibulocochlearis (VIII)

Der sensorische **N. vestibulocochlearis (VIII)** entspringt mit zwei Wurzeln, einer *Radix vestibularis* (96/VIII') und einer *Radix cochlearis* (96/VIII''), dicht hinter dem N. facialis (VII) aus dem verlängerten Mark und zieht lateral direkt zum Porus acusticus internus. Im äußeren Gehörgang trennen sich die beiden Anteile, um, wie bereits geschildert (s. S. 465 und 467), als *N. vestibularis* und *N. cochlearis* ins Innenohr einzutreten.

Während der *N. cochlearis* als einheitlicher Nervenstrang zur Schneckenspindel zieht und von hier aus unter Einschaltung des *Ganglion spirale cochleae* Anschluß an das Cortische Organ findet, teilt sich der *N. vestibularis* in eine *Pars superior* und eine *Pars inferior*, in die je ein Teil des *Ganglion vestibulare* (*Pars superior* und *Pars inferior*) eingelagert ist. Im Vorhof geben beide Teile mehrere kleine Nerven ab (s. S. 465), welche die *Cristae ampullares* und die *Maculae utriculi* und *sacculi* mit sensorischen Fasern versorgen. Außerdem besteht ein Verbindungsast zum N. cochlearis. Die bipolaren Nervenzellen des *Ganglion vestibulare* und des *Ganglion spirale cochleae* bilden den N. vestibularis bzw. N. cochlearis und sind gleichzeitig das erste Neuron des afferenten Leitungsbogens, über den die spezifischen Erregungen das Gehirn erreichen, um hier in den entsprechenden Endkernen des Rautenhirns auf ein zweites Neuron und damit auf die zentralen Leitungsbahnen umgeschaltet zu werden.

Zentrale Vestibularisbahnen

Die **zentralen Vestibularisbahnen** wurden im Zusammenhang mit der Schilderung der Leitungslehre des Rautenhirns bereits besprochen (s. S. 90). Die afferenten und efferenten Verbindungen der Vestibulariskerne seien hier kurz noch einmal beschrieben.

Die afferenten Fasern des *N. vestibularis* treten als *Radix vestibularis* dicht rostral von denen des *N. cochlearis* dorsal in die Medulla oblongata ein und ziehen zwischen dem Pedunculus cerebellaris caudalis und dem Tractus spinalis n. trigemini direkt zu den im lateralen Winkel der Rautengrube in der *Area vestibularis* (s. S. 84) gelegenen Kernen, dem *Nucleus vestibularis rostralis* (BECHTEREW), *Nucleus vestibularis medialis* (SCHWALBE), *Nucleus vestibularis lateralis* (DEITERS) und *Nucleus vestibularis caudalis* (ROLLER) (s. S. 90, 107). Ein Teil der Fasern gibt nur Kollaterale an die Kerne ab und zieht direkt ins Kleinhirn (sog. direkte sensorische Kleinhirnbahn, s. S. 90, 107).

Die Vestibulariskerne sind entsprechend ihrer Funktion als Schaltstelle innerhalb des Systems zur Erkennung der Körperlage und der Regelung der Bewegung im Raum im Sinne von Reflexbahnen mit motorischen Zentren verknüpft.

Die Afferenzen dieses Regelsystems kommen vornehmlich aus dem Vestibularapparat.

Die aus den Cristae ampullares der Bogengänge stammenden Fasern ziehen vor allem zum *Nucleus vestibularis rostralis*, ein Teil aber auch zum *Lobus flocculonodularis* des Kleinhirns. Dieser auch als Vestibulocerebellum bezeichnete Abschnitt ist der phylogenetisch älteste Teil des Kleinhirns. Die Orientierung im Raum und die Aufrechterhaltung des Gleichgewichts ist eine ursprüngliche Anforderung des Organismus an Sinnesorgane und Motorik.

Die aus den Maculae sacculi et ventriculi kommenden Fasern enden vorzugsweise im *Nucleus vestibularis medialis* und *caudalis*.

Der *Nucleus vestibularis lateralis* erhält nur wenige Fasern aus dem Vestibularapparat, aber viele Axone aus dem Stratum ganglionare der Kleinhirnrinde (PURKINJE-Zellen). Dieser Kern wird deshalb auch als ein nach ventral verlagerter Kleinhirnkern angesehen.

Daneben kommen viele Afferenzen der Vestibulariskerne aus dem Rückenmark, aus dem Kleinhirn und aus der Formatio reticularis des Rautenhirns.

Die Efferenzen der Vestibulariskerne sind in ähnlicher Weise mit vielen Bereichen des motorischen Systems verbunden. Sie nehmen dabei 2 Wege.

Vom *Nucleus vestibularis lateralis* nimmt eine ipsilaterale, somatotopisch organisierte Bahn ihren Ausgang, die als *Tractus vestibulospinalis lateralis* durch das gesamte Rückenmark läuft und an somatomotorischen Wurzelzellen endet. Die Bahn steht im Dienste spinaler Reflexe und vermittelt den Tonus der Extensoren.

Die efferenten Axone der anderen Vestibulariskerne schließen sich dem *Fasciculus longitudinalis medialis* an.

Ein absteigender Teil dieses Längsbündels, der im Nucleus vestibularis medialis und caudalis entspringt, wird als *Tractus vestibulospinalis medialis* ausgegrenzt.

Aufsteigende Fasern kommen hauptsächlich aus den *Nuclei vestibularis rostralis* und *medialis*. Sie vermitteln eine vestibulomesencephale Projektion, da sie außer im Nucleus motorius n. abducentis des Metencephalons vor allem in den motorischen Augenmuskelkernen des Mittelhirns enden.

Der *Nucleus vestibularis rostralis* projiziert ipsilateral über den Fasciculus longitudinalis medialis zum Nucleus motorius n. trochlearis sowie bilateral zum Nucleus motorius n. oculomotorii, außerdem ipsilateral zum Nucleus interstitialis CAJAL und zum Nucleus DARKSCHEWITSCH, beides Schaltstellen im System des medialen Längsbündels. Der *Nucleus vestibularis medialis* entsendet seine Axone sowohl ipsi- als auch contralateral in den Fasciculus longitudinalis medialis, so daß die vorher genannten mesencephalen Kerne bilateral erreicht werden.

Alle Vestibulariskerne haben außerdem Verbindung zum Kleinhirn über den *Tractus vestibulocerebellaris*, der zudem die primären Fasern aus den Bogengängen (direkte sensorische Kleinhirnbahn) sowie die rückläufigen Axone von Purkinje-Zellen zum Nucleus vestibularis lateralis enthält.

Der N. vestibularis enthält auch efferente Fasern, die insbesondere vom Nucleus vestibularis lateralis kommen und vermutlich inhibitorisch an den Haarzellen des Vestibularapparates wirken.

Zentrale Hörbahn

Die zentralen Axone der bipolaren Nervenzellen des *Ganglion spirale* bilden den *N. cochlearis* und ziehen zusammen mit dem N. vestibularis als *N. vestibulocochlearis (VIII)* zum Rhombencephalon. Dort trennen sich beide Anteile in eine dorsale *Radix cochlearis* (254/1) und eine ventrale *Radix vestibularis*. Die Fasern ziehen unmittelbar caudal des Pons in die Medulla oblongata und enden im *Nucleus cochlearis*. Dieser Kern ist zweigeteilt, wobei sich der *Nucleus cochlearis dorsalis* (254/2) als *Tuberculum acusticum* (254/1'; 96/9; 59/8) etwas vorwölbt, während der *Nucleus cochlearis ventralis* (254/2') rostrolateral davon in der Tiefe verborgen ist.

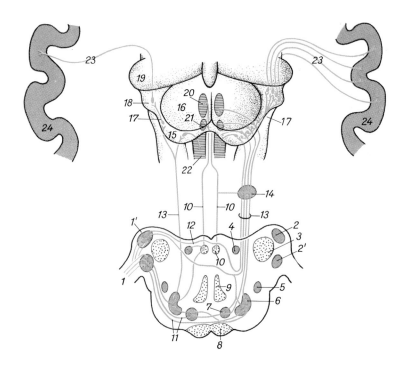

Abb. 254. Schema der zentralen Hörbahn.

1 Radix cochlearis des N. vestibulocochlearis, 1' Tuberculum acusticum; 2 Nucleus cochlearis dorsalis, 2' Nucleus cochlearis ventralis; 3 Pedunculus cerebellaris caudalis; 4 Nucleus motorius n. abducentis; 5 Nucleus motorius n. facialis; 6 Nucleus dorsalis corporis trapezoidei; 7 Nucleus ventralis corporis trapezoidei; 8 Pyramis; 9 Lemniscus medialis; 10 Fasciculus longitudinalis medialis; 11 Corpus trapezoideum; 12 Striae medullares; 13 Lemniscus lateralis; 14 Nucleus lemnisci lateralis; 15 Colliculus caudalis; 16 Colliculus rostralis; 17 Brachium colliculi caudalis; 18 Corpus geniculatum mediale; 19 Corpus geniculatum laterale; 20 Nucleus motorius n. oculomotorii; 21 Nucleus motorius n. trochlearis; 22 Formatio reticularis; 23 Hörstrahlung, Radiatio acustica; 24 Hörrinde

Die Fasern gabeln sich, ziehen rostral zum Nucleus cochlearis ventralis bzw. caudal zum Nucleus cochlearis dorsalis. Diese Kerne sind tonotopisch organisiert, d. h. die bereits in der Cochlea stattfindende Frequenzdiskrimination bleibt in den Cochleariskernen erhalten: die Neurone für bestimmte Tonfrequenzen sind im dorsalen Kern in einer genauen Reihenfolge von hohen zu tiefen Tönen geordnet, im ventralen Kern wird nur ein kleinerer Frequenzbereich erfaßt.

Die **sekundären Neurone der Hörbahn** nehmen einen unterschiedlichen Verlauf.

Die aus dem *Nucleus cochlearis ventralis* kommenden Fasern ziehen über ventral zur Gegenseite. Der dabei entstehende Faserzug ist das *Corpus trapezoideum* (59/7; 254/11), das sich bei den *Haussäugetieren* hinter der Brücke als querverlaufendes Band modelliert. Die Fasern biegen auf der Gegenseite rostral um und ziehen als *Lemniscus lateralis* (254/13) (s. S. 82) zum Colliculus caudalis des Mittelhirndaches.

In das Corpus trapezoideum sind Kerne eingebettet, in denen die Fasern noch einmal umgeschaltet werden können. Es sind der *Nucleus ventralis* (254/7) und der *Nucleus dorsalis corporis trapezoidei* (254/6). Letzterer wird auch als dorsale Olive bezeichnet. Der Weg vom ventralen Cochleariskern zum Colliculus caudalis ist sowohl direkt als auch multisynaptisch. Einige Neurone aus dem Nucleus dorsalis corporis trapezoidei kreuzen nicht, sondern ziehen ipsilateral zum Mittelhirn. Über die weitere Schaltstation *Corpus geniculatum mediale* (s. u.) werden damit jeder Großhirnhälfte Reize aus den Cochleareceptoren beider Ohren zugeführt. Das ist für das räumliche Hören von Bedeutung.

Die aus dem *Nucleus cochlearis dorsalis* abgehenden Axone kreuzen über den Pedunculus cerebellaris caudalis hinweg (254/3) in 2 Ebenen auf die Gegenseite. Ein Teil der Fasern läuft unmittelbar unter dem Boden der Rautengrube als *Striae medullares* (254/12), die übrigen etwas tiefer. Alle Fasern schließen sich auf der Gegenseite dem *Lemniscus lateralis* (254/13) an.

Die Fasern des Lemniscus lateralis werden teilweise im *Nucleus lemnisci lateralis* (254/14), alle Fasern schließlich im *Colliculus caudalis* (59/16; 254/15) umgeschaltet. Ob Fasern allgemein ohne Unterbrechung bis zum Corpus geniculatum mediale weiterlaufen, wie es beim *Schimpansen* gefunden wurde, muß offenbleiben. Die beiden Colliculi stehen durch eine *Commissura colliculi caudalis* untereinander in Verbindung, außerdem bestehen Reflexleitungen zu motorischen Kernen der Augenmuskeln (254/20, 21), zur Formatio reticularis (254/22) sowie zum Fasciculus longitudinalis medialis (254/10) und damit auch zu den Wurzelzellen des Rückenmarkes. Auf diese Weise werden sog. Hörreflexe (z. B. Zusammenzucken, Fluchtreaktionen infolge akustischer Reize) ausgelöst.

Eine Verschaltung des dorsalen Kernes des Corpus trapezoideum mit den motorischen Zentren des N. trigeminus und N. facialis ermöglicht eine Anpassung der Schalleitung an akustische Reize hoher Intensität. Eine Anspannung des Trommelfells durch den M. tensor tympani (N. trigeminus) bzw. der Tonus des M. stapedius (N. facialis) dämpft die Schwingungsamplitude bzw. das Schwingungssystem des Mittelohrs und schützt das Cortische Organ vor Schädigung.

Das folgende Neuron der zentralen Hörbahn verbindet den *Colliculus caudalis* (59/16; 254/15) über das *Brachium colliculi caudalis* (59/17; 254/17) mit dem *Corpus geniculatum mediale* (59/21; 254/18) (s. S. 128). Schließlich erfolgt von diesem Thalamusabschnitt aus die Projektion der Hörreize über die Hörstrahlung (254/23) (*Radiatio acustica*), die über die innere Kapsel verläuft, zur *Area acustica* im Temporallappen der Großhirnhemisphären (vgl. 93; 254/24) (s. S. 171) (Area 41 beim *Menschen*).

Die für die Nuclei cochleares genannte *tonotopische Gliederung* wird im Verlaufe der gesamten Hörbahn, wenn auch in modifizierter Weise, gewahrt. So sind im medialen Abschnitt des Nucleus dorsalis corporis trapezoidei niedrige und mittlere Frequenzen, im lateralen Abschnitt des gleichen Kerns mittlere und hohe Frequenzen lokalisiert. Auch die Bahnen selbst sowie der Colliculus caudalis und das Corpus geniculatum mediale und schließlich auch die Hörrinde sind nach dem Ursprung des 1. Neurons in der Cochlea geordnet.

Es ist erwiesen, daß die Hörbahn auch einen efferenten Anteil besitzt, der den umgekehrten Weg nimmt, in der Hörrinde beginnt, über die genannten Schaltstationen läuft und im CORTIschen Organ endet. Der letzte Abschnitt ist als *olivocochleares Bündel* (vom Nucleus dorsalis corporis trapezoidei) bekannt, das teilweise zur Gegenseite kreuzt, sich zunächst dem N. vestibularis anschließt, dann aber über eine Anastomose im N. vestibulocochlearis den N. cochlearis erreicht. Die Fasern enden direkt an den Haarzellen oder an den markfreien Terminalen der Afferenzen. Sie sollen eine inhibitorische Wirkung im Sinne einer selektiven Filterung von Tönen oder Geräuschen entfalten.

Endokrine Drüsen, Glandulae sine ductibus

Allgemeines

Die endokrinen oder innersekretorischen Drüsen sind Organe, die sich nach Herkunft, Bau, Lage und Größe recht verschieden verhalten, sich gegenüber den exokrinen Drüsen aber durch das gemeinsame Merkmal des Fehlens von Ausführungsgängen (Glandulae sine ductibus!) auszeichnen. Ihre Sekrete werden nicht an das Hohlraumsystem eines Organs abgegeben, sondern in das umgebende Bindegewebe entlassen, wo sie von Kapillaren aufgenommen und über den Blutweg im Organismus verteilt werden. Die Sekrete sind Hormone (Inkrete, im Gegensatz zu den Sekreten der exokrinen Drüsen), Substanzen von definierter chemischer Struktur, die in kleinsten Mengen über spezifische Receptoren an Zellen wirken und gezielt deren Tätigkeit beeinflussen.

Hormone zeichnen sich gegenüber anderen von Geweben und Organen an das Blut abgegebenen Stoffwechselprodukten, z. B. CO_2 oder das Glycogen der Leber, durch die Spezifität der Wirkungen aus. Neben der Endokrinie, was den Transport der Inkrete zum Zielorgan über den Blutweg einschließt, gibt es eine unmittelbare Wirkung von Hormonen auf benachbarte Zellen oder Gewebe, ein Vorgang, der als Parakrinie bezeichnet wird.

Die innersekretorischen Drüsen können ein oder mehrere Hormone produzieren, und manche von ihnen zeichnen sich durch einen ausgesprochenen Rhythmus oder eine Periodizität ihrer Tätigkeit aus. Die Hormone entfalten eine funktionell spezifische Wirkung. Die endokrinen Drüsen können ihrerseits durch eine Rückkopplung ebenfalls unter hormonellem Einfluß stehen.

Disseminierte endokrine Drüsen

Außer den selbständigen Hormondrüsen Hypophyse, Thyreoidea, Parathyreoidea, Glandula suprarenalis, Paraganglien und Glandula pinealis, die in den folgenden Kapiteln besprochen werden, kommen in anderen Organen innersekretorisch tätige Abschnitte oder Zellen vor: die LANGERHANSschen Inseln des Pankreas, die Theca folliculi und das Corpus luteum der Ovarien und die Zwischenzellen des Hodens. Sie werden bei den betreffenden Organen im Band II dieses Lehrbuches beschrieben.

Daneben gibt es eine Vielzahl von innersekretorisch tätigen Zellen, die im gesamten Organismus verstreut sind. Weder sind diese nach Struktur und Sekret morphologisch als einzelne Hormondrüsen zu definieren, noch ist ihre Funktion so weit bekannt, daß sie in „Organen" zusammengefaßt werden können.

Übersicht über die Erweiterung des disseminierten endokrinen Systems von den enterochromaffinen Zellen zu den Paraneuronen.
(Nach ANDREW, 1981; FUJITA, 1977 and KOBAYASHI, 1979; PEARSE, 1980; SOLCIA et al., 1975.
In diesen Publikationen sind auch Einzelheiten zur weiteren Charakterisierung der Systeme nachzulesen.)

Nested systems (innermost → outermost): Gastro-entero-pankreatisches (GEP) endokrines System ⊂ Enteroendokrine Zellen ⊂ APUD-System ⊂ Paraneurone

Charakterisierung

Gastro-entero-pankreatisches (GEP) endokrines System	Enteroendokrine Zellen	APUD-System	Paraneurone
Argentaffinität, Chromaffinität, Osmiophilität	gelbe Zellen, basalgranulierte Zellen	Amine precursor uptake and decarboxilation, spezifische neuronale Enolase, weitere histochemische Merkmale	*morphologisch:* enthalten Granula, ähnlich synaptischen oder neurosekretorischen Vesikeln
nicht-chromaffin, nicht-argentaffin, argyrophil	peptiderge Zellen		*cytochemisch:* produzieren Neurosekret oder Neurotransmitter oder diesen ähnliche Substanzen
			funktionell: nehmen adäquate Reize auf; Sekretion als Reizantwort

Zellen

Gastro-entero-pankreatisches (GEP) endokrines System	Enteroendokrine Zellen	APUD-System	Paraneurone
Enterochromaffine (EC) Zellen (Serotonin)	ECL-Zellen (Histamin)	sympathische Ganglienzellen	Mastzellen
	A-Zellen (Glucagon)	Melanocyten	Merkel-Zellen
	B-Zellen (Insulin)	C-Zellen der Thyreoidea	SIF-Zellen
	D-Zellen (Somatostatin)	Nebennierenmarkzellen	endokrine Zellen des Respirationstraktes
	D_1-Zellen (VIP)	ACTH-Zellen	endokrine Zellen des Urogenitaltraktes
	F-Zellen (pankreatisches Polypeptid)	MSH-Zellen, STH-Zellen } der Hypophyse	endokrine Zellen der Placenta
	G-Zellen (Gastrin)	Typ I-Zellen des Paraganglion caroticum	Geschmackszellen
I-Zellen (Cholecystokinin)			Mechanoreceptoren
K-Zellen (GIP)			Haarzellen des Innenohres
L-Zellen (Enteroglucagon)			Riechzellen
S-Zellen (Secretin)			Photoreceptoren
			Pinealocyten der Vögel

Vom APUD-System werden die bereits früher charakterisierten enterochromaffinen und andere endokrine Zellen des Verdauungstraktes, vom Paraneuron-Konzept auch das erweiterte APUD-System erfaßt. In den Kolumnen sind jeweils die Zellen genannt, die durch das übergeordnete Konzept hinzugekommen sind.

Die **disseminierten** (oder diffusen) **endokrinen Drüsen** gehören zu den *Paraneuronen*. Die Flut neuer Erkenntnisse über das disseminierte endokrine System auch nur annähernd verarbeitet darzustellen, sprengt den Rahmen dieses Buches. Es soll hier nur eine grobe Übersicht gegeben werden (s. auch S. 22).

C-Zellen kommen als parafollikuläre Zellen in der Schilddrüse vor. Sie produzieren das Hormon Calcitonin, das den Calciumspiegel des Blutes erhöht. Die C-Zellen verkörpern das antagonistische System zur Parathyreoidea.

Im Magen-Darm-Trakt wurden bereits zu Beginn dieses Jahrhunderts besondere Zellen beschrieben und als hormonbildend angesprochen. Außer den *chromaffinen Zellen* (gelbe Zellen, basalgekörnte Zellen) sind im Zeitalter der ultrastrukturellen und immuncytochemischen Techniken eine Reihe weiterer Zellen differenziert und als inkretorisch erkannt worden. Sie synthetisieren Catecholamine, Gastrin, Sekretin, Glucagon und andere Hormone, die die sekretorische und muskuläre Tätigkeit des Gastrointestinaltraktes, des Pankreas und der Gallenblase zu einem beträchtlichen Teil beeinflussen. Die Zellen werden als enteroendokrines oder gastro-entero-pankreatisches endokrines System (Enterohormonzellen) zusammengefaßt. Die wichtigsten dieser Zellen sind in der folgenden Tabelle aufgelistet.

Gastrointestinale endokrine Zellen

Typ	Lokalisation	Sekret	Hauptwirkung
EC*	Magen, Darm	Serotonin Substanz P, Motilin	Motilität des Darmes
ECL**	Magen	Histamin	Magensekretion, Vasodilatation
D	Pylorus, Duodenum, Jejunum	Somatostatin	lokale Inhibierung endokriner Zellen
D_1	Magen, Darm	Vasoaktives intestinales Peptid (VIP)	Vasodilatation, Inhibierung der HCL-, Aktivierung der Pepsinogenproduktion
G	Pylorus, Duodenum	Gastrin	Sekretion der Magendrüsen
I	Dünndarm	Cholecystokinin	Sekretion der Acinuszellen im Pankreas, Gallenblasenkontraktion
K	Dünndarm	Gastroinhibitorisches Peptid (GIP)	Inhibierung der Magensekretion und -motilität, Anregung der Insulinproduktion
L	Ileum	Enteroglucagon	Glykogenolyse in der Leber
S	Dünndarm	Secretin	Inhibierung der HCL-Produktion, Bicarbonat- und Wasserausscheidung in Schaltstückzellen des Pankreas

* enterochromaffine Zelle
** EC-like

Die genannten Zellen liegen im Epithelverband und werden heute mit immuncytochemischen Methoden identifiziert. Sie haben Kontakt zum Lumen (*offener Typ*), wodurch sie sowohl ein Sekret dorthin abgeben als auch receptorische Fähigkeiten (Paraneurone!) einsetzen können. Die Regel wird allerdings sein, daß die enteroendokrinen Zellen vom Lumen abgeschlossen sind (*geschlossener Typ*) und ihre Wirkung durch Parakrinie oder Endokrinie entfalten. In der Gesamtzahl der disseminierten endokrinen Zellen gibt es große individuelle Variationen, wie auch das Vorkommen und die Verteilung der Zelltypen tierartliche Unterschiede aufweist.

Strukturell ähnliche Zellen wie die enteroendokrinen Zellen wurden auch im Epithelverband der Trachea und der Urethra gefunden, ohne daß sich über ihre funktionelle Bedeutung schon eine definitive Aussage machen ließe.

Im Bronchalbaum der Lunge sind neuroendokrine Zellen zu *neuroepithelialen Körperchen* organisiert. Diese bestehen aus Epithelzellen, die ultrastrukturell durch kleine, dichte Granula (small-granule cells) und immuncytochemisch durch eine Reihe von Peptiden (Bombesin, Somatostatin u. a.) sowie durch Serotonin charakterisiert sind. Die neuroepithelialen Körperchen liegen bevorzugt an Verzweigungen des Luftweges und wurden auch bei der *Katze* und beim *Schwein* gefunden. Sie werden sowohl afferent als auch efferent innerviert. Sie scheinen lokal als Chemoreceptor die Bronchalluft zu kontrollieren, haben andererseits Kontakt zur glatten Muskulatur der Bronchalwand und können vermutlich über die Blutbahn auch auf andere Bereiche des Körpers wirken.

SIF-Zellen (Small intensely fluorescent cells) gehören zum System der Paraganglien und werden im entsprechenden Kapitel abgehandelt.

Die Produkte der enteroendokrinen Zellen sind biogene Amine und Polypeptide, Substanzen, die im Nervensystem als Transmitter vorkommen. Die Zellen haben viele Gemeinsamkeiten mit dem vegetativen Nervensystem. Es ist davon auszugehen, daß das vegetative Nervensystem u. a. von ihnen moduliert wird.

Die Hormondrüsen sind allgemein aufs engste mit dem vegetativen Nervensystem verbunden. Das betrifft zunächst den funktionellen Aspekt, da die Regulation der Lebensvorgänge im Zusammenspiel humoraler (hormoneller) und neuraler Vorgänge erfolgt. Besonders augenfällig ist die Verbindung von Kernen des Hypothalamus mit der Hypophyse. Dieses Beispiel war der erste Hinweis, daß Nervenzellen sekretorisch tätig sein können: in Hypothalamuskernen werden Substanzen gebildet, die auf axonalem Wege in die Neurohypophyse transportiert und dort als Hormon freigesetzt und über die Blutbahn zu den Zielorganen gebracht werden. Eine Neurosekretion ist nicht auf das Hypothalamus-Hypophysensystem beschränkt. Der Begriff muß heute viel weiter gefaßt werden, eine Definition bereitet allerdings Schwierigkeiten. Einerseits stellen Transmitter das Sekret eines Neurons dar, andererseits gibt es eine Vielzahl von Neuronen, die andere Substanzen als die klassischen Neurotransmitter produzieren. Bei diesen Substanzen handelt es sich um Polypeptide, wie beim Oxytocin und Adiuretin des Hypothalamus bzw. der Neurohypophyse. Sie werden deshalb auch als Neuropeptide zusammengefaßt. Neuropeptide kommen aber auch in Zellen des Gastrointestinaltraktes vor. Ihre Funktion wird im Sinne einer Regulation vermutet, was die Bezeichnung *regulatorische Peptide* oder auch Mediatoren ausdrücken soll. Eine Informationsübermittlung durch peptiderge Zellen (Neurone oder endokrine Zellen) stellt ein weitverbreitetes Prinzip dar.

Die auffällige nahe Verwandtschaft zwischen dem disseminierten endokrinen System und dem vegetativen Nervensystem wird zu einer unlösbaren Gemeinschaft verschmolzen, seit bekannt ist, daß Neuropeptide (z. B. Substanz P, VIP, Neurotensin) sowohl in gastrointestinalen Epithelzellen als auch in Zellen des vegetativen Nervensystems vorkommen.

Es ist heute mehr denn je berechtigt, die endokrinen Organe und das vegetative Nervensystem als eine Funktionseinheit aufzufassen. Im Falle des disseminierten (diffusen) endokrinen Systems ist eine Trennung zwischen beiden praktisch nicht mehr möglich.

In den letzten 25 Jahren ist auch das **Herz als ein endokrines Organ** erkannt worden. Im Myocard des rechten und linken Atrium (Herzohren) wurden Zellen gefunden, die neben einem hochentwickelten T-System osmiophile Granula enthalten, wie sie charakteristisch für hormonproduzierende Zellen sind. Die Granula kommen vorzugsweise in der perinucleären GOLGIregion vor und wurden außer in atrialen Myocardzellen auch im Erregungsleitungssystem der Ventrikel gefunden. Von den *Haussäugetieren* liegen entsprechende Befunde von *Katze, Hund* und *Schwein* vor. Tatsächlich konnten aus diesen Zellen Substanzen isoliert werden, die nicht mit einem der bekannten Peptidhormone identisch sind, sondern ein eigenes Hormon darstellen. Es wurden verschiedene verwandte Hormone isoliert (*Cardiodilatine*), die eine vasodilatierende und natriuretische Wirkung entfalten und heute allgemein als *Atriale Natriuretische Peptide (ANP)* bezeichnet werden. Eine Dehnung der Vorhöfe infolge eines erhöhten Blutvolumens durch Vermehrung der extracellulären Flüssigkeit im Organismus führt in den myoendokrinen Zellen zu einer Ausschüttung von ANP, was in der Niere eine erhöhte Na-Sekretion bewirkt. Das ANP ist offensichtlich in der Lage, sowohl die Freisetzung von Renin im juxtaglomerulären Apparat der Niere, als auch die Produktion von Aldosteron in der Nebennierenrinde wie die Abgabe von Adiuretin in der Neurohypophyse zu inhibieren. Das Herz regelt das extracelluläre Flüssigkeitsvolumen und den peripheren vaskulären Widerstand und kann damit seine eigene Funktion durch ein hormonelles Rückkopplungssystem beeinflussen.

Hirnanhang, Hypophysis, Glandula pituitaria

Die **Hypophyse** wurde im Zusammenhang mit der Beschreibung des Hypothalamus bereits kurz geschildert (s. S. 120). Hypothalamus und Hypophyse stehen nicht nur morphologisch in direktem Zusammenhang, womit die Bezeichnung „Hirnanhang" begründet ist, sondern zwischen dieser endokrinen Drüse und den übergeordneten, vegetativen Kernen des Hypothalamus bestehen auch funktionell jene engen Wechselbeziehungen, die zum Begriff des „Hypothalamus-Hypophysen-Systems" geführt haben.

Entwicklungsgeschichtlich wird die Hypophyse aus zwei ursprünglich getrennten Anteilen, dem Hirnteil, *Pars neuralis*, und dem Drüsenteil, *Pars glandularis*, angelegt, die sich dann zu einem einheitlichen Organ aneinanderlagern, morphologisch und funktionell aber deutlich voneinander unterscheiden. Während der Hirnteil aus dem Boden des Hypothalamus ventral auswächst und zur Neurohypophyse, *Neurohypophysis*, wird, entsteht der Drüsenteil aus der vom Dach der embryonalen Mundbucht sich abschnürenden RATHKEschen Tasche, deren ektodermales Epithel sich zur Adenohypophyse, *Adenohypophysis*, mit typisch endokriner Drüsenstruktur entwickelt. Die Neurohypophyse erscheint im Medianschnitt weißlichgrau, beim *Pferd* oft hell bräunlich gefärbt und besteht aus einem dichten Faserfilz, der von Ausläufern der *Pituicyten* (modifizierte Astrocyten), zarten Bindegewebsfasern und marklosen Nervenfasern gebildet wird. Letztere stellen größtenteils Axone von Zellen bestimmter Hypothalamuskerne dar und übermitteln die hier gebildeten Neurosekrete an die Neurohypophyse.

Die **Neurohypophyse** ist durch den tierartlich verschieden langen, proximal hohlen Stiel, das *Infundibulum* (61/11, 11'; 111/i; 113/11; 256/2), am Tuber cinereum des Hypothalamus

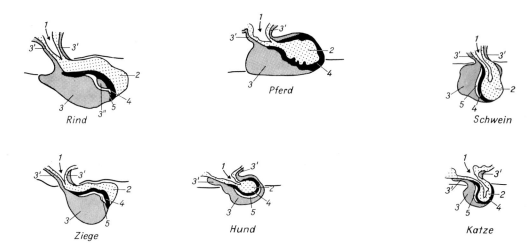

Abb. 255. Halbschematischer Medianschnitt durch die Hypophyse einiger Haussäuger.

Locker punktiert: Infundibulum und Pars distalis neurohypophysis; *dicht punktiert*: Pars distalis und Pars infundibularis adenohypophysis; *schwarz*: Pars intermedia adenohypophysis
1 Recessus infundibuli; 2 Pars distalis neurohypophysis; 3 Pars distalis, 3' Pars infundibularis adenohypophysis, 3" konusartige Prominenz nach WULZEN; 4 Pars intermedia adenohypophysis; 5 Cavum hypophysis

(61/9, 9') befestigt und durch den *Sulcus tuberoinfundibularis* (61/10) oder, wo dieser fehlt, durch den adenohypophysären Trichterbelag hirnwärts begrenzt. In das auch als *Pars proximalis neurohypophysis* bezeichnete Infundibulum schiebt sich der unterschiedlich tiefe Recessus infundibuli des III. Ventrikels (61/12; 111/n'''; 255/1; 256) ein, so daß sich meist eine proximale *Pars cava* (61/11) von einer distalen *Pars compacta infundibuli* (61/11') unterscheiden läßt. Zum Infundibulum gehört außerdem die *Eminentia mediana*, eine mediane Erhebung am Boden des III. Ventrikels (256). Das Infundibulum geht ohne scharfe Grenze in die *Pars distalis neurohypophysis* (255/2) über. Dieser kompakte Teil der Neurohypophyse wird in Anlehnung an die Lageverhältnisse beim *Menschen* allgemein als Hypophysenhinterlappen, *Lobus posterior* (61/13; 111/i''; 113/12'; 124/k''), bezeichnet, obwohl diese Benennung bei unseren Tieren nur zum Teil, z. B. beim *Schwein* und bei den *Wiederkäuern* (255/2), mehr oder weniger berechtigt ist. Eine Gleichsetzung von Hypophysenhinterlappen und Neurohypophyse ist nicht statthaft.

Der erheblich umfangreichere Drüsenteil oder die **Adenohypophyse** liegt beim *Menschen* und *beim Schwein* rostral, bei den *Wiederkäuern* und beim *Pferd* rostroventral von der Neurohypophyse, während er diese bei den *Fleischfressern*, insbesondere beim *Hund*, rings umfaßt (255/3, 3'). Makroskopisch unterscheidet sich der Drüsenteil am frischen Medianschnitt gegenüber dem Hinterlappen durch die dunklere, graurötliche oder fleckige, beim *Pferd* meist braunrote Farbe. Die Adenohypophyse wird in den Trichterbelag, *Pars infundibularis (sive tuberalis)* (61/14; 255/3'; 256/3), den Zwischenlappen, *Pars intermedia* (61/15; 255/4), und den Vorderlappen, *Lobus anterior*, oder *Pars distalis adenohypophysis* (61/14'; 111/i'; 113/12; 124/k; 255/3) eingeteilt. Hypophysenvorderlappen und Adenohypophyse sind ebenfalls keine Synonyma.

Die *Pars infundibularis* stellt die Fortsetzung des Vorderlappens auf das Infundibulum dar, das sie in dünner Schicht allseitig umscheidet und sich dabei meist noch über den Sulcus tuberoinfundibularis auf das Tuber cinereum ausdehnt. Histologisch zeichnet sich die Pars infundibularis adenohypophysis vor allem durch ihren besonderen, in proximo-distaler Richtung zunehmenden Gefäßreichtum aus.

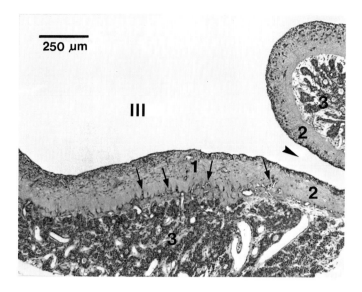

Abb. 256. Eminentia mediana am Boden des Hypothalamus (Katze; Trichrom). Die Lage des Ausschnittes ist in Abb. 106 eingezeichnet.

III III. Ventrikel, der Pfeilkopf weist in den Recessus infundibuli

1 Eminentia mediana; 2 Infundibulum der Neurohypophyse; 3 Pars infundibularis der Adenohypophyse

Einige Gefäße der neurohämalen Kontaktzone in der Eminentia mediana sind mit Pfeilen markiert.

Der Vorderlappen oder die *Pars distalis* bildet den größten Teil der Adenohypophyse und besteht aus einem zarten, sehr gefäßreichen Bindegewebsgerüst, in das die sich färberisch recht verschieden verhaltenden, unregelmäßig geformten Epithelzellen des Parenchyms in regellosen Zellsträngen und Zellhaufen eingelagert sind, wodurch das typische Bild einer endokrinen Drüse entsteht. Das schwammartige Gefäßnetz wird von sinusoiden Blutkapillaren gebildet.

Zwischen Vorder- und Hinterlappen schiebt sich als schmales Band der Zwischenlappen, die *Pars intermedia adenohypophysis* (61/15; 255/4) ein, die sich in der Zusammensetzung aus hormonbildenden Zellen etwas vom Vorderlappen unterscheidet. Während sich die Pars intermedia bei den *Wiederkäuern* und beim *Schwein* nur der Ventral- bzw. Vorderfläche des Hinterlapens anschmiegt, umgreift sie bei den *Fleischfressern* und beim *Pferd* die ganze Neurohypophyse (vgl. 255).

Zwischen Vorder- und Zwischenlappen liegt bei allen *Haussäugetieren*, mit Ausnahme des *Pferdes*, die mit einer gelbrötlichen Masse angefüllte Hypophysenhöhle, *Cavum hypophysis* (61/16; 111/i'''; 113/12''; 255/5), in die beim *Rind* von der Hinterwand her der konusartige WULZENsche Höcker (61/14''; 111/i^{IV}; 255/3'') vorragt.

Die **Hypophyse als Ganzes** stellt ein dorsoventral abgeplattetes, in der Dorsal- bzw. Ventralansicht beim *Pferd* (123/b) rundliches, bei den *Wiederkäuern* längsovales, beim *Schwein* unregelmäßig quadratisches und bei den *Fleischfressern* plumpovales Organ dar (vgl. 35/c), das mit seinem Infundibulum zwischen Chiasma opticum und Corpus mamillare am Zwischenhirnboden hängt.

In situ ist die Hypophyse in die beim *Pferd* sehr seichte, bei den übrigen *Haussäugetieren* vertiefte und caudal durch die Sattellehne begrenzte *Fossa hypophysialis* des Türkensattels, *Sella turcica*, eingebettet und mit deren Boden bindegewebig verwachsen. Vom Rand der Hypophysengrube und vom Dorsum sellae springt die Dura mater encephali als *Diaphragma sellae* (108/18; 109/5; 111/2; 115/a''; 123/b'; 125/6) direkt auf die Hypophyse über, wobei sie beim *Pferd* etwa auf halber Höhe des Drüsenkörpers, bei den übrigen Tieren und beim *Menschen* am Infundibulum Anschluß findet und so das *Foramen diaphragmatis* begrenzt. Beim *Schwein* fehlt das Diaphragma sellae turcicae. Zwischen dem Diaphragma sellae und den Wandungen des Türkensattels liegt das die Hypophyse beidseitig, zum Teil aber auch rings umschließende Venengeflecht der Sinus cavernosi (109/6; 115/f; 125/7) des ventralen Blutleitersystems (s. S. 225 f.) mit den darin eingebauten Ästen der *A. carotis interna* (*Hund,*

Pferd) bzw. des *Rete mirabile epidurale* (*Katze, Schwein, Wiederkäuer*, s. S. 218). Mit diesen Blutgefäßen steht auch das Gefäßsystem der Hypophyse in Verbindung.

Größe und Gewicht der Hypophyse variieren nicht nur tierartlich, sondern auch nach Rasse, Alter und Geschlecht beträchtlich. So besitzt beispielsweise das *Rind* die absolut größte Hypophyse, dann folgen das *Pferd*, die *kleinen Wiederkäuer*, das *Schwein*, der *Hund* und die *Katze*.

Nach DECKER (1935) beträgt die **Länge** der Hypophyse beim *Rind* 22 - 25 mm, beim *Pferd* 21 - 27 mm, beim *Schaf* 13 - 15 mm und beim *Schwein* 5 - 8 mm, und das **Gewicht** beim *Rind* 2 - 4 g, beim *Pferd* 1,85 - 2,8 g, beim *Schaf* 0,3 - 1,8 g, bei der *Ziege* 0,3 - 0,5 g und beim *Schwein* 0,1 - 0,2 g.

LATIMER (1941) ermittelte bei *Hunden* verschiedener Rassen bei den *Rüden* ein durchschnittliches Hypophysengewicht von 0,0658 g (durchschnittliches Körpergewicht 11 kg), bei den *Hündinnen* ein solches von 0,0670 g (durchschnittliches Körpergewicht 8,93 kg), was deutlich auf ein relativ höheres Hypophysengewicht der weiblichen Tiere hinweist.

Diese Feststellung scheint auch bei den übrigen Tieren zuzutreffen. Auch die Neurohypophyse ist, bezogen auf das Gesamtgewicht des Hirnanhangs, bei den Hündinnen größer als bei Rüden, und die Adenohypophyse erscheint bei nulliparen, nichtträchtigen Hündinnen größer als bei Rüden und trächtig gewesenen Hündinnen. Bei laktierenden Tieren werden allgemein höhere Hypophysengewichte angegeben. Ebenso wurde die beim *Menschen* festgestellte Schwangerschaftshypertrophie von einzelnen Untersuchern auch beim *Rind* und *Pferd* beobachtet. Die Geschlechtsunterschiede der Hypophysengewichte sollen mit zunehmendem Alter noch deutlicher werden. Beim *Pferd* konnte gezeigt werden (HÖSER, 1941), daß das Hypophysengewicht bis zur Geschlechtsreife zu-, vom 10. Lebensjahr an, unter zum Teil atrophischen Veränderungen des Parenchyms, aber wieder abnimmt.

Gefäßversorgung: Als endokrine Drüse ist die Hypophyse reich vaskularisiert. Die Blutzufuhr erfolgt durch die *A. carotis interna* oder über das *Rete mirabile epidurale* und den *Circulus arteriosus cerebri*, der den Hypophysenstiel rings umfaßt.

Beim **Hund** werden von der *A. intercarotica rostralis* und *caudalis* die zarten vorderen und hinteren Hypophysenarterien an den Hirnanhang abgegeben, dem aber auch noch dünne Zweige von den *Aa. communicantes caudales* des *Circulus arteriosus cerebri* zugeführt werden. Ähnlich liegen die Verhältnisse auch beim **Pferd**. Die ableitenden Venen münden in den *Sinus cavernosus* bzw. *intercavernosus* des ventralen Blutleitersystems.

Am besten untersucht ist das Gefäßsystem der Hypophyse beim **Rind** (CUMMINGS and HABEL, 1965). Die vorderen Hypophysenarterien, *Aa. hypophysiales rostrales* (61/19), entspringen beiderseits aus dem Circulus arteriosus cerebri und bilden unter Verzweigung einen die Pars infundibularis der Adenohypophyse umfassenden arteriellen Gefäßring, von dem Zweige an das Chiasma opticum, den Hypothalamus und distal an die Pars infundibularis des Hypophysenstiels abgegeben werden (61/19'). Ein Ast des arteriellen Gefäßrings zieht beidseitig lateral dem Hypophysenstiel entlang und bildet an dessen distaler Dorsalfläche einen Plexus, der unter dem Diaphragma sellae mit Zweigen der hinteren Hypophysenarterien in Verbindung steht und feine Ästchen an die Pars compacta des Infundibulum sowie die Pars intermedia abgibt.

Die hinteren Hypophysenarterien, *Aa. hypophysiales caudales* (61/20), stammen vom Rete mirabile epidurale und einer großen Queranastomose (61/20'), welche die lateralen Geflechte an der Dorsalseite der Hypophyse verbindet. Ihre Zweige versorgen vor allem den Hinterlappen der Drüse.

Die in die Eminentia mediana der Pars infundibularis der Adenohypophyse eintretenden Zweige der *Aa. hypophysiales rostrales* bilden das dünne Lager der sog. *Spezialgefäße* (61/21), die die adenoneurohypophysiäre Kontaktfläche erweitern. Die bäumchen-, kegel- oder schlingenartigen Kapillaren dringen in die Trichterwand der Neurohypophyse vor und gehen in klappenlose Venen (61/22) über, die auch die Abflüsse des Kapillarnetzes der Pars compacta infundibuli aufnehmen.

Die Venen ziehen zur Pars distalis der Adenohypophyse und treten mit deren kapillärem Gefäßnetz (61/23), dem sie das Blut aus dem Trichtergebiet zuführen, in Verbindung. Innerhalb des venösen Schenkels gibt es also ein zweites Kapillargebiet, wie es von der Pfortader der Leber bekannt ist. Das die Pars infundibularis der Neurohypophyse mit der Adenohypophyse verbindende Gefäßsystem wird analog zu diesen Verhältnissen als *Pfortadersystem* bezeichnet. Eine direkte arterielle Gefäßversorgung des Vorderlappens fehlt dem *Rind* und dem *Pferd*. Über die Strömungsrichtung des Blutes in der Hypophyse besteht jedoch noch keine einheitliche Ansicht.

Nervenversorgung: Der Pars distalis und der Pars intermedia der Adenohypophyse werden vom *Ganglion cervicale craniale* über den *Plexus caroticus* und den *N. caroticus internus* reichlich sympathische Fasern mit Gefäßen über die Pars infundibularis zugeführt, die das Gefäßsystem innervieren. Die Nervenfasern der Neurohypophyse stammen dagegen zur Hauptsache aus dem *Hypothalamus* und stellen einen wesentlichen Teil des Hypothalamus-Hypophysen-Systems dar.

Hypothalamus-Hypophysen-System: Die engen Verbindungen zwischen Hypothalamus und Hypophyse wurden im wesentlichen bereits geschildert (s. S. 122). Kurz zusammengefaßt bestehen diese aus verschiedenen Kernbezirken des markarmen Hypothalamus, insbesondere den kleinzelligen Kerngruppen des *Tuber cinereum* (61/3) und den großzelligen *Nuclei supraopticus* (61/1, 1') und *paraventricularis* (61/2) sowie deren Faserverbindungen zum Infundibulum und zur Neurohypophyse, dem *Tractus tuberoinfundibularis* (61/18) und dem *Tractus supraoptico- bzw. paraventriculohypophyseus* (61/17, 17').

Durch zahlreiche morphologische und experimentelle Untersuchungen – zunächst vor allem beim *Hund* und bei der *Katze*, dann aber auch bei anderen Tieren und beim *Menschen* – konnte gezeigt werden, daß die Nervenzellen des Nucleus supraopticus und Nucleus paraventricularis im Sinne endokriner Drüsen Hormone produzieren, deren Trägersubstanzen sich mit Hilfe der GOMORI-Methode als leuchtend blaue Granula oder als größere HERRINGkörper im Cytoplasma der Nervenzellen und im Verlauf ihrer Nervenfasern optisch darstellen lassen.

Die in diesen Hypothalamuskernen durch **Neurosekretion** gebildeten Hormone *Adiuretin (Vasopressin)* und *Oxytocin* gelangen über die grobkalibrigen Fasern des *Tractus supraopticohypophyseus* und den *Tractus paraventriculohypophyseus*, die den Hypophysenstiel in der Längsachse durchlaufen, in die Neurohypophyse, wo sie gespeichert, freigesetzt und über die Blutbahn an die Zielorgane abgegeben werden. Fasern dieser Tractus zeigen häufig kleine, gomoripositive, perlschnurartige Anschwellungen oder größere, knoten- oder lappenförmige Auftreibungen, die dann als HERRINGsche Körper bezeichnet werden.

Die Hormone der Neurohypophyse entstehen im Hypothalamus. Das *Adiuretin* wirkt hemmend auf die Harnabsonderung (Zerstörung des Nucleus supraopticus führt rasch zu einem Diabetes insipidus) und steigert den Blutdruck (Vasopressin). *Oxytocin* löst Kontraktion der Uterusmuskulatur sowie der Korbzellen der Milchdrüse und somit das Einschießen der Milch in die Zisterne der Zitzen aus.

Der Hypothalamus steht aber auch mit der Adenohypophyse in Verbindung. Die feinkalibrigen Axone der kleinzelligen Kerne des Tuber cinereum ziehen, die Faserzüge der Tractus supraoptico- und paraventriculohypophyseus kreuzend, als Tractus tuberoinfundibularis (61/18) zur *adenoneurohypophysären Kontaktfläche* des Hypophysenstiels (Eminentia mediana), wo sie in äußerst feinen Endgeflechten in der Umgebung der Kapillarschlingen der Spezialgefäße endigen.

Über den Tractus tuberohypophyseus und das Pfortadersystem werden Hypothalamushormone in die Adenohypophyse gebracht, die dort die Abgabe der spezifischen Hypophysenhormone regulieren (freisetzen oder inhibieren, releasing factors oder release inhibiting factors).

Die **Hormone der Adenohypophyse** werden von Epithelzellen gebildet, deren Charakterisierung nach färberischen und strukturellen Gesichtspunkten möglich ist. Eine Zuordnung eines Hormons zu einer bestimmten Zelle wird heute jedoch mit immuncytochemischen Methoden vorgenommen. Die adenohypophysären Hormone wirken direkt oder auf dem Umweg über andere, peripher gelegene Drüsen.

Die direkt wirkenden Hormone, **Effektorhormone**, sind:

1. das *Somatotropin* (*somatotropes Hormon*, STH); es beeinflußt das Wachstum des Organismus;

2. das *Melanotropin* (*Melanocyten stimulierendes Hormon*, MSH) regt bei niederen Wirbeltieren die Ausbreitung von Melanophoren (Pigmentgranula) unter Lichteinfall an; auch bei *Säugetieren* wird ein Einfluß dieses Hormons auf die Melaninbildung gesehen. Das Melanotropin wird im Zwischenlappen gebildet.

Die indirekt wirkenden Hormone, **glandotrope Hormone**, sind:

1. die *gonadotropen* Hormone:

a. das *follikelstimulierende Hormon* (FSH) stimuliert die Reifung der Follikel im Ovar;

b. das *Luteinisierungshormon* (LH) veranlaßt die Ovulation und Bildung des Corpus luteum. Beim männlichen Geschlecht regt es die Zwischenzellen des Hodens (*interstitial cell stimulating hormone*, ICSH) zur Testosteronsekretion an;

c. das *luteotrope* (LTH) und *mammotrope Hormon* (Prolactin) löst die Sekretion im Corpus luteum und die Proliferation und Sekretion der Milchdrüse aus;

2. das *Thyreotropin* (*thyreotropes Hormon*, TSH) wirkt auf die Schilddrüse und im weitesten Sinne auf den Stoffwechsel des Organismus (Wärmeregulation, Sekretion, Wachstum);

3. das *Corticotropin* (*adrenocorticotropes Hormon*, ACTH) hat die Nebennierenrinde als Zielorgan, wo es die Bildung und Ausscheidung der Rindenhormone (Corticoide, Sexualhormone) reguliert.

Unter den endokrinen Drüsen nimmt die Hypophyse zweifellos eine Schlüsselstellung ein, indem sie auch die Funktion anderer Drüsen und Organe mit innerer Sekretion beherrscht, andererseits aber auch von deren Hormonen beeinflußt wird. Sie vermag ihre komplexe Aufgabe jedoch nur in Zusammenarbeit mit dem Hypothalamus zu erfüllen, der die zentrale Schaltstelle für die Kopplung all der nervösen und hormonalen Regulationsvorgänge darstellt.

Nebenhypophysen oder accessorische Hypophysen werden als Keimreste der embryonalen Rachentasche vor allem bei *Katzen* und *Wiederkäuern*, gelegentlich aber auch beim *Hund*, gefunden und sitzen dann rachenseitig von der Hypophyse an der Dura mater.

Schilddrüse, Glandula thyreoidea

Die **Schilddrüse**, *Glandula thyreoidea*, liegt caudal vom Kehlkopf an der Luftröhre, mit der sie durch lockeres Bindegewebe verbunden ist. Sie besteht aus einem linken und einem rechten Lappen, *Lobus sinister* und *Lobus dexter* (257/1, 1'; 258/1), die den Seitenflächen der Trachea anliegen, und einem die Luftröhre ventral umgreifenden, die beiden Seitenlappen miteinander verbindenden Mittelstück, dem *Isthmus* (257/1'; 258/1'), mit dem beim *Menschen* meist noch ein zungenbeinwärts verlaufender *Lobus pyramidalis* verbunden ist.

Dieser unpaare Lappen soll verhältnismäßig häufig beim *Esel* und *Maultier*, selten aber auch beim *Schwein* (259/a') und bei den *Fleischfressern* vorkommen.

Bei *Mensch* und *Schwein* (259/a) liegt die Thyreoidea infolge des kurzen Halses dem Brusteingang benachbart, und die beiden Seitenlappen sind durch einen mächtigen Isthmus so miteinander verbunden, daß sich die Schilddrüse als einheitliches, mehr oder weniger schildförmiges Organ präsentiert.

Bei den übrigen *Haussäugetieren* ist der in der Regel aus dem caudalen Pol des *Lobus sinister* und *dexter* hervorgehende *Isthmus* schwach entwickelt, oder er kann auch vollständig fehlen. Beim *Rind*, wo er nur ausnahmsweise (z. B. bei älteren Ochsen) fehlt, bildet der Isthmus ein 0,3 – 1,5 cm breites, meist aus Drüsengewebe bestehendes Band, das die Luftröhre auf der Höhe der 1. – 2. Trachealspange ventral umfaßt (vgl. 257). Auch bei den *Fleischfressern* kann der Isthmus, wenn er vorhanden ist, drüsigen Charakter besitzen. Während er bei kleineren *Hunden* meistens fehlt (257), kann er bei großen Hunden bis 1 cm breit werden. Beim *Pferd* (258/1') und den *kleinen Wiederkäuern* (257/1'') besteht der Isthmus aus einem dünnen Bindegewebsstrang. Häufig, vor allem beim *Schaf*, ist er aber auch vollständig zurückgebildet.

Die beiden Seitenlappen, von denen der linke meist etwas größer ist als der rechte (nur beim *Pferd* scheint es umgekehrt zu sein), fühlen sich derb an und zeigen, mit Ausnahme von *Rind* und *Schwein*, wo eine deutliche Läppchenzeichnung vorliegt, eine glatte Oberfläche. Sie besitzen eine rotbraune bis fleischrote (*Rind* und *Schwein*) Farbe (vgl. 257, 258).

Embryonal wird die Schilddrüse als exokrine Drüse angelegt, deren Ausführungsgang (*Ductus thyreoglosseus*) am Zungengrund in die Mundhöhle mündet. Normalerweise wird der Ausführungsgang zurückgebildet, kann aber als Hemmungsmißbildung auch erhalten bleiben.

Als einstige exokrine Drüse besitzt die Thyreoidea ein aus endstückartigen, von einem einschichtigen, funktionsabhängig kubischen oder hochprismatischen Epithel ausgekleideten, mehr oder weniger kugeligen Follikeln aufgebautes, lobuliertes Parenchym. Die Lichtungen der Drüsenbläschen sind mit einem eosinophilen, das Inkret der Schilddrüse enthaltenden Kolloid angefüllt. Das interstitielle Bindegewebe ist reich von Blutkapillaren durchsetzt, welche die Drüsenfollikel netzartig umspinnen.

Parafollikulär, innerhalb der Basalmembran, aber ohne Verbindung zum Lumen, liegen Zellen, die *Calcitonin*, den Gegenspieler des Parathormons, produzieren. Sie geben das Hormon direkt in das Interstitium ab. Die C-Zellen sind aus der Neuralleiste über die letzte Schlundtasche (Ultimobranchialkörper) in die Schilddrüsenanlage eingewandert.

Größe und Gewicht der Schilddrüse variieren nicht nur tierartlich, sondern auch individuell, je nach Rasse, Alter und Geschlecht, klimatischen Verhältnissen und Jahreszeit, beträchtlich. So werden beim *Hund, Rind, Schaf* und *Pferd* für schwere Rassen niedrigere Schilddrüsengewichte angegeben als für leichte, und bei Höhenrindern ist das relative Schilddrüsengewicht größer als beim Niederungsvieh. Obwohl die Angaben über Geschlechtsunterschiede der Schilddrüsengewichte nicht einheitlich lauten, darf wohl festgehalten werden, daß weibliche Tiere, vor allem wenn sie bereits mehrmals trächtig gewesen sind, schwerere Schilddrüsen besitzen als männliche, und daß sich auch Kastraten anscheinend durch erhöhte Drüsengewichte auszeichnen. Ferner scheint das Schilddrüsengewicht bis zu einem mittleren Alter zuzunehmen, um dann bei älteren Tieren allmählich wieder abzusinken. Und schließlich sind auch jahreszeitliche Schwankungen der Schilddrüsengewichte zu beobachten, indem es im Herbst und Winter in der Regel zu einer Gewichtserhöhung kommt.

Tierartliche Besonderheiten: Beim **Hund** besitzen die oberflächlich glatten, braunrot gefärbten Seitenlappen eine leicht abgeplattete, länglich-ovale Gestalt und liegen der Luftröhre im Bereich der 5 – 8 ersten Trachealspangen dorsolateral auf (177/w; 257). Der

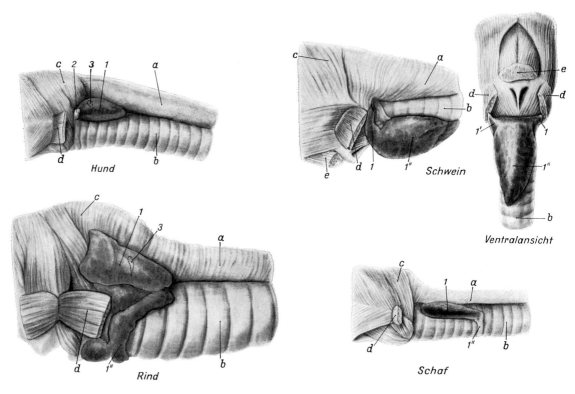

Abb. 257. Vergleichende Darstellung von Schilddrüse und Epithelkörperchen einiger Haustiere.

1 Lobus sinister, 1' Lobus dexter, 1" Isthmus der Schilddrüse (beim *Schwein* und *Rind* besteht der Isthmus aus Drüsengewebe, bei diesem *Schaf* aus Bindegewebe); 2 äußeres Epithelkörperchen; 3 inneres Epithelkörperchen (beim *Hund* dorsomedial ins Drüsengewebe eingebettet, beim *Rind* dem Schilddrüsenlappen medial oberflächlich angelagert)

a Speiseröhre; b Luftröhre; c Schlundkopfmuskulatur; d Stumpf des M. sternothyreoideus; e Stumpf des M. sternohyoideus

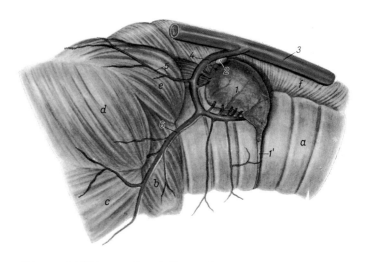

Abb. 258. Schilddrüse und Epithelkörperchen eines Pferdes, mit Arterien.

1 Lobus sinister, 1' Isthmus (bindegewebig); 2 inneres Epithelkörperchen; 3 A. carotis communis; 4 A. thyreoidea cranialis; 5 Ramus pharyngeus; 6 A. laryngea cranialis

a Trachea; b M. cricothyreoideus; c M. thyreohyoideus; d M. thyreopharyngeus; e M. cricopharyngeus; f Oesophagus

namentlich bei großen Hunden meist vorhandene Isthmus besteht aus Drüsengewebe. Das Gewicht normaler Schilddrüsen schwankt zwischen 0,56 und 25,3 g bzw. 40 – 400 mg/kg Körpergewicht.

Die Seitenlappen der Thyreoidea der **Katze** (194/c) stellen abgeplattete, spindelförmige, fein lobulierte Gebilde dar, die der Luftröhre im Bereich der 7 – 10 ersten Trachealspangen dorsolateral aufliegen und durch einen 1 – 2 mm breiten Isthmus aus Drüsengewebe miteinander verbunden sind. Das absolute Gewicht schwankt zwischen 0,19 und 1,45 g.

Die Thyreoidea des **Schweines** (257; 259/a, a') stellt ein einheitlich schildförmiges Organ von dunkelroter Farbe mit höckriger Oberfläche und mehr oder weniger deutlicher Läppchenzeichnung dar, das der Luftröhre ventral aufliegt. Ihr vorderer Rand, an den jederseits ein kurzer, kegelförmiger Fortsatz als Andeutung der Seitenlappen angeschlossen ist, berührt meist den Schildknorpel, kann aber auch auf der Höhe der 2. oder 4. Trachealspange liegen. In diesem Falle reicht dann das zugespitzte hintere Ende der Drüse bis zum Brusteingang. Gelegentlich läßt sich auch ein *Lobus pyramidalis* (259/a') nachweisen. Das Gewicht schwankt zwischen 12 und 50 g.

Beim **Rind** (182/t; 257) liegen die beiden unregelmäßig drei- oder viereckigen, abgeplatteten und deutlich lobulierten Seitenlappen ventrolateral dem Schlundkopf und der Speiseröhre an und schieben sich rostral noch über die Mm. cricopharyngeus und cricothyreoideus hinweg. Sie sind durch einen 1 – 1,5 cm breiten, parenchymatösen *Isthmus*, der gewöhnlich über die 2. Trachealspange hinwegzieht, miteinander verbunden. Bei alten *Ochsen* kann der Isthmus bindegewebiger Natur sein oder auch fehlen. Beim *Kalb* (260/1, 1') besitzt die Drüse graubraune bis dunkelbraune, bei erwachsenen Tieren hell rötlichbraune Farbe. Das Gewicht schwankt zwischen 15 und 42 g.

Bei den **kleinen Wiederkäuern** (257) besitzen die Seitenlappen der Schilddrüse abgeplattete, plump-spindelförmige (*Schaf*) bis walzenförmige (*Ziege*) Gestalt, eine glatte Oberfläche und braunrote Farbe. Sie liegen der Luftröhre im Bereich der vorderen Trachealspange dorsolateral auf. Beim *Schaf* ist der Isthmus meist schwach ausgebildet, oder er fehlt, bei der *Ziege* besitzt er nur selten drüsigen Charakter; meistens fehlt er. Das Schilddrüsengewicht beträgt beim *Schaf* 4 – 7 g, bei der *Ziege* 8 – 11 g.

Die 20 – 35 g schwere Schilddrüse des **Pferdes** (187/v; 258/1) besteht aus den beiden etwa pflaumengroßen, oberflächlich glatten Seitenlappen von rotbrauner Farbe, die der Luftröhre in der Gegend der 2. und 3. Trachealspange dorsolateral aufliegen, und aus dem aus ihrem caudalen Pol hervorgehenden, bindegewebigen *Isthmus* (258/1'), der aber auch zurückgebildet sein kann.

Gefäßversorgung: Der Schilddrüse wird das Blut durch die *Aa. thyreoideae* zugeführt, die in der Regel aus der A. carotis communis entspringen. Es kommen eine *A. thyreoidea cranialis* (258/4) und meist auch eine *A. thyreoidea caudalis* vor, von denen die stärkere A. thyreoidea cranialis den vorderen Pol der Seitenlappen in einem cranial konvexen Bogen umkreist, um dann von der Ventralseite her mit mehreren Ästchen in die Drüse einzutreten. Die schwächere A. thyreoidea caudalis fehlt oft, vor allem beim *Rind* und bei der *Ziege*.

Beim *Schwein* sind die *Aa. thyreoideae caudales* die Hauptgefäße, und die *A. thyreoidea caudalis dextra* geht oft nicht, wie die linke, aus der A. carotis communis, sondern aus einem *Truncus thyreocervicalis* hervor, der auch die *A. thyreoidea cranialis dextra* liefern kann.

Beim *Hund* gibt die *A. thyreoidea cranialis* einen *Ramus ventralis* und einen *Ramus dorsalis* an die Schilddrüse ab. Die schwachen hinteren Schilddrüsenarterien entspringen in der Gegend des Brusteinganges, meist aus einem gemeinsamen kurzen Stamm, der vom Truncus brachiocephalicus abzweigt, können aber auch aus der A. carotis communis, der A. subclavia sinistra oder einem Truncus thyreocervicalis hervorgehen. Sie ziehen dann beidseitig der

Luftröhre entlang kopfwärts, um schließlich mit dem Ramus dorsalis der Aa. thyreoideae craniales zu anastomosieren.

Von den sehr variablen Venen münden die *Vv. thyreoidea cranialis* und *media* meist in die V. jugularis interna. Bei den *Fleischfressern* gibt es zudem eine *V. thyreoidea caudalis (sive ima)*, die unpaar ventral der Trachea verläuft, mit der V. thyreoidea cranialis anastomosiert und in die V. brachiocephalica sinistra (selten: dextra) übergeht.

Die Lymphgefäße der Schilddrüse finden Anschluß an die Lnn. cervicales profundi oder an den Ductus trachealis.

Nervenversorgung: Über das *Ganglion cervicale craniale* werden der Schilddrüse Fasern des Halssympathicus und über den *N. laryngeus cranialis* und *caudalis* Vagusfasern zugeführt. Außerdem besteht eine peptiderge Innervation. Die Sekretion wird aber hauptsächlich auf humoralem Wege gesteuert.

Die **Schilddrüsenhormone** *Thyroxin* und *Trijodthyronin* sind an ein Thyreoglobulin gebunden und werden im Kolloid der Follikel gespeichert. Bei Bedarf wird das Kolloid von dem Drüsenepithel wieder aufgenommen, Thyroxin und Trijodthyronin werden vom Globulin getrennt und über die Basalmembran in das Interstitium ausgeschleust. Für die Bildung der Schilddrüsenhormone ist die mit der Nahrung aufgenommene Jodmenge von wesentlicher Bedeutung, enthält die Schilddrüse doch etwa 20 % des im Körper vorhandenen Jods. Die Schilddrüsenfunktion steht aber auch unter der regulierenden Wirkung des Hypophysenvorderlappenhormons *Thyreotropin* (s. S. 482).

Die Schilddrüse steuert vor allem die Stoffwechselvorgänge des Körpers und der Zellen, regelt die Oxydationsprozesse und den Energieumsatz und trägt damit wesentlich zur Wärmeregulation des Organismus bei. Sie beherrscht aber auch den Wasser- und Salzhaushalt der Gewebe und beeinflußt das Wachstum und die Gehirnentwicklung sowie die Funktion der Geschlechtsdrüsen.

Hypothyreose führt deshalb zu Wasser- und Salzanreicherung im Gewebe, und es entsteht das klinische Bild des Myxödems, häufig verbunden mit Bradycardie, Untertemperatur, Fettsucht und verminderter nervöser Reaktionsfähigkeit. Liegt bereits während der Fetal- und Jugendentwicklung eine Unterfunktion der Schilddrüse vor, dann kommt es zu Störung des Knochenwachstums, der Zahnbildung und der Gehirnentwicklung und damit zum Bild des *Kretinismus*.

Hyperthyreose verursacht im allgemeinen entgegengesetzte Wirkungen. Infolge gesteigerter Dissimilationsprozesse wird das Wachstum in der Jugend gestört, und beim Ewachsenen treten, trotz erhöhter Nahrungsaufnahme Gewichtsverluste ein, die Körpertemperatur steigt an, Tachycardie und Herzarrhythmien treten auf, und eine allgemeine nervöse Übererregbarkeit, verbunden mit Exophthalmus, stellt sich ein, d. h. es entsteht ein Krankheitsbild, das als *Morbus* BASEDOW bezeichnet wird und gelegentlich auch bei Tieren vorkommen soll.

Unter- wie Überfunktion der Schilddrüse lassen erkennen, daß das Nervensystem und die neuromuskulären Vorgänge von den Schilddrüsenhormonen wesentlich beeinflußt werden.

Bei Jodmangel kann es in Kombination mit anderen Faktoren bei Mensch und Tier zu verschiedenen Kropfbildungen kommen, die mit Erscheinungen von Hypo- wie von Hyperthyreose verbunden sein, aber auch symptomlos bestehen können.

Accessorische Schilddrüsen, Glandulae thyreoideae accessoriae, stellen abgesprengte Schilddrüsenkeime dar. Es handelt sich um kleine, rotbraune Gebilde, die sich nicht leicht auffinden und meist nur histologisch als solche erkennen lassen. Bei Totalexstirpation der Thyreoidea pflegen sie sich aber zu vergrößern und die Ausfallserscheinungen mehr oder weniger zu kompensieren.

Bezüglich Zahl, Größe, Lage und Vorkommen gibt es große Unterschiede. Gewöhnlich liegen sie in Schilddrüsennähe, vor allem am cranialen Pol der Seitenlappen (*Rind, Pferd*). Sie wurden aber auch schon in der Zungenbeingegend (*Hund*), der Zungenschleimhaut (*Katze*) und im ganzen Halsgebiet entlang der

Luftröhre (*Hund, Ziege, Rind*), ja sogar dorsal vom Herzbeutel (*Rind*), im Spatium mediastini und innerhalb des Herzbeutels am Aortenbogen (*Hund*) gefunden. Fast regelmäßig kommen accessorische Schilddrüsen beim *Schwein*, sehr häufig beim *Hund* vor.

Nebenschilddrüsen, Epithelkörperchen, Glandulae parathyreoideae

Die kleinen, stecknadelkopf-, linsen- bis bohnengroßen **Nebenschilddrüsen, Glandulae parathyreoideae,** tragen ihren Namen nur zum Teil zurecht, da sie ihre ursprüngliche, unmittelbare Nachbarschaft zur Schilddrüse im Verlaufe der Ontogenese häufig verlieren. Die Bezeichnung Epithelkörperchen dürfte darum zutreffender sein.

Die Epithelkörperchen werden in der Wand der III. und IV. Pharyngealtasche angelegt und sind damit der Schilddrüsen- und Thymusanlage direkt benachbart. Die Epithelkörperchen der IV. Pharyngealtasche können von den Schilddrüsenlappen umwachsen und so in deren Inneres aufgenommen werden. Darum werden die Abkömmlinge der IV. Pharyngealtasche allgemein als *innere*, diejenigen der III. Pharyngealtasche als *äußere Epithelkörperchen* bezeichnet, obwohl die sog. inneren Epithelkörperchen durchaus nicht immer ins Innere der Schilddrüse zu liegen kommen, oder, wie beim *Schwein*, auch fehlen können.

Bei *Katze, Hund* und *kleinen Wiederkäuern* liegen die **Epithelkörperchen der IV. Pharyngealtasche** meist, beim *Rind* selten und beim *Pferd* nur ausnahmsweise innerhalb des Schilddrüsenparenchyms. Häufig ist das sog. *innere Epithelkörperchen* an der medialen, der Trachea zugewandten Fläche der Schilddrüse in deren Bindegewebskapsel eingebettet. Es kann gelegentlich aber auch nach der lateralen Seite verlagert sein.

Die **Epithelkörperchen der III. Pharyngealtasche,** die sich in der Nachbarschaft der Thymusanlage entwickeln und als äußere Epithelkörperchen bezeichnet werden, behalten dagegen ihre ursprüngliche enge Lagebeziehung zum Thymus (abgesehen von den *Fleischfressern*) bei und gelangen beim *Schwein* und bei den *Wiederkäuern* infolge der mächtigen Entwicklung des Halsteils des Thymus weit cranial bis in die Nähe der Carotisgabelung, während sie beim *Pferd* mit dem sich rückbildenden Thymus in caudaler Richtung in die Nähe der Lnn. cervicales caudales vor den Brusteingang verlagert werden.

Demnach würde das am dorsomedialen Rand oder an der lateralen oder medialen Fläche der vorderen Hälfte der Schilddrüsenlappen des *Pferdes* liegende und früher als Glandula parathyreoidea externa angesprochene Epithelkörperchen dem inneren Epithelkörperchen entsprechen. In manchen Fällen soll beim *Pferd* aber auch ein ins Schilddrüsenparenchym eingebettetes Epithelkörperchen vorkommen.

Die Konsistenz der frischen Epithelkörperchen ist weich bis derbweich, die Farbe heller als die des Schilddrüsenparenchyms, sie zeigt aber tierartlich und individuell beträchtliche Unterschiede. Sie variiert zwischen gelblichweiß, bräunlich, graurötlich und rötlichbraun. Oberflächlich erscheinen die Epithelkörperchen bei den *Fleischfressern* und *kleinen Wiederkäuern* glatt, beim *Schwein* und *Rind* zart lobuliert und beim *Pferd* fein gekörnt. Die frische Schnittfläche der Epithelkörperchen ist im Gegensatz zur feuchtglänzenden kleiner Lymphknötchen, mit denen sie leicht verwechselt werden können, glanzlos und „trocken".

Größe und Gewicht der Epithelkörperchen sind nicht nur tierartlich verschieden, sondern auch weitgehend abhängig vom Alter und Geschlecht. Bei jungen Tieren sind die Epithelkörperchen kleiner als bei älteren und bei weiblichen Tieren, bei denen sie vor allem während der Laktation größer als bei männlichen Tieren oder Kastraten sind.

Mikroskopisch zeichnen sich die von einer dünnen Bindegewebskapsel umhüllten Epithelkörperchen, im Gegensatz zur Schilddrüse, durch dichtgedrängte, polygonale Epithelzellstränge und -haufen aus, die in ein engmaschiges Netz von Blutkapillaren eingebettet liegen und sich nur ausnahmsweise zu kleinen, zystenartigen Hohlräumen gruppieren. Es werden helle und dunkle *Hauptzellen* unterschieden, die vermutlich Funktionsstadien eines Zelltyps repräsentieren und für die Synthese des *Parathormons* verantwortlich sind. Die Bedeutung der selten vorkommenden, aber auffälligen, großen, acidophil granulierten, sog. *oxyphilen Zellen*, ist unbekannt. Im Feinbau der Drüse bestehen tierartliche Unterschiede, auf die hier nicht näher eingegangen werden kann.

Gefäßversorgung: Die Epithelkörperchen werden von den *Aa.* und *Vv. parathyreoideae*, kleinen Seitenästchen der A. carotis communis und der V. jugularis interna, oder von den *Aa.* und *Vv. thyreoideae craniales* versorgt.

Nervenversorgung: Mit den Arterien werden den Epithelkörperchen marklose Fasern des sympathischen Systems zugeführt, die in Kopfnähe vom *Ganglion cervicale craniale* stammen. Markhaltige parasympathische Fasern sollen sie vom *N. laryngeus caudalis* erhalten.

Funktion: Wie zahlreiche klinische und experimentelle Untersuchungen gezeigt haben, besteht die Hauptfunktion der Epithelkörperchen und ihres Hormons, Parathormon, in der homeostatischen Kontrolle des Calcium- und Phosphatspiegels des Serums und damit in der Regelung des Calciumstoffwechsels im Blut und im Gewebe. Bei vermehrtem Calciumverbrauch (Trächtigkeit, Milchproduktion) mobilisiert das Nebenschilddrüsenhormon Calcium und Phosphor im Knochengewebe, was mit einer Vergrößerung der Epithelkörperchen einhergeht. Bekannt ist auch die Wirkung des Parathormons auf die neuromuskuläre Erregbarkeit.

Trotz ihrer Kleinheit sind die Epithelkörperchen lebenswichtige Organe. Parathyreoidektomie führt bei *Mensch* und *Tier* über kurz oder lang unter den Erscheinungen der Tetanie in den meisten Fällen zum Tode. Die Überlebensrate ist bei den *Fleischfressern* am geringsten, bei den *Pflanzenfressern* am größten.

Als versprengte Drüsenkeime kommen **accessorische Epithelkörperchen** im lockeren Bindegewebe der Schilddrüsenumgebung, entlang der Luftröhre im Halsbereich, im präcardialen Mittelfellspalt, am Herzbeutel oder sogar im Nackenfett vor. Wenn sie meist auch nur mikroskopisch nachweisbar sind, so können sie beim Ausfall der regulären Nebenschilddrüse doch deren Funktion übernehmen.

Tierartliche Besonderheiten: Beim **Hund** liegt das *äußere Epithelkörperchen* (257/2) in der cranialen Hälfte der Schilddrüsenlappen der lateralen Fläche oder dem vorderen Drüsenpol direkt auf, kann der lateralen Fläche aber auch weiter caudal angelagert sein oder, in selteneren Fällen, am dorsalen Rand oder unmittelbar caudal vom hinteren Drüsenpol liegen. Es ist ein abgeplattetes, ovales, gelb, gelbrot oder gelbbraun gefärbtes Gebilde, das sich von der Schilddrüse deutlich abhebt. Es besitzt bei kleinen Hunden etwa Hirsekorn-, bei großen Hunden etwa Reiskorngröße.

Das *innere Epithelkörperchen* ist in der Regel ins Parenchym der Schilddrüse eingelagert, kann aber, ins Drüsengewebe versenkt, auch ganz oberflächlich an der medialen Fläche oder am dorsalen Rand der Drüsenlappen gelegen sein. In Form, Farbe und Größe entspricht es weitgehend dem äußeren Epithelkörperchen.

Bei der **Katze** verhalten sich die äußeren und inneren Epithelkörperchen wie bei kleinen *Hunden*, nur liegen die äußeren meist am caudalen Rand der Schilddrüsenlappen.

Dem **Schwein** scheint das *innere Epithelkörperchen* zu fehlen. Das *äußere Epithelkörperchen* (259/b, b') liegt lateral von der Carotisgabel oder in deren unmittelbarer Nachbarschaft in Fett oder zwischen Läppchen des cranialen Thymusendes eingebettet und ist darum nicht leicht auffindbar. Die Möglichkeit einer Verwechslung mit Lymphknoten, accessorischen Schilddrüsen oder Thymusläppchen ist groß. Das Epithelkörperchen hat jedoch eine festere Konsistenz als das umhüllende Fett- oder Thymusgewebe, eine graurötliche bis hellrote Farbe, eine granulierte Oberfläche und besitzt eine meist rundliche Gestalt und etwa Linsen-

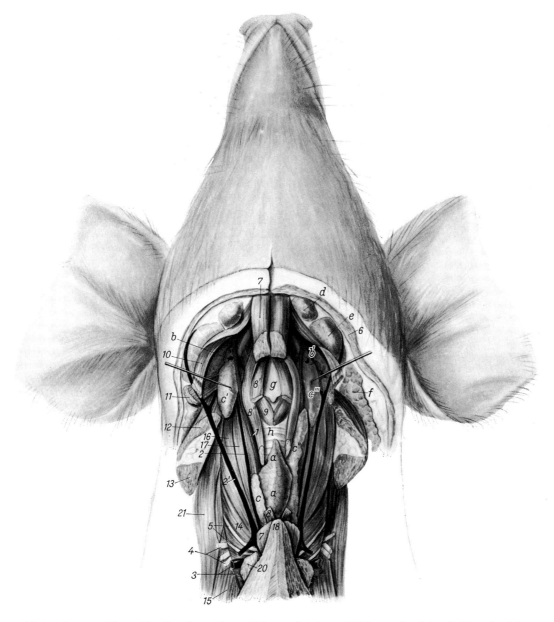

Abb. 259. Lage von Thyreoidea, Parathyreoidea und Thymus bei einem 4½ Monate alten Schwein, Ventralansicht.

a Thyreoidea, a' ihr Lobus pyramidalis; b rechtes, b' linkes äußeres Epithelkörperchen; c caudale, c' craniale Portion des Lobus cervicalis dexter, c" caudale, c'" craniale Portion des Lobus cervicalis sinister des Thymus; d Ln. mandibularis; e Glandula mandibularis; f Glandula parotis; g Cartilago thyreoidea des Kehlkopfes; h Trachea

1 A. carotis communis; 2 V. jugularis interna, 2' V. jugularis externa; 3 A. und V. axillaris; 4 Äste des Plexus brachialis; 5 Äste des N. phrenicus; 6 Schnittfläche durch das Platysma; 7 Stumpf des M. sternohyoideus; 8 Ursprungsstumpf des M. sternothyreoideus, 8' sein ventraler, 8" sein dorsaler Endast; 9 M. cricothyreoideus; 10 M. omohyoideus; 11 M. sternomastoideus; 12 M. cleidomastoideus; 13 M. omotransversarius; 14 M. scalenus primae costae; 15 M. scalenus supracostalis; 16 M. intertransversarius longus; 17 M. longus capitis; 18 Brustbeinspitze; 20 Stumpf des M. pectoralis cleidoscapularis (Pars praescapularis des M. pectoralis profundus); 21 M. cleidooccipitalis

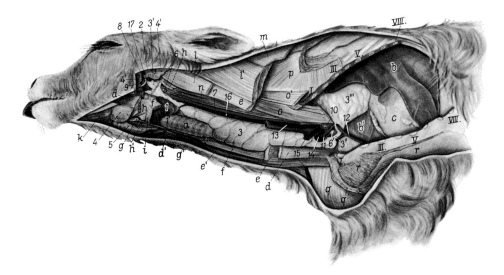

Abb. 260. Topographie von Schilddrüse, Epithelkörperchen und Thymus bei einem Kalb.

1 Lobus sinister, 1' Isthmus der Schilddrüse; 2 äußeres Epithelkörperchen; 3 Lobus cervicalis sinister des Thymus, 3' sein craniales Ende, 3" Lobus intermedius, 3"'Lobus thoracicus sinister des Thymus; 4 Glandula mandibularis sinistra, 4' ihr proximaler Rest (zur Freilegung des Epithelkörperchens wurde das Drüsengewebe hier größtenteils entfernt); 5 Glandula mandibularis dextra; 6 Ln. cervicalis profundus cranialis; 6' Ln. cervicalis profundus caudalis; 7 A. carotis communis; 8 A. carotis externa; 9 Truncus linguofacialis; 10 A. axillaris; 11 A. cervicalis superficialis; 12 A. thoracica interna; 13 V. jugularis externa; 14 V. axillaris; 15 V. cephalica; 16 V. jugularis interna; 17 N. hypoglossus

a Trachea; b linker Lungenflügel; c Spitzenlappen des rechten Lungenflügels (durch das Mittelfell durchschimmernd); c Herz im Herzbeutel; d Stümpfe der Pars mandibularius des M. sternocephalicus sinister, d' der Pars mandibularis des M. sternocephalicus dexter; e, e' Stümpfe der Pars mastoidea des M. sternocephalicus; f Stümpfe des M. sternothyreoideus; g, g' M. sternohyoideus; h, h' Stümpfe des M. omohyoideus; i M. cricothyreoideus; k M. mylohyoideus; l Pars mastoidea des M. cleidocephalicus, l' Pars occipitalis des M. cleidocephalicus; m M. trapezius; n M. longus capitis; o M. scalenus dorsalis, o' M. scalenus medius; p M. serratus ventralis; q M. pectoralis descendens, q' Stümpfe der linken Mm. pectorales superficiales; r M. pectoralis profundus

I. – VIII. 1. – 8. Rippe

bis Erbsengröße. Sein Gewicht beträgt 0,08 – 0,10 g. Oft ist aber für eine sichere Diagnose die mikroskopische Untersuchung notwendig. Über eine geeignete Methode zur Entnahme der Epithelkörperchen bei Schlachtschweinen berichtet KLUTE (1959).

Beim **Schaf** und bei der **Ziege** liegt das *äußere Epithelkörperchen* am caudodorsalen Rand der Glandula mandibularis unter dem Atlasflügel oder dorsolateral, seltener medial, von der Carotisgabel. Es kann bei jüngeren Tieren noch in Thymusgewebe eingebettet sein. Es ist hellrot, graurot oder bräunlich gefärbt, von plump-ovaler Gestalt und besitzt eine Länge von 4 – 8 mm und ein Gewicht von 0,20 – 0,23 g. Im Gegensatz zum *Schwein* ist es leicht auffindbar. Beim *Schaf* können auch zwei bis mehrere äußere Epithelkörperchen vorkommen. Das *innere Epithelkörperchen* ist meist vollständig ins Schilddrüsenparenchym eingebettet. Es liegt im Bereich des cranialen Lappenpols, läßt sich aber, da ihm eine deutliche Bindegewebskapsel fehlt, makroskopisch nicht leicht erkennen.

Das *äußere Epithelkörperchen* des **Rindes** ist medial der Carotisgabel und ventrolateral vom N. vagus in Höhe des Abganges des N. laryngeus cranialis gelegen. Es ist beim Kalb (260/2) meist im Thymus eingebettet und wird lateral von der A. carotis communis bzw. der Glandula mandibularis verdeckt. Die äußeren Epithelkörperchen besitzen abgeplattet rundliche bis ovale Form, 5 – 12 mm Länge und ein Gewicht von 0,05 – 0,30 g. Ihre grau- bis rotbraune Farbe hebt sie deutlich von der Umgebung ab. Auf der frischen Schnittfläche erscheinen sie mehr oder weniger deutlich lobuliert. Das kaffeebraun gefärbte *innere Epithel-*

körperchen besitzt kaulquappen- oder tropfenförmige Gestalt und liegt, meist dem dorsalen Rand benachbart, an der medialen Fläche der Schilddrüsenlappen in deren Parenchym eingebettet, kann aber auch ganz von Schilddrüsengewebe umgeben sein (257/3).

Beim **Pferd** sind die *äußeren Epithelkörperchen* mit dem sich rückbildenden Thymus brustwärts verlagert worden (s. S. 487). Sie liegen dann, meist in zwei oder mehrere Knötchen aufgeteilt, in der Nähe der Lnn. cervicales caudales, etwa 15 cm vor der 1. Rippe ins Binde- und Fettgewebe eingebettet, der Trachea auf. Die aus der IV. Pharyngealtasche stammenden, bisher als äußere Epithelkörperchen angesprochenen, *inneren Epithelkörperchen* (258/2) liegen den Schilddrüsenlappen entweder am dorsomedialen oder cranialen Rand oder in der cranialen Hälfte der Lateral- oder Medialfläche auf. Sie können aber auch bis zu 1 cm von der Schilddrüse entfernt ins Bindegewebe eingebettet sein. Bei den in seltenen Fällen im Inneren der Schilddrüse vorgefundenen Epithelkörperchen kann es sich um accessorische Epithelkörperchen handeln. Diese „inneren Epithelkörperchen" an der Schilddrüsenoberfläche sind abgeplattet ovale, etwa erbsengroße Gebilde, von gelblichweißer, hellgelber, rötlichgelber oder braunroter Farbe, die sich, wenn sie mit der Schilddrüse verwachsen, deutlich von deren Oberfläche abheben, da sie durch eine bindegewebige Kapsel von ihr getrennt sind. Ihr Gewicht beträgt durchschnittlich 0,29 bis 0,31 g.

Nebenniere, Glandula suprarenalis

Die **Nebennieren, Glandulae suprarenales,** liegen, wie ihr Name besagt, als paarige Organe in unmittelbarer Nachbarschaft der Nieren, und zwar retroperitonaeal, craniomedial oder medial (*Pferd*) am vorderen Nierenpol, und sind mit der Niere durch Binde- und Fettgewebe und durch Gefäße verbunden, ohne aber funktionell etwas mit ihr zu tun zu haben. Entsprechend der Lage der Nieren liegt die rechte Nebenniere weiter cranial als die linke (261/a, a'). Noch enger ist die Lagebeziehung der Nebennieren jedoch zur Aorta abdominalis und zur V. cava caudalis. Während sich die linke Nebenniere mit ihrem medialen Rand der Aorta anschmiegt (194/o; 197/o; 261/a), ist die rechte mit der Hohlvene bindegewebig verbunden, beim *Rind* sogar mit ihrer Wand verwachsen. Darum folgen die Nebennieren den sich allenfalls verlagernden Nieren (Wandernieren, linke Niere der *Wiederkäuer*) nicht, sondern bleiben an ihrem ursprünglichen Ort im Bereich der großen Bauchgefäße liegen.

Die Form der Nebennieren zeigt nicht nur tierartlich und individuell beträchtliche Unterschiede (vgl. unten und 262), sondern meistens besitzen die linke und die rechte Nebenniere auch nicht die gleiche Gestalt. Ihre Konsistenz ist derb-elastisch und ihre Farbe bei den *Fleischfressern* gelblichweiß und darum vom umliegenden Fettgewebe oft kaum zu unterscheiden, bei *Schweinen, Wiederkäuern* und *Pferden* dagegen hell- bis dunkelbraun. Häufig erscheint die Oberfläche mehr oder weniger stark gefurcht.

Typisch für die Nebenniere ist ferner die frische Schnittfläche durch das Organ, indem sich stets eine meist hellere, gelbbräunlich gefärbte und radiär gestreifte *Rinde* vom gewöhnlich dunkleren, rotbraun oder bräunlich gefärbten, blutreichen *Mark* deutlich abhebt (vgl. 262).

Rinde und Mark zeigen nicht nur einen sehr verschiedenen Feinbau, sondern sie haben auch entwicklungsgeschichtlich ganz verschiedenen Ursprung und zeichnen sich funktionell durch völlig verschiedene Aufgabenbereiche aus, so daß es sich eigentlich um zwei, morphologisch zwar eng verbundene, funktionell aber völlig selbständige Drüsen handelt. Bei niederen Wirbeltieren (z. B. Selachiern) werden die beiden Anteile auch tatsächlich noch als selbständige Organe angelegt, die als Supra- und Interrenalorgan bezeichnet werden und dem Mark bzw. der Rinde der Säugernebenniere entsprechen.

Die **Nebennierenrinde** ist mesodermalen Ursprungs und entwickelt sich aus dem Coelomepithel bzw. dem darunter gelegenem Mesenchym. Sie besitzt einen sehr charakteristischen Feinbau aus im wesentlichen radiär gruppierten Epithelzellen. Es lassen sich eine

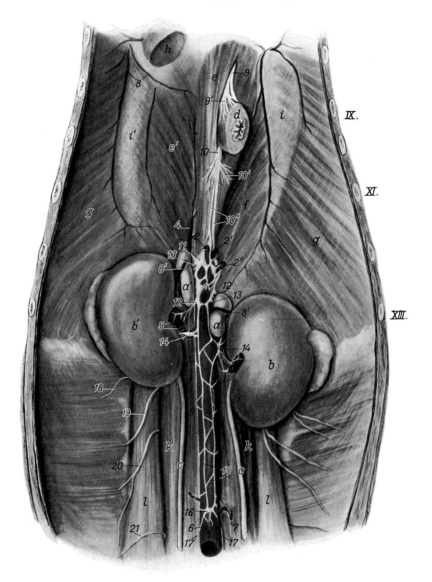

Abb. 261. Lage der Nebennieren mit benachbarten vegetativen Ganglien und Nerven bei einem Dachshund.

a linke, a' rechte Nebenniere; b linke, b' rechte Niere; c Harnleiter; d Oesophagus; e Ventralschenkel, e' Seitenschenkel des rechten Zwerchfellpfeilers; f linker Zwerchfellpfeiler; g Pars costalis der Zwerchfellmuskulatur; h V. cava caudalis; i linker, i' rechter Schenkel des Zwerchfellspiegels; k M. psoaos minor; l M. psoas major

IX. – XIII. 9. – 13. Rippe

1 Aorta abdominalis; 2 A. hepatica, 2' A. gastrica sinistra, 2" A. lienalis der A. coeliaca; 3 A. mesenterica cranialis; 4 A. phrenica caudalis; 5 A. und V. renalis; 6 A. mesenterica caudalis; 7 A. testicularis; 8 Vv. phrenicae, 8' Lumbalvene; 9 Truncus vagalis ventralis, 9' seine Äste an den Plexus gastricus (Rami gastrici parietales); 10 Truncus vagalis dorsalis, 10' seine Äste an den Plexus gastricus (Rami gastrici viscerales), 10" seine Rami coeliaci; 11 Ganglion coeliacum; 12 Ganglion mesentericum craniale; 13 Äste des Plexus suprarenalis; 14 Ganglion renale und Plexus renalis; 15 Plexus aorticus abdominalis; 16 Ganglion mesentericum caudale; 17 N. hypogastricus; 18 Ast des N. iliohypogastricus cranialis; 19 Ast des N. iliohypogastricus caudalis; 20 N. ilioinguinalis; 21 N. cutaneus femoris lateralis

oberflächliche *Zona arcuata* oder *Zona glomerulosa* (*Wiederkäuer*), eine mittlere *Zona fascicu-lata* und eine tiefe *Zona reticularis* unterscheiden, zwischen die von der dünnen Bindegewebs-kapsel zarte Septen mit relativ weitlumigen Kapillaren einstrahlen.

Das **Nebennierenmark** entwickelt sich dagegen aus der neuroektodermalen Sympathi-cusanlage. Es besteht aus mit Chromsalzen sich spezifisch braun färbenden, *chromaffinen Zellen*, zwischen die *nervenzellhaltige sympathische Geflechte* eingestreut sind. Die chromaffi-nen Zellen bilden Knäuel und netzartige Zellstränge, die weitlumige Kapillaren umschließen, die in eine das Mark in der Längsachse durchziehende Zentralvene münden. Das Nebennie-renmark ist ein *Paraganglion*.

Gewicht und Größe der Nebennieren einer Art schwanken individuell beträchtlich, je nach Alter, Geschlecht, Ernährungszustand und Rasse. Im allgemeinen ist die linke Neben-niere schwerer als die rechte, beim *Pferd* scheint es meist umgekehrt zu sein, und bei der *Katze* sind beide Drüsen etwa gleich groß.

Die Abhängigkeit des Nebennierengewichtes von Geschlecht ist offensichtlich, indem es bei weiblichen Tieren immer höher liegt als bei männlichen und bei Kastraten. Nur beim

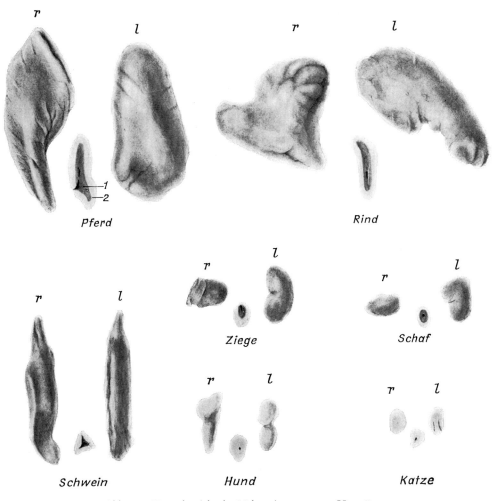

Abb. 262. Ventralansicht der Nebennieren unserer Haussäuger.
Oben im Bild ist cranial.
r rechte, l linke Nebenniere, dazwischen ein Querschnitt
1 Mark; 2 Rinde

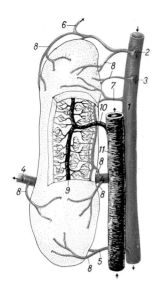

Abb. 263. Schema der Blutversorgung der rechten Nebenniere (nach
SCHWARZE, 1941).

1 Aorta abdominalis; 2 A. coeliaca; 3 A. mesenterica cranialis; 4 A. renalis;
5 A. lumbalis; 6 A. phrenica caudalis; 7 A. suprarenalis; 8 Rami suprarenales;
9 V. centralis; 10 V. suprarenalis; 11 V. cava caudalis

Kater sollen größere Nebennierengewichte vorliegen als bei
der Kätzin. Trächtigkeit und Laktation wirken wachstumsför-
dernd auf die Nebennieren. Ebenso nehmen das absolute und
relative Gewicht der Nebennieren mit steigendem Alter zu.
Gut genährte Tiere besitzen ein relativ niedriges, schlecht kon-
ditionierte ein höheres Nebennierengewicht.

Gefäßversorgung: Für den Blutzufluß sorgen mehrere,
nach SCHWARZE (1941) 10 – 20, kleine *Rami suprarenales*
(263/8), die zur Hauptsache von den Nebennierenarterien,
aber auch von den Aa. phrenicae (263/6) und lumbales (263/5) sowie der Aorta (263/1) und
der A. mesenterica cranialis (263/3) abzweigen, sowie die *Aa. suprarenales* (263/7). Die
dünnen Gefäße teilen sich, nachdem sie die Bindegewebskapsel durchbohrt haben, in den
äußersten Rindenschichten in oberflächenparallel verlaufende Stammgefäße, von denen
dann zarteste Nebenästchen die Rinde markwärts netzartig durchziehen.

Der Blutabfluß erfolgt zunächst durch äußerst dünnwandige, sinusoide Kapillaren, die
radiär dem Markzentrum zustreben und hier in eine größere, die Marksubstanz in der
Längsrichtung durchziehende *V. centralis* (263/9) münden. Die aus ihr hervorgehenden 1 – 2
(*Wiederkäuer, Pferd*) oder 5 – 8 (*Hund*) *Vv. suprarenales* (263/10) verlassen die Nebenniere
am hohlvenenseitigen Hilus und münden, tierartlich und links und rechts variierend, in die
V. renalis oder V. cava caudalis oder auch in beide Gefäße.

Die Lymphgefäße der Nebennieren finden Anschluß an die *Lnn. renales* bzw. die *Lnn.
lumbales aortici*, können sich aber auch in andere benachbarte Lymphknoten oder, wie beim
Rind, direkt in die Lendenzisterne ergießen.

Nervenversorgung: Die Nebennieren liegen in unmittelbarer Nachbarschaft zum Plexus
coeliacus und Plexus mesentericus cranialis (vgl. 261) und sind auffallend reich inerviert.
Die Fasern stammen vom *Ganglion coeliacum* (261/11), den *Nn. splanchnici*, den *Plexus
renalis* (261/14) und *suprarenalis* (261/13) sowie dem *Ganglion mesentericum craniale*
(261/12) und dem *N. vagus* (261/10), der aber funktionell keine wesentliche Rolle spielen soll.

In der Nebennierenkapsel konnte ein dichtes, aus marklosen und markhaltigen Fasern und
eingestreuten multipolaren Nervenzellen bestehendes Geflecht nachgewiesen werden, von
dem mit zarten Bindegewebssepten Nervenfaserbündel in die Rinde eindringen, wo sie in der
Zona arcuata und *reticularis* außerordentlich dichte Netze bilden.

Ganz besonders reich an zum Teil weitmaschigen Fasernetzen mit mehr oder weniger
reichlich eingestreuten multipolaren Nervenzellen sind das Nebennierenmark und die Mark-
Rinden-Grenze, was mit der engen Beziehung der chromaffinen Zellen zum sympathischen
Nervensystem zusammenhängt. Das Nebennierenmark ist das eindrucksvollste Beispiel für
ein *Paraganglion*.

Accessorische Nebennieren kommen als Abspaltungen des embryonal auch bei Säugetieren angelegten
Interrenal- und Suprarenalorgans an verschiedenen Stellen des Bauchraumes vor. Sie bestehen entweder aus
lipidreichen oder aus chromaffinen Zellen (*Paraganglien*, s. S. 496 ff.) oder aber aus beiden Zellarten. Sie
finden sich in der Umgebung der Nebennieren, als Einschlüsse der Nieren, in den Nervengeflechten des

Plexus solaris sowie retroserös entlang den großen Bauchgefäßen, insbesondere auf dem Wege, den die Keimdrüsen während der Embryonalentwicklung beckenwärts zurückgelegt haben.

Funktion: Die beiden ihrer Herkunft und ihrem Bau nach so verschiedenen Anteile der Nebenniere, die Mark- und die Rindensubstanz, haben auch ganz verschiedene Aufgaben zu erfüllen.

Die chromaffinen Zellen des **Nebennierenmarkes** liefern das *Adrenalin* und seine Vorstufe, das *Noradrenalin*. Die Hormonsekretion wird durch nervöse Impulse des Sympathicus über die Nn. splanchnici angeregt. Der Gehalt des Nebennierenmarkes an diesen beiden Hormonen ist nicht bei allen Tierarten gleich. So überwiegt bei den *Pflanzenfressern* das Adrenalin, während das Noradrenalin bei den *Fleischfressern* vorherrscht.

Adrenalin wirkt erregend auf das sympathische System, erhöht also die Herzfrequenz, bedingt eine kurzfristige Blutdrucksteigerung, setzt die Darmperistaltik herab, führt zur Erweiterung der Pupille, zur Erschlaffung der Bronchalmuskeln und zu einer besseren Durchblutung der Skeletmuskulatur. Das sympathische Nervensystem kann aber andererseits auch durch bestimmte psychische Alterationen, wie Angst, Verteidigungs- oder Aggressionsbereitschaft, in einen erhöhten Erregungszustand versetzt werden, wodurch es auf nervösem Wege zu einer vermehrten Adrenalinausschüttung im Nebennierenmark und damit zur Inszenierung der sog. Notfall- oder Bereitschaftsreaktion kommt. Dadurch werden die Tiere in jenen Zustand gesteigerter Energiebereitschaft versetzt, den sie für eine erfolgreiche Flucht oder einen ernsthaften Kampf benötigen. Adrenalin greift außerdem aber auch in den Kohlenhydratstoffwechsel ein und ist an der Regulierung des Blutzuckerspiegels beteiligt.

Noradrenalin dient vor allem der Regulation des Blutdruckes und der physiologischen Blutverteilung im Organismus, wirkt sich aber auch steigernd auf den Stoffwechsel aus.

Die **Nebennierenrinde** produziert verschiedene als Corticoide bezeichnete Hormone (Steroide, Corticosteroide), wobei die Mineralocorticoide von der Zona arcuata bzw. glomerulosa, die Glucocorticoide von der Zona fasciculata und die androgenen Corticoide von der Zona reticularis gebildet werden.

Die Nebennierenrinde besitzt lebensnotwendige Bedeutung. Bei ihrer Zerstörung durch pathologische Prozesse oder experimentelle Entfernung, tritt, mit Ausnahme der *Ratte*, die über reichlich accessorische Nebennieren verfügt, nach kurzer oder längerer Zeit (Morbus ADDISON des *Menschen*) der Tod ein. Die Mineralocorticoide (Aldosteron) regeln den Mineralstoffwechsel und den Wasserhaushalt, die Glucocorticoide steuern den Kohlenhydratstoffwechsel und die Aufrechterhaltung des normalen Grundumsatzes und der normalen Körperwärme. Sie katalysieren die Gluconeogenese und erhöhen den Blutzuckerspiegel. Die Glucocorticoide Cortison und Hydrocortison entfalten eine antiphlogistische Wirkung.

Die in der *Zona reticularis* gebildeten androgenen Corticoide sind männliche Geschlechtshormone, die im Zusammenspiel mit den Sexualhormonen der Keimdrüsen an der Ausbildung der primären und sekundären Geschlechtsmerkmale beteiligt sind. Zwischen Nebennierenrinde und Keimdrüsen bestehen engste Wechselbeziehungen.

Die sekretorische Tätigkeit der Nebennierenrinde wird unter anderem durch einen Rückkoppelungsmechanismus vom Hypophysenvorderlappen und dessen Hormon Corticotropin (ACTH) gesteuert und den wechselnden Bedürfnissen des Körpers angepaßt (s. S. 482).

Tierartliche Besonderheiten: Die plumpovalen Nebennieren der **Katze** (194/o, 262) sind hell gelblichweiß gefärbt und links und rechts von annähernd gleicher Gestalt. Sie besitzen eine durchschnittliche Länge von 1,0, eine Breite von 0,7 und eine Dicke von 0,3 cm und ein Gewicht von 0,15 – 0,16 g. Beide Nebennieren liegen auf der Höhe des cranialen Nierenpols

und zeigen meist eine von einer über sie hinwegziehenden Lendenvene herrührende Schnür-
furche.

Beim **Hund** (261/a, a'; 262) liegen die ebenfalls hell gelblichweiß gefärbten Nebennieren
craniomedial von den Nieren in unmittelbarer Nähe der großen Gefäßstämme, wobei sich
die linke der Aorta, die rechte dorsolateral der Hohlvene anschmiegt. Über beide ziehen
Lendenvenen (261/8') hinweg, die sich etwas in sie eindellen. Die *rechte Nebenniere* besitzt
die Form der Ziffer „1", die *linke* die Gestalt einer „8". Die Größe schwankt je nach Rasse
ziemlich stark. Im Mittel besitzen sie eine Länge von 2,2 – 2,3 cm, eine Breite von 1,0 cm, eine
Dicke von 0,4 cm und ein Gewicht von 0,6 g.

Die Nebennieren des **Schweines** (262) liegen beide etwa auf gleicher Höhe craniomedial
vom Nierenhilus und sind meist vom Nierenfett umgeben. Es handelt sich um schmale,
langgezogene, spitzauslaufende Gebilde von gelbbräunlicher Farbe und mehr oder weniger
dreieckigem Querschnitt. Die Oberfläche ist häufig gefurcht. Ihre Länge beträgt 5 – 8 cm, die
Breite 1,3 – 2,0 cm und die Dicke 0,5 – 0,6 cm, und sie besitzen ein durchschnittliches
Gewicht von 3,1 – 3,2 g.

Beim **Rind** (262) sind beide Nebennieren mit der Hohlvene bindegewebig verwachsen,
wobei die *rechte* von der Hohlvene vollständig verdeckt wird. Sie besitzt mehr oder weniger
herzförmige Gestalt, liegt medial am vorderen Pol der rechten Niere in Höhe der letzten
Rippe dicht hinter der Leber und grenzt dorsal an den M. psoas minor, medial an die Aorta
und ventral an die Hohlvene. Die *linke Nebenniere* liegt links neben der Hohlvene, meist
einige Zentimeter vor dem cranialen Pol der linken Niere auf Höhe des 1. Lendenwirbels, hat
unregelmäßige Bohnenform und ist mit ihrer Längsachse transversal orientiert.

Die meist bräunlich gefärbten, abgeplatteten und gewöhnlich mehr oder weniger gefurchten Organe können bei schwarzbunten Tieren auch schwarz gesprenkelt sein und sich bei
trächtigen Kühen beträchtlich aufhellen. Sie besitzen eine durchschnittliche Länge von 4 –
6 cm, eine Breite von 2 – 3,5 cm und eine Dicke von 1,2 – 2,2 cm. Das Durchschnittsgewicht
beträgt links 14,2 g und rechts 12,8 g.

Die braunroten, oberflächlich glatten Nebennieren der **kleinen Wiederkäuer** (262) haben
unregelmäßige oder, insbesondere die linke, bohnenförmige Gestalt. Sie liegen ähnlich wie
beim *Rind*, nur daß die linke weniger eng mit der Hohlvene verwachsen ist und immer an der
Einmündungsstelle der linken V. renalis lokalisiert ist. Meist sind sie ins Nierenfett eingebettet. Die linke Nebenniere ist immer etwas größer als die rechte. Beim **Schaf** beträgt das
Durchschnittsgewicht links 1,4 g, rechts 1,2 g, bei der **Ziege** links 0,9 g und rechts 0,8 g.

Beim **Pferd** (262) liegen die gelbbraun gefärbten Nebennieren zwischen cranialem Nierenpol und Hilus dem medialen Rand der Nieren angeschmiegt. Die rechte Nebenniere ist eng
mit der Hohlvene verbunden und tangiert dorsal auch den M. psoas minor. Beide Organe
sind abgeplattete, unregelmäßige längsovale Gebilde, von denen das rechte mehr oder
weniger kommaförmige, das linke eher zungenförmige Gestalt besitzt. Die *linke Nebenniere*
ist durchschnittlich 8,1 cm lang, 2,4 – 4,5 cm breit und 0,6 – 1,6 cm dick, während die
entsprechenden Maße *rechts* 7,8 cm, 2,0 – 5,0 cm und 0,7 – 1,8 cm betragen. Die durch-
schnittlichen Gewichtsangaben schwanken zwischen 20 und 44 g.

Paraganglien

Die Besprechung der **Paraganglien** im Kapitel „Endokrine Drüsen" folgt herkömmlichen
Gepflogenheiten, die die Chromaffinität ihrer Zellen und die engen Beziehungen zum
Sympathicus in den Vordergrund rücken und von einer ähnlichen Struktur wie das Neben-

nierenmark auf eine verwandte Funktion dieser Organe schließen. Nach den heutigen Kenntnissen kann allein das **Nebennierenmark** als endokrine Drüse angesprochen werden. Es ist das größte Paraganglion des Körpers (**Paraganglion suprarenale**) und wurde bei der Nebenniere besprochen (s. S. 493). Die Paraganglien werden heute im weiteren Sinne zum APUD-System der innersekretorischen Drüsen bzw. zu den Paraneuronen (s. S. 22) gerechnet. Es ist allerdings bisher nicht gelungen, in ihnen spezifische Peptidhormone zu identifizieren. Eine endokrine Funktion der Paraganglien scheint, sofern sie überhaupt besteht und mit Ausnahme des Nebennierenmarkes, in den Hintergrund zu treten. Vielmehr weisen sich die Paraganglien als *Chemoreceptoren* aus, wenn auch offengelassen werden muß, ob die Paraganglienzellen selbst als Receptor fungieren oder ob sie die Sensivität bisher unbekannter Receptoren modulieren. Es gibt nämlich auch hinreichend Anlaß dafür, Paraganglienzellen als inhibitorische Interneurone anzusehen. Den intensiven Bemühungen um die Aufklärung der Wirkungsweise der Paraganglien ist noch kein durchschlagender Erfolg beschieden worden. Trotz vieler Daten über Morphologie und Physiologie der Paraganglien bleibt deren Funktion weiterhin Gegenstand der Diskussion.

Die Paraganglien entstehen aus Zellen der *Neuralleiste*, die sich zu sympathischen Nervenzellen einerseits und zu nichtneuronalen, durch eine besondere Affinität zu Chromsalzen (chromaffin) gekennzeichneten Zellen andererseits differenzieren. Nervenfasern und häufig auch Nervenzellen und eine reiche Vaskularisation sind weitere Merkmale der Paraganglien.

Die Unterscheidung in chromaffine und nicht-chromaffine Paraganglien und eine entsprechende Zuordnung zum sympathischen bzw. parasympathischen Nervensystem ist nicht gerechtfertigt. Im Gehalt an Catecholaminen, auf die die Chromaffinität zurückgeht, bestehen nur quantitative Unterschiede. Ultrastrukturelle und empfindliche fluoreszenzhistochemische Untersuchungen haben ergeben, daß alle paraganglionären Zellen Catecholamine enthalten, also letztlich chromaffin und dem Sympathicus-System zuzurechnen sind.

Die Paraganglien sind kleine knötchenförmige Organe, die im ganzen Körper verstreut vorkommen. Als einzelne Zellen (SIF-Zellen, s. u.) sind sie vor allem in vegetativen Ganglien lokalisiert. Im Kopf-Hals-Brust-Bereich sind die Beziehungen der Paraganglien zum Gefäßsystem der Pharyngealbogen zu erkennen, in der Bauchhöhle zur Anlage des Nebennierenmarkes bzw. zu den gefäßbegleitenden Nerven.

Mit bloßem Auge gerade noch erkennbar ist das an der Carotisgabelung sitzende **Paraganglion intercaroticum (Glomus caroticum)** (264a/12). Es besitzt offensichtlich eine erhebliche Lage- und Formvariabilität. Bei der *Katze* liegt das Carotiskörperchen relativ hoch über der Carotisgabel, der A. carotis interna dicht an bzw. es umhüllt die Arterie. Es ist etwa 1,5 mm lang und 1 mm breit. Auf dem Querschnitt ist es gedrungen spindelförmig oder dreieckig. Zusätzlich kommen um die A. carotis communis bis etwa zur A. thyreoidea verstreut liegende „Miniglomera" vor, die die gleiche Struktur wie das eigentliche Glomus caroticum besitzen.

Beim **Hund** ist das Carotiskörperchen 1,5 – 2,5 mm lang und 1 – 2 mm breit. Die Form variiert von rund bis länglich sowie ring- bis halbringförmig. Es ist an der A. pharyngea ascendens, am Ramus muscularis für den M. longus capitis, an der A. occipitalis oder am gemeinsamen Ursprung dieser Arterien gelegen.

Beim **Wiederkäuer** ist die Form des Glomus caroticum ebenfalls sehr unterschiedlich (kugelig, oval, länglich), es kann auch zerteilt und dann schwer auffindbar sein. Seine Lage wechselt in der Umgebung der Carotisgabel.

Beim **Pferd** schließlich liegt das Carotiskörperchen an der Teilung der A. carotis communis. Es besitzt eine unregelmäßige maulbeerförmige Gestalt, kann aber auch aus kleinen Knötchen bestehen, die verstreut im Nervengeflecht zwischen den beiden Carotiden liegen.

Das Glomus caroticum besteht aus runden oder ovalen, lichtmikroskopisch meist nichtchromaffinen *Paraganglienzellen* und mit langen Cytoplasmalamellen ausgestatteten *Stütz-*

zellen, die die Paraganglienzellen und Axone umhüllen und offensichtlich zur peripheren Glia zu rechnen sind. Eingestreut sind ferner Kapillaren und Nervenfasern. Das Organ wird vom *Ramus sinus carotici* des *N. glossopharyngeus* (264a/14) und von Ästen des *Ganglion cervicale craniale* (264a/18) innerviert.

Das **Paraganglion supracardiale (Glomus aorticum)** (264a/13) ist am Aortenbogen gelegen. Es ist kleiner als der Carotiskörper, im Prinzip aber wie dieser gebaut. Es wurde bisher bei *Katzen, Hunden, Schweinen* und *Pferden* beschrieben. Die afferenten Nervenfasern (*N. depressor*) (264a/17) sind feine Äste des *N. vagus*. Weitere Knötchen bzw. mikroskopisch kleine Zellhaufen liegen am Ursprung der Aorta ascendens und am Truncus pulmonalis sowie am Ursprung der A. subclavia.

Alle genannten Paraganglien im Kopf-Brustbereich wirken als Chemoreceptoren. Sie reagieren auf Änderungen der O_2- und CO_2-Spannung des Blutes und auf Verschiebungen des pH-Wertes und kontrollieren auf diese Weise die chemische Beschaffenheit des strömenden Blutes. Die Erregungen werden über den N. glossopharyngeus und den N. vagus an das Vasomotoren- und Atemzentrum in der Medulla oblongata geleitet. In den gleichen Nerven (Ramus sinus caroticci des N. glossopharyngeus und N. depressor des N. vagus) verlaufen afferente Fasern von Pressoreceptoren (Dehnungsreceptoren), die im Carotissinus und in der

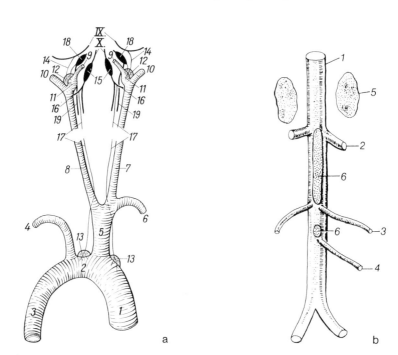

a   b

Abb. 264a. Schematische Darstellung von Paraganglien und pressoreceptorischen Nerven im Kopf-Hals-Brust-Gebiet.

1 Aorta ascendens; 2 Arcus aortae; 3 Aorta descendens; 4 A. subclavia sinistra; 5 Truncus brachiocephalicus; 6 A. subclavia dextra; 7 A. carotis communis dextra; 8 A. carotis communis sinistra; 9 A. carotis interna; 10 A. carotis externa; 11 Sinus caroticus; 12 Glomus caroticum; 13 Glomus aorticum; 14 Ramus sinus caroticci; 15 Ganglion distale sive nodosum; 16 N. laryngeus cranialis; 17 N. depressor; 18 Ganglion cervicale craniale; 19 N. sympathicus; 14 + 17 sog. „Blutdruckzügler"
IX. N. glossopharyngeus; X. N. vagus

Abb. 264b. Schematische Darstellung der großen abdominalen, retroperitonealen Paraganglien eines 24 Wochen alten Hundes (nach den Angaben von Mascorro und Yates). Ansicht von ventral.

1 Aorta; 2 A. renalis; 3 A. testicularis (ovarica); 4 A. mesenterica caudalis; 5 Nebenniere; 6 Paraganglion aorticum abdominale (Das am Ursprung der A. mesenterica caudalis gelegene, häufig paarige Paraganglion entspricht dem Zuckerkandlschen Organ beim *Menschen*.)

Wand des Aortenbogens lokalisiert sind und über das Vasomotorenzentrum in der Medulla oblongata Herzfrequenz und Blutdruck steuern (Blutdruckzügler). Eine efferente Innervation der Chemoreceptoren wurde bei der *Katze* über Fasern aus dem Nucleus ambiguus nachgewiesen. Die Axonterminalen sollen eine inhibitorische Wirkung auslösen.

Abdominal liegen Paraganglien an oder in der Nähe der Aorta etwa von der Nebenniere bis zur A. mesenterica caudalis (**Paraganglion aorticum abdominale**). Die fetal noch zusammenhängenden Zellstränge werden postnatal durch das Körperwachstum in kleinere Zellhaufen zergliedert, die versprengt retroperitoneal gelegen sind, Beziehungen zu sympathischen Ganglien oder Nerven entlang der Aorta abdominalis haben, im Fettgewebe verborgen oder mit dem Plexus coeliacus vermischt sind.

Eine Ausnahme davon machen einige größere Paraganglien, die ventral (unpaar) oder lateral (paarig) der Aorta retroperitoneal gelegen und einer makroskopischen Darstellung (Färbung mit Chromsalzen) zugänglich sind. Allgemeine Angaben über Lage, Größe und Ausdehnung dieser Paraganglien verbieten sich jedoch, da erhebliche tierartliche, altersabhängige und individuelle Schwankungen bestehen. Die in Abb. 264b dargestellten topographischen Beziehungen sind nach den Angaben von MASCORRO und YATES (1977) rekonstruiert und betreffen die Verhältnisse bei einem 24 Wochen alten *Hund*. Das am Ursprung der A. mesenterica caudalis gelegene Paraganglion, das sowohl bei jüngeren als auch bei adulten Tieren häufig paarig auftritt, entspricht dem ZUCKERKANDLschen *Organ* beim *Menschen*. Bei der *Katze* werden die abdominalen Paraganglien ebenfalls als schlanke längliche Strukturen entlang der Aorta abdominalis beschrieben.

Das **Paragangliensystem** ist inzwischen als weit umfangreicher erkannt worden, als es sich zunächst durch die mehr oder weniger kleinen Knötchen (s. o.) darstellte. Kleine, intensiv fluoreszierende Zellen (small intensely fluorescent cells, SIF-cells, oder small granule chromaffin cells), die submikroskopische Catecholamingranula enthalten, sind diffus im Sympathicus verstreut gefunden worden. Bei den Haussäugetieren wurden die Zellen lokalisiert im Ganglion cervicale craniale *(Katze, Schwein, Rind)*, im Halsgrenzstrang *(Katze, Schwein)*, im Ganglion stellatum *(Hund)*, im Brustgrenzstrang *(Katze, Schwein)*, im Ganglion coeliacum *(Katze)*, im Ganglion mesenterium caudale *(Katze)* und schließlich im Nebennierenmark *(Hund)*.

Die SIF-Zellen sind an den Sympathicus gebunden und damit den Paraganglien zuzurechnen. Sie sind aber daneben im Organismus verstreut gefunden worden und ein Teil des disseminierten (diffusen) enkokrinen Systems (s. S. 473 ff.). SIF-Zellen kommen z. B. bei *Hund* und *Katze* im männlichen Geschlechtsapparat neben der vegetativen Innervation vor.

Zirbeldrüse, Glandula pinealis, Epiphysis (cerebri)

Die **Epiphyse**, nach ihrer Form beim *Menschen* mit einem Pinienzapfen verglichen und deshalb **Glandula pinealis** oder auch **Zirbeldrüse** genannt (34/18; 57/19), ist wie die Neurohypophyse ein Teil des Zwischenhirns und wurde dort bereits kurz erwähnt (s. S. 127). Sie gehört zu den sog. *Parietalorganen*, die sich bei den niederen Wirbeltieren als schlauchförmige Ausstülpungen im Zwischenhirndach anlegen, von denen sich eine zu einem rudimentären, lichtempfindlichen Sinnesorgan, dem Parietalauge, entwickeln kann. Bei einigen *Walen* fehlt die Epiphyse, bei anderen Säugetieren, z. B. beim *Elefanten* ist sie sehr klein.

Auch bei den *Haussäugetieren* bestehen bedeutende Größenunterschiede in der Ausbildung der Glandula pinealis, die nicht allein arttypisch sind. Neben geringen Geschlechtsunterschieden im Volumen und einer Tendenz zur Gewichtsabnahme im Alter zeigen sich enorme individuelle Differenzen in der Größe des Organs. Es besteht eine positive Korrelation zwischen dem Pinealvolumen und dem Körpergewicht wie auch dem Gehirngewicht. *Milchkühe* sollen eine größere Epiphyse besitzen als *Fleischrinder*. Auch die Lichtverhältnisse in der Haltung von Tieren wirken sich auf die Epiphyse aus. Angaben über Maße des Organs differieren deshalb ganz erheblich und können nur eine ungefähre Vorstellung vermitteln.

Übersicht über Form und Maße der Glandula pinealis der Haussäugetiere.

	Form	Länge in mm	Breite in mm	Gewicht in mg
Katze	birnenförmig	2	1	
Hund	konisch, lanzettförmig	3	2	10
Schwein (35/n)	roggenkornähnlich	10	5	50
Ziege	erbsenförmig	7	5,5	75
Schaf	erbsenförmig	7,5	5,5	180
Rind (35/n; 111/m)	erdnußförmig	16	8	300
Pferd (34/8)	rund, birnenförmig	12	7	200

Alle Maße unterliegen einer großen Schwankungsbreite und können nur eine gewisse Größenvorstellung vermitteln.

Die Epiphyse ist bei *Rind* und *Pferd* braun bis grauschwarz, bei *Fleischfressern* und beim *Schwein* grauweiß gefärbt und weist, vor allem beim *Pferd* mit dem Alter zunehmende, fleckige, schwarzbraune Verfärbungen auf. Die Epiphyse des *Rindes* ist oberflächlich längs gerillt.

Die Epiphyse ist über die Habenulae (die Zügel) (96/31') mit dem Zwischenhirn verbunden. In den dünnen weißen Strängen laufen Fasern aus den Commissurae caudalis und habenularis. Sie bilden in der Epiphyse Schleifen und verlassen das Organ contralateral. Im Parenchym kommen aberrante Fasern dieses Ursprungs vor. Bei *Hund* und *Katze* allerdings bilden die Kommissurenfasern den Hauptanteil an den in der Epiphyse vorkommenden Nerven.

Im mikroskopischen Bild ist erkennbar, daß von der umgebenden Pia mater zarte, gefäßhaltige Bindegewebsbalken in das Parenchym einstrahlen. Mit den Gefäßen kommen *postganglionäre sympathische Nervenfasern* aus dem Ganglion cervicale craniale in das Organ. Die Parenchymzellen sind die *Pinealocyten*, nach ihrer Ultrastruktur modifizierte Photoreceptoren, die heute in die Gruppe der Paraneurone (s. S. 22) eingereiht werden. Daneben besteht ein weitmaschiges Netz aus *Astrocyten*. Im Parenchym kommt es beim *Menschen* und bei den *Ungulaten*, nicht beim *Fleischfresser*, zu einer Ablagerung von Kalksalzen (Hydroxylapatit). Die Konkremente, der Hirnsand, *Acervulus cerebri* (*Corpora arenacea*) sind variabel in Größe und Form. Sie nehmen im Alter zu und lassen sich röntgenologisch darstellen. Über Ursachen und Abhängigkeiten der Verkalkungen gibt es derzeit noch keine Kenntnisse. Über ihre Funktion läßt sich nur so viel sagen, daß sie die des gesamten Organs *nicht* beeinträchtigen. Beim *Rind* kommen im Parenchym quergestreifte Muskelzellen vor, deren Herkunft und Bedeutung unbekannt sind.

Die Pinealocyten sezernieren *Serotonin* und *Melatonin*. Diese Tätigkeit wird über den Sympathicus in der Weise reguliert, daß vom Auge aufgenommene Lichtreize die Sekretion hemmen. Die Axonterminalen des Sympathicus haben keinen synaptischen Kontakt mit den Pinealocyten, ihre Neurotransmitter erreichen diese aber über Distanz.

Das Licht hat keinen direkten Einfluß auf die Epiphyse. Vielmehr vermitteln die sympathischen Fasern den in das Auge gelangenden Lichtreiz zur Epiphyse (vgl. 265). Opticusfasern zweigen zum Nucleus suprachiasmaticus des Hypothalamus ab. Über eine weitere Station, den Nucleus hypothalamicus lateralis, zieht eine Bahn zur intermediolateralen Zellsäule des vorderen Brustmarkes, dem Ursprung der präganglionären Fasern zum Ganglion cervicale craniale, das seinerseits postganglionäre Fasern zur Glandula pinealis entläßt.

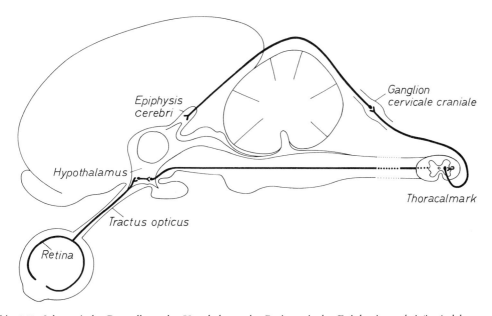

Abb. 265. Schematische Darstellung der Verschaltung der Retina mit der Epiphysis cerebri (in Anlehnung an REITER, 1981).

Über die Umsetzung des neuralen Reizes in eine endokrine Sekretion (neuroendokriner Transducer) bestehen heute die folgenden Vorstellungen: Bei Dunkelheit entlassen die Axonterminalen des Sympathicus große Mengen an Noradrenalin, das an die ß-adrenergen Receptoren der Pinealocyten gebunden wird. Das stimuliert das Adenylcyclase-System der Zellen. Der rasche Anstieg an cAMP induziert die N-Acetyltransferase, womit die Umwandlung von Serotonin zu Melatonin in Gang gesetzt wird. Experimentelle Untersuchungen haben bewiesen, daß bei einer Haltung von Versuchstieren im Dunkeln die Aktivität der Epiphyse, die sich u. a. in einer Kernvergrößerung ausdrückt, zunimmt. Der Einfluß des Lichtes auf den Organismus wird also wesentlich über die Glandula pinealis gesteuert.

Die endokrine Wirkung der Glandula pinealis ist vielfältig. Melatonin hat eine antigonadotrope Wirkung, d. h. es unterdrückt Wachstum und Funktion der Gonaden. Der Einfluß auf die Reproduktionsorgane steht deshalb bei funktionellen Betrachtungen der Epiphyse im Vordergrund. Daneben gibt es Interaktionen des Organs mit dem Gehirn, der Hypophyse, der Nebenniere, Schilddrüse, Parathyreoidea und den LANGERHANSschen Inseln. Die Glandula pinealis greift in eine Reihe von Lebensvorgängen (z. B. Kohlenhydrat- und Lipidstoffwechsel, Blutdruck) ein. Sie erweist sich insgesamt als ein *Zentrum neurovegetativer Regulation.*

Wegen der funktionellen Abhängigkeit von den Belichtungsphasen der Retina wird in der Epiphyse allgemein eine „biologische Uhr" gesehen. Das bedeutet nicht nur z. B. einen lichtabhängigen jährlichen Rhythmus in der Fortpflanzungstätigkeit, wie er bei *Wildtieren* zu beobachten ist, sondern auch die Steuerung des biologischen Tagesrhythmus (circadianer Rhythmus).

Literaturverzeichnis

Nervensystem
Allgemeines, Übersichten

ACKERKNECHT, E. (1943): Die Zentralorgane Rückenmark und Gehirn. In: Handbuch der vergleichenden Anatomie der Haustiere, 18. Auflage, S. 809 – 893. Berlin: Springer.

ARIENS KAPPERS, C. U., G. C. HUBER and E. C. CROSBY (1965): The comparative anatomy of the nervous system of vertebrates, including man. Reprint in 3 volumes. New York: Hafner Publishing Company.

BANKS, W. J. (1981): Applied veterinary histology. Baltimore: Williams and Wilkins.

BENNINGHOFF, A., und K. GOERTTLER (1964): Lehrbuch der Anatomie des Menschen, Band 3, 7. Auflage. München: Urban & Schwarzenberg.

BLINKOV, S. M., und I. I. GLEZER (1968): Das Zentralnervensystem in Zahlen und Tabellen. Jena: Fischer.

BRADFORD, H. F. (1986): Chemical neurobiology. New York: Freeman.

BROOKS, V. B. (1986): The neural basis of motor control. New York: Oxford University Press.

CLARA, M. (1959): Das Nervensystem des Menschen. Leipzig: Barth.

DEXLER, H. (1903): Beiträge zur Kenntnis des feineren Baues des Zentralnervensystems der Ungulaten. Gegenbaurs morphologisches Jahrbuch 32, 288 – 389.

EMSON, P. C. (editor) (1983): Chemical neuroanatomy. New York: Raven Press.

EVANS, H. E., and G. C. CHRISTENSEN (1979): Miller's anatomy of the dog, 2nd edition. Philadelphia: Saunders.

FERNER, H. (1970): Anatomie des Nervensystems und der Sinnesorgane des Menschen, 4. Auflage. München: Reinhardt.

FLATAU, E., und L. JACOBSOHN (1899): Handbuch der Anatomie und vergleichenden Anatomie des Centralnervensystems der Säugetiere. I. Makroskopischer Teil. Berlin: Karger.

FORSSMANN, W. G., und C. HEYM (1982): Grundriß der Neuroanatomie, 3. Auflage. Berlin: Springer.

FUJITA, T. (1977): Concept of paraneurons. Archivum histologicum japonicum 40 (Supplementum), 1 – 12.

FUJITA, T., und S. KOBAYASHI (1979): Current views on the paraneuron concept. Trends in neurosciences 2, 27 – 30.

GETTY, R. (1975): Sisson and Grossman's The anatomy of the domestic animals, 5th edition. Philadelphia: Saunders.

GOLLER, H. (1964): Zur Bedeutung der Morphologie für die Klärung der Leistungen des Zentralnervensystems. Tierärztliche Umschau 19, 197 – 204.

HEDIGER, H. (1980): Tiere verstehen. München: Kindler.

HERRE, W., und M. RÖHRS (1990): Haustiere – zoologisch gesehen, 2. Auflage. Stuttgart: Fischer.

HEYM, C., and W. G. FORSSMANN (editors) (1981): Techniques in neuroanatomical research. Berlin: Springer.

HOERLEIN, B. F. (1978): Canine neurology. Diagnosis and treatment, 3rd edition. Philadelphia: Saunders.

International Commitee on Veterinary Anatomical Nomenclature. Nomina Anatomica Veterinaria, 3rd edition. Ithaca/New York, 1983.

JENKINS, T. W. (1972): Functional mammalian neuroanatomy. Philadelphia: Lea and Febiger.

KAHLE, W. (1991): Nervensystem und Sinnesorgane. Taschenatlas der Anatomie, Band 3, 6. Auflage. Stuttgart: Thieme.

KANDEL, E. R., and J. H. SCHWARTZ (editors) (1983): Principles of neural science, 3rd printing. London: Arnold.

KANNO, T. (1981): Paraneurons, their features and function. Amsterdam: Excerpta medica.

KING, A. S. (1987): Physiological and clinical anatomy of the domestic animals. Volume 1: Central nervous system. Oxford: Oxford University Press.

KRSTIC, R. V. (1988): Die Gewebe des Menschen und der Säugetiere, 2. Auflage. Berlin: Springer.

KUHLENBECK, H. (1967/1973): The central nervous system of vertebrates. Basel: Karger.

LAHUNTA, A. DE (1983): Veterinary neuroanatomy and clinical neurology, 2nd edition. Philadelphia: Saunders.

MARTIN, P. (1912): Lehrbuch der Anatomie der Haustiere. I. Band: Allgemeine und vergleichende Anatomie mit Entwicklungsgeschichte, 2. Auflage. Stuttgart: Schickhardt & Ebner.

NIEUWENHUYS, R. (1985): Chemoarchitecture of the brain. Berlin: Springer.

NIEUWENHUYS, R., J. VOOGD and C. VAN HUIZEN (1988): The human central nervous system. A synopsis and atlas. 3rd edition. Berlin: Springer.

OKSCHE, A. (Herausgeber) (1980): Neuroglia I. Berlin: Springer. (Handbuch der mikroskopischen Anatomie des Menschen, 4. Band, 10. Teil).

PORTMANN, A. (1969): Einführung in die vergleichende Morphologie der Wirbeltiere. Basel: Schwabe.

RAHMANN, H. (1976): Neurobiologie. Stuttgart: Ulmer.

SEIFERLE, E. (1972): Der Anatom, das Tier und die Angst. Berliner und Münchener Tierärztliche Wochenschrift 24, 462 – 466.

SHEPHERD, G. M. (1979): The synaptic organization of the brain. 2nd edition. New York: Oxford University Press.

VANDEVELDE, M., und R. FANKHAUSER (1987): Einführung in die veterinärmedizinische Neurologie. Berlin: Parey.

WILLIAMS, P. L., and R. WARWICK (1975): Functional neuroanatomy of man (Neurology section from GRAY's Anatomy, 35th edition). Edinburgh: Churchill Livingstone.

ZIETZSCHMANN, O., und O. KRÖLLING (1955): Lehrbuch der Entwicklungsgeschichte der Haustiere, 2. Auflage. Berlin: Parey.

Rückenmark

ANDERSON, F. D., and C. M. BERRY (1959): Degeneration studies of long ascending fiber systems in the cat brain stem. Journal of comparative neurology 111, 195 – 229.

ARMAND, J., and R. AURENTY (1977): Dual organization of motor corticospinal tract in the cat. Neuroscience letters 6, 1 – 7.

BARONE, R. (1960): La substance blanche et ses courants de fibres dans la moelle épinière des Mammiféres. Revue de médecine vétérinaire 111, 200 – 222; 288 – 303; 368 – 379.

BIACH, P. (1906): Vergleichend-anatomische Untersuchungen über den Bau des Zentralkanales bei den Säugetieren. Arbeiten aus dem Wiener Neurologischen Institut 13, 399 – 454.

BIACH, P. (1907): Das Rückenmark der Ungulaten (Artiodactyla, Perissodactyla). Arbeiten aus dem Wiener Neurologischen Institut 16, 487 – 521.

BIEDENBACH, M. A., J. L. DEVITO and A. C. BROWN (1986): Pyramidal tract of the cat: axon size and morphology. Experimental brain research 61, 303 – 310.

BOIVIE, J. (1970): The termination of the cervicothalamic tract in the cat. An experimental study with silver impregnation methods. Brain research 19, 333 – 360.

BOIVIE, J. (1971): The termination of the spinothalamic tract in the cat. An experimental study with silver impregnation methods. Experimental brain research 12, 331 – 353.

BRAUN, A. (1950): Der segmentale Feinbau des Rückenmarks des Pferdes. Acta anatomica 12, 1 – 76.

BREAZILE, J. E., and R. L. KITCHELL (1968): Ventrolateral spinal cord afferents to the brain stem in the domestic pig. Journal of comparative neurology 133, 363 – 372.

BREAZILE, J. E., and R. L. KITCHELL (1968): A study of fiber systems within the spinal cord of the domestic pig that subserve pain. Journal of comparative neurology 133, 373 – 382.

BROWN, A. G. (1981): Organization in the spinal cord. The anatomy and physiology of identified neurones. Berlin: Springer.

BUXTON, D. F., and D. C. GOODMAN (1967): Motor function and the corticospinal tracts in the dog and raccoon. Journal of comparative neurology 129, 341 – 360.

CARSTENS, E., and D. L. TREVINO (1978): Laminar origins of spinothalamic projections in the cat as determined by retrograde transport of horseradish peroxidase. Journal of comparative neurology 182, 151 – 166.

CERVERO, F., and A. IGGO (1980): The substantia gelatinosa of the spinal cord. A critical review. Brain research 103, 717 – 772.

CERVERO, F., and J. E. H. TATTERSALL (1986): Somatic and visceral sensory integration in the thoracic spinal cord. Progress in brain research 67, 189 – 205.

CHAMBERS, W. W., and C. N. LIU (1957): Corticospinal tract in the cat. Journal of comparative neurology 108, 23 – 55.

CHEATHAM, M. L., and H. A. MATZKE (1966): Descending hypothalamic medullary pathways in the cat. Journal of comparative neurology 127, 369 – 380.

CRAIG, A. D. (1976): Spinocervical tract cells in cat and dog, labeled by the retrograde transport of horseradish peroxidase. Neuroscience letters 3, 173 – 177.

CRAIG, A. D. (1978): Spinal and medullary input to the lateral cervical nucleus. Journal of comparative neurology 181, 729 – 744.

CRAIG, A. D., and D. N. TAPPER (1978): Lateral cervical nucleus in the cat: functional organization and characteristics. Journal of neurophysiology 41, 1511 – 1534.

DAVIDOFF, M., and P. GALABOV (1987): The vegetative network of the spinal cord. Acta anatomica 130, 21.

DEXLER, W., und A. MARGULIES (1906): Über die Pyramidenbahn des Schafes und der Ziege. Morphologische Hefte 35, 413 – 449.

FLETCHER, T. F., and R. L. KITCHELL (1966): Anatomical studies on the spinal cord segments of the dog. American journal of veterinary research 27, 1759 – 1767.

GOLLER, H. (1958): Topographie und segmentaler Feinbau des Rückenmarkes des Schafes (Ovis aries). Anatomischer Anzeiger 105, 26 – 88.

GOLLER, H. (1959): Vergleichende Rückenmarktopographie unserer Haustiere. Tierärztliche Umschau 14, 107 – 110.

GOLLER, H. (1962): Segmentquerschnitte des Rinderrückenmarkes. Zentralblatt für Veterinärmedizin, Reihe A, 9, 943 – 960.

GOLLER, H. (1963): Kerngebiete des Rinderrückenmarkes. Zentralblatt für Veterinärmedizin, Reihe A, 10, 51 – 66.

HAGG, S., and H. HONGCHIEN (1970): Cervicothalamic tract in the dog. Journal of comparative neurology 139, 357 – 374.

HANCOCK, M. B., R. D. FOREMAN and W. D. WILLIS (1975): Convergence of visceral and cutaneous input onto spinothalamic tract cells in the thoracic spinal cord of the cat. Experimental neurology 47, 240 – 248.

HOLSTEGE, G. (1987): Anatomical evidence for an ipsilateral rubrospinal pathway and for direct rubrospinal projections to motoneurons in the cat. Neuroscience letters 74, 269 – 275.

HOLSTEGE, G. (1987): Some anatomical observations on the projections from the hypothalamus to brainstem and spinal cord: an HRP and autoradiographic tracing study in the cat. Journal of comparative neurology 260, 98 – 126.

HOPKINS, G. S. (1935): The correlation of anatomy and epidural anesthesia in domestic animals. Cornell Veterinary 25, 263 – 270.

HUKUDA, S., H. D. JAMESON and C. B. WILSON (1973): Experimental cervical myelopathy. III. The canine corticospinal tract. Anatomy and function. Surgical neurology 1, 107 – 114.

JONES, M. W., C. J. HODGE, A. V. APKARIAN and R. T. STEVENS (1985): A dorsolateral spinothalamic pathway in cat. Brain research 335, 188 – 193.

KENNARD, M. A. (1954): The course of ascending fibers in the spinal cord of the cat essential to the recognition of painful stimuli. Journal of comparative neurology 100, 511 – 524.

KING, J. L. (1911): The pyramid tract and other descending paths in the spinal cord of the sheep. Quarterly journal of experimental physiology 4, 133 – 149.

LASSEK, A. M. (1939): A comparative volumetric study of the gray and white substance of the spinal cord. Journal of comparative neurology 62, 361 – 376.

LASSEK, A. M. (1942): The pyramidal tract. A fiber and numerical analysis in a series of non-digital mammals (ungulates). Journal of comparative neurology 77, 399 – 404.

LASSEK, A. M., L. W. DOWD and A. WEIL (1930): The quantitative distribution of the pyramidal tract in the dog. Journal of comparative neurology 51, 153 – 163.

LATSHAW, W. K. (1974): A model for the neural control of locomotion. Journal of the American Animal Hospital Association 10, 598 – 607.

LEENEN, L., J. MEEK and R. NIEUWENHUYS (1982):

Unmyelinated fibers in the pyramidal tract of the rat: a new view. Brain research **246**, 297 – 301.

LLOYD, D. P. C. (1941): The spinal mechanisms of the pyramidal system in cats. Journal of neurophysiology **4**, 525 – 546.

MARSHALL, C. (1936): The functions of the pyramidal tracts. Quarterly review of biology **11**, 35 – 56.

MATSUSHITA, M., Y. HOSOYS and M. IKEDA (1979): Anatomical organization of the spinocerebellar system in the cat, as studied by retrograde transport of horseradish peroxidase. Journal of comparative neurology **184**, 81 – 106.

MATSUSHITA, M., and M. IKEDA (1975): The central cervical nucleus as cell origin of a spinocerebellar tract arising from the cervical cord: a study in the cat using horseradish peroxidase. Brain research **100**, 412 – 417.

MCCURDY, M. L., D. I. HANSMA, J. C. HOUK and A. R. GIBSON (1987): Selective projections from the cat red nucleus to digit motor neurons. Journal of comparative neurology **265**, 367 – 379.

NYBERG-HANSEN, R. (1964): The location and termination of tectospinal fibers in the cat. Experimental neurology **9**, 212 – 227.

NYBERG-HANSEN, R. (1965): Sites and mode of termination of reticulospinal fibers in the cat. Journal of comparative neurology **124**, 71 – 100.

NYBERG-HANSEN, R., and A. BRODAL (1963): Sites of termination of corticospinal fibers in the cat. An experimental study with silver impregnation methods. Journal of comparative neurology **120**, 369 – 391.

NYBERG-HANSEN, R., and A. BRODAL (1964): Sites and modes of termination of rubro-spinal fibres in the cat. An experimental study with silver impregnation methods. Journal of anatomy **98**, 235 - 253.

NYBERG-HANSEN, R., and T. A. MASCITTI (1964): Sites and mode of termination of fibers of the vestibulospinal tract in the cat. An experimental study with silver impregnation methods. Journal of comparative neurology **122**, 369 – 387.

OSCARSSON, O. (1965): Functional organization of the spino- and cuneocerebellar tracts. Physiological reviews **45**, 495 – 522.

OSWALDO-CRUZ, E., and C. KIDD (1964): Functional properties of neurons in the lateral cervical nucleus of the cat. Journal of neurophysiology **27**, 1 – 14.

PALMIERI, G., V. FARINA, R. PANU, A. ASOLE, L. SANNA, P. L. DE RIU and C. GABBI (1986): Course and termination of the pyramidal tract in the pig. Archives d'anatomie microscopique et de morphologie expérimentale **75**, 167 – 176.

PETRAS, J. M. (1967): Cortical, tectal, and tegmental fiber connections in the spinal cord of the cat. Brain research **6**, 275 – 324.

PETRAS, J. M. (1969): Some efferent connections of the motor and somatosensory cortex of simian primates and felid, canid and procyonid carnivores. Annals of the New York Academy of Sciences **167**, 469 – 505.

PHILLLIPS, C. G. (1983): Comparative aspects of the pyramidal tract and its role in motor control. Journal of anatomy **137**, 410.

RAO, G. S., J. E. BREAZILE and R. L. KITCHELL (1969): Distribution and termination of spinoreticular afferents in the brainstem of sheep. Journal of comparative neurology **137**, 185 – 196.

REXED, B. (1952): The cytoarchitectonic organization of the spinal cord in the cat. Journal of comparative neurology **96**, 415 – 495.

REXED, B. (1954): A cytoarchitectonic atlas of the spinal cord in the cat. Journal of comparative neurology **100**, 297 – 379.

REXED, B., and A. BRODAL (1951): The nucleus cervicalis lateralis - a spinocerebellar relay nucleus. Journal of neurophysiology **14**, 399 – 407.

ROMANES, G. J. (1951): The motor cell columns of the lumbo-sacral cord of the cat. Journal of comparative neurology **94**, 313 – 363.

SAMSON, M. D., and V. K. REDDY (1983): Localization of the sacral parasympathetic nucleus in the dog. Anatomia, Histologia, Embryologia **12**, 95.

SCHÜRMANN, H. T. (1951): Die Topographie des Rückenmarkes bei der Katze. Hannover, Tierärztliche Hochschule, Dissertation.

SEIFERLE, E. (1939): Zur Rückenmarkstopographie von Pferd und Rind. Zeitschrift für Anatomie und Entwicklungsgeschichte **110**, 371 - 384.

SNYDER, R. L., R. L. M. FAULL and W. R. MEHLER (1978): A comparative study of the neurons of origin of the spinocerebellar afferents in the rat, cat and squirrel monkey based on retrograde transport of horseradish peroxidase. Journal of comparative neurology **181**, 833 – 852.

STERLING, P., and H. G. J. M. KUYPERS (1967): Anatomical organization of the brachial spinal cord of the cat. I. The distribution of dorsal root fibers. Brain research **4**, 1 – 15.

STERLING, P., and H. G. J. M. KUYPERS (1967): Anatomical organization of the brachial spinal cord of the cat. II. The motoneuron plexus. Brain research **4**, 16 – 32.

STERLING, P., and H. G. J. M. KUYPERS (1968): Anatomical organization of the brachial spinal cord of the cat. III. The propriospinal connections. Brain research **7**, 419 – 443.

SVENSSON, B. A., J. RASTAD, J. WESTMAN and M. WIBER (1985): Somatotopic termination of spinal afferents to the feline lateral cervical nucleus. Experimental brain research **57**, 576 – 584.

THIEL, G. (1941): Die Topographie der Rückenmarkssegmente des Hundes. Hannover: Tierärztliche Hochschule, Dissertation.

TOKUNAGA, A., K. OTANI and J. YAMADA (1976): Pyramidal tract and bundle of Bagley in the goat. Okajimas folia anatomica japonica **52**, 285 – 296.

TRUEX, R. C., M. J. TAYLOR, M. Q. SMYTHE and P. L. GILDENBERG (1970): The lateral cervical nucleus of cat, dog and man. Journal of comparative neurology **139**, 93 – 104.

VERHAART, W. J. R. (1955): The rubrospinal tract in the cat, the monkey and the ape, its location and fiber content. Monatsschrift für Psychiatrie und Neurologie **129**, 487 – 500.

VERMEULEN, H. A. (1916): Über den Conus medullaris der Haustiere, sein besonderes Verhalten beim Pferd und dessen Bedeutung. Berliner Tierärztliche Wochenschrift **2**, 13 – 17.

WIBERG, M., and A. BLOMQUIST (1981): Cells of origin of the feline spinotectal tract. Neuroscience letters **7**, Supplementum, 134.

WILLIS, W. D. (1986): Visceral input to sensory pathway in the spinal cord. Progress in brain research **67**, 207 – 225.

ZIEHEN, T. (1900): Über die Pyramidenkreuzung des Schafes. Anatomischer Anzeiger **17**, 237 – 241.

Gehirn

Übersichten, Atlanten

ADRIANOV, O. S., and T. A. MERING (1964): Atlas of the canine brain. Ann Arbor/Michigan: Edwards Brothers.

BERMAN, A. L. (1968): The brainstem of the cat. A cytoarchitectonic atlas with stereotaxic coordinates. Michison/Wisconsin: The University of Wisconsin Press.

BERMAN, A. L., and E. G. JONES (1982): The thalamus and basal telencephalon of the cat. A cytoarchitectonic atlas with stereotaxic coordinates. Michison/Wisconsin: The University of Wisconsin Press.

CLARKE, R. H., and E. E. HENDERSON (1912): Atlas of photographs of sections of the frozen cranium and brain of the cat (Felis domestica). Journal für Psychologie und Neurologie 18, 391 – 409.

CLARKE, R. H., and E. E. HENDERSON (1915): Atlas of photographs of sections of the frozen cranium and brain of the cat (Felis domestica). Journal für Psychologie und Neurologie 21, 273 – 277.

HERRE, W. (1936): Untersuchungen an Hirnen von Wild- und Hausschweinen. Zoologischer Anzeiger, Supplement 9, 200 – 211.

HERRE, W. (1956): Fragen und Ergebnisse der Domestikationsforschung nach Studien am Hirn. Zoologischer Anzeiger, Supplement 19, 144 – 214.

HERRE, W., und H. STEPHAN (1955): Zur postmortalen Morphogenese des Hirnes verschiedener Haushundrassen. Gegenbaurs morphologisches Jahrbuch 96, 210 – 264.

HORSLEY, V., and R. H. CLARKE (1908): The structure and functions of the cerebellum examined by a new method. Brain 31, 45 – 124.

KRUSKA, D. (1972): Volumenvergleich optischer Hirnzentren bei Wild- und Hausschweinen. Zeitschrift für Anatomie und Entwicklungsgeschichte 138, 265 – 282.

KRUSKA, D. (1980): Domestikationsbedingte Hirngrößenänderungen bei Säugetieren. Zeitschrift für zoologische Systematik und Evolutionsforschung 18, 161 – 195.

LATIMER, H. B. (1942): The weights of the brain and its parts, and the weight and length of the spinal cord in the dog. Growth 6, 39 – 47.

LIGNEREUX, Y. (1986): Atlas stéréotaxique de l'encéphale de la vache frisonne (Bos taurus L.). Toulouse: These.

LIM, R. K. S., C. N. LIU and R. L. MOFFITT (1960): A stereotaxic atlas of the dog's brain. Springfield/Illinois: Thomas.

LUCAS, F. (1938): Contribution à l'étude de la surface de l'encéphale et de la topographie cranio-encéphalique chez le chien. Alfort: École National Vétérinaire, Dissertation.

MARCILLOUX, J. C., O. RAMPIN, M. B. FELIX, J. P. LAPLACE and D. ALBE-FESSARD (1989): A stereotaxic apparatus for the study of the central nervous structures in the pig. Brain research bulletin 22, 591 – 597.

McKENZIE, J. S., and M. H. SMITH (1973): Stereotaxic method and variability data for the brain of the merino sheep. Journal für Hirnforschung 14, 355 – 366.

MEYER, H. (1954): Macroscopic brain dissection in veterinary anatomy. American journal of veterinary research 15, 143 – 146.

NIEUWENHUYS, R. (1983): Topological analysis of the vertebrate brain stem. Journal of anatomy 137, 424.

PORTMANN, A. (1963): Welche Tiere besitzen die differenziertesten Gehirne? Umschau in Wissenschaft und Technik 63, 563 – 566.

PÜSCHNER, H., und R. FANKHAUSER (1968): Drei seltene Gehirnmissbildungen beim Rind – „Duplicitas pallii", einseitige Zystenzephalie und Mikroenzephalie mit Enzephalozele. Schweizer Archiv für Tierheilkunde 110, 198 – 206.

RADINSKY, L. B. (1969): Outlines of canid and felid brain evolution. Annals of the New York Academy of Science 167, 277 – 288.

RAWIEL, F. (1940): Untersuchungen an Hirnen von Wild- und Hausschweinen. Zeitschrift für Anatomie und Entwicklungsgeschichte 110, 344 – 370.

RENSCH, B. (1958): Die Abhängigkeit der Struktur und der Leistungen tierischer Gehirne von ihrer Größe. Naturwissenschaften 45, 145 – 154; 175 – 180.

RICHARD, P. (1967): Atlas stéréotaxique du cerveau de brebis „prelpes-du-sud". Paris: Institut National de la Recherche Agronomique.

RÖHRS, M. (1985): Cephalisation bei Feliden. Zeitschrift für Säugetierkunde 50, 234 – 240.

RÖHRS, M. (1986): Cephalisation bei Caniden. Zeitschrift für zoologische Systematik und Evolutionsforschung 24, 300 – 307.

SANIDES, F. (1972): Die Evolution des Säugetiergehirns. Umschau in Wissenschaft und Technik 72, 613 – 620.

SEIFERLE, E. (1957): Zur makroskopischen Anatomie des Pferdehirns. Acta anatomica 30, 775 – 786.

SEIFERLE, E. (1966): Zur Topographie des Gehirns bei lang- und kurzköpfigen Hunderassen. Acta anatomica 63, 346 – 362.

SINGER, M. (1962): The brain of the dog in section. Philadelphia: Saunders.

SNIDER, R. S., and W. T. NIEMER (1961): A stereotaxic atlas of the cat brain. Chicago: The University of Chicago Press.

STEPHAN, H. (1953): Vergleichend-anatomische Untersuchungen an Hirnen von Wild- und Haustieren. Gegenbaurs morphologisches Jahrbuch 93, 425 – 471.

STEPHAN, H., G. BARON, H. D. FRAHM und M. STEPHAN (1986): Größenvergleich an Gehirnen und Hirnstrukturen von Säugern. Zeitschrift für mikroskopisch-anatomische Forschung 100, 189 – 212.

TINDAL, J. S., G. S. KNAGGS and A. TURVEY (1968): The forebrain of the goat in stereotaxic coordinates. Journal of anatomy 103, 457 – 469.

TRACZYK, W. (1959): The stereotaxic instrument for the dog and its appliance at operations on the animals used for chronic experiments. Acta physiologica polonica 10, 407 – 421.

VERHAART, W. J. C. (1964): A stereotaxic atlas of the brain stem of the cat. Assen: Van Gorcum.

WIRZ, K. (1950): Studien über die Cerebralisation: Zur quantitativen Bestimmung der Rangordnung bei Säugetieren. Acta anatomica 9, 134 – 196.

YOSHIKAWA, T. (1968): Atlas of the brains of domestic animals. Tokyo: University of Tokyo Press.

Rautenhirn, Hirnnervenkerne, Formatio reticularis

AMOROSO, E. C., F. R. BELL and H. ROSENBERG (1951): The localization of respiratory regions in the rhombencephalon of the sheep. Proceedings of the Royal Society of London, Series B – Biological sciences, 139, 128 – 140.

ANGAUT, P., and A. BRODAL (1967): The projection of the „vestibulocerebellum" onto the vestibular nuclei in the cat. Archives italiennes de biologie 105, 441 – 479.

BARONE, R. (1965): Observations sur le faisceau rubrospinal des équides. Bulletin de l'Association des Anatomistes, 50e Réunion Lausanne, 115 – 121.

BARONE, R. (1966): Les voies déscendantes dans le névraxe des équides. Bulletin de l'Académie Vétérinaire de France 39, 137 – 141.

BOBILLIER, P., S. SEGUIN, F. PETITJEAN, D. SALVERT, M. TOURET and M. JOUVET (1976): The raphe nuclei of the cat brain stem: a topographical atlas of their efferent projections as revealed by autoradiography. Brain research 113, 449 – 486.

BRODAL, A., E. TABER and F. WALBERG (1960): The raphe nuclei of the brain stem in the cat. II. Efferent connections. Journal of comparative neurology **114**, 239 – 259.

BRODAL, A., F. WALBERG and E. TABER (1960): The raphe nuclei in the brain stem in the cat. III. Afferent connections. Journal of comparative neurology **114**, 261 – 281.

BÜRGI, S., und V. M. BUCHER (1960): Markhaltige Faserverbindungen im Hirnstamm der Katze. Berlin: Springer.

BUJAK, A. (1959): Motor nuclei of medulla oblongata in the sheep (polnisch). Annales Universitatis Mariae Curie-Sklodowska (Lublin), Sectio DD, **14**, 189 – 205.

BUJAK, A. (1961): The nuclei of the anterior part of the medulla oblongata and pons varoli in the pig. Annales Universitatis Mariae Curie-Sklodowska (Lublin), Sectio DD, **16**, 103 – 118.

BUSCH, H. F. M. (1961): An anatomical analysis of the white matter in the brain stem of the cat. Assen: van Gorcum, Prakke & Prakke.

BYERS, M. R., T. A. O'CONNOR, R. F. MARTIN and W. K. DONG (1986): Mesencephalic trigeminal sensory neurons of cat: axon pathways and structure of mechanoreceptive endings in periodontal ligament. Journal of comparative neurology **250**, 181 – 191.

CESPUGLIO, R., E. WALKER, M. E. GOMEZ and R. MUSOLINO (1976): Cooling of the nucleus raphe dorsalis induces sleep in the cat. Neuroscience letters **3**, 221 – 227.

FAZZARI, I. (1929): Contributo alla conoscenza del nucleo ambiguo in »sus scropha«. Annali di clinica medica e di medicina sperimentale, N. S. (Palermo) **19**, 3 – 11.

FRENCH, J. D. (1957): The reticular formation. Scientific American **196**/3, 54 – 60.

FUSE, G. (1912): Über den Abduzenskern der Säuger. Arbeiten aus dem hirnanatomischen Institut Zürich **5**, 404 – 447.

GOLLER, H. (1965): Zytoarchitektonik der Medulla oblongata des Rindes. Zentralblatt für Veterinärmedizin, Beiheft **4**.

HINMAN, A., and M. B. CARPENTER (1958): Efferent fiber projections of the red nucleus in the cat. Journal of comparative neurology **113**, 61 – 82.

HOFFMANN, G. (1955): Topographischer und zytologischer Atlas der Medulla oblongata von Schwein und Hund. Deutsche Akademie der Landwirtschaftswissenschaften zu Berlin, Wissenschaftliche Abhandlungen Band **IX**.

KERR, F. W. L. (1961): Structural relation of the trigeminal spinal tract to upper cervical roots and the solitary nucleus in the cat. Experimental neurology **4**, 134 – 148.

KITAI, S. T., D. T. KENNEDY, F. MORIN and E. GARDNER (1967): The lateral reticular nucleus of the medulla oblongata of the cat. Experimental neurology **17**, 65 – 73.

KOLDA, J. (1928): L'olive inférieure du boeuf. Comptes rendus de l'Association des Anatomistes Praque **23**, 231 – 238.

MARSDEN, C. D., and R. ROWLAND (1965): The mammalian pons, olive and pyramid. Journal of comparative neurology **124**, 175 – 187.

MATZKE, H. A. (1951): The course of the fibers arising from the nucleus gracilis and nucleus cuneatus of the cat. Journal of comparative neurology **94**, 439 – 452.

MILART, Z. (1965): Die Olive des Pferdes. Wiener tierärztliche Monatsschrift **52**, 223 – 230.

MILART, Z. (1968): Nuclei of the pons in the sheep (polnisch). Annales Universitatis Mariae Curie-Sklodowska (Lublin), Sectio DD, **23**, 1 – 6.

OTABE, J. S., and A. HOROWITZ (1970): Morphology and cytoarchitecture of the red nucleus of the domestic pig (Sus scrofa). Journal of comparative neurology **138**, 373 – 390.

PALMER, A. C. (1958): Anatomical arrangement of the grey matter in the medulla, pons and midbrain of the sheep. Zentralblatt für Veterinärmedizin **5**, 953 – 967.

SATOMI, H., K. TAKAHASHI, H. ISE and T. YAMAMOTO (1979): Identification of the superior salivatory nucleus in the cat as studied by the HRP method. Neuroscience letters **14**, 135 – 139.

SCHNEIDER, J. S., C. MANETTO and T. I. LIDSKY (1985): Substantia nigra projection to medullary reticular formation: relevance to neuromotor and related motor functions in the cat. Neuroscience letters **62**, 1 – 6.

SOLODKOFF, M. VON (1986): Kerngebiete der VI. bis VIII. Gehirnnerven von Schaf und Ziege. Licht- und elektronenmikroskopische Untersuchungen. Gießen: Universität, Fachbereich Veterinärmedizin und Tierzucht, Dissertation.

STÖRMER, R. (1985): Kerngebiete der IX. bis XII. Gehirnnerven von Schaf und Ziege. Licht- und elektronenmikroskopische Untersuchungen. Gießen: Universität, Fachbereich Veterinärmedizin und Tierzucht, Dissertation.

TABER, E. (1961): The cytoarchitecture of the brain stem of the cat. I. Brain stem nuclei of cat. Journal of comparative neurology **116**, 27 – 69.

TABER, E., A. BRODAL and F. WALBERG (1960): The raphe nuclei of the brain stem in the cat. I. Normal topography and cytoarchitecture and general discussion. Journal of comparative neurology **114**, 161 – 187.

TINDAL, J. S., A. TURVEY and L. A. BLAKE (1987): A stereotaxic atlas of the medulla oblongata of the goat's brain. Journal of anatomy **155**, 195 – 202.

TOKUNAGA, A., K. OTANI and J. YAMADA (1976): Pyramidal tract and bundle of Bagley in the goat. Okjimas folia anatomica **52**, 285 – 296.

VERHAART, W. J. C. (1962): The medial lemniscus in the goat. Acta anatomica **48**, 193 – 205.

VERHAART, W. J. C. (1962): The pyramidal tract, its structure and functions in man and animals. World neurology **3**, 43 – 53.

WALBERG, F. (1952): The lateral reticular nucleus of the medulla oblongata in mammals. A comparative-anatomical study. Journal of comparative neurology **96**, 283 – 357.

WALBERG, F. (1958): On the termination of the rubrobulbar fibers. Journal of comparative neurology **110**, 65 – 73.

YODA, S. (1940): Über die Kerne der Medulla oblongata der Katze. Zeitschrift für mikroskopisch-anatomische Forschung **48**, 529 – 579.

BARONE, R., et A. BELKHAYAT (1970): La conformation et la nomenclature du cervelet des équides. Revue de médecine vétérinaire **121**, 1013 – 1031.

Kleinhirn

BARONE, R., et J. B. BÉRUJON (1970): La morphologie du cervelet chez le boeuf. Bulletin de la société des sciences vétérinaires et de médecine comparée de Lyon **72**, 331 – 343.

CHAMBERS, W. W., and J. M. SPRAQUE (1955): Functional localization in the cerebellum. I. Organization in longitudinal cortico-nuclear zones and their contribution to the control of posture, both extrapyramidal and pyramidal. Journal of comparative neurology **103**, 105 – 138.

CHAMBERS, W. W., and J. M. SPRAQUE (1955): Functional localization in the cerebellum. II. Somatotopic organization in cortex and nuclei. Archives of neurology and psychiatry **74**, 653 – 680.

INGVAR, S. (1918): Zur Phylo- und Ontogenese des Kleinhirns. Folia neuro-biologica **11**, 205 – 495.

KETZ, H. A. (1952/53): Beitrag zur Anatomie und Histologie des Kleinhirns des Schweines mit Gewichtsmessungen des Gesamthirns. Wissenschaftliche Zeitschrift der Humboldt-Universität zu Berlin/ Mathematisch-naturwissenschaftliche Reihe **2**, 91 – 109.

LARSELL, O. (1937): The cerebellum. A review and interpretation. Archives of neurology and psychiatry **38**, 580 – 607.

LARSELL, O. (1953): The cerebellum of the cat and monkey. Journal of comparative neurology **99**, 135 – 199.

SCHULZ, L. C. (1953): Entwicklungsmechanisch bedingte physiologische Aplasie in der Kleinhirnrinde bei Haus- und Wildschwein. Anatomischer Anzeiger **100**, 65 – 86.

SNIDER, R. S. (1940): Morphology of the cerebellar nuclei in the rabbit and cat. Journal of comparative neurology **72**, 399 – 415.

STEINBACH, W. (1978): Licht- und elektronenmikroskopische Untersuchungen des Kleinhirns von Rind, Schaf und Ziege. Gießen: Universität, Fachbereich Veterinärmedizin und Tierzucht, Dissertation.

YODA, S., und Y. KARAGIRI (1941): Zur olivocerebellaren Verbindung der Katze. Zeitschrift für mikroskopisch-anatomische Forschung **50**, 256 – 272.

Mittelhirn

AVENDANO, C., and M. A. JURETSCHKE (1980): The pretectal region of the cat: A structural and topographical study with stereotaxic coordinates. Journal of comparative neurology **193**, 69 – 88.

BERKLEY, K. J., and D. C. MASH (1978): Somatic sensory projections to the pretectum in the cat. Brain research **158**, 445 – 449.

BERGMAN, N. (1977): Connections of the pretectum in the cat. Journal of comparative neurology **174**, 227 – 254.

BLOMQVIST, A., and M. WIBERG: Some aspects of the anatomy of somatosensory projections to the cat midbrain. Neurology and neurobiology **14**, 215 – 222.

BROWN, J. O. (1943): The nuclear pattern of the nontectal portions of the midbrain and isthmus in the dog and cat. Journal of comparative neurology **78**, 365 – 405.

BROWN, J. O. (1943): Pigmentation in the substantia nigra and locus coeruleus in certain carnivores. Journal of comparative neurology **79**, 393 – 405.

BROWN, J. O. (1944): Pigmentation of certain mesencephalic tegmental nuclei in the dog and cat. Journal of comparative neurology **81**, 249 – 253.

CHOMIAK, M. (1959): The topography and structure of nervous nuclei of the mesencephalon in the sheep, swine, cow, horse and goat. Part I. Nervous nuclei of the mesencephalon in the sheep (polnisch). Annales Universitatis Mariae Curie-Sklodowska (Lublin), Sectio DD, **14**, 147 – 187.

CHOMIAK, M. (1960): The topography and structure of the nuclei of the mesencephalon in domestic animals. Part II. Nuclei of the mesencephalon in the swine (polnisch): Annales Unversitatis Mariae Curie-Sklodowska (Lublin), Sectio DD, **15**, 33 – 64.

CHOMIAK, M. (1963): Topographie und Kernbau des Mesencephalon der Haustiere. V. Teil. Kerne des Mesencephalon der Ziege. Annales Universitatis Mariae Curie-Sklodowska (Lublin), Sectio DD, **18**, 19 – 36.

CHOMIAK, M. (1965): Topographie und Kernbau des Mesencephalon der Haustiere. VI. Teil. Abschlie-

ßende Besprechung. Annales Universitatis Mariae Curie-Sklodowska (Lublin), Sectio DD, **20**, 69 – 92.

CHOMIAK, M., und J. WELENTO (1961): Topographie und Kernbau des Mesencephalon der Haustiere. III. Teil. Kerne des Mesencephalon der Kuh. Annales Universitatis Mariae Curie-Sklodowska (Lublin), Sectio DD, **16**, 45 – 66.

CHOMIAK, M., und J. WELENTO (1962): Topographie und Kernbau des Mesencephalon der Haustiere. IV. Teil. Kerne des Mesencephalon beim Pferd. Annales Universitatis Mariae Curie-Sklodowska (Lublin), Sectio DD, **17**, 45 – 65.

COZZI, B., and B. FERRANDI (1987): Light- and electronmicroscopical histochemical characteristics of neuronal pigments in some nuclei of the equine brainstem. Acta anatomica **130**, 20.

FARMER, S. G., and R. W. RODIECK (1982): Ganglion cells of the cat accessory optic system – morphology and retinal topography. Journal of comparative neurology **205**, 190 – 198.

FREUND, E. (1969): Zytoarchitektonik des Mesencephalon und des Pons beim Hausschwein (Sus scrofa domestica). Anatomischer Anzeiger **125**, 345 – 362.

FREUND, E. (1969): Zytoarchitektonik von Sagittalsichten des Mesencephalon beim Hausschwein (Sus scrofa domestica). Anatomischer Anzeiger **125**, 539 – 548.

FREUND, E. (1973): Myeloarchitektonik des Mesencephalon beim Hausschwein (Sus scrofa domestica). Anatomischer Anzeiger **134**, 445 - 459.

GILLILAN, L. A. (1943): The nuclear pattern of the non-tectal portions of the midbrain and isthmus in ungulates. Journal of comparative neurology **78**, 289 – 364.

HUMMEL, G. (1985): Zytoarchitektonik des Tegmentum mesencephali von Schaf und Ziege. Licht- und elektronenmikroskopische Untersuchungen. Gießen: Ferber.

MARSDEN, C. D. (1961): Pigmentation in the nucleus substantiae nigrae of mammals. Journal of anatomy **95**, 256 – 261.

ROSE, J. D. (1975): Responses of midbrain neurons to genital and somatosensory stimulation in estrous and anestrous cats. Experimental neurology **49**, 639 – 652.

RUSSELL, G. V. (1955): The nucleus locus coeruleus (dorsolateralis tegmenti). Texas reports on biology and medicine **13**, 939 – 988.

SAPER, C. D. (1987): Function of the locus coeruleus. Trends in neurosciences **10**, 343 – 344.

STOEBE-HENS, E. (1974): Licht- und elektronenmikroskopische Untersuchungen an den Colliculi rostrales des Mittelhirns von Rind, Schaf und Ziege. Gießen: Universität, Fachbereich Veterinärmedizin, Dissertation.

YAMAGISHI, Y. (1935): Über die cytoarchitektonische Gliederung des roten Kernes des Hundes. Zeitschrift für mikroskopisch-anatomische Forschung **37**, 659 – 672.

Zwischenhirn

ARAI, H. (1939): Zur Cytoarchitektonik des Thalamus der Ziege. Zeitschrift für mikroskopisch-anatomische Forschung **45**, 563 – 630.

ARAI, H. (1941): Über die Thalamuskerne des Rindes. Zeitschrift für mikroskopisch-anatomische Forschung **49**, 465 – 490.

BARGMANN, W. (1954): Das Zwischenhirn-Hypophysensystem. Berlin: Springer.

BERMAN, A. L., and E. G. JONES (1982): The thalamus and basal telencephalon of the cat. A cytoarchitecto-

nic atlas with stereotaxic coordinates. Madison/
Wisconsin: The University of Wisconsin Press.

BLEIER, R. (1961): The hypothalamus of the cat. Baltimore: Johns Hopkins Press.

BRETTSCHNEIDER, H. (1956): Hypothalamus und Hypophyse des Pferdes. Ein Beitrag zur Verknüpfungsfrage. Gegenbaurs morphologisches Jahrbuch 96,
265 – 384.

CABRAL, R. J., and J. I. JOHNSON (1971): The organization of mechanoreceptive projections in the ventroba-
sal thalamus of sheep. Journal of comparative neurology 141, 17 – 36.

DELLMANN, H. D. (1959): Beitrag zur Kenntnis
des Hypothalamus-Hypophysensystems beim Rind.
Anatomischer Anzeiger 106, 6 – 10; 107, 11 – 16.

DELLMANN, H. D. (1959): Zur vergleichenden Anatomie des Tuber cinereum und der Hypophyse. Tierärztliche Umschau 14, 103 – 107.

DIEPEN, R. (1962): Der Hypothalamus. Berlin: Springer. (Handbuch der mikroskopischen Anatomie des
Menschen, 4. Band, 7. Teil).

GADAMSKI, R., and M. LAKOMY (1972): The nuclei of
the posterior part of the hypothalamus of the cow.
Zeitschrift für mikroskopisch-anatomische Forschung
86, 244 – 256.

GADAMSKI, R., and M. LAKOMY (1973): The nuclei of
the anterior part of the hypothalamus of the cow.
Journal für Hirnforschung 14, 27 – 41.

GILLILAN, L. A. (1941): The connections of the basal
optic root (posterior accessory optic tract) and its
nucleus in various mammals. Journal of comparative
neurology 74, 367 – 408.

GRÜTZE, I. (1978): Über die Kerne des Corpus mamillare und ihre Faserverbindungen beim Rind (Bos
taurus var. domesticus). 1. Mitteilung: Kerne des
Corpus mamillare beim Rind. Zeitschrift für mikroskopisch-anatomische Forschung 92, 46 – 80.

GRÜTZE, I. (1978): Über die Kerne des Corpus mamillare und ihre Faserverbindungen beim Rind (Bos
taurus var. domesticus). 2. Mitteilung: Faserverbindung des Corpus mamillare beim Rind. Zeitschrift
für mikroskopisch-anatomische Forschung 92, 317 –
339.

HERTL, M. (1958): Neuere Erkenntnisse über ein Sexualzentrum im Zwischenhirn. Umschau in Wissenschaft und Technik 58, 398 – 400.

HESS, W. R. (1945): Von den höheren Zentren des
vegetativen Funktionssystemes. Bulletin der Schweizerischen Akademie der medizinischen Wissenschaften 1, 138 – 166.

HESS, W. R. (1954): Das Zwischenhirn. Syndrome, Lokalisationen, Funktionen. 2. Auflage. Basel: Schwabe.

HORAKOWA, A., und V. RAJTOWA (1981): Regio hypothalamica caudalis bei Ovis aries L. I. Nuclei corporis mamillaris. Gegenbaurs morphologisches Jahrbuch 127, 39 – 51.

HUNSPERGER, R. W. (1962): Neurophysiologische Mechanismen des Abwehr/Angriff- und Fluchtverhal-
tens bei der Katze. Bulletin der Schweizerischen Akademie der medizinischen Wissenschaften 18, 216 –
224.

HUNSPERGER, R. W. (1965): Neurophysiologische
Grundlagen des affektiven Verhaltens. Bulletin der
Schweizerischen Akademie der medizinischen Wis-
senschaften 21, 8 – 22.

INGRAM, W. R., F. I. HANNETT and S. W. RANSON
(1932): The topography of the nuclei of the diencephalon of the cat. Journal of comparative neurology
55, 333 – 394.

JACKLET, J. W. (1984): Neural organization and cellular mechanisms of circadian pacemakers. International review of cytology 89, 251 – 294.

JANKLEWICZ, E. (1967): Habenular complex in the

dog's brain. Acta biologiae experimentalis 27, 367 –
386.

JASPER, H. H., and C. AJMONE-MARSAN (1955): A
stereotaxic atlas of the diencephalon of the cat. Ot-
tawa: National Research Council of Canada.

JIMINEZ-CASTELLANOS, J. (1949): Thalamus of the cat
in Horsley-Clarke coordinates. Journal of comparative neurology 91, 307 – 330.

JONES, E. G. (1985): The Thalamus. New York: Plenum Press.

JUNGE, D. (1976): Topographisch-zytoarchitektonische
Untersuchungen am Dienzephalon des weiblichen
Hausrindes (Bos taurus var. dom.). Archiv für expe-
rimentelle Veterinärmedizin 30, 867 – 879.

JUNGE, D. (1977): Die Topographie und Zytoarchitektonik des Diencephalon vom weiblichen Rind (Bos
taurus var. domesticus L.). I. Zur Topographie des
Diencephalon vom weiblichen Rind (Bos taurus var.
domesticus L.). II. Die innere Struktur des Diencephalon vom weiblichen Rind (Bos taurus var. domesticus L.). Anatomischer Anzeiger 141, 455 – 477;
478 – 497.

McLEOD, J. G. (1958): The representation of the
splanchnic afferent pathways in the thalamus of the
cat. Journal of physiology 140, 462 – 478.

MIODONSKI, A. (1970): Mid-line thalamic nuclei in the
dog. Acta neurobiologiae experimentalis 30, 157 –
179.

NIMI, K., and E. KUWAHARA (1973): The dorsal thalamus of the cat and comparison with monkey and
man. Journal für Hirnforschung 14, 303 – 325.

NOWAKOWSKI, H. (1951): Infundibulum und Tuber
cinereum der Katze. Deutsche Zeitschrift für Nervenheilkunde 165, 261 – 339.

RIOCH, D. M. (1929): Studies on the diencephalon of
carnivora. I. The nuclear configuration of the thalamus, epithalamus, and hypothalamus of the dog
and cat. Journal of comparative neurology 49, 1 –
119.

RIOCH, D. M. (1929): Studies on the diencephalon of
carnivora. II. Certain nuclear configurations and fiber
connections of the subthalamus and midbrain of the
dog and cat. Journal of comparative neurology 49,
121 – 153.

ROSE, J. E. (1942): The thalamus of the sheep: cellular
and fibrous structure and comparison with pig, rabbit
and cat. Journal of comparative neurology 77, 469 –
523.

SAJONSKI, H. (1955): Neurosekretion bei Mensch und
Tier. Monatshefte für Veterinär-Medizin 10, 51 – 56.

SALAZAR, I., P. R. PESINI, P. F. ALVAREZ and J. G.
SORIANO (1987): Number, topography and relati-
onships of the nuclei thalami of the dog. Acta anatomica 130, 80.

SEEGER, J. (1987): Zytoarchitektur und Topographie
der Area praeoptica und einiger ausgewählter Kerngebiete des rostralen Hypothalamus des Schweines
(Sus scrofa domestica). Zeitschrift für mikroskopisch-
anatomische Forschung 101, 999 – 1010.

SMIALOWSKI, A. (1971): Subthalamus in dog brain. Acta
biologiae experimentalis 31, 203 – 212.

SOLNITZKY, O. (1938): The thalamic nuclei of sus scrofa.
Journal of comparative neurology 69, 121 – 169.

SOLNITZKIY, O. (1939): The hypothalamus and subthalamus of Sus scrofa. Journal of comparative neurology 70, 191 – 229.

SYCHOWA, B. (1961): The morphology and topography of the thalamic nuclei of the dog. Acta biologiae
experimentalis 21, 101 – 120.

SYCHOWA, B. (1962): Medial geniculate body of the
dog. Journal of comparative neurology 118, 355 –
371.

SYCHOWA, B. (1970): The myeloarchitectonics of the

dorsomedial thalamic nucleus of the dog. Acta neurobiologiae experimentalis **30**, 145 – 156.

SZTEYN, S., D. GALERT, J. DYNOWSKI and W. HOCZYK (1980): The stereotaxic configuration of hypothalamus nerve centres in the pig. Anatomischer Anzeiger **147**, 12 – 32.

SZTEYN, S., M. LAKOMY, J. DYNOWSKI, and A. KRAWCZUK (1981): The stereotaxic configuration of hypothalmus nerve centres in the cow. Anatomischer Anzeiger **149**, 471 – 485.

VIERLING , R. (1956): Ein Beitrag zur anatomischen Situation der Hypothalamuskerne Nucleus supraopticus und Nucleus paraventricularis beim Schaf. Anatomischer Anzeiger **103**, 406 – 426.

VIERLING, R. (1957): Die anatomische Situation der Hypothalamuskerne Nucleus supraopticus und Nucleus paraventricularis bei Rind und Schaf. Anatomischer Anzeiger **104**, 157 – 182.

WELENTO, J., S. SZTEYN and Z. MILART (1969): Observations on the stereotaxic configuration of the hypothalamus nuclei in the sheep. Anatomischer Anzeiger **124**, 1 – 27.

Endhirn

ADRIAN, E. D. (1943): Afferent areas in brain of ungulates. Brain **66**, 89 – 103.

ADRIAN, E. D. (1946): The somatic receiving area in the brain of the Shetland pony. Brain **69**, 1 – 8.

ALLISON, A. C. (1953): The morphology of the olfactory system in the vertebrates. Biological revue **28**, 195 – 244.

ANDY, O. J., and H. STEPHAN (1964): The septum of the cat. Springfield/Illinois: Thomas.

BAER, S., G. HUMMEL und H. GOLLER (1985): Feinstruktur des Ammonshornes von Rind, Schaf und Ziege. Anatomia, Histologia, Embryologia **14**, 242 – 261.

BRADLEY, O. C. (1899): The convolutions of the cerebrum of the horse. Journal of anatomy and physiology **33**, 215 – 227.

BREAZILE, J. E., B. C. SWAFFORD and W. D. THOMPSON (1966): Study of the motor cortex of the domestic pig. American journal of veterinary research **27**, 1369 – 1373.

BREAZILE, J. E., B. C. SWAFFORD and A. R. BILES (1966): Motor cortex of the horse. American journal of veterinary research **27**, 1605 – 1609.

BREAZILE, J. E., and W. D. THOMPSON (1967): Motor cortex of the dog. American journal of veterinary research **28**, 1483 – 1486.

BREMER, F., and R. S. DOW (1939): The cerebral acoustic area of the cat. A combined oscillographic and cytoarchitectonic study. Journal of neurophysiology **2**, 308 – 318.

BRODMANN, K. (1909): Vergleichende Lokalisationslehre der Großhirnrinde. Leipzig: Barth.

BURTON, H., G. MITCHELL and D. BRENT (1982): Second somatic sensory area in the cerebral cortex of cats: somatotopic organization and cytoarchitecture. Journal of comparative neurology **210**, 109 – 135.

CAMPBELL, A. W. (1905): Histological studies on the localization of cerebral function. Cambridge: University Press.

CLARK, S. L., J. W. WARD and I. S. DRIBBEN (1941): Cerebral cortical stimulation of goats, normal and nervous. Journal of comparative neurology **74**, 409 – 419.

CARPENTER, M. B. (1976): Anatomical organization of the corpus striatum and related nuclei. In: Basal Ganglia, edited by M. YAHR, p. 1 – 36. New York: Raven Press.

CECHETTO, D. F., and C. B. SAPER (1987): Evidence for a visceropic sensory representation in the cortex and thalamus in the rat. Journal of comparative neurology **262**, 27 – 45.

CREUTZFELDT, O. D. (1983): Cortex cerebri. Berlin: Springer.

CROSBY, E. C., and H. N. SCHNITZLEIN (editors) (1982): Comparative correlative neuroanatomy of the vertebrate telencephalon. New York: Mcmillan.

DELLMANN, H. D. (1960): Zur makroskopischen Anatomie der subkortikalen Kerne des Telencephalon und des Pallidum beim Rind. Zentralblatt für Veterinärmedizin **7**, 761 – 768.

DEXLER, H. (1904): Beiträge zur Kenntnis des feineren Baues des Zentralnervensystems der Ungulaten. Gegenbaurs morphologisches Jahrbuch **32**, 288 – 389.

DRESEL, K. (1924): Die Funktionen eines großhirn- und striatumlosen Hundes. Klinische Wochenschrift **3**, 2231 – 2233.

EBBESON, S. O. E. (editor) (1980): Comparative neurology of the telencephalon. New York: Plenum Press.

ECONOMO, C. VON, und G. N. KOSKINAS (1925): Die Cytoarchitektonik der Hirnrinde des erwachsenen Menschen. Wien: Springer.

ELLENBERGER, W. (1889): Über die Furchen und Windungen der Großhirnoberfläche des Hundes. Archiv für wissenschaftliche und praktische Tierheilkunde **15**, 1 – 20.

EUSTACHIEWICZ, R. (1968): The structure of the olfactory tubercle and nucleus of diagonal band of broca in the sheep (polnisch). Annales Universitatis Mariae Curie-Sklodowska (Lublin), Sectio DD, **23**, 43 – 53.

EVARTS, E. V., and S. P. WISE (1984): Basal ganglia outputs and motor control. Ciba Foundation Symposium **107**, 83 – 96.

FOX, C. A. (1940): Certain basal telencephalic centers in the cat. Journal of comparative neurology **72**, 1 – 62.

FRAUCHIGER, E. (1947): Bemerkungen über Willkürbewegung, Pyramidenbahn und extrapyramidales System. Schweizer Archiv für Neurologie und Psychiatrie **60**, 396 – 400.

GAROL, H. W. (1942): The „motor" cortex of the cat. Journal of neuropathology and experimental neurology **1**, 139 – 145.

GOLLER, H., und G. HUMMEL (1974): Zur Zytoarchitektonik der Großhirnrinde der Hauswiederkäuer. Berliner und Münchener tierärztliche Wochenschrift **87**, 129 – 133.

GROOS, W. P., L. K. EWING, C. M. CARTER and J. D. COULTER (1978): Organization of corticospinal neurons in the cat. Brain research **143**, 393 – 419.

GROTH, W. (1951): Untersuchungen über den Feinbau einiger Stammganglien des Großhirns beim Pferd. Hannover: Tierärztliche Hochschule, Dissertation.

GUREWITSCH, M., und G. BYCHOWSKY (1928): Zur Architektonik der Hirnrinde (Isocortex) des Hundes. Journal für Psychologie und Neurologie **35**, 283 – 300.

GUREWITSCH, M., und A. CHATSCHATURIAN (1928): Zur Cytoarchitektonik der Großhirnrinde der Feliden. Zeitschrift für Anatomie und Entwicklungsgeschichte **87**, 100 – 138.

HASSLER, R., und K. MUHS-CLEMENT (1964): Architektonischer Aufbau des sensomotorischen und parietalen Cortex der Katze. Journal für Hirnforschung **6**, 377 – 420.

HAUG, H. (1953): Der Grauzellkoeffizient des Stirnhirnes der Mammalia in einer phylogenetischen Betrachtung. Acta anatomica **19**, 60 – 100; 153 – 196; 239 – 270.

HIFNY, A., A. KASSEM, E. I. ENANY and M. E. AMIN (1986): Some morphological studies on the corpus striatum of the cerebrum of the goat. Gegenbaurs morphologisches Jahrbuch **132**, 583 – 588.

JONES, E. G., and A. PETERS (editors) (1984): Cerebral

cortex. Volume 2: Functional properties of cortical cells. New York: Plenum Press.

JONES, E. G., and A. PETERS (editors) (1986): Cerebral cortex. Volume 5: Sensory-motor areas and aspects of cortical connectivity. New York: Plenum Press.

JONES, E. G., and A. PETERS (editors) (1987): Cerebral cortex. Volume 6: Further aspects of cortical function, including hippocampus. New York: Plenum Press.

KAWAMURA, K. (1971): Variations of the cerebral sulci in the cat. Acta anatomica 80, 204 – 221.

KING, J. L. (1911): Localization of the motor area in the sheep's brain by the histological method. Journal of comparative neurology 21, 311 – 321.

KÖPPEN, M., und S. LOEWENSTEIN (1905): Studien über den Zellenbau der Großhirnrinde bei den Ungulaten und Carnivoren und über die Bedeutung einiger Furchen. Monatsschrift für Psychiatrie und Neurologie 18, 481 – 508

KOLB, B., R. J. SUTHERLAND, A. J. NONNEMAN and I. Q. WHISHAW (1982): Asymmetry in the cerebral hemispheres of the rat, mouse, rabbit, and cat: the right hemisphere is larger. Experimental neurology 78, 348 – 359.

KREINER, J. (1964): Myeloarchitectonics of the sensorimotor cortex in dog. Journal of comparative neurology 122, 181 – 200.

KREINER, J. (1966): Myeloarchitectonics of the occipital cortex in dog and general remarks on the myeloarchitectonics of the dog. Journal of comparative neurology 127, 531 – 558.

KREINER, J. (1968): Homologies of the fissural and gyral pattern of the hemispheres of the dog and monkey. Acta anatomica 70, 137 – 167.

KREINER, J. (1971): The neocortex of the cat. Acta neurobiologiae experimentalis 31, 151 – 201.

LAKOMY, M. (1968): The nuclei of the septal area in goat (polnisch). Polskie archiwum weterynaryjne 11, 191 – 204.

LAKOMY, M., and R. GADAMSKI (1968): The nuclei of the septal area in the cow. Anatomischer Anzeiger 123, 117 – 136.

LANDACRE, F. L. (1930): The major and minor sulci of the brain of the sheep. Ohio journal of science 30, 36 – 49.

LÖCHELT, F. (1973): Lichtmikroskopische, elektronenmikroskopische und histochemische Untersuchungen am Bulbus olfactorius von Rind, Schaf und Ziege. Gießen: Universität, Fachbereich Veterinärmedizin, Dissertation.

MARQUIS, D. G. (1934): Effects of removal of the visual cortex in mammals, with observations on the retention of light discrimination in dogs. Association for Research in Nervous and Mental Diseases: Research publications 13, 558 – 592.

MICHALOUDI, H., A. N. KARAMANLIDIS, A. DINOPOULOS, G. PAPADOPOULOS and J. ANTONOPOULOS (1986): Thalamic projections to the posterior sylvian and posterior ectosylvian gyri of the sheep brain, revealed with the retrograde transport of horseradish peroxidase. Anatomy and embryology 175, 77 – 90.

MIODONSKI, A. (1967): Myeloarchitectonics of the septum in the brain of the dog. Acta biologiae experimentalis 27, 11 – 59.

MROSS, M. (1934): Über die Veränderungen des Riechhirnes des Pferdes bei der Hydrocephalia chronica interna acquisita. Zugleich ein Beitrag zur cytoarchitektonischen Gliederung des Riechhirnes des Pferdes. Berlin: Tierärztliche Hochschule, Dissertation.

OTSUKA, R., und R. HASSLER (1962): Über Aufbau und Gliederung der corticalen Sehsphäre bei der Katze. Archiv für Psychiatrie und Nervenkrankheiten 203, 213 – 234.

PARENT, A. (1986): Comparative neurobiology of the basal ganglia. New York: Wiley & sons.

PETERS, A., and E. G. JONES (editors) (1984): Cerebral cortex. Volume 1: Cellular components of the cerebral cortex. New York: Plenum Press.

PETERS, A., and E. G. JONES (editors) (1985): The cerebral cortex. Volume 3 : Visual cortex. New York: Plenum Press.

PEPTERS, A., and E. G. JONES (editors) (1985): The cerebral cortex. Volume 4: Association and auditory cortices. New York: Plenum Press.

PETERS, A., and E. G. JONES (editors) (1988): Cerebral cortex. Volume 7: Development and maturation of cerebral cortex. New York: Plenum Press.

PINTO HAMUY, T., R. B. BROMILEY and C. N. WOOLSEY (1956): Somatic afferent areas I and II of dog's cerebral cortex. Journal of neurophysiology 19, 485 – 499.

POECK, K. (1965): Das limbische System. Deutsche medizinische Wochenschrift 90, 131 – 135.

RAISMAN, G. (1972): An experimental study of the projection of the amygdala to the accessory olfactory bulb and its relationship to the concept of a dual olfactory system. Experimental brain research 14, 395 – 408.

READ, E. A. (1908): A contribution to the knowledge of the olfactory apparatus in dog, cat and man. American journal of anatomy 8, 17 – 47.

ROSE, J. E. (1942): A cytoarchitectural study of the sheep cortex. Journal of comparative neurology 76, 1 – 55.

ROTHMANN, M. (1910): Der Hund ohne Großhirn. Deutsche Zeitschrift für Nervenheilkunde 38, 267 – 269.

ROTHMANN, H. (1923): Zusammenfassender Bericht über den Rothmannschen großhirnlosen Hund nach klinischen und anatomischen Untersuchungen. Zeitschrift der gesamten Neurologie und Psychiatrie 87, 247 – 313.

RUBEL, E. W. (1971): A comparison of somatotopic organization in sensory neocortex of newborn kittens and adult cats. Journal of comparative neurology 143, 447 – 480.

SALAZAR, I., P. R. PESINI, P. F. TROCONIZ, J. GONZALEZ SORIANO and P. F. ALVAREZ (1988): The neocortex of the dog. 1. A classical cytoarchitectonic map. Anatomia, Histologia, Embryologia 17, 169 – 187.

SALAZAR, I., P. R. PESINI, P. F. TROCONIZ, J. GONZALEZ SORIANO and P. ALVAREZ (1988): The neocortex of the dog. 2. A map of the unfolded neocortex. Anatomia, Histologia, Embryologia 17, 193 – 206.

SCHELLENBERG, K. (1900): Untersuchungen über das Großhirnmark der Ungulaten. Zürich: Universität, Philosophische Fakultät, Dissertation.

SCHWILL, C. (1951): Untersuchungen über den Feinbau der Großhirnrinde beim Hund. Hannover: Tierärztliche Hochschule, Dissertation.

STEPHAN, H. (1975): Allocortex. Berlin: Springer. (Handbuch der mikroskopischen Anatomie des Menschen, 4. Band, 9. Teil).

SWIECIMSKA, Z. (1967): The corpus callosum of the dog. Acta biologiae experimentalis 27, 389 – 411.

THOMPSON, I. M. (1932): On the cavum septi pellucidi. Journal of anatomy 67, 59 – 77.

TUNTURI, A. R. (1944): Audio frequency localization in the acoustic cortex of the dog. American journal of physiology 141, 397 – 403.

TUNTURI, A. R. (1950): Physiological determination of the arrangement of the afferent connections to the middle ectosylvian auditory area in the dog. American journal of physiology 162, 489 – 502.

VERHAART, W. J. C., and N. J. A. NOORDMYN (1961): The cerebral peduncle and the pyramid. Acta anatomica **45**, 315 – 343.

WOOLSEY, C. N. (1960): Some observations on brain fissuration in relation to cortical localization of function. In: Structure and function of the cerebral cortex, edited by D. B. TOWER and J. P. SCHADE, p. 64 – 68. Amsterdam: Elsevier.

WOOLSEY, C. N., P. H. SETTLAGE, D. R. MEYER, W. SENCER, T. P. HAMUY and A. M. TRAVIS (1952): Patterns of localization in precentral and „supplementary" motor areas and their relation to the concept of a premotor area. Association for research in nervous and mental disease: research publications **30**, 238 – 264.

WOOLSEY, C. N., and E. M. WALZL (1942): Topical projections of nerve fibers from local regions of the cochlea to the cerebral cortex of the cat. Bulletin of the Johns Hopkins Hospital **71**, 315 – 344.

Ventrikel, Plexus choroideus, Liquor cerebrospinalis

AMROUSI, S., M. K. SOLIMAN and L. B. YOUSSEF (1966): Studies on the cerebrospinal fluid of healthy sheep. Indian veterinary journal **43**, 106 – 111.

AUGSBURGER, H. (1981): Experimentelle und diagnostische zerebrale Ventrikulographie mit Metrizamid beim Hund. Zürich: Universität, Veterinärmedizinische Fakultät, Dissertation.

BLAKE, J. A. (1900): The roof and lateral recesses of the fourth ventricle, considered morphologically and embryologically. Journal of comparative neurology **10**, 79 – 108.

BÖHME, G. (1967): Unterschiede am Gehirnventrikelsystem von Hund und Katze nach Untersuchungen an Ausgußpräparaten. Berliner und Münchener tierärztliche Wochenschrift **80**, 195 – 196.

BUETTNER, S. U. (1986): Vergleichende lichtmikroskopische, raster- und transmissions-elektronenmikroskopische Untersuchungen zur Morphologie des Recessus suprapinealis und des Recessus pinealis des Rindes (Bos taurus). Gießen: Universität, Fachbereich Veterinärmedizin und Tierzucht, Dissertation.

BUXTON, D. F. (1988): Stereotaxic implantation of cannulae into sheep hypothalamus based on ventriculography. Anatomia, Histologia, Embryologia **17**, 362 – 363.

COHEN, L. A. (1967): Absence of a foramen of Magendie in the dog, cat, rabbit, and goat. Archives of neurology (Chicago) **16**, 524 – 528.

DU BOULAY, G. H. (1966): Pulsative movements in the CSF pathway. British journal of radiology **39**, 255 – 262.

EPSTEIN, J. A. (1953): Coarctation of the walls of the lateral angles of the lateral cerebral ventricles: a comparative anatomical study. Journal of neuropathology and experimental neurology **12**, 302 – 309.

FANKHAUSER, R. (1953): Der Liquor cerbrospinalis in der Veterinärmedizin. Zentralblatt für Veterinärmedizin **1**, 136 – 159 (1953).

FITZGERALD, T. C. (1961): Anatomy of cerebral ventricles of domestic animals. Veterinary medicine **56**, 38 – 45.

GOMEZ, D. G., and D. G. POTTS (1975): The choroid plexus of the dog. Anatomical record **181**, 363.

GRUNDY, H. F. (1963): Circulation of the cerebrospinal fluid in the spinal region of the cat. Journal of physiology **163**, 457 – 465.

HALLER, G. (1922): Über den Bau und die Entwicklung der Deckplatte des vierten Ventrikels, insbesondere

beim Menschen. Verhandlungen der Anatomischen Gesellschaft **31**, 123 – 136.

HESS, C. (1885): Das Foramen Magendii und die Öffnungen an den Recessus laterales des IV. Ventrikels. Gegenbaurs morphologisches Jahrbuch **10**, 578 – 602.

HOERLEIN, B. F., and M. F. PETTY (1961): Contrast encephalography and ventriculography in the dog – preliminary studies. American journal of veterinary research **22**, 1041 – 1056.

HORODYSKA, M., and J. KREINER (1962): The brain ventricles in the dog. Acta biologiae experimentalis **22**, 243 – 250.

KÜNZEL, W. (1982): Korrosionsanatomische Darstellung des Hohlraumsystems des Hundegehirnes. Anatomia, Histologia, Embryologia **11**, 323 – 333.

LEVINGER, I. M., and H. EDERY (1968): Casts of the cat cerebro-ventricular system. Brain research **11**, 294 – 304.

LIGNEREUX, Y., J. FARGEAS, M. H. MARTY and P. BÉNARD (1987): Cerebral ventricle of the Frisian cow (Bos taurus). Conformation, relations and stereotaxic topography. Acta anatomica **128**, 89 – 92.

MAILLOT, C., J. G. KORITKE et M. LAUDE (1978): La vascularisation de la toile choroidienne du quatrieme ventricule chez le chat (Felis domestica). Archives d'anatomie, d'histologie et d'embryologie **61**, 3 – 42.

MAILLOT, C., J. G. KORITKE et M. LAUDE (1980): La vascularisation de la toile choroidienne du quatrieme ventricule chez le chien (Canis familiaris). Archives d'anatomie, d'histologie et d'embryologie **63**, 143 – 178.

MAYHEW, I. G., R. H. WHITLOCK and J. B. TASKER (1977): Equine cerebrospinal fluid: reference values of normal horses. American journal of veterinary research **38**, 1271.

MIODONSKI, A., J. POBOROWSKA and A. FRIEDHUBER DE GRUBENTHAL (1979): SEM study of the choroid plexus of the lateral ventricle in the cat. Anatomy and embryology **155**, 323 – 331.

NOACK, W., L. DUMITRESCU and J. V. SCHWEICHEL (1972): Scanning and electron microscopical investigations of the surface structures of the lateral ventricles in the cat. Brain research **46**, 121 – 129.

PAPPENHEIMER, J. R., S. R. HEISEY, E. F. JORDAN and J. DE C. DOWNER (1962): Perfusion of the cerebral ventricular system in unanesthetized goats. American journal of physiology **203**, 763 – 774.

POCETA, J. S., M. N. HAMLIN, D. W. HAACK and D. F. BOHR (1981): Stereotaxic placement of cannulae in cerebral ventricles of the pig. Anatomical record **200**, 349 – 356.

POTTS, D. G., and R. M. BERGLAND (1969): Roentgenologic studies of cerebrospinal fluid formation in the dog. American journal of roentgenology **105**, 756 – 762.

POTTS, D. G., M. D. F. DECK and V. DEONARINE (1971): Measurement of the rate of cerebrospinal fluid formation in the lateral ventricles of the dog. Radiology **98**, 605 – 610.

RASCHER, K., K. H. BOOZ, G. DONAUER and E. DONAUER (1988): The filum terminale. A morphological study in the cat. Zeitschrift für mikroskopisch-anatomische Forschung **102**, 1 – 17.

SATO, O., T. ASAI, Y. AMANO, M. HARA, R. TSUGANE and M. YAGI (1972): Extraventricular origin of the cerebrospinal fluid: formation rate quantitatively measured in the spinal subarachnoid space of dogs. Journal of neurosurgery **36**, 276 – 282.

STÖCKLE, A. (1950): Liquorgewinnung und Bestimmung der normalen Liquorwerte beim Rind. Bern: Universität, Veterinärmedizinische Fakultät, Dissertation.

WILSON, J. T. (1937): On the nature and mode of origin of the foramen of Magendie. Journal of anatomy 71, 423 – 428.

Circumventriculäre Organe

ANDRES, K. H. (1965): Der Feinbau des Subfornikalorgans vom Hund. Zeitschrift für Zellforschung und mikroskopische Anatomie 68, 445 - 473.

BARGMANN, W., und T. H. SCHIEBLER (1952): Histologische und cytochemische Untersuchungen am Subkommissuralorgan von Säugern. Zeitschrift für Zellforschung und mikroskopische Anatomie 37, 582 – 596.

BARLOW, R. M., A. N. D'AGOSTINO and P. A. CANCILLA (1967): A morphological and histochemical study of the subcommissural organ of young and old sheep. Zeitschrift für Zellforschung und mikroskopische Anatomie 77, 299 – 315.

BRIZZEE, K. R., and P. M. KLARA (1984): The structure of the mammalian area postrema. Federation proceedings 43, 2944 – 2948.

CHERNICKY, C. L., K. L. BARNES, J. P. CONOMY and C. M. FERRARIO (1980): A morphological characterization of the canine area postrema. Neuroscience letters 20, 37 – 43.

COHRS, P., und D. VON KNOBLOCH (1936): Das subfornikale Organ des 3. Ventrikels. Zeitschrift für Anatomie und Entwicklungsgeschichte 105, 491 – 518.

DELLMANN, H. D. (1965): Age variations in the structure of the subcommissural organ of the dog. Anatomical record 151, 449.

DELLMANN, H. D., and J. B. SIMPSON (1979): The subfornical organ. International review of cytology 58, 333 – 421.

EBERL-ROTHE, G. (1951): Über den Reißnerschen Faden der Wirbeltiere. Zeitschrift für mikroskopisch-anatomische Forschung 57, 137 – 180.

HOFER, H. (1959): Zur Morphologie der circumventriculären Organe des Zwischenhirnes der Säugetiere. Zoologischer Anzeiger, Supplementum 22, 202 – 251.

KAISER, R. (1974): Zur Morphologie der Area postrema des Schafes. Berlin: Freie Universität, Fachbereich Veterinärmedizin, Dissertation.

KAISER, R., und G. BÖHME (1978): Vaskularisation und Gliaverhältnisse der Area postrema des Schafes (Ovis aries). Anatomischer Anzeiger 144, 1 – 12.

KNIGGE, K. M., and D. E. SCOTT (1970): Structure and function of the median eminence. American journal of anatomy 129, 223 – 243.

KNOBLOCH, D. VON (1937): Das subfornikale Organ des dritten Hirnventrikels in seiner embryonalen und postembryonalen Entwicklung beim Hausschwein (Sus scrofa domesticus). Zeitschrift für Anatomie und Entwicklungsgeschichte 106, 379 – 396.

LEONHARDT, H. (1980): Ependym und circumventriculäre Organe. In: Neuroglia I, herausgegeben von A. OKSCHE. Berlin: Springer (Handbuch der mikroskopischen Anatomie des Menschen, 4. Band, 10. Teil, S. 177 – 666).

LEONIENI, J. (1968): Zur Morphologie des Subcommissuralorgans junger Hunde. Folia morphologica (Warszawa) 27, 13 – 21.

OLSSON, R. (1958): Studies on the subcommissural organ. Acta zoologica (Stockholm) 39, 71 – 102.

REUCHLEN, M. (1965): Mikroskopisch-anatomische Untersuchungen über den Feinbau des Organon vasculosum laminae terminalis beim Schwein. München: Ludwig-Maximilians-Universität, Tierärztliche Fakultät, Dissertation.

ROHR, V. U. (1966): Zum Feinbau des Subfornikal-Organs der Katze. I. Der Gefäß-Apparat. Zeitschrift für Zellforschung und mikroskopische Anatomie 73, 246 – 271.

ROHR, V. U. (1966): Zum Feinbau des Subfornikal-Organs der Katze. II. Neurosekretorische Aktivität. Zeitschrift für Zellforschung und mikroskopische Anatomie 75, 11 – 34.

SLAWOMIRSKI, J. (1971): Das Organon subfornicale beim Wildschwein. Folia morphologica (Warszawa) 30, 61 – 67.

STANKA, P. (1963): Über das Subcommissuralorgan bei Schwein und Ratte. Zeitschrift für mikroskopisch-anatomische Forschung 69, 395 - 409.

STERBA, G. (1969): Circumventriculäre Organe und Liquor. Jena: Fischer.

STERBA, G., und W. BARGMANN (1977): Circumventriculäre Organe. Nova acta Leopoldina, Supplement 9.

TALANTI, S., and E. KIVALO (1960): Studies on the subcommissural organ of some ruminants. Anatomischer Anzeiger 108, 53 – 59.

TALANTI, S., and E. KIVALO (1962): On the structure of the area postrema in some domestic animals. Acta neurovegetativa (Wien) 22, 283 – 290.

Meningen

ALLEN, D. J., and F. N. LOW (1975): Scanning electron microscopy of the subarachnoid space in the dog. III. Cranial levels. Journal of comparative neurology 161, 515 – 540.

ANDRES, K. H. (1967): Zur Feinstruktur der Arachnoidalzotten bei Mammalia. Zeitschrift für Zellforschung und mikroskopische Anatomie 82, 92 – 109.

ANDRES, K. H. (1967): Über die Feinstruktur der Hüllen des Nervensystems der Katze (Felis catus L.). Verhandlungen der Anatomischen Gesellschaft 61, 483 – 487.

ANDRES, K. H. (1967): Über die Feinstruktur der Arachnoidea und Dura mater von Mammalia. Zeitschrift für Zellforschung und mikroskopische Anatomie 79, 272 – 295.

FANKHAUSER, R. (1962): Untersuchungen über die arachnoidalen Zotten und Granulationen bei Tieren. Schweizer Archiv für Tierheilkunde 104, 13 – 34.

FIEDLER, H. H., und W. DROMMER (1976): Licht- und elektronenoptische Untersuchungen an der Membrana limitans gliae superficialis und der Leptomeninx im Rückenmark des Schweines. Anatomia, Histologia, Embryologia 5, 206 – 223.

GÖSSLER, R. (1969): Die Topographie der Rückenmarkshäute im Lenden-Kreuzbein-Bereich des Hundes und ihre Beziehung zu Zwischenfällen bei der Extraduralanaesthesie (Epiduralanaesthesie). Gießen: Universität, Veterinärmedizinische Fakultät, Dissertation.

GOMEZ, D. G., D. G. POTTS and V. DEONARINE (1974): Arachnoid granulations of the sheep. Archives of neurology 30, 169 – 175.

HÄLLER, A. (1961): Untersuchungen über das Vorkommen Pacchionischer Granulationen bei Tieren. Bern: Universität, Veterinärmedizinische Fakultät, Dissertation.

HEILIGTAG, W. (1938): Über die Hüllen des Rückenmarkes und deren Zwischenräume beim Hunde. Hannover: Tierärztliche Hochschule, Dissertation.

JAYATILAKA, A. D. P. (1965): Arachnoid granulations in sheep. Journal of anatomy 99, 315 – 327.

KRAHN, V. (1982): The pia mater at the site of the entry of blood vessels into the central nervous system. Anatomy and embryology 164, 257 – 263.

LINSERT, H. (1935): Über die Topographie des Rückenmarkendes und seiner Hüllen beim Hunde. Hannover: Tierärztliche Hochschule, Dissertation.

POLLAY, M., and K. WELCH (1962): The function and structure of the canine arachnoid villi. Journal of surgical research 2, 307 – 311.

POTTS, D. G., K. F. REILLY and V. DEONARINE (1972): Morphology of the arachnoid villi and granulations. Radiology 105, 333 – 341.

SAYAD, W. Y., and S. C. HARVEY (1923): The regeneration of the meninges. The dura mater. Annals of surgery 77, 129 – 141.

SCHALTENBRAND, G. (1955): Plexus und Meningen. In: Nervensystem, 2. Teil, herausgegeben von W. BARGMANN. Berlin: Springer. (Handbuch der mikroskopischen Anatomie des Menschen, 4. Band, 2. Teil, S. 1 – 139).

TÖRÖK, J. (1930): Zur vergleichenden Anatomie der Pacchionischen Granulationen. Budapest: Tierärztliche Hochschule, Dissertation.

WITTE, G. (1980): Liquorresorption durch die Villi arachnoidales. Experimentelle Untersuchungen an Katzen. Berlin: Freie Universität, Medizinische Fachbereiche, Dissertation.

Vaskularisation

ANDERSON, W. D., and B. G. ANDERSON (1979): Arterial supply to the prosencephalon and mesencephalon of dog and horse. Anatomical record 193, 471.

ANDERSON, W. D., and W. KUBICEK (1971): The vertebral-basilar system of dog in relation to man and other mammals. American journal of anatomy 132, 179 – 188.

ARMSTRONG, L. D., and A. HOROWITZ (1971): The brain venous system of the dog. American journal of anatomy 132, 479 – 490.

BRADSHAW, P. (1958): Arteries of the spinal cord in the cat. Journal of neurology and neurosurgery and psychiatry 21, 284 – 289.

CAULKINS, S. E., P. T. PURINTON and J. E. OLIVER (1987): Blood supply to the spinal cord in the dog and cat. Anatomia, Histologia, Embryologia 16, 75.

DENNSTEDT, A. (1904): Die Sinus durae matris der Haussäugetiere. Anatomische Hefte 25 (Heft 75), 1 – 96.

DRÄGER, K. (1937): Über die Sinus columnae vertebralis des Hundes und ihre Verbindungen zu Venen der Nachbarschaft. Gegenbaurs morphologisches Jahrbuch 80, 579 – 598.

DRAEHMPAEHL, D. (1988): Korrosionsanatomische Untersuchungen am Rete mirabile und an den Gehirnbasisgefäßen der Zwergziege. Gegenbaurs morphologisches Jahrbuch 134, 585 – 595.

EGELKRAUT, I. (1987): Korrosionsanatomische und topographische Untersuchungen zu den Arterien in der Schädelhöhle des Schweines. München: Ludwig-Maximilians-Universität, Tierärztliche Fakultät, Dissertation.

FLECHSIG, G., und I. ZINTZSCH (1969): Die Arterien der Schädelbasis des Schweines. Anatomischer Anzeiger 125, 206 – 219.

GADJEW, S. (1982): Anatomische und histologische Untersuchungen an der A. carotis interna beim Schaf (Ovis aries L.). Verhandlungen der Anatomischen Gesellschaft 76, 299 – 300.

GILLILAN, L. A. (1974): Blood supply to brains of ungulates with and without a rete mirabile caroticum. Journal of comparative neurology 153, 275 – 290.

GILLILAN, L. A. (1976): Extra- and intra-cranial blood supply to brains of dog and cat. American journal of anatomy 146, 237 – 254.

HABERMEHL, K. H. (1973): Zur Topographie der Gehirngefäße des Hundes. Anatomia, Histologia, Embryologia 2, 327 – 353.

HOFMANN, M. (1901): Zur vergleichenden Anatomie der Gehirn- und Rückenmarksvenen der Vertebraten. Zeitschrift für Morphologie und Anthropologie 3, 239 – 299.

JENKE, W. (1919): Die Gehirnarterien des Pferdes, Hundes, Rindes und Schweines verglichen mit denen des Menschen. Dresden: Tierärztliche Hochschule, Dissertation.

KHAMAS, W. A., and N. G. GHOSHAL (1985): Gross and scanning electron microscopy of the carotid rete-cavernous sinus complex of the sheep (Ovis aries). Anatomischer Anzeiger 159, 173 – 179.

KLEIN, T. (1980): Korrosionsanatomische Untersuchungen am Blutgefäßsystem des Encephalon und der Meninges bei Felis domestica. Anatomia, Histologia, Embryologia 9, 236 – 279.

KÖNIG, H. E. (1979): Anatomie und Entwicklung der Blutgefäße in der Schädelhöhle der Hauswiederkäuer (Rind, Schaf und Ziege). Stuttgart: Enke.

KÖNIG, H. E. (1979): Arteriovenöse Koppelungen in der Dura mater des Rindes. Berliner und Münchener tierärztliche Wochenschrift 92, 1 – 3.

KÖNIG, H. E. (1986): Die Venen des Gehirns der Ziege. Berliner und Münchener tierärztliche Wochenschrift 99, 163 – 166.

KÖNIG, H. E. (1987): Die venöse Versorgung der Oberfläche des Gehirns beim Rind. Anatomischer Anzeiger 164, 29 – 37.

KÖNIG, H. E. (1987): Die praecerebralen Wundernetze an der Schädelbasis von Hauswiederkäuern, Schwein und Katze. Verhandlungen der Anatomischen Gesellschaft 81, 387 – 388.

KÖNIG, H. E., und E. SCHABEL (1987): Zur Gefäßversorgung der Cauda equina bei der Katze. Tierärztliche Praxis 15, 17 – 20.

LAYUNTA, J. B., and R. M. ROLDAN (1982): Aportaciones al conocimiento anatómico de la irrigación encefálica de la cabra. Anatomia, Histologia, Embryologia 11, 242 – 249.

LEYHE, G. (1975): Angioarchitektonische Untersuchungen am Gehirn des Schafes. Gießen: Universität, Fachbereich Veterinärmedizin, Dissertation.

MARTINEZ, P. (1965): Le système artériel de la base du cerveau et l'origine des artères hypophysaires chez le chat. Acta anatomica 61, 511 – 546.

MUGLIA, U., M. LONGO and S. PATERNITI (1982): A topographic study on endocranial vascularization in Ovis aries and Capra hircus by means of angiography. Anatomischer Anzeiger 151, 240 – 246.

RÖSSLEIN, C. (1987): Angioarchitektonische Untersuchungen an den Arterien des Encephalon und der Meninges beim Pferd. München: Ludwig-Maximilians-Universität, Tierärztliche Fakultät, Dissertation.

ROLDAN, R. M., and J. B. LAYUNTA (1980): Vascularización encefálica del toro de lidia. Anatomia, Histologia, Embryologia 9, 141 – 147.

RUEDI, M. (1922): Topographie, Bau und Funktion der Arteria carotis interna des Pferdes. Zürich: Universität, Veterinärmedizinische Fakultät, Dissertation.

SCHLÜTER, G. (1969): Über die Gefäßversorgung des Corpus callosum der Katze. Zeitschrift für Anatomie und Entwicklungsgeschichte 128, 28 – 39.

SCHRÖDER, L. (1955): Zur Morphologie der oberflächlichen Arterien des Rückenmarkes vom Hund. Anatomia, Histologia, Embryologia 2, 576 – 582.

SIMOENS, P., N. R. DE VOS and H. LAUWERS (1978/79): Illustrated anatomical nomenclature of the heart and the arteries of head and neck in domestic mammals. Mededelingen van de Faculteit van de Diergeneeskunde van de Rijksuniversiteit te Gent 21, 1 – 100.

SIMOENS, P., N. R. DE VOS and H. LAUWERS (1984): Illustrated anatomical nomenclature of the venous system in the domestic mammals. Mededelingen van de Faculteit van de Diergeneeskunde van de Rijksuniversiteit te Gent **26**, 1 – 91.

VÜLLERS, M. (1984): Zur Topographie der Venen in der Schädelhöhle des Hundes. München: Ludwig-Maximilians-Universität, Tierärztliche Fakultät, Dissertation.

WISSDORF, H. (1970): Die Gefäßversorgung der Wirbelsäule und des Rückenmarkes vom Hausschwein (Sus scrofa f. domestica L., 1758). Zentralblatt für Veterinärmedizin, Beiheft **12**.

WORTHMAN, R. P. (1956): The longitudinal vertebral sinuses of the dog. I. Anatomy. American journal of veterinary research **17**, 341 – 348.

WORTHMAN, R. P. (1956): The longitudinal vertebral venous sinuses of the dog. II. Functional aspects. American journal of veterinary research **17**, 349 – 363.

ZIMMERMANN, G. (1936): Sinus und Schädelhöhle vom Hund. Zeitschrift für Anatomie und Entwicklungsgeschichte **106**, 107 – 137.

Rückenmarksnerven und Ganglien

ALLAM, M. W., D. G. LEE, F. E. NULSEN and E. A. FORTUNE (1952): The anatomy of the brachial plexus in the dog. Anatomical record **114**, 173 – 180.

APPLEBAUM, M. L., G. L. CLIFTON, E. COGGESHALL, J. D. COULTER, W. H. VANCE and W. D. WILLIS (1976): Unmyelinated fibres in the sacral 3 and caudal 1 ventral roots of the cat. Journal of physiology **256**, 557 – 572.

APPLEBAUM, A. E., W. H. VANCE and R. E. COGGESHALL (1980): Segmental localization of sensory cells that innervate the bladder. Journal of comparative neurology **192**, 203 – 209.

ARNOLD, J. P., and R. L. KITCHELL (1957): Experimental studies of the innervation of the abdominal wall of cattle. American journal veterinary research **18**, 229 – 240.

BEER, D. (1968): Die Nerven des Hinterfußes des Schweines. Berlin: Freie Universität, Veterinärmedizinische Fakultät, Dissertation.

BOGDUK, N. (1976): The lumbosacral dorsal rami of the cat. Journal of anatomy **122**, 653 – 662.

BOSA, Y. M., and R. GETTY (1969): Somatic and autonomic nerves of the lumbar, sacral and coccygeal regions of the domestic pig (Sus scrofa domesticus). Iowa State journal of science **44**, 45 – 77.

BROWN, P. B., and H. R. KOERBER (1978): Cat hindlimb tactile dermatomes determined with single-unit recordings. Journal of neurophysiology **41**, 260 – 267.

CHAUDHARI, R.M. (1967): Die Muskel- und Hautnerven des Plexus sacralis der Katze. Berlin: Freie Universität, Veterinärmedizinische Fakultät, Dissertation.

COGGESHALL, R. E. (1985): An overview of dorsal root axon branching and ventral root afferent fibers. Neurology and neurobiology **14**, 105 – 110.

COGGESHALL, R. E., J. D. COULTER and W. D. WILLIS (1974): Unmyelinated axons in the ventral roots of the cat lumbosacral enlargement. Journal of comparative neurology **153**, 39 – 58.

CORDA, M., C. V. EULER and G. LENNERSTRAND (1965): Proprioceptive innervation of the diaphragm. Journal of physiology **178**, 161 – 177.

DALSGAARD, C. J., M. RISLING and C. CUELLO (1982): Immunohistochemical localization of substance P in the lumbosacral spinal pia mater and ventral roots of the cat. Brain research **246**, 168 – 171.

DAMBÖCK, A. (1955): Die Hautinnervation der Extremitäten des Rindes. Wien: Tierärztliche Hochschule, Dissertation.

DUNCAN, D. (1932): A determination of the number of unmyelinated fibers in the ventral roots of the rat, cat, and rabbit. Journal of comparative neurology **55**, 459 – 471.

DURON, B., D. MARLOT and J. M. MACRON (1979): Segmental motor innervation of the cat diaphragm. Neuroscience letters **15**, 93 – 96.

ENDO, K., Y. KANG, F. KAYANO, H. KOJIMA and Y. HORI (1985): Synaptic actions of the ventral root afferents on cat hindlimb motoneurons. Neuroscience letters **58**, 201 – 205.

FALK, G. (1920): Beiträge zur Kenntnis des IX. bis XII. Gehirnnerven, des N. sympathicus und der 3 ersten Halsnerven beim Rinde. Berlin: Tierärztliche Hochschule, Dissertation.

FISHER, C., and S. W. RANSON (1934): On the socalled sympathetic cells in the spinal ganglia. Journal of anatomy **68**, 1 – 10.

FLETCHER, T. F., and R. L. KITCHELL (1966): The lumbar, sacral, and coccygeal tactile dermatomes of the dog. Journal of comparative neurology **128**, 171 – 180.

FLETCHER, T. F. (1970): Lumbosacral plexus and pelvic limb myotomes of the dog. American journal of veterinary research **31**, 35 – 41.

FORSYTHE, W. B., and N. G. GHOSHAL (1984): Innervation of the canine thoracolumbar vertebral column. Anatomical record **208**, 57 – 63.

FREWEIN, J., und E. BUFF (1987): Morphologie und Innervation der Musculi levatores costarum bei Hund, Katze, Pferd und Schwein. Acta anatomica **129**, 131 – 135.

FUKUDA, S., A. SEKI, Y. MATSUO and N. YANAIHARA (1981): Paraneurons in the dorsal root ganglion. Excerpta medica/International congress series **552**, 91 – 94.

GHANDI, S. S., and R. GETTY (1969): Cutaneous nerves of the trunk of the domestic pig with special reference to spinal nerves. Iowa State journal of science **43**, 307 – 319.

GANDHI, S. S., and R. GETTY (1969): Cutaneous nerves of the trunk of the pig with special reference to the spinal nerves. Part II: Cutaneous nerves of the thoracic region. Iowa State journal of science **44**, 15 – 30.

GANDHI, S. S., and R. GETTY (1969): Cutaneous nerves of the trunk of the pig with special reference to spinal nerves. Part III: Cutaneous nerves of the lumbar, sacral and coccygeal regions. Iowa State journal of science **44**, 31 – 43.

GERNANDT, B. (1946): Pain conduction in the phrenic nerve. Acta physiologica scandinavica **12**, 256 – 260.

GHETIE, V. (1939): Die Innervation der Gelenkkapseln an den Gliedmaßen des Pferdes (für Kliniker). Archiv für wissenschaftliche und praktische Tierheilkunde **75**, 134 – 143.

GHOSHAL, N. G. (1971): Lumbosacral plexus (Plexus lumbosacralis) of the cat (Felis domestica). Anatomischer Anzeiger **131**, 272 – 279.

GHOSHAL, N. G. (1972): The brachial plexus (Plexus brachialis) of the cat. Zentralblatt für Veterinärmedizin, Reihe C, **1**, 6 – 13.

GHOSHAL, N. G., and R. GETTY (1967): Innervation of the leg and foot of the horse (Equus caballus). Indian journal of animal health **6**, 171 – 182.

GHOSHAL, N. G., and R. GETTY (1967): Innervation of the leg and foot of the domestic pig (Sus scrofa domestica). Indian journal of animal health **6**, 183 – 195.

GHOSHAL, N. G., and R. GETTY (1967): Innervation of the forearm and foot of the horse. Iowa State University Veterinarian **29**, 75 – 82.

GHOSHAL, N. G., and R. GETTY (1967): Innervation of the forearm and foot of the domestic pig. Iowa State University Veterinarian **29**, 82 – 88.

GHOSHAL, N. G., and R. GETTY (1968): A comparative morphological study of the somatic innervation of the antebrachium and manus of the domestic animal (Bos taurus, Ovis aries, Capra hircus, Sus scrofa domesticus, Equus caballus). Iowa State journal of science 42, 283 – 296.

GHOSHAL, N. G., and R. GETTY (1968): A comparative morphological study of the somatic innervation of the crus and pes of the domestic animals (Bos taurus, Ovis aries, Capra hircus, Sus scrofa domesticus, Equus caballus). Iowa State journal of science 42, 297 – 310.

GHOSHAL, N. G., and R. GETTY (1970): The lumbosacral plexus (Plexus lumbosacralis) of the goat (Capra hircus). Iowa State journal of science 45, 269 – 275.

GIGOV, Z. (1964): Über den Bau, die Blutversorgung und die Innervation der Gelenkkapseln der Extremitäten beim Rind. Anatomischer Anzeiger 114, 453 – 482.

GOLLER, H. (1962): Gefäß- und Nerventopographie der Vorder- und Hinterextremität des Pferdes. Veterinär-medizinische Nachrichten 1962, 240 – 255.

GOTTWALD, F. (1969): Die Nerven des Vorderfußes beim Schwein. Berlin: Freie Universität, Veterinärmedizinische Fakultät, Dissertation.

GRAEGER, K. (1957): Die Innervation des Schulter-, Ellenbogen- und Vorderfußwurzelgelenkes beim Rind. Zentralblatt für Veterinärmedizin 4, 94 – 100.

GRAU, H. (1935): Die Hautinnervation an den Gliedmaßen des Pferdes. Archiv für wissenschaftliche und praktische Tierheilkunde 69, 96 – 116.

GRAU, H. (1936): Die Innervation der Rumpfmuskeln des Pferdes. Archiv für wissenschaftliche und praktische Tierheilkunde 70, 382 - 392.

GRAU, H. (1937): Die Innervation der Haut und der Hautmuskelsysteme am Rumpfe des Pferdes. Archiv für wissenschaftliche und praktische Tierheilkunde 71, 471 – 488.

GRAU, H. (1943): Die peripheren Nerven. In: Handbuch der vergleichenden Anatomie der Haustiere, 18. Auflage, S. 893 – 978. Berlin: Springer.

HABEL, R. (1956): A source of error in the bovine pudendal nerve block. Journal of the American Veterinary Medical Association 128, 16 – 17.

HABEL, R. (1966): The topographical anatomy of the muscles, nerves and arteries of the bovine female perineum. American journal of anatomy 119, 79 – 96.

HAVELKA, F. (1928): Plexus lumbo-sacralis u psa (Plexus lumbosacralis des Hundes). Biologické spisy Vysoké Skoly Zverolékarské (Brno) 7, 1 – 40.

HEANEY, S. K., P. J. KENDELL, S. J. W. LISNEY and C. M. POVER (1984): The organization of saphenous nerve fibers in the dorsal roots of the rabbit and cat. Somatosensory research 2, 83.

HEKMATPANAH, J. (1961): Organization of tactile dermatomes, C1 through L4, in cat. Journal of neurophysiology 24, 129 – 140.

HOFFMANN, G. (1953): Beitrag zur Innervation des Kniegelenkes des Pferdes. Monatshefte für Veterinärmedizin 8, 569 – 571.

HUMMEL, P. (1965): Die Muskel- und Hautnerven des Plexus sacralis des Hundes. Anatomischer Anzeiger 117, 385 – 399.

JANSEN, J. (1931): Beitrag zur Kenntnis der Zwerchfellinnervation. Zeitschrift für Anatomie und Entwicklungsgeschichte 96, 624 – 657.

KAYAHARA, T. (1986): Synaptic connections between spinal motoneurons and dorsal root ganglion cells in the cat. Brain research 376, 299 – 309.

KIM, J., H. K. SHIN and J. M. CHUNG (1987): Many ventral root afferent fibers in the cat are third branches of dorsal root ganglion cells. Brain research 417, 304 – 314.

KIRK, E. J. (1968): The dermatomes of the sheep. Journal of comparative neurology 134, 353 – 369.

KIRK, E. J., R. L. KITCHELL and R. D. JOHNSON (1985): Electrophysiological studies of the cutaneous nerve supply to the pelvic limb of sheep. Anatomical record 211, 98A.

KITCHELL, R. L., L. R. WHALEN, C. S. BAILEY and C. L. LOHSE (1980): Electrophysiologic studies of cutaneous nerves of the thoracic limb of the dog. American journal of veterinary research 41, 61 – 76.

KITCHELL, R. L., D. D. CANTON, R. D. JOHNSON and S. A. MAXWELL (1982): Electrophysiologic studies of cutaneous nerves of the forelimb of the cat. Journal of comparative neurology 210, 400 – 410.

KOCH, T. (1938): Über die Nervenversorgung an den Gliedmaßenspitzen des Pferdes. Tierärztliche Rundschau 44, 333 – 337.

KOCH, T. (1939): Die Endausbreitung des N. volaris beim Pferde. Wiener tierärztliche Monatsschrift 26, 293 – 298.

KOCH, T. (1954): Die Innervation der Bauchdecke des Rindes. Monatshefte für Veterinärmedizin 9, 541 – 544.

KOPP, P. (1901): Über die Verteilung und das topographische Verhalten der Nerven an der Hand der Fleischfresser. Bern: Universität, Veterinärmedizinische Fakultät, Dissertation.

KUHN, R. A. (1953): Organization of tactile dermatomes in cat and monkey. Journal of neurophysiology 16, 169 – 182.

LABER, G. (1965): Über die Ausbildung und Topographie der Ganglia spinalia der ersten drei Halsnerven bei Katze, Hund, Schwein, Rind und Pferd. Wien: Tierärztliche Hochschule, Dissertation.

LAMY, E. (1949): Complément de recherches sur l'innervation de l'extrémité du membre thoracique („main") et la construction fonctionnelle des articulations phalangiennes chez le cheval. Bern: Universität, Veterinärmedizinische Fakultät, Dissertation.

LANDAU, B. R., K. AKERT and T. S. ROBERTS (1962): Studies on the innervation of the diaphragm. Journal of comparative neurology 119, 1 – 10.

LANGER, P., und R. NICKEL (1953): Nervenversorgung des Vorderfußes beim Rind. Deutsche tierärztliche Wochenschrift 60, 307 – 309.

LARSON, L. L. (1953): The internal pudendal (pudic) nerve block for anesthesia of the penis and relaxation of the retractor penis muscle. Journal of the American Veterinary Medical Association 123, 18 – 27.

LARSON, L. L., and R. L. KITCHELL (1958): Neural mechanisms in the sexual behaviour. II. Gross neuroanatomical and correlative neurophysiological studies of the external genitalia of the bull and the ram. American journal of veterinary research 19, 853 – 865.

LASSOIE, L. (1958): La portion postériere du système nerveux chez la bête bovine. Annales de médecine vétérinaire (Bruxelles) 102, 529 – 549.

LAW, M. E. (1956): Sensory fibers in the superior oblique and IV cranial nerve in the pig. Irish journal of medical science 6, 68 – 77.

LINZELL, J. L. (1959): The innervation of the mammary gland in the sheep and the goat with some observations on the lumbo-sacral autonomic nerves. Quarterly journal of experimental physiology 44, 160 – 176.

LOEB, G. E. (1976): Ventral root projections of myelinated dorsal root ganglion cells in the cat. Brain research 106, 159 – 165.

MAGILTON, J. H., R. GETTY and N. G. GHOSHAL (1968): A comparative morphological study of the brachial plexus of domestic animals (goat, sheep, ox, pig and horse). Iowa State journal of science 42, 245 – 279.

Maynard, C. W., R. B. Leonard, J. D. Coulter and R. E. Coggeshall (1977): Central connections of ventral root afferents as demonstrated by the HPR method. Journal of comparative neurology 172, 601 – 608.

McNeill, D. L., and H. W. Burden (1986): Convergence of sensory processes from the heart and left ulnar nerve into a single afferent perikaryon: a neuroanatomical study in the rat employing fluorescent tracers. Anatomical record 214, 441 – 444.

Müller, R. S. (1986): Makroskopisch-anatomische Untersuchungen zum Plexus lumbosacralis der Katze. München: Ludwig-Maximilians-Universität, Tierärztliche Fakultät, Dissertation.

Mussgnug, H. (1930): Der Anteil des N. phrenicus an der Innervation von Brust- und Bauchorganen beim Hunde. Deutsche Zeitschrift für Chirurgie 227, 132 – 144.

Nährich, O. (1903): Die Gefühlsbezirke und die motorischen Punkte des Hundes. Ein Beitrag zur vergleichenden Anatomie und Physiologie. Zürich: Universität, Philosophische Fakultät, Dissertation.

Nechvatal, W. R. (1937): Leitungsanästhesie an den Extremitäten des Hundes. München: Ludwig-Maximilians-Universität, Tierärztliche Fakultät, Dissertation.

Nickel, R. (1941): Zur Topographie des Nervus radialis und Nervus axillaris des Pferdes. Deutsche tierärztliche Wochenschrift 49, 17 – 19.

O'Brian, G. M., and D. A. Titchen (1985): Vagophrenic exchange of fibres. Journal of anatomy 142, 232 – 233.

Okelberry, A. M. (1935): Efferent nerve fibers in the lumbar dorsal roots of the dog. Journal of comparative neurology 62, 1 – 11.

Olenski, G. (1975): Der Nervus intercostobrachialis beim Pferd, Schwein und Hund. Wiener tierärztliche Monatsschrift 62, 151.

Pötschke, H. P. (1969): Der Plexus lumbosacralis des Rindes und die Blockstellen für die Paravertebralanästhesie sowie für die Anästhesie der Nerven der Dammgegend. Berlin: Freie Universität, Veterinärmedizinische Fakultät, Dissertation.

Pohlmeyer, K., und R. Redecker (1974): Die für die Klinik bedeutsamen Nerven an den Gliedmaßen des Pferdes einschließlich möglicher Varianten. Deutsche tierärztliche Wochenschrift 81, 501 - 524; 537 – 541.

Preuss, F., und H. Eggers (1951): Zur Radialislähmung des Pferdes. Tierärztliche Umschau 6, 430 – 435.

Preuss, F., und A. Wünsche (1965): Die Innervation des Fusses bei Mensch und Rind im Vergleich. Berliner und Münchener tierärztliche Wochenschrift 78, 271 – 273.

Reid, K. H. (1970): Dermatomes and skin innervation density in the cat's tail. Experimental neurology 26, 1 – 16.

Reimers, H. (1913): Der Plexus lumbalis und sacralis des Rindes und Schweines. Leipzig: Universität, Medizinische Fakultät, Dissertation.

Reimers, H. (1925): Plexus brachialis der Haussäugetiere. Zeitschrift für Anatomie und Entwicklungsgeschichte 76, 653 – 753.

Risling, M., C. J. Dalsgaard, A. Cukierman and A. C. Cuello (1984): Electron microscopic and immunohistochemical evidence that unmyelinated ventral root axons make U-turns or enter the spinal pia mater. Journal of comparative neurology 225, 53 – 63.

Sack, W. O. (1974): Die Endausbreitung der Nerven in Metacarpus und Zehe des Pferdes, gewonnen an Serienschnitten foetaler Gliedmaßen. Berliner und Münchener tierärztliche Wochenschrift 87, 136 – 143.

Schaller, O. (1956): Die peripheren sensiblen Innervationen der Haut am Rumpfe des Rindes. Wiener tierärztliche Monatsschrift 43, 346 – 368.

Schneider, J., und I. Zintzsch (1962): Die Leitungsanästhesie an den Extremitäten des Schweins. Zentralblatt für Veterinärmedizin, Reihe A, 9, 59 – 74.

Schreiber, J. (1955): Die anatomischen Grundlagen der Leitungsanästhesie beim Rind. II. Teil: Die Leitungsanästhesie der Rumpfnerven. Wiener tierärztliche Monatsschrift 42, 471 – 491.

Schreiber, J. (1955): Über die Lageentwicklung der Extremitäten-Dermatome. Wiener tierärztliche Monatsschrift 42, 851 – 865.

Schreiber, J. (1956): Die anatomischen Grundlagen der Leitungsanästhesie beim Rind. III. Teil: Die Leitungsanästhesie der Nerven der Vorderextremität. Wiener tierärztliche Monatsschrift 43, 273 – 287.

Schreiber, J. (1956): Die anatomischen Grundlagen der Leitungsanästhesie beim Rind. IV. Teil: Die Leitungsanästhesie der Nerven der Hinterextremität. Wiener tierärztliche Monatsschrift 43, 673 – 705.

Schreiber, J. (1960): Die Leitungsanästhesie beim Schwein. Deutsche tierärztliche Wochenschrift 67, 293.

Shin, H. K., J. Kim and J. M. Chung (1985): Flexion reflex elicted by ventral root afferents in the cat. Neuroscience letters 62, 353 – 358.

Spurgeon, T. L., and R. L. Kitchell (1982): Electrophysiological studies of the cutaneous innervation of the external genitalia of the male dog. Anatomia, Histologia, Embryologia 11, 289 – 306.

Taylor, D. C. M., H. W. Korf and F. K. Pierau (1982): Distribution of sensory neurones of the pudendal nerve in the dorsal root ganglia and their projection to the spinal cord. Horseradish-peroxidase studies in the rat. Cell and tissue research 226, 555 – 564.

Walter, P. (1959): Die Innervation der Flankengegend des Rindes. Tierärztliche Umschau 14, 302 – 304.

Wee, B. E. F., D. G. Emery and J. L. Blanchard (1985): Unmyelinated fibers in the cervical and lumbar ventral roots of the cat. American journal of anatomy 172, 307 – 316.

Wünsche, A. (1966): Die Nerven des Hinterfusses vom Rind und ihre topographische Darstellung. Zentralblatt für Veterinärmedizin, Reihe A, 13, 428 – 443.

Yamamoto, T., K. Takahashi, H. Satomi and H. Ise (1977): Origins of primary afferent fibers in spinal ventral roots in the cat as demonstrated by the horseradish peroxidase method. Brain research 126, 350 – 354.

Yasargil, G. M. (1962): Proprioceptive Afferenzen im Nervus phrenicus der Katze. Helvetica physiologica et pharmacologica acta 20, 39 – 58.

Ziegler, H. (1931): Die Innervationsverhältnisse der Beckenmuskeln bei Haustieren im Vergleich mit denjenigen beim Menschen. Gegenbaurs morphologisches Jahrbuch 68, 1 – 45.

Gehirnnerven und Ganglien

Abd-el-Malek, S. (1938): On the presence of sensory fibres in the ocular nerves. Journal of anatomy 72, 524 – 530.

Agostoni, E., J. E. Chinnock, M. de Burgh Daly and J. G. Murray (1957): Functional and histological studies of the vagus nerve and its branches to the heart, lungs and abdominal viscera in the cat. Journal of physiology 135, 182 – 205.

Arenhoevel, H. (1982): Beitrag zur Innervation der „Koppermuskulatur" des Pferdes und zur Neurektomie des Ramus ventralis des Nervus accessorius. Berlin: Freie Universität, Fachbereich Veterinärmedizin, Dissertation.

BARRON, D. H. (1936): A note on the course of the proprioceptor fibres from the tongue. Anatomical record **66**, 11 – 15.

BARTH, P. (1948): Die Leitungsanästhesie am Kopf des Hundes. Zürich: Universität, Veterinärmedizinische Fakultät, Dissertation.

BECK, W. (1896): Über den Austritt des N. hypoglossus und N. cervicalis primus aus dem Centralorgan beim Menschen und in der Reihe der Säugetiere unter besonderer Berücksichtigung der dorsalen Wurzeln. Anatomische Hefte **6**, 249 – 345.

BIANCONI, R., e G. MOLINARI (1960): Impulsi afferenti nel nervo laringeo riccorente, nel gatto. Bolletins della Società Italiana di Biologie Sperimentale (Napoli) **36**, 1750 – 1752.

BLAUCH, B., and A. C. STRAFUSS (1974): Histologic relationship of the facial (7th) and vestibulocochlear (8th) cranial nerves within the petrous temporal bone in the dog. American journal of veterinary research **35**, 481 – 486.

BLOM, S. (1960): Afferent influences on tongue muscle activity. A morphological and physiological study in the cat. Acta physiologica scandinavica, Supplement **170**, 1 – 97.

BLOM, S., and S. SKOGLUND (1959): Some observations on the control of the tongue muscles. Experientia **15**, 12 – 13.

BOTAR, J., D. AFRA, P. MORITZ, H. SCHIFFMANN und M. SCHOLZ (1950): Die Nervenzellen und Ganglien des N. vagus. Acta anatomica **10**, 284 – 314.

BUTLER, W. F. (1967): Innervation of the horn region in domestic ruminants. Veterinary record **80**, 490 – 492.

CHIBUZO, G. A. (1984): The autonomic nature of lingual ganglia. Anatomia, Histologia, Embryologia **13**, 265.

CHIBUZO, G. A., and J. C. CIMMINGS (1981): The origins of the afferent fibers to the lingual muscles of the dog: A retrograde labeling study with horseradish peroxidase. Anatomical record **200**, 95 – 101.

COOPER, S. (1954): Afferent impulses in the hypoglossal nerve on stretching the cat's tongue. Journal of physiology **126**, 32P.

CORBIN, K. B., and F. HARRISON (1938): Further studies in tongue innervation. Proceedings of the Society of Experimental Biology and Medicine **38**, 308 – 310.

CORBIN, K. B., and F. HARRISON (1938): Proprioceptive components of cranial nerves. The spinal accessory nerve. Journal of comparative neurology **69**, 315 – 328.

DONAT, K. (1968): Der sogenannte M. brachiocephalicus des Pferdes. Berliner und Münchener tierärztliche Wochenschrift **81**, 71 – 72.

DONAT, K. (1972): Der M. cucullaris und seine Abkömmlinge (M. trapezius und M. sternocleidomastoideus) bei den Haussäugetieren. Anatomischer Anzeiger **131**, 286 – 297.

DONAT, K., F. PREUSS und W. MÜLLER (1967): Der sogenannte M. brachiocephalicus bei Katze und Hund. Berliner und Münchener tierärztliche Wochenschrift **80**, 477 – 479.

DOWNMAN, C. B. B. (1939): Afferent fibres of the hypoglossal nerve. Journal of anatomy **73**, 387 – 395.

DU BOIS, F. S., and J. O. FOLEY (1936): Experimental studies on the vagus and spinal accessory nerves in the cat. Anatomical record **64**, 285 – 307.

DU BOIS, F. S., and J. O. Foley (1937): Quantitative studies of the vagus nerve in the cat. 2. The ratio of jugular to nodose fibers. Journal of comparative neurology **67**, 69 – 87.

EICHSTÄDT, W. (1968): Zur makroskopischen Anatomie des vegetativen Nervensystems in der Brusthöhle des Hausschweins. Leipzig: Universität, Veterinärmedizinische Fakultät, Dissertation.

ENGEL, H. N., and L. L. BLYTHE (1988): Neurophysiologic cutaneous sensory nerve mapping in the head of the horse. Anatomia, Histologia, Embryologia **17**, 366.

FALK, G. (1920): Beiträge zur Kenntnis des IX. bis XII. Gehirnnerven, des N. sympathicus und der 3 ersten Halsnerven beim Rind. Berlin: Tierärztliche Hochschule, Dissertation.

FILLENZ, M. (1955): Responses in the brainstem of the cat to stretch of extrinsic ocular muscles. Journal of physiology **128**, 182 – 199.

FITZGERALD, M. J. T., P. T. COMERFORD and A. R. TUFFERY (1982): Sources of innnervation of the neuromuscular spindles in sternomastoid and trapezius. Journal of anatomy **134**, 471 – 490.

FITZGERALD, M. J. T., and M. E. LAW (1958): The peripheral connections between the lingual and hypoglossal nerves. Journal of anatomy **92**, 178 – 188.

FLIEGER, S. (1966): Experimentelle Bestimmung der Lage und Ausdehnung des Kernes des N. accessorius (XI) beim Pferd. Acta anatomica **63**, 89 – 100.

FLIEGER, S. (1971): The nerve centers of the nervus laryngicus cranialis and caudalis and their participation in the innervation of the larynx (polnisch). Polskie archiwum weterynaryjne **14**, 467 – 474.

FRANK, W. (1949): Über das Innervationsgebiet des Nervus abducens bei den Haussäugetieren. Hannover: Tierärztliche Hochschule, Dissertation.

FREEMAN, W. (1925): The relationship of the radix mesencephalica trigemini to the extraocular muscles. Archives of neurology and psychiatry **14**, 111 – 113.

FREWEIN, J. (1965): Ein Beitrag zur Kenntnis der sensiblen Wurzelganglien des N. glossopharyngeus. Zentralblatt für Veterinärmedizin, Reihe A, **12**, 511 – 519.

GACEK, R. R. (1975): Localization of laryngeal motor neurons in the kitten. Laryngoscope **85**, 1841 – 1860.

GIENC, J., and T. KUDER (1983): Otic ganglion in dog. Topography and macroscopic structure. Folia morphologica (Warszawa) 42, 31 – 40.

GODINHO, H. P. (1973): The glossopharyngeal and vagus nerves in the retropharyngeal region of goat, sheep and ox. Anatomia, Histologia, Embryologia **2**, 120 – 126.

GODINHO, H. P., and R. GETTY (1968): Gross anatomy of the nerves in the orbit of the pig. Arquivos de Escola de Veterinaria (Belo Horizonte/Brazil) **20**, 21 – 31.

GODINHO, H. P., and R. GETTY (1968): Innervation of the ear muscles and associated structures in the pig. Arquivos de Escola de Veterinaria (Belo Horizonte/Brazil) **20**, 15 – 19.

GODINHO, H. P., and R. GETTY (1970): Gross anatomy of the parasympathetic ganglia of the head in domestic artiodactyla. Arquivos de Escola de Veterinaria (Belo Horizonte/Brazil) **22**, 129 – 139.

GODINHO, H. P., and R. GETTY (1971): The branches of the ophthalmic and maxillary nerves to the orbit of the goat, sheep and ox. Arquivos de Escola de Veterinaria (Belo Horizonte/Brazil) **23**, 229 – 241.

GRAU, H. (1939): Oberflächensensibilität im Kopfbereich des Pferdes. Archiv für wissenschaftliche und praktische Tierheilkunde **74**, 273 – 297.

GRAU, H. (1943): Das Ganglion nodosum unserer Haustiere. Deutsche tierärztliche Wochenschrift/Tierärztliche Rundschau **51/49**, 281 – 283.

HANSON, J., and L. WIDEN (1934): Afferent fibres on the hypoglossal nerve of the cat. Acta physiologica scandinavica **79**, 24 – 36.

HENRY, C., Y. CAZALS, M. GIOUX, A. DIDIER, J. M. ARAN and L. TRAISSAC (1988): Neuroanatomical study of Galen's anastomosis (Nervus laryngeus) in the dog. Acta anatomica **131**, 177 – 181.

HOFFMAN, H. H., and A. KUNTZ (1957): Vagus nerve components. Anatomical record **127**, 551 – 567.

HOLLIGER, A. (1955): Contribution à l'étude de la constitution de l'anse du nerf hypoglosse. Archives d'anatomie, d'histologie et d'embryologie **38**, 4 – 46.

HOLZMANN, K., und J. DOGIEL (1910): Über die Lage und den Bau des Ganglion nodosum n. vagi bei einigen Säugetieren. Archiv für Anatomie und Physiologie (Anatomische Abteilung) **1910**, 33 – 43.

KALIA M., and M. M. MESULAM (1980): Brain stem projections of sensory and motor components of the vagus complex in the cat: I. The cervical vagus and nodose ganglion. Journal of comparative neurology **193**, 435 – 465.

KALIA, M., and M. M. MESULAM (1980): Brain stem projections of sensory and motor components of the vagus complex in the cat: II. Laryngeal, tracheobronchial, pulmonary, cardiac, and gastrointestinal branches. Journal of comparative neurology **193**, 467 – 508.

KING, A. S. (1957): The cervical course of the aortic nerve of the horse. Journal of anatomy **91**, 228 – 236.

KOZMA, A., und A. GELLERT (1959): Vergleichende histologische Untersuchungen über die mikroskopischen Ganglien und Nervenzellen des Nervus glossopharyngeus. Anatomischer Anzeiger **106**, 38 – 49.

LANGWORTHY, O. R. (1924): A study of the innervation of the tongue musculature with particular reference to the proprioceptive mechanism. Journal of comparative neurology **36**, 273 – 298.

LEMERE, F. (1932): Innervation of the larynx: I. Innervation of the laryngeal muscles. American journal of anatomy **51**, 417 – 437.

LEMERE, F. (1932): Innervation of the larynx: II. Ramus anastomoticus and ganglion cells of the superior laryngeal nerve. Anatomical record **54**, 389 – 407.

LUBOSCH, W. (1899): Vergleichend-anatomische Untersuchungen über den Ursprung und die Phylogenese des N. accessorius Willisii. Archiv für mikroskopische Anatomie **54**, 514 – 602.

LUCIER, G. E., R. EGIZII and J. O. DOSTROVSKY (1986): Projections of the internal branch of the superior laryngeal nerve of the cat. Brain research bulletin **16**, 713 – 721.

MAILLARD, J. P. (1957): Contribution à l'étude de l'innervation des muscles sternocléidomastoidien et trapèze chez l'homme et chez quelques mammifères. Archives d'anatomie, d'histologie et d'embryologie **40**, 105 – 130.

MANNI, E., R. BORTOLAMI and C. DESOLE (1966): Eye muscle proprioception in the semilunar ganglion. Experimental neurology **16**, 226 – 236.

MANNI, E., R. BORTOLAMI and C. DESOLE (1968): Peripheral pathway of eye muscle proprioception. Experimental neurology **22**, 1 – 12.

MANSI, H. D., and M. J. VILLAR (1984): Afferent innervation of the rectus lateralis in the cat. Acta anatomica **120**, 47.

MARINI, R., and R. BORTOLAMI (1979): Somatotopic organization of second neurons of the eye muscle proprioception. Archives italiennes de biologie **177**, 45 – 57.

MORITZ, A. (1957): Verlauf und Verbreitung der Nervi vagi am Rindermagen. Wien: Tierärztliche Hochschule, Dissertation.

MOSIMANN, W. (1954): Die sensiblen Nerven von Horn und Ohrmuschel beim Rind und die Möglichkeit ihrer Anästhesie. Schweizer Archiv für Tierheilkunde **96**, 463 – 469.

NAKAMURA, Y. (1968): Possible afferent components in the hypoglossal nerve influencing the trigeminal monosynaptic reflex of the cat. Anatomical record **160**, 399.

NITSCHKE, T. (1972): Zur makroskopischen Anatomie der Gehirnnerven des Hausschweines. 1. Teil: Die Nn. encephalici I – IV. Zentralblatt für Veterinärmedizin, Reihe C, **1**, 212 – 236.

NITSCHKE, T. (1973): Zur makroskopischen Anatomie der Gehirnnerven des Hausschweines. 2. Teil: Die Nn. encephalici V – VI. Anatomia, Histologia, Embryologia **2**, 78 – 103.

NITSCHKE, T. (1973): Zur makroskopischen Anatomie der Gehirnnerven des Hausschweines. 3. Teil: Die Nn. encephalici VII – VIII. Anatomia, Histologia, Embryologia **2**, 187 – 208.

NITSCHKE, T. (1973): Zur makroskopischen Anatomie der Gehirnnerven des Hausschweines. 4. Teil: Die Nn. encephalici IX – XI. Anatomia, Histologia, Embryologia **2**, 354 – 383.

NITSCHKE, T. (1974): Zur makroskopischen Anatomie der Gehirnnerven des Hausschweines. 5. Teil: Der N. encephalicus XII. Anatomia, Histologia, Embryologia **3**, 142 – 183.

OLIVIER, E., et R. L. SCHMITT (1929): La portion intracanaliculaire du nerf dentaire inférieur chez les animaux domestiques. Comptes rendus de l'Association des Anatomistes (Bordeaux) **24**, 402 – 410.

RISLING, M., C. HILDEBRAND and G. UHLER (1985): Presence of unmyelinated axons in the spinal root of the feline accessory nerve. Brain research **342**, 374 – 378.

RISLING, M., K. FRIED, C. HILDEBRAND and A. CUKIERMAN (1986): Unmyelinated axons in the feline trigeminal motor root. Anatomical record **214**, 198 – 203.

RUCKER, C. W. (1966): History of the numbering of cranial nerves. Mayo clinical proceedings **41**, 453 – 461.

RYU, K., K. WATANABE and E. KAWANA (1983): The mesencephalic root fibers of the trigeminal nerve in the dog. Acta anatomica **116**, 26 – 36.

SATOMI, H., and K. TAKAHASHI (1986): The distribution and significance of aberrant ganglion cells in the facial nerve trunk of the cat. Anatomischer Anzeiger **162**, 41 – 46.

SCHABEL, E. (1984): Makroskopische Untersuchungen zur Topographie der Gehirnnerven an der Schädelbasis der Ziege (Capra hircus). München: Ludwig-Maximilians-Universität, Tierärztliche Fakultät, Dissertation.

SCHACHTSCHNABEL, A. (1908): Der Nervus facialis und trigeminus des Rindes. Leipzig: Universität, Medizinische Fakultät, Dissertation.

SCHARF, J. H. (1958): Sensible Ganglien. Berlin: Springer. (Handbuch der mikroskopischen Anatomie des Menschen. 4. Band, 3. Teil).

SCHMIDT, U. (1987): Makroskopische Untersuchungen zum Ganglion distale nervi vagi und zur Innervation der Larynx bei der Ziege. München: Ludwig-Maximilians-Universität, Tierärztliche Fakultät, Dissertation.

SCHREIBER, J. (1955): Die anatomischen Grundlagen der Leitungsanästhesie beim Rind. 1.Teil: Die Leitungsanästhesie der Kopfnerven. Wiener tierärztliche Monatsschrift **42**, 129 – 153.

SEKITA, B. (1931): Untersuchungen über das periphere Nervensystem. 63. Über den Faseraustausch zwischen dem N. hypoglossus und N. accessorius des Hundes an der Schädelbasis. Acta Scolae Medicinalis Universitatis Imperialis in Kyoto **13**, 239 – 244.

SHERRINGTON, C. S. (1918): Observations on the sensual role of the proproceptive nerve supply of the extrinsic ocular muscles. Brain 41, 332 – 343.

SIVANANDASINGHAM, P. (1978): Peripheral pathway of proprioceptive fibres from feline extra-ocular muscles. I. A histological study. Acta anatomica 100, 173 – 184.

SOBUSIAK, T., R. ZIMNY, A. OBREBOWSKI and R. SKORNICKI (1967): Ganglion cells of the hypoglossal nerve in the dog (polnisch). Folia morphologica (Warszawa) 26, 298 – 306.

SONNTAG, C. F. (1923): On the vagus and sympathetic nerves of the terrestrial carnivora. Proceedings of the Zoological Society (London), 65 – 83.

STRAUSS, W. L., and A. B. HOWELL (1936): The spinal accessory nerve and its musculature. Quarterly review of biology 11, 387 – 405.

TARKHAN, A. A., and I. ABOU-EL-NAGA (1947): Sensory fibers in the hypoglossal nerve. Journal of anatomy 81, 23 – 32.

TARKHAN, A. A., and S. ABD-EL-MALEK (1950): On the presence of sensory nerve cells on the hypoglossal nerve. Journal of comparative neurology 93, 219 – 228.

THELANDER, H. E. (1924): The course and distribution of the radix mesencephali trigemini in the cat. Journal of comparative neurology 37, 207 – 220.

TSURUYAMA, K. (1939): Untersuchung über die medullären und ganglionären Ursprünge des N. accessorius bei der Katze. Japanese journal of medical science and biology, I. Anatomy, 7, 1 – 43.

VITUMS, A. (1954): Nerve and arterial blood supply to the horns of the goat with reference to the sites of anaesthesia for dehorning. Journal of the American Veterinary Medical Association 125, 284 – 286.

WEINBERG, E. (1928): The mesencephalic root of the fifth cranial nerve. A comparative study. Journal of comparative neurology 46, 249 – 405.

WETZIG, H. (1963): Zur Topographie des Ganglion lateropharyngeum und der Zungenganglien bei einigen Säugetieren. Gegenbaurs morphologisches Jahrbuch 104, 27 – 54.

WHITTERIDGE, D. (1955): A separate afferent nerve supply from the extraocular muscles of goats. Quarterly journal of experimental physiology 40, 331 – 336.

WILSON, J. T. (1925): Multiple hypoglossal ganglia in the calf. Journal of anatomy 59, 345 – 349.

WINDLE, W. F. (1930): The sensory component of the spinal accessory nerve. Anatomical record 45, 281 – 282.

WITMER, M. (1922): Zur Anatomie und Histologie des Ganglion sphenopalatinum der Haustiere. Bern: Universität, Veterinärmedizinische Fakultät, Dissertation.

WOOLLARD, H. H. (1931): The innervation of the ocular muscles. Journal of anatomy 65 , 215 – 223.

Vegetatives Nervensystem

APPENZELLER, O. (1982): The autonomic nervous system, 3rd edition. Amsterdam: Elsevier Biomedical Press.

ANUFRIEW, W. N. (1928): Die Herznerven der Katze. Zeitschrift für Anatomie und Entwicklungsgeschichte 86, 639 – 654.

ASAAD, K., S. ABD-EL WAHMAN, N. N. Y. NAWAR and Y. MIKHAIL (1983): Intrinsic innervation of the oesophagus in dogs with special reference to the presence of muscle spindles. Acta anatomica 115, 91 – 96.

ASCHERMANN, W. (1953): Der Halssympathicus in der Literatur. Hannover: Tierärztliche Hochschule, Dissertation.

BARON, R., W. JÄNIG and E. M. McLACHLAN (1985): The afferent and sympathetic components of the lumbar spinal outflow to the colon and pelvic organs in the cat. I. The hypogastric nerve. Journal of comparative neurology 238, 135 – 146.

BARON, R., W. JÄNIG and E. M. McLACHLAN (1985): The afferent and sympathetic components of the lumbar spinal outflow to the colon and pelvic organs in the cat. II. The lumbar splanchnic nerves. Journal of comparative neurology 238, 147 – 157.

BARON, R., W. JÄNIG and E. M. McLACHLAN (1985): On the anatomical organization of the lumbosacral sympathetic chain and the lumbar splanchnic nerves of the cat. Langley revisited. Journal of the autonomic nervous system 12, 289 – 300.

BAUMGARTEN, H. G. (1982): Morphological basis of gastrointestinal motility: Structure and innervation of gastrointestinal tract. In: Handbook of experimental pharmacology, volume 59/I, edited by G. BERTACCINI, p. 7 – 53. Berlin: Springer.

BAUMGARTEN, H. G., A. F. HOLSTEIN und F. STELZNER (1971): Unterschiede in der Innervation des Dickdarmes und des Sphincter ani internus bei Säugern und beim Menschen. Verhandlungen der Anatomischen Gesellschaft 66, 43 – 47.

BILLINGSLEY, P. R., and S. W. RANSON (1918): On the number of nerve cells in the ganglion cervicale superius and of nerve fibers in the cephalic end of the truncus sympathicus in the cat and on the numerical relations of preganglionic and postganglionic neurones. Journal of comparative neurology 29, 359 – 365.

BILLINGSLEY, P. R., and S. W. RANSON (1918): Branches of the ganglion cervicale superius. Journal of comparative neurology 29, 367 – 383.

BLIN, P. C. (1958): Vergleichend-anatomische Untersuchungen über das Ganglion stellatum der Haussäugetiere sowie über seine Morphogenese an Hand von makroskopischen Befunden. Verhandlungen der Anatomischen Gesellschaft 55, 74 – 89.

BLOTEVOGEL, W. (1927): Sympathicus und Sexualzyklus. I. Das Ganglion cervicale uteri des normalen Tieres. Zeitschrift für mikroskopisch-anatomische Forschung 10, 141 – 168.

BLOTEVOGEL, W. (1928): Sympathicus und Sexualzyklus. Versuch einer Histophysiologie des Ganglion cervicale uteri. II. Das Ganglion cervicale uteri des kastrierten Tieres. Zeitschrift für mikroskopisch-anatomische Forschung 13, 625 – 668.

BOSA, Y. M., and R. GETTY (1969): Somatic and autonomic nerves of the lumbar, sacral and coccygeal regions of the domestic pig (sus scrofa domesticus). Iowa State College journal of science 44, 45 – 77.

BOTAR, J. (1932): Die Anatomie des lumbosacralen und coccygealen Abschnittes des Truncus sympathicus bei Haussäugetieren. Zeitschrift für Anatomie und Entwicklungsgeschichte 97, 382 – 424.

BROEK, A. J. P. VAN DEN (1908): Untersuchungen über den Bau des sympathischen Nervensystems der Säugetiere. 1. Teil: Der Halssympathicus. Gegenbaurs morphologisches Jahrbuch 37, 202 – 287.

BROEK, A. J. P. VAN DEN (1908): Untersuchungen über den Bau des sympathischen Nervensystems der Säugetiere. 2. Teil: Der Rumpf-und Beckensympathicus. Gegenbaurs morphologisches Jahrbuch 38, 532 – 589.

BURNSTOCK, G., and M. COSTA (1973): Inhibitory innervation of the gut. Gastroenterology 64, 141 – 144.

BURNSTOCK, G. (1979): Non-adrenergic, non-cholinergic autonomic nerves. Neurosciences research program bulletin 17, 392 – 405.

CALARESU, F. R., and A. J. St.LOUIS (1967): Topography and numerical distribution of intracardiac ganglion cells in the cat. Journal of comparative neurology **131**, 55 – 66.

CHRIST, H. (1930): Nervus vagus und die Nervengeflechte der Vormägen der Wiederkäuer, speziell der Haube. Zeitschrift für Zellforschung und mikroskopische Anatomie **11**, 342 – 374.

CHRISTENSEN, K. (1935/36): Sympathetic and parasympathetic nerves in the orbit of the cat. Journal of comparative neurology **70**, 225 – 232.

CHUNG, K., J. M. CHUNG, F. W. LAVELLE and R. D. WURSTER (1979): Sympathetic neurons in the cat spinal cord projecting to the stellate ganglion. Journal of comparative neurology **185**, 23 – 30.

CORPANCHO, I. (1986): Makroskopische Untersuchungen zur Innervation der Organe in der Beckenhöhle der Katze (Felis silvestris F. catus L. 1758). München: Ludwig-Maximilians-Universität, Tierärztliche Fakultät, Dissertation.

COUPLAND, R. E. (1983): The innervation of the uterus. Journal of anatomy **137**, 797.

DE GROAT, W. C. (1975): Nervous control of the urinary bladder of the cat. Brain research **87**, 201 – 211.

DE GROAT, W. C., J. W. DOUGLAS, J. GLASS, W. SIMONDS, B. WEIMER and P. WERNER (1975): Changes in somato-vesical reflexes during postnatal development in the kitten. Brain research **94**, 150 – 154.

DEUSCHL, G., and M. ILLERT (1978): Location of lumbar preganglionic sympathetic neurones in the cat. Neuroscience letters **10**, 49 – 54.

DIETZ, O. (1955): Die Anästhesie des Ganglion stellatum beim Hund. Zentralblatt für Veterinärmedizin **2**, 569 – 575.

DOUGHERTY, R. W., R. E. HABEL and H. E. BOND (1958): Esophageal innervation and the eructation reflex in sheep. American journal of veterinary research **19**, 115 – 128.

DYCE, K. M. (1958): The splanchnic nerves and major abdominal ganglia of the horse. Journal of anatomy **92**, 62 – 73.

ELLISON, J. P. (1974): The adrenergic cardiac nerves of the cat. American journal of anatomy **139**, 209 – 226.

FADEN, A. I., and J. M. PETRAS (1978): An intraspinal sympathetic preganglionic pathway: anatomic evidence in the dog. Brain research **144**, 358 – 362.

FALK, G. (1920): Beiträge zur Kenntnis des IX. bis XII. Gehirnnerven, des N. sympathicus und der 3 ersten Halsnerven beim Rinde. Berlin: Tierärztliche Hochschule, Dissertation.

FISCHER, J. (1906): Vergleichend-anatomische Untersuchungen über den Nervus sympathicus einiger Tiere, insbesondere der Katze. Archiv für wissenschaftliche und praktische Tierheilkunde **32**, 89 – 106.

FLETCHER, T. F., and W. E. BRADLEY (1978): Neuroanatomy of the bladder-urethra. Journal of urology **119**, 153 – 160.

FLIEGER, S. (1968): Experimental investigations of the localization of the nerve centres of nervus splanchnicus major in the sheep (polnisch). Annales Universitatis Mariae Curie-Sklodowska (Lublin), Sectio DD, **23**, 21 – 42.

FLIEGER, S. (1984): Experimentelle Untersuchungen zur Lagebestimmung der Nervenzentren des Ovars und des Eileiters bei der Kuh. Acta anatomica **120**, 26.

FLIEGER, S. (1987): Experimental investigations on the localization of the nerve centers concerned with the innervation of the ovary and the uterine tube in pigs. Acta anatomica **130**, 32.

FOLEY, J. O., and H. N. SCHNITZLEIN (1957): The contribution of individual thoracic spinal nerves to the upper cervical sympathetic trunk. Journal of comparative neurology **108**, 109 – 115.

FREWEIN, J. (1962): Die Partes abdominalis, pelvina und

coccygea systematis autonomici und deren periphere Geflechte bei Bos taurus L.. Gegenbaurs morphologisches Jahrbuch **103**, 361 – 408.

FUKAI, K., and H. FUKUDA (1985): Three serial neurones in the innervation of the colon by the sacral parasympathetic nerve of the dog. Journal of physiology **362**, 69 – 78.

FURNESS, J. B., and M. COSTA (1980): Types of nerves in the enteric nervous system. Neuroscience letters **5**, 1 – 20.

FURNESS, J. B., and M. COSTA (1974): The adrenergic innervation of the gastrointestinal tract. Ergebnisse der Physiologie **69**, 1 – 52.

GABELLA, G. (1976): Structure of the autonomic nervous system. London: Chapman and Hall.

GABELLA, G. (1979): Innervation of the gastrointestinal tract. International review of cytology **59**, 129 – 193.

GHOSHAL, N. G., and R. GETTY (1969): Postdiaphragmatic disposition of the pars sympathica and major autonomic ganglia of the domestic pig (Sus scrofa domesticus). Anatomischer Anzeiger **125**, 400 – 411.

GHOSHAL, N. G., and R. GETTY (1969): Postdiaphragmatic disposition of the pars sympathica and major autonomic ganglia of the goat (Capra hircus). Zentralblatt für Veterinärmedizin, Reihe A, **16**, 416 – 425.

GHOSHAL, N. G., and R. GETTY (1970): Postdiaphragmatic disposition of the pars sympathica and major autonomic ganglia of the ox (Bos taurus). Japanese journal of veterinary science **32**, 285 – 294.

GHOSHAL, N. G., and R. GETTY (1970): Postdiaphragmatic disposition of the pars sympathica and major autonomic ganglia of the sheep (Ovis aries). New Zealand veterinary journal **18**, 71 – 78.

HABEL, R. E. (1956): A study of the innervation of the ruminant stomach. Cornell veterinarian **46**, 555 – 633.

HENRY, J. L., and F. R. CALARESU (1974): Origin and course of crossed medullary pathways to spinal sympathetic neurons in the cat. Brain research **20**, 515 – 526.

HUDSON, L. C., and J. F. CUMMINGS (1985): The origins of innervation of the esophagus of the dog. Brain research **326**, 125 – 136.

KÖHLER, H. (1952): Histologie und Histopathologie der wichtigsten vegetativen Ganglien unserer Haussäugetiere. Archiv für experimentelle Veterinärmedizin **6**, 373 – 468.

KREDIET, G. (1910): Über die sympathischen Nerven in der Bauch-und Beckenhöhle des Pferdes, der Wiederkäuer und des Hundes. Bern: Universität, Veterinärmedizinische Fakultät, Dissertation.

KUNTZ, A. (1953): The autonomic nervous system, 4th edition. Philadelphia: Lea & Febiger.

KUNTZ, A., and R. L. MOSELEY (1936): An experimental analysis of the pelvic autonomic ganglia in the cat. Journal of comparative neurology **64**, 63 – 75.

KURU, M. (1965): Nervous control of micturition. Physiological reviews **45**, 425 – 493.

LAKOMY, M., T. DOBOSZYNSKA, I. DYNAROWICZ, J. KOTWICA and A. ZASADOWSKI (1984): Change of AChE activity in ovarian nerves of pigs in different periods of the oestrous cycle: relationship to ovarian steroids. Gegenbaurs morphologisches Jahrbuch **130**, 719 – 731.

LAKOMY, M., T. DOBOSZYNSKA, J. KOTWICA and A. ZASADOWSKI (1985): Changes of AChE activity in the nerves of pig ovaries on different periods of pregnancy. Gegenbaurs morphologisches Jahrbuch **131**, 297 – 307.

LANGENFELD, M., and E. PASTEA (1976): Connections of the sympathetic trunk and spinal cord with the pelvic plexus in the sheep. Anatomischer Anzeiger **139**, 505 – 510.

LANGWORTHY, O. R., and E. L. MURPHY (1939): Nerve endings in the urinary bladder. Journal of comparative neurology 71, 487 – 505.

MAWE, G. M., J. C. BRESNAHAN and M. S. BEATTIE (1984): Primary afferent projections from dorsal and ventral roots to autonomic preganglionic neurons in the cat sacral spinal cord: Light and electron microscopic observations. Brain research 290, 152 – 157.

McKIBBEN, J. S., and R. GETTY (1968): A comparative morphologic study of the cardiac innervation in domestic animals. I. The canine. American journal of anatomy 122, 533 – 544.

McKIBBEN, J. S., and R. GETTY (1968): A comparative morphologic study of the cardiac innervation in domestic animals. II. The feline. American journal of anatomy 122, 545 – 554.

McKIBBEN, J. S., and R. GETTY (1968): Innervation of heart of domesticated animals: Pig. American journal of veterinary research 30, 779 – 789.

McKIBBEN, J. S., and R. GETTY (1969): Innervation of heart of domesticated animals: Horse. American journal of veterinary research 30, 193 – 202.

McKIBBEN, J. S., and R. GETTY (1969): A study of the cardiac innervation in domestic animals: Cattle. Anatomical record 165, 141 – 152.

McKIBBEN, J. S., and R. GETTY (1969): A comparative study of the cardiac innervation in domestic animals: Sheep. Acta anatomica 74, 228 – 242.

McKIBBEN, J. S., and R. GETTY (1970): A comparative study of the cardiac innervation in domestic animals: The goat. Anatomischer Anzeiger 126, 161 – 171.

MEDOWAR, J. L. (1928): Die Nerven des Uterus und der Vagina des Hundes. Zeitschrift für Anatomie und Entwicklungsgeschichte 86, 776 – 799.

MEHLER, W. R., J. C. FISCHER and W. F. ALEXANDER (1952): The anatomy and variations of the lumbosacral sympathetic trunc in the dog. Anatomical record 113, 421 – 435.

MEYLING, H. A. (1953): Structure and significance of the peripheral extension of the autonomic nervous system. Journal of comparative neurology 99, 495 – 543.

MIZERES, N. J. (1955): The anatomy of the autonomic nervous system in the dog. American journal of anatomy 96, 285 – 318.

MONNIER, M. (Herausgeber) (1963): Physiologie und Pathophysiologie des vegetativen Nervensystems. Band I: Physiologie. Stuttgart: Hippokrates.

MORE, J., and K. NEDJAR (1984): Intrinsic innervation of the ewe cervix and its variations during pregnancy. Histochemie 80, 59 – 62.

MOREAU, P. M. (1982): Neurogenic disorders of micturition in the dog and cat. Compendium on continuing education for the practicing 12, 12 – 21.

MORGAN, C., W. C. DE GROAT and I. NADELHAFT (1986): The spinal distribution of sympathetic preganglionic and visceral primary afferent neurons that sends axons into the hypogastric nerves of the cat. Journal of comparative neurology 243, 23 – 40.

MORRISON, A. R., and R. E. HABEL (1964): A quantitative study of the distribution of vagal nerve endings in the myenteric plexus of the ruminant stomach. Journal of comparative neurology 122, 297 – 307.

NADELHAFT, I., W. C. DE GROAT and C. MORGAN (1980): Location and morphology of parasympathetic preganglionic neurons in the sacral cord of the cat revealed by retrograde axonal transport of horseradish peroxidase. Journal of comparative neurology 193, 265 – 281.

NADELHAFT, I., W. C. DE GROAT and C. MORGAN (1986): The distribution and morphology of parasympathetic preganglionic neurons in the cat sacral spinal cord as revealed by horseradish peroxidase applied to the sacral ventral roots. Journal of comparative neurology 249, 48 – 56.

OLIVER, J. E., W. E. BRADLEY and T. F. FLETCHER (1969): Identification of preganglionic parasympathetic neurons in the sacral spinal cord of the cat. Journal of comparative neurology 137, 321 – 328.

OLIVER, J. E., W. E. BRADLEY and T. F. FLETCHER (1969): Spinal cord representation of the micturition reflex. Journal of comparative neurology 137, 329 – 346.

OWMAN, C. (1981): Pregnancy induces degenerative and regenerative changes in the autonomic innervation of the female reproductive tract. Ciba Foundation Symposium 83, 252 – 273.

PETRAS, J. M., and F. J. CUMMINGS (1978): Sympathetic and parasympathetic innervation of the urinary bladder and urethra. Brain research 153, 363 – 369.

PETRAS, J. M., and A. I. FADEN (1978): The origin of sympathetic preganglionic neurons in the dog. Brain research 144, 353 – 357.

PHILLIPS, J. G., W. C. RANDALL and J. A. ARMOUR (1986): Functional anatomy of the major cardiac nerves in the cats. Anatomical record 214, 365 – 371.

PICK, J. (1970): The autonomic nervous system. Philadelphia: Lippincott.

PURINTON, P. T., and J. E. OLIVER (1979): Spinal cord origin of innervation to the bladder and urethra of the dog. Experimental neurology 65, 422 – 434.

PURINTON, T., T. FLETCHER and W. BRADLEY (1971): Sensory perikarya in autonomic ganglia. Nature New Biology 231, 63 – 64.

RANSON, S. W., and P. R. BILLINGSLEY (1918): The superior cervical ganglion and the cervical portion of the sympathetic trunc. Journal of comparative neurology 29, 313 – 357.

RANSON, S. W., and P. R. BILLINGSLEY (1918): The thoracic truncus sympathicus, rami communicantes and splanchnic nerves in the cat. Journal of comparative neurology 29, 405 – 439.

ROSENGREN, E., and N. O. SJÖBERG (1967): The adrenergic nerve supply to the female reproductive tract of the cat. American journal of anatomy 121, 271 – 284.

SCHABADASCH, A. (1928): Die Nerven der Harnblase des Hundes. Zeitschrift für Anatomie und Entwicklungsgeschichte 86, 730 – 775.

SCHMIDT, C. A. (1933): Distribution of vagus and sacral nerves to the large intestine. Proceedings of the Society for experimental Biology and Medicine 30, 739 – 740.

SCHREIBER, J. (1958): Das Ganglion cervicale superius von Bos taurus. Ein Beitrag zur Kenntnis der Pars cephalica et cervicalis systematis autonomici der Ruminantier. Gegenbaurs morphologisches Jahrbuch 99, 821 – 837.

SILVERMAN, E. H. (1963). Zur Topographie des Nervus vertebralis bei Wiederkäuer und Fleischfresser. München: Ludwig-Maximilians-Universität, Tierärztliche Fakultät, Dissertation.

SONNTAG, C. F. (1923): On the vagus and sympathetic nerves of the terrestrial carnivora. Proceedings of the Zoological Society (London), 65 – 83.

TAGAND, R., et R. BARONE (1965): Anatomie des équides domestiques. Tome troisième: Système nerveux et organes des sens foetus et ses annexes. Fascicule II: nerfs, système sympathique, glandes endocrines. Lyon: Ecole Nationale Vétérinaire.

UCHIDA, S. (1928): Morphologische Studien des sympathischen Nervensystems des Schweines (Sus asiaticus). I. Mitteilung: Halsteil. Acta Scholae Medicinalis Universitatis Imperialis in Kyoto 10, 235 – 260.

VANOV, S., and M. VOGT (1963): Catecholamine-containing structures in the hypogastric nerves of the dog. Journal of physiology 168, 939 – 944.

VOGT, M. (1963): Hypogastric nerve of the dog. Nature **197**, 804 – 805.

WAITES, G. M. H. (1957): The course of the efferent cardiac nerves of the sheep. Journal of physiology **139**, 417 – 433.

WELTNER, A. (1937): Das sympathische Nervensystem der Katze (Felis domestica briss.) (ungarisch). Budapest: Universität für Technische und Wirtschaftswissenschaften, Dissertation.

WOLHYNSKI, F. A. (1928): Die Herznerven des Kalbes. Zeitschrift für Anatomie und Entwicklungsgeschichte **86**, 579 – 607.

WOZNIAK, W., and U. SKOWRONSKA (1967): Comparative anatomy of pelvic plexus in cat, dog, rabbit, macaque and man. Anatomischer Anzeiger **120**, 457 – 473.

ZINTZSCH, I. (1964): Morphologische Grundlagen der vegetativen Innervation der Beckenhöhlenorgane der Schafes (Ovis aries L.). Der Grenzstrang und die Nn. pelvici. Zentralblatt für Veterinärmedizin, Reihe A, **11**, 647 – 676.

Sinnesorgane

Allgemeines, somatoviscerale Sensibilität

ABRAHAMS, V. C., M. HODGINS and D. DOWNEY (1987): Morphology, distribution, and density of sensory receptors in the glabrous skin of the cat rhinarium. Journal of morphology **191**, 109 – 114.

ANDRES, K. H., and M. VON DÜRING (1973): Morphology of cutaneous receptors. In: Somatosensory system, edited by A. IGGO. Berlin: Springer. (Handbook of sensory physiology, volume II, p. 3 – 28).

ANDREWS, P. L. R. (1986): Vagal afferent innervation of the gastrointestinal tract. Progress in brain research **67**, 65 – 86.

BAHR, R., H. BLUMBERG and W. JÄNIG (1981): Do dichotomizing afferent fibres exist which supply visceral organs as well as somatic structures? A contribution to referred pain. Neuroscience letters **24**, 25 – 28.

BANNISTER, L. H. (1976): Sensory terminals of peripheral nerves. In: The peripheral nerve, edited by D. N. LANDON, p. 396 – 463. London: Chapman and Hall.

BODIAN, D. (1962): The generalized vertebrate neuron. Science **137**, 323 – 326.

BOYD, I. A., and M. H. GLADDEN (editors) (1985): The muscle spindle. New York: Stockton.

BREAZILE, J. E., and R. L. KITCHELL (1969): Pain perception in animals. Federation proceedings **28**, 1379 – 1382.

BREIPOHL, W. (1986): Thermoreceptors. In: Biology of the integument, edited by J. BEREITER-HAHN, A. G. MATOLTSY and A. S. RICHARDS. Volume 2: Vertebrates, p. 561 – 585. Berlin: Springer.

CERVERO, F. (1985): Visceral nociception: peripheral and central aspects of visceral nociceptive systems. Philosophical transactions of the Royal Society of London on Biological Science **308**, 325 – 337.

CERVERO, F., and J. F. B. MORRISON (editors) (1986): Visceral sensation. Progress in brain research **67**.

CHOUCHKOW, C. (1978): Cutaneous receptors. Advances in anatomy, embryology and cell biology 54, 1 – 62.

DE GROAT, W. C. (1986): Spinal cord projections and neuropeptides in visceral afferent neurons. Progress in brain research **67**, 165 – 188.

FLOYD, K., and J. F. MORRISON (1974): Splanchnic mechanoreceptors in the dog. Quarterly journal of experimental physiology **59**, 361 – 366.

FREEMAN, M. A. R., and B. D. WYKE (1967): The innervation of the knee joint. An anatomical and histological study in the cat. Journal of anatomy **101**, 505 – 532.

HALATA, Z. (1970): Zu den Nervenendigungen (Merkelsche Endigungen) in der haarlosen Nasenhaut der Katze. Zeitschrift für Zellforschung und mikroskopische Anatomie **106**, 51 – 60.

HALATA, Z. (1975): The mechanoreceptors of the mammalian skin. Ultrastructure and morphological classification. Advances in anatomy, embryology and cell biology **50**, 1 – 77.

HARTSCHUH, W., E. WEIHE and M. REINECKE (1986): The Merkel Cell. In: Biology of the Integument, edited by J. BEREITER-HAHN, A. G. MATOLTSY and K. S. RICHARDS. Volume 2: Vertebrates, p. 605 – 620. Springer, Berlin.

HILL, K. J. (1959): Nervous structures in the reticulorumenal epithelium of the lamb and kid. Quarterly journal of experimental physiology **44**, 222 – 228.

HNIK, P., T. SOUKUP, R. VEJSADA and J. ZELENA (editors) (1988): Mechanoreceptors. Development, structure and function. New York: Plenum Press.

HORCH, K. V., R. P. TUCKETT and P. R. BURGESS (1977): A key to the classification of cutaneous mechanoreceptors. Journal of investigative dermatology **69**, 75 – 82.

HUNT, C. C. (editor) (1972): Muscle receptors. Berlin: Springer. (Handbook of sensory physiology, volume III, part 2).

IGGO, A. (1957): Gastrointestinal tension receptors with unmyelinated afferent fibres in the vagus of the cat. Quarterly journal of experimental physiology **42**, 130 – 143.

IGGO, A. (editor) (1973): Somatosensory system. Berlin: Springer. (Handbook of sensory physiology, volume II).

IGGO, A. (1976): Is the physiology of cutaneous receptors determined by morphology? Progress in brain research **43**, 15 – 31.

IGGO, A., and K. H. ANDRES (1982): Morphology of cutaneous receptors. Annual review of neuroscience **5**, 1 – 31.

IGGO, A., and A. R. MUIR (1963): A cutaneous sense organ in the hairy skin of cats. Journal of anatomy **97**, 151.

IGGO, A., and A. R. MUIR (1969): The structure and function of a slowly adapting touch corpuscle in hairy skin. Journal of physiology **200**, 763 – 796.

JÄNIG, W., and J. F. B. MORRISON (1986): Functional properties of spinal visceral afferents supplying abdominal and pelvic organs, with special emphasis on visceral nociception. Progress in brain research **67**, 87 – 114.

KANTNER, M. (1965): Zur Morphologie der Hautrezeptoren. Zentralblatt für Veterinärmedizin, Reihe A, **12**, 493 – 500.

KLAUER, G. (1986): Die Mechanoreceptoren in der Haut der Wirbeltiere: Morphologie und Klassifizierung. Zeitschrift für mikroskopisch-anatomische Forschung **100**, 273 – 289.

KUMAZAWA, T. (1986): Sensory innervation of reproductive organs. Progress in brain research **67**, 115 – 132.

LANGFORD, L. A., and R. F. SCHMIDT (1983): Afferent and efferent axons in the medial and posterior articular nerves of the cat. Anatomical record **206**, 71 – 78.

LEEK, B. F. (1972): Abdominal visceral receptors. In: Handbook of sensory physiology, volume III, part 1, edited by E. NEIL, p. 113 – 160. Berlin: Springer.

LINK, L. (1974): Über das Vorkommen von „Haarscheiben" in der Haut von Säugetieren. Berliner und Münchener Tierärztliche Wochenschrift **87**, 127 – 129.

LIU, C. N. (1956): Afferent nerves to Clarke's and the lateral cuneate nuclei in the cat. Archives of neurology and psychiatry **75**, 67 – 77.

MALINOVSKY, L. (1966): The variability of encapsulated corpuscles in the upper lip and tongue of the domestic cat. Folia morphologica (Praha) **14**, 175 – 191.

MALINOVSKY, L. (1966): Variability of sensory corpuscles in the skin of the nose and skin in the area of sulcus labii maxillaris of the domestic cat. Folia morphologica (Praha) **14**, 417 – 429.

MALINOVSKY, L. (1980): A new conception of sensory nerve endings classification. Scripta medica Brno **53**, 343 – 344.

MALINOVSKY, L. (1986): Mechanoreceptors and free nerve endings. In: Biology of the integumentum, edited by J. BEREITER-HAHN, A. G. MATOLTSY and K. S. RICHARDS, volume 2: Vertebrates, p. 535 – 560. Berlin: Springer.

MEI, N., and L. GARNIER (1986): Osmosensitive vagal receptors in the small intestine of the cat. Journal of the autonomic nervous system **16**, 159 – 170.

MEYER, W., and K. NEURAND (1982): The demonstration of Krause end bulbus (paciniform corpuscles) in the hairy skin of the pig. Anatomia, Histologia, Embryologia **11**, 283 – 288.

MORRISON, I. F. B. (1973): Splanchnic slowly adapting mechanoreceptors with punctate receptive fields in the mesentery and gastrointestinal tract of the cat. Journal of physiology **233**, 349 – 361.

NEIL, E. (editor) (1972): Enteroceptors. Berlin. Springer. (Handbook of sensory physiology, volume III, part 1).

NEWMAN, P. C. (1974): Visceral afferent functions of the nervous system. London: Arnold.

NIEWÖHNER, R. E., und E. VAN DER ZYPEN (1972): Über die sensible Innervation der Nasenregion der Katze. Anatomischer Anzeiger **130**, 70 – 90.

NISIMOTO, K. (1938): Eine vergleichende Studie über die Dichtigkeit der nervösen Versorgung in den verschiedenen Hautgebieten. Japanese journal of medical science and biology, I. Anatomy, **7**, 173 – 192.

ONO, S. (1956): Histologic study on the innervation of the snout and the nasal cavity with their surroundings in cat. Archives of histology **10**, 37 – 52.

PAINTAL, A. S. (1986): The visceral sensations – some basic mechanisms. Progress in brain research **67**, 3 – 19.

PINKUS, F. (1904): Über Hautsinnesorgane neben dem menschlichen Haar (Haarscheiben) und ihre vergleichend-anatomische Bedeutung. Archiv für mikroskopische Anatomie **65**, 121 – 179.

PINKUS, H. (1964): Pinkus' Haarscheibe and tactile receptors in cats. Science **144**, 891.

POLÁCEK, P. (1968): Über die strukturellen Unterschiede der Rezeptorreihen in der Vaginalwand der Katze und ihre mögliche funktionelle Bedeutung. Zeitschrift für mikroskopisch-anatomische Forschung **78**, 1 – 34.

PROCACCI, P., M. ZOPPI and M. MARESCA (1986): Clinical approach to visceral sensation. Progress in brain research **67**, 21 – 28.

RETTIG, T. (1986): Die sensible Innervation der verschiedenen Zonen des Analkanals beim Schwein (Göttinger Miniaturschwein). Anatomischer Anzeiger **161**, 158.

SCHENK-SABER, B., B. SCHNORR und K. D. WEYRAUCH (1985): Afferente Nervenendigungen in der Vormagenschleimhaut von Schaf und Ziege. Zeitschrift für mikroskopisch-anatomische Forschung **99**, 773 – 784.

SCHMIDT, R. F. (Herausgeber) (1987): Grundriß der Sinnesphysiologie, 6. Auflage. Berlin: Springer.

SHEHATA, R. (1972): Pacinian corpuscles in pelvic urogenital organs and outside abdominal lymph glands of the cat. Acta anatomica **83**, 127 – 138.

SKOGLUND, S. (1956): Anatomical and physiological studies of knee joint innervation in the cat. Acta physiologica scandinavica **36**, Supplementum 124, 1 – 100.

SMITH, K. R. (1977): The Haarscheibe. Journal of investigative dermatology **69**, 68 – 74.

TALUKDAR, A. H., M. L. CALHOUN and A. W. STINSON (1970): Sensory end organs in the upper lip of the horse. American journal of veterinary research **31**, 1751 – 1754.

WALTER, P. (1956): Zur Innervation der Pferdelippe. Zeitschrift für Zellforschung und mikroskopische Anatomie **43**, 459 – 477.

WALTER, P. (1959): Sensible Rezeptoren und Empfindungsqualität. Tierärztliche Umschau **14**, 127 – 129.

WALTER, P. (1960/61): Die sensible Innervation des Lippen- und Nasenbereiches von Rind, Schaf, Ziege, Schwein, Hund und Katze. Zeitschrift für Zellforschung und mikroskopische Anatomie **53**, 394 – 410.

WIDDICOMBE, J. G. (1986): Sensory innervation of the lungs and airways. Progress in brain research **67**, 49 – 64.

WILLIS, W. D. (1985): The pain system. The neural basis of nociceptive transmission in the mammalian nervous system. Basel: Karger.

WINKELMANN, R. K. (1957): The sensory end-organs of the hairless skin of the cat. Journal of investigative dermatology **29**, 347 – 352.

WINKELMANN, R. K. (1958): The sensory endings in the skin of the cat. Journal of comparative neurology **109**, 221 – 232.

WINKELMANN, R. K. (1960): The end-organ of feline skin: a morphologic and histochemical study. American journal of anatomy **107**, 281 – 290.

ZIETZSCHMANN, O. (1943): Die Sinnesorgane, Organa sensuum. In: Handbuch der vergleichenden Anatomie der Haustiere, 18. Auflage, S. 979 – 1027. Berlin: Springer.

ZIMNY, M. L. (1988): Mechanoreceptors in articular tissues. American journal of anatomy **182**, 16 – 32.

Geschmacksorgan

BANKS, W. J. (1981): Applied veterinary histology. Baltimore: Williams and Wilkins.

BELL, F. R., and R. L. KITCHELL (1966): Taste reception in the goat, sheep and calf. Journal of physiology **183**, 145 – 151.

COHEN, M. J., S. HAGIWARA and Y. ZOTTERMAN (1955): The response spectrum of taste fibres in the cat. Acta physiologica scandinavica **33**, 316 – 332.

IGGO, A., and B. F. LEEK (1967): The afferent innervation of the tongue of the sheep. In: Olfaction and taste II, edited by T. HAYASHI, p. 493 – 507. Oxford: Pergamon Press.

KANE, F. (1952): The nerve cells of the pig's circumvallate papilla. Journal of physiology **118**, 62P – 63P.

MURRAY, R. G. (1973): The ultrastructure of taste buds. In: The ultrastructure of sensory organs, edited by I. FRIEDMANN, p. 1 – 81. Amsterdam: North-Holland Publishing Company.

NORGREN, R. (1985): Taste and the autonomic nervous system. Chemical senses **10**, 143 – 161.

NORGREN, R. E., and C. M. LEONARD (1973): Ascending central gustatory pathways. Journal of comparative neurology **150**, 217 – 238.

SINGH, A., and W. IRELAND (1988): Stereology of the porcine taste buds. Anatomia, Histologia, Embryologia **17**, 376.

ZOTTERMAN, Y. (editor) (1963): Olfaction and taste. Oxford: Pergamon Press.

Geruchsorgan

ADAMS, D. R., and M. D. WIEKAMP (1984): The canine vomeronasal organ. Journal of anatomy **138**, 771 – 787.

BARONE, R., M. LOMBARD and M. MORAND (1966): Organe de Jacobson, nerf vomero-nasal et nerf terminal du chien. Bulletin de la Société des Sciences vétérinaires et de Médecine comparée de Lyon **68**, 257 – 270.

BRUCE, H. M. (1970): Pheromones. British medical bulletin **26**, 10 – 13.

CHEAL, M. (1975): Social olfaction: a review of the ontogeny of olfactory influences of vertebrate behavior. Behavioral biology **15**, 1 – 25.

DEMSKI, L. S., and R. G. NORTHCUTT (1983): The terminal nerve: a new chemosensory system in vertebrates? Science **220**, 435 – 437.

ESTES, R. D. (1972): The role of the vomeronasal organ in mammalian reproduction. Mammalia **36**, 315 – 341.

FRANKE, H. R. (1970): Zur Anatomie des Organum vomeronasale des Hundes. Berlin: Freie Universität, Veterinärmedizinische Fakultät, Dissertation.

FREWEIN, J. (1972): Röntgenanatomie des Organum vomeronasale bei den Haussäugetieren. Zentralblatt für Veterinärmedizin, Reihe C, **1**, 55 – 63.

HUBER, G. C., and S. R. GUILD (1913): Observations on the peripheral distribution of the nervus terminalis in mammalia. Anatomical record **7**, 253 – 272.

JACOBSON, M. (editor) (1978): Development of sensory systems. Berlin: Springer. (Handbook of sensory physiology, volume IX).

JOHNSTON, J. B. (1913): Nervus terminalis in reptiles and mammals. Journal of comparative neurology **23**, 97 – 120.

JOHNSTON, J. B. (1914): The nervus terminalis in man and mammals. Anatomical record **8**, 185 – 198.

KARLSON, P., and M. LÜSCHER (1959): „Pheromones": a new term for a class of biologically active substances. Nature **183**, 55 – 56.

KEVERNE, E. B., C. L. MURPHY, W. L. SILVER, C. J. WYSOCKI and M. MEREDITH (1986): Non-olfactory chemoreceptors of the nose: recent advances in understanding the vomeronasal and trigeminal systems. Chemical senses **11**, 119 – 113.

KNAPPE, H. (1964): Zur Funktion des Jacobsonschen Organs (Organon vomeronasale Jacobsoni). Zoologische Garten (NF) **28**, 188 – 194.

KRATZING, J. (1971): The structure of the vomeronasal organ in the sheep. Journal of anatomy **108**, 247 – 260.

LADEWIG, J., and B. L. HART (1981): Flehmen and vomeronasal organ function in male goats. Physiological behaviour **24**, 1067 – 1071.

LARSELL, O. (1918): Studies on the nervus terminalis: Mammals. Journal of comparative neurology **30**, 3 – 68.

LAURUSCHKUS, G. (1942): Über Riechfeldgröße und Riechfeldkoeffizient bei einigen Hunderassen und der Katze. Archiv für wissenschaftliche und praktische Tierheilkunde **77**, 473 – 497.

LOMBARDI, J. R., and J. G. VANDENBERGH (1977): Pheromonally induced sexual maturation in females: regulation by the social environment of the male. Science **196**, 545 – 546.

MATTHAY, B. (1968): Das Organum vomeronasale des Schweines. Berlin: Freie Universität, Veterinärmedizinische Fakultät, Dissertation.

McCOTTER, R. E. (1912): The connections of the vomeronasale nerves with the accessory olfactory bulb in the opossum and other mammals. Anatomical record **6**, 299 – 318.

McCOTTER, R. E. (1913): The nervus terminalis in the adult dog and cat. Journal of comparative neurology **23**, 145 – 152.

MINETT, F. C. (1925/26): The organ of Jacobson in the horse, ox, camel and pig. Journal of anatomy **60**, 110 – 118.

NEUHAUS, W. (1953): Über die Riechschärfe des Hundes für Fettsäuren. Zeitschrift für vergleichende Physiologie **35**, 527 – 552.

NEUHAUS, W. (1954): Die Riechfähigkeit bei Mensch und Hund. Umschau **54**, 84 – 86.

NEUHAUS, W. (1955): Wieviel Riechsinneszellen besitzen Hunde? Umschau **55**, 421.

NEUHAUS, W., und A. MÜLLER (1954): Das Verhältnis der Riechzellenzahl zur Riechschwelle beim Hunde. Naturwissenschaften **41**, 237.

OETTEL, M. (1981): Pheromone. In: Veterinärmedizinische Endokrinologie, herausgegeben von F. DÖCKE, S. 633 – 646. Jena: Fischer.

RAMSER, R. (1935): Zur Anatomie des Jakobson'schen Organs beim Hunde. Berlin: Universität, Veterinärmedizinische Fakultät, Dissertation.

READ, E. A. (1908): A contribution to the knowledge of the olfactory apparatus in dog, cat and man. American journal of anatomy **8**, 17 – 47.

SCHWANZEL-FUKUDA, M., and A. J. SILVERMAN (1980): The nervus terminalis of the guinea-pig: a new luteinizing hormone-releasing hormone (LHRH) neuronal system. Journal of comparative neurology **191**, 213 – 225.

SEIFERT, K. (1971): Licht- und elektronenmikroskopische Untersuchungen am Jacobsonschen Organ (Organon vomero nasale) der Katze. Archiv für klinische und experimentelle Ohren-, Nasen- und Kehlkopfheilkunde **200**, 223 – 251.

VERBERNE, G. (1976): Chemocommunication among domestic cats, mediated by the olfactory and vomeronasal senses. II. The relation between the function of Jacobson's organ (vomeronasal organ) and flehmen behaviour. Zeitschrift für Tierpsychology **42**, 113 – 128.

WIELAND, G. (1938): Über die Größe des Riechfeldes beim Hund. Zeitschrift für Hundeforschung, Neue Folge, **12**, 1 – 23.

WYSOCKI, C. J., J. L. WELLINGTON and G. K. BEAUCHAMP (1980): Access of urinary nonvolatiles to the mammalian vomeronasal organ. Science **207**, 781 – 783.

ZUSCHNEID, K. (1973): Die Riechleistung des Hundes. Übersicht über den Stand der Kenntnisse mit Experimentalbeitrag zur objektiven Prüfung von Fährtenhunden. Berlin: Freie Universität, Fachbereich Veterinärmedizin, Dissertation.

Auge

ACHESON, G. H. (1938): The topographical anatomy of the smooth muscle of the cat's nictitating membrane. Anatomical record **71**, 297 – 311.

AHMED, A. K., W. MÜNSTER und K. POHLMEYER (1978): Die arteriellen Blutgefäße des Auges vom Schaf. Gleichzeitig ein Beitrag zur vergleichenden Nomenklatur der Augenarterien. Berliner und Münchener Tierärztliche Wochenschrift **91**, 260 – 264.

ALI, M. A., and M. A. KLYNE (1985): Phylogeny and functional morphology of the vertebrate retina. Fortschritte der Zoologie 30, 633 – 648.

AMMANN, K. (1930): Der Augapfel des Wildschweines. Zürich: Universität, Veterinärmedizinische Fakultät, Dissertation.

AMMANN, K., und A. MÜLLER (1968): Das Bild des normalen Augenhintergrundes beim Pferd. Berliner und Münchener Tierärztliche Wochenschrift 81, 370 – 372.

AMMANN, K., und G. PELLONI (1971): Der Bulbus oculi des Hundes (Eine topographisch-anatomische Darstellung). Schweizer Archiv für Tierheilkunde 113, 287 – 290.

BISHOP, G. H., and M. H. CLARE (1955): Organization and distribution of fibers in the optic tract of the cat. Journal of comparative neurology 103, 269 – 304.

BRAEKEVELT, C. R. (1984): Regional variations within the retinal pigment epithelium and choroid of the domestic pig. Anatomical record 208, 294.

BRAEKEVELT, C. R. (1985): Morphology of the tapetum fibrosum of the bovine eye. Journal of anatomy 143, 217.

BRATTON, G. R., L. C. HUDSON, W. R. KLEMM and J. DZIEZYC (1988): The origins of innervation of the feline eyelids. Anatomia, Histologia, Embryologia 17, 362.

BRINDLEY, G. S., and D. I. HAMASAKI (1966): Histological evidence against the view that the cat's optic nerve contains centrifugal fibres. Journal of physiology 184, 444 – 449.

BRUNS, L. (1882): Vergleichend-anatomische Studien über das Blutgefäßsystem der Netzhaut. Zeitschrift für vergleichende Augenheilkunde 1, 77 – 102.

BÜSSOW, H., H. G. BAUMGARTEN and C. HANSSON (1980): The tapetal cell: A unique melanocyte in the tapetum lucidum cellulosum of the cat (felis domestica L.). Anatomy and embryology 158, 289 – 302.

CHRISTENSEN, K. (1936): Sympathetic and parasympathetic nerves in the orbit of the cat. Journal of anatomy 70, 225 – 232.

CUMMINGS, J. F., and A. DE LAHUNTA (1969): An experimental study of the retinal projections in the horse and sheep. Annals of the New York Academy of Sciences 167, 293 – 318.

DIESEM, C. (1968): Gross anatomic structure of equine and bovine orbit and its contents. American journal of veterinary research 29, 1769 – 1781.

DOWLING, J. E. (1970): Organization of vertebrate retinas. Investigative ophthalmology 9, 655 – 680.

ELLIOTT, J. H., and S. FUTTERMAN (1963): Fluorescence in the tapetum of the cat's eye. Identification, assay and localization of riboflavin in the tapetum and a proposed mechanism by which it may facilitate vision. Archives d'ophthalmologie 70, 531 – 534.

FINE, B. S., and M. YANOFF (1972): Ocular Histology. A text and atlas. 2nd edition. New York: Harper & Row.

GAREY, L. J., and T. P. S. POWELL (1968): The projection of the retina in the cat. Journal of anatomy 102, 189 – 222.

GEEST, J. P. DE, P. SIMOENS, H. LAUWERS and L. DE SCHAEPDRIJVER (1987): Comparative study of the iridocorneal angle in domestic animals. Acta anatomica 130, 21.

GEEST, J. P. DE, P. SIMOENS, H. LAUWERS and L. DE SCHAEPDRIJVER (1987): The morphology of the iridocorneal angle of the pig eye. A light microscopic study. Anatomia, Histologia, Embryologia 16, 245 – 249.

HAMASAKI, D. I., Y. M. CHINO and M. S. SHANSKY (1985): Abnormal Y/X ratio in the area centralis of the Siamese cat. Brain research 338, 201 – 208.

HARA, H., S. KOBAYASHI, K. SUGITA and S. TSUKAHARA (1982): Innervation of dog ciliary ganglion. Histochemistry 76, 295 – 301.

HAYHOW, W. R. (1959): An experimental study of the accessory optic fiber system in the cat. Journal of comparative neurology 113, 281 – 313.

HEBEL, R. (1971): Entwicklung und Struktur der Retina und des Tapetum lucidum des Hundes. Ergebnisse der Anatomie und Entwicklungsgeschichte 45, 1 – 93.

HEBEL, R. (1976): Distribution of retinal ganglion cells in five mammalian species (Pig, sheep, ox, horse, dog). Anatomy and Embryology 150, 45 – 51.

HEBEL, R., und H. H. SAMBRAUS (1976): Sind unsere Haussäuger farbenblind? Berliner und Münchener Tierärztliche Wochenschrift 89, 321 – 325.

HENKIND, P. (1966): The retinal vascular system of the domestic cat. Experimental eye research 5, 10 – 20.

HERRON, M. A., J. E. MARTIN and J. R. JOYCE (1978): Quantitative study of the decussating optic axons in the pony, cow, sheep and pig. American journal of veterinary research 39, 1137 – 1139.

HILL, D. W., and J. HOUGEMAN (1980): Retinal blood flow to tapetal and pigmented fundus in the cat. Experimental eye research 30, 245 – 252.

HOLLYFIELD, J. G. (editor) (1982): The structure of the eye. New York: Elsevier Biomedical.

HOWARD, D. R., and J. E. BREAZILE (1973): Optic fiber projections to dorsal lateral geniculate nucleus in the dog. American journal of veterinary research 34, 419 – 424.

ISLER, D. (1979): Anatomische und histologische Untersuchungen über die altersabhängigen Veränderungen am Bulbus oculi, Lens und Cornea beim Schweizer Braunvieh. Zürich: Universität, Veterinärmedizinische Fakultät, Dissertation.

KARAMANLIDIS, A. N., and J. MAGRAS (1972): Retinal projections in domestic ungulates. I. The retinal projections in the sheep and the pig. Brain research 44, 127 – 145.

KARAMANLIDIS, A. N., and J. MAGRAS (1974): Retinal projections in domestic ungulates. II. The retinal projections in the horse and ox. Brain research 66, 209 – 225.

KOEPPL, E. (1982): Korrosionsanatomische Untersuchungen zur Blutgefäßversorgung des Bulbus oculi beim Hund. Berliner und Münchener Tierärztliche Wochenschrift 95, 389 – 403.

KOHLER, T. (1984): Funktionelle Morphologie der Chorioidea bei Rind und Zwergziege. A Die Angioarchitektur. B Transport-Versuche zur Frage des Kammerwasser-Abflusses. Bern: Universität, Veterinärmedizinische Fakultät, Habilitationsschrift.

KRINKE, A., E. FROHLICH and G. KRINKE (1985): An analysis of the distribution of the myelinated nerve fibers in the optic fascicle of a Beagle dog. Experientia 41, 464 – 465.

LATIES, A. M., and J. M. SPRAGUE (1966): The projection of optic fibers to the visual centers in the cat. Journal of comparative neurology 127, 35 – 70.

LEVENTHAL, A. G., R. W. RODIECK and B. DREHER (1985): Central projections of cat retinal ganglion cells. Journal of comparative neurology 237, 216 – 226.

McCLURE, R. C., and G. M. CONSTANTINESCU (1985): The periorbita, periorbital fascia and the third eyelid in the dog. Anatomia, Histologia, Embryologia 14, 88.

McCORMACK, J. E. (1974): Variations of the ocular fundus of the bovine species. Veterinary scope 18, 21 – 28.

MEIKLE, T. H., and J. M. SPRAGUE (1964): The neural

organization of the visual pathways in the cat. International review of neurobiology 6, 150 – 189.

MICHAELSON, I. C. (1954): Retinal circulation in man and animals. Springfield/Illinois: Thomas.

MICHEL, G. (1955): Beitrag zur Anatomie der Tränenorgane von Hund und Katze. Deutsche Tierärztliche Wochenschrift 62, 347 – 349.

MODES, E. (1936): Das Blutgefäßbild des Augenhintergrundes bei den Haussäugetieren (Pferd, Rind, Schaf, Ziege, Schwein, Hund, Katze, Kaninchen). Archiv für wissenschaftliche und praktische Tierheilkunde 70, 449 – 472.

MOORE, R. Y. (1973): Retinohypothalamic projection in mammals: a comparative study. Brain research 49, 403 – 409.

MÜLLER, A. (1969): Das Bild des normalen Augenhintergrundes beim Rind. Berliner und Münchener Tierärztliche Wochenschrift 82, 181 – 182.

MÜLLER, A. (1971): Fundusphotographische Wiedergabe der Pigmentwanderung in der Retina. Schweizer Archiv für Tierheilkunde 113, 291 – 292.

NICHTERLEIN, O. E., and F. GOLDBY (1944): An experimental study of optic connexions in the sheep. Journal of anatomy 78, 59 – 67.

OHALE, L. O. C., and N. G. GHOSHAL (1983): Persistent Bergmeister's papilla in a lamb. Anatomischer Anzeiger 154, 255 – 258.

PRINCE, J. H., C. D. DIESEM, I. EGLITIS and G. L. RUSKELL (1960): Anatomy and histology of the eye and orbit in domestic animals . Springfield/Illinois: Thomas.

QUINN, A. J. (1981): Embryology, anatomy and physiology of the lens. Canine practice 8, 19 – 25.

RASELLI, A. (1923): Morphologisches und Funktionelles über den Muskelapparat in der Iris der Katze. Archiv für Ophthalmologie 111, 309 – 329.

REME, C. (1986): Die Sinneszellen der Wirbeltiernetzhaut. Erneuerung, Rhythmen und Licht. Naturwissenschaften 73, 117 – 124.

RICHTER, H. (1909): Der muskulöse Apparat der Iris des Schafes und seine Beziehungen zur Gestalt der Pupille. Archiv für Ophthalmologie 70, 407 – 447.

RIKLIN, O. (1915): Über die Vaskularisation des Sehnervenkopfes beim Pferd. Zürich, Universität, Veterinärmedizinische Fakultät, Dissertation.

RODIECK, R. W. (1973): The vertebrate retina. Principles of structure and function. San Francisco: Freeman.

ROHEN, H. (1952): Bau und Funktion der Traubenkörner. Gegenbaurs morphologisches Jahrbuch 92, 441 – 458.

ROHEN, J. W. (1964): Das Auge und seine Hilfsorgane. Springer: Berlin. (Handbuch der mikroskopischen Anatomie des Menschen, 3. Band, 4. Teil).

ROHEN, J. W. (1968): Elektronenmikroskopische Untersuchungen über die Granula iridis der Ruminantia. Albrecht von Graefes Archiv für klinische und experimentelle Ophthalmologie 175, 161 – 173.

ROSENBLUETH, A., and P. BARD (1932): The innervation and function of the nictitating membrane in the cat. American journal of physiology 100, 537 – 544.

SADEWASSER, K. (1935): Zur Anatomie der Tränenwege des Hundes, insbesondere des Tränennasenganges. Berlin: Universität, Veterinärmedizinische Fakultät, Dissertation.

SCHEBITZ, H., und F. REICHE (1953): Über das Vorkommen der A. hyaloidea persistens bei Rind, Schaf und Ziege. Monatshefte für Veterinärmedizin 8, 182 – 184.

SHATZ, C. J., and S. LEVAY (1979): Siamese cat: Altered connections of visual cortex. Science 204, 328 – 330.

SHAW, D., A. NG and J. STONE (1984): Pigmentation of the cat's optic nerve. Journal of anatomy 139, 178 – 179.

SIGRIST, K. (1960): Die Kammerwasservenen des Hundes. Schweizer Archiv für Tierheilkunde 102, 308 – 324.

SIMOENS, P., and N. G. GHOSHAL (1981): Arterial supply to the optic nerve and the retina of the sheep. Journal of anatomy 133, 481 – 497.

SMITH, P., D. SAMUELSON and D. BROOKS (1988): Aquous drainage path in the equine eye: Scanning electron microscopy of corrosion cast. Journal of morphology 198, 33 – 42.

STONE, J. (1978): The number and distribution of ganglion cells in the cat's retina. Journal of comparative neurology 180, 753 – 772.

STONE, J., and S. M. HANSEN (1966): The projection of the cat's retina in the lateral geniculate nucleus. Journal of comparative neurology 126, 601 – 624.

STONE, J., and J. E. CAMPION (1978): Estimate of the number of myelinated axons in the optic nerve of the cat. Journal of comparative neurology 180, 799 – 806.

STONE, J., J. E. CAMPION and J. LEICESTER (1978): The nasotemporal division of retina in the Siamese cat. Journal of comparative neurology 180, 783 – 798.

STONE, J., M. ROWE and J. E. CAMPION (1978): Retinal abnormalities in the Siamese cat. Journal of comparative neurology 180, 773 – 782.

THEILER, K. (1950): Beitrag zum funktionellen Bau der Iris des Schweines. Acta anatomica 10, 255 – 266.

THOMPSON, J. W. (1961): The nerve supply to the nictitating membrane of the cat. Journal of anatomy 95, 371 – 385.

TUSA, R. J., and L. A. PALMER (1980): Retinotopic organization of areas 20 and 21 in the cat. Journal of comparative neurology 193, 147 – 164.

TUSA, R. J., A. C. ROSENQUIST and L. A. PALMER (1979): Retinotopic organization of areas 18 and 19 in the cat. Journal of comparative neurology 185, 657 – 678.

ÜBERREITER, O. (1959): Die Kammerwasservenen beim Hunde. Wiener Tierärztliche Monatsschrift 46, 721 – 722.

WALDE, I. (1977): Das Fluoreszenzangiogramm des normalen Augenhintergrundes bei Hund und Pferd. Tierärztliche Praxis 5, 343 – 347.

WILLIAMS, R. W., and L. M. CHALUPA (1983): An analysis of axon caliber within the optic nerve of the cat: evidence of size groupings and regional organization. Journal of neuroscience 3, 1554 – 1564.

WONG, V. G., and F. J. MACRI (1964): Vasculature of the cat eye. Archives of ophthalmology 72, 351 – 399.

WYMAN, M., and E. F. DONOVAN (1965): The ocular fundus of the normal dog. Journal of the American Veterinary Medical Association 147, 17 – 26.

ZIETZSCHMANN, O. (1904): Vergleichend histologische Untersuchungen über den Bau der Augenlider der Haussäugetiere. Archiv für Ophthalmologie 58, 61 – 122.

ZIETZSCHMANN, O. (1906): Sehorgan. In: Handbuch der vergleichenden mikroskopischen Anatomie der Haustiere, herausgegeben von W. ELLENBERGER, 1. Band, S. 422 – 565. Berlin: Parey.

ZIETZSCHMANN, O. (1906): Die Traubenkörner unserer Haussäugetiere. Archiv für mikroskopische Anatomie 65, 611 – 622.

ZIETZSCHMANN, O. (1906): Die Akkomodation und die Binnenmuskulatur des Auges. Schweizer Archiv für Tierheilkunde 48, 442 – 468.

ZIETZSCHMANN, O. (1912): Die Orbitalarterien des Pferdes. Archiv für vergleichende Ophthalmologie 3, 129 – 210.

ZIETZSCHMANN, O. (1912): Zur Vaskularisation des Bulbus und seiner Nebenorgane. Verhandlungen der Anatomischen Gesellschaft 26, 107 – 118.

Gehör- und Gleichgewichtsorgan

BLAUCH, B., and A. C. STRAFUSS (1973): Ganglia in the middle ear of the dog. American journal of veterinary research **34**, 685 – 688.

BLEVINS, C. E. (1963): Innervation of the tensor tympani muscle of the cat. American journal of anatomy **113**, 287 – 301.

BLEVINS, C. E. (1964): Studies on the innervation of the stapedius muscle of the cat. Anatomical record **149**, 157 – 172.

COHRS, P. (1923): Die Cochlea der Haussäugetiere. Leipzig: Universität, Veterinärmedizinische Fakultät, Dissertation.

DENKER, A. (1899): Vergleichend-anatomische Untersuchungen über das Gehörorgan der Säugetiere nach Corrosionspräparaten und Knochenschnitten. Leipzig: Veit.

ERULKAR, S. D., M. L. SHELANSKI, B. L. WHITSEL and P. OGLE (1964): Studies of muscle fibers of the tensor tympani of the cat. Anatomical record **149**, 279 – 298.

FREUND, L. (1910): Äußerer Gehörgang der Säugetiere. Beiträge zur Anatomie, Physiologie, Pathologie und Therapie des Ohres, der Nase und des Halses **3**, 1 – 34.

GACEK, R. R., and G. L. RASMUSSEN (1961): Fiber analysis of the statoacusticus nerve of guinea pig, cat and monkey. Anatomical record **139**, 455 – 463.

GACEK, R. R. (1961): The macula neglecta in the feline species. Journal of comparative neurology **116**, 317 – 323.

GACEK, R. R. (1971): Anatomical demonstration of the vestibulo-ocular projections in the cat. Acta otolaryngologica (Stockholm), Supplementum **293**, 5 – 63.

GETTY, R., H. L. FOUST, E. T. PRESLEY and M. E. MILLER (1956): Macroscopic anatomy of the ear of the dog. American journal of veterinary research **17**, 364 – 375.

GINZBERG, R. D., and D. K. MOREST (1983): A study of cochlear innervation in the young cat with the Golgi method. Hearing research **10**, 227 – 246.

GOLDSTEIN, M. H., M. ABELES, R. L. DALY and J. McINTOSH (1970): Functional architecture in cat primary auditory cortex: tonotopic organisation. Journal of neurophysiology **33**, 188 – 197.

HADZISELIMOVIC, H., und LJ. SAVKOVIC (1963): Vergleichend-anatomische Untersuchungen des knöchernen Labyrinthes. Anatomischer Anzeiger **112**, 344 – 361.

HARRISON, J. M. (1974): The auditory system of the medulla and localization. Federation proceedings **33**, 1901 – 1903.

MERZENICH, M. M., and M. D. REID (1974): Representation of the cochlea within the inferior colliculus of the cat. Brain research **77**, 397 – 415.

MERZENICH, M. M., P. L. KNIGHT and G. L. ROTH (1975): Representation of cochlea within primary auditory cortex in the cat. Journal of neurophysiology, **38**, 231 – 249.

MÜLLER, G. (1982): Über das efferente auditorische System der Wirbeltiere. Verhandlungen der Anatomischen Gesellschaft **76**, 531 – 532.

NIETZ, K. (1961): Zur Anatomie der Tuba pharyngotympanica beim Rind, Schaf, bei der Ziege, beim Schwein, Hund und Sumpfbiber. Berlin: Humboldt-Universität, Veterinärmedizinische Fakultät, Dissertation.

POPPER, A. N., and R. R. FAY (editors) (1980): Comparative studies of hearing in vertebrates. New York: Springer.

SCHMIDT, J. (1902): Vergleichend-anatomische Untersuchungen über die Ohrmuschel verschiedener Säugetiere. Leipzig: Universität, Philosophische Fakultät, Dissertation.

STOTLER, W. A. (1953): An experimental study of the cells and connections of the superior olivary complex of the cat. Journal of comparative neurology **53**, 401 – 432.

VEGGETTI, A., F. MASCARELLO and E. CARPENE (1982): A comparative histochemical study of fibre types in middle ear muscles. Journal of anatomy **135**, 333 – 352.

Endokrine Drüsen

Allgemeines, Paraneurone, disseminierte endokrine Drüsen, Herz

ANDREW, A. (1981): APUD cells and paraneurons: embryonic origin. Adventure in cell neurobiology **2**, 3 – 32.

BUNNETT, N., and F. HARRISON (1979): Endocrine cells in the alimentary tract of the sheep. Annales recherches vétérinaires **10**, 197 – 199.

CALINGASAN, N. Y., M. KITAMURA, J. YAMADA, Y. OOMORI and T. YAMASHITA (1984): Ultrastructural study of the entero-endocrine cells of the sheep. Zeitschrift für mikroskopisch-anatomische Forschung **98**, 605 – 620.

CARMICHAEL, S. W. (1987): The adrenal chromaffin cell, a model paraneuron. Anatomical record **218**, 21A.

COUPLAND, R. E. (1965): The natural history of the chromaffin cell. London: Longmans, Green and Co.

COUPLAND, R. E., and T. FUJITA (editors) (1976): Chromaffin, enterochromaffin and related cells. Amsterdam: Elsevier.

DANIEL, E. E., M. COSTA, J. B. FURNESS and J. R. KEAST (1985): Peptide neurons in the canine small intestine. Journal of comparative neurology **237**, 227 – 238.

DECKER, P. (1935): Die Sammlung innersekretorischer Drüsen an den deutschen Schlachthöfen. Gießen: Universität, Veterinärmedizinische Fakultät, Dissertation.

DEY, D. A., W. A. SHANNON and S. I. SAID (1981): Localization of VIP-immunoreactive nerves in airways and pulmonary vessels of dogs, cats, and human subjects. Cell and tissue research **220**, 231 – 238.

DOMENEGHINI, C., and L. CASTALDO (1981): The endocrine cells of the bovine cardiac glands. Basic and applied histochemistry **25**, 51 – 65.

FORSSMANN, W. G. (1987): Das Herz, ein endokrines Organ. Verhandlungen der Anatomischen Gesellschaft **81**, 97 – 108.

FUJITA, T. (1985): Gut endocrine cells as paraneurons. Fortschritte der Zoologie **30**, 305 – 312.

GERSCH, M., und K. RICHTER (1981): Das peptiderge Neuron. Jena: Fischer.

GRUBE, D. (1976): Die endokrinen Zellen des Magendarmepithels und der Stoffwechsel der biogenen Amine. Progress in histochemistry and cytochemistry **8/3**, 1 – 128.

GRUBE, D. (1986): The endocrine cells of the digestive system: amines, peptides, and modes of action. Anatomy and embryology **175**, 151 – 162.

HAHN VON DORSCHE, H. (1983): Beziehungen zwischen dem Gehirn und dem Endokrinium unter chronobiologischen Aspekten. I. Gehirn, Hypothalamus und Corpus pineale. Anatomischer Anzeiger **154**, 43 – 54.

HAHN VON DORSCHE, H. (1984): Beziehungen zwischen dem Gehirn und dem Endokrinium unter chronobiologischen Aspekten. II. Hypophyse, Nebenniere, Schilddrüse, Inselorgan, Gonaden und Niere. Anatomischer Anzeiger 155, 95 – 113.

HANYU, S., T. IWANAGA, K. KANO and T. FUJITA (1987): Distribution of serotonin-immunoreactive paraneurons in the lower urinary tract of dogs. American journal of anatomy 180, 349 – 356.

HELMSTAEDTER, V., C. TAUGNER, G. E. FEURLE and W. G. FORSSMANN (1977): Localization of neurotensin-immunoreactive cells in the small intestine of man and various mammals. Histochemistry 53, 35 – 41.

JAMIESON, J. D., and G. E. PALADE (1964): Specific granules in atrial muscle cells. Journal of cell biology 23, 151 – 172.

KITAMURA, N., J. YAMADA, T. YAMASHITA and N. YANAIHARA (1982): Endocrine cells in the gastrointestinal tract of the cat. Biomedical research 3, 612 – 622.

KUSUMOTO, Y., T. IWANAGA, S. IYO and T. FUJITA (1979): Juxtaposition of somatostatin cell and parietal cell in the dog stomach. Archivum histologicum japonicum 42, 459 – 465.

LARSSON, L. I., J. HOEST, R. HAKANSON and F. SUNDLER (1975): Distribution and properties of glucagon immunoreactivity in the digestive tract of various mammals: an immunohistochemical and immunochemical study. Histochemistry 44, 281 – 290.

LARSSON, L. I., F. SUNDLER, J. HUMETS, R. HAKANSON, O. B. SCHAFFALITZKY DE MUSKADELL and J. FAHRENKRUG (1977): Distribution, ontogeny and ultrastructure of the mammalian secretive cell. Cell and tissue research 181, 361 – 368.

LAUWERYNS, J. M., M. COKELAERE and P. THEUNYNCK (1972): Neuro-epithelial bodies in the respiratory mucosa of various mammals. A light optical, histochemical and ultrastructural investigation. Zeitschrift für Zellforschung und mikroskopische Anatomie 135, 569 – 592.

LAUWERYNS, J. M., A. T. VAN LOMMEL and R. J. DOM (1985): Innervation of rabbit intrapulmonary neuroépithelial bodies. Quantitative and qualitative ultrastructural study after vagotomy. Journal of the neurological sciences 67, 81 – 92.

METZ, J., V. MUTT and W. G. FORSSMANN (1984): Immunohistochemical localization of cardiodilatin in myoendocrine cells of the cardiac atria. Anatomy and embryology 170, 123 – 127.

OOMORI, Y. (1983): Eight types of endocrine cells in the abomasum of sheep. Zeitschrift für mikroskopisch-anatomische Forschung 97, 369 – 385.

OOMORI, Y., T. YAMASHITA, J. YAMADA and M. MISU (1980): Light microscopic study on endocrine cells in the gastrointestinal tract of sheep. Research bulletin of Obihiro University, Series I, 11, 541 – 553.

PEARSE, A. G. E. (1980): The common peptides and the cytochemistry of their cells of origin. Basic and applied histochemistry 24, 63 – 74.

PEARSE, A. G. E., and J. M. POLAK (1975): Immunocytochemical localization of substance P in mammalian intestine. Histochemistry 41, 373 – 375.

PERANZI, G., and T. LEHY (1984): Endocrine cell populations in the colon and rectum of cat, dog and monkey: Fine structure, immunocytochemistry, and distribution. Anatomical record 210, 87 – 100.

POLAK, J. M., S. R. BLOOM, I. COULLING and A. G. E. PEARSE (1971): Immunofluorescent localization of enteroglucagon cells in the gastrointestinal tract of the dog. Gut 12, 311 – 318.

RIZZOTTI, M., C. DOMENEGHINI and L. CASTALDO (1980): The endocrine cells of the pyloric glands of adult ox. Basic and applied histochemistry 24, 33 – 52.

RIZZOTTI, M., C. DOMENEGHINI and L. CASTALDO (1980): The endocrine cells of the proper gastric glands of adult ox. Basic and applied histochemistry 24, 79 – 93.

SCHNERMANN, J. (1987): The physiological importance of cardiac hormones. Acta anatomica 130, 82.

SCHOLES, S., C. VAILLANT, J. HUNT, P. PEACOCK and K. KOOREMAN (1988): Endocrine cells in normal and ischaemic equine gut. Journal of anatomy 161, 242.

SOLCIA, E., C. CAPELLA, G. VASSALLO and R. BUFFA (1975): Endocrine cells of the gastric mucosa. International review of cytology 42, 223 – 286.

SUNDLER, F., R. HAKANSON, R. A. HAMMER, J. HUMETS, R. CARRAWAY, S. E. LEEMAN and E. A. ZIMMERMAN (1977): Immunohistochemical localization of neurotensin in endocrine cells of the gut. Cell and tissue research 178, 313 – 321.

TOSHIMORI, H., K. TOSHIMORI, C. OURA and H. MATSUO (1987): Immunohistochemistry and immunocytochemistry of atrial natriuretic polypeptide in porcine heart. Histochemistry 86, 595 – 601.

USELLINI, L., C. CAPELLA, E. SOLCIA, A. M. J. BUCHAN and J. C. BROWN (1984): Ultrastructural localization of gastric inhibitory polypeptide (GIP) in a well characterized endocrine cell of canine duodenal mucosa. Histochemistry 80, 85 – 89.

VASSALLO, G., E. SOLCIA and C. CAPELLA (1969): Light and electron microscopic identification of several types of endocrine cells in the gastrointestinal mucosa of the cat. Zeitschrift für Zellforschung und mikroskopische Anatomie 98, 333 – 356.

VINCENT, S. (1912): Internal secretion and the ductless glands. London: Arnold.

WEYRAUCH, K. D., S. BLÄHSER and J. PERSCHBACHER (1987): Somatostatin cells in the gastric mucosa of small ruminants. Immunohistochemical study. Acta anatomica 128, 188 – 193.

YAMADA, J., N. KITAMURA, T. YAMASHITA, M. MISU and N. YANAIHARA (1982): Vasoactive intestinal polypeptide (VIP) immunoreactive of endocrine-like cells in the feline pyloric mucosa. Cell and tissue research 226, 113 – 120.

Hypophyse

BISWAL, G., L. N. DAS and D. B. MISHRA (1966): Comparative histological study of pituitary and pineal glands of the bull and bullock. Indian veterinary journal 43, 294 – 302.

BRETTSCHNEIDER, H. (1955): Hypothalamus und Hypophyse des Pferdes. Ein Beitrag zur Verknüpfungsfrage. Gegenbaurs morphologisches Jahrbuch 96, 265 – 384.

CASTEL, M., H. GAINER and H. D. DELLMANN (1984): Neuronal secretory systems. International review of cytology 88, 303 – 438.

CUMMINGS, J. F., and R. E. HABEL (1965): The blood supply of bovine hypophysis. American journal of anatomy 116, 91 – 113.

DELLMANN, H. D. (1961): Histologische Untersuchungen über den Feinbau der Zona interna des Infundibulum beim Rind. Acta morphologica neerlando-scandinavica 4, 1 – 30.

DORST, J. (1968): Zur Angioarchitektonik der Hypophyse des Hausschweines (Sus scrofa domestica) unter besonderer Berücksichtigung des infundibulären Pfortadersystems. Anatomischer Anzeiger 123, 361 – 375.

DORST, J. (1968): Zur makroskopischen und topographischen Anatomie der Hypophyse des Hausschweines (Sus scrofa domestica) unter Berücksichtigung vergleichend-morphologischer Aspekte. Archiv für experimentelle Veterinärmedizin **22**, 777 – 803.

DORST, J. (1969): Zur mikroskopischen Anatomie der proximalen Hypophyse des Hausschweines (Sus scrofa domestica) unter besonderer Berücksichtigung ihrer Pars neurohypophyseos. Zeitschrift für mikroskopisch-anatomische Forschung **80**, 100 – 142.

HAIR, G. W. (1938): The nerve supply of the hypophysis of the cat. Anatomical record **71**, 141 – 160.

HERRE, W., und R. BEHRENDT (1940): Vergleichende Untersuchungen an Hypophysen von Wild- und Haustieren. Zeitschrift für wissenschaftliche Zoologie **153**, 1 – 38.

HÖSER, J. (1942): Altersveränderungen der Hypophyse des Pferdes. Zeitschrift für Altersforschung **3**, 113 – 125.

KHATRA, G. S., and B. S. NANDA (1983): Age related changes in the caprine cavum hypophysis. Anatomia, Histologia, Embryologia **12**, 341 – 346.

PERRY, R. A., and P. M. ROBINSON (1985): An electron microscope study of the pars distalis in the adult sheep. Journal of anatomy **142**, 233.

SAJONSKI, H. (1959/60): Zur makroskopischen und mikroskopischen Anatomie der Hypophyse und des Hypothalamus von Schaf (Ovis aries) und Ziege (Capra domestica). Wissenschaftliche Zeitschrift der Humboldt-Universität zu Berlin. Mathematisch-naturwissenschaftliche Reihe **9**, 233 – 258; 405 – 435.

VITUMS, A. (1975): Observations on the equine hypophysial portal system. Anatomia, Histologia, Embryologia **4**, 149 – 161.

Schilddrüse

COHRS, P. (1930): Beitrag zur Kenntnis der intraperikardialen akzessorischen Schilddrüsen und Epithelkörperchen beim Hund (Canis familiaris). Berliner und Münchener tierärztliche Wochenschrift **46**, 683 – 688.

ERICHSEN, C. P. (1957): Die Blutgefäßversorgung der Schilddrüse beim Schwein. Hannover: Tierärztliche Hochschule, Dissertation.

FUJITA, H. (1988): Functional morphology of the thyroid. International review of cytology **113**, 145 – 185.

GEUER, C. (1931): Morphologie und Histologie der Pferdeschilddrüse (unter Berücksichtigung des Einflusses von Alter, Geschlecht, Rasse, Jahreszeit und besonders vom Jodgehalt). Zeitschrift für Anatomie und Entwicklungsgeschichte **95**, 473 – 496.

KAMEDA, Y. (1982): Immunohistochemical study of C cell follicles in dog thyroid glands. Anatomical record **204**, 55 – 60.

KÖHLER, H. (1942): Altersveränderungen der Schilddrüse (Glandula thyreoidea) und der Epithelkörperchen (Glandulae parathyreoideae) des Hundes. (2. Beitrag zur Altersanatomie des Hundes). Zeitschrift für Altersforschung **3**, 124 – 139.

LOEFFLER, K. (1955): Blutgefäße der Schilddrüse des Hundes. Hannover, Tierärztliche Hochschule, Dissertation.

NONIDEZ, J. F. (1931): Innervation of the thyroid gland. II. Origin and courses of thyroid nerves in the dog. American journal of anatomy **48**, 299 – 329.

NONIDEZ, J. F. (1932): The origin of the „parafollicular" cell, a second epithelial component of the thyroid gland of the dog. American journal of anatomy **49**, 479 – 505.

NÜNLIST, O. (1930): Schilddrüsenkeime im Conus arteriosus des rechten Ventrikels des Hundes. Bern: Universität, Veterinärmedizinische Fakultät, Dissertation.

RICHTER, P. (1989): Vergleichende morphologische Stu-

die an der Glandula thyreoidea der Mammalia unter Berücksichtigung von Form, Größe, Lage, Gefäßversorgung, Innnervation und histologischem Aufbau. Gießen: Universität, Fachbereich Veterinärmedizin, Dissertation.

RIENHOFF, W. F. (1931): The lymphatic vessels of the thyroid gland in the dog and in man. Archives of surgery **23**, 783 – 804.

Epithelkörperchen

BARTZ, W. (1910): Über die Epithelkörperchen der Thyreoidea und die Nebenschilddrüse beim Rind, Kalb, Schaf, Schwein, Hund. Bern: Universität, Veterinärmedizinische Fakultät, Dissertation.

BISWAL, G., and L. N. DAS (1966): Comparative histological study of the parathyreoid gland of the bull and the bullock. Indian veterinary journal **43**, 693 – 697.

CAPEN, C. C., A. KOESTNER and C. R. COLE (1965): The ultrastructure and histochemistry of normal parathyroid glands of pregnant and nonpregnant cows. Laboratory investigation **14**, 1673 – 1690.

CAPEN, C. C., and G. N. ROWLAND (1968): The ultrastructural of the parathyroid glands of young cats. Anatomical record **162**, 327 – 339.

GRAU, H., und H. D. DELLMANN (1958): Über tierartliche Unterschiede der Epithelkörperchen unserer Haussäugetiere. Zeitschrift für mikroskopischanatomische Forschung **64**, 192 – 214.

KARL, H. (1958): Die histologischen Unterschiede und Erkennungsmerkmale der Epithelkörperchen von Rind, Ziege und Schaf. München: Ludwig-Maximilians-Universität, Tierärztliche Fakultät, Dissertation.

KLUTE, K. H. (1959): Beitrag zur Topographie und Histologie der Epithelkörperchen des Schweines. Gießen: Universität, Veterinärmedizinische Fakultät, Dissertation.

KRAUS, H. (1953): Was der Tierarzt über die Anatomie der Epithelkörperchen (Beischilddrüsen) wissen sollte. Tierärztliche Umschau **8**, 322 – 327.

MEISSNER, W. (1958): Über die Epithelkörperchen des Pferdes mit Bemerkungen über die Nomenklatur der Organe. München: Ludwig-Maximilians-Universität, Tierärztliche Fakultät, Dissertation.

OTTO, H. (1958): Über die histologischen Unterschiede und Erkennungsmerkmale der Epithelkörperchen von Hund und Pferd. München: Ludwig-Maximilians-Universität, Tierärztliche Fakultät, Dissertation.

RIEDER, J. (1955): Beziehungen zwischen Morphologie und Funktion der Epithelkörperchen des Rindes. München: Ludwig-Maximilians-Universität, Tierärztliche Fakultät, Dissertation.

SCHAEPDRIJVER, L. DE, P. SIMOENS, H. LAUWERS and J. P. DE GEEST (1988): Topography and identification of the parathyroid glands in the calf. Acta anatomica **133**, 156 – 161.

SÜLZEN, L. (1924): Die Topographie der Epithelkörperchen beim Rinderfoetus und beim Kalbe. Gießen: Universität, Veterinärmedizinische Fakultät, Dissertation.

Nebenniere

BARGMANN, W. (1933): Über den Bau der Nebennierenvenen des Menschen und der Säugetiere. Zeitschrift für Zellforschung und mikroskopische Anatomie **17**, 118 – 138.

BENNETT, H. S. (1940): The life history and secretion of

the cells of the adrenal cortex of the cat. American journal of anatomy 67, 151 – 227.

BLOODWORTH, J. M. B., and K. L. POWERS (1968): The ultrastructure of the normal dog adrenal. Journal of anatomy 102, 457 – 476.

DAS, L. N., D. B. MISHRA and G. BISWAL (1965): Comparative histological study of adrenal and thyroid glands of the bull and bullock. Indian veterinary journal 42, 824 – 830.

HARRISON, R. G. (1951): A comparative study of the vascularization of the adrenal gland in the rabbit, rat and cat. Journal of anatomy 85, 12 – 23.

HARRISON, F. A., and I. R. McDONALD (1965): The arterial supply to the adrenal gland of the sheep. Journal of anatomy 100, 189 – 202.

MASCORRO, J. A., and R. D. Yates (1974): The histology and ultrastructure of cat abdominal paraganglia after fixation and localization with glutaraldehyde/potassium dichromate. Electron microscopy Society of America, proceedings 32, 290 – 291.

MASCORRO, J. A., and R. D. YATES (1977): The anatomical distribution and morphology of extraadrenal chromaffin tissue (abdominal paraganglia) in the dog. Tissue and cell 9, 447 – 460.

MASCORRO, J. A., R. D. YATES and I. L. CHEN (1975): A glutaraldehyde/potassium dichromate tracing method for the localization and preservation of abdominal extra-adrenal chromaffin tissues. Stain technology 50, 391 – 396.

NICANDER, L. (1952): Histological and histochemical studies on the adrenal cortex of domestic and laboratory animals. Acta anatomica, Supplementum 16, 1 – 88.

SCHWARZE, E. (1941): Von den Nebennieren. Deutsche tierärztliche Wochenschrift 49, 601 – 609.

SMOLLICH, A. (1958): Gestalt, Topographie, Maße und Gewichtsverhältnisse der Nebennieren des Rindes. Anatomischer Anzeiger 105, 205 – 221.

UNSICKER, K. (1971): On the innervation of the rat and pig adrenal cortex. Zeitschrift für Zellforschung und mikroskopische Anatomie 116, 151 – 156.

WISLOCKI, G. B., and S. J. CROWE (1922): Note on the abdominal chromaffin bodies in dogs. Bulletin of the Johns Hopkins Hospital 33, 377 – 379.

Paraganglien

ACKER, H., S. FIDONE, D. PALLOT, C. EYZAGUIRRE, D. W CUBBERS and R. W. TORRANCE (1977): Chemoreception in the carotid body. Berlin: Springer.

ADDISON, W. H. F., and J. H. COMROE (1938): The vascular relations of the aorticarch body in the adult dog. Anatomical record 70, Supplement 3, 2.

ADDICKS, K., H. HENKEL, W. KUMMER und C. HEYM (1986): Quantitative, ultrastrukturelle und histochemische Befunde an den supracardialen Paraganglien der Katze. Verhandlungen der Anatomischen Gesellschaft 80, 523.

ARGAUD, R., et P. DE BOISSEZON (1936): Structure du sinus carotidien chez le cheval. Annales d'anatomie pathologique et d'anatomie normale médicochirurgicale 13, 1035 – 1038.

BÖCK, P. (1982): The Paraganglia. Berlin: Springer. (Handbuch der mikroskopischen Anatomie des Menschen, 6. Band, 8. Teil).

BOISSEZON, P. DE (1936): La trifurcation carotidienne et le corpuscule intercarotidien du cheval. Annales d'anatomie pathologique et d'anatomie normale médicochirurgicale 13, 733 – 747.

CANTIENI, J., und J. FREWEIN (1982): Makroskopischanatomische Untersuchungen am Glomus caroticum

des Hundes. Anatomia, Histologia, Embryologia 11, 254 – 266.

CHIBA, T., A. C. BLACK, and T. H. WILLIAMS (1975): Biochemical and morphological studies on the small intensely fluorescent cells of the bovine and feline superior cervical sympathetic ganglia. Anatomical record 181, 331 – 352.

CHUNGCHAROEN, D. M., M. D. DE BURGH and A. SCHWEITZER (1952): The blood supply of the carotid bodies in cats, dogs, and rabbits. Journal of physiology 117, 347 – 358.

COLERIDGE, H. M., J. C. G. COLERIDGE and A. HOWE (1966): Aorticopulmonary glomus tissue in the cat. Nature 211, 1187.

COLERIDGE, H., J. C. G. COLERIDGE and A. HOWE (1967): A search for pulmonary arterial chemoreceptors in the cat, with a comparison of the blood supply of the aortic bodies in the new-born and adult animal. Journal of physiology 191, 353 – 374.

COLERIDGE, H., J. C. G. COLERIDGE and A. HOWE (1970): Thoracic chemoreceptors in the dog. A histological and electrophysiological study of the location, innervation and blood supply of the aortic bodies. Circulation research 26, 235 – 247.

COMCOE, J. H. (1939): Location and function of the chemoreceptors of the aorta. American journal of physiology 127, 176 – 191.

DE GROAT, W. C., I. NADELHAFT, C. MORGAN and T. SCHAUBLE (1979): The central origin of efferent pathways in the carotis sinus nerve of the cat. Science 205, 1017 – 1018.

ERÄNKÖ, O., S. SOINILA and H. PÄNÄRINTA (editors) (1980): Histochemistry and cell biology of autonomic neurons, SIF cells, and paraneurons. New York: Raven Press.

FREI-KUCHEN, M. (1981): Lichtmikroskopische qualitative und quantitative Untersuchungen am Glomus caroticum des Boxers und Deutschen Schäferhundes. Zürich: Universität, Veterinärmedizinische Fakultät, Dissertation.

HEYM, C., and W. KUMMER (1988): Regulatory peptides in paraganglia. Progress in histochemistry and cytochemistry 18/2, 1 - 95.

HÖGLUND, R. (1967): An ultrastructural study of the carotid body of horse and dog. Zeitschrift für Zellforschung und mikroskopische Anatomie 76, 568 – 576.

HOLLINSHEAD, W. H. (1939): The origin of the nerve fibers to the glomus aorticum of the cat. Journal of comparative neurology 71, 417 – 426.

HOLLINSHEAD, W. H. (1940): A note on the blood supply of the supracardial bodies in the kitten. Anatomical record 76, 283 – 290.

HOLLINSHEAD, W. H. (1940): The innervation of the supracardial bodies in the cat. Journal of comparative neurology 73, 37 – 47.

HOWE, A. (1956): The vasculature of the aortic bodies in the cat. Journal of physiology 134, 311 – 318.

KNOCHE, H. (1966): Beitrag zur Kenntnis der Gefäßversorgung der aortico-pulmonalen Glomera. Zeitschrift für mikroskopisch-anatomische Forschung 74, 283 – 295.

KNOCHE, H., S. DECKER und G. SCHMITT (1971): Morphologisch-experimenteller Beitrag zur Kenntnis des Glomus caroticum. Zeitschrift für mikroskopischanatomische Forschung 83, 109 – 139.

KNOCHE, H., and E. W. KIENECKER (1977): Sympathetic innervation of the carotid bifurcation in the rabbit and cat. Blood vessels, carotid body and carotid sinus. A fluorescence and electron microscopic study. Cell and tissue research 184, 103 – 112.

KNOCHE, H., G. SCHMITT und E. W. KIENECKER (1971): Beitrag zur Kenntnis der Glomera coronaria der Katze. Zeitschrift für Zellforschung und mikroskopische Anatomie **118**, 532 – 554.

KOBAYASHI, S. (1968): Fine structure of the carotid body of the dog. Archivum histologicum japonicum **30**, 95 – 120.

KOCK, L. L. DE (1959): The carotid body system of the higher vertebrates. Acta anatomica **37**, 265 – 279.

KOHFAHL, M. (1952): Der mikroskopisch-anatomische Aufbau des Paraganglion supracardiale beim Rind und beim Pferd. Mainz: Universität, Medizinische Fakultät, Dissertation.

MATSUURA, S. (1973): Chemoreceptor properties of glomus tissue found in the carotid region of the cat. Journal of physiology **235**, 57 – 73.

MEYLING, H. A. (1936): The glomus caroticum and the sinus caroticus of the horse. Proceedings of the section of sciences/Koninklijke Akademie van Wetenschappen te Amsterdam **39**, 707 – 713.

MURATORI, G. (1965): Connessioni neurovascolari del cromaffine aortico-polmonare nel gatto neonato e adulto. Bollettino della Societa Italiana di Biologia sperimentale **41**, 1188 – 1190.

MURATORI, G., G. BATTAGLIA e G. MODONESI (1965): Dimostrazione istochimica della noradrenalina nel cromaffine cervico-toracico e aortico-addominale degli amnioti. I Osservazioni al microscopio ottico. Bollettino della Societa Italiana di Biologia sperimentale **41**, 1182 – 1185.

NONIDEZ, J. F. (1935): The aortic (depressor) nerve and its associated body, the glomus aorticum. American journal of anatomy **57**, 259 – 301.

NONIDEZ, J. F. (1936): Observations on the blood supply and the innervation of the aortic paraganglion of the cat. Journal of anatomy **70**, 215 – 224.

NONIDEZ, J. F. (1937): Distribution of the aortic nerve fibers and the epitheloid bodies (supracardial „paraganglia") in the dog. Anatomical record **69**, 299 – 317.

OWMAN, C., and N. O. SJÖSTRAND (1965): Short adrenergic neurons and catecholamine-containing cells in vas deferens and accessory male genital glands of different mammals. Zeitschrift für Zellforschung und mikroskopische Anatomie **66**, 300 – 320.

PALLOT, D. J. (1987): The mammalian carotid body. Advances in anatomy, embryology and cell biology **102**, 1 – 91.

PALME, F. (1934): Paraganglien über dem Herzen und im Endigungsgebiet des N. depressor. Zeitschrift für mikroskopisch-anatomische Forschung **36**, 391 – 420.

RECKMANN, M., F. WICKEL und K. ADDICKS (1986): Die terminale Strombahn der supracardialen Paraganglien der Katze. Verhandlungen der Anatomischen Gesellschaft **80**, 525 – 526.

SCHAPER, A. (1892): Beiträge zur Histologie der Glandula carotica. Archiv für mikroskopische Anatomie **40**, 287 – 230.

SCHMITT, G. (1963): Über Chemo- und Pressoreceptorenfelder am Coronarkreislauf. Zeitschrift für Zellforschung und mikroskopische Anatomie **61**, 524 – 560.

SEIDL, E. (1976): On the variability of form and vascularization of the cat carotid body. Anatomy and embryology **149**, 79 – 86.

TAXI, J. (1979): The chromaffin and chromaffin-like cells in the autonomic nervous system. International review of cytology **57**, 283 – 343.

VERITY, M. A., T. HUGHES and J. A. BEVAN (1964): Aortico-pulmonary glomus tissue: distribution and blood supply in the adult cat. Science **145**, 172 – 173.

VERNA, A. (1979): Ultrastructure of the carotid body in the mammals. International review of cytology **60**, 271 – 330.

WATZKA, M. (1934): Vom Paraganglion caroticum. Verhandlungen der Anatomischen Gesellschaft **42**, 108 – 120.

WATZKA, M. (1943): Die Paraganglien. In: Handbuch der mikroskopischen Anatomie des Menschen, herausgegeben von W. VON MÖLLENDORFF, 6. Band, 4. Teil, S. 262 – 308. Berlin: Springer.

Glandula pinealis

ANDERSON, E. (1965): The anatomy of bovine and ovine pineals. Light and electron microscopic studies. Journal of ultrastructure research, Supplement **8**, 1 – 80.

BARGMANN, W. (1943): Die Epiphysis cerebri. In: Handbuch der mikroskopischen Anatomie des Menschen, herausgegeben von W. VON MÖLLENDORFF, 6. Band, 4. Teil, S. 309 – 502. Berlin: Springer.

BISWAL, G., L. N. DAS and D. B. MISHRA (1966): Comparative histological study of pituitary and pineal glands of the bull and bullock. Indian veterinary journal **43**, 294 – 302.

BLIN, P. C., et C. MAURIN (1956): Anatomie macroscopique de l'epiphyse des mammifères domestiques. Recueil de médecine vétérinaire de l'école d'Alfort **132**, 36 – 53.

DERENBACH, K. (1948): Über die Häufigkeit des Vorkommens quergestreifter Muskelfasern in der Epiphyse des Rindes. Gegenbaurs morphologisches Jahrbuch **91**, 266 – 272.

DUNCAN, D., and G. MICHELETTI (1966): Notes on the fine structure of the pineal organ of cats. Texas reports on biology and medicine **24**, 576 – 587.

ELLSWORTH, A. F., T. J. YANG and M. L. ELLSWORTH (1985): The pineal body of the dog. Acta anatomica **122**, 197 – 200.

FASSBENDER, E. (1962): Topographie und mikroskopisch-anatomischer Feinbau der Epiphysis cerebri des Pferdes. Gegenbaurs morphologisches Jahrbuch **103**, 457 – 483.

GERLACH, F. (1917): Untersuchungen an der Epiphyse von Pferd und Rind. Anatomischer Anzeiger **50**, 49 – 65.

GUTTE, G., und I. GRÜTZE (1977): Untersuchungen zur Orthologie der Epiphysis cerebri beim Rind (Bos taurus var. domesticus L.). Archiv für experimentelle Veterinärmedizin **31**, 761 – 770.

GUTTE, G., und I. GRÜTZE (1978): Zu Bau und Funktion der Epiphysis cerebri bei den Haussäugetieren. Monatshefte für Veterinärmedizin **33**, 871 – 873.

GUTTE, G., und I. GRÜTZE (1979): Morphologische Veränderungen an der Epiphysis cerebri von Hausschweinen (Sus scrofa domesticus) in Abhängigkeit vom Licht. Archiv für experimentelle Veterinärmedizin **33**, 899 – 907.

GUTTE, G., I. GRÜTZE und R. MOSEBACH (1982): Morphologische Veränderungen an der Epiphysis cerebri weiblicher und kastrierter männlicher Schweine nach Anwendung unterschiedlicher Lichtregimes. Archiv für experimentelle Veterinärmedizin **36**, 315 – 321.

GUTTE, G., I. GRÜTZE, S. MÜLLER und D. BARTHEL (1981): Morphologische Veränderungen an der Epiphysis cerebri und dem Nucleus suprachiasmaticus beim Kalb in Abhängigkeit vom Licht. Archiv für experimentelle Veterinärmedizin **35**, 801 – 810.

GUTTE, G., und W. ROMMEL (1983): Morphologische und histometrische Veränderungen an der Epiphysis cerebri weiblicher Schafe (Ovis aries L.) in Abhängigkeit von der Jahreszeit. Monatshefte für Veterinärmedizin **38**, 902 – 904.

HEINECKE, H. (1959): Kernkugeln in den Parenchymzellen der Schweineepiphyse. Zeitschrift für mikroskopisch-anatomische Forschung 65, 282 – 288.

HEINIGER, H. J. (1964): Histologie der Epiphyse des Schweines hinsichtlich Geschlecht und Alter. Bern: Universität, Veterinärmedizinische Fakultät, Dissertation.

ILLING, P. (1910): Vergleichende anatomische und histologische Untersuchungen über die Epiphysis cerebri einiger Säuger. Leipzig: Universität, Tierärztliche Hochschule Dresden, Dissertation.

LANG, K. (1959): Anatomische und histologische Untersuchungen der Epiphysis cerebri von Rind und Schaf. München: Ludwig-Maximilians-Universität, Tiermedizinische Fakultät, Dissertation.

LANZ, A. (1941): Über das Gewicht der Zirbeldrüse des Pferdes. Berliner und Münchener tierärztliche Wochenschrift, 6 – 7.

LEGAIT, H., et H. OBOUSSIER (1977): Etude interspécifique des correlations statistiques existant entre le volume ou le poids de la glande pinéale et les poids encéphalique et somatique dans deux groupes de mammifères. Etude intraspécifique des correlations entre glande pinéale et encéphale chez le rat et chez l'homme. Bulletin de l'Association des Anatomistes Nancy 61, 123 – 132.

PRESSE, E. A. (1939): Findet eine Involution der Zirbeldrüse (Epiphysis cerebri) beim Haushund (Canis familiaris) statt? (Erster Beitrag zur Altersanatomie des Haushundes). Hannover: Tierärztliche Hochschule, Dissertation.

REITER, R. J. (1981): The mammalian pineal gland: structure and function. American journal of anatomy 162, 287 – 313.

SANO, Y., und T. MASHIMO (1966): Elektronenmikroskopische Untersuchungen an der Epiphysis cerebri beim Hund. Zeitschrift für Zellforschung und mikroskopische Anatomie 69, 129 – 139.

SANTAMARINA, E., and W. G. VENZKE (1953): Physiological changes in the mammalian pineal gland correlated with the reproductive system. American journal of veterinary research 14, 555 – 562.

TRAUTMANN, A. (1934): Zur Frage der physiologischen Involution der Epiphysis cerebri. Deutsche tierärztliche Wochenschrift 42, 599 – 602.

VENZKE, W. G., and J. W. GILMORE (1940): Histological observation on the epiphysis cerebri and on the chorioid plexus of the third ventricle of the dog. Proceedings of the Iowa Academy of Science 47, 409 – 413.

VOLLRATH, L. (1981): The pineal organ. Berlin: Springer. (Handbuch der mikroskopischen Anatomie des Menschen, 6. Band, 7. Teil).

WARTENBERG, H. (1965): Elektronenmikroskopische Untersuchungen an der Epiphysis cerebri der Katze. Verhandlungen der Anatomischen Gesellschaft 60, 275 – 279.

ZACH, B. (1960): Topographie und mikroskopisch-anatomischer Feinbau der Epiphysis cerebri von Hund und Katze. Zentralblatt für Veterinärmedizin 7, 273 – 303.

Sachverzeichnis

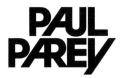

Lehrbuch der Veterinär-Physiologie

Begründet von A. Scheunert und A. Trautmann. Herausgegeben von Prof. Dr. G. Wittke, Inst. für Veterinär-Physiologie, -Biochemie, -Pharmakologie und -Toxikologie der Freien Universität Berlin. Unter Mitarbeit zahlr. Wissenschaftler. 7., völlig neubearb. Aufl. 1987. 739 S. mit 418 Abb., davon 2 farb. auf 2 Taf. sowie 116 Tab. Geb. DM 198,– ISBN 3-489-66216-4

Zytologie, Histologie und mikroskopische Anatomie der Haussäugetiere

Herausgegeben von Prof. Dr. W. Mosimann, Bern, Prof. Dr. T. Kohler, Bern. Unter Mitarbeit zahlreicher Wissenschaftler. 1990. 400 S. mit 290 Abb., davon 1 farbig, und 13 Tab. Geb. DM 148,– ISBN 3-489-51616-8

Krankheiten des Pferdes

Ein Leitfaden für Studium und Praxis Hrsg. von Prof. Dr. H.-J. Wintzer, Berlin. Unter Mitarb. von Prof. Dr. Dr. h. c. K. Ammann, Zürich, Prof. Dr. Dr. h. c. C. H. W. de Bois, Utrecht, Prof. Dr. H.-H. Frey, Berlin, Prof. Dr. H. Gerber, Bern, Prof. Dr. H. Hartwigk, Berlin, Dr. W. van der Holst, Utrecht, Univ.-Prof. Dr. W. Jaksch, Wien, Prof. Dr. H. Keller, Berlin, Prof. Dr. J. Kroneman, Utrecht, Dr. D. Nitschelm, Saskatoon, Prof. Dr. G. Wagenaar, Utrecht. 1982. 572 S. mit 345 Abb., davon 150 farb., 24 Taf. und 15 Tab. Geb. DM 196,– ISBN 3-489-60416-4

Praktikum der Hundeklinik

Von Prof. Dr. P. F. Suter, Zürich, und Dr. H. G. Niemand, Mannheim. Unter Mitarb. zahlr. Wissenschaftler und Fachleute. 6., völlig neubearb. Aufl. 1989. 825 S. mit 375 Abb., davon 49 in Farbe, und 97 Tab. Geb. DM 198,– ISBN 3-489-50816-5

Kompendium der Pharmakotherapie in der Veterinärmedizin

Von Prof. Dr. med. vet. W. Löscher, Berlin, Prof. Dr. vet. med. Dr. habil. F. R. Ungemach, Berlin, und Prof. Dr. med. vet. Dr. habil. R. Kroker, Berlin. 1991. 392 S. mit 59 Abb. und 89 Tab. Kart. DM 89,– ISBN 3-489-57416-8

Operationen an Hund und Katze

Von Prof. Dr. H. Schebitz, München, und Prof. Dr. W. Brass, Hannover. Unter Mitw. von zahlr. Wissenschaftlern. 1985. 292 S. mit 606 Abb. Geb. DM 136,– ISBN 3-489-67516-9

Nahtverfahren bei tierärztlichen Operationen

Von Prof. Dr. Dr. h. c. K. Ammann, Zollikon, und Dr. M. H. Becker, Zürich. 3., völlig überarb. Aufl. 1985. 84 S. mit 118 Einzeldarst. in 66 Abb. Kart. DM 16,80 ISBN 3-489-69616-6

Lehrbuch der Embryologie der Haustiere

Von Prof. Dr. I. Rüsse, München, und Prof. Dr. Dr. F. Sinowatz, München sowie unter Mitarb. v. Prof. Dr. med. vet. A. von den Driesch, München. 478 S., 318 Abb. mit 710 Einzeldarst., davon 83 farb. sowie 39 Tab. Geb. DM 178,– ISBN 3-489-57716-7

Lehrbuch der Schweinekrankheiten

Von Prof. Dr. H. Plonait, Berlin, und Prof. Dr. K. Bickhardt, Hannover. 1988. 399 S. mit 192 Abb., davon 42 farbig auf 4 Taf., und 57 Tab. Kart. DM 98,– ISBN 3-489-57816-3

Die klinische Untersuchung des Rindes

Begründet von Dr. Dr. h. c. mult. G. Rosenberger. 3., neubearb. und erw. Aufl. Herausgegeben von Prof. Dr. Dr. h. c. G. Dirksen, München, Prof. Dr. H.-D. Gründer, Gießen, Prof. Dr. DDr. h. c. M. Stöber, Hannover. Unter Mitarbeit v. Dr. Dr. h. c. E. Grunert, Hannover, u. Prof. Dr. D. Krause, Hannover. 1990. 744 S. mit 676 Abb. im Text und auf 21 Farbtaf. u. 76 Übers. Geb. DM 198,– ISBN 3-489-56516-9

Krankheiten des Rindes

Hrsg. von Prof. Dr. Dr. h. c. mult. G. Rosenberger, unter Mitarb. von Prof. Dr. G. Dirksen, München, Prof. Dr. H.-D. Gründer, Gießen, und Prof. Dr. M. Stöber, Hannover. 2., unveränd. Aufl. mit Neufassung des Therapeutischen Index. 1978. 1440 S. mit 747 Abb. im Text und auf 28 Farbtaf. Geb. DM 390,– ISBN 3-489-61717-7

Dictionary for Veterinary Science and Biosciences Wörterbuch für Veterinärmedizin und Biowissenschaften

German-English / English-German Deutsch-Englisch / Englisch-Deutsch. Trilingual Index (Latin / German / English). By R. Mack, Weybridge/England. 1988. 321 pp. Soft cover DM 49,80 ISBN 3-489-50516-6

Preise: Stand 15. Juli 1991

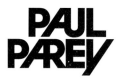

Berlin und Hamburg